原书第 3 版

Echocardiography

in Pediatric and Adult Congenital Heart Disease

儿童及成人先天性心脏病
超声心动图学

原著　[美] Benjamin W. Eidem　[美] Jonathan N. Johnson　[美] Leo Lopez　[美] Frank Cetta

主审　郑哲岚　　　　主译　叶菁菁　逢坤静

中国科学技术出版社
·北京·

图书在版编目（CIP）数据

儿童及成人先天性心脏病超声心动图学 : 原书第 3 版 / (美) 本杰明·W. 艾德姆 (Benjamin W. Eidem) 等原著 ; 叶菁菁 , 逄坤静主译 . — 北京 : 中国科学技术出版社 , 2024.1

书名原文 : Echocardiography in Pediatric and Adult Congenital Heart Disease, 3e

ISBN 978-7-5236-0242-3

Ⅰ . ①儿… Ⅱ . ①本… ②叶… ③逄… Ⅲ . ①先天性心脏病—超声心动图 Ⅳ . ① R541.104

中国国家版本馆 CIP 数据核字 (2023) 第 084473 号

著作权合同登记号：01-2023-2721

策划编辑	孙　超　焦健姿
责任编辑	孙　超
文字编辑	汪　琼
装帧设计	佳木水轩
责任印制	李晓霖

出　　版	中国科学技术出版社
发　　行	中国科学技术出版社有限公司发行部
地　　址	北京市海淀区中关村南大街 16 号
邮　　编	100081
发行电话	010-62173865
传　　真	010-62179148
网　　址	http://www.cspbooks.com.cn

开　　本	889mm×1194mm　1/16
字　　数	1371 千字
印　　张	48
版　　次	2024 年 1 月第 1 版
印　　次	2024 年 1 月第 1 次印刷
印　　刷	北京盛通印刷股份有限公司
书　　号	ISBN 978-7-5236-0242-3/R·3095
定　　价	498.00 元

版权声明

译者名单

主　审　郑哲岚

主　译　叶菁菁　逄坤静

副主译　赵博文　朱善良　姚　磊

译　者（以姓氏汉语拼音为序）

陈方红　丽水市中心医院超声科

陈　俊　南京市儿童医院超声科

陈　冉　浙江大学医学院附属邵逸夫医院超声科

陈　燕　浙江大学医学院附属第一医院心血管超声中心

成　艳　浙江大学医学院附属第一医院心血管超声中心

戴丽雅　丽水市中心医院超声科

邓梦青　浙江大学医学院附属第一医院心血管超声中心

丁　萍　浙江省台州市中心医院超声科

傅行鹏　浙江大学医学院附属儿童医院超声科

葛伟东　浙江省人民医院超声科

蒋贤辉　杭州市儿童医院超声科

廖书生　温州医科大学附属第一医院超声科

林仙方　浙江省台州医院超声科

刘夏天　绍兴市人民医院超声科

楼海亚　浙江大学医学院附属邵逸夫医院超声科

吕　晴　丽水市中心医院超声科

马晓辉　浙江大学医学院附属儿童医院放射科

牟　芸　浙江大学医学院附属第一医院心血管超声中心

倪显达　温州医科大学附属第一医院超声科

潘　美　浙江大学医学院附属邵逸夫医院超声科

逄坤静　中国医学科学院阜外医院超声影像中心

彭晓慧　浙江大学医学院附属邵逸夫医院超声科

钱晶晶　浙江大学医学院附属儿童医院超声科

乔　优　浙江大学医学院附属第一医院心血管超声中心

沈中华　浙江大学医学院附属第二医院心脏大血管外科

石　卓　浙江大学医学院附属儿童医院心外科

唐　颖　南京市儿童医院超声科

陶肖樱　金华市中心医院超声科

王洪霞　浙江大学医学院附属第一医院心血管超声中心

王　静　浙江省人民医院超声科

王　亮　温州医科大学附属第二医院及育英儿童医院超声科

翁晓春　温州医科大学附属第二医院及育英儿童医院超声科

吴道珠　温州医科大学附属第二医院及育英儿童医院超声科

吴景露　温州医科大学附属第二医院及育英儿童医院超声科

夏梦宁　南京市儿童医院超声科

徐玮泽　浙江大学医学院附属儿童医院心外科

姚　磊　浙江大学医学院附属第一医院心血管超声中心

叶金敏　温州医科大学附属第二医院及育英儿童医院超声科

叶菁菁　浙江大学医学院附属儿童医院特检科

俞　霏　浙江省宁波市第一医院超声科

俞　劲　浙江大学医学院附属儿童医院超声科

袁　帅　浙江大学医学院附属第一医院心血管超声中心

袁婷婷　浙江大学医学院附属第一医院心血管超声中心

张佳琦　中国医学科学院阜外医院超声影像中心

赵博文　浙江大学医学院附属邵逸夫医院超声科

郑音飞　浙江大学生物医学工程与仪器科学学院

郑哲岚　浙江大学医学院附属第一医院心血管超声中心

朱　虹　浙江大学医学院附属第二医院心内科心脏超声中心

朱善良　南京市儿童医院超声科

朱通伟　浙江省台州医院超声科

内 容 提 要

　　本书引进自 Wolters Kluwer 出版社，由 Mayo 医学中心知名医学专家 Benjamin W. Eidem 教授、Jonathan N. Johnson 教授、Frank Cetta 教授及斯坦福大学医学院 Leo Lopez 教授联合来自 Mayo 医学中心、杜克大学及埃默里大学等知名医疗及医学科研机构的近 80 位专家共同编写。本书为全新第 3 版，不仅涵盖了先天性心脏病超声检查的各个方面，还更新了多模态成像相关知识。全书共 44 章，既涉及心血管超声原理、扫查方法、解剖定位等基础内容，又包括超声心动图检查在房间隔 / 室间隔缺损、法洛四联症、大动脉转位、动脉导管未闭、马方综合征、肥厚型心肌病等心脏疾病诊断中的应用，以及三维超声心动图、介入性超声、负荷超声心动图等技术在先天性心脏病领域的新进展。本书经典实用且图文并茂，适合超声科、心内科、心外科等科室医师、医学生及相关专业技术人员参考阅读。

主审简介

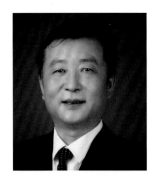

郑哲岚

德国基尔大学医学博士，浙江大学医学院附属第一医院心血管超声中心主任。中华医学会超声分会第六、七、八届全国委员，中国超声医学工程学会全国理事，中国超声心动图学会全国常务理事，中国医师协会全国委员兼超声心动图专业委员会委员，中国医学影像技术研究会全国理事，浙江省超声医学工程学会心脏超声专业委员会主任委员，浙江省医学会超声分会副主任委员兼心脏学组组长，浙江省超声医学工程学会副会长，《中华医学超声杂志（电子版）》《上海医学影像杂志》等国内核心期刊编委。主持浙江省自然科学基金2项、省部级科研项目6项，曾获浙江省科学技术二等奖。参编专著5部，以第一作者或通讯作者身份发表学术论文100余篇。

主译简介

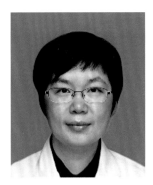

叶菁菁

浙江大学医学院附属儿童医院特检科主任、心脏中心副主任。亚太基层卫生协会超声医学分会儿科超声专业委员会副主任委员，中国医药教育协会超声医学专业委员会儿童超声学组副主任委员，国家心血管病专家委员会先心病专业委员会第一届委员会委员，中国超声医学工程学会第一届儿科超声专业委员会常务委员，浙江省医学会超声医学分会副主任委员、儿科学组组长，浙江省数理医学学会超声专业委员会常务委员、儿科学组组长等。主要从事复杂先天性心脏病的超声诊断、小儿超声造影、先天性心脏病筛查、人工智能听诊器研究。主持多项省级科研项目及国家重点研发项目子课题等。主编著作 1 部，副主编著作 2 部，参编著作 4 部，以第一作者或通讯作者身份在国内核心期刊和 SCI 期刊发表论文 40 余篇，申领专利 2 项。

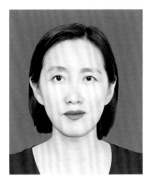

逄坤静

国家心血管病中心 / 中国医学科学院阜外医院超声影像中心副主任。*Echocardiography* 期刊副主编。多年致力于结构型心脏病超声心动图诊断工作。作为负责人，负责阜外医院小儿心脏中心疑难先天性心脏病超声诊断会诊。作为创始人之一，首创单纯超声引导先天性心脏病介入治疗方法。创新性建立新型先天性右心室双出口的分型方法。首次提出先天性二尖瓣腱索分化不良定义，并建立分型。主持省部级及院校级（中国医学科学院）科研项目 5 项，作为技术骨干参与完成国家"十一五""十二五""十三五"科技攻关课题及省部级科研项目 14 项。主编专著 1 部，以第一及通讯作者身份在国内核心期刊及 SCI 期刊发表论文 50 余篇。

中文版序

　　先天性心脏病（CHD）是我国儿童最常见的先天缺陷之一，也是导致新生儿、婴儿和 5 岁以下儿童死亡的主要原因之一。CHD 中约 30% 为危急重症先天性心脏病（CCHD），如未能早期发现和治疗，大部分 CCHD 患者会在婴儿期因严重缺氧、心力衰竭、肺炎等严重并发症而死亡，而幸存患儿的生存质量也会大受影响。除极少数 CHD 患儿可以自然愈合外，大部分 CHD 患儿通过尽早诊断和及时手术治疗，同样可以过上正常的生活。因此，开展 CHD 的早期筛诊，以及对 CCHD 患儿进行规范化治疗是提升新生儿期心脏急诊手术成功率和降低婴幼儿死亡率的关键。

　　本书引进自 Wolters Kluwer 出版社，由美国 Mayo 医学中心的 Benjamin W. Eidem 教授、Jonathan N. Johnson 教授、Frank Cetta 教授及斯坦福大学医学院的 Leo Lopez 教授共同主编，近 80 位参编者均来自 Mayo 医学中心、杜克大学及埃默里大学等知名医疗及医学科研机构。全新第 3 版中，不仅涵盖了先天性心脏病超声检查的各个方面，还更新了多模态成像相关知识。与以往同类专著对比，该书图文并茂，深入浅出，是一部很好的学习提高参考书。正因为如此，由浙江大学医学院附属儿童医院叶菁菁教授和中国医学科学院阜外医院逄坤静教授担任主译，浙江省超声医学工程学会心脏超声专业委员会组织浙江省内超声医学众多专家，以及中国医学科学院阜外医院、南京市儿童医院的超声专家和浙江大学生物医学工程与仪器科学学院的专家共同完成了这部专著的中文翻译，以飨读者。

　　书中系统介绍了先天性心脏病相关的各种常见及少见病例、术后评估，以及多模态成像对先天性心脏病的意义等，内容系统新颖，对从事小儿及成人先天性心脏病的医生，以及心血管内科、心血管外科、影像学的医生、医学生及相关技术人员有重要参考指导价值，值得广大医务从业者及医学生阅读借鉴。

浙江大学医学院附属第一医院

译者前言

在先天性畸形中，先天性心脏病（CHD）是常见的病因之一。随着医学的发展，目前大部分先天性心脏病患儿已经可以通过尽早诊断和及时手术治疗，过上正常的生活。

超声心动图检查是诊断先天性心脏病的"金标准"，规范且精准的先天性心脏病超声诊断是取得手术成功和良好预后的重要前提。高质量的先天性心脏病超声诊断著作一直以来都是国内外先天性心脏病医师和胎儿先天性心脏病医师的必要学习参考资料。

本书的编著者均来自 Mayo 医学中心、斯坦福大学医学院、杜克大学及埃默里大学等知名医疗及医学科研机构。书中内容全面，理论扎实，结构严谨，不仅涵盖了全面的先天性心脏病知识体系，还增添了新理论、新进展及术后评估等内容，适合从事胎儿、小儿和成人先天性心脏病相关医务工作者阅读参考，是本领域不可多得且非常经典实用、值得反复翻阅的参考书。相信本书一定会让广大读者受益匪浅。

在翻译过程中，我们力求全面准确地展示原著的知识性和系统性，以便广大读者理解并学以致用。但由于中外术语规范及语言表述习惯有所差异，中文翻译版可能存在一些疏漏或欠妥之处，敬请广大读者及同行批评指正。

本书的翻译出版得到众多专家的指导和帮助，特此表示衷心感谢！

浙江大学医学院附属儿童医院

中国医学科学院阜外医院

原书前言

　　1987 年，任职于 Mayo 医学中心的 Jamil Tajik、James Seward、William Edwards 和 Donald Hagler 共同编写了一部有关小儿及成人先天性心脏病超声心动图的图谱。书中的知识点和插图非常全面，可谓是具有里程碑意义的参考书。编著者在书中写道："对于本书的出版，我们希望能够帮助每位临床心脏科医师通过超声心动图检查对先天性心脏异常进行准确的形态学诊断，使患者不再必须转诊到心导管室或在进行心脏外科手术时才能被全面评估，从而推进先天性心脏病的快速和合理化诊疗。"

　　1990 年，Rebecca Snider 和 Gerry Serwer 出版了一部有关先天性心脏病超声心动图的参考书，并于 1997 年更新了第 2 版。1993 年，Norman Silverman 出版了一部有关先天性心脏病超声心动图影像诊断与相关病理学的参考书。从 20 世纪 90 年代至 21 世纪初，这些超声心动图相关参考书在专科医师培训时常被当作教科书来使用。在此后的 10 年中，几乎鲜有关于先天性心脏病的超声心动图新著作出版。但在此期间，超声心动图领域取得了巨大进步，很多先天性心脏病患者的治疗都取得了突破性进展。

　　为缓解近年来先天性心脏病超声心动图参考书匮乏的现状，我们与 Mayo 医学中心的同事及许多其他知名医疗机构的超声医学专家在 2010 年共同编写了 *Echocardiography in Pediatric and Adult Congenital Heart Disease*，并于 2015 年更新了第 2 版，目前本书已更新至第 3 版。

　　全新第 3 版中，我们非常荣幸地邀请到 Mayo 医学中心的 Jonathan Johnson 博士和斯坦福大学医学院的 Leo Lopez 博士加入编写团队。此外，超声心动图领域的许多世界知名专家都为本书的出版做出了贡献，如 Norman Silverman 博士在肺静脉和体静脉连接异常的撰写中分享了很多新的经验和见解，这些专家的参与对第 3 版而言至关重要。

　　全新版本的面世令我们感到非常高兴。非常感谢 Mayo 医学中心先天性心脏病超声心动图室的医师和技师们，感谢他们出色的工作及为本书提供的珍贵超声图像。非常幸运，我们能够站在"巨人的肩膀"上进行超声医学诊疗与研究，我们从 Eidem 博士、Cetta 博士，以及 Tajik 博士、Seward 博士、Hagler 博士和 O'Leary 博士那里学到了许多先天性心脏病超声心动图学知识，我们永远感激这些前辈。还有 Patrick O'Leary 博士，他至今仍是 Mayo 医学中心先天性心脏病超声心动图室的资深专家，他不仅擅长超声影像诊断，还极具"动手"能力，可对高难度、复杂心脏异常的患者进行精准的超声扫查。在此，还要感谢 Leo Lopez 博士，他是本书第一位非 Mayo 医学中心的编者，他培养了许多超声心动图领域的优秀学者，其中包括改进先天性心脏病命名法的专家。

　　衷心希望全新版本能够得到广大读者的喜爱，特别是超声科医师、医学生、技师及其他相关学科的医务工作者。自 20 世纪 80 年代以来，超声心动图一直是临床大多数先天性心脏病诊断的"金标准"，学习掌握超声心动图技术至关重要。希望本书能够通过对医者的帮助最终造福病患。

Benjamin W. Eidem, MD, FACC, FASE

Jonathan N. Johnson, MD

Leo Lopez, MD

Frank Cetta, MD

献　词

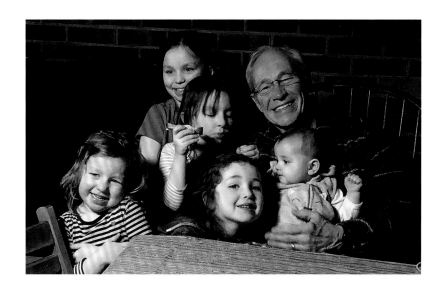

　　谨以此书献给 Donald J. Hagler 教授。Hagler 教授于 1975 年加入 Mayo 医学中心，在先天性心脏病超声心动图和先天性心脏病心导管介入领域成就卓越。他出生于美国伊利诺伊州东圣路易斯市，曾于圣路易斯大学接受本科和研究生教育。20 世纪 70 年代初他担任美国海军军医，1965—2007 年为美国海军预备役，后以上尉军衔退役。Hagler 教授的学术成就不仅体现在先天性心脏病超声心动图和先天性心脏病心导管介入领域，还包括血流动力学研究等众多方面。并且其在前两个领域中均长期保持国际前沿水平和行业领先地位。他曾发表学术论文 230 余篇，并指导儿童和成人心脏病学的医学生和专科医师。Hagler 教授提出了独特的"三维思考"模式和"可视化能力培养"，这些无疑能够帮助医师增强对复杂先天性心脏病超声解剖学的理解与掌握。本书的许多编著者都曾得到过 Hagler 教授的指导，并感谢他数十年的无私奉献。他的职业生涯为超声医学的发展做出了卓越的贡献，影响深远。书中收录了一些 Hagler 教授的珍贵照片，以及他多年来积累的一些经典超声心动图和心导管介入影像资料。他热爱生活，充满活力，就像他跳伞时所证明的那样，他的内心依然年轻。

Benjamin W. Eidem, MD, FACC, FASE

Jonathan N. Johnson, MD

Leo Lopez, MD

Frank Cetta, MD

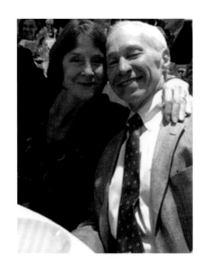
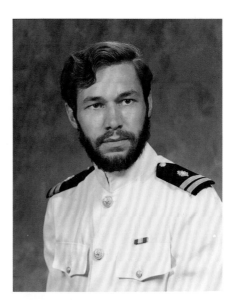
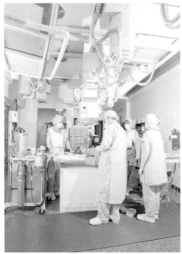
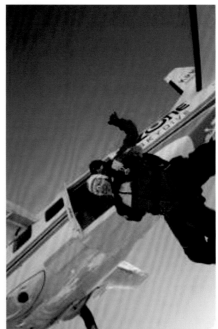
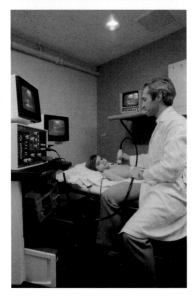
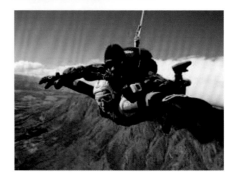

致 谢

感谢 Jori 和我的家人，感谢你们给予的关心与包容。

——Benjamin W. Eidem

感谢我的导师和本书所有的编者，感谢大家与我共同为本书而不懈努力。还要感谢 Alissa、Elliana 和 Nicholas，感谢你们的爱与支持。你们是最棒的。

——Jonathan N. Johnson

感谢我的家人 (Irwin、Mom、Liza、Bela 和 Ciara)，以及我的朋友们和导师（Meryl Cohen、Robert Pass、Liz Welch、Tony Rossi 和 Steve Colan），感谢大家多年来给予的支持和帮助。

——Leo Lopez

感谢 Carsyn Rae 和 Siena James。孩子们，你们的未来必定一片光明！

——Frank Cetta

目　录

第1章 心血管超声原理
Principles of Cardiovascular Ultrasound

Robert Young Patrick W. O'Leary 著

乔优 郑哲岚 郑音飞 译

概述

超声心动图已经彻底改变了先天性心脏病患者的诊断方法。全面的心血管超声成像和血流动力学评估是各种先天性心脏畸形的初始诊断方法。自 20 世纪 70 年代超声心动图应用于临床实践以来，其成像技术几乎一直处于不断变化的状态。特别是自 20 世纪 90 年代以来，新技术的引进速度越来越快。在这一章中，我们将回顾超声的基本物理特性和在临床成像中使用的主要模式。这些讨论内容将提供一个重要基础，使我们能够理解更先进的成像和功能评估方法，这些方法将在后面进行更详细的介绍。

一、超声是什么

诊断超声通过从内部器官解剖结构上反射的声能产生图像。超声成像系统旨在将声波投射到患者体内，并检测反射的能量，然后将之转化为屏幕上的图像。所使用的声波被命名为"超声波"，因为频率超过了人耳能探测到的声音频率。人耳能识别的声波频率通常在 20~20 000Hz，因此超声波的频率应该大于 20 000Hz。在临床实践中，大多数用于成像的超声波频率超过 1MHz。目前的心脏成像系统能够产生频率在 2~12MHz 的超声波束。典型的超声诊断系统包括中央处理单元（central processing unit，CPU）、视频图像显示屏、用于存储数字图像的硬盘驱动器和可供选择的换能器。换能器既能传输也能接收超声波能量。

二、超声相关术语

- 声波：波传播所经介质，导致介质一系列周期性压缩和稀疏的分布（图 1-1）。
- 周期：在声波中，从压缩的峰值到稀疏再到压缩的峰值的交替过程。
- 波长（λ）：相邻两个波峰（或波谷）间的距离（一个完整的周期）。
- 速度（V）：声音在介质中传播的速度。超声在人体组织中的传播速度为 1540m/s。
- 周期（p）：完成一个声波周期所需的时间长度。
- 振幅（A）：声波的幅度，代表一个周期内从基线到波峰或波谷的最大变化。
- 频率（f）：1s 内出现的周期个数。
- 功率：能量从声波传递到介质的比率。这与波振幅的平方相关。
- 基频或载频（f_0）：传输声波的频率。
- 谐波频率（f_x）：载波频率的整倍数。第一谐波频率是载波频率的 2 倍。
- 带宽：压电晶体可以产生和（或）响应的频率范围。

三、图像的形成

诊断超声的成像依赖于高频声波在体内传播并被患者体内的目标组织部分反射回声源的能力（图 1-2）。成像系统通过对传感器内的若干压电晶体进行电刺激产生成像声束，然后声束聚焦并投射到患者体内。随着超声波声束在患者体内传播，一部分能量会被散射到周围组织中（衰减），一部分会被声束路径中的结构反射回声源，这些反射波的信息将用于内部器官成像，这与声呐技术探测水面以下物体的成像策略相同。反射能量波的强度（振幅）与反射组织的密度成正比（见后文）。反射回来的超声波能量在换能器晶体中引起振动，从而产生电流，CPU 感知该电流并将之转换为视频图像。

超声波图像的产生主要是基于反射波中的能量及超声波脉冲发射和换能器晶体检测反射波之间的时间间隔。脉冲发射和反射波探测之间的间隔被称为"飞行时间"。超声图像显示的深度取决于这一时间间隔，来自远场结构的反射比来自声源附近物体的反射需要更长的时间返回到换能器。该时间间隔由 CPU 感知，并根据超声在组织内的传播速度直接将之转换为与声源的距离。

反射波的能量与它们的振幅相关，反射波振幅可以根据接收晶体产生的电流量来测量。超声系统生成图像的亮度是由反射波振幅决定的。体液，如血液、渗出液和腹水，将传输成像声束中几乎全部的能量，因为反射波的能量很少，所以这些区域在成像屏幕上显示为黑色（或接近黑色）。空气的密度不足以传输超声波频率的声束，因此，声束中的全部能量都将在空气 - 组织界面上反射，如气胸边缘或正常肺的边缘。这种几乎 100% 的反射在成像屏幕上被转换成非常明亮（通常是白色）的呈现。其他非常致密的组织，如骨骼，也将反射几乎所有的能量，并显示非常明亮的回波成像。在这些非常明亮的"回声"之外的结构则无法显示，因为没有超声波能量到达它们，这些区域通常被称为声影。

脂肪、肌肉和其他组织将传输一部分成像声束，并反射一部分声波，反射的声波量与组织密度相关，换能器中晶体感应到的返回能量强度决定了图像的显示亮度。

在临床检查中，超声心动图医师对声束振幅的关注程度通常不如对声束频率的关注程度。超声波频率对生成解剖结构图像的能力有着巨大影响，频率越大，获得的图像分辨率就越大。然而，高频声束在周围组织中损失的能量更多（衰减），不能像低频声束那样穿透人体组织。因此，超声心动图医师必须始终平衡穿透力（较低频率）和分辨率（较高频率）两者之间的关系。例如，成年患者的心脏结构与传感器的距离会比儿童心脏更远，因此，在年长患者中，通常需要较低的成像频率来生成合适的图像。

谐波成像的出现显著提高了对这些年长患者进行体表超声心动图检查的能力。人体组织是不均一的，因此当成像波束被目标反射时，反射的声能不仅以基频的形式存在，还以载频倍数（谐波）的形式存在。现代超声换能器有足够的带宽，不仅可以在载频或基频上振动，还能在发射波的第一谐波频率上振动。第一谐波频率的压缩 / 稀疏交替周期数是发射频率的 2 倍。例如，4MHz 超声波束的第一谐波频率是 8MHz，这使得超声系统能以相对低的频率发射，但可以探测（用于成像）比原始波频率高得多的反射波。因此，谐波成像结合了低频换能器的优点（穿透力）和高频成像的较高分辨率。

四、常见的成像模式与伪像

最早的超声心动图在示波器上显示反射波的

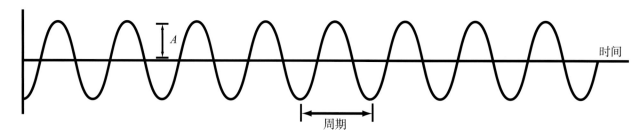

▲ 图 1-1 声波的图形描述

基线以上的波形表示介质被波的能量压缩。反之，基线以下波形表示介质的稀疏分布。一个波峰和下一个波峰之间，或一个波谷和下一个波谷之间的部分称为周期。波长是一个周期所覆盖的距离。振幅（*A*）是指波所引起的与基线之间的最大变化（介质压缩或稀疏分布）

振幅或亮度，被称为 A 型（振幅）或 B 型（亮度）超声心动图。当可视屏幕与超声心动图系统连接时，就有可能"实时"显示信息。这些"运动中的超声心动图"被称为运动模式研究或 M 型。M 型扫描显示反射波的亮度，以及与换能器的距离和反射发生的时间，这使得检查者能够看到心脏的实时活动。M 型扫描在患者体内沿单线探测目标，随着传感器结构、图像处理和视频显示技术的进步，可将多条 M 线融合到一个扫描扇区中，通常包含 80°～90° 的弧形区域。二维扇形扫描产生了被探测区域的"平面"层析成像。二维成像仍然是现代解剖超声心动图的主要成像方式（图 1-2）。然而，传感器和图像处理能力的进一步发展使得心血管系统的实时容积三维分析成为可能（图 1-3）。随着这项技术的不断进步，它可能会再次彻底改变超声心动图数据的获取方式。

和其他成像技术一样，超声波偶尔也会产生错误的图像，这被称为伪像。超声心动图医师必须了解这些异常影像以避免对图像的错误判读。图像的形成依赖于超声能量的反射。因此，最常碰到的伪像是由于与声束平行的结构不产生反射，这些结构就没有在图像中显现，这被称为回声失落。对探测区域进行多角度成像是避免这种伪像的一种方法。非常致密的结构显示明亮的图像，在超声心动图上产生阴影，这些阴影位于强烈的回波后方，并与声波平面平行。这种声影减弱或消除了在这些区域可获得的信息。对探测区域进行多声窗、多角度成像是解决声影的最有效策略。在极端情况下，如由人工瓣膜引起的声影，可能需要将传感器置于心脏后方来避开它，在这些情况下，经食管超声心动图是非常有用的。回波密集的结构也会使明亮反射面的侧方图像失真，这是由于超声波能量在与原声束不平行的方向上发生散射。这种失真被称为旁瓣效应，这种效应可以人为扩大明亮结构的轮廓，如钙化的瓣膜或增厚的心包。增强聚焦和过滤功能大大弱化了现代设备的这一问题。此外，还可能遇到其他不寻常的折返回声，这些回声通常在屏幕上形成一个弧形轮廓。成像频率、深度或帧频的调节常能消除图像中的这些回声，以证实它们的伪像性质。

五、多普勒效应与心血管血流动力学

超声心动图医师感兴趣的结构通常不是静止的。众所周知，运动的物体反射声能与静止的物体是不同的。当运动着的目标反射或产生能量波时，波的频率会随着目标的方向和速度而改变。1843 年，

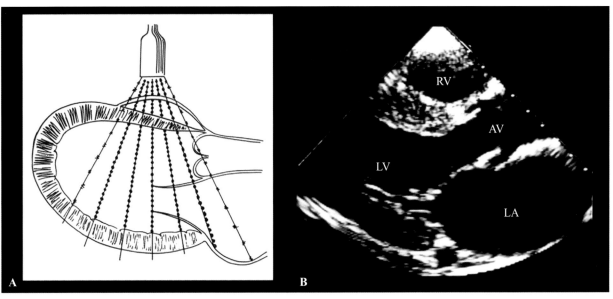

▲ 图 1-2　超声换能器通过胸骨旁、矢状或长轴切面向心脏传输平面超声波（**A**）。心肌和瓣膜结构将超声波能量反射回换能器。换能器内的晶体检测到反射波的能量，超声系统的处理器对反射波的强度及声能从换能器到反射结构再返回所需的时间进行量化。回波信号的强度决定了图像显示的亮度（**B**），时间则定义了显示的深度。中央处理单元将这些信息过滤并转换成视频显示（**B**），这与声波平面穿过胸腔时所遇到的解剖结构相对应

AV. 主动脉瓣；LA. 左心房；LV. 左心室；RV. 右心室

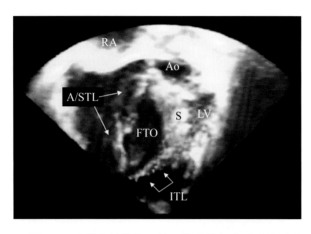

▲ 图 1-3　改进的换能器和处理能力使超声系统能对感兴趣的"体积"进行扫描，而不仅仅停留在平面上

该图像是在实时三维成像中获得的，患者有明显的三尖瓣下移畸形（Ebstein 畸形，又称三尖瓣下移畸形），换能器被放置在右心室心尖，产生的声波体积被截取以显示功能三尖瓣孔（FTO）水平上的心室腔。三尖瓣叶异常清晰可见，大的前叶和残余的隔膜叶（A/STL）被标记（长箭），较小的下三尖瓣叶（ITL）平行于隔膜（短连接箭）。Ao. 主动脉；LV. 左心室；RA. 右心房；S. 室间隔

奥地利科学家 Christian Doppler 在研究遥远的恒星时首次描述了这种现象。他发现，运动中的物体产生或反射的波的频率变化（或偏移）与它的速度和相对于观察者的运动方向成正比。这种频移被称为多普勒效应，以纪念它的发现者。多普勒效应的一个经典例子，是当火车鸣笛逐渐接近并经过一个静止的观察者时，被感知到的音调变化。火车的鸣笛声是一种单一、恒定的音调，由声波的频率决定。然而，当火车在运动时，观察者"听到"的频率 / 音调将大于或小于发射频率，这取决于运动方向。如果列车正朝着观察者行驶，那么感知到的频率要大于发射频率（每秒包含更多周期）。反之，如果列车远离观察者，接收频率将低于发射频率。

这些频率的变化是因为朝向观察者运动的目标会比静止时更频繁地接触并反射声波。这种"接触率"的增加压缩了反射波，从而增加了每秒"反射"的周期数，提高了频率（图 1-4）。如果目标远离观测者，声波接触目标并被反射的频率减低（图 1-5），因此反射波的频率将会降低。在心脏超声中，换能器是静止的观察者，而运动的反射器是血管中的红细胞或运动中的心肌组织。由于目标运动而发生的频率变化称为多普勒频移或 Δf。

$$\Delta f = f_t - f_r$$

原始频率的偏移（Δf）可以通过测量反射波的频率（f_r）并测定该值与发射频率（f_t）之间的差值来确定，通常由超声系统计算。

六、多普勒方程

对这些频移的进一步研究表明，运动目标的速度（速率）可以用数学方法测定，这种数学相关性被称为多普勒方程。构成多普勒方程的有频移（Δf）、波在介质中的速度（c）、原发射频率（f_t）及原波与运动反射物方向夹角的余弦值。这个角被称为探测角，或者用希腊字母 θ 表示。如果已知 Δf，则速度的多普勒方程很容易求解，如下所示。

$$\Delta f = 2f_t \times \left[(V \times \cos\theta) / c \right]$$
$$V = (\Delta f \times c) / \left[(2f_t) \times \cos\theta \right]$$

使换能器的声束几乎平行于所探测的血流可以把反射角（也称为探测角）的影响最小化（角度 =0°，$\cos\theta=1$）（图 1-6）。在临床实践中，探测角度应尽量保持在 20° 以下，因为小于 20° 的所有角度的余弦值基本都约等于 1（图 1-6）。如果多普勒声束能够以这种方式与血流平齐，则反射角不会影响多普勒方程对速度的计算，可以忽略不计。由于声速在组织中是恒定的，多普勒方程中唯一剩下的变量是由超声系统测量的频移，因此几乎可以直接计算任何移动的反射物在声波路径上的速度。

七、速度和压力差之间的关系

Bernoulli 是一位瑞士物理学家，他对流体力学很感兴趣。他发现流速与流经节流器（类似狭窄处）（图 1-7）的压差（P_1-P_2 或 ΔP）直接相关。正是 Bernoulli 的工作使多普勒效应得以运用于评估心血管血流动力学。伯努利方程指出，流体中节流器两端的两点之间的压强差，与这两个点上的流速平方之差有关。他对这种关系的数学描述包含了与对流加速度、流体加速度和黏性摩擦力有关的术语（图 1-7）。为了便于临床，我们可以通过做一些假设来简化这种关系。首先，假设流动的血流柱与血管壁 / 心腔壁之间的摩擦可以忽略不计，这是一个合理的假设，因为我们通常探测的是相对较大的血管或腔室的中心血流。同样，流体加速度通常可以忽略，因为在感兴趣区域内的流动通常没有显著加

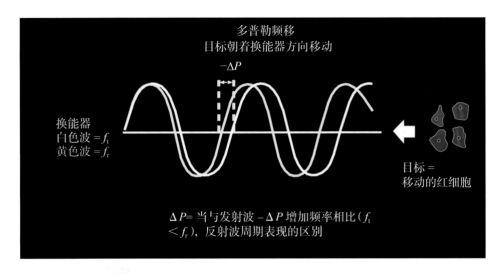

目标（红细胞）向超声源的运动压缩了反射波，减少了其周期（$-\Delta P$）和波长。因此反射波的频率（f_r）相对于发射波（f_t）增加

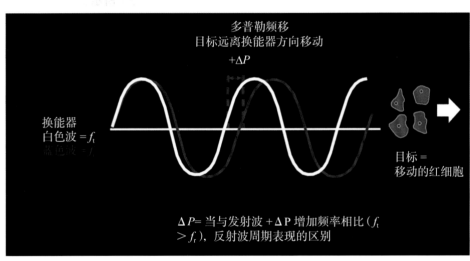

目标（红细胞）远离超声源的运动减少了它们与发射波的相互作用。因此反射波的周期（$+\Delta P$）和波长都有所增加，所以反射波的频率（f_r）相对于发射波（f_t）降低

速。这两个假设将伯努利关系简化为以下方程。

$$\Delta P = \frac{1}{2}\rho\,(V_2^2 - V_1^2)$$

V_2 表示节流器（阀门或其他狭窄）远端的流速，V_1 表示节流器近端的流速，ρ 表示液体的质量密度（在这种情况下，是恒定的血液密度）。在人体中，相对正常的血红蛋白浓度，$1/2\rho$ 约等于 4。因此，与多普勒超声心动图相关的伯努利方程通常表示为 $\Delta P = 4\,(V_2^2 \sim V_1^2)$。如果近端速度（$V_1$）相对较低（< 1m/s），那么也可将之忽略而不显著改变计算结果。在临床实践中，这个"非常"简化的伯努利方程 $\Delta P = 4\,(V_2^2)$，实际是最常用的方程。在评估反流产生的速度分布时，忽略近端速度几乎总是合理的。而在瓣膜或血管狭窄的情况下，通过将 V_1 纳入公式，可以提高 ΔP 的准确性。每当做出这样的假设时，人们必须有意识地关注打破这些假设的临床情况，其中最常见的一种是遇到人工主 - 肺动脉

分流。这些人工分流管腔很小，因此，它们的内壁确实会对流动的血流柱施加摩擦力，而且对于如此小的"血管"来说，在感兴趣区域内的加速度也很重要。伴有严重红细胞增多症的发绀患者也会给伯努利方程带来问题，因为他们的血液黏度高于正常水平，改变了 ρ 值。

流体力学的原理使得多普勒超声心动图得以进行更多的压差评估。通过结合图像和距离门控多普勒技术，也可以计算流经心血管系统特定点的血容量。流体公式表明管腔内的流速等于管腔的横截面积（cross-sectional area，CSA）与流体流速的乘积（图 1-8）。流量可以计算为 CSA 和流体所经过的"冲程距离"的乘积。冲程距离是流体流速随时间的积分。流体体积等于 CSA 乘以流体速度的时间速度积分（time-velocity integral，TVI）（图 1-8）。这个概念很容易应用于血管腔内或通过心脏瓣膜的流量测

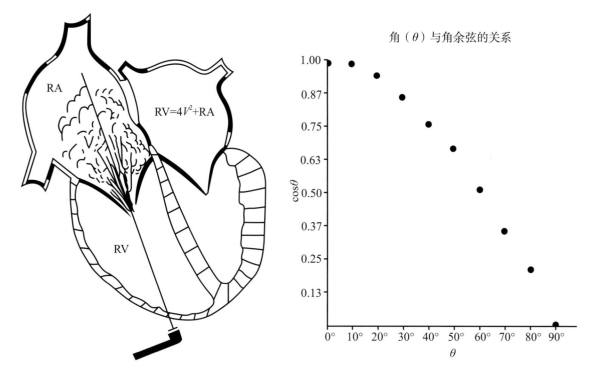

▲ 图 1-6　探测角（θ）对多普勒速度计算的影响

多普勒方程将速度与反射波的频移联系起来，但也包括超声波束与流动方向的夹角的余弦值。当角度小于 20° 时，多普勒方程中的角度这一项（cosθ）可以忽略，因为小于 20° 的角的余弦值约等于 1（右）。因此，当使用多普勒超声心动图时，检查者应在二维和彩色血流的引导下与被评估血流平行，或者使探测角最小化。RA. 右心房；RV. 右心室；V. 速度

定（图 1-9 和图 1-10）。大部分的血管和瓣膜都呈相对的圆形，CSA 用圆形面积的几何方程［CSA=π × (半径)² ］计算。检查者从二维扫描中测量直径（D，单位为 cm），半径（R）是直径的一半，π=3.14。有些人喜欢将常数项合并成一个值，通过单纯使用方程中测量的直径而非半径来简化公式。结果如下：CSA=0.785 × D²。流体公式的另一个组成部分，即冲程距离，是通过描记脉冲波（pulsed-wave，PW）多普勒频谱（确定被检查期间的平均流速，通常是一个心动周期）的轨迹来对速度进行"积分"来确定的。TVI 和 CSA 的乘积等于血流量。该技术可用于确定心搏量、心输出量和反流或分流量。这些公式的具体应用将在本文后面的内容中更详细地介绍。

八、多普勒超声心动图的类型

　　超声心动图检查中最常用的多普勒类型是彩色血流显像、PW 和连续波（continuous-wave，CW）多普勒，这些技术专注于对血流的描述。其他多普勒技术，如组织多普勒成像、彩色运动技术和多普勒衍生心肌形变成像（应变），则被用来描述心肌

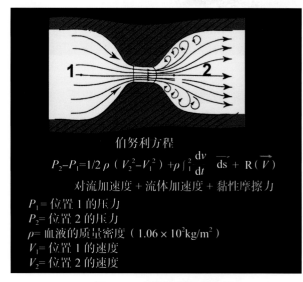

▲ 图 1-7　完整的伯努利方程

这张图和扩展的伯努利方程描述了流体通过一个狭窄处时的流速与这个狭窄两端的压差之间的关系。在临床超声心动图的大多数情况下，流体加速度和黏性摩擦力可以忽略不计（见正文）。在大多数人体试验对象中，术语"1/2ρ"约等于 4。由此得到的"扩展"伯努利方程估测跨越狭窄部位的压差（P_1-P_2），可以通过近端和远端流速的平方差或公式 $P_1-P_2=4（V_2^2-V_1^2）$ 来计算

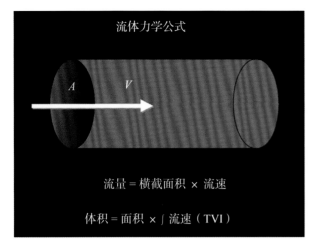

▲ 图 1-8　流体公式

这些方程显示了流量和速度、流体柱的横截面积、流速及速度积分（时间加权平均）之间的关系。A. 横截面积；TVI. 时间速度积分；V. 速度；∫流速. 速度积分

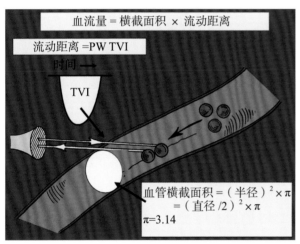

▲ 图 1-9　多普勒超声心动图在计算血流量中的应用

TVI 是通过描记定位在感兴趣区域内的 PW 多普勒样本信号获得的。PW. 脉冲波；TVI. 时间速度积分

活动。本章的其余部分将重点介绍用于描述血流的多普勒技术。心肌多普勒检查的话题将在后文中讨论。

使用多普勒方程可以测定心脏和中心血管内的血流速度。频谱多普勒技术（CW 和 PW）被用来描述相对离散的血流。按照惯例，流向传感器的血流速度显示为高于零速度基线的正（向上）偏转的信号（图 1-11，右图红色区域）。相反，远离传感器位置的血流显示为低于基线的负（向下）偏转（图 1-11，右图蓝色区域）。最初始的多普勒超声心动图技术是 CW 多普勒，在换能器内使用 2 个独立的超声晶体。一个晶体连续发射一束超声束

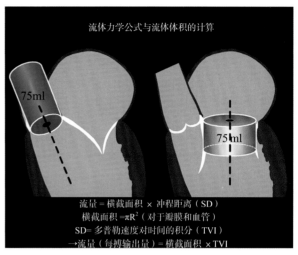

▲ 图 1-10　使用流体公式计算通过主动脉瓣（左）和二尖瓣（右）的每搏输出量

横截面积通过测量瓣环的二维直径来确定，半径（R）由直径除以 2 而得。横截面积采用圆的面积公式（πR^2）计算。脉冲波多普勒取样容积被置于被探测的瓣环之间。这样，可以明确多普勒流体的时间速度积分（TVI）直接对应于感兴趣区域的"面积"。R. 半径；SD. 冲程距离

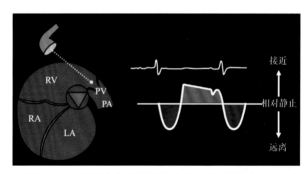

▲ 图 1-11　连续波多普勒探查右心室流出道（左）和由此产生的多普勒描记

描记与单导联心电图同步显示，以准确判断多普勒事件在心动周期发生的时相。多普勒描记的基线表示零流速或无流速，流向传感器的血流显示在基线上方，作为正速度频谱（红色阴影区域）。在这种情况下，正向信号表示肺动脉瓣（PV）反流；远离传感器的血流显示为基线以下的负速度频谱（蓝色阴影区域），在这种情况下，负向信号代表右心室（RV）射血经过肺动脉瓣（PV）。LA. 左心房；PA. 肺动脉；RA. 右心房

（图 1-12），通常为相对较低的频率（2MHz）。另一个晶体则作为反射波的连续接收器。由于声束是连续产生并被连续探测的，这种多普勒技术探测的是波束路径上所有运动目标的速度剖面。因为声束是连续产生的，所以脉冲重复频率（pulse repetition frequency，PRF）本质上是无限的（见后面对奈奎斯特极限的讨论）。超声束产生和探测的连续性，使之得以检测大的频移和极高的流速。因此，CW

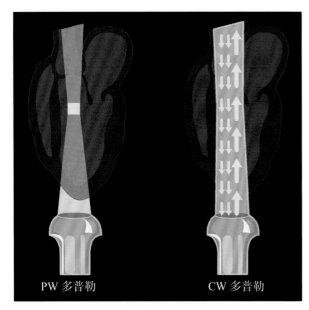

▲ 图 1–12　脉冲波（PW）多普勒（左）和连续波（CW）多普勒（右）的物理差异

CW 多普勒使用连续的探测超声束（大箭）和连续感应反射的超声能量（小箭）。相比之下，PW 多普勒间歇性地以脉冲形式发射探测声束，并检测这些脉冲之间的反射能量。这使得超声系统可以在一定的距离上聚焦在感兴趣区域的反射信号上。PW 多普勒特有的这一特性被称为距离门控，能探查心血管系统中特定一点上的多普勒血流频谱

多普勒是定义各种病因所致瓣膜反流或狭窄处的快速血流的主要方法。CW 多普勒的连续性也意味着信号中不包含空间信息。换句话说，此方法不能用于所探测血流的定位。因此，通过优化后期处理和信号滤波以显示最大速度剖面。作为一般原则，CW 多普勒配以高增益、高滤波器设置最佳。

与 CW 多普勒不同，PW 多普勒只间歇性地发送探测声束。一旦超声波脉冲产生，晶体就会"监听"反射波。这一特征使得检查者可以探测感兴趣区域内的特定血流，通常称为取样容积（图 1–12）。因此，PW 多普勒被称为"距离门控"。这意味着 PW 多普勒将对特定的感兴趣区域内频移 / 速度分布进行探查，可以定位相应频谱的来源。距离门控的优势不抵 PW 多普勒的局限性，在评估高速血流时难以避免频谱扭曲。这种局限性源于多普勒光束的间歇性或"脉冲"特性。PW 多普勒可以显示的最大速度由探测声束的 PRF 决定，如果频移大于PRF 的 50%，产生的信号将发生"混叠"。这些混叠信号显示出来，就像反射物在其实际运动的反向上移动或错误出现在基线的另一侧（图 1–13）。在

没有混叠的情况下可以显示的最大速度称为奈奎斯特极限（Nyquist limit，NL；NL=0.5 × PRF）。用于 CW 多普勒的超声束的连续性带来一个本质上无限的 PRF，因此，CW 多普勒可以探测的最大速度在理论上没有限制。

彩色多普勒基于 PW 多普勒技术。彩色多普勒创建速度数据的"地图"，用红色和蓝色阴影编码。地图随后显示在一个特定感兴趣区域内的心血管结构图像上（图 1–14）。彩色多普勒数据可以与任何图像模式一同显示，即 M 型、二维甚至三维容积扫

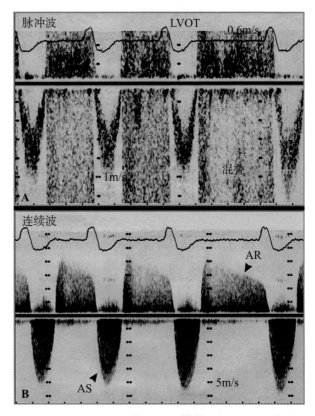

▲ 图 1–13　混叠

这些脉冲波（A，PW）和连续波（B，CW）多普勒记录来自主动脉瓣狭窄（AS）和主动脉反流（AR）患者的检查。两种频谱都是由心尖处的传感器得到的。PW 取样容积放置在左心室流出道（LVOT），正好在主动脉瓣环近端。PW 频谱显示了收缩期 LVOT 相对层流的频谱，以及与 AR 相关的舒张期高速湍流。由于 AR 速度（4～5m/s）大于奈奎斯特极限（NL），大部分 PW 信号在基线以下显示，即便 AR 实际上是指向心尖的探测器，这种现象也会发生。速度轮廓"缠绕"在不恰当的零速度基线一侧被称为混叠。CW 频谱既准确又清楚地显示收缩期（AS）和舒张期（AR）的高速信号。从心尖出发的 AS 信号都显示在基线以下。相反，AR 信号完全在零速度基线之上，正如预期的流向传感器。超声束的连续发送 / 检测产生了本质上无限的 NL，得以准确显示极高的速度剖面，抵消了对感兴趣区域血流检测的局限性

描。背景成像是根据所执行的成像任务来选择的。彩色映射可以让超声心动图医师"看到"正常和异常的血流模式，并直接将它们与相关结构联系起来（图1-15）。从本质上讲，彩色血流多普勒是相当于血管造影的超声心动图，但具有附加价值。彩色多普勒图在信号中编码了方向和速度数据。按照惯例，流向传感器的血流将显示为红色，远离传感器的血流则用蓝色表示（图1-16）。学生经常使用简单的记忆法（BART）来帮助记忆颜色编码的方向性。BART的意思是"背离蓝色，朝向红色"（blue away，red toward）。

由于彩色多普勒是以PW技术为基础的，它具有PW多普勒对空间流速进行定位的能力，但也存在出现信号混叠的速度上限。在彩色血流成像过程中，当流速超过奈奎斯特极限时，彩图将呈现与实际血流方向相反的流动特征，这种现象也被称为"混叠"。无序或湍流的血流通过在彩图中的包含方差来显示，这种变异是通过在血流方向的颜色编码中添加绿色阴影来显示的，通常被认为是流束中的"斑点"（图1-16和图1-17）。

彩色多普勒在检测异常血流来源时非常有用（图1-17）。大多数正常的心血管流动模式是相对

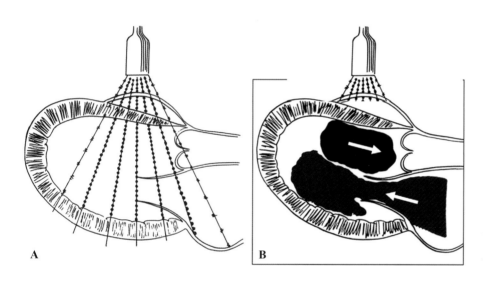

◀ 图 1-14　二维超声图像（A）和彩色血流多普勒图像（B）经由胸骨旁长轴切面扫查而得。彩色血流多普勒能直接编码血流，甚至是部分血流信号，朝向传感器的血流编码为红色。相反，背离传感器的血流编码为蓝色

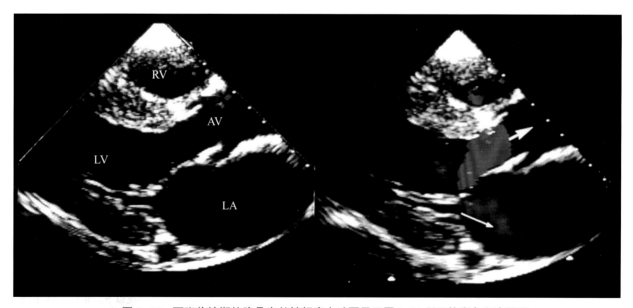

▲ 图 1-15　两张收缩期的胸骨旁长轴超声心动图显示图 1-14 所示的彩色血流原理

穿过二尖瓣的反流与声束面（细箭）呈一定角度远离换能器，因此二尖瓣反流用蓝色标记。左心室（LV）收缩射血产生的血流（粗箭）朝向传感器流动，用红色标记。AV. 主动脉瓣；LA. 左心房；RV. 右心室

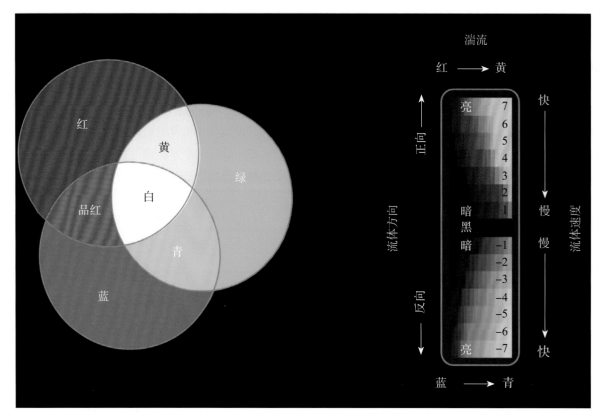

▲ 图 1-16　在彩色血流多普勒成像时使用的调色板

颜色编码不仅包括方向相关的信息，还包括速度和湍流。速度由色度的强弱来表示，湍流是通过在主导色的红色或蓝色上添加绿色来显示

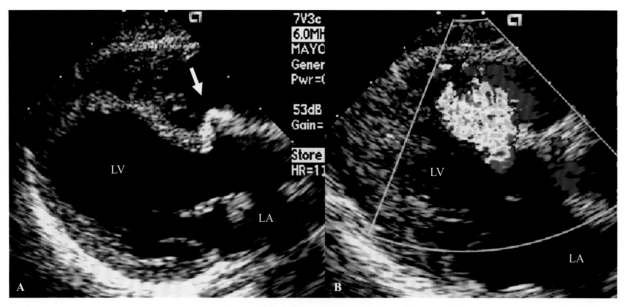

▲ 图 1-17　室间隔缺损（VSD）修补术患者的胸骨旁长轴图像

如图所示室间隔缺损的补片（A，箭），二维成像未发现明显间隙。彩色血流多普勒检查（B）可以快速识别从补片和肌性室间隔连接处产生的异常血流。这种起源于左心室狭窄的血流速度高（注意斑点模式和变异编码）。这些特征提示，尽管右心室腔内可见广泛的彩色血流干扰信号，但实际缺损很小。LA. 左心房；LV. 左心室

层流、低速和不受干扰的。由间隔缺损、瓣膜反流和任何类型的狭窄所产生的血流通常表现出更大的速度和变异，使得这些异常血流束从层流的背景中脱颖而出，能被快速、轻易地识别出来。在解读彩色血流多普勒信号时，超声心动图医师须谨记，与频谱多普勒不同，彩色血流不能显示峰值或最大速度。准确地说，彩色多普勒信号表示的是被探测区域内的平均流速。虽然这使得预测压差变得困难，但在测定流量时是一个优势。彩色多普勒速度代表平均流速，这是使近端等速表面积（proximal isovelocity surface area，PISA）分析反流和狭窄血流成为可能的一个主要原因。

本章中概述的许多概念为使用超声技术研究心血管系统的临床医师提供了重要基础。接下来的内容将建立在这些基础上，但当在超声心动图检查中遇到混淆或不一致的信息时，对超声成像的这些基本原理进行反思，有助于明确所获数据有哪些部分可能基于不准确的假设，或受到超声成像技术限制的影响。

致谢

感谢 Jae Oh 博士对本章的贡献。他慷慨地从他的教学图书馆中提供了本章所用的许多图像。他对超声心动图教育与研究的热情是我们所有人的榜样。

参考文献

[1] Currie PJ, Hagler DJ, Seward JB, et al. Instantaneous pressure gradient: a simultaneous Doppler and dual catheter correlative study. *J Am Coll Cardiol*. 1986;7:800–806.

[2] Currie PJ, Seward JB, Chan KL, et al. Continuous wave Doppler determination of right ventricular pressure: a simultaneous Doppler-catheterization study in 127 patients. *J Am Coll Cardiol*. 1985; 6:750–756.

[3] Edler I, Hertz CH. The use of ultrasonic reflectoscope for the continuous recording of the movements of heart walls. 1954. *Clin Physiol Funct Imaging*. 2004;24:118–136.

[4] Hatle L, Angelsen B. *Doppler Ultrasound in Cardiology*. 2nd ed. Philadelphia, PA: Lea & Febiger; 1985.

[5] Hatle L, Brubakk A, Tromsdal A, et al. Noninvasive assessment of pressure drop in mitral stenosis by Doppler ultrasound. *Br Heart J*. 1978;40:131–140.

[6] Houch RC, Cooke J, Gill EA. Three-dimensional echo: transition from theory to real-time, a technology now ready for prime time. *Curr Probl Diagn Radiol*. 2005;34:85–105.

[7] Kremkau FW, ed. *Diagnostic Ultrasound: Principles and Instruments*. 6th ed. Philadelphia, PA: WB Saunders; 2002.

[8] Omoto R, Kasai C. Physics and instrumentation of Doppler color flow mapping. *Echocardiography*. 1987;4:467–483.

[9] Tajik AJ, Seward JB, Hagler DJ, et al. Two-dimensional real-time ultrasonic imaging of the heart and great vessels: technique, image orientation, structure identification, and validation. *Mayo Clin Proc*. 1978;53:271–303.

[10] Zamorano J, Cordeiro P, Sugeng L, et al. Real-time three-dimensional echocardiography for rheumatic mitral valve stenosis evaluation: an accurate and novel approach. *J Am Coll Cardiol*. 2004;43:2091–2096.

第2章 超声心动图检查、解剖图像定向和心血管节段性分析的实践

Practical Issues Related to the Examination, Anatomic Image Orientation, and Segmental Cardiovascular Analysis

Edmund Gillis　Ronald Springer　Melissa Willers　Patrick W. O'Leary　著
倪显达　译

概述

现代超声心动图检查的临床应用范畴已经远远超过对心脏解剖结构的简单定义。一项全面的超声心动图评估不仅要反映心血管解剖结构，还要反映心肌性能、瓣膜功能和整体血流动力学状态。因此，我们的超声心动图检查方法必须能够完整有效地反映所有这些因素，同时还要考虑到患者的舒适度、年龄和临床状况。在本章中，我们将围绕先天性心脏病和儿科超声心动图检查回顾相关的实际问题，包括患者合作度、复杂的血流动力学分析和数字图像存档等方面。在本章中，我们希望为读者理解超声心动图及其合理应用建立坚实的理论基础。我们将回顾超声心动图检查、图像采集、归档和报告生成的常规方法，还将介绍图像定向的标准方法和心血管解剖节段性分析的概要。

一、通用检查指南

检查医师在与患者见面之前，超声心动图检查过程其实已经开始了。第一阶段是了解患者转诊的临床原因、事件。在扫描图像前，可以通过查看患者的病史、向患者和（或）家属提问的方式了解这些原因。应特别注意患者的既往心血管病史、症状和（或）治疗（如有）。对于有手术史的患者，有必要回顾手术记录。精确了解手术修复的细节，超声心动图医师便能够进行更彻底有效的检查。在开始检查之前，通过与患者和（或）随行家属讨论病史，医师也能够审慎地确认从书面记录中所获得的细节。无可用信息时，检查患者的面色、呼吸状态和胸部体征可能会有所帮助。与仅以心脏杂音评估的学龄儿童相比，面色发绀或痛苦貌婴儿心血管异常的可能性更高。如果存在胸骨切开术或侧开胸手术瘢痕，即使无法断定所进行的具体手术，也可确认先前进行了手术干预。在本章的其余部分，我们将主要关注全面超声心动图检查的方法。然而，有时候更有针对性的检查是必需且有效的。特别是原发病已明确和（或）复查患者的残留病变（如心包积液）时，针对性更为合适。数字成像、存档和报告系统的出现简化了获取历史信息并将当前发现与患者先前状态进行比较所需的过程。目前已有许多商用系统提供所有这些功能。在超声心动图检查期间，重要的是不仅要查看电子病历，还要回顾以往检查的所有图像。在理想情况下，所使用的电子报告和存档工具不仅可以显示当前和过去的图像，还可以在同一程序中创建临床超声心动图报告。超声心动图检查开始前，应查看以往的所有报告。在结束前，应将获得的定量测量结果与既往数据进行比较。数字化超声心动图的一个重大优势是能够快速将当前图像与先前的检查进行比较。这可以更轻松、更准确地评估心脏检查结果随时间的变化。

检查的第二阶段也是在扫描开始前，在这一阶段，检查医师评估患者临床状态。患者的临床状态应记录在患者的临床报告中，而且应包括患者的心率和节律、血压及检查期间的意识状态。当镇静患者的血流动力学数据需要与激动或清醒"但平静"患者的数据进行区别解释时，这些信息是必需的。患者不清醒和不平静应该记录在正式报告中。报告中还应包含患者体型信息，包括身高、体重、体重指数和体表面积，这些信息还应与获得的测量结果相关联。这些生物特征值对于判定特定腔室尺寸或壁厚相对于一般人群是否异常非常重要。

测量血压时，使用尺寸合适的袖带非常重要。袖带气囊的宽度应覆盖肘部和肩部之间的上臂的大部分位置。袖带偏小会人为导致读数偏高。测量血压时，建议使用右臂进行测量，因为在大多数患者中右臂位于缩窄的上侧。有时，在开始测量和进行重要多普勒测量之间，患者的临床状态会发生变化。在这种情况下，应重复测量血压。例如，如果患者在检查开始时心情激动或者感到焦虑，而在检查过程中变得放松，在这种情况下，重复测量血压能够更准确地反映患者在多普勒测量时的血流动力学状态。

最后，开始扫描。小儿及先天性心脏病超声检查室的超声系统与成人后天获得性心脏病患者的专用超声系统不同，必须具备其特有的配置和功能。超声心动图系统必须配备多个并覆盖大范围频率的探头，以适应与先天性心脏病相关的体型和图像质量的要求。该系统可在一日之内检查有多次复杂手术修复史（并因手术而导致透声窗复杂检查困难）的新生儿、胎儿和成人。3～4 个频率范围为 3～12MHz 的相控阵探头是其超声心动图系统的最基本配置。通常还需要一个 2MHz 的非成像连续波多普勒换能器来清晰显示弱多普勒信号。除了相控阵探头外，线阵和凸阵探头分别有助于血管和胎儿研究。

候诊室和检查室应无胁迫感、舒适且宽敞（图 2-1）。一些家属经常陪同先天性心脏病患儿就诊。最好让家属陪同检查，避免孩子因与父母分离而感到焦虑。患儿在检查时需要脱掉部分衣服，因此检查室和检查台应保持舒适的温度。在候诊室和检查期间，向患儿提供娱乐 / 分散其注意力，对于

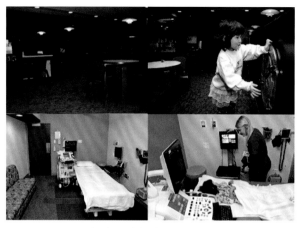

▲ 图 2-1 先天性心脏病超声心动图检查室可满足各种患者的需求

上排图：候诊室中，为家属和所有年龄段人群的活动提供空间。下排图：超声心动图检查室的布置，满足患者医疗需求和患者家属需求。先天性超声心动图检查室须比标准成人的检查室略大。为随行家属提供舒适的座椅，营造对儿童友好的环境，以及在检查期间用视频分散患儿注意力，可以使原本令人生畏的检查过程变得不那么具有胁迫感。当然，最终目的是使超声心动图检查期间所获得的信息更准确

实现复杂心脏畸形的完整检查非常有帮助。玩具、电视或数字视频播放器都可以有效转移、分散患儿的注意力。在获得超声心动图数据的过程中，让患儿观看自己爱看的电影通常是一种非常有效的分心方式。我们发现，初步检查前，在候诊室与患儿 / 家属会面，协助他们选择玩具、音乐或检查期间播放的视频，然后陪同他们到检查室，有助于提高患儿检查时的配合度和舒适感。

如果患者非常年幼（2 月龄至 2 岁），或者需要进行介入性检查（如经食管超声心动图），这些措施可能不足以缓解患者的焦虑。在这样的情况下，可适当考虑使用清醒镇静或监护麻醉。美国儿科学会提供了清醒镇静的完整使用指南。选择麻醉方法时，应最大限度地确保患者的安全和超声心动图检查的质量。常规建议（学会的指南也要求），无论使用何种方式，一位不参与超声心动图检查的医师需在场并负责在麻醉时监测患者的健康状况和生命体征。除心率、心律和血压以外，脉搏血氧饱和度也是使用麻醉药时必须进行监测的指标。有关清醒镇静所需的设备和培训的其他信息，请参见美国儿科学会指南文件。

小儿患者的经食管超声心动图检查通常需要深度麻醉或全身麻醉。接近成年的青少年患者可使用

标准的清醒镇静进行经食管检查。麻醉方案的选择必须根据患者、检查原因及是否有适当人员和麻醉设备而定。本书后面的内容和 *The Echo Manual* [2] 对实施经食管超声心动图所需的培训和实习进行了完整的讨论。

在一些医院里，超声心动图检查已变得不可或缺。术中超声心动图如今已是外科监护的一部分。重症监护病房患者通常能够受益于由详细的超声心动图提供的血流动力学评估。然而，上述环境并不像超声心动图实验室的环境一样安静可控。检查员到了床边或手术室，他 / 她就必须确保不会干扰其他监护。如果需要在手术伤口附近进行扫描，手和探头必须严密清洁，同时应考虑使用无菌、超声波可穿透的探头保护套。床边检查的一个优点是连续的血流动力学监测通常使血流动力学结论更加准确。当然，测量的中心静脉压或动脉压也优于假定的心房压或袖带所测定的血压。大多数情况下，通过与床边工作人员的耐心沟通，可轻松克服与住院、床边检查相关的问题。

二、图像采集

图像应由同步进行的心电图门控采集。当心律不规则或进行胎儿心脏检查时，可使用指定时间的数字剪辑片段储存图像。数字片段的长度应由患者的心率及所记录的信息决定。我们建议的标准图像储存应包含三个心动周期的剪辑片段。尽管三个心动周期的剪辑片段需要比单个心动周期更多的存储空间，但在剪辑片段从最终帧到初始帧的循环回放中，较长的剪辑通常会生成更令人满意的播放效果和更少的"拼接伪影"。扫描采集（以显示一种结构与另一种结构的空间关系）时，较长的采集也更有效（6～10 次心跳或 5～10s）。这些较长的剪辑在发现细微缺陷或显示心脏大血管的关系时将十分有用。

一般来说，小儿和先天性心脏病患者的检查需遵循相对固定的模式。所有患者在检查期间必须至少测量一次血压。对于不配合的患者，可以在获取图像后再测量血压，以避免进一步加重患儿的紧张焦虑。连续的单导联心电图应该与超声图像同步显示和记录。心电图是完整心脏超声检查的一个必要部分。没有心电图就不可能观察到可视化的心脏问

题出现的时相。

检查医师应将超声换能器放置于舒适的位置。舒适的位置则取决于检查者的偏好和患者解剖结构的差异。不过为简单起见，我们将介绍一种探头上方向标记位置的标准化方法。当我们从肋下 / 剑突下采集的图像，一般从横断面和冠状面开始成像。在这些部位的扫描期间，方向标记应指向 / 朝向患者的左侧。为了过渡到矢状面图像，传感器将顺时针方向旋转（视频的顶部始终显示前方的结构）。心尖扫描也可采取类似方法。心尖扫描从冠状面的四腔心切面开始，方向标记朝向左侧。向矢状面的扫描是通过顺时针方向旋转探头来获得的。胸骨旁和胸骨上窝检查一般从矢状面开始。这时候，方向标记向上，与右肩形成一定的角度，以与心脏和血管的长轴方向对齐。沿顺时针方向旋转探头，可以获得来自这些换能器位置的横断面和冠状面图像。

在每个换能器位置，检查最初应侧重于清晰显示二维解剖结构。记录储存标准切面的图像（参见本章后面的图像方向部分）。然而，除非扫描包括了从每个换能器位置可见的所有区域，甚至那些不符合标准成像平面要求的区域，否则检查是不完整的。例如，在矢状面扫描时，必须在声窗允许的范围内尽可能向左和向右扫描波束。检查者熟悉了从该换能器位置看到的结构之后，就可以对异常区域进行更有重点的解剖扫描、彩色和频谱多普勒记录及三维超声图像采集。超声心动图检查结束时，最好由超声心动图检查技师和医师共同复查图像，以确保检查的完整性。如果复查医师无法立即检查，检查者仍应复查图像，以确保储存记录准确展示了在采集过程中看到的所有信息。如果初始检查发现信息缺失或图像显示不佳，可在患者仍在实验室时追加采集图像。

记录图像的顺序应该标准化，但确切的顺序则取决于本地习惯和患者的配合度。如果患者配合检查，我们更建议从肋下位置开始。在新生儿和年幼婴儿中，该窗口通常会显示几乎整个心血管系统。而在老年患者的肋下声窗很难显示前部和上部结构。在这些患者中，肋下声窗的图像将主要用于评估下腔静脉和上腔静脉、房间隔和心室。这个位置也应尽可能显示肺静脉的连接情况。虽然这在较年轻患者中更易成功，但很多成年患者也可以从这个

位置进行评估。

获取了来自肋下窗口的所有可用信息之后，我们的关注点通常会转移至前胸壁。初始扫描切面一般是矢状（长轴）切面。开始扫描的重点是左心室流入道和流出道，需要关注每个腔室和瓣膜的大小、位置及它们之间的关系。然后声束平面朝向右心室流入道，显示下腔静脉 – 右心房汇合处、右心房及右心耳和三尖瓣。右心室流入道切面通常能更好地显示三尖瓣反流血流束。

完成胸骨旁矢状面扫描之后，要进行同一位置横断面（短轴切面）的扫描。这是进行右心室流出道和肺动脉的多普勒评估的最佳切面。从该声窗获得的图像被用于测量心房、瓣环尺寸及左心室腔内径和室壁厚度。最好使用心底短轴切面扫描来检测冠状动脉异常。还需要在该区域应用彩色多普勒血流显像以显示室间隔的完整性和排除室间隔缺损（ventricular septal defect，VSD）。同时检查可以被记录成从心底到心尖，或者从心尖到心底的连续性扫描或一系列相邻切面的剪辑回放。高位胸骨旁短轴切面的扫描最好能显示大动脉（尤其是肺动脉和主动脉）的关系。

胸骨旁右缘也应以类似的方式进行检查。如果患者采用右侧卧位通常可以改善来自该声窗的图像。从这个换能器位置可以看到许多患者的上腔静脉和下腔静脉、右心房、房间隔和肺静脉。与其他标准换能器位置相比，不同患者胸骨旁右缘的图像质量差异更大。然而，右心扩大时，该区域通常会提供十分完美的高质量图像。

然后我们把注意力转移到心尖。通常首先会扫描冠状面（四腔心切面），该切面的图像记录了心房、房室（atrioventricular，AV）瓣和心室的大小、位置及其相互关系。用二维或三维扫描还可以评估心室的容积。因为心尖切面上声束平行于左、右心室流入道、肺静脉和左心室流出道，所以心尖声窗是许多频谱多普勒信号的最佳采集位置。矢状面图像（心尖长轴切面和两腔心切面）是接着要关注的影像。这些切面的扫描可提供与左心室流入道和流出道相关的解剖学和多普勒数据。

最后，将换能器定位在胸骨上窝处或附近。这个位置的检查通常被留到最后，因为在此处成像而给颈部施加的压力会使大多数儿童在某种程度上感到不适。大多数情况下，检查医师需要花点时间向儿童描述将要发生的事情，让他们做好准备。从胸骨上窝的扫查通常从矢状面开始，但是需要结合矢状面和冠状面扫描来清楚地确定大血管的左右关系。同时应确定主动脉弓、其动脉分支及它们的走向。从这个位置可以看到患者（包括小儿患者和多数成年患者）的上腔静脉、肺动脉、左心房和肺静脉结构。从这个位置对降主动脉进行多普勒检查通常是最合适的。然而，降主动脉直径的二维测量不应在胸骨上窝进行。因为从胸骨上窝声窗扫描时，声束平面与主动脉壁平行。我们更建议高位左侧胸骨旁切面（动脉导管 / 缩窄切面）（图 2-2）来确定降主动脉近端的大小。

尽管这些标准切面的声窗适用于所有患者，但还有许多其他换能器位置可提供心血管系统的切面。如果仔细探查，通常可以找到倾斜或混合的换能器位置。这些声窗对因手术过程而改变声学特性的术后患者特别有帮助。

（一）心脏位置异常 / 复杂解剖结构的扫查方法

需要指出的是，对于心脏明显错位尤其是存在右位心的患者，我们会改变图像采集顺序。这种情况下，我们仍将探头置于肋下位置开始检查。使用水平切面扫描来确定上腹部器官的解剖结构和位置（图 2-3A 和 B）。然后直接将超声束向上扫描（无须重新调整图像），穿过膈肌，将显示心脏在胸腔内的位置（图 2-3C 和 D）。正常情况下（图 2-3B 和 D），可在中线附近看到心房，在左侧胸腔内看到心室。心尖朝下、朝左。对右位心的患者而言，观察到的方向相反（图 2-3A 和 C），对于中位心患者，可在中线看到整个心脏，心尖向下指向足部。确定心脏方向之后，我们会对图像重新定向以保持标准的解剖方向（前部 / 上部位于扇尖和视频屏幕的顶部，患者左侧在图像的右侧）。图 2-4 从心尖和胸骨旁短轴切面显示了这些方向的正常解剖结构。图 2-5 显示的图像与图 2-4 中的图像相似，但来自一位患有完全性内脏反位和镜像右位心、没有先天性心脏畸形的患者。图 2-6 呈现了一个更复杂的案例（孤立性右位心与房室连接不一致）。右位心患者断层扫描的解剖结构可能令人困惑，但按惯例在视频屏幕右侧显示左侧结构，可以更有信心评估和

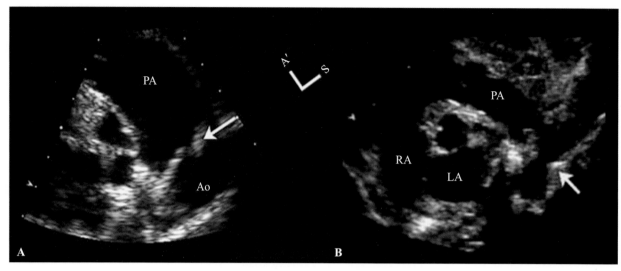

▲ 图 2-2　动脉导管 / 主动脉缩窄视图

这两个超声心动图图像是从倾斜的高位左侧胸骨旁位置所获得。声束平面朝向患者的左肩，并从胸骨旁长轴切面顺时针旋转以显示这些结构。A. 远端主肺动脉（PA）、动脉导管（箭）和降主动脉近端（Ao）。B. 主动脉缩窄患者的相同区域（箭）。该切面不仅是检查导管血流的绝佳位置，也是评估降主动脉近端大小的最佳平面。缩窄相关的管腔变窄清晰明确，因为在这个位置声束平面垂直于血管壁（B）。该切面也应用于确定结缔组织疾病（如马方综合征）患者的降主动脉近端大小。A′. 前部；LA. 左心房；RA. 右心房；S. 上

理解这些畸形。

一旦发现明显的心脏位置异常，在分析不包含右 / 左方向轴的矢状和矢状旁成像切面之前，我们将图像采集模式从一般常规模式更改为首先确定心血管结构的右 / 左空间关系的模式。因此，完成肋下四腔心切面检查之后，探头要移至心尖，通常在典型的完全性右位心 / 右移位患者的右腋前线处。这种情况如图 2-6 所示。左上图显示了上腹部器官的正常位置（图 2-6A）。进一步扫描显示心脏位于右侧胸腔内，心尖向下向右（图 2-6B）。从右腋前线进行的经心尖切面显示房室连接不一致，心房方位正常（RA 向右，LA 位于后部和左侧）。然而，右侧心室的房室瓣具有二尖瓣形态［与室间隔无连接、一个起自基底段的瓣叶和两个粗大乳头肌（未显示），以及纤细的心肌小梁（光滑的心内膜）］。因此，尽管它在右侧与 RA 相连，形态为左心室。在成像中保持一致且清晰的右 / 左方向可以清晰显示这种复杂的解剖结构。

在评估了这个右侧心尖四腔心切面后，将换能器放置在胸骨右缘，关注点转向胸骨旁短轴切面。最后，转移到胸骨上窝的冠状平面。此时，检查医师应已清晰确定所有主要心血管结构的位置和节段连接。现在可使用旁矢状切面中的图像（如心室流入 / 流出道的长轴切面）完成其余的检查，而不会混淆这些结构的左右位置。需要注意的是，右位心患者胸骨旁长轴图像的采集不仅要求探头的方向标记要向上，而且还要朝向患者的左肩（与正常解剖结构方向相反）。这是由于心尖朝向下和朝向右，并且这些患者的心脏流出道的长轴指向左肩。无论心脏位于何处，胸骨旁位置从矢状面成像到横断面成像的过渡都需要沿顺时针方向旋转探头以保持上述的标准解剖方向。

（二）经食管成像

前述检查顺序适用于全面的经胸超声心动图检查。经食管检查也应遵循一定的模式，但不一定与经胸检查相同。如果手术中已麻醉患者进行检查，从经胃换能器位置开始通常很有帮助。冠状切面图像可以清晰显示右侧和左侧结构，并为下一步检查提供空间方位。然后可以将换能器缓慢回撤至远端、中端和近端食管水平以完成检查。应在所有成像水平完成二维和三维图像扫描、彩色多普勒血流检查和多普勒血流频谱图采集。如果患者未麻醉，但镇静且有反应，须调整检查顺序。食管插管后，通常建议从远端食管开始检查。在此位置成像时，心脏病专家还可在将探头推进到胃里之前评估镇静的程度和充分性。

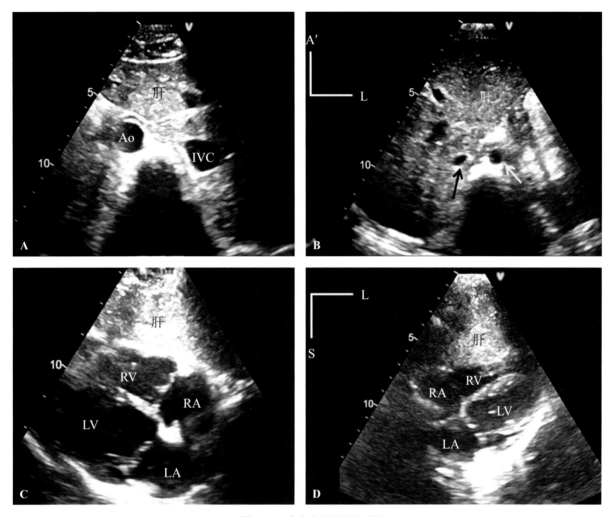

▲ 图 2-3　确定心脏位置和朝向

该图显示了确定解剖结构正常患者和复杂错位患者的心脏位置和朝向的成像技术。上排图（A 和 B）显示上腹部器官和大血管的解剖结构。正常患者的腹部脏器方位图像（B）中，肝脏位于右侧，左侧可见胃内的空气伪影。横切面中可见腹主动脉（Ao，黄箭），黑箭突出显示下腔静脉（IVC）的位置。内脏反位患者相同器官和血管的解剖结构图像（A）中，肝脏在左侧，主动脉和下腔静脉的位置反转。为了用最简单的方法确定心脏位置，上排图中的图像是从以一定角度穿过横膈的成像平面中获得的，直至心脏结构进入视野（下排图）。心脏解剖结构正常患者的图像（D）显示了在中线附近可视的心房，但左心房（LA）位于右心房（RA）的后部并略微偏左。心室位于心房结构的左侧，两个心室的心尖都位于下方和左侧。这些发现与正常的心脏位置和方向或孤立性左位心相一致。相比之下，一位全部内脏反位和右位心患者（C）在中线附近再次发现心房，但这个左心房位于后部且略微向右。心室位于心房右侧下方，心尖位于右侧下方。这是正常位置和方向的镜像，或称为镜像右位心伴内脏反位。LV. 左心室；RV. 右心室

胎儿的超声心动图检查具有很多独特的特征，其中之一是通常不可能获得有序成像序列。由于胎动，检查者应获得即时最佳的图像。胎儿超声心动图检查也应该获取与常规心脏超声检查相同的所有信息，但是完成检查的顺序无法标准化。

三、超声心动图报告

超声心动图报告需要仔细撰写。报告须以有效但易于理解的方式向转诊医师传达所有相关信息。通常最好将报告分成多个段落。这些段落需包括：①患者人口统计学、生物统计学数据和生命体征；②最重要的阳性和相关阴性诊断 / 发现的总结；③所有有检查记录的正常或非贡献性发现的描述；④在成像和多普勒检查中进行的定量测量的详尽描述；⑤与患者主要诊断相关的当前与历史定量数据的直接比较。我们将最后内容称为"系列摘要"，并非所有测量都包含在这一部分。例如，主动脉瓣狭窄患者的系列摘要将包括一个表格，列举主动脉

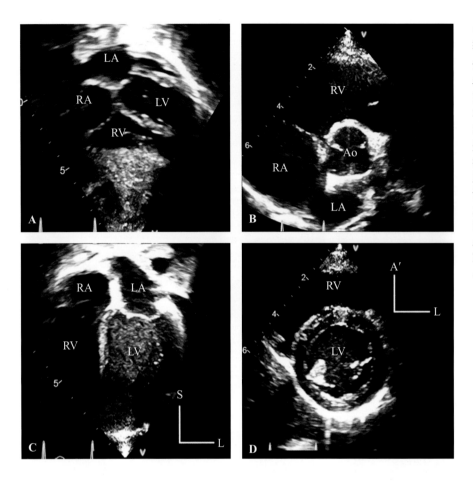

◀ 图 2-4 四腔心和胸骨旁短轴切面的正常解剖结构

该图左侧的图像显示在肋下、冠状（A）和心尖四腔心（C）切面中看到的正常心脏解剖结构。右侧的图像取自主动脉瓣（B）和右心室中段（D）水平的胸骨旁短轴切面。这些断层扫描图像都包含左右方向，可用于确定心脏结构的位置。解剖结构复杂的情况下，这些视图有助于确定心血管系统每个部分相对于其他附近结构和腔室的位置。A'. 前部；Ao. 主动脉；L. 左；LA. 左心房；LV. 左心室；RA. 右心房；RV. 右心室；S. 上

瓣环直径、左心室大小、壁厚、多普勒速度和斜率、心脏指数和瓣膜面积的历史数值和变化趋势。

如前所述，报告应直接链接到数字超声心动图图像，以便外科医师和（或）转诊医师可以同时查看报告和生成报告的图像。

四、先天性心脏病的图像定向和命名

临床工作需要一种标准化的评估方法去全面了解先天性心脏畸形（即使是最为明显的先天性心脏畸形）。在畸形非常复杂情况下，标准化的评估方法更为至关重要。评估的第一步是统一以直接和可重复的方式呈现异常的超声心动图图像。美国超声心动图学会儿科委员会已经明确了先天性心脏病研究中的"首选"图像定向方法[1]。

本章其余部分是以断层成像协定为基础。这些协定生成以解剖格式显示的超声心动图图像。矢状面图像显示，上层结构在观察者的右侧，前部结构在视频屏幕的顶部（图 2-7）。因此，我们查看这些图像就像我们是从左侧向右侧看仰卧位患者的心脏（图 2-8）。横断面图像显示为视频屏幕顶部的前部

结构和观察者右侧的左侧结构（图 2-9）。这些视图模拟从下方朝头部查看仰卧患者的心脏（图 2-8）。冠状平面图像，如心尖四腔心切面（图 2-10）和肺静脉汇合处的胸骨上窝切面（"蟹状视图"）（图 2-11）显示在视频屏幕顶部的上层结构和观察者右侧的左侧结构。这些视图模拟从前部向背部查看患者心脏（图 2-8）。所有这些定向的共同目的是以经典的解剖格式显示解剖结构，就像患者直立或仰卧位在检查医师面前并面对检查医师。

下面介绍的图和文字有助于读者熟悉这种方法。我们认为不管用于什么方式创建图像，最好都使用这种图像定向方法。换句话说，无论图像是经胸、经食管或心腔内超声检查的一部分，都应以相同定向方式显示相同的解剖特征（图 2-7、图 2-9 和图 2-10）。有时，完全一致是不可能的，因为大多数二维图像显示只能上下和（或）左右"翻转"。需要一个以上方向的最佳示例是矢状切面。胸骨旁矢状面图像按惯例，在检查医师右侧显示上方结构，在视频屏幕顶部显示前面解剖结构。肋下、胸骨右缘和胸骨上窝矢状面图像不能像患者仰卧时一

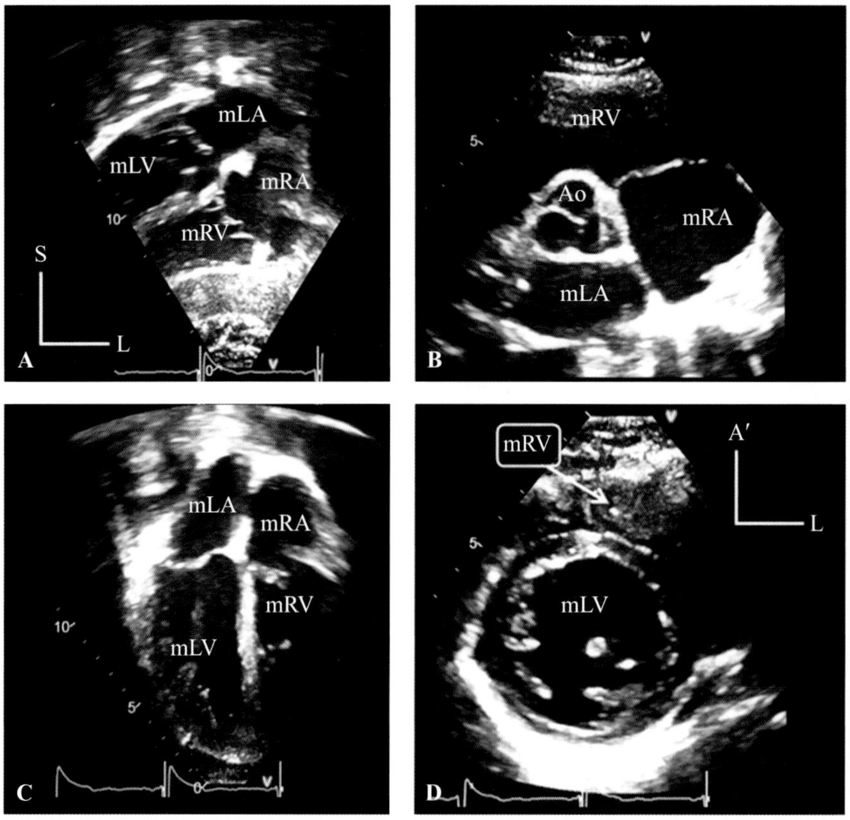

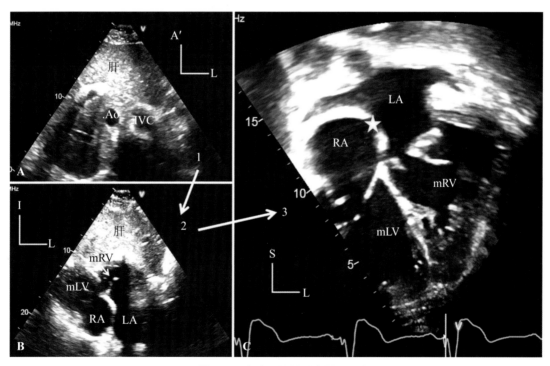

◀ 图 2-5　在四腔心和胸骨旁短轴切面中看到的内脏反位右位心

这些图像展示了类似图 2-4 中所示的视图。患者虽然没有先天性心脏病，但存在右位心伴全内脏反位。左侧图像再次显示来自剑突下（A）和心尖（C）声窗的冠状四腔心切图。右侧图像也是从胸骨旁短轴位置获取，但在此病例中，这些图像须从患者胸骨的右侧获取。A′. 前部；Ao. 主动脉；L. 左；mLA. 形态学左心房；mLV. 形态学左心室；mRA. 形态学右心房；mRV. 形态学右心室；S. 上

▲ 图 2-6　内脏正位的孤立性右位心

这三幅图像展示了确定复杂先天性心脏病患者心脏位置的方法。A. 显示了正常的上腹部器官和大血管解剖结构（图 2-3）。B. 图像向上扫向心脏时，可以看到心脏位于患者右胸。C. 显示从靠近心尖的右侧腋中线获得的心尖向下图像。如图 B 中所见，心脏底部到心尖轴朝向下方和右侧。在图 C 中，换能器实际上位于相当外侧的位置（更靠近形态学左心室的顶点）以获得足够的声窗。尽管右心房（RA）位于右侧（原位 / 正常），但它连接到形态学左心室（mLV），而左心房（LA）连接到形态学右心室（mRV）。因此，心脏朝向（正常心房位置）和心室方向（右位心）之间存在不一致，房室连接也存在不一致。使用这些技术保持右侧和左侧结构的准确显示有助于简化对具有此类复杂畸形患者的检查。Ao. 主动脉；IVC. 下腔静脉

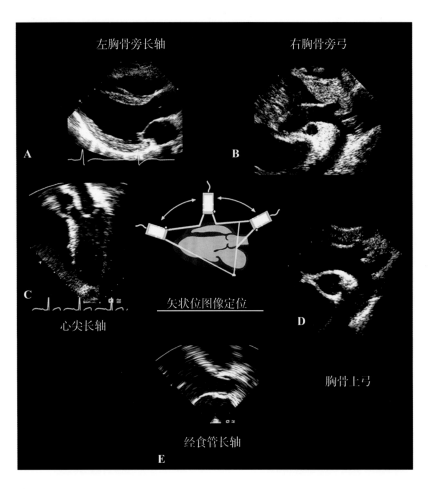

◀ 图 2-7 矢状面扫描时使用的标准图像方向

左心室长轴图像（A 和 E）显示为貌似患者仰卧。从心尖部（C）、胸骨上窝（D）或高位胸骨旁（B）位置获得图像的方向貌似患者站立。这是因为二维图像无法旋转。因此，使用最接近图 2-4 中描述过的标准化视图之一的方向。配对图像（胸骨右缘 / 胸骨上窝和胸骨左缘 / 经食管）表明，即使图像是从不同的声窗获得，检查者都以一致的方式显示解剖结构。这种一致性有助于在处理复杂的空间关系和心脏位置异常时避免混淆，并简化非超声心动图专业的医疗人员对超声心动图数据的使用

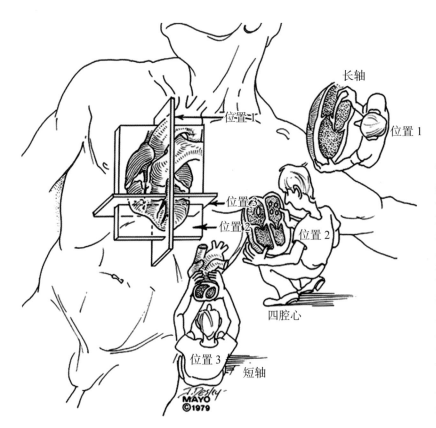

◀ 图 2-8 超声心动图图像的定向惯例

这一定向惯例适用于所有形式的断层成像。图中的检查医师正在观察患者 / 超声心动图图像，患者仰卧（位置 1 和位置 3）或站在检查者面前（位置 2）。位置 1 对应矢状面的图像。检查医师从患者的左侧看患者 / 图像。由于患者仰卧，前部结构"向上"，上层结构在观察者的右侧。位置 2 对应冠状图像。图像显示为貌似患者直立，面向检查医师。因此，上部结构现在"向上"，左侧结构在观察者的右侧。位置 3 是横断面扫描。图像再次显示为患者仰卧，但检查医师貌似站在床脚从下而上观察心脏。图像呈现前部结构位于视频屏幕的顶部，左侧结构再次显示在检查医师的右侧

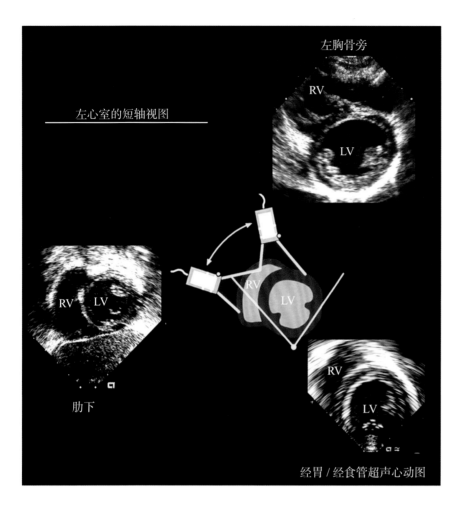

左胸骨旁

RV

LV

左心室的短轴视图

RV LV

RV LV

肋下

RV

LV

经胃 / 经食管超声心动图

◀ 图 2-9 右心室（RV）、左心室（LV）的短轴图像和中心示意图阐明横断切面中图像定向的一致方法

此处显示的三幅超声心动图图像是以完全不同的方式获得的。将换能器放置在靠近胸骨左缘的前胸壁上，获得第一张图像（右上）。相比之下，换能器放置在上腹部，剑突下方，获得肋下图像（左下）。将经食管超声心动图探头推进到胃中，声束平面向后倾斜斜穿过隔膜以产生经胃图像（右下）。尽管操作和换能器位置各不相同，但可以很容易地看到生成的图像显示相同的解剖结构

样显示。因此，我们选择貌似患者站立显示图像，类似冠状切面图像惯例，上方的结构位于图像顶部和前部结构显示在观察者左侧。对于许多图像，如四腔心（图 2-10）和主动脉弓切面（图 2-12），这不会造成不一致，因为胸骨旁窗口中没有这些图像。然而，肋下、胸骨上窝、胸骨右缘和经食管换能器位置都提供腔静脉、心房和房间隔的图像，即"双房心"切面（图 2-13）。这些是旁矢状图像，根据惯例，在检查医师的右侧显示上部结构，在视频屏幕的顶部显示前部解剖结构。经食管双房心切面符合这一惯例（图 2-13C）。然而，来自胸骨右缘、肋下和胸骨上窝位置的超声检查平面的角度使得图像倾斜（图 2-13）。肋下切面通常在"最接近"屏幕顶部的位置显示上部结构（图 2-13A）。中位的胸骨右缘切面显示前部表面结构朝向屏幕顶部。高位的胸骨右缘切面（图 2-13B）和胸骨上窝切面的显示需以混合方式，图像扇尖的顶点是从前部结构到上部结构的过渡点。

使用刚刚描述的图像定向有两个主要优点。首先，无论换能器位于何处，使用心尖向下的定向以保持相对一致的方式来显示在矢状面、横断面和冠状面成像的解剖结构（图 2-7、图 2-9 和图 2-10）。因此，确定和理解非标准视图的正确的图像方向变得更加容易。例如，从右位心患者的心尖获取的冠状图像（仍然是冠状心尖四腔心切面）应该显示心尖向下，左侧结构向右。这种表现的一致性对于理解一些先天性心脏病患者的复杂解剖结构至关重要。

其次，非超声心动图医师（外科医师、非心脏影像学专家）难以理解以非标准解剖格式显示的解剖结构。广泛使用的"心尖向上"方向模拟了头朝下直立背对检查医师的患者的解剖结构。然而，心尖向下成像不仅以更贴合正常解剖结构的形式显示超声心动图数据，还可以让超声心动图医师更有效地与其同事交流。

关于图像方向的最后一点：经胸图像方向描述的一致方式也应该应用于使用其他超声心动图技术（经食管或血管内）获得的图像。在执行经食管超声心动图时实现此目的的一种简单方法就是所有图

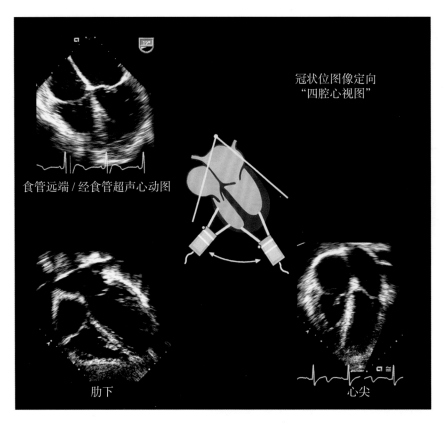

◀ 图 2-10 "四腔心"图像和中心示意图说明了冠状切面中图像定向的一致方法

此处显示的三幅超声心动图图像是以完全不同的方式获得的。将换能器放置在心尖，靠近左腋前线，以获得第一张图像（右下）。相比之下，换能器放置在上腹部，剑突下方，以获得肋下图像（左下）。经食管超声心动图探头放置在食管远端，声束平面从后面进入心脏以产生最后一幅图像（左上）。尽管操作和换能器位置各不相同，但可以很容易地看到生成的图像显示相同的解剖结构

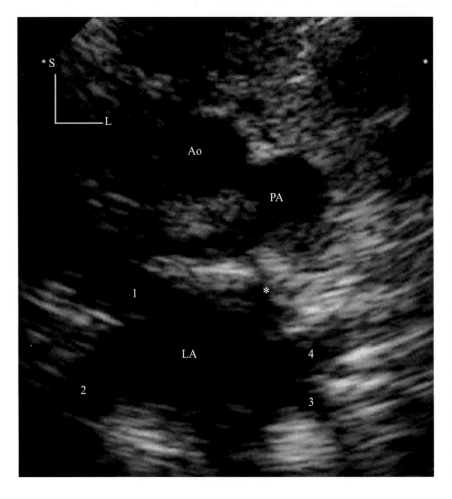

◀ 图 2-11 换能器置于胸骨上窝处获得的冠状切面图像

图像的定向貌似患者直立并面向检查医师。因此，在屏幕顶部可以看到上方结构，而左侧结构在观察者的右侧。为生成此图像，声束平面已在肺动脉汇合处后方倾斜，从而可显示进入左心房的四条肺静脉。每个肺静脉口都标有数字。右上肺静脉用 1 标记，右下肺静脉用 2 标记，左下肺静脉用 3 标记，左上肺静脉用 4 标记。星号（*）位于左心耳的开口。该图像通常被称为"蟹状视图"，因为四条肺静脉就像从螃蟹身体（左心房）伸出的腿。主动脉和主肺动脉的横截面在心房和肺静脉结构的上方可见。Ao. 主动脉；L. 左；LA. 左心房；PA. 肺动脉；S. 上

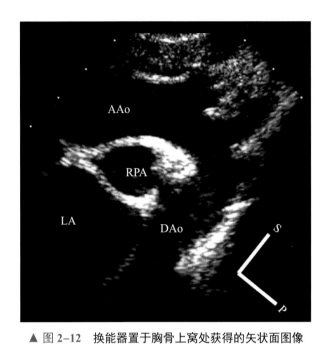

▲ 图 2-12　换能器置于胸骨上窝处获得的矢状面图像

声束平面不能从这个位置完全指向上下方向。然而，由于检查平面更靠近身体的上下轴而不是前后平面，图像的方向貌似患者"几乎"直立站立，检查医师在患者左侧。尽管图像略微倾斜，但可在屏幕顶部看到上方结构，而前部结构则朝向观察者的右侧。实际上，扇尖的顶点是上方结构（右上）和前部结构（左上）之间的过渡点。为生成这个图像，声束平面向左倾斜，可看到主动脉弓及其头臂动脉分支。AAo. 升主动脉；DAo. 降主动脉；LA. 左心房；P. 后部；RPA. 右肺动脉；S. 上

像（除四腔心切面外）的扇尖显示在视频屏幕底部。这需要反转电子图像。以这种方式记录的图像将自动在屏幕底部显示后部结构（靠近食管的那部分），在屏幕顶部显示前部结构。经食管四腔心切面是唯一例外。在此，有人可能希望将心尖置于图像底部，以保持统一的解剖方向。这需要检查医师反转图像，将图像的扇尖（和心房）置于屏幕顶部。

五、先天性心脏病的命名

描述心脏和大血管解剖结构的语言是近期先天性心脏病学争议的领域之一。以 Robert Anderson 教授为主的一些心脏形态学家和内科医师采用英语术语，而不是更经典的拉丁命名法。然而，这会给想要了解先天性心脏病的人们带来很大的困惑。接下来我们尝试使用最近提出但已被广泛采用的术语来界定描述先天性心脏病的术语。

（一）位置或朝向

这个概念适用于两边非对称的结构 / 器官系统。

它描述了器官在系统中的位置，通常有三种可能的排列：正常或正位、反向或反位（正常的镜像）和不定位（其他）。

（二）内脏位置或朝向

• 正位或正常：肝脏和盲肠在右侧，胃和脾在左侧。

• 反位或反向：肝脏和盲肠在左侧，胃和脾在右侧。

• 不定位：任何其他模式，通常肝脏是双侧的，并且有肠道旋转不良；胃的位置不固定（如有脾通常总是位于胃的后面）。

（三）心房位置或朝向

这也称为心脏位置或朝向，由形态学右心房和左心房的位置决定。

• 正位或正常：形态学左心房位于右心房的后方和左侧。

• 反位或反向：形态学左心房位于右心房的右后方。

• 不定位：无法确定形态学左心房和形态学右心房，通常有共同的心房。

心脏位置（图 2-14A）：这表示心脏"大部分"相对于中线的大概位置。

• 左位：大部分心脏位于中线左侧。

• 右位：大部分心脏位于中线右侧。

• 中位：心脏围绕中线均匀分布。

心脏朝向（图 2-14B）：心脏朝向是指心脏底部到心尖轴线的指向，而不是心脏在纵隔内的位置（尽管两者通常一起出现）。

• 左位心：心底到心尖轴从右上指向左下。

• 右位心：心底部到心尖轴从左上指向右下。

• 中位心：心底部到心尖轴几乎直接从上指向下，通常位于中线。

朝向和位置之间的区别通常并不重要，因为它们往往会一起出现。换句话说，左位心脏心底到心尖轴的方向通常向左（左位心）。然而，当其他病理（膈疝或单侧肺发育不良）导致心脏位置发生变化时，位置和方向之间的差异可能会变得显著。例如，大多数患有左侧膈疝的婴儿会出现右移左位心，因为疝气将正常心脏"推"到了右胸。

如异常心脏位置成像部分所述，使用来自肋

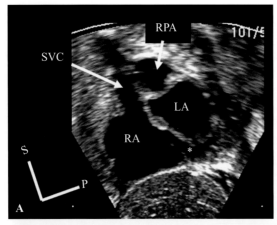
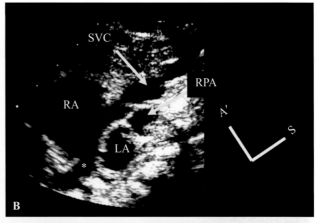
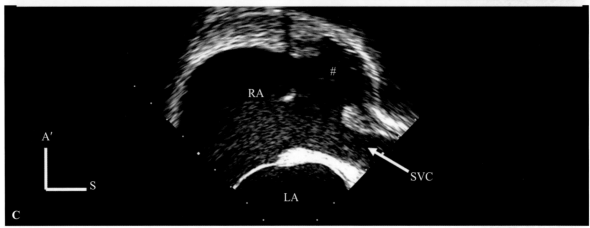

▲ 图 2-13 "双房心"切面

这三个图像展示了相似的解剖结构，都是聚焦在房间隔和上下腔静脉与右心房交汇处的矢状切面图像。A. 图像是从肋下换能器位置获得。声束平面沿着与真正的上下轴成微小角度的路径进入身体。B. 产生这个高位胸骨右缘图像的声束平面同样以与真正的上下平面和前后平面成一定角度穿过胸腔。肋下图像方向几乎垂直，因此显示为貌似患者直立。胸骨右缘图像更倾斜，需要使用两种可接受的矢状图像方向。此处的扇尖是上部结构（右上）和前部结构（左上）之间的过渡点。图 A 和图 B 中的星号（*）位于下腔静脉和右心房的交汇处。经食管双房心切面（C）是矢状面图像的理想方向。声束检查平面几乎以径直的前后路线穿过胸部，略微向右倾斜即生成此图像。前部结构位于观察屏幕的顶部，上方结构位于观察者的右侧。注意：房间隔较厚的上缘（在图 A 和图 C 中清晰可见）始终与形态学右心房相关。房间隔更薄、更靠后的部分（卵圆孔瓣）是形态学左心房位置的可靠判断标志。#. 右心耳；A'. 前部；LA. 左心房；P. 后部；RA. 右心房；RPA. 右肺动脉；S. 上；SVC. 上腔静脉

下声窗的冠状平面成像（四腔心切面）能够最有效地判断心脏位置（图 2-3 至图 2-6）。图 2-15 提供了确定正常和异常患者心脏位置和轴向的另一个示例。图 2-16 显示了一位骨源性肉瘤患者从上腹部器官到心脏的一次性扫描。在这种情况下，肿瘤已将心脏推移到右侧胸腔。尽管位置异常，但很明显，心底至心尖轴仍指向左侧，导致出现右移左位心的情况。

六、描述心血管分段和连接的术语

节段（segment）：心血管系统的各部分（即大静脉或心室）。

连接（connection）：两个心血管节段之间的连接。

骑跨（overriding）：瓣环和室间隔缺损的空间关系。该术语描述了瓣环穿越 VSD 平面，因此"超过"了一个以上的心室。任何心脏瓣膜都可能被描述为骑跨的。

跨越（straddling）：房室瓣腱索和 VSD 的空间关系。该术语描述了穿过 VSD 并附着于对侧心室心肌上的腱索。这会给试图封闭 VSD 的外科医师造成困难。房室瓣膜既可以跨越也可以骑跨，但半月瓣不能跨越，因为它没有腱索。

一致（concordant）：这是指节段之间的正常连

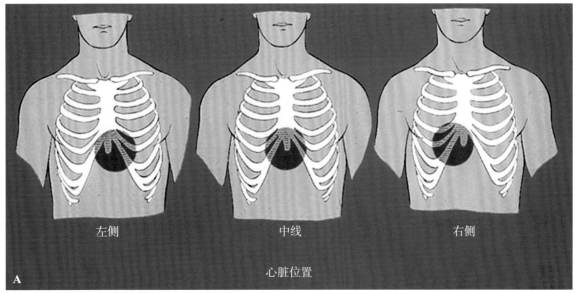

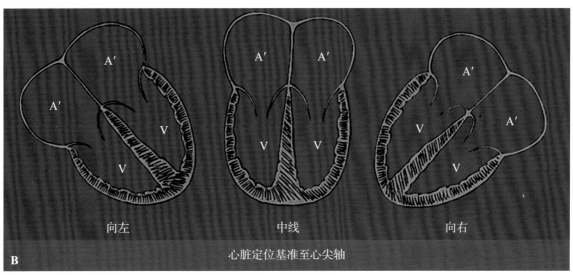

▲ 图 2-14　心脏位置和心脏朝向的概念区别

心脏位置仅由心脏相对于解剖中线（A）的整体位置确定，它与心脏的内部结构无关。如果心脏的大部分位于中线左侧，则心脏处于左位。相反，如果心脏的大部分位于中线右侧，称为右位。当心脏位于胸部中央时，称为中位或中线位置。确定心脏朝向需要了解心脏的内部排列（B）。朝向是指心脏底部 - 心尖轴的左右指向。心尖为心室顶点，心脏底部位于大动脉起点。正常的心脏底部 - 心尖轴指向下方和左侧，这种朝向被称为左位心。当心脏位于中线并垂直向下时，心尖直接位于底部的正下方，称为中位心。右位心的心尖位于底部的下方和右侧。临床上，大多数患者的心脏位置和朝向一致。换句话说，左位心脏的心脏底部 - 心尖轴向左（左位心）。然而，心外原因改变心脏位置时，可导致位置和朝向之间不同。A′. 心房；V. 心室

接。例如，当右心房连接到右心室时，这种连接被描述为一致的。

不一致（discordant）：指与正常连接相反。例如，当左心室连接到肺动脉时，连接是不一致的。

单心室（univentricular）：一种特殊形式的房室连接，所有心房仅连接到一个功能性心室。

转位（transposition）：前缀 "trans-" 意思是 "穿过"，在这种情况下是指 "穿过室间隔"。因此，转

位仅指半月瓣，当大动脉（因为半月瓣）相对于正常解剖位于室间隔的另一侧（主动脉位于室间隔的形态学右心室侧，肺动脉位于形态学左心室侧）时，就会发生这种情况。

异位（malposition）：这个术语适用于半月瓣和大动脉，是指大动脉到心室的任何不正常和不转位的位置 / 连接。例如，右心室双出口的大动脉总是异位，"转位" 一词从不应用于右心室双出口，因为

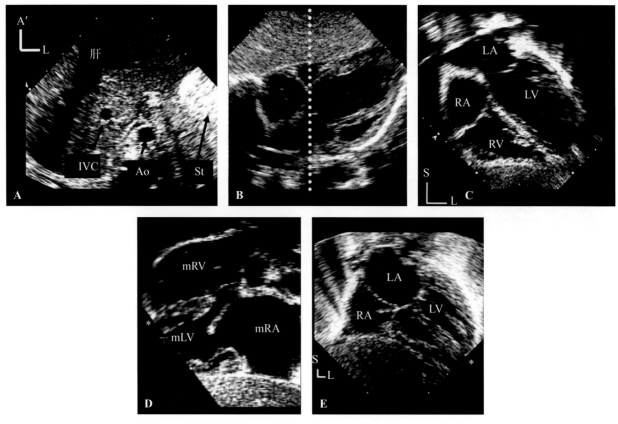

▲ 图 2-15　正常的心脏朝向和轴线

上面的三个图像来自同一患者，展示了心脏位置和轴线的确定。A. 该图像是上腹部的肋下横断面视图。扇尖位于中线，肝脏和下腔静脉（IVC）位于患者右侧，主动脉（Ao）和胃（St）位于患者左侧。B. 该图像是通过将声束平面向上倾斜到胸部而获得的。扇尖保持在中线（黄虚线）。大多数心脏结构位于患者中线的左侧，包括心尖。这证实了左位心脏和左位心的存在。心尖向上图像仅用于确认心脏位置和轴线。确定心脏位置和轴线之后，我们就可将图像重新定向为更符合解剖学的格式（C）。下方的两个超声心动图图像展示了与先天性心脏病相关的左位心（E）和右位心（D）的不同表现。两幅图像均从肋下换能器位置获得，并展示了四腔心冠状切面。D. 该图像是在对患有房室连接不一致、室间隔缺损和肺动脉狭窄的患者进行检查时拍摄的。心脏的大部分位于中线的右侧。心室扩大使这颗心脏旋转到几乎水平的方向。心尖（*）明确位于心底部的右侧，与右位心一致。E. 该图像取自对三尖瓣闭锁患者的检查。该患者的心脏朝向和位置都是正常的（向左）。心尖（*）在心底左下方，符合左位心特征。A′. 前部；L. 左；LA. 左心房；LV. 左心室；mLV. 形态学左心室；mRA. 形态学右心房；mRV. 形态学右心室；RA. 右心房；RV. 右心室；S. 上

大动脉位于隔膜的同一侧（不是"穿过"它）。

一些同义术语

- 上腔静脉 =superior vena cava=superior caval vein
- 下腔静脉 =inferior vena cava=inferior caval vein
- 卵圆孔 =foramen ovale=fossa ovalis=oval fossa
- 心内膜垫缺损（或房室间隔缺损）=endocardial cushion defect=AV canal defect=AV septal defect
- 主动脉干 =truncus arteriosus=persistent truncal artery
- 动脉导管 =ductus arteriosus=ductal artery

七、心血管解剖学和先天性心脏畸形的连续节段分析

先天性心脏病可怕的原因之一是可能在单个患者中发现的大量和广泛的异常。因此，先天性心脏病专家提出了描述心血管解剖和病理的标准化方法。这个过程被称为先天性心脏病的"顺序节段分析法"。简而言之，这种方法将患者的心血管系统划分为一系列单独的节段，以及这些节段之间的连接（图 2-17）。然后描述每个节段内所有结构的位置、解剖结构和功能，以及节段之间的连接。使用这种方法，即使最不常见的病例，也确信可以获得

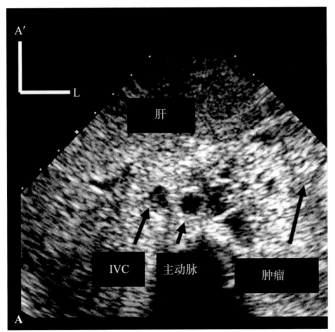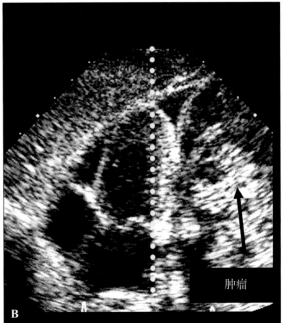

▲ 图 2-16　右移的左位心

这些肋下图像是在对胸部骨源性肉瘤患者进行检查时获得的。在两幅图像中，在膈肌上方均可见肿瘤回声。A. 上腹部器官的正常空间排列。由于左侧膈肌附近存在肿瘤，胃不像往常那样明显。腹主动脉（Ao）略微向右移动，但通常仍可识别为左侧结构。B. 由于声束平面向上扫描以显示心脏（右图），很明显大多数心腔位于中线（黄虚线）的右侧。这表明，由于心外肿块占据左侧胸腔的大部分，因此存在心脏右移。尽管发生位置偏移，但心底到心尖轴仍略微向左。A′. 前部；IVC. 下腔静脉；L. 左

完整的评估。而在极其复杂的异常情况下，这种缜密而有条理的方法更是必不可少。这并不是说每次超声心动图检查都要遵循节段分析的顺序。图像采集仍遵循本章前述的模式。节段分析不是一个机械动作，而是一个思考过程，它为超声心动图医师提供了各种心血管畸形分类的清单或框架。

八、确定心脏位置和方位（朝向）

在具体描述各心血管节段内的结构之前，须确定胸、腹部主要器官系统的大致位置。在先天性心脏病学中，须具体描述心脏在胸腔内的位置和朝向，以及影响心血管结构位置的两个主要器官群的位置。这些器官群分别是腹部内脏和心房。每一个器官群的结构都是不对称的，也就是说，器官群的右半部分与左半部分是不同的。因此要描述其具体的方位（或朝向）。描述这些不对称器官群、心脏位置和方向的命名法已在上文中描述。

（一）腹部方位

超声心动图评估腹部（或内脏）的方位侧重于

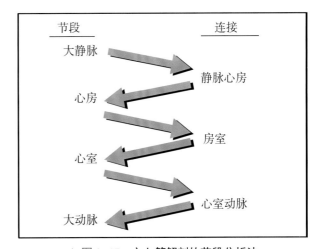

▲ 图 2-17　心血管解剖的节段分析法

肝、胃、脾、腹部大血管、主动脉和下腔静脉的位置。尽管从腹部侧面（胃的侧后方）更容易看到脾，但对大多数评估来说，还是上腹部的横断面图像最有用。三种常见腹部模式的示例如图 2-18 所示。当肝脏和下腔静脉在右侧，而胃、脾和腹主动脉在左侧时，患者腹腔内脏正位。腹腔内脏反位正好相反，胃、脾和主动脉在右侧，肝脏和下腔静脉在左

侧。有几种公认的腹腔内脏不定位的形式，其中无脾综合征是最常见的，可见大的中位肝。下腔静脉和主动脉位于脊柱的同一侧（可以是右侧或左侧）。胃的位置不定，未探及脾。在此情况下，部分肝静脉可能直接连接到心房，而不是进入下腔静脉。这些独立连接的静脉十分重要，因为在改良 Fontan 手术中，它们需被纳入全身静脉通路。

（二）心房方位

心房方位，有时也称为心脏方位，是指心房的排列。心房正位时，形态学右心房位于形态学左心房的前方和右侧。心房反位导致形态学右心房位于形态学左心房的左侧（但仍略靠前）。真正的心房不定位十分罕见。如存在，通常伴有大的共同心房，而心房的左右部分之间无明显区别。这在无脾患者中最常见，并且共同心房的两半在形态上都倾向于右心房。

可使用各种解剖标志区分形态学右心房和形态学左心房。其中最可靠的是房间隔的解剖结构（图 2-19）。卵圆孔较厚的边缘总是与形态学上右心房位于房间隔的同一侧，而较薄的卵圆孔瓣总是与形态学左心房在同一侧。这些信息可在经肋下、胸骨右缘或经食管显示房间隔的图像中显示地更清楚（图 2-20）。

然而，对大的房间隔缺损患者而言，这个标志是不存在的。在其他图像质量欠佳的情况下，也可能无法很好地分辨房间隔以进行区分。在此情况下，我们依靠冠状静脉窦的连接、下腔静脉的肝上部分、心耳的大小和形状和（或）心房壁的形态（肌肉发达与否）来确定是哪个心房。如存在冠状静脉窦，则总是连接到形态学右心房。下腔静脉的肝上部分（肝静脉入口的上方）也几乎总是连接到形态学右心房。这些发现变得难以解释的唯一情况是下腔静脉连接到一侧的心房而肝静脉独立连接到另一侧心房，或者下腔静脉连接到无顶冠状静脉窦。上腔静脉的连接不是心房形态的可靠标志。

心耳也可用于确认心房位置。形态学右心房的心耳往往很宽大，形状有点像金字塔。相比之下，形态学左心耳通常偏小，更像"手指"（图 2-19）。使用这些标准时，须记住心房扩张和（或）发育不全会扭曲任一心耳的大小和形状。最后一个也是最不可靠的标志是心房壁。从形态上看，右心房由于存在梳状肌和界嵴，其心房壁粗糙，肌肉发达。因为形态学左心房主要衍生于肺总静脉，其壁外观光滑。尽管这些差异对病理学家来说很清楚，但超声心动图图像上的差异是相当主观的，与用于确定心房位置的其他特征相比，可靠性较低。

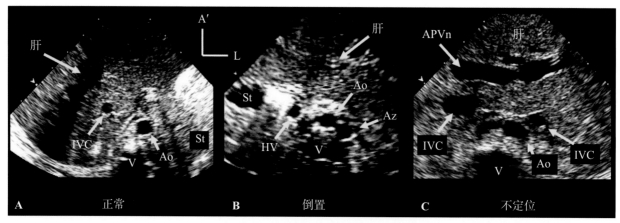

▲ 图 2-18　上腹部脏器的不同空间排列

A. 正常解剖结构。当中是多脾综合征患者的图像，显示了腹部器官的排列为正常镜像。肝脏、腹主动脉（Ao）和奇静脉（Az）均位于患者左侧。胃（St）和肝静脉汇合处（HV）位于患者右侧。这种排列与腹部内脏反位或正常镜像一致。在这种情况下，因为下腔静脉离断，奇静脉非常突出。C. 该图像是无脾综合征、膈下完全性肺静脉异位引流和双侧下腔静脉的新生儿。腹部器官的空间排列称之为不定位。肝脏位于上腹部两侧（水平肝），胃在右侧。上腹部扫描显示肝脏、胃和腹部大血管（B 和 C）的异常空间关系时，检查医师会预感到患者的心血管解剖结构可能很复杂。A'. 前部；APVn. 异常肺静脉；IVC. 下腔静脉；L. 左；V. 椎体

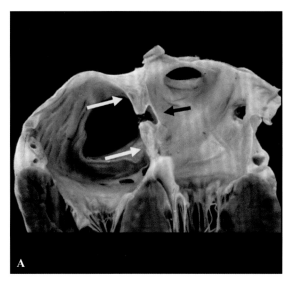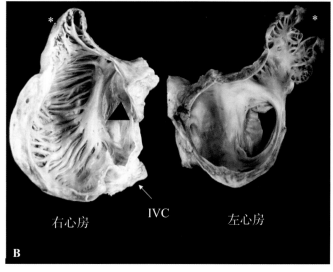

▲ 图 2-19　解剖标本显示可区分形态学右心房与形态学左心房的特征

A. 四腔心视图显示房间隔厚、薄缘的正常排列。请注意，较厚的肌肉边缘（黄箭）位于右侧。该边缘是与形态学右心房相关的最可靠的超声心动图标志。厚缘的左侧是薄的闭合的卵圆孔瓣（黑箭）。房间隔的这一薄段是胎儿期卵圆孔的"瓣膜"，并且总是与形态学左心房相关联。房间隔未探及时，须依靠其他解剖学特征来区分形态学右心房和形态学左心房。B. 显示正常形态学右心房和正常形态学左心房的游离壁和心耳。右心房比左心房肌肉发达得多，有一系列梳状肌肉从厚厚的肌肉脊向外辐射，称为界嵴（黑箭头）。这些肌肉脊在形态学左心房中不存在，因为它主要来自肺总静脉。注意左心房壁较光滑，尤其是当心腔扩大时，这些特征通常很难通过超声心动图来评估。如果房间隔不能提供足够的信息来确定心房形态，形态学右心房位置的下一个最可靠的超声心动图标志就是冠状静脉窦和（或）肝上下腔静脉（IVC）的入口。这个节段的 IVC 始终与右心房或冠状静脉窦相关。历史上，心脏病学家一直专注于以心耳的形状（＊）区分心房形态。形态学右心房通常有一个底部宽大的金字塔形心耳。相比之下，左心耳较窄，通常有多个小的分叶（如图所示）。左心耳因其底部狭窄也被描述为"手指状"。然而，心耳的形状会发生变化，尤其是在心腔扩张的情况下。因此，心耳不如此处列出的其他特征可靠

九、节段和连接

在心脏的位置、方向和方位确定之后，超声心动图医师就要检查每个节段及其之间的连接。因为位置和方位的确定是使用肋下切面进行的，其余的检查通常从该位置开始，并从此处依次进行到胸骨旁、心尖和胸骨上窝切面。显然，可以并且应该从每个声窗检查多个节段及其连接。此外，从一个成像平面获得的信息可能会提示返回到前一个声窗以澄清或复查新的发现。因此，虽然我们的思考过程遵循了获得最终诊断的节段分析法，但扫描或许不能提供足够的信息。尽管如此，基于此次论述的目的，假设我们的想法和扫描都遵循一条能通往最终诊断的节段分析路径。

每个节段的检查必须描述其中存在的解剖结构、功能和生理学（即分流、狭窄等）信息。此外，必须描述节段之间的连接，这一点有时更重要。连接可以是一致的（正常）或不一致的（正常的反位）。

在某些情况下，不正常但与正常情况并不相反的连接（如右心室双出口或单心室的房室连接）需要其他命名。

（一）静脉段

先天性心脏病的临床表现和治疗中，体静脉和肺静脉异常也很重要。我们最关注的体静脉是下腔静脉和上腔静脉、冠状静脉窦和肝静脉。下腔静脉和肝静脉从肋下位置成像。从上腹部的肝下区域向膈肌逐渐进行横断面扫描的效果最佳。正常情况下，肝脏左右两叶的引流静脉很容易识别，并且可以沿着静脉的引流找到与之相连的下腔静脉。然后可以看到下腔静脉，就在下腔静脉瓣（欧氏瓣）的后面进入形态学右心房。一条或多条肝静脉独立连接到形态学右心房的情况下，异常静脉会行进在正常静脉的上方，并通过单独的汇入口进入形态学右心房。这些独立连接的静脉通常会在真正的下腔静脉汇入口附近进入形态学右心房，但也不总是如此。下腔静脉离断患者（通常与多脾综合征相关）

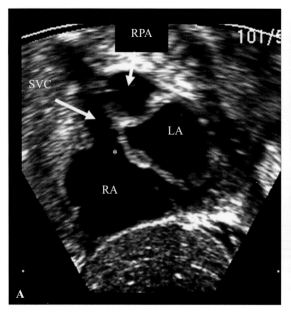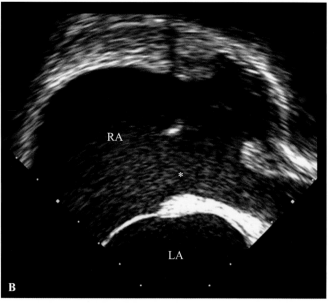

▲ 图 2-20　心脏位置（朝向）正常患者的房间隔正常解剖结构

A. 肋下两房心切面。房间隔较厚的上边缘，见于右侧（＊）。即使不了解其他解剖特征，在此情况下，也可以将右侧心房明确归类为形态学右心房。B. 经食管超声心动图从食管下段传感器位置获得的两房心切面。以星号（＊）再次标记较厚的边缘的一侧。房间隔较薄的"瓣膜"位于厚缘后方。这种关系将前方的腔室确定为形态学右心房，将后腔确定为左心房。LA. 左心房；RA. 右心房；RPA. 右肺动脉；SVC. 上腔静脉

一般会有一条粗大的奇静脉，沿腹部脊柱可见。这条奇静脉可在右侧或左侧，进入胸腔内的上腔静脉，使下静脉回流到心脏。在此情况下，仍会有一条（或多条）静脉进入形态学右心房的底部。这条静脉就是讨论心房反位时提到的"肝上下腔静脉"。肝上下腔静脉通常较细小，而且不会延伸到肝脏下方，借助这一特征，可将区分肝上下腔静脉和正常下腔静脉。需要注意的是，确定这些静脉解剖结构的同时需要描述静脉 – 心房的连接。

上半身的静脉通常引流到单支右侧的上腔静脉，并由此汇入右心房。右上腔静脉可在肋下声窗（图 2-20）、高位胸骨旁切面或胸骨上窝等多个切面上探及，但通常不会出现在心尖切面。永存左上腔静脉是体静脉最常见的解剖变异之一，导致上半身出现双侧大静脉。如存在，永存左上腔静脉通常会在左心房的后 / 外侧边缘汇入冠状静脉窦（图 2-21）。因此，冠状静脉窦扩张（由于通过它的血流增加）往往提示存在永存左上腔静脉。

在长轴切面上可以直接看到左上腔静脉，并显示其从冠状静脉窦向上延伸至左上纵隔。在胸骨旁短轴切面图像中，左上腔静脉显示为一个圆形血管，位于主肺动脉分叉处的左肺动脉前方（图 2-21）。存

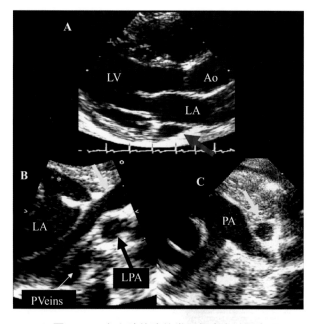

▲ 图 2-21　左上腔静脉的常见超声心动图表现

A. 胸骨旁长轴切面，蓝箭指向扩大的冠状静脉窦。这通常是永存左上腔静脉（LSVC）的第一个迹象。高位胸骨旁长轴切面（B 和 C）直接显示左上腔静脉。B. 平行于左上腔静脉（黄箭）长轴的矢状切面视图。C. 肺动脉汇合处（PA）水平的左上腔静脉（黄箭）横断面视图。两幅图像均显示左上腔静脉位于左肺动脉（LPA）前方。矢状面图像（B）还显示左上腔静脉在汇入冠状静脉窦之前经过左心耳（＊）后方和左肺静脉前方。Ao. 主动脉；LA. 左心房；LV. 左心室；PA. 肺动脉；PVeins. 肺静脉

在位置异常时，上腔静脉的连接通常也会出现异常。还可能存在双侧上腔静脉，并且由于合并冠状静脉窦缺如，这两条静脉都可能直接开口于心房的上侧。还有些患者可能只有一条上腔静脉。很不幸，在这些患者中预测哪一侧上腔静脉却很困难。

与体静脉相似，肺静脉可在多个切面中探及。来自肋下、心尖和胸骨上窝的冠状切面（图 2-11）通常最有用。彩色血流多普勒通常有助于确定肺静脉的位置并将其与心耳区分开来。大多数患者有四条肺静脉，左右肺各两条。然而这种模式存在的变异通常也会是正常的。左肺静脉在进入心房之前时常会汇合成一条静脉，导致心房水平只有三个静脉入口。或者，右肺静脉的最常见的变异是三条独立的静脉各自连接到心房。

肺静脉异位连接分为完全性肺静脉异位连接和部分型肺静脉异位连接。完全性肺静脉异位连接进一步细分为心上型、心内型和心下型。部分型和完全性肺静脉异位连接的解剖结构和超声心动图特征已在其他章中详细描述。

（二）心房段

我们已经讨论了区分形态学右心房和形态学左心房的特征。除了每个心房的大小和位置外，在描述心房段时，房间隔的情况也需要明确。房间隔缺损的评估将在第 6 章中讨论。

（三）房室连接

描述先天性心脏畸形患者中存在的各种房室连接异常的术语很多，这至少会在一定程度造成不必要的混乱。如果对连接进行简单描述，则可避免大部分混淆（图 2-22 和图 2-23）。第一点应该是判断双心室或单心室连接。在双心室心脏中，连接通常由两组房室瓣组成。然后这些瓣膜以一致（或正常）或不一致（与正常相反）的方式将心房连接到心室（图 2-22）。当形态学右心房通过三尖瓣连接到形态学右心室，而形态学左心房通过二尖瓣连接到形态学左心室时，房室连接一致。房室连接不一致是指形态学右心房连接到形态学左心室，与此连接相关联的瓣膜始终是形态学二尖瓣，而形态学左心房则通过形态学三尖瓣连接到形态学右心室。

使用四腔心切面判断双心室心脏的连接类型最为容易。心内十字交叉 [两个房室瓣膜的间隔瓣叶（二尖瓣前叶和三尖瓣隔叶）附着于间隔的区域] 是不对称的。在房室瓣瓣环处，形态学三尖瓣

双心室房室连接

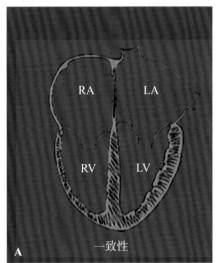
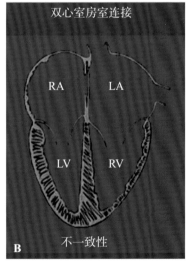
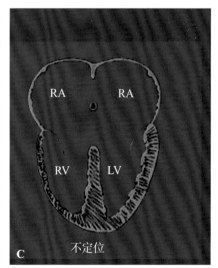

▲ 图 2-22　在双心室循环中观察到的三个潜在房室连接

形态学右心房连接到形态学右心室，反之亦然时，连接正常，描述为房室连接一致（A）。此图中的其他两个连接（B 和 C）异常。B. 不一致的房室连接，形态学右心房与形态学左心室相连，而形态学左心房与形态学右心室相连。间隔上附着的两个房室瓣瓣叶为这种连接提供了很好的超声心动图标记。这将在随后的图中进一步说明。C. 难以分辨的房室连接不确定。只有一个共同的房室瓣，并且没有瓣叶附着于间隔，房间隔缺如，两侧心房在解剖结构上看起来很相似。在此情况下，须依靠冠状静脉窦和肝上下腔静脉的连接来确定形态学右心房的位置。有时，甚至连这个标准也难以应用（伴双侧肝静脉或下腔静脉时）。在这些复杂的心脏中，最好简单地描述心脏的解剖结构及瓣膜和腔室的功能，并将这种连接称为房室连接不定位。AV. 房室；LA. 左心房；LV. 左心室；RA. 右心房；RV. 右心室

单心室房室连接

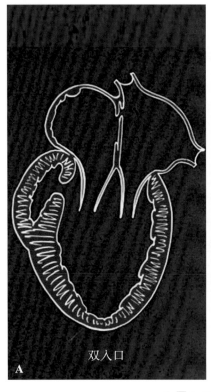
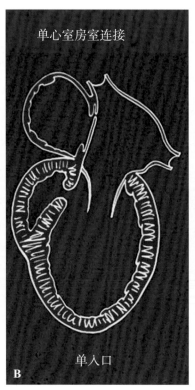
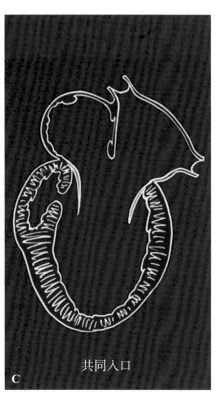

A 双入口　　　　　　　B 单入口　　　　　　　C 共同入口

▲ 图 2-23　与单心室循环相关的三个潜在房室（AV）连接

这些连接根据与主要心室相连的房室瓣的数量和类型来描述。A. 两个有各自房室瓣的独立的心房，连接到一个心室腔。这种连接被描述为双入口、单心室房室连接。B. 该图显示了一侧房室瓣闭锁的情况。这种连接存在于三尖瓣和二尖瓣闭锁中。当解剖结构不能简单地归属于这两类中的一种时，该连接被描述为单入口、单心室房室连接。该图是三尖瓣闭锁（又名三尖瓣闭锁）的单入口的示例。C. 这种单心室连接涉及一个共同的房室瓣，作为两侧心房出 / 入单个功能性心室的唯一出口 / 入口。这可以发生在包括内脏异位综合征的各种情况下

隔叶的间隔附着点始终比二尖瓣前叶附着点更靠近心尖（图 2-22 和图 2-24）。因为房室瓣膜总是与其相应的心室相关联（二尖瓣与左心室，以及三尖瓣与右心室），心内十字交叉不仅可以作为房室连接的标记，还可用于判断心室形态。有时，双心室心脏的房室连接会涉及仅有一个共同的瓣膜，如完全性房室间隔缺损。在此情况下，因为无法依靠心内十字交叉来判断，可视为连接不确定。这时或许可依靠心房相对于心室流入口的位置来判断连接。按照惯例，如果心房的"流出"口位置在心室流入道上覆盖超过 50%，可以说该心室与心房是相连的（图 2-25）。而连接是否一致由这两个腔室的形态决定（参见其他章）。

单心室连接变异更大，但是仍然也可以用简单直接的方式来描述。当只有一个功能性心室时，可有双入口、单入口或共同入口连接。主要心室形态通常与房室连接的分类一起描述。例如，单心室房室连接形式最常见于左心发育不良综合征和三尖瓣闭锁患者（图 2-26 和图 2-27）。这些连接可被认为是"具有一个房室瓣闭锁的单入口单心室连接"。虽然这对于三尖瓣闭锁来说似乎是一个烦琐的名称，但在更复杂的患者身上，这种方法的真正效用就显现出来了。如"共同入口单心室连接右心室优势"之类的诊断清楚地描述了存在的异常解剖结构，即使是不熟悉这些畸形或不了解内脏异位综合征患者异常房室连接的医师也能明白这些连接的类型。

房室连接的功能评估主要包括根据发育不全、阻塞和（或）狭窄来定义瓣膜的状态。同样，在后面的相应章中可找到对这些评估的更完整描述。

（四）心室段

显然，首先确定患者是双心室还是功能性单心室解剖结构很重要。就双心室心脏患者而言，将形态学右心室与形态学左心室区分开来的最可靠特征是心内十字交叉（两侧房室瓣的瓣叶间隔附着点）

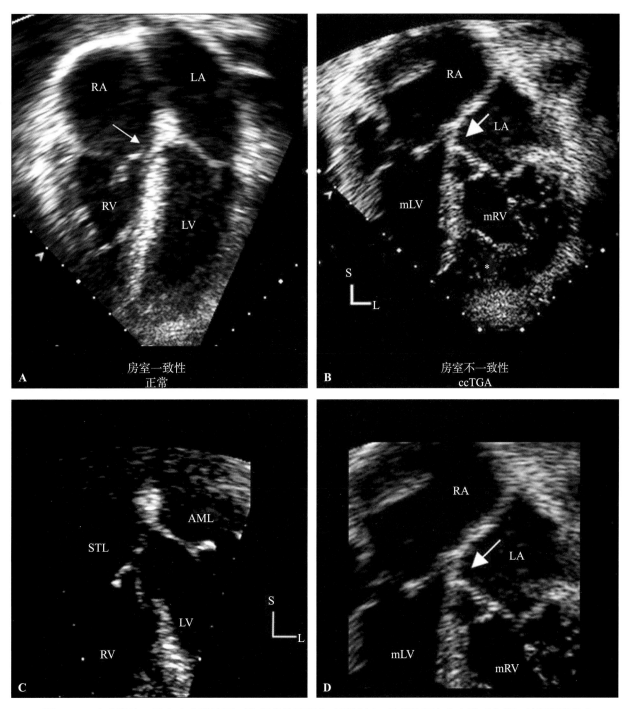

▲ 图 2-24　房室连接一致和房室连接不一致相关的超声心动图解剖，并关注两个房室瓣（白箭）的间隔附着点

A 和 C. 心脏正常患者的图像。右心房与右心室相连，左心房与左心室相连。C. 以三尖瓣隔叶（STL）和二尖瓣前叶（AML）的间隔附着点为中心的心内十字交叉的放大图像。三尖瓣隔叶的间隔附着点始终比二尖瓣前叶附着点更靠近心尖。间隔附着点之间的这种偏移可用于可靠地识别房室瓣的形态。因为这些瓣膜是从心室心肌发育而来，这种关系也可以被用于识别与房室瓣相连心室的形态。B 和 D. 示例显示了先天性矫正型大动脉转位（ccTGA）患者的房室连接不一致，右心房与位于右侧的形态学左心室相连。连接这两个腔室的瓣膜是形态学二尖瓣，其间隔附着点的位置更靠近心底可证明这一点。相反，左心房与位于左侧的形态学右心室相连。左侧的房室瓣在形态学上是一个三尖瓣。其间隔附着点相对于隔膜另一侧的瓣膜的附着点（白箭）更靠近心尖。尽管这一发现已经能单独确定腔室和瓣膜在形态上为右心室和三尖瓣，但该结论还是通过左侧的形态学右心室心尖处（＊）的节制索的存在得到证实。AV. 房室；L. 左；LA. 左心房；LV. 左心室；mLV. 形态学左心室；mRV. 形态学右心室；RA. 右心房；RV. 右心室；S. 上

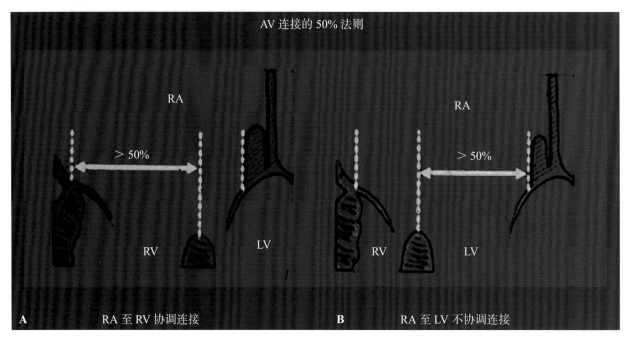

▲ 图 2-25　50% 法则

在存在室间隔缺损（VSD）和瓣环骑跨的情况下确定房室和心室大动脉连接。室间隔缺损患者的瓣环可能无法与心室完全对齐。当瓣环骑跨一个以上心室时，称为骑跨室间隔缺损。在此情况下，确定瓣膜及其近端的心房或心室及其远端的大动脉的连接，取决于找到骑跨腔室超过一半（50%）以上的瓣环。该图说明了两个房室瓣骑跨入口室间隔缺损的概念。A. 示意图显示右心房的瓣膜超过 50% 位于右心室入口。因此，尽管房室瓣骑跨，房室连接也是一致的。B. 相比之下，与右心房相连的瓣膜瓣环，主要位于左心室入口。这种严重的骑跨导致房室连接不一致（右心房与左心室相连）。AV. 房室；LV. 左心室；RA. 右心房；RV. 右心室

的不对称排列。如果这一标志不可用或难以显示，则可依靠心室心肌结构的内在差异判断（图 2-26 和图 2-27）。形态学右心室心尖部有粗糙的肌小梁和调节束（图 2-26），而形态学左心室心尖部的心内膜表面相对光滑（图 2-27）。在形态学右心室中，房室瓣的附属结构中有多组小乳头肌，一些腱索直接附着于室间隔。形态学左心室的乳头肌粗大且离散（图 2-27）。此外，通常只有两组乳头肌（左心室型单心室心脏可能有四组乳头肌）。除非有共同瓣膜，否则形态学左心室中房室瓣的附属结构不会直接附着于室间隔上。就相对位置而言，右心室流出道始终是心脏中最前部的心室结构，即使在先天性矫正型大动脉转位的患者中也是如此。许多作者通过形状来区分心室。正常形态的右心室略呈新月形，而正常形态的左心室短轴平面呈圆形，三维略呈子弹状。然而，这些形状可能会因压力或容量负荷增加而有很大的差异（更不用说位置异常）。因此，心室形状可能是确定形态学左、右心室最不可靠的特征。

在功能性单心室心脏中，许多标准不可用。这

种情况下，确定心室形态最可靠的方法是确定残存的"原始心室"的类型。右心室型单心室患者有一个发育不良的左心室残腔，位于主要心室的后方。残余左心室通常不与大动脉相连，而且非常小（图 2-26）。形态学右心室的特征（粗的心尖肌小梁和腱索附着于室间隔）仍存在。然而，由于心腔扩大和心肌肥大并存，它们通常很难被明确地发现。在左心室型单心室心脏中，原始右心室位于前方，与原始左心室不同，它经常与大动脉相连。

心室段的检查还要包括对室间隔和心室功能的评估。这些主题将在后面章中详述。

（五）心室 - 大动脉连接

与房室连接类似，心室 - 大动脉连接有几种类型。连接一致是指形态学左心室与主动脉相连，而形态学右心室与肺动脉相连。连接不一致的特征是肺动脉起源于形态学左心室，而主动脉起源于形态学右心室。应该注意的是，半月瓣本身没有解剖学特征可用于进行这些判断。主动脉瓣和肺动脉瓣在解剖结构上是相同的。所以，瓣膜的"形态"由下

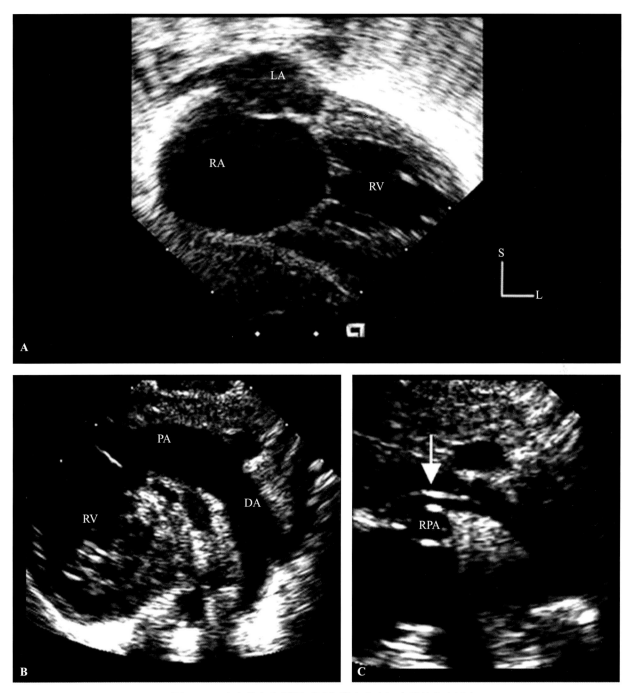

▲ 图 2-26　确定单心室循环（形态学右心室）心脏的心室形态

这些超声心动图图像取自一名患有左心发育不良综合征的婴儿。A. 心脏的肋下"四腔心"切面。右心室（RV）支持全身循环，变得扩大和肥厚。因此，通常与形态学右心室相关的解剖特征并不典型。二尖瓣的重度异常使得间隔偏移的确定变得困难。在此情况下，我们依赖于以下事实：形态学三尖瓣和右心室显示房室瓣的腱索与室间隔的连接，右心室心尖存在调节束（此处未见），以及主要心室与发育不良残余心室的关系。在本例中，仅有较大的房室瓣存在室间隔腱索附着，发育不全的残余心室（*）位于主要心室的后方。这种空间关系即可将主要心室识别为形态学右心室。B 和 C. 与左心发育不良综合征相关的典型动脉解剖结构。B. 主肺动脉（PA）继续通过"动脉导管弓"（DA）向主动脉循环供血。C. 右肺动脉（RPA）前方细小的降主动脉（白箭）。L. 左；LA. 左心房；RA. 右心房；RV. 右心室；S. 上

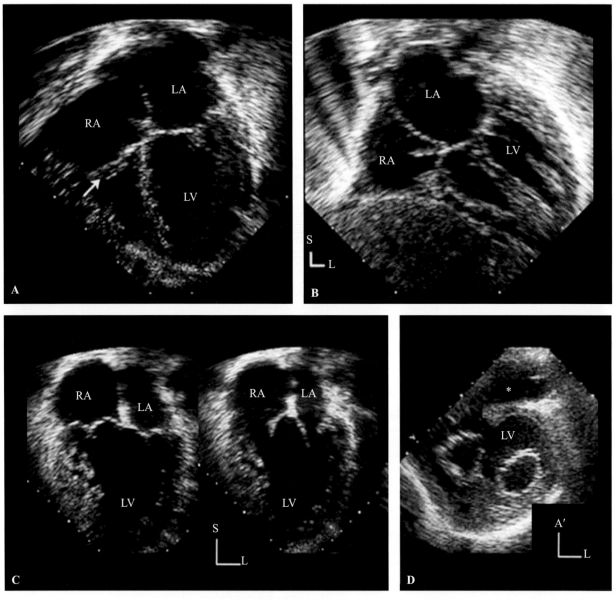

▲ 图 2-27 确定单心室循环（形态学左心室）心脏的心室形态

图中的超声心动图图像是在检查三尖瓣闭锁患者和具有左心室形态和双入口房室连接（即所谓的双入口左心室）的单心室心脏时拍摄的。由于心内十字交叉的解剖结构缺乏双心室心脏的不对称性，须依靠其他解剖标志来确定心室形态。心室腔可在多个切面上探及。在这两种情况下，心室具有相对光滑的心内膜和不附着于室间隔的粗大离散乳头肌群（B）。然而，主要心室为结构性左心室的最可靠指标还是位于其前部位置的发育不全的右心室残腔（D, ＊）。A. 预期存在但实际不存在的右心房室连接区域（白箭）。A′. 前部；L. 左；LA. 左心房；LV. 左心室；RA. 右心房；S. 上

游动脉决定。由此，连接到肺动脉的半月瓣便称为肺动脉瓣，与主动脉相连的半月瓣则是主动脉瓣。

当存在室间隔缺损时，房室和心室动脉连接的判定可能会更加困难。在此情况下，要遵循的最简单的规则称为"50% 规则"。这个"规则"可应用于两个连接，当瓣环骑跨心室腔 50% 或更多，即可判定心室腔与这个大部分相连的瓣环连接。图 2-25 显示了两个房室瓣的这种连接。在大多数情况下，

最好在心尖四腔心切面上进行此判断。半月瓣可用相同的方法判断。而胸骨旁长轴切面提供了判断半月瓣和大动脉关系的最佳图像（图 2-28）。从肋下声窗判断心室动脉连接可能更困难（图 2-29）。必需仔细确定室间隔平面，以便从该位置精准使用 50% 规则。将左心室归入动脉连接的另一个有用的解剖学线索是半月瓣和形态学二尖瓣之间存在着纤维连续。源自左心室的半月瓣通常（但不总是）与

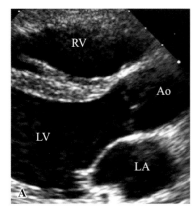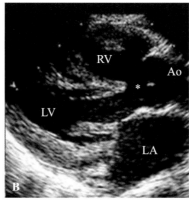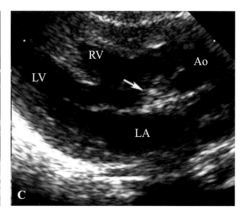

▲ 图 2-28　超声心动图显示正常（一致）的左心室与主动脉连接（A 和 B）

A. 没有室间隔缺损，因此连接是明确的。B. 取自对法洛四联症患儿的检查。主动脉瓣环位于室间隔缺损出口（＊）上方的中央。每个心室大约有 50% 的主动脉瓣环，这在四联症患者中很常见。肌性室间隔与主动脉瓣叶的中央结合点几乎完全对齐。在此情况下，我们确定主动脉与左心室相连，因为没有圆锥肌将主动脉瓣二尖瓣间纤维连续分开。C. 长轴图像是在检查右心室双出口（DORV）患者时拍摄的。这里没有证据表明二尖瓣前叶的瓣环附着点附近有半月瓣。相反，主动脉（Ao）位于室间隔缺损的前方，并通过漏斗部 / 圆锥肌（箭）与左心室和二尖瓣完全分离。因此，可以断定主动脉瓣与右心室相连。肺动脉瓣也起源于右心室，距离主动脉下室间隔缺损更远。LA. 左心房；LV. 左心室；RV. 右心室

形态学二尖瓣的前叶瓣环附着点直接相连。

　　一些复杂的先天性心脏病缺少一条大动脉连接（即肺动脉闭锁或永存动脉干）。其他还有两条大动脉都起源于不正常的心室，甚至是同一个心室，最常见的是起源于形态学右心室（图 2-29）。在此情况下，须描述主动脉相对于肺动脉和瓣膜的空间关系，以及可能存在的任何室间隔缺损。例如，在房室（AV）连接一致与心室大动脉（VA）连接不一致（完全性大动脉转位）中，主动脉通常位于肺动脉瓣的右前方。这可简单称为 "AV 一致与 VA 不一致，以及前主动脉右转位"。

　　右心室双出口的患者，大动脉与室间隔缺损的关系最为重要，因为这种关系将在很大程度上决定手术修复的类型。主动脉下的双向交通室间隔缺损就可以使用相对简单的补片技术修复。右心室双出口和肺动脉下室间隔缺损患者则需要更复杂的手术，包括 Rastelli 手术（室间隔补片修补、右心室 – 肺动脉人工导管连接和原主肺动脉结扎）或动脉调转手术以实现双心室修复。远离两条大动脉的室间隔缺损可能是外科手术的最大挑战，可能更适合使用 Fontan 方案进行治疗，就好像它们是单心室心脏一样。

　　与上述所有节段的分析方法一样，须具体检查和描述每个连接（即半月瓣）的状态、解剖结构和功能。

（六）大动脉段

　　这个节段的描述相对易懂。需检查的各个血管包括主动脉、肺动脉（主肺动脉、右肺动脉和左肺动脉）、冠状动脉（通常仅限于左主干，以及左前降支、回旋支和右冠状动脉的近端部分），以及动脉导管。完整的评估描述了这些动脉的存在 / 不存在、大小、起源、位置及任何扩张或狭窄。

　　由于先天性心脏病患者的超声心动图评估可能是一项具有挑战性和复杂性的任务，因此最好以系统的方式进行。有关检查流程、图像定向和顺序节段分析方法的指南提供了一个框架，有助于理解任何心血管畸形。需再次强调的是，在检查期间获得的图像顺序与描述的节段并非完全对应。例如，因为儿童通常不喜欢胸骨上窝处的成像，上腔静脉通常最后成像，即使它们应包括在顺序节段分析的 "开始"（静脉段）中。

致谢

　　我们非常感谢 William D. Edwards 博士的慷慨帮助。他贡献了解剖图像和图解，更好地阐述了本章的内容。

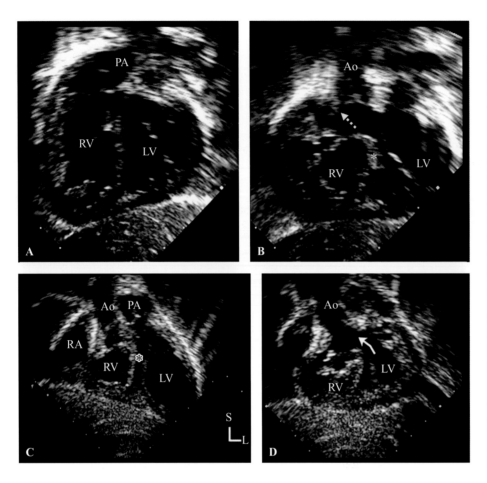

◀ 图 2-29　右心室双出口（DORV）患者主动脉和肺动脉与室间隔缺损的关系

这些超声心动图图像来自两位右心室双出口患者。A. 肋下图像显示肺动脉远离室间隔缺损。它由完全发育的漏斗形肌肉环套支撑。B. 主动脉与室间隔缺损出口几乎直接关联（黄箭）。室间隔上部的肌肉部分被标记（黄星号）。左心室和主动脉之间的连续性可通过从这个室间隔肌部的上侧到主动脉下圆锥的前侧（黄箭）插入一个补片来实现。C 和 D. 主动脉下室间隔缺损合并右心室有双出口，主动脉瓣环距离左心室更远（D，白箭）。C. 室间隔完整（红星号），两条大动脉均连接于右心室流出道，呈并行排列（主动脉在右侧）。尽管该患者也可以用补片将左心室流出道隔向主动脉，但术后发生主动脉下狭窄的可能性更大。Ao. 主动脉；L. 左；LV. 左心室；PA. 肺动脉；RA. 右心房；RV. 右心室；S. 上

参考文献

[1] American Academy of Pediatrics; American Academy of Pediatric Dentistry; Cote CJ, Wilson S; Work Group on Sedation. Guidelines for monitoring and management of pediatric patients during and after sedation for diagnostic and therapeutic procedures: an update. *Pediatrics*. 2006;118(6):2587–2602.

[2] Anderson RH, Becker AE, Freedom RM, et al. Sequential segmental analysis of congenital heart disease. *Pediatr Cardiol*. 1984;5(4):281–287.

[3] Edwards WD. Cardiac anatomy and examination of cardiac specimens. In: Allen HD, Driscoll DJ, Feltes TF, Shaddy RE, eds. *Moss and Adams' Heart Disease in Infants, Children and Adolescents*. Philadelphia, PA: Lippincott Williams & Wilkins; 2008:2–33.

[4] Edwards WD. Classification and terminology of cardiovascular anomalies. In: Allen HD, Driscoll DJ, Feltes TF, Shaddy RE, eds. *Moss and Adams' Heart Disease in Infants, Children and Adolescents*. Philadelphia, PA: Lippincott Williams & Wilkins; 2008:34–57.

[5] Hance-Miller W, Fyfe DA, Stevenson JG, et al. Indications and guidelines for performance of transesophageal echocardiography in the patient with pediatric acquired or congenital heart disease. A report from the Task Force of the Pediatric Council of the American Society of Echocardiography. *J Am Soc Echocardiogr*. 2005;18:91–98.

[6] Jacobs JP, Anderson RH, Weinberg PM, et al. The nomenclature, definition and classification of cardiac structures in the setting of heterotaxy. *Cardiol Young*. 2007;17(suppl 2):1–28.

[7] Lai WW, Geva T, Shirali GS, et al; Task Force of the Pediatric Council of the American Society of Echocardiography. Guidelines and standards for performance of a pediatric echocardiogram: a report from the Task Force of the Pediatric Council of the American Society of Echocardiography. *J Am Soc Echocardiogr*. 2006;19(12):1413–1430.

[8] O'Leary PW. The segmental approach to congenital heart disease. *Pediatr Ultrasound Today*. 2005;5(10):107–132.

[9] Rychik J, Ayres N, Cunco B, et al. American Society of Echocardiography guidelines and standards for performance of the fetal echocardiogram. *J Am Soc Echocardiogr*. 2004;17:803–810.

第3章 超声心动图的定量评价方法：基本技术

Quantitative Methods in Echocardiography——Basic Techniques

Benjamin W. Eidem　Patrick W. O'Leary 著

陈燕 姚磊 译

概述

超声心动图无创地评价心室功能，是临床评估和治疗儿童及成人先天性心脏病的基本工具。随着无创性评价方法的不断发展，整体和局部心室功能的重要性得到了更好的认识。心室几何构型和负荷条件所致的改变是先天性心脏病的基本特征，它往往使心室功能的定量评价具有挑战性。本章将讨论常规超声心动图技术在先天性心脏病患者心室功能评价中的应用。更新的功能评价方法包括三维超声心动图、应变和应变率成像、心脏磁共振成像及3D打印技术，将在下文中进行更细致的讲解。

一、超声心动图评价心室整体收缩功能

（一）左心室短轴缩短率

一维心室壁运动分析，亦称 M 型超声心动图，是最常用来评价左心室缩短程度的常规技术。短轴缩短率（SF%）反映收缩期左心室在短轴方向上的内径改变，公式如下。

$$SF\% = (LVEDD - LVESD) / LVEDD \times 100\%$$

LVEDD 表示左心室舒张末期内径，LVESD 表示左心室收缩末期内径（图 3–1）。短轴缩短率的正常参考值范围是 28%～44%。超声心动图在短轴切面上乳头肌中部水平进行测量获取这些参数。与短轴缩短率相类似，面积变化分数也可以在这个切面通过测量左心室面积而获得，公式如下。

$$[(LV 舒张末期面积) - (LV 收缩末期面积)] / (LV 舒张末期面积)$$

报道显示成人左心室面积变化分数正常值＞36%。研究认为左心室短轴缩短率和面积变化分数不受心率和年龄的影响，但是与心室的前后负荷明显相关。

源自 M 型超声的左心室短轴缩短率（SF%）示例如下。

$$SF\% = (LVEDD - LVESD) / LVEDD \times 100\%$$
$$= (60mm - 38mm) / 60mm \times 100\%$$
$$\approx 37\%$$

左心室射血分数（EF%）可按如下公式推算。

$$EF\% = [(LVEDD)^2 - (LVESD)^2] / (LVEDD)^2 \times 100\%$$
$$= [(60)^2 - (38)^2] / (60)^2 \times 100\%$$
$$\approx 60\%$$

（引自 *Oh JK, Seward JB, Tajik AJ. The Echo Manual. 3rd ed. Philadelphia, PA：Lippincott Williams & Wilkins；2006：110：Figure 7.1.*）

（二）左心室射血分数

左心室射血分数（LV ejection fraction，LVEF）是最常使用的测量左心室功能的参数。LVEF 的整体评价往往采用定性的方法，但是采用经胸或经食管二维超声心动图可通过评价心动周期中左心室容

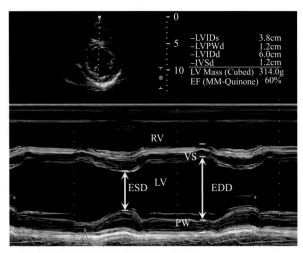

▲ 图 3-1 左心室乳头肌水平胸骨旁短轴切面 M 型超声测量左心室短轴缩短率

EDD. 舒张末期内径；ESD. 收缩末期内径；LV. 左心室；PW. 后壁；RV. 右心室；VS. 室间隔

积的变化对 LVEF 进行定量测量。测量 LVEF 最常使用的几何模型是改良双平面 Simpson 法（图 3-2）。采用左心室心尖四腔心和两腔心正交切面，对每个平面均等划分的左心室圆盘面积进行求和，通过该几何模型可计算出左心室舒张末期容积（LV end-diastolic volume，LVEDV）和左心室收缩末期容积（LV end-systolic volume，LVESV）。LVEF 可通过以下方法计算得出。

LVEF（%）=（LVEDV–LVESV）/LVEDV × 100%

LVEF 正常参考值范围是 56%～78%。与短轴缩短率类似，研究表明 LVEF 与心室的负荷状态变化相关。

由于存在左心室腔的投影缩减，精确计算左心室容积偶尔具有一定的挑战性。为了规避这一局限性，可以采用面积 - 长度法来计算 LVEF（图 3-3）。另一个更常用的方法被称为"子弹"法，利用左心室短轴的面积和长轴的最大长径（源自心尖四腔心切面）。

LV 容积 =5/6（LV 面积）×（LV 长度）

该方法测得的心室容积和 EF 被认为与有创法测得的左心室功能参数具有良好的相关性。

超声心动图技术和成像方法的发展改善了心室容积的获取。研究已证实三维超声心动图在评估左心室和右心室容积及 EF 方面的准确性和可重复性的能力。虽然这个方法一直受制于重建图像相对

耗时的缺点，但是随着实时三维超声成像技术的应用，心室容积和功能的定量评估有了明显的提高。

心内膜自动检测技术（automated border detection，ABD）是另一种成像技术，它通过声量化分辨心内膜与血池，然后增强心内膜边界的可视化。通过这种技术，舒张末期和收缩末期的左心室面积可以连续展现出来，从而可获取心室容积、面积变化分数，甚至压力 - 容积或压力 - 面积曲线。在一些成人的心室功能研究中，心内膜自动检测技术与其他无创和有创的测量方法具有良好的相关性，但是对于心室构型改变的先天性心脏病患者，目前缺乏相关的数据。

（三）左心室质量

左心室质量可以通过多种超声心动图测量方法获取。其背后统一的原则是从心外膜包绕的左心室中扣除左心室心腔的容积，只剩下"壳"，即心肌的体积，它可以通过心肌的比重分解转化成左心室质量。Devereux 和同事（1986 年）描述了 M 型超声心动图左心室短轴切面测量计算左心室质量的公式，公式如下所示。

LV 质量 =1.04 [（LVID+PWT+IVST）^{3}–LVID^3] × 0.8+0.6g

公式中 1.04 表示心肌的比重，LVID 表示左心室内径，PWT 表示心室后壁厚度，IVST 表示室间隔厚度，0.8 表示校正系数。二维超声心动图及最近的三维超声心动图技术已经被证实比 M 型所获得的左心室质量更加优越。最常用的两种二维测量方法包括面积 - 长度法和轴扁椭圆法。这两种方法都采用左心室乳头肌水平短轴切面和心尖四腔心或两腔心切面测量左心室长轴长径。左心室质量通过舒张末期左心室长径和室壁厚度（单位为 cm）计算获得（图 3-4）。通过面积 - 长度法或轴扁椭圆法计算获得的儿童与成人的正常参考值已经发表。

二、圆周纤维缩短速度和应力 - 速度指数

左心室纤维缩短率可由 M 型超声心动图进行无创性评估。这个参数命名为圆周纤维缩短的平均速度（Vcf），规范化表达为 LVEDD，并且可以通过以下公式获取。

Vcf=（LVEDD–LVESD）/（LVEDD × LVET）

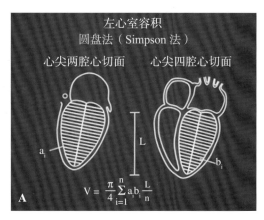

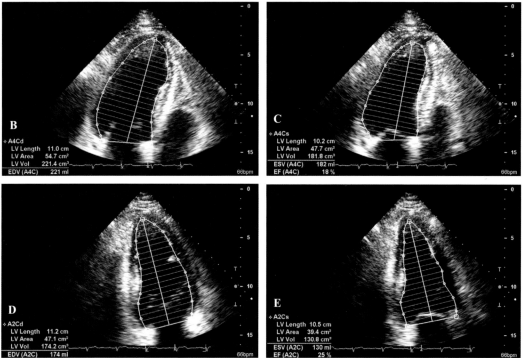

▲ 图 3-2　双平面 Simpson 法测量左心室（LV）射血分数

A. 心尖四腔心和两腔心切面测量左心室容积；B 至 E. 心尖四腔心（B 和 C）及两腔心（D 和 E）切面评估左心室射血分数（A. 改编自 *Shiller NB, Shah PM, Crawford M, et al. Recommendations for quantitation of the left ventricle by two-dimensional echocardiography. American Society of Echocardiography Committee on Standards, Subcommittee on Quantitation of Two-dimensional Echocardiograms. J Am Soc Echocardiogr. 1989;2:358-367; B 至 E. 引自 Oh JK, Seward JB, Tajik AI. The Echo Manual. 3rd ed. Philadelphia, PA: Lippincott Williams & Wilkins; 2006:115:Figure 7.10.*）

公式中 LVET 表示左心室射血时间。据报道，新生儿平均 Vcf 正常参考值为（1.5±0.04）圆周/秒（circ/s），2—10 岁儿童的正常参考值为（1.3±0.03）circ/s。这个参数不仅评估缩短分数的程度，而且评估这些缩短发生的比率。为了减少心率变化对 Vcf 的影响，采用 LVET 除以 RR 间期的平方根以获得心率校正后的平均 Vcf$_c$。研究显示新生儿与儿童的 Vcf$_c$ 正常值分别为（1.28±0.22）circ/s 和（1.08±0.14）circ/s。由于 Vcf$_c$ 值与心率相关，儿童参考值明显减低被认为与其随年龄增长而增加的外周后负荷有关。Vcf$_c$ 对收缩力及后负荷的改变非常敏感，但是对前负荷的改变相对不敏感。与短轴缩短率类似，这个参数主要依赖于左心室的椭圆构型，当左心室的几何构型改变时，该参数是无效的。

因为多数的心室射血期参数包括短轴缩短率、EF 和 Vcf$_c$，都依赖于左心室的基本负荷状态，所以测量心室壁的张力，即圆周和径向收缩末期室壁应力，已被提议作为评估相对与负荷无关的心肌功能

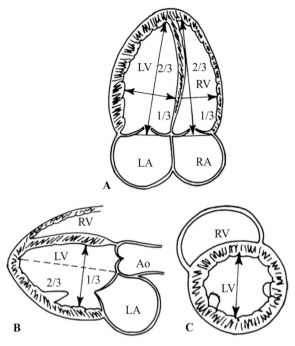

▲ 图 3-3 左心室内径

A. 心尖四腔心切面测量左心室长径和短径；B. 相似的方法于胸骨旁长轴切面获取左心室长径和短径；C. 胸骨旁短轴切面测量左心室短径。LA. 左心房；RA. 右心房；RV. 右心室（改编自 *Shiller NB, Shah PM, Crawford M, et al. Recommendations for quantitation of the left ventricle by two-dimensional echocardiography. American Society of Echocardiography Committee on Standards, Subcommittee on Quantitation of Two-dimensional Echocardiograms. J Am Soc Echocardiogr. 1989;2:358-367.*）

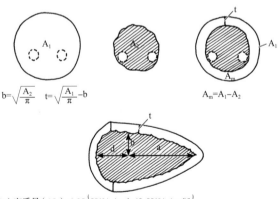

左心室质量（AL）=1.05{[5/6A₁(a+d+t)]-[5/6A₂(a+d)]}

左心室质量（TE）=1.05π{(b+t)²[2/3(a+t)+d-$\frac{d^3}{3(a+t)^2}$]-b²[2/3 a+d-$\frac{d^3}{3a^2}$]}

▲ 图 3-4 计算左心室质量

通过面积-长度法（AL）和轴扁椭圆法（TE）计算左心室质量（如文中所述）（改编自 *Shiller NB, Shah PM, Crawford M, et al. Recommendations for quantitation of the left ventricle by two-dimensional echocardiography. American Society of Echocardiography Committee on Standards, Subcommittee on Quantitation of Two-dimensional Echocardiograms. J Am Soc Echocardiogr. 1989;2:358-367.*）

的方法。Colan 和同事（1984 年）此前已经描述了应力-速度指数，显示 Vcf。和收缩末期室壁应力呈反向线性关系（图 3-5）。应力-速度指数独立于前负荷，不受心率影响，并且包含后负荷，产生了评估左心室收缩力的无创性测量方法，而且与心室负荷状态无关。所以这个指数能鉴别心室后负荷增加和心室收缩力下降。尽管应力-速度指数非常吸引人，但临床应用受到限制，主要由于其烦琐的图像获取过程和离线测量耗费时间。该指数也不适用于心室构型改变和室壁增厚的患者，包括以这类心脏改变为特征的先天性心脏病患者。

（一）左心室收缩功能的多普勒评价

超声心动图主要通过一维成像测量左心室缩短率或二维成像测量左心室容积变化来评价左心室收缩功能障碍，但是这对于评估心室形态扭曲的患者往往比较困难。研究认为多普勒测量评价的左心室整体功能相对具有更好的可重复性和敏感性。

（二）左心室 d*P*/d*t*

多普勒超声心动图可用来定量评价左心室收缩功能。当存在二尖瓣反流时，左心室收缩期压力峰值与平均变化率（d*P*/d*t*）可通过二尖瓣反流连续波多普勒频谱信号的上升支获得。此心室压力的变化率决定于心动周期中主动脉瓣开放之前的等容收缩期。利用简化的伯努利方程，从二尖瓣反流的多普勒频谱中选取两个速度点，从而计算得出相应的左心室压力变化（图 3-6）。反流频谱上两个时间点左心室压力的变化值除以对应的时间差，即可得出左心室 d*P*/d*t*。据报道，左心室 d*P*/d*t* 正常参考值一般大于 1200mmHg/s。尽管需要耗时去测量，但 d*P*/d*t* 峰值与有创性心导管所测值相关性更好。为了无创性确定左心室 d*P*/d*t* 峰值，对二尖瓣反流频谱进行数字化处理，以获得压力梯度曲线的一阶导数，从而计算出左心室 d*P*/d*t* 的正负峰值和松弛时间常数。尽管左心室 d*P*/d*t* 能较好地反映心肌收缩力，但是它还是明显受到前后负荷变化的影响。

（三）心肌做功指数

心肌做功指数（myocardial performance index, MPI）是源自多普勒的心室整体功能定量测量参数，它包含了心室收缩和舒张的时间间隔。MPI 定义为等

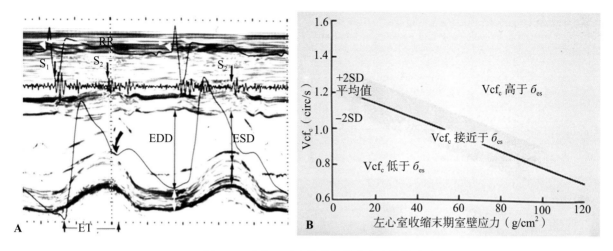

▲ 图 3-5　应力 - 速度指数评价左心室收缩功能

A. 计算应力 - 速度指数的参数。注意同时进行的心音图［识别第一心音（S_1）、第二心音（S_2）］、ECG、颈动脉脉冲追踪（箭）和 M 型超声心动图。测量参数包括左心室舒张末期和收缩末期内径及左心室射血时间（ET）。B. 图形表示左心室圆周纤维缩短率平均心率校正值和左心室收缩末期室壁应力的相互关系。为了校正心率的变化对左心室圆周缩短率的影响，需要除以 RR 间期的平方根以获得左心室圆周纤维缩短率的平均心率校正值。数值高于平均值的上限提示处于肌力增加的状态，而低于平均值提示收缩抑制。Vcf_c. 左心室圆周纤维缩短率平均心率校正值；σ_{es}. 左心室收缩末期室壁应力（引自 *Colan SD, Borow KM, Neumann A. Left ventricular end-systolic wall stress-velocity of fiber shortening relation: a load independent index of myocardial contractility. J Am Coll Cardiol. 1984; 4:715-724.* ）

容收缩时间（isovolumic contraction time，ICT）与等容舒张时间（isovolumic relaxation time，IRT）之和与心室射血时间（ET）的比值：MPI=（ICT+IRT）/ET（图 3-7）。该指数的相关数据可从房室瓣口和左 / 右心室流出道的脉冲波多普勒频谱中获得。等容时间（ICT+IRT）等于多普勒频谱上房室瓣口前向血流消失与出现的时间间隔（从多普勒频谱 A 波末端至下一个 E 波起始端）减去相应心室的射血时间。

此外，组织多普勒也可用来测量 MPI。虽然因为可同时对相关时间间隔进行测量而备受欢迎，但是仍需谨慎，相关文献认为组织多普勒所测 MPI 值与脉冲波多普勒所测 MPI 值存在差异。升高的 MPI 与心室整体功能障碍程度的增加具有相关性。

相关研究已经制订了成人和儿童 MPI 的正常参考值。成人左心室和右心室 MPI 参考值分别为 0.39 ± 0.05 和 0.28 ± 0.04。儿童左心室和右心室 MPI 参考值分别 0.35 ± 0.03 和 0.32 ± 0.03。

在成人与儿童获得性和先天性心脏病中，MPI 被认为是一个敏感的预后预测指标。由于 MPI 包含了收缩期和舒张期的做功情况，在没有其他独立的收缩期或舒张期超声心动图参数明显改变的情况下，该指标也许能作为一个更加敏感的早期检测心室功能障碍的参数。此外，由于 MPI 是多普勒相

关指标，研究认为它可以简单地应用于对左心室和右心室功能的评估，包括应用于有较为复杂的心室结构的先天性心脏病患者中。但是，MPI 也有明显的缺点。它易受负荷状态改变的影响，与较高的充盈压或严重的半月瓣反流成负相关（假性正常化）。此外，该指数反映了心肌收缩与舒张的整体功能，难以将收缩与舒张异常区分出来。

三、超声心动图评价心室局部收缩功能

（一）二维成像技术

经胸和经食管超声心动图都非常适合评价局部室壁运动异常。这些局部室壁运动异常的特征是收缩期心肌增厚减少和心内膜向内运动减低。超声心动图最适合在左心室短轴乳头肌水平对局部收缩功能进行评价。在美国超声心动图学会推荐的 17 节段划分法中，左心室在以下水平被分成 6 个心肌节段：前壁、前间隔、前侧壁、下侧壁、下壁和下间隔（图 3-8）。

定性观察评价室壁增厚分为：正常，运动减弱（收缩期心肌增厚减少），无运动（收缩期心肌无增厚），反向运动（心肌反向变薄）。需要多切面评估所有心肌节段的运动情况。

dP/dt 的测量

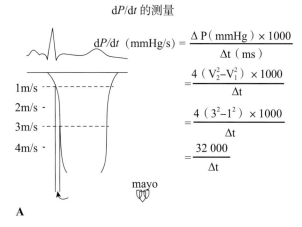

$$dP/dt\ (mmHg/s) = \frac{\Delta P\,(mmHg) \times 1000}{\Delta t\,(ms)}$$

$$= \frac{4\,(V_2^2 - V_1^2) \times 1000}{\Delta t}$$

$$= \frac{4\,(3^2 - 1^2) \times 1000}{\Delta t}$$

$$= \frac{32\,000}{\Delta t}$$

mayo

A

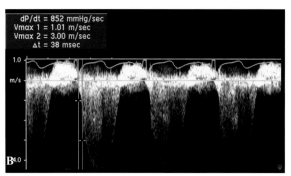

```
dP/dt = 852 mmHg/sec
Vmax 1 = 1.01 m/sec
Vmax 2 = 3.00 m/sec
Δt = 38 msec
```

B

▲ 图 3-6　**A. d***P*/d***t** 的测量；**B.** 从二尖瓣反流频谱计算左心室 **d***P*/d***t**。这个静态图像为经食管超声心动图，显示扩张型心肌病患儿严重的左心室功能障碍时其二尖瓣反流的多普勒速度曲线。采用改良的伯努利方程，左心室 **d***P*/d***t** 等于反流速度从 **1.0m/s** 到 **3.0m/s** 时左心室压力的变化值除以两者之间的时间差：**LVd***P*/d***t**=（36mmHg−4mmHg）/38ms=852mmHg/s（正常 >1200mmHg/s）

A. 经 *Mayo* 医学中心许可转载

（二）组织多普勒成像和应变率成像技术

定量评价左心室的局部收缩功能，如前所述，重点是评价心肌节段的心内膜位移和左心室壁增厚情况。这些半定量方法往往无法鉴别心肌的主动与被动运动。最新的超声心动图技术，包括组织多普勒成像和应变率成像为评价心肌局部收缩和舒张功能提供了潜在的更加量化和准确的方法。

组织多普勒超声心动图是新近推出的额外的诊断技术。通过加入高通滤波器，组织多普勒可对心肌的低速高振幅多普勒频移进行显示和量化，它与血池中高速低振幅多普勒信号相反（图 3-9）。组织多普勒对负荷依赖性小于血池中相应的多普勒速度，并且包含了收缩和舒张能力。这些速度的异质性取决于心室壁和位置。

采用组织多普勒测量心室壁的速度被证明是一种很有前景的评价心肌纵向收缩力的方法。研究显示左心室功能障碍和左心室充盈压增高的成人患者，其二尖瓣环收缩期组织多普勒速度有明显的变化。

然而，组织多普勒速度无法区分主动收缩与被动运动，这是评价心肌局部功能的主要缺点。局部应变率对应心肌局部形变率，可由心肌内相邻两个点的空间速度梯度计算得出。局部应变代表形变量（用百分比表示），或是在长度上通过施加外力引起的分数变化，它可通过心动周期中对应变率曲线和时间进行积分后获得。应变是测量径向或纵向的形变总量，而应变率是计算缩短速度（图 3-10）。这两个指标反映了心肌功能的不同方面，因此可提供互补的信息。与组织多普勒速度不同的是，这些新的心肌形变参数不受整体心脏运动或相邻节段心肌运动的影响，因此是真实反映心肌局部功能的较好的指标。

四、超声心动图评价心室舒张功能

多普勒超声心动图历来是定量评价左心室舒张功能的无创性检查方法。心室顺应性和舒张性异常可通过二尖瓣前向血流和肺静脉多普勒的特征性改变体现出来。新技术的引入，包括组织多普勒超声心动图和血流传播速度，提高了超声心动图定义和量化舒张功能异常的能力。由于舒张功能异常往往早于收缩功能障碍，细致地评价舒张功能在无创性评估先天性心脏病患者中是非常必要的。

无创性评价正常婴儿和儿童的舒张功能受多种因素影响，包括年龄、心率和呼吸频率。正常儿童的大样本研究已经确定了二尖瓣和肺静脉多普勒速度的参考值（表 3-1）。与大多数超声心动图参数类似，这些多普勒速度也明显受到负荷状态的影响，单靠这些指标来确定先天性心脏病患者的舒张功能异常是非常具有挑战性的。

（一）评价心室舒张功能——技术考量

全面的多普勒评价心室舒张功能包括房室瓣和近端中心静脉系统（左心的肺静脉或右心的外周静脉）进行血流信号分析。不准确的评价往往来自试图从单一的血流信号得出结论。

对这些血流信号进行适当的获取是非常重要的，

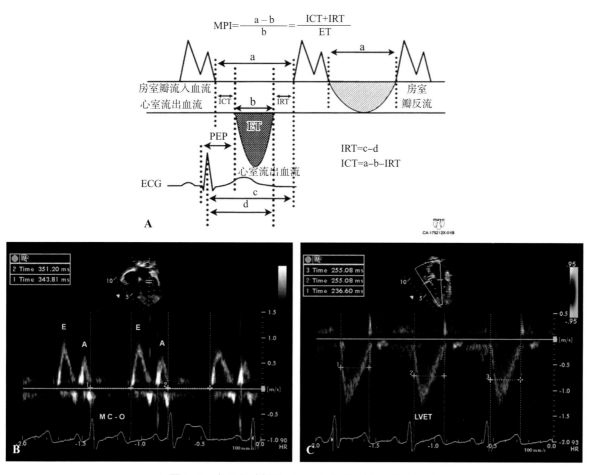

▲ 图 3-7 心肌做功指数（MPI）评价左心室整体功能

A. MPI 表示等容收缩时间（ICT）和等容舒张时间（IRT）之和除以心室射血时间（ET）：MPI=（ICT+IRT）/ET。B. 脉冲波多普勒在心尖四腔心切面二尖瓣口水平取样。ICT+IRT 时长是从测量二尖瓣前向血流结束至随后的房室瓣流入道血流出现的时间间隔得出（间隔为 a）。C. 脉冲波多普勒在心尖五腔心切面左心室流出道取样。心室射血时间是测量左心室射血开始至结束（间隔为 b）。LVET. 左心室射血时间。MPI=（a-b）/b=（ICT+IRT）/ET=（347-249）/249≈0.39（A. 引自 *Eidem BW, Tei C, O'Leary PW, et al. Nongeometric quantitative assessment of right and left ventricular function: myocardial performance index in normal children and patients with Ebstein anomaly. J Am Soc Echocardiogr. 1998;11:849-856.*）

不然后续从中得出的结论将会是错误的。超声仪器应该设置在最低频率，并尽可能采用最小的取样容积（适用于脉冲波多普勒）。这将会使轴向和横向分辨率最大化。低速滤波技术被用来消除组织运动伪影。对于脉冲波，滤波器需要设置在 200～600Hz，而连续波需设置在 800～1200Hz。对于所有信号，多普勒采样线须尽可能与所测血流方向平行。彩色血流多普勒在获取最佳直线校准方面非常有益。

在评估房室瓣时，脉冲波取样容积应放置于开放的瓣尖中间（图 3-11）。这相当于将取样容积放在房室瓣环的下方心室流入道近端。对于许多患者，心尖四腔心切面或许不是记录房室瓣信号的最佳位置。实际上对二尖瓣来说，最好的取样切面往往在心尖长轴（两腔心）切面。这是因为正常的二尖瓣血流稍微朝向心尖的侧后方。这种血流方向在心脏扩大时更加明显。三尖瓣前向血流信号一般在胸骨旁切面记录最佳。从长轴切面向内侧旋转和向下侧动探头将会得到"三尖瓣前向血流"切面，从而可进行取样测量。

记录中心静脉血流信号时必须将取样放置于静脉内，而不是静脉与相应的心房或者腔静脉交界区。在成人中推荐将取样容积置于静脉口的"上游"至少 1cm 处。而对于儿童，由于他们身形较小，相应缩短该距离是可行的，但是取样容积必须置于静脉内，以确保更准确地记录血流，特别是反向血流。

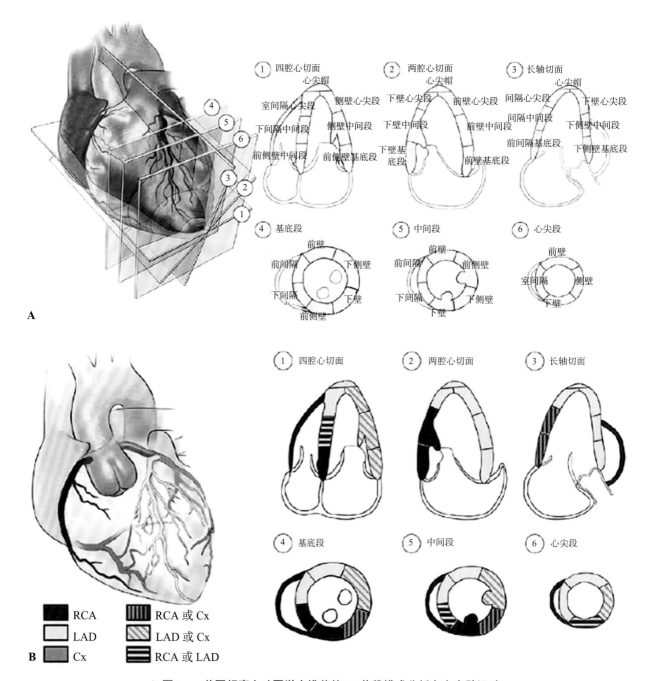

▲ 图 3-8 美国超声心动图学会推荐的 17 节段模式分析左心室壁运动

A. 心尖（四腔心、三腔心和两腔心）及胸骨旁短轴切面显示心肌 16 节段 + 心尖帽。B. 供应这些心肌节段的冠状动脉血流分布图。提示：冠状动脉血供是可变化的，可能与上图分布模式有所不同。Cx. 回旋支；LAD. 左前降支；RCA. 右冠状动脉（经许可转载，引自 *Lang RM, Bierig M, Devereux RB, et al. Recommendations for chamber quantification: a report from the American Society of Echocardiography's Guidelines* and S*tandards Committee and the Chamber Quantification Writing Group, developed in conjunction with the European Association of Echocardiography, a branch of the European Society of Cardiology. J Am Soc Echocardiogr. 2005;18:1440-1463.*）

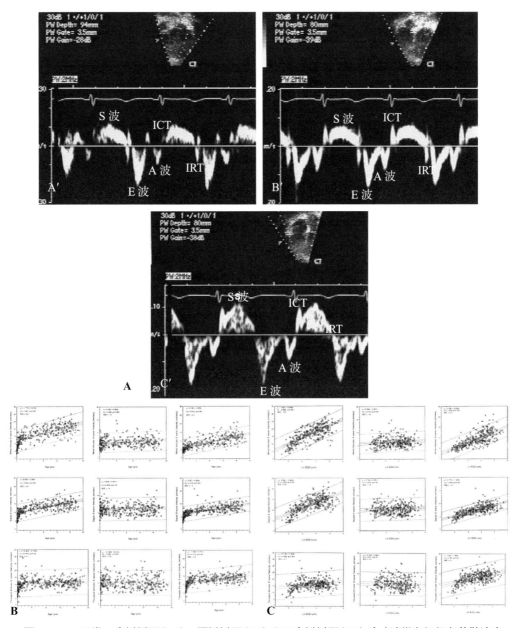

▲ 图 3-9　**A.** 正常二尖瓣瓣环（**A′**）、隔瓣瓣环（**B′**）和三尖瓣瓣环（**C′**）脉冲波纵向组织多普勒速度。注意正常模式中较大的舒张早期速度（**E** 波）与舒张晚期速度（**A** 波）相比较。**S** 波是收缩波。**B.** 年龄的增加对组织多普勒速度的影响。**C.** 左心室舒张末期内径的增大对组织多普勒速度的影响

ICT. 等容收缩时间；IRT. 等容舒张时间（引自 *Eidem BW, McMahon CJ, Ayres NA, et al. Impact of chronic left ventricular preload and afterload on Doppler tissue imaging velocities: a study in congenital heart disease. J Am Soc Echocardiogr. 2005; 18:830-838.* ）

二尖瓣前向血流信号（图 3-11）由早期 E 波和心房 A 波组成，此时舒张中期血流速度曲线的斜率由负变正（E 频谱的 A 峰开始时间）。如果斜率没有改变或者当速度超过 1/2 E 波峰值时 E 频谱的 A 峰开始时间，那么要考虑信号融合。减速时间和 A 波的总持续时间不能从融合信号中测量。二尖瓣 A 波持续时间包括从 E 频谱的 A 峰开始时间至前向血流停止的时间间隔。

同样，肺静脉前向血流信号（图 3-11）的区分是在血流速度曲线斜率发生改变时。收缩期血流早于斜率的改变出现，而舒张期血流则晚于斜率的改变。肺静脉心房逆向波持续时间可从同步记录的单导联体表心电图 P 波后从逆向血流信号的出现至消失进行测量。这种测量方法同样适用于三尖瓣前向

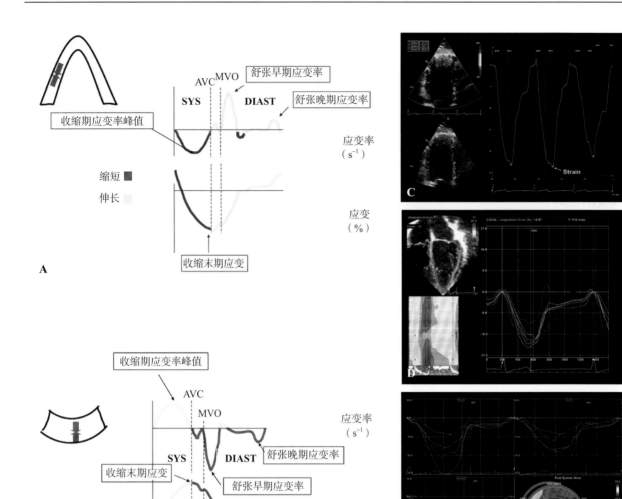

▲ 图 3–10　A 和 B. 纵向（A）和径向（B）应变与应变率成像示意图。在长轴方向上，应变代表心肌缩短（收缩期）和拉长（舒张期），同时纵向应变率代表缩短或拉长发生的变化率。同样，径向应变代表心肌增厚（收缩期）和变薄（舒张期），径向应变率代表增厚或变薄的变化率。AVC. 主动脉瓣关闭；MVO. 二尖瓣开放；SYS. 收缩；DIAST. 舒张。C. 通过心尖四腔心切面获得的室间隔基底段基于多普勒的正常应变（循环曲线）。D. 一个正常儿童的心尖四腔心切面获得的二维应变。注意多个彩色的曲线代表不同节段的不同应变类型。E. 肥厚型心肌病二维应变。心尖四腔心、三腔心和两腔心切面采集的应变。牛眼图（底部右图）显示每个心肌节段的应变。注意室间隔各节段

A 和 B. 经 *Luc Mertens* 医学博士许可转载

血流和体循环静脉（通常指肝静脉）血流。

与正常呼吸相关的胸腔内压力的变化明显改变了右心室的充盈情况。因此，一般推荐在呼气末期对右心血流情况进行评价。或者，可采用对多个连续的周期取平均值来评估呼吸变异的影响。虽然呼吸对左心室的充盈影响较小，但是对 3 个连续的信号取平均值还是明智的。

（二）二尖瓣前向血流多普勒

通过脉冲波多普勒超声心动图获得的二尖瓣前

向血流表示左心房与左心室之间的舒张期压力梯度（图 3–11）。在儿童及年轻人，舒张早期充盈波，即 E 波，是舒张期最重要的波，代表了舒张期开始时左心房与左心室之间的峰值压差。二尖瓣 E 波减速时间反映了左心房与左心室压力达到均衡状态所需的时间。舒张晚期充盈波，即 A 波，表示舒张晚期左心房开始收缩时左心房与左心室的峰值压差。正常的二尖瓣前向血流频谱包括较明显的 E 波，较小的 A 波和波动在 1.0～3.0 的 E 波与 A 波的比值

表 3-1　正常儿童舒张期多普勒数据

	年龄（岁）		
	3—8 （*n*=75）	9—12 （*n*=72）	13—17 （*n*=76）
二尖瓣			
E 峰流速（cm/s）	92（14）	86（15）	88（14）
A 峰流速（cm/s）	42（11）	41（9）	39（8）
A 峰持续时间（ms）	136（22）	142（21）	141（22）
E/A 比值	2.4（0.7）	2.2（0.6）	2.3（0.6）
减速时间（ms）	145（18）	157（19）	172（22）
左心室等容舒张时间（ms）	62（10）	67（10）	74（13）
肺静脉			
收缩期流速（cm/s）	46（9）	45（9）	41（10）
舒张期流速（cm/s）	59（8）	54（9）	59（11）
心房逆向波流速（cm/s）	21（4）	21（5）	21（7）
心房逆向波持续时间(ms)	130（20）	125（20）	140（28）
数据差值			
肺静脉心房逆向波持续时间 - 二尖瓣 A 峰持续时间	-8（26）	-17（24）	-6（33）

圆括号中数值表示 1 个标准差
A. 心房充盈波；E. 早期充盈波
经许可转载，改编自 *O'Leary PW, Durongpisitkul K, Cordes TM, et al.Diastolic ventricular function in children: a Doppler echocardiographic study establishing normal values and predictors of increased ventricular end-diastolic pressure.Mayo Clin Proc. 1998; 73: 616-628.*

（E/A）。研究认为在儿童与成人中，正常二尖瓣减速时间和等容舒张时间随着年龄而变化。二尖瓣前向血流多普勒速度不但受到左心室舒张功能改变的影响，还受到其他血流动力学因素的影响，包括年龄、负荷状态、心率及心房和心室顺应性的改变。二尖瓣前向血流的不同类型需要仔细评估，特别要关注这些血流动力学因素对二尖瓣前向血流多普勒速度的潜在影响。

（三）肺静脉多普勒

肺静脉多普勒和二尖瓣前向血流多普勒的联合应用提高了对左心房和左心室充盈压的评价能力。肺静脉前向血流包括 3 个不同的多普勒波形：收缩波（S 波）、舒张波（D 波）和左心房收缩产生的逆向波（Ar 波）（图 3-11）。在正常青少年和成年人中，肺静脉前向血流的主要特征包括较明显的 S 波、较小的 D 波、低速的小 Ar 波和短间隙。在新生儿和儿童中，D 波为主要波形，Ar 波更短小甚至消失。

随着左心室舒张功能障碍的不断加重，左心房压力上升，收缩期从肺静脉入左心房的血流量减少导致舒张期血流量相对增加，从而产生以舒张期为主的肺静脉前向血流（图 3-12）。更重要的是，肺静脉左心房逆向波的流速和时长都会增加。儿童和成人研究表明左心房逆向波的时长超过 30ms，高于相关的二尖瓣 A 波时长，或者肺静脉左心房逆向波与二尖瓣 A 波的时长比值超过 1.2 预示左心室充盈压升高（图 3-13）。

（四）舒张功能不全的类型

在试图分析心室舒张功能的多普勒数据之前，我们必须先评价患者的整体心脏情况。在没有解剖/功能异常或者临床症状时，在 95% 置信区间之外的多普勒数据可简单提示正常的改变。但是当有症状或者明显的心脏结构异常时，这些偏离值很可能代表临床显著的舒张功能不全。

在讨论舒张功能时，通常可识别出 2 种不同的异常心室充盈模式：松弛异常和限制性充盈。然而舒张功能不全的多普勒表现可能更适合于反映持续不断变化的心室充盈模式，从正常开始至不可逆限制性充盈为止（图 3-12）。随着时间的推移，患者的病情可能加重或减轻。成功的治疗将会使患者的舒张功能不全的程度减轻。此外，病情恶化可能使充盈模式向着更严重的频谱方向发展。

利用舒张性疾病这个概念，我们可以识别 4 级舒张功能不全。正常充盈被归类为 0 级舒张功能不全。图 3-12 为二尖瓣和肺静脉血流表现示意图。确切的数值取决于记录时的年龄和心率。这些图片表示房室瓣和中心静脉内不同程度舒张功能不全的多普勒血流模式。0 级指正常血流模式，在图 3-12A 最左边。随着心室舒张功能的恶化，血流模式明显向右边图片所示的模式移动。这些充盈模

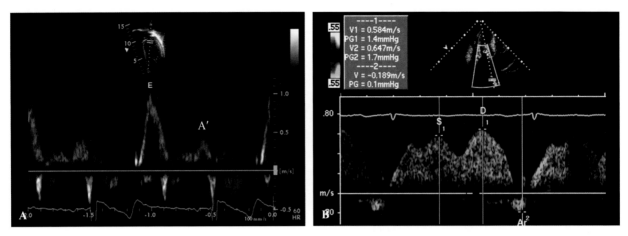

▲ 图 3-11　正常二尖瓣前向血流多普勒（A）和肺静脉前向血流多普勒（B）

A′. 心房充盈波；Ar. 心房逆向波；D. 舒张期静脉波；E. 舒张早期波；S. 收缩期静脉波

式代表心室顺应性和功能的持续变化。一个患者的充盈模式随着负荷状态、疾病的程度和治疗手段的成功与否发生多种变化。只有 4 级（不可逆的限制性充盈）提示心室功能永久的改变。

松弛异常被认为是舒张功能不全的 1 级。它存在于多种心脏病的早期，此时心室顺应性一般仍是正常的。松弛异常尤其常见于引起心肌肥厚的疾病。房室瓣的早期充盈速度减低，心房引起的心室充盈代偿性增加（E/A 比值＜ 1.0）。心室舒张松弛减慢引起等容舒张时间和二尖瓣减速时间的延长。静脉舒张期流速和 E 波同时降低。可观察到收缩期速度稍微增加。静脉内心房可逆波可发生变化，但是在这个阶段一般仍在正常范围以内（图 3-12）。

当松弛异常从早期 / 轻度状态向严重的舒张不全发展时，房室瓣的 E 波速度将会上升。早期速度的上升主要由于左心房压增高，它是由舒张功能恶化（心室顺应性受限）所致。这种上升的压力使得跨房室瓣的血流压差在舒张早期得以恢复，产生了房室瓣血流正常的 E/A 比值模式，即"假性正常化"。在我们的舒张性疾病分级图中，它归类于 2 级舒张功能不全，并可从真正的正常充盈中鉴别出来。当患者表现为"正常"的房室瓣充盈模式，静脉内心房逆向波异常宽大（速度超过 95% 置信区间，并且持续时间超过房室瓣 A 波 20ms）（图 3-14），即可提示 2 级舒张功能不全。这一般与中等程度的舒张功能损害、轻至中度的心房平均压升高、心室舒张末期压力上升相关。当患者静脉血

流信号比较差或者难以辨识时，可通过瞬间降低心室前负荷再重新评估充盈模式。最方便的是让患者做 Valsalva 呼吸。在 2 级舒张功能不全中，E 波的速度将会下降，A 波速度会上升，Valsalva 呼吸时减速时间会延长，通过降低心房压（前负荷）诱导出潜在的松弛异常。真正正常的患者 E 波、A 波速度呈对称性下降，Valsalva 呼吸后减速时间将不会发生显著变化。

与最严重状态的舒张性疾病相关的充盈模式是限制性充盈。该模式中血流信号显示为高速窄幅的房室瓣 E 波，缩短的减速时间，以及心房收缩时心室充盈微少（图 3-13）。收缩期中心静脉血流减少是由于心房平均压的增高。舒张早期血流速度增高是由于静脉压增高的血流在房室瓣开放时急速地通过，但是舒张血流的持续时间是缩短的，反映为时相缩短的房室瓣 E 波及显著的心室顺应性减低。心房逆向波很重要，反映了窦性心律和正常的心房收缩力。静脉心房逆向波持续时间长于房室瓣 A 波（超过 30ms）。

3 级和 4 级舒张功能不全表现为限制性充盈模式。区分这两种状态的舒张功能不全取决于是否可逆，这就涉及连续性这个概念了，表现为限制性充盈的患者在治疗后有所改善（后来呈现为持续的 1 级或 2 级舒张功能不全的充盈模式）则表示之前处于 3 级舒张功能不全。而不管如何治疗患者都保持限制性充盈模式，说明处在最为严重的舒张功能障碍，即可归类为 4 级舒张功能不全（不可逆的限制性充盈）。

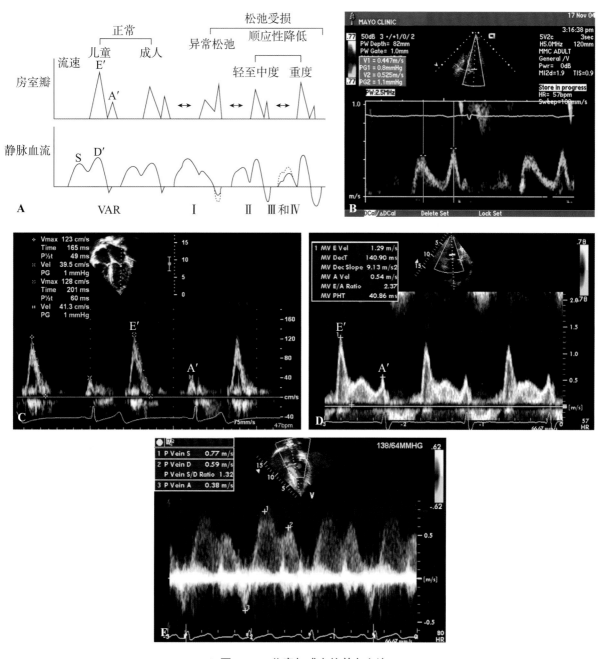

▲ 图 3-12　儿童与成人的前向血流

A. 舒张功能不全的儿童患者二尖瓣与肺静脉前向血流频谱。B. E/A 比值小于 1 的舒张异常模式成人患者的二尖瓣前向血流脉冲波多普勒。C. 二尖瓣前向血流多普勒显示限制性充盈模式，增高的 E 波速度，降低的 A 波速度，以及 E/A 比值大于 3。D. 青少年肥厚型心肌病的二尖瓣前向血流多普勒。注意舒张中期明显的充盈波（"L 波"），其与左心室松弛严重受损相关。E. 肺静脉前向血流脉冲波多普勒。注意明显的心房逆向波速度与时长。A'. 心房充盈波；AV. 房室；D'. 舒张期充盈波；E'. 早期充盈波；S. 收缩期充盈波；VAR. 静脉心房逆向波（A'. 引自 *Olivier M, O'Leary PW, Pankranz S, et al. Serial Doppler assessment of diastolic function before and after the Fontan operation. J Am Soc Echocardiogr. 2003;16:1136-1143.*）

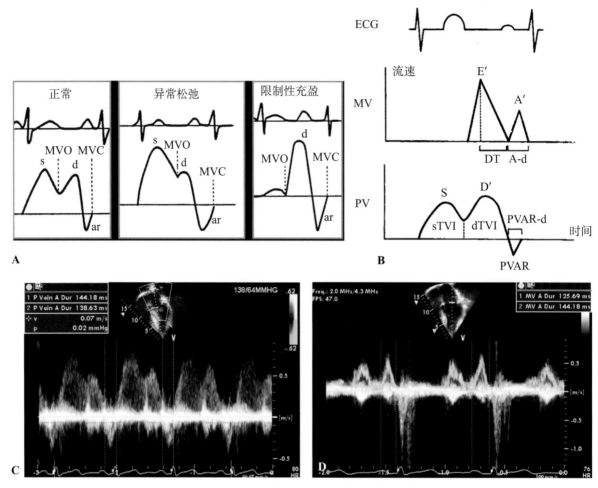

▲ 图 3-13　肺静脉多普勒评价左心室舒张功能

A. 肺静脉多普勒随着舒张功能不全而变化。注意随着舒张功能严重程度增加而明显增加的心房逆向波速度和持续时间，以及收缩期和舒张期的充盈发生的显著变化。MVO. 二尖瓣开放；MVC. 二尖瓣关闭。B. 图示二尖瓣与肺静脉多普勒血流的变化。舒张功能不全伴有左心室充盈压的上升导致肺静脉心房逆向波的持续时间和速度的增加。A′. 心房充盈波；A-d. 心房充盈波的持续时间；D′. 肺静脉舒张期血流；DT. 二尖瓣减速时间；dTVI. 肺静脉舒张期血流的时间速度积分；E′. 早期充盈波；ECG. 心电图；PVAR. 肺静脉心房逆向波；PVAR-d. 肺静脉心房逆向血流持续时间；S. 肺静脉收缩期血流；sTVI. 肺静脉收缩期血流的时间速度积分。C. 肺静脉心房逆向波持续时间的测量。D. 二尖瓣充盈波持续时间的测量（引自 *O'Leary PW, Durongpisitkul K, Cordes TM, et al. Diastolic ventricular function in children: a Doppler echocardiographic study establishing normal values and predictors of increased ventricular end-diastolic pressure. Mayo Clin Proc. 1998;73:616-628.*）

（五）舒张功能的临床应用

　　许多常见的心脏疾病可导致心室舒张功能受损。在儿童和成人中，舒张功能不全甚至出现在收缩功能障碍发生之前。因此，一系列检查证明进展的舒张功能不全是有效地反映疾病病程的指标。例如，主动脉瓣关闭不全的患者，其舒张期充盈模式将保持正常或处于 1 级水平（松弛异常）直到心室顺应性降低。这种顺应性的降低表现为转变成假性正常化充盈模式（2 级舒张功能不全）。此类多普勒模式的改变意味着心室已经超过了 Starling 曲线的极限，可被临床医师用来把握外科干预的时机。

（六）舒张功能的定量和定性

　　以上所讨论的概念都聚焦在与正常或异常心室舒张功能相关的多普勒类型上。分级连续模式为充盈异常的严重程度提供了半定量的分类方法。研究者们也试图建立公式去量化心脏的舒张压。但是对于多数儿童，临床医师还不能真正的量化评估舒张功能。

　　但是，有两个例外。首先，对于房间隔缺损

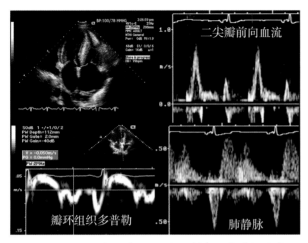

▲ 图 3-14　假性正常化（2 级）的舒张期充盈异常

左上图：成人肥厚型心肌病二维图像。右上图：二尖瓣前向血流多普勒提示正常的早期（E）和心房（A）充盈速度，以及正常的 E/A 比值。右下图：肺静脉多普勒显示明显的心房逆向波速度和持续时间。左下图：侧壁瓣环组织多普勒显示显著减低的早期侧壁瓣环速度

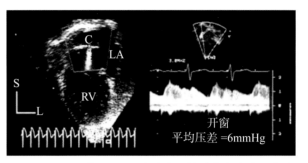

▲ 图 3-15　开窗 Fontan 连接术后持续的右心房至新左心房的分流

多普勒血流类型评估平均压力差，对定量评估两个心房间的压差很有帮助。这个患者的右心房至左心房平均压差是 6mmHg。这与低（正常）的跨肺动脉压差相关。这个患者的中心静脉压是 14mmHg，可提示左心房平均压是 8mmHg。C. Fontan 连接；LA. 左心房；RV. 右心室

（七）多普勒评价心室舒张功能的不足和缺陷

尽管多普勒超声心动图可以提供心室舒张功能的可靠信息，就目前我们的认知来讲，它仍有一定的局限性。几乎所有之前的讨论都假定患者在评估时是规则的窦性心律。而在不规则心律时是很难分析的，并且需要心动周期的长度与相应的静脉和房室瓣多变的血流模式相匹配。交界性或室性心律使依赖于心房收缩的评估无效。

这种方法评估舒张功能的最重要的固有缺陷是房室瓣和静脉血流模式明显受到心室前负荷变化的影响。限制容量负荷（长期禁食、使用利尿药）可能会使明显的舒张功能不全显得不那么严重（类似 Valsalva 呼吸与检测"假性正常化"充盈的关系）。而对于心室顺应性基本正常的患者，显著增加的容量负荷因素（关闭不全、左向右分流）可导致血流模式强烈指向严重的舒张功能不全。超声医师在做出最终的心室评价之前，必须考虑到在作评估时心脏的负荷因素情况。由此，如果负荷因素是正常的，我们只描述舒张功能正常或异常。相反，如果负荷因素是异常的（特别是容量负荷增加），那么我们需要用这些技术来评估舒张期充盈压，而不仅是潜在的心肌功能。

一些先天性心脏病会使舒张功能评估变得困难。房室瓣狭窄使这些评估方法几乎没有意义。几乎不可能区分由于狭窄导致的房室瓣和静脉的紊乱血流与心室引起的紊乱血流，所以需要借助其他技术（IRT、组织多普勒或者 ABD）来评估舒张功能。

的限制性充盈患者，间接测量左心房平均压是可行的。可通过连续波多普勒记录左心房至右心房的最大血流信号来计算。描记该信号确定心房之间的平均压差。最好是描记连续多个心动周期以消除呼吸变异的影响。跨房间隔缺损的压差加上所测得的右心房压得出左心室平均压。临床上最常可用于左心发育不良综合征合并限制性卵圆孔未闭的新生儿，或者相对常用于二尖瓣狭窄合并较小的房间隔缺损患者。这个方法还可应用于开窗的 Fontan 循环的患者（图 3-15）。在此病例中，压差表示平均的右心房压超过新的左心房压的程度。如果患者的中心静脉压是已知的，左心房压可通过中心静脉压减去平均的跨"开窗"的压差而确定。这个在心脏重症监护室非常有帮助，可无创评估心肺压差和左心室前负荷。

其次，左心室舒张末压可通过检测二尖瓣 A 波和肺静脉心房逆向波（图 3-13）的相对持续时间而得到初步的评估。研究证明当肺静脉心房逆向波时长超过 A 波时长 29ms 是舒张末压上升（≥ 18mmHg）相对可靠的标志，其敏感性和特异性分别为 90% 和 86%。这就重新强调了综合理解多普勒数据和整体评估心脏状态的必要性。显然一些正常的儿童也会出现"异常"的多普勒血流模式。相对于正常儿童来讲，心脏病患者出现这些血流模式会有更大的预测价值。

明显的房室瓣反流可改变中心静脉内收缩期血流。在这些情况下，我们需要更依赖于房室瓣血流模式和静脉心房逆向波。对这些患者，组织多普勒也是非常有帮助的。房间隔大缺损会引起心房间压力的平衡，导致难以区分右心室与左心室的舒张功能。这种情况下，血流模式会高估心室的顺应性（更加正常）。这对于功能性的单心室不成问题，因为两个心房都通向同一个心室。而且，在具有舒张功能异常呈连续性变化的概念时，要认识到不是所有舒张异常的患者都可简单的归类为 1 级到 4 级舒张功能不全的血流模式改变。在这些情况下，可能难以明确"分级"疾病的程度，但是一般可以识别患者为异常状态。

最后，一些患者可能没有很好的血流信号以供分析。在这种情况下，最好描述这个检查不适合评估舒张功能。试图从较差的取样容积位置获取血流信号，或者图像不清晰时尝试分析将会导致对心室状态做出不正确的结论。

五、最新的超声心动图技术评价心室舒张功能

（一）组织多普勒

组织多普勒成像技术特别适合于量化评价左心室舒张功能。组织多普勒超声心动图能容易地获取早期（Ea）和晚期（Aa）瓣环的舒张速度（图 3-9）。与收缩期组织多普勒速度类似，舒张期在组织之间也存在不同的速度：①心内膜下与心外膜下；②从心脏基底部至心尖部；③心肌的不同节段。之前的研究已报道了二尖瓣瓣环早期的舒张速度与同一时间有创心导管测得的舒张功能具有良好的相关性。与早期跨二尖瓣的前向多普勒血流速度相比，瓣环的早期舒张速度对心室的前负荷也相对不敏感。但是这些舒张期的组织多普勒速度却受到前负荷显著变化的影响。后负荷对组织多普勒速度的影响相对争议较少，很多研究证实收缩和舒张期瓣环的速度随着心室后负荷的变化发生明显的改变。因此鉴于这个局限性，临床将组织多普勒速度应用于瓣膜狭窄或者其他原因引起心室后负荷改变的患者时，需要仔细辨识。

组织多普勒速度已被临床证明在鉴别正常和假性正常的跨二尖瓣多普勒充盈模式时是非常有帮助

的。除了负荷因素引起的变化以外，左心房压和左心室舒张末压的变化也会影响跨二尖瓣的舒张早期速度。尽管如此，假性正常化充盈的患者其组织多普勒速度明显降低，由此可将这类异常充盈模式与正常的跨二尖瓣前向多普勒血流鉴别出来。临床报道建议，采用跨二尖瓣的早期前向血流多普勒信号与二尖瓣侧壁瓣环舒张早期的速度比值（二尖瓣 E/Ea）作为无创评估左心室充盈压的参数。Nagueh 和同事（1997 年）已论证了二尖瓣 E/Ea 与有创测得的平均肺毛细血管楔压具有良好的相关性，后续的研究进一步证实了该比值的有效性，并且报道了它在血流动力学改变时的可行性。最近也有报道组织多普勒超声心动图对左心室舒张功能评估的新研究，这将可能进一步拓展该技术在评价左心室充盈压中的临床应用。

组织多普勒已被证明在鉴别缩窄性和限制性左心室充盈具有重要的临床价值。对于缩窄性心包炎和限制型心肌病患者，采用二维超声心动图甚至有创的心导管方法进行评估可能都难以确切地鉴别出两者的疾病程度。因为缩窄性心包炎患者的心肌往往是正常的，相应的组织多普勒速度也是正常的。然而，限制型心肌病患者的舒张早期和收缩早期组织多普勒速度都明显下降，可用来区分这两种明显不同的临床疾病。

（二）正常儿童的组织多普勒研究

到目前为止，一些经胸超声心动图已对儿童的组织多普勒速度进行研究并建立了该群体的正常参考值（表 3-2）。与之前成人的研究结果类似，儿童的组织多普勒速度随着年龄、心率、室壁的位置和心肌层而变化。此外，脉冲波组织多普勒速度也与心脏成长参数，主要指左心室舒张末期内径和左心室质量高度相关，而且这些速度最显著的变化发生在出生后第 1 年（图 3-9）。在一个已发表的婴儿与儿童的大型研究队列中，组织多普勒速度与其他经常使用的心室收缩期与舒张期功能参数没有明显相关性，这些参数包括左心室短轴缩短率、左心室和右心室心肌做功指数、跨二尖瓣的前向血流多普勒。这种缺乏相关性一定程度上可能是由于脉冲波组织多普勒评估纵向的心室功能，而其他常规的二维及多普勒方法是评估径向及整体的心室功能。

表 3-2　以年龄分组的正常儿童脉冲波组织多普勒速度和时间间隔数据

年龄组	N	E′ 波速度	A′ 波速度	S′ 波速度	等容收缩时间	等容舒张时间	E/Ea 比值
二尖瓣环							
＜1 岁	63	9.7±3.3 (8.8～10.5)	5.7±1.8 (5.3～6.2)	5.7±1.6 (5.3～6.1)	77.4±18.4 (72.7～82.0)	57.0±14.8 (53.1～60.8)	8.8±2.7 (8.1～9.5)
1—5 岁	68	15.1±3.4 (14.3～15.4)	6.5±1.9 (6.1～7.0)	7.7±2.1 (7.2～8.2)	76.9±15.9 (72.8～80.9)	62.1±13.2 (58.9～65.4)	6.5±2.0 (6.0～7.0)
6—9 岁	55	17.2±3.7 (16.2～18.3)	6.7±1.9 (6.2～7.3)	9.5±2.1 (8.9～10.1)	77.9±18.9 (72.4～83.4)	62.9±11.9 (59.5～66.3)	5.8±1.9 (5.3～6.4)
10—13 岁	58	19.6±3.4 (18.7～20.5)	6.4±1.8 (5.9～6.9)	10.8±2.9 (10.0～11.5)	79.6±16.2 (72.4～80.9)	62.6±12.4 (59.4～65.9)	4.9±1.3 (4.6～5.2)
14—18 岁	81	20.6±3.8 (19.7～21.4)	6.7±1.6 (6.3～7.1)	12.3±2.9 (11.6～12.9)	78.9±15.4 (75.4～82.3)	69.5±15.5 (66.1～73.0)	4.7±1.3 (4.4～5.0)
总计	325	16.5±5.3 (16.0～17.1)	6.4±1.9 (6.2～6.6)	9.3±3.4 (8.9～9.7)	77.5±16.7 (75.7～79.5)	63.2±14.4 (61.7～64.9)	6.1±2.4 (5.9～6.4)
间隔							
＜1 岁	63	8.1±2.5 (7.5～8.7)	6.1±1.5 (5.7～6.4)	5.4±1.2 (5.1～5.7)	77.5±17.5 (73.0～82.0)	53.0±11.7 (50.0～56.0)	10.3±2.7 (9.7～11.0)
1—5 岁	68	11.8±2.0 (11.3～12.3)	6.0±1.3 (5.7～6.4)	7.1±1.5 (6.8～7.5)	80.1±15.5 (76.3～83.9)	59.8±12.0 (56.9～62.7)	8.1±1.8 (7.7～8.5)
6—9 岁	55	13.4±1.9 (12.8～13.9)	5.9±1.3 (5.5～6.3)	8.0±1.3 (7.6～8.4)	82.8±15.3 (78.4～87.2)	65.6±10.7 (62.5～68.7)	7.2±1.6 (6.8～7.7)
10—13 岁	58	14.5±2.6 (13.8～15.2)	6.1±2.3 (5.6～6.7)	8.2±1.3 (7.9～8.5)	87.9±16.4 (83.6～92.2)	72.5±12.3 (69.3～75.8)	6.6±1.4 (6.3～7.0)
14—18 岁	81	14.9±2.4 (14.3～15.4)	6.2±1.5 (5.9～6.6)	9.0±1.5 (8.7～9.3)	88.4±15.6 (84.9～91.9)	77.5±14.5 (74.3～80.8)	6.4±1.5 (6.1～6.8)
总计	325	12.6±3.4 (12.2～13.0)	6.1±1.6 (5.9～6.3)	7.6±1.9 (7.4～7.8)	83.5±16.5 (81.7～85.4)	66.1±15.3 (64.4～67.9)	7.7±2.3 (7.5～8.0)
三尖瓣环							
＜1 岁	63	13.8±8.2 (11.7～15.9)	9.8±2.4 (9.1～10.5)	10.2±5.5 (8.8～11.7)	68.7±18.2 (63.9～73.5)	52.0±12.9 (48.5～55.4)	4.4±2.3 (3.8～5.0)
1—5 岁	68	17.1±4.0 (16.1～18.1)	10.9±2.7 (10.2～11.6)	13.2±2.0 (12.7～13.7)	77.7±15.0 (73.9～81.5)	59.0±13.9 (55.4～62.5)	3.8±1.1 (3.5～4.1)
6—9 岁	55	16.5±3.0 (15.7～17.4)	9.8±2.7 (9.0～10.6)	13.4±2.0 (12.8～14.0)	91.8±21.5 (85.5～98.0)	58.5±17.5 (53.4～63.6)	3.6±0.8 (3.4～3.9)
10—13 岁	58	16.5±3.1 (15.7～17.4)	10.3±3.4 (9.3～11.2)	13.9±2.4 (13.2～14.5)	98.1±21.7 (92.2～103.9)	61.7±19.9 (56.4～67.1)	3.5±1.4 (3.2～3.9)
14—18 岁	81	16.7±2.8 (16.0～17.3)	10.1±2.6 (9.5～10.7)	14.2±2.3 (13.7～14.7)	101.9±20.4 (97.2～106.6)	63.9±18.9 (58.5～67.3)	3.7±1.0 (3.5～3.9)
总计	325	16.1±4.7 (15.6～16.7)	10.2±2.8 (9.9～10.5)	13.0±3.4 (12.6～13.4)	88.2±23.1 (85.6～90.8)	59.0±17.2 (57.0～60.9)	3.8±1.4 (3.6～4.0)

与此前发表的成人正常数据类似，儿童的 E/Ea 正常参考值也已被报道，这些值也受年龄、心率、心室壁位置、左心室内径和左心室质量的影响。E/Ea 值在新生儿中最高，而后随着年龄的增加而下降，主要是由于在这个时间段 Ea 速度上升。在儿童中，截至目前仍然缺乏与 E/Ea 比值相关的同步采用超声及有创心导管测量左心室充盈压的数据。在一个较小样本的儿童研究中，将有创心导管测量左心室功能与同步获取的彩色 M 型和多普勒参数测量左心室功能进行比较，舒张早期二尖瓣环的组织多普勒速度和血流传播速度的比值（Ea/Vp）与有创测得的左心室舒张末压具有严密的相关性，同时室间隔的 Ea 速度与松弛的时间常数相关。

（三）彩色 M 型血流传播速度

从二尖瓣环至心尖部的早期舒张充盈的血流传播可采用彩色 M 型超声心动图进行定量（图 3-16）。与二尖瓣前向血流多普勒相反，研究显示这个传播速度明显较少地受到心率、左心房压和负荷因素变化的影响，因此可能在反映心肌松弛方面更加准确。许多研究已经证实各种病因引起的舒张功能不全的患者，其血流传播速度明显下降。此外，Ea/Vp 也被证明是充血性心力衰竭和心肌梗死后患者预后的强预测因子。这个传播速度与多普勒组织成像速度的比值可能在鉴别正常二尖瓣前向血流模式与假性正常化二尖瓣血流时有一定的帮助。在一个样本较少的儿童研究队列中同步采用心导管与经胸超声心动图检查，Border 和同事（2003 年）展示了有创测量左心室舒张末压与二尖瓣口早期多普勒峰值流速和血流传播速度比值（E/Vp）之间的强相关性。成人相似的研究成果也已发表了。

（四）左心房容积

左心房容积被认为是慢性左心室充盈压升高的标志，也越来越被认为是成人心脏病患者发生心血管不良事件的临床预测因子。评估正常婴儿、儿童及肥厚型心肌病的年轻患者的左心房容积的研究已经发表。

测量左心房容积的许多方法都已报道了，包括双平面面积 - 长度法、长椭圆形法、双平面 Simpson 法和三维超声心动图获取左心房容积。双平面面积 - 长度法展示在图 3-17 中。左心房面积最大值在正交的心尖四腔心和两腔心切面上心室收缩末期二尖瓣开放之前进行测量。需要细心测量以排除肺静脉和左心耳的影响。左心房的长度在每个正交平面上采用二尖瓣环中点至左心房上部游离壁的中点垂直线进行测量。左心房容积测量方法如下。

左心房容积 =0.85 ［（左心房四腔心切面上的面积）×（左心房两腔心切面上的面积）］/ 左心房较短的横径

左心房容积最常与体表面积相比而使用。正常成人左心房容积指数为（22±6）ml/m²。超过 2 岁的正常儿童的类似左心房容积指数值也已报道。

六、超声心动图评价右心室功能

超声心动图评估右心室功能受限于右心室的几何形状。多普勒超声心动图一直在无创性预测右心室收缩压和肺动脉压方面非常有益。但是通过 M 型或二维超声心动图定量评估右心室收缩功能主要依赖于对相应右心室壁运动的可视化评估，或者通过面积变化分数对右心室内径或容积进行半定量测量。较新的超声心动图技术包括三尖瓣环收缩期位移（tricuspid annular plane systolic excursion，TAPSE），右心室功能的多普勒测量参数（MPI、RV、d*P*/d*t* 和多普勒组织成像），声学定量和三维超声心动图在定量评估右心室功能方面具备一定的应用前景。

（一）三尖瓣环收缩期位移

与左心室的径向收缩不同，右心室主要是纵向收缩。TAPSE 是一种 M 型技术，用来定量心动周期中三尖瓣侧壁瓣环的纵向运动（图 3-18）。成人与儿童的 TAPSE 正常参考值已经发布。与其他定量评估心室功能的参数类似，研究显示 TAPSE 也依赖于年龄、心脏大小和负荷条件。

（二）右心室心肌做功指数

如前所述，MPI 是一个源自多普勒的测量整体心室功能的参数，它可用于评估任何几何形状的心室（图 3-7）。已有研究证实 MPI 可有效地定量评估成人和先天性心脏病患者的右心室功能。此外已证实 MPI 对右心室或左心室衰竭患者预后的预测能力。但是，对于右心室前负荷或后负荷改变的先天性心脏病患者，使用这个指标时需要小心操作。右心室

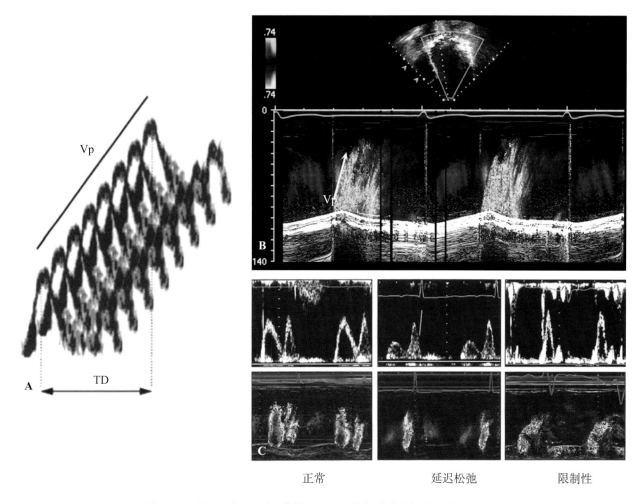

▲ 图 3-16　利用彩色 M 型多普勒测量血流传播速度来评估左心室舒张功能

A. 图示连续的脉冲波多普勒二尖瓣前向血流信号从基底部向心尖部传播；B. Vp 由左心室充盈早期第一个明确的混叠速度（白线）的斜率决定；C. 配对的二尖瓣前向血流脉冲波多普勒与彩色多普勒血流传播。注意随着舒张功能不全的恶化，Vp 的斜率减低。TD. 心室充盈的延时（A 和 C. 引自 *Garcia MJ, Thomas JD, Klein AL. New Doppler echocardiographic applications for the study of diastolic function. J Am Coll Cardiol. 1998;32:865-875.*）

MPI 被认为相对不依赖于慢性的负荷条件的改变，但是负荷条件的急性变化对它的影响是显著的。

（三）右心室 d*P*/d*t*

与左心室类似，随时间变化的压力变化率也可被用来测量存在三尖瓣关闭不全患者的右心室收缩功能。研究显示右心室 d*P*/d*t* 与有创测得的右心室功能相关。右心室 d*P*/d*t* 在评估左心发育不良综合征儿童的右心功能方面也非常有帮助。类似该指数应用于左心室的局限性，右心室 d*P*/d*t* 受到负荷条件改变的影响。

（四）右心室组织多普勒成像

早前对儿童与成人的研究显示三尖瓣环运动与右心室功能相关。TDI 已被证明是一种可重复的无创性评估瓣环收缩期与舒张期运动及右心室功能的方法（图 3-10）。虽然同时受到后负荷和前负荷的影响，对成人及儿童的研究证明，与相应的二尖瓣或三尖瓣前向血流多普勒相比较，TDI 的相关测量速度较少受到前负荷改变的影响。尤其等容加速度似乎是最小的负荷依赖性组织多普勒参数（图 3-19），而且其被证明与临床很多病情的预后相关，如心脏移植排异反应。

（五）声学定量和右心室功能

声学定量采用 ABD 技术测量右心室容积的绝对变化和变化率。这种方法已被证明在评估成年人整体右心室功能异常时，与其他有创评估右心室功

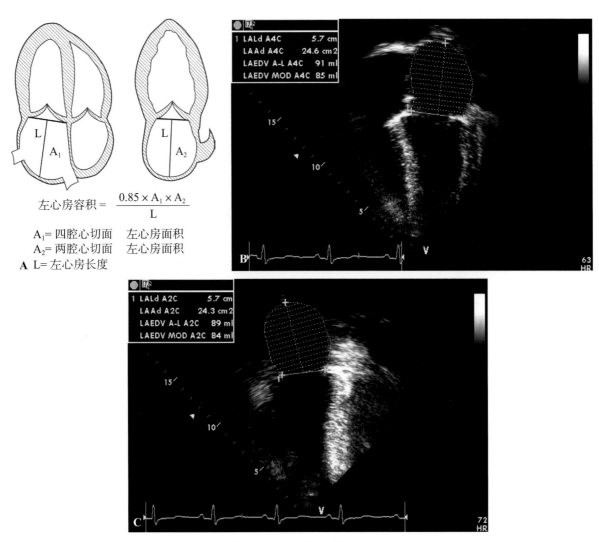

$$左心房容积 = \frac{0.85 \times A_1 \times A_2}{L}$$

A_1= 四腔心切面　左心房面积
A_2= 两腔心切面　左心房面积
A　L= 左心房长度

▲ 图 3-17　左心房容积（LAV）

A. 利用双平面面积 - 长度法计算左心房容积。左心房长度在两个正交平面测量（心尖四腔心和两腔心切面），较短的长度被用来计算左心房容积。左心房面积在两个切面进行仔细描记，要除外左心耳和肺静脉的入口。左心房容积的测量示例，即心尖四腔心（B）和两腔心（C）切面（引自 *Oh JK, Seward JB, Tajik AJ. The Echo Manual. 3rd ed. Philadelphia, PA: Lippincott Williams & Wilkins; 2006:112:Figure 7.6.*）

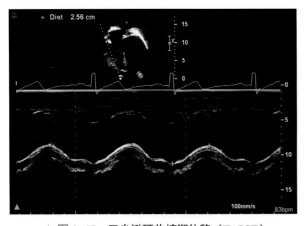

▲ 图 3-18　三尖瓣环收缩期位移（TAPSE）

在心尖四腔心切面将 M 型取样线通过三尖瓣侧壁瓣环，测得 M 型上收缩期最大位移，即 TAPSE 为 26mm

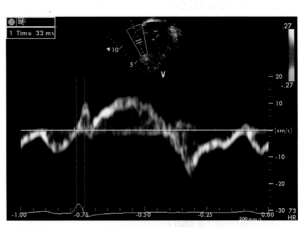

▲ 图 3-19　通过三尖瓣侧壁瓣环获取等容加速度（IVA）

IVA 通过等容收缩期峰值速度除以加速时间进行测量。在本例中，IVA=（0.1m/s）/（0.033s）≈3.03m/s²

能的方法相关。自动边缘描记法也被证明在评估右心室容积变化和收缩功能时，与磁共振具有良好的相关性。已有报道认为对正常儿童采用无创经胸声学定量来评估右心室功能具有可行性。需要后续的研究来探索该技术在鉴别和评估儿童右心室功能异常的潜在价值。

（六）三维超声心动图和右心室功能

实时三维超声心动图的发展能无创评估右心室的容积和功能。因为三维超声心动图可多平面评估右心室形态，使得在心动周期中对右心室容积的变化进行准确评估成为可能。在成人和儿童中应用该技术评估右心室容积和收缩功能很有前景，这将在后面内容进行详细的讨论。

（七）评估右心室舒张功能

当右心室的顺应性显著下降（一个"僵硬"的右心室）及肺压很低时，右心房的收缩都可能会"打开"肺动脉瓣而使血液流入肺动脉。这可从肺动脉主干的连续或脉冲波多普勒信号中显示出来（图 3-20）。这个现象最常见于慢性右心室流出道梗阻的患者。在术中早期，这个类型能反映机械正压通气患者心脏搏出量的减少。呼吸机产生的正向胸腔内压力损害了右心房促进前向血流的能力。矛盾的是，在法洛四联症患者术后的后期随访中，这个类型（心房收缩引起的肺动脉前向血流）与运动能力提高相关。这很可能是因为顺应性较差的右心室将会"接受"少量的反流血液，然后比顺应性正常的心室产生更多有效的"前向"血液搏出。在其他情况下，肺动脉内这种心房引起的前向血流是反映右心室顺应性下降的可靠信号，并代表了舒张功能的显著异常（一般为 2 级或更高）。

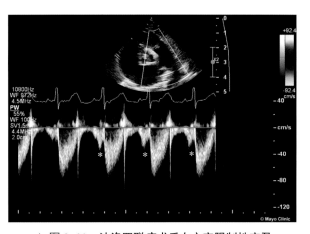

▲ 图 3-20　法洛四联症术后右心室限制性充盈

胸骨旁短轴切面脉冲波多普勒探查肺动脉主干。注意心房收缩期顺着进入肺动脉的前向血流（＊）。这个多普勒类型与右心室顺应性降低一致

七、超声心动图评估复杂性先天性心脏病患者单心室功能

定量评估功能性单心室患者的心室功能非常具有挑战性。在多数病例中，采用二维超声成像进行可视化评估收缩功能。超声心动图的定量评估受限于心室复杂的形状，这些心室往往还与异常的室壁运动有关。

与其他评估右心室功能的新技术类似，多普勒超声心动图及形变成像在评估单心室整体功能方面具有潜在的应用前景。越来越多的研究已提出采用 TDI（即心肌的形变）和心室的扭转来评估单心室人群。在预测复杂性单心室患者临床预后中，目前还缺乏这些新的多普勒参数的相关数据。最后，三维超声心动图和磁共振成像在评估非变形心室的容积和功能方面具有应用前景，但是在先天性心脏病患者中仍未全面开展。

参考文献

[1] Anconina J, Danchin N, Selton-Suty C, et al. Noninvasive estimation of right ventricular dP/dt in patients with tricuspid valve regurgitation. *Am J Cardiol.* 1993;71:1495-1497.

[2] Appleton CP, Galloway JM, Gonzalez MS, et al. Estimation of left ventricular filling pressures using two-dimensional and Doppler echocardiography in adult patients with cardiac disease: additional value of analyzing left atrial size, left atrial ejection fraction and the difference in duration of pulmonary venous and mitral flow velocity at atrial contraction. *J Am Coll Cardiol.* 1993;22:1972-1982.

[3] Appleton CP, Hatle LK, Popp RL. Relation of transmitral flow velocity patterns to left ventricular diastolic function: new insights from a combined hemodynamic and Doppler echo-cardiographic study. *J Am Coll Cardiol.* 1988;12:426-440.

[4] Basnight MA, Gonzalez MS, Kershenovich SC, et al. Pulmonary venous flow velocity: relation to hemodynamics, mitral flow velocity and left atrial volume, and ejection fraction. *J Am Soc Echocardiogr.* 1991;4:547-548.

[5] Border WL, Michelfelder EC, Glascock BJ, et al. Color M-Mode and Doppler tissue evaluation of diastolic function in children: simultaneous correlation with invasive indices. *J Am Soc*

Echocardiogr. 2003;16:988–994.

[6] Bossers SS, Kapusta L, Kuipers IM, et al. Ventricular function and cardiac reserve in contemporary Fontan patients. *Int J Cardiol*. 2015;196:73–80.

[7] Chen C, Rodriguez L, Guerrero JL, et al. Noninvasive estimation of the instantaneous first derivative of left ventricular pressure using continuous-wave Doppler echocardiography. *Circulation*. 1991;83:2101–2110.

[8] Chen C, Rodriquez L, Lethor RA, et al. Continuous wave Doppler echocardiography for noninvasive assessment of left ventricular dP/dt and relaxation time constant from mitral regurgitation spectra in patients. *J Am Coll Cardiol*. 1994;23:970–976.

[9] Chung N, Nishimura RA, Holmes DR Jr, et al. Measurement of left ventricular dP/dt by simultaneous Doppler echocardiography and cardiac catheterization. *J Am Soc Echocardiogr*. 1992;5:147–152.

[10] Colan SD, Borow KM, Neumann A. Left ventricular end systolic wall stress velocity of fiber shortening relation. A load independent index of myocardial contractility. *J Am Coll Cardiol*. 1984;4:715–724.

[11] Denault AY, Gorcsan J III, Mandarino WA, et al. Left ventricular performance assessed by automated border detection and arterial pressure. *Am J Physiol*. 1997;272:H138–H147.

[12] Devereaux RB, Alonso DR, Lutas EM, et al. Echocardiographic assessment of left ventricular hypertrophy: comparison to necropsy findings. *Am J Cardiol*. 1986;57:450–458.

[13] D'hooge J, Heimdal A, Jamal F, et al. Regional strain and strain rate measurements by cardiac ultrasound: principles, implementation and limitations. *Eur J Echocardiogr*. 2000;1:154–170.

[14] Donovan CL, Armstrong WF, Bach DS. Quantitative Doppler tissue imaging of the left ventricular myocardium: validation in normal subjects. *Am Heart J*. 1995;130:100–104.

[15] Eidem BW, McMahon CJ, Ayres NA, et al. Impact of chronic left ventricular preload and afterload on Doppler tissue imaging velocities: a study in congenital heart disease. *J Am Soc Echocardiogr*. 2005;18:830–838.

[16] Eidem BW, McMahon CJ, Cohen RR, et al. Impact of cardiac growth on Doppler tissue imaging velocities: a study in healthy children. *J Am Soc Echocardiogr*. 2004;17:212–221.

[17] Eidem BW, O'Leary PW, Tei C, et al. Usefulness of the myocardial performance index for assessing right ventricular function in congenital heart disease. *Am J Cardiol*. 2000;86:654–658.

[18] Eidem BW, Tei C, O'Leary PW, et al. Nongeometric quantitative assessment of right and left ventricular function: myocardial performance index in normal children and patients with Ebstein anomaly. *J Am Soc Echocardiogr*. 1998;11:849–856.

[19] Franklin RC, Wyse RK, Graham TP, et al. Normal values for noninvasive estimation of left ventricular contractile state and afterload in children. *Am J Cardiol*. 1990;65:505–510.

[20] Frommelt PC, Ballweg JA, Whitstone BN, et al. Usefulness of Doppler tissue imaging analysis of tricuspid annular motion for determination of right ventricular function in normal infants and children. *Am J Cardiol*. 2002;89:610–613.

[21] Frommelt PC, Snider AR, Meliones JN, et al. Doppler assessment of pulmonary artery flow patterns and ventricular function after the Fontan operation. *Am J Cardiol*. 1991;68:1211–1215.

[22] Garcia MJ, Ares MA, Asher C, et al. Color M-mode flow velocity propagation: an index of early left ventricular filling that combined with pulse Doppler peak E velocity may predict capillary wedge pressure. *J Am Coll Cardiol*. 1997;29:448–454.

[23] Garcia MJ, Rodriguez L, Ares M, et al. Myocardial wall velocity assessment by pulsed Doppler tissue imaging: characteristic findings in normal subjects. *Am Heart J*. 1996;132:648–656.

[24] Garcia MJ, Smedira NG, Greenberg NL, et al. Color M-mode Doppler flow propagation is a preload insensitive index of left ventricular relaxation: animal and human validation. *J Am Coll Cardiol*. 2000;35:201–208.

[25] Geva T, Powell AJ, Crawford EC, et al. Evaluation of regional differences in right ventricular systolic function by acoustic quantification echocardiography and cine magnetic resonance imaging. *Circulation*. 1998;98:339–345.

[26] Goldberg DJ, French B, Szwast AL, et al. Tricuspid annular plane systolic excursion correlates with exercise capacity in a cohort of patients with hypoplastic left heart syndrome after Fontan operation. *Echocardiography*. 2016;33(12):1897–1902.

[27] Gorcsan J III, Romand JA, Mandarino WA, et al. Assessment of left ventricular performance by on-line pressure area relations using echocardiographic automated border detection. *J Am Coll Cardiol*. 1994;23:242–252.

[28] Grattan M, Mertens L, Grosse-Wortmann L, et al. Ventricular torsion in young patients with single ventricle anatomy. *J Am Soc Echocardiogr*. 2018;31(12):1288–1296.

[29] Gulati VK, Katz WE, Follansbee WP, et al. Mitral annular descent velocity by tissue Doppler echocardiography as an index of global left ventricular function. *Am J Cardiol*. 1996;77:979–984.

[30] Gutgesell HP, Paquet M, Duff DF, et al. Evaluation of left ventricular size and function by echocardiography. Results in normal children. *Circulation*. 1977;56:457–462.

[31] Ha JW, Ommen SR, Tajik AJ, et al. Differentiation of constrictive pericarditis from restrictive cardiomyopathy using mitral annular velocity by tissue Doppler echocardiography. *Am J Cardiol*. 2004;94:316–319.

[32] Hagler DJ, Seward JB, Tajik AJ, et al. Functional assessment of the Fontan operation: combined two-dimensional and Doppler echocardiographic studies. *J Am Coll Cardiol*. 1984;4:745–764.

[33] Harada K, Suzuki T, Tamura M, et al. Role of age on transmitral flow velocity patterns in assessing left ventricular diastolic function in normal infants and children. *Am J Cardiol*. 1995;76:530–532.

[34] Harada K, Suzuki T, Tamura M, et al. Effect of aging from infancy to childhood on flow velocity patterns of pulmonary vein by Doppler echocardiography. *Am J Cardiol*. 1996;77:221–224.

[35] Heimdal A, Stoylen A, Torp H, et al. Real-time strain rate imaging of the left ventricle by ultrasound. *J Am Soc Echocardiogr*. 1998;11:1013–1019.

[36] Helle-Valle T, Crosby J, Edvardsen T, et al. New noninvasive method for assessment of left ventricular rotation: speckle tracking echocardiography. *Circulation*. 2005;112(20):3149–3156.

[37] Henry WL, Gardin JM, Ware JH. Echocardiographic measurements in normal subjects from infancy to old age. *Circulation*. 1980;62:1054–1061.

[38] Henry WL, Ware J, Gardin JM, et al. Echocardiographic measurements in normal subjects. Growth-related changes that occur between infancy and early adulthood. *Circulation*. 1978;57:278–285.

[39] Isaaz K, Munoz del Romeral L, Lee E, et al. Quantitation of the motion of the cardiac base in normal subjects by Doppler echocardiography. *J Am Soc Echocardiogr*. 1993;6:166–476.

[40] Kanzaki H, Nakatani S, Kawada T, et al. Right ventricular dP/dt (max), not dP/dt (max), noninvasively derived from tricuspid regurgitation velocity is a useful index of right ventricular contractility. *J Am Soc Echocardiogr*. 2002;15:136–142.

[41] Kapusta L, Thijssen JM, Cuypers MH, et al. Assessment of myocardial velocities in healthy children using tissue Doppler imaging. *Ultrasound Med Biol*. 2000;26:229–237.

[42] Kaul S, Tei C, Hopkins JM, et al. Assessment of right ventricular function using two-dimensional echocardiography. *Am Heart J*. 1984;107:526–531.

[43] Klein AL, Tajik AJ. Doppler assessment of pulmonary venous flow in healthy subjects in patients with heart disease. *J Am Soc Echocardiogr*. 1991;4:379–392.

[44] Koestenberger M, Ravekes W, Everett AD, et al. Right ventricular function in infants, children, and adolescents: reference values of the tricuspid annular plane systolic excursion (TAPSE) in 640 healthy patients and calculation of z score values. *J Am Soc Echocardiogr*. 2009;22:715–719.

[45] Koestenberger M, Nagel B, Ravekes W, et al. Reference values and calculation of z-scores of echocardiographic measurements of the normal pediatric right ventricle. *Am J Cardiol*. 2014;114(10):1590–1598.

[46] Lang RM, Bierig M, Devereux RB, et al. Recommendations for chamber quantification: a report from the American Society of

Echocardiography's Guidelines and Standards Committee and the Chamber Quantification Writing Group, developed in conjunction with the European Association of Echocardiography, a branch of the European Society of Cardiology. *J Am Soc Echocardiogr.* 2005;18:1440–1463.

[47] Langeland S, D'hooge J, Wouters PF, et al. Experimental validation of a new ultrasound method for the simultaneous assessment of radial and longitudinal myocardial deformation independent of insonation angle. *Circulation.* 2005;112:2157–2162.

[48] Laser KT, Karabiyik A, Korperich H, et al. Validation and reference values for three-dimensional echocardiographic right ventricular volumetry in children: a multicenter study. *J Am Soc Echocardiogr.* 2018;31(9):1050–1063.

[49] Lopez L, Colan S, Frommelt PC, et al. Recommendations for quantitation methods during the performance of a pediatric echocardiogram: a report from the Pediatric Measurements Writing Group of the American Society of Echocardiography Pediatric and Congenital Heart Disease Council. *J Am Soc Echocardiogr.* 2010;23:465–495.

[50] Mahle WT, Coon PD, Wernovsky G, et al. Quantitative echocardiographic assessment of the performance of functionally single right ventricle after the Fontan operation. *Cardiol Young.* 2001;11:399–406.

[51] Margossian R, Zak V, Shillingford AM, et al. The effect of the superior cavopulmonary anastomosis on ventricular remodeling in infants with single ventricle. *J Am Soc Echocardiogr.* 2017;30(7):699–707.

[52] McDicken WM, Sutherland GR, Moran CM, et al. Colour Doppler velocity imaging of the myocardium. *Ultrasound Med Biol.* 1992;18:651–654.

[53] McMahon CJ, Nagueh SF, Eapen RS, et al. Echocardiographic predictors of adverse clinical events in children with dilated cardiomyopathy: a prospective clinical study. *Heart.* 2004;90:908–915.

[54] McMahon CJ, Nagueh SF, Pignatelli RH, et al. Characterization of left ventricular diastolic function by tissue Doppler imaging and clinical status in children with hypertrophic cardiomyopathy. *Circulation.* 2004;109:1756–1762.

[55] Michelfelder EC, Vermillion RP, Ludomirsky A, et al. Comparison of simultaneous Doppler-and catheter-derived right ventricular dP/dt in hypoplastic left heart syndrome. *Am J Cardiol.* 1996;77:212–214.

[56] Mulvagh S, Quinones M, Kleiman N, et al. Estimation of left ventricular end-diastolic pressure from Doppler transmitral flow velocity in cardiac patients independent of systolic performance. *J Am Coll Cardiol.* 1992;20(1):112–119.

[57] Nagueh SF, Middleton KJ, Kopelen HA, et al. Doppler tissue imaging. A noninvasive technique for evaluation of left ventricular relaxation and estimation of filling pressures. *J Am Coll Cardiol.* 1997;30:1527–1533.

[58] Nishimura RA, Abel MB, Hatle LK, et al. Assessment of diastolic function of the heart: background and current applications of Doppler echocardiography. Part II: Clinical studies. *Mayo Clin Proc.* 1989;64:181–204.

[59] Nishimura RA, Abel MD, Hatle LK, et al. Relation of pulmonary vein to mitral flow velocities by transesophageal Doppler echocardiography: effect of different loading conditions. *Circulation.* 1990;81:1488–1497.

[60] Nishimura RA, Abel MD, Housman PR, et al. Mitral flow velocity curves as a function of different loading conditions: evaluation by intraoperative transesophageal Doppler echocardiography. *J Am Soc Echocardiogr.* 1989;2:79–87.

[61] Oh JK, Appleton CP, Hatle LK, et al. The noninvasive assessment of left ventricular diastolic function with two-dimensional and Doppler echocardiography. *J Am Soc Echocardiogr.* 1997;10(3):246–270.

[62] O'Leary PW, Durongpisitkul K, Cordes TM, et al. Diastolic ventricular function in children: a Doppler echocardio-graphic study establishing normal values and predictors of increased ventricular end-diastolic pressure. *Mayo Clin Proc.* 1998;73:616–628.

[63] Olivier M, O'Leary PW, Pankranz S, et al. Serial Doppler assessment of diastolic function before and after the Fontan operation. *J Am Soc Echocardiogr.* 2003;16:1136–1143.

[64] Pai RG, Yoganathan AP, Toomes C, et al. Mitral E wave propagation as an index of left ventricular diastolic function. I: Its hydrodynamic basis. *J Heart Valve Dis.* 1998;7:438–444.

[65] Penny DJ, Rigby ML, Redington AN. Abnormal patterns of interventricular flow and diastolic filling after the Fontan operation: evidence for incoordinate ventricular wall motion. *Br Heart J.* 1991;66:375–378.

[66] Quinones MA, Gaasch WH, Alexander JK. Influence of acute changes in preload, afterload, contractile state and heart rate on ejection and isovolumic indices of myocardial contractility in man. *Circulation.* 1976;53:293–302.

[67] Quinones MA, Gaasch WH, Cole JS, et al. Echocardiographic determination of left ventricular stress-velocity relations. *Circulation.* 1975;51:689–700.

[68] Quinones MA, Waggoner AD, Reduto LA, et al. A new, simplified and accurate method of determining ejection fraction with two-dimensional echocardiography. *Circulation.* 1981;64:744–753.

[69] Reeder GS, Currie PJ, Hagler DJ, et al. Use of Doppler techniques (continuous-wave, pulsed-wave, and color flow imaging) in the noninvasive hemodynamic assessment of congenital heart disease. *Mayo Clin Proc.* 1986;61:725–744.

[70] Renella P, Marx GR, Zhou J, et al. Feasibility and reproducibility of three-dimensional echocardiographic assessment of right ventricular size and function in pediatric patients. *J Am Soc Echocardiogr.* 2014;27(8):903–910.

[71] Rowland DG, Gutgesell HP. Noninvasive assessment of myocardial contractility, preload, and afterload in healthy newborn infants. *Am J Cardiol.* 1995;75:818–821.

[72] Ruotsalainen H, Bellsham-Revell H, Bell A, et al. Right ventricular systolic function in hypoplastic left heart syndrome: a comparison of velocity vector imaging and magnetic resonance imaging. *Eur Heart J Cardiovasc Imaging.* 2016;17(6):687–692.

[73] Rychik J, Tian ZY. Quantitative assessment of myocardial tissue velocities in normal children with tissue Doppler imaging. *Am J Cardiol.* 1996;77:1254–1257.

[74] Schlangen J, Petko C, Hansen JH, et al. Two-dimensional global longitudinal strain is a preload independent index of systemic right ventricular contractility in hypoplastic left heart syndrome patients after Fontan operation. *Circ Cardiovasc Imaging.* 2014;7(6):880–886.

[75] Silverman NH, Ports TA, Snider AR, et al. Determination of left ventricular volume in children: echocardiographic and angiographic comparisons. *Circulation.* 1980;62(3):548–557.

[76] Sluysmans T, Sanders SP, van der Velde M, et al. Natural history and patterns of recovery of contractile function in single left ventricle after Fontan operation. *Circulation.* 1992;86:1753–1761.

[77] Sutherland GR, Stewart MJ, Groundstroem WE, et al. Color Doppler myocardial imaging: a new technique for the assessment of myocardial function. *J Am Soc Echocardiogr.* 1994;7:441–458.

[78] Taggart NW, Cetta F, O'Leary PW, Seward JB, Eidem BW. Left atrial volume in children without heart disease and in those with ventricular septal defect or patent ductus arteriosus or hypertrophic cardiomyopathy. *Am J Cardiol.* 2010;106:1500–1504.

[79] Tei C, Dujardin KS, Hodge DO, et al. Doppler echocardio-graphic index for assessment of global right ventricular function. *J Am Soc Echocardiogr.* 1996;9:838–847.

[80] Tei C, Ling LH, Hodge DO, et al. New index of combined systolic and diastolic myocardial performance: a simple and reproducible measure of cardiac function – a study in normals and dilated cardiomyopathy. *J Cardiol.* 1995;26:357–366.

[81] Tei C. New noninvasive index for combined systolic and diastolic ventricular function. *J Cardiol.* 1995;26:135–136.

[82] Weidemann F, Eyskens B, Jamal F, et al. Quantification of regional left and right ventricular radial and longitudinal function in healthy children using ultrasound-based strain and strain imaging. *J Am Soc Echocardiogr.* 2002;15:20–28.

[83] Weidemann F, Jamal F, Sutherland GR, et al. Myocardial func-

tion defined by strain rate and strain during alterations in inotropic states and heart rate. *Am J Physiol Heart Circ Physiol.* 2002;283:H792–H799.

[84] Weismann CG, Bamdad MC, Abraham S, et al. Normal pediatric data for isovolumic acceleration at the lateral tricuspid valve annulus – a heart rate dependent measure of right ventricular contractility. *Echocardiography.* 2015;32(3):541–547.

[85] Williams RV, Ritter S, Tani LY, et al. Quantitative assessment of ventricular function in children with single ventricles using the Doppler myocardial performance index. *Am J Cardiol.* 2000;86:1106–1110.

[86] Zoghbi WA, Habib JB, Quinones MA. Doppler assessment of right ventricular filling in a normal population: comparison with left ventricular filling dynamics. *Circulation.* 1990;82:1316–1324.

第4章 超声心动图定量方法：心室功能评估的先进技术

Quantitative Methods in Echocardiography—Advanced Techniques in the Assessment of Ventricular Function

Javier Ganame　Luc Mertens　著

袁帅　姚磊　译

一、功能评估中的三维超声心动图

心室容积和射血分数的评估对于先天性和后天性心脏病患者很重要。尽管存在固有限制，射血分数仍然是最常用的心室性能参数。心室容积的测量对于具有不同心脏状况（如主动脉瓣或肺动脉瓣关闭不全）的患者很重要。二维（2D）超声心动图传统上用于评估左心室（left ventricular，LV）和右心室（right ventricular，RV）容积和射血分数。对于LV，最常用的两种方法是双平面Simpson法和面积–长度法。这两种方法都依赖于几何假设并使用椭圆LV模型。在有偏心LV重构和LV扩张的患者中，心室变得更加接近球形，并且LV形状在先天性心脏缺陷中也可能更加多变。RV的2D容积评估由于其复杂的几何形状而更加复杂，难以用简化的数学公式来表示。

心脏是一个三维（3D）结构，因此通过2D进行可视化可能具有挑战性，并且需要大量培训。矩阵阵列探头、自动边界检测技术和改进的计算处理能力的发展使得实时3D更易应用于临床。3D成像的应用克服了2D技术的一些局限性，特别是对于LV容积和射血分数的评估，具有自动后处理功能的3D技术正在成为首选技术。

（一）从重建技术到实时三维成像

3D超声心动图成像的发展是一项合乎逻辑但具有挑战性的技术发展。早在20世纪70年代，就已经开始尝试在3D空间中记录和显示心脏图像。当时，从多个2D平面的系列心电图（electrocardiogram，ECG）门控采集进行离线3D重建是通过徒手扫描或机械方式进行的。驱动换能器以预定义的时间间隔顺序记录图像。通过徒手扫描，沿固定平面手动倾斜换能器获得一系列图像，连接到换能器的空间定位器将3D空间位置转换为笛卡尔坐标系。这种方法的主要缺点是空间定位器设备相对庞大，这使得传感器操作变得困难，并且需要大量的后处理。徒手扫描使用机械换能器在平行平面中或通过旋转扇形的方式绕固定轴转动，以预定间隔获得系列图像。由于定义了2D图像之间的间隔和角度，因此可以从其中对体积更均匀采样的2D图像导出3D坐标系。这种方法虽然准确，但需要较长的采集和后处理时间。从2D图像重建3D的质量取决于许多因素，包括2D数据集的内在质量、使用的2D图像数量、限制运动伪影的能力、足够的心电图和呼吸门控。它还依赖于在呼吸周期的同一阶段采集所有平面的假设，以确保心脏在胸腔内的相同形状和位置。最后，为了最大限度地减少运动伪影，需要缩短采集时间，这使得图像质量往往不理想。后来，多平面探头的使用成为一种现成的方法，可以围绕固定轴以预定角度获取旋转图像。

随着矩阵阵列换能器的发展，21世纪初达到了 3D 超声心动图历史上的一个重要里程碑。这些换能器允许创建实时 3D 图像，不再需要烦琐的多平面采集。这种新颖的方法基于实时体积 3D 成像。3D 成像的这一进步节省了横截面图像的计算机插值，因此可以避免空间运动伪影。实时 3D 超声心动图使用包含能够采集金字塔数据集的压电元件阵列的换能器。现在可以在单次屏气期间以足够的帧频描绘心脏运动，而无须离线重建，从而消除已知会对重建方法产生不利影响的运动伪影。

（二）技术方面

实时 3D 超声心动图使用矩阵阵列换能器，其元件以网格方式排列，通常包含 3000 多个以 2～4MHz 传输的成像元件用于经胸成像。更高频率探头（7MHz）的应用使得在年幼的儿童和婴儿中获得具有更高空间分辨率的实时 3D 图像成为可能。矩阵探头在计算上要求很高，为了减小连接电缆的尺寸，微型电路板被集成到换能器中，允许在换能器内形成部分波束。最近的发展导致传感器占用空间更小，旁瓣抑制得到改善，并具有谐波能力。这些探头可以在 360° 聚焦下采集数据集，并具有电子转向以令人满意的空间分辨率进行体积采集，即使是单拍采集也具有出色的时间分辨率（30～60 帧 / 秒）。

目前，实时 3D 系统可以通过四种模式获得：实时（也称为实时 3D）成像、多心动周期心电门控 3D 成像、多平面模式和 3D 彩色多普勒模式。每种模式都有自己的优点和缺点。根据需要获取信息

来选择所选的模态。实时成像是指通过单个心跳采集多个金字塔数据集。可以在三种模式下获取实时 3D 数据：窄角，缩放、放大，以及广角。尽管这些模式克服了节律干扰或呼吸运动带来的限制，但数据集是在较低的空间和时间分辨率下获得的。实时窄模式显示 60°×30° 的金字塔，允许在具有良好空间分辨率的任何一个成像平面中可视化单个相对较小的结构，如主动脉瓣。缩放模式显示 30°×30° 的放大的宽金字塔。广角显示了 90°×90° 的金字塔数据集。与窄角采集相比，广角数据集以较低的空间分辨率为代价提供更大的金字塔扫描。

多心动周期 3D 成像通过在多个心跳中采集 4～8 个狭窄体积的数据提供更高时间分辨率的图像，这些数据随后拼接在一起以创建单个体积数据集。多心动周期成像允许以 30～40 帧 / 秒的合理时间分辨率获取可能的最大扇区。全容积允许对大型结构（如 LV、RV 和瓣膜）进行完整可视化。可以旋转整个体积以在面视图中定向结构（图 4-1）。这些数据集也可以在任何平面上进行裁剪或横切，以便更好地可视化特定的解剖结构（图 4-2）。多心动周期容积成像本质上容易出现由于不规则的心律或运动（呼吸）产生的伪影。为尽量减少重建伪影，应尽可能在屏气期间获取数据。

在多平面模式下，使用预定义的平面方向获取同步 2D 视图并使用分屏选项显示。第一个图像是参考图像，而第二个图像是从通过旋转成像平面

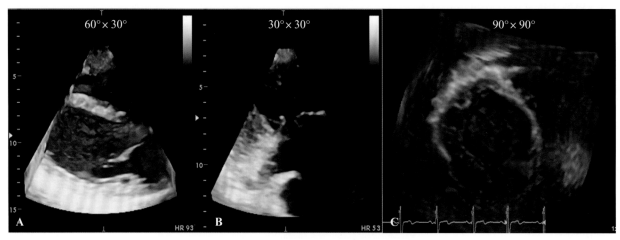

▲ 图 4-1 三种不同的三维数据采集模式

A. 实时窄角成像模式。B. 缩放模式。这允许可视化小结构，如三尖瓣的接合异常。C. 广角全容积数据集，该数据集是通过 4～7 次心跳获取的

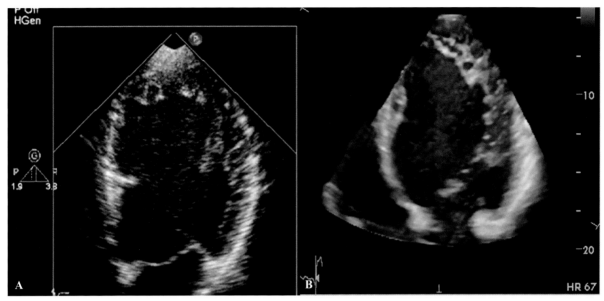

▲ 图 4-2　2D（A）和全体积 3D（B）数据集被裁剪以查看左心室致密化不全患者感兴趣的心脏结构。与 2D 图像相比，3D 图像以较低的空间分辨率为代价显示深度信息

获得的参考图像中导出的图像。多平面成像是实时的，二次图像只能在采集过程中获得。尽管多平面模式不是严格意义上的 3D 采集，但该模式对于从多个平面快速采集一个结构很有用。

识别和避免潜在的伪影对于准确解释 3D 数据至关重要。伪影主要与无法屏住呼吸的患者（如幼儿）的呼吸运动有关。当 4 个子容积合并时，运动伪影可能会导致拼接伪影。心电门控对心律失常患者来说可能具有挑战性，包括正常窦性心律失常。重要的是，在实时 3D 超声心动图中，图像质量与用于生成 3D 数据集的固有 2D 图像密切相关。当 2D 图像较差时，3D 图像一般更差，不应采集。使用最佳增益设置对于准确诊断至关重要。低增益设置可以人为地淡化某些在后期处理过程中不可见的结构。相比之下，过多的增益会导致空间分辨率降低和 3D 视角的损失。通常建议在采集期间使用更高的增益设置，并在后处理期间调整增益设置。

在 3D 成像中，空间和时间分辨率（容积率）之间存在重要的权衡。为了提高空间分辨率，需要增加每个容积的扫描线数；然而，这需要更长的时间来获取并降低时间分辨率。成像容积应尽可能小，以提高时间分辨率，同时保持空间分辨率。对于心率较高的儿童的功能评估，需要更高的容积率以避免错过射血分数计算和准确容积评估所需的收

缩末期帧和舒张末期帧。

（三）成像协议

完整的 3D 超声心动图应包括对心室形态、容积和功能、瓣膜形态和血流动力学数据的评估。一般来说，3D 超声心动图是作为 2D 研究的补充。通过切换 2D 和 3D 探头或通过交替获取 2D 和 3D 图像，可以轻松地与标准超声心动图检查融合。在现有技术的情况下，虽然 3D 全容积采集模式几乎可以容纳整个心脏，但通过扩大容积以从单个声窗获取整个心脏会导致空间和时间分辨率的降低，使得这不切实际。因此，可从多个换能器位置获取 3D 数据集。例如，用于 LV 容积量化的聚焦 3D 成像通常可以使用心尖四腔心广角采集补充标准进行 2D 成像（图 4-3）。与 2D 超声心动图相比，3D 超声心动图的一个优势在于，定量分析不依赖于操作者获取相对于心脏解剖结构在某些标准视图中正确定位的图像的能力。与 2D 超声心动图不同，其中标准视图是根据它们通过的平面来描述的，3D 超声心动图本质上容体积的。因此，可以在任何平面上旋转和切片的跳动心脏的全容积数据集允许读者使用裁剪获得心脏的外部视图和多个内部视图。用于评估心室功能的全 3D 超声心动图的基本组成部分包括广角采集胸骨旁长轴视图、心尖四腔心视图和包括所有瓣膜加彩色的肋下视图。图像的可视化、描

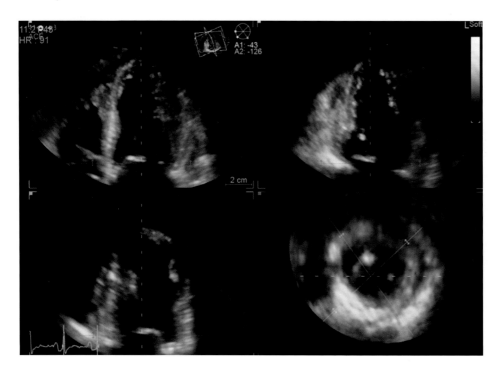

◀ 图 4-3　裁剪成冠状面、矢状面和横向平面的全容积数据集（右下）。此类数据集用于描绘心内膜和心外膜边界并计算心室容积、质量和射血分数

述和分析通常在三个正交平面中进行：①矢状面，对应于心脏的垂直长轴视图；②冠状面，对应四腔心观；③横向平面，对应于短轴视图。每个平面都可以从两侧观看，代表相反的视角。例如，可以从心尖或心底观察横切面。窄角或广角采集的选择取决于要可视化的结构。对于较小的结构，如瓣膜，窄角采集更合适。对于心室成像，最好在心尖声窗中使用广角采集，这样可以覆盖整个心室容积。采集之后使用专用 3D 软件进行离线分析。这需要对数据集进行裁剪和倾斜。由于数据集包含整个心室容积，因此可以获得从底部到心尖的多个切片以评估室壁运动。3D 相对于 2D 成像的一个优势是可以操纵平面以对齐 LV 的真实长轴和短轴，避免透视和倾斜成像平面。

（四）临床应用

1. 左心室容积和射血分数的评估

对 LV 大小和质量及区域和整体 LV 功能进行准确和可重复的定量评估是超声心动图的重要组成部分。它们对于不同心脏病患者的诊断、治疗和预后至关重要。M 型和 2D 超声心动图已开发了多种测量 LV 大小和功能的方法。这些一维（1D）和 2D 方法的相对不准确性归因于需要对心室进行几何建模，假设左心室是椭圆体。缺乏某一维度的信息，即"缺失的维度"，已被认为是导致超声心动图测

量的 LV 大小和功能存在广泛互测变异性的主要来源。这对于患有先天性心脏病的儿童尤其如此，他们的心室形态已经扭曲，并且不遵循通常使用的几何模型。与 2D 成像相比，3D 超声心动图的一个优点是它提供了完整的容积数据集，因此不需要几何建模。几项将 3D 超声心动图与作为金标准的磁共振成像（magnetic resonance imaging，MRI）进行比较的研究表明，与 MRI 测量的 LV 容积相比，3D 超声心动图量化 LV 容积和功能是非常可行、可重复和准确的（图 4-4）。

心内膜表面的清楚显示可能具有挑战性，尤其是在心尖外侧和心肌前段。可通过倾斜探头来补偿以改善心内膜的显示，但代价是生成短轴切面的 LV 图像导致计算 LV 容积时的潜在误差。尽管与 MRI 具有高度相关性，但研究表明 3D 超声心动图略微低估了 LV 容积。这被认为是由于 3D 超声心动图无法像 MRI 一样准确地识别心内膜边界。此外，3D 超声心动图的较低时间分辨率可能导致无法捕获真实的收缩末期帧。这会导致收缩末期容积测量不准确。

过去，LV 容积和功能的 3D 超声心动图量化需要在多个平面上进行烦琐的心内膜下边界手动描绘。现在，大多数供应商提供几乎完全自动化的心内膜表面逐帧检测。通常，此过程涉及将 3D 数据

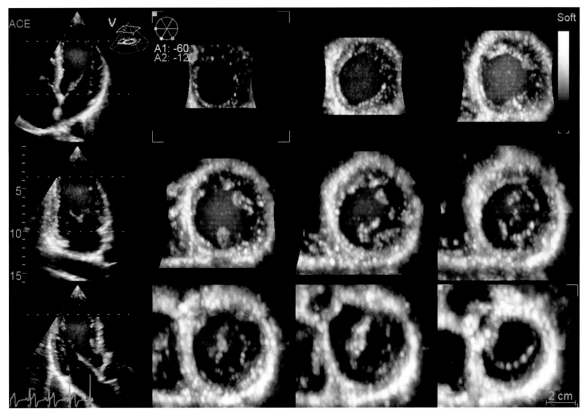

▲ 图 4-4　全容积数据集的多切面短轴显示

在任何所需的平面上进行裁剪和旋转允许操作员渲染真正的短轴视图，覆盖从底部到心尖的整个左心室。此显示可用于评估室壁运动异常，因为它允许在不同的心肌节段之间进行直接比较

集分割为两个或三个等角 2D 纵向平面。这需要标记一些解剖标志，如舒张末期和收缩末期的间隔、外侧、前部和下部二尖瓣环。最近的基于人工智能的软件几乎可以自动运行，分析 LV 容量。如有必要，可在自动分析后进行手动修正。该软件通过检测心内膜表面逐帧计算 LV 容积、心室壁运动和射血分数（不使用几何假设）。然而，LV 模型和来自正常 LV 的数据指导边缘检测方法。数据集可以显示为体渲染或表面渲染图像（图 4-5 和图 4-6）。

3D 超声心动图还可以计算 LV 质量。2D 超声心动图通过测量某一部位的心肌壁厚度并使用几何公式得出 LV 质量。这会导致不准确，特别是当壁厚不均匀时，如不对称肥厚型心肌病。3D 超声心动图由于能计算所有心肌节段的壁厚，似乎克服了这一限制。3D 超声心动图的 LV 质量评估需要描绘心内膜和心外膜边界。虽然 M 型高估了 LV 质量，2D 超声心动图低估了 LV 质量，但 3D 超声心动图测量已被证明与 MRI 质量计算高度相关。

当前的分析程序还允许基于 3D 数据集计算局部心肌功能，计算区域容积的变化，可为每个子容积显示区域容积曲线，可量化区域心肌功能。斑点追踪技术也可以应用于容积数据集以计算 3D 应变。局部 LV 室壁运动 3D 量化的临床应用是量化单位时间局部室壁收缩期增厚的能力。区域射血峰值时间的标准偏差（R 波和峰值收缩期心内膜运动之间的间隔）已被用作心肌同步的评估（图 4-7 和图 4-8）。该指数还可用于选择患者并指导再同步治疗。采集时间的减少使 3D 超声心动图特别适用于负荷超声心动图，其中在峰值负荷下采集图像的时间窗很窄。缺点是在较高的心率下帧率较低。这种方法对小儿心脏病的益处有待进一步研究。

2. 右心室容积和射血分数

准确评估 RV 大小和功能对于先天性心脏病患者非常重要。当纵向 RV 功能指标（TAPSE、组织多普勒收缩速度）降低或将 RV 搏出量对整体功能的贡献纳入考虑时，这对于心脏手术后的患者尤为重要。然而，由于 RV 形状复杂、位于胸部前部、壁薄且具有肌小梁，因此对 RV 进行成像具有挑战

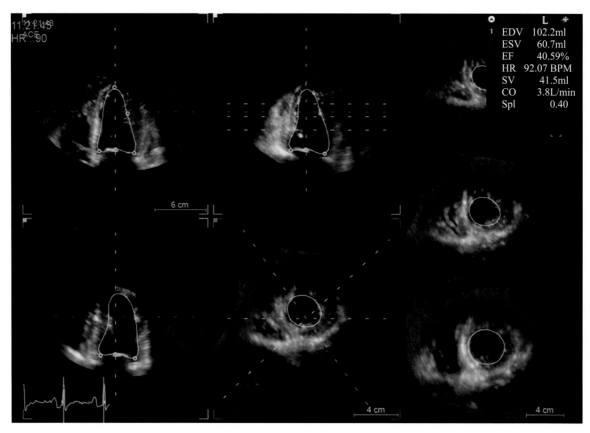

▲ 图 4-5　对曾接受蒽环类药物治疗的 14 岁患者进行左心室舒张末期和收缩末期容积、每搏输出量和射血分数的测量，观察到患者心室容积增加，射血分数降低

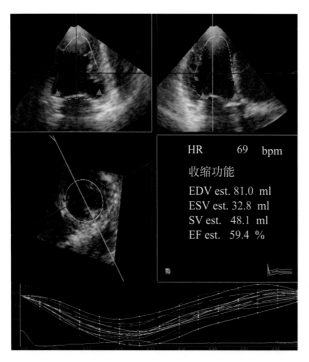

▲ 图 4-6　用三维超声心动图分析左心室整体和区域功能，以及整体和区域容积曲线

在舒张末期和收缩末期的两个正交视图（三角形）中手动标记二尖瓣环和心尖后，半自动追踪心内膜边界

性。由于 MRI 对 RV 壁的形态显示更完整，故被认为是测量 RV 容积和射血分数的临床参考技术。然而，在使用心脏 MRI 时，图像采集和后处理的标准化对于减少观察者间的变异性也是必不可少的。在年幼的儿童中，心脏 MRI 需要全身麻醉，并且不容易用于连续测量。

3D 超声心动图是评估 RV 形状和功能的心脏 MRI 良好替代方法。这需要对 RV 体积进行特定采集，以捕获容积数据中的不同 RV 壁。特定的后处理软件可用于分析 RV 容积和射血分数。与 LV 容积分析相比，这仍然是一种半自动方法，需要更多的后处理，但较新版本的软件有助于更快的分析，尽管与 LV 容积分析相比仍然较慢（图 4-9）。它的局限性之一仍然是高质量的 3D RV 数据集通常很难获得，因为从单个数据集显示整个 RV 通常是不可能的。RV 流出道的一部分不能包含在数据集中的情况并不少见（图 4-10）。这对于扩张程度更大的 RV 尤其成问题，限制了这种方法的应用，尤其是在成年患者中。

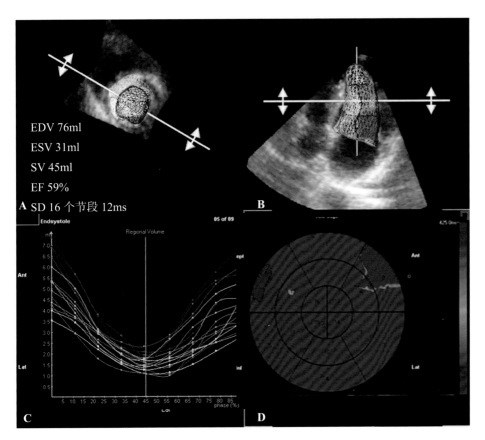

◀ 图 4-7 正常受试者左心室同步性的评估

A 和 B. 心室容积、射血分数和同步性指数计算为从 R 波到 16 个心肌节段的最小区域容积的时间标准偏差，注意心肌节段之间的微小变化；C. 整个心动周期区域的心肌容积曲线；D. 相同数据的靶心表示，注意收缩模式的均匀性，间隔和外侧心肌基底段的收缩稍微延迟

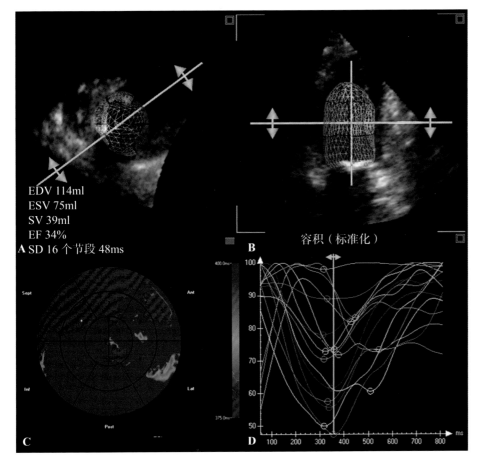

◀ 图 4-8 扩张型心肌病患儿左心室同步性的评估

A 和 B. 注意左心室容积增大，射血分数降低，从 R 波到最小区域容积的时间标准偏差大；这表明不同步；C. 牛眼图显示了室间隔、下壁的提早收缩和前壁基底段、外侧壁基底段收缩延迟；D. 达到区域最小容积时间的曲线呈明显分散分布

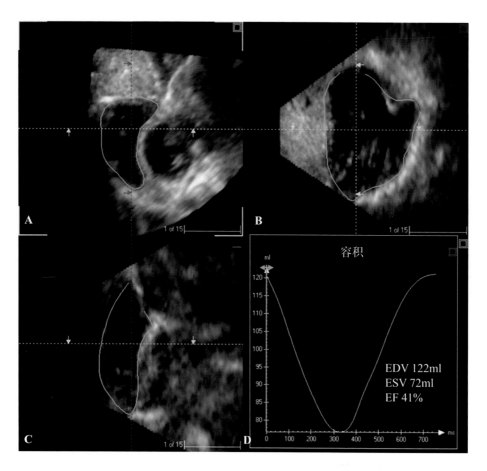

◀ 图 4-9　右心室分析程序在舒张末期以矢状面（A）、四腔心面（B）和冠状面（C）视图显示三维超声图像。通过在所有平面上手动追踪舒张末期和收缩末期的心内膜边界，可以计算出右心室容积和射血分数（D）

不同的研究在不同的患者组中验证了该方法，并将容积 3D RV 数据与心脏 MRI 测量结果进行了比较。虽然该技术得到了较好的验证，并报告了合理的准确性，但大多数研究报道了超声心动图方法对 RV 体积的系统性低估，尤其是当 RV 扩张更明显时。一些小组已经尝试将 RV 体积分为右心室流入道、心尖和右心室流出道进行测量。

另一种量化 RV 体积的方法是使用连接到探头的磁跟踪器测量位于 3D 空间中的 2D 图像。在 2D 图像上，解剖标志被识别，这些标志位于 3D 空间，用于基于 RV 形状数据库重建的 RV 体积。这种方法的优点是较少依赖于全体积 3D 数据集的采集，由于基于 2D 图像，在获得可靠的 RV 数据方面更易成功。这种方法被证明可重复性佳，并且使用这种方法获得的 RV 体积与心脏 MRI 获得的体积具有更好的相关性。这种方法的缺点是，它需要使用磁跟踪设备和特定软件，以及需要对 RV 形状数据库的在线访问。这限制了该方法的可访问性。

3. 单心室评估容积和射血分数

单心室功能的评估仍然是一项临床挑战，在临床实践中仍然主要基于主观评估。有一种定量的方法可用于临床随访肯定会很有用。理论上可根据优势心室的形态使用 LV 或 RV 软件进行后处理的全容积采集。这种方法在各种类型的单心室中得到了一些验证。早期的这项工作基于一种叠盘方法，该方法需要大量的后处理且不容易商业化。评估 RV 功能的自动化程度更高的方法很少。将 3D 方法应用于单心室存在固有的局限性。最重要的是，在容积数据集中获取整个单心室可能非常困难或不可能。此外，如果有较小的第二心室也对心输出量有贡献，则分析会变得更加复杂。最后，单心室不同壁的识别可能很困难，限制了该方法的可行性和可靠性。

超出本章范围的实时 3D 超声心动图在儿科心脏病中的其他潜在应用包括：①左心房容积的测量，这被认为反映了晚期舒张功能和左心房压力；②胎心心室容积的量化；③瓣膜形态可视化，瓣膜面积计算，反流量量化；④指导房间隔缺损装置封堵、电生理研究、经导管介入治疗术中监测等；⑤复杂先天性心脏病的描述。

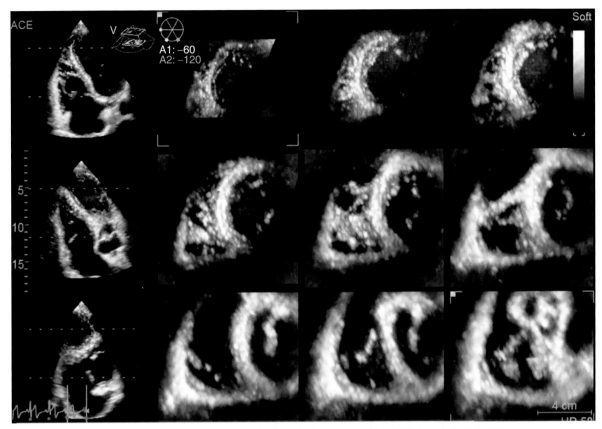

▲ 图 4-10 一个完整的 3D 数据集，右心室（RV）被分割并在三个维度上重建

RV 多层渲染。该显示用于通过半自动检测心内膜边界来计算舒张末期、收缩末期 RV 容积和 RV 的射血分数

（五）未来发展方向

换能器和计算机技术的未来进步应侧重于为较小儿童提供更高频率且较小的皮肤接触面积的探头。此外，3D 图像更好的时间和空间分辨率将带来额外的诊断优势。通过 3D 屏幕、全息投影和 3D 打印技术的发展，最新的技术发展可以更好地理解 3D 解剖结构，尽管它们在功能评估中的作用可能不太重要。最后，将 3D 超声心动图与 MRI 或计算机断层扫描（computed tomography，CT）图像相结合，产生良好的解剖、功能和生理信息的融合数据集。

二、用于评估心肌功能的组织多普勒成像

大多数用于评估心室功能的传统超声心动图技术是通过观察由心室收缩引起的大小变化或利用血流多普勒频谱研究心脏事件的影响。所有这些都间接反映了心动周期中心脏发生的情况。一种不同的方法是直接观察心肌并通过量化整个心动周期中的心肌特性（如速度和心肌变形）来测量区域功能。组织多普勒成像（tissue-Doppler imaging，TDI）是为研究心肌运动而开发的第一种技术。通过调整机器过滤器设置，可以测量心肌中的组织速度。最初的描述并没有引起很多临床兴趣，但当实验数据证实在正常心肌中，节段收缩速度的变化与区域收缩力的变化有关时，人们重新对测量产生了兴趣。随后的几项临床研究评估了局部心肌速度在各种疾病（如缺血性心脏病、主动脉瓣关闭不全和肥厚型心肌病）中的价值。在缺血性心脏病中，已证明在猪模型中诱导心肌缺血后组织速度变化非常快（在 5s 内），并且是最早观察到的变化之一。同样，对于儿科和先天性心脏病，这种技术被认为是具有潜在价值的，因为它直接观察心肌壁并且与心室几何形状无关。可以使用脉冲波多普勒测量心肌速度，在心肌内放置 4~8mm 的取样容积，同时尝试将超声束尽可能平行于该技术研究的心肌组织运动方向（图 4-11）。对准很重要，因为所有基于多普勒的技术都与角度有关。速度波形表示整个心动周期中感

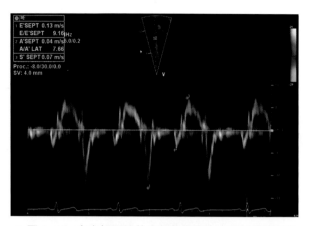

▲ 图 4-11　在室间隔的基底部获得的脉冲波多普勒频谱
脉冲波多普勒采样体积被放置在室间隔基底段的二尖瓣环。可以测量不同的峰值速度：射血期间的收缩期峰值速度（S′）、舒张早期峰值速度（E′）和心房收缩期间的舒张晚期峰值速度（A′）

兴趣区域的瞬时速度。脉冲波多普勒具有非常高的时间分辨率（250～300 帧 / 秒）。空间分辨率是有限的，因为当节段性移动通过取样容积时，取样容积不跟踪心肌节段的平移运动。正常脉冲波 TDI 获得的部分室间隔基底部的波形如图 4-11 所示。可以观察到不同的峰。在等容收缩期间，有与在此期间发生的心肌形状变化相对应的短暂峰值。当纤维瓣环对着关闭的瓣膜收缩时，就会从更接近球形的形状变为椭圆形。在射血阶段，可以测量到一个收缩波形，该波形对应于收缩期间心肌的基底部到心尖的运动。通常，该波形在心动周期的前 1/3 期间达到峰值，对应于收缩早期的最大贡献。在等容舒张期间，通常可以记录到另一个短暂的峰值速度。在舒张期，存在两个峰值：对应于早期充盈的早期舒张峰值和发生在心房收缩期间的晚期舒张峰值。这些速度代表了房室瓣在舒张期从心尖向心底的相反运动。与所有多普勒技术一样，按照惯例，朝向探头的运动表示为正波，而远离探头的运动表示为负波。在当前的临床实践中，PW 多普勒用于通过测量二尖瓣环和三尖瓣环速度来量化纵向心肌运动。对于二尖瓣环，这可以在间隔或 LV 侧壁中测量。与 LV 侧壁速度相比，间隔峰值速度较低。与二尖瓣环速度相比，三尖瓣环峰值速度更高。

也可以使用彩色组织多普勒成像（color tissue-Doppler imaging，CTDI）测量组织多普勒速度。它基于与彩色多普勒血池成像相同的原理，于 20 世纪 90 年代初推出。使用自相关技术，测量区域平均速度而不是峰值组织速度。测量技术的差异解释了为什么 CTDI 衍生的心肌速度与 PW 多普勒心肌速度相比平均低 15%～20%。CTDI 图像使用与血流彩色多普勒成像相同的颜色编码显示为彩色图像，朝向换能器的心肌速度显示为红色，远离换能器的速度显示为蓝色（图 4-12）。彩色编码的组织多普勒信息可以数字化存储，通过后处理软件的使用，可在彩色多普勒信息内的任何点显示任何速度曲线，从而允许在同一心动周期内在心肌的不同部位进行测量。在缩小扇区和优化机器设置时，可以获得 > 250 帧 / 秒的高帧率。这很重要，因为某些心肌机械事件是短暂的，并且需要高帧率。与任何多普勒技术一样，声束与心肌运动方向一致很重要，与 PW TDI 相比，CTDI 的优点是可以在同一心动周期内同时记录不同心肌节段和心肌壁的速度。这允许比较同一心动周期内不同心肌节段之间心脏事件的局部运动和时间。这可用于评估不同心肌节段收缩模式的同步性，也可用于计算心肌内的心肌速度梯度。这是基于 TDI 的应变和应变率成像的基础，在临床实践中，它在很大程度上已被斑点跟踪超声心动图取代，但在历史上一直是一项重要的研究技术。

（一）组织速度的当前临床应用

已经进行了多项试验和临床研究来表征正常受试者的心肌速度分布。收缩期心肌速度已被用于观察收缩功能，但由于与测量收缩期速度相比，应变成像可提供更好的心肌收缩信息，因此收缩期心肌速度已过时。而组织多普勒已成为舒张功能评估的关键组成部分。舒张早期峰值速度（E′ 速度）很好地代表了早期松弛和弹性回弹。E′ 速度既可用于对舒张功能障碍进行分级，也可用于评估 LV 充盈压。速度是相对于坐标系表示的向量。在心脏坐标系中，心脏运动是相对于纵向、径向和圆周方向来描述的（图 4-13）。这与理想情况下应基于实际纤维走向的固有坐标系不同。在心外膜，肌纤维主要呈左旋螺旋状，倾斜且更纵向。在 LV 中，纤维走向从心外膜到心内膜，即从中层的倾斜变为环向，变成心内膜中的右旋斜向螺旋。潜在的纤维走向会影响某个方向或轴上测量的速度。在纵向方向上，心

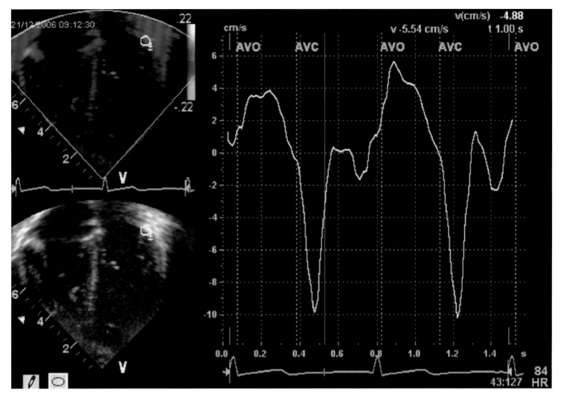

▲ 图 4-12　彩色组织多普勒心肌显像

通过彩色组织多普勒成像获得心尖四腔心切面。从彩色多普勒速度数据中，可以提取组织速度曲线，并且在这些轨迹上可以识别与脉冲波轨迹（S′、E′ 和 A′）相同的峰值速度。彩色多普勒心肌成像的优点是可以在同一心动周期内记录不同节段的速度。这允许在同一心动周期期间比较不同节段中的速度

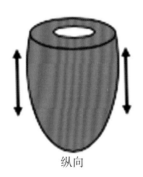

纵向

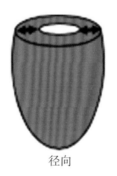

径向

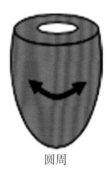

圆周

▲ 图 4-13　心脏坐标系

这是用作组织多普勒矢量速度和心肌变形成像的参考系统。速度和变形在纵向（L）、径向（R）和圆周（C）方向上表示。纵向速度是从心尖角度测量的，从短轴或长轴视图获得径向速度，从短轴视图获得圆周速度

脏底部的收缩和舒张心肌速度较高，向心尖逐渐降低，心尖部几乎保持静止。RV 主要的是纵向运动，三尖瓣环组织多普勒速度高于 LV 纵向速度。在分析径向心肌功能时，心内膜的心肌速度高于心外膜。由于这些原因，心肌速度梯度存在于基底部和心尖（纵向）之间，以及心内膜和心外膜之间。这个速度梯度可以被测量并表示心肌应变率（某一

段的变形率）。当对应变率曲线与时间进行积分时，可以计算出心肌应变。随着斑点追踪超声心动图的出现，这些技术在临床实践中已经过时。

（二）组织多普勒速度在儿童中的应用

儿童 PW 组织多普勒速度的正常值已在不同的研究中发表。在儿童中，心肌速度随年龄、心率和心肌节段而变化。Eidem 等发表的一项研究包

括 325 名不同年龄的儿童。他们表明脉冲波组织多普勒速度受心脏生长的影响，特别是受 LV 舒张末期大小和 LV 质量的影响。组织多普勒速度随着腔室的增长而增加。在胎儿生长过程中也报道了类似的发现，随着心脏大小的增加，组织多普勒速度逐渐增加。因此，儿童的正常 TDI 速度必须根据体型进行校正，并且可以表示为针对体表面积（body surface area，BSA）标准化的 Z 值。最初报道的峰值组织多普勒速度与负荷无关，而后来的研究可以证明负荷条件（前负荷和后负荷）对峰值收缩期和早期舒张期组织速度的影响。这与负荷条件通常异常的先天性心脏病高度相关。然而，必须区分负荷条件的急剧变化和慢性压力或容量负荷。与慢性负荷相关的心脏重塑（离心或向心肥大）可导致负荷条件正常化，这也导致组织多普勒模式正常化。前负荷和后负荷的急剧变化通常会影响峰值收缩组织多普勒速度，在长期适应的心室中速度可能会再次正常化。Eidem 等研究了不同先天性异常对儿童组织多普勒速度的影响。在扩张型心肌病患者中，不同节段的收缩组织速度降低，这与该患者的心室收缩功能降低一致（图 4-14）。在患有室间隔缺损的儿童中，LV 基底侧壁的收缩和舒张峰值速度正常，但其基底间隔速度仅轻微降低。相比之下，与正常对照组的速度相比，主动脉瓣狭窄儿童的收缩期峰值速度降低，间隔和侧壁均降低。在患有主动脉瓣狭窄的成年患者中，LV 纵向功能的降低程度可以预测心肌纤维化的程度。通过使用二尖瓣环位移、组织多普勒或应变成像评估 LV 纵向功能增加了有关心脏功能的额外重要信息。

在评估 RV 功能时，纵向功能的评估更为重要，因为在正常 RV 中主要是纵向收缩。三尖瓣环（S′）的峰值收缩速度是基础纵向 RV 性能的良好指标，但仅代表整体 RV 功能，如果没有局部室壁运动异常。不同的研究报道了不同先天性心脏病儿童的 RV 纵向速度。房间隔缺损患者的 RV 收缩速度通常在缺损闭合前轻度升高，这些值在 ASD 经皮闭合后恢复正常。在法洛四联症（tetralogy of Fallot，TOF）修复后的患者中，三尖瓣环组织多普勒速度通常会降低，但应记住，这是 RV 功能的区域参数，不能很好地代表存在区域室壁运动的整体 RV 功能障碍，即 RV 流入部分以外的异常（图 4-15）。尤其是在 TOF 患者中，区域功能障碍可能存在于经常显著扩张和功能障碍的经修补的 RV 流出道。这解释了为什么在 RV 流出道中度至重度功能障碍的患者中，在 RV 基底段中测量的峰值收缩组织多普勒速度与 RV 射血分数没有很好的相关性。此外，术后患者的 RV 基底段组织多普勒速度通常降低，然而在面积变化分数或 RV 纵向应变方面保留。这可能与影响移动运动的术后粘连有关。如图 4-15 所示，这位 8 岁的患者在 TOF 修复后降低了 RV S′ 速度，但 RV 面积变化分数和 RV 纵向应变值均保留正常。

负荷条件（压力和容积负荷）影响峰值收缩速度。在心脏等容收缩期间测量的参数通常较少依赖于后负荷。在等容收缩期间，可以检测到心肌

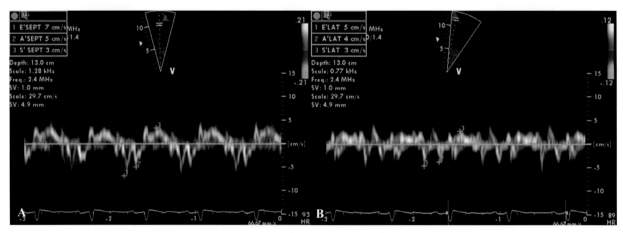

▲ 图 4-14　扩张型心肌病患者的纵向收缩组织多普勒速度

一名 8 岁的儿童被诊断出患有扩张型心肌病，左心室（LV）收缩功能整体下降。在 LV 基底室间隔（A）和侧壁（B）中获得的纵向组织多普勒速度显著降低

速度尖峰。通过测量该尖峰的加速度或斜率，可以测量等容收缩期间的心肌加速度［等容加速度（isovolumic acceleration，IVA）］。IVA 计算为等容收缩期间心肌的加速度，以 cm/s² 表示（图 4-16）。通过对收缩功能的侵入性测量进行的验证表明，IVA 是收缩功能相对独立于负荷的参数。由于等容收缩是一个短暂的事件（30～40ms），因此计算 IVA 需

要以最高的时间分辨率（> 200 帧 / 秒）获取图像。缺点是 IVA 高度依赖于心率，这限制了它在基线条件下的使用。这种心率依赖性已被用于测量心率操控（负荷超声心动图或起搏）期间的收缩力 - 频率关系。特别是在运动过程中，可以研究力频关系，并描述了儿科年龄组的正常反应。在 TOF 后的患者中，基线 IVA 降低，发现功能障碍程度与肺动脉反

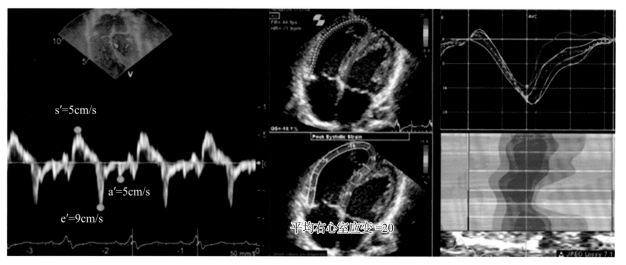

▲ 图 4-15　右心室（RV）纵向功能：组织多普勒和 RV 纵向应变

一名 8 岁的法洛四联症患者。左图为 RV 基底侧壁段的组织多普勒收缩期峰值速度。请注意收缩和舒张峰值速度降低，而同一患者的 RV 纵向应变在 RV 游离壁中表现出接近正常值。面积变化分数为 38%，RV 功能保留

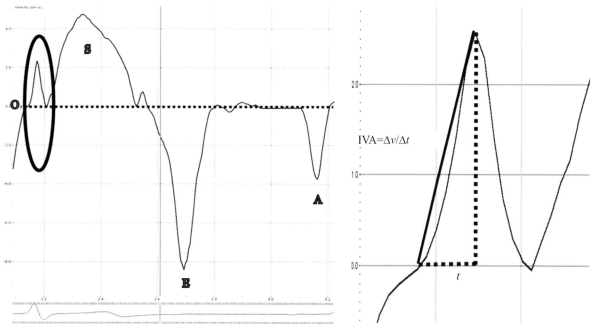

$$IVA = \Delta v / \Delta t$$

▲ 图 4-16　等容加速度的测量

在组织速度追踪中，识别出等容速度峰值。从基线到最大速度测量平均加速度。这种测量需要高时间分辨率和高帧率，因为等容周期是一个短暂的事件，尤其是在高心率时，这也会影响测量误差

流的严重程度相关。Lyseggen 等质疑 IVA 作为整体负载功能独立参数的价值。在他们的实验动物研究中，结果表明当左心室舒张末期压力升高时，IVA 依赖于前负荷。此外，局部 IVA 测量值与局部缺血心脏节段的局部心肌收缩力之间没有一致的关系。IVA 似乎是区域功能的一个较差参数，只有在没有明显区域功能障碍时才可用作整体功能的参数。除了这些限制之外，该方法的重现性有限，进一步影响了临床实践中的实施。

除了对年龄、心率、几何形状和负荷的依赖性之外，组织多普勒速度还有其他限制。在获取心肌速度时，还会测量胸部内心脏的运动（心脏平移）。此外，节段性心肌速度不仅受固有节段功能的影响，还受相邻心肌节段（定义为束缚）的影响。因此，正常的组织多普勒速度不一定代表正常的局部心肌功能，因为运动并不总是代表功能。这是心肌变形成像取代组织多普勒速度成像的主要原因之一。

（三）小儿和先天性心脏病的变形成像

应变率 / 应变成像：原理

心肌应变和应变率成像测量局部心肌变形。区域应变代表变形量或心肌节段长度或厚度的变化分数，尽管有时以百分比（%）表示，但是无具体量化。应变率代表心肌变形的速度，表示为 "/s" 或 "%/s"（图 4–17）。应变率被认为是心肌收缩功能的更好参数，因为它对负荷条件的依赖性较小。然而，应变率在技术上更难以测量，因为应变率曲线取决于高帧率，并且通常比应变曲线更嘈杂。虽然基于组织多普勒的技术是最早用于计算心肌变形

的技术，但它们已在很大程度上被斑点追踪技术所取代。这是基于 2D "斑点" 的灰度追踪，即心肌内的超声反射器图案。当这些斑点在心动周期中移动时，可以对其进行追踪，以确定变形程度（图 4–17）。这种方法的优点是与角度无关，需要较少的后处理。这种方法还允许计算 2D 变形参数，并且可靠地估计纵向和圆周心肌变形，但在测量径向变形方面不太可靠。

变形可以是压缩，即在收缩期在纵向和圆周方向上缩短，在径向方向上变厚；或者是扩张，即在纵向和圆周方向（舒张期）上加长，舒张期时在径向方向变薄。缩短是主动收缩或拉伸后被动回缩。同样，伸长可以是收缩后的松弛或被动拉伸。按照惯例，压缩的特点是负值，并通过正值表示伸展。与心肌速度相反，应变率和应变不受整体心脏运动和相邻节段运动的影响，因此是真实区域心肌功能的更好指标。

斑点追踪超声心动图的缺点包括较低的帧速率，这尤其影响峰值应变率测量的估计。另一个重要的限制是，不同的商用软件包采用不同的后处理算法和不同的校正技术，这会影响不同软件解决方案之间的测量和结果差异。这些软件包充当 "黑匣子"，在用户输入有限的情况下从 2D 图像生成输出。需要不同供应商之间的标准化，并且目前是供应商的高度优先事项。由于大多数应变分析软件包在很大程度上是自动化的，因此具有高的重复性和低的观察者间变异性。应变测量被认为比射血分数计算更具可重复性，纵向应变测量的可变性为 5%～10%。周向和径向应变测量往往更易变化。这

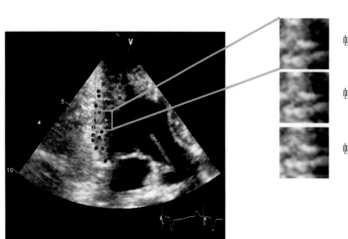

帧 N

帧 N+1

帧 N+2

◀ **图 4–17　斑点追踪超声心动图的原理**
在斑点追踪中，灰度超声心动图图像中的斑点用作组织标记，可在整个心动周期中逐帧追踪。这些斑点位置的相对变化用于以更自动化的方式量化区域变形

解释了为什么 2D 纵向应变测量已成为更普遍接受的临床技术。3D 应变技术已经可用，并允许基于全体积采集对心室力学进行全面 3D 评估。该技术的帧率仍比较低，还需要进一步的技术优化才能应用于儿科的常规检查。

在过去 10 年中，基于斑点追踪超声心动图的应变成像已成为成人心脏病学中广泛接受的技术，并在儿科超声心动图实验室中获得更多认可。特别是，基于 18 节段 LV 模型来计算整体纵向应变（global longitudinal strain，GLS）的 LV 纵向应变测量评估已成为临床上可接受的测量，正如其被纳入最新更新的美国超声心动图学会腔室量化指南中的 LV 功能评估部分。与射血分数相比，GLS 提供了关于 LV 功能的额外信息，还提供了某些患者队列的额外预后信息。该方法在图 4–18 中进行了说明，用于一名患有杜氏肌营养不良症（Duchenne muscular dystrophy，DMD）的 14 岁男孩。这名男孩的 GLS 降低，左心室射血分数降低。健康对照儿童的正常 LV 纵向应变约为 –20%。

除了分析整体功能外，应变成像还可用于量化局部心肌功能，以及查看心脏事件的时间和同步性。虽然区域应变计算变化更大，但它们有助于识别缺血性疾病或心肌炎等情况下的区域节段运动异常。心肌事件的时间计算也是可能的，并提供有关心脏功能的其他重要信息。机械事件（如主动脉瓣关闭）的计时允许识别可能发生在局部缺血或局部

室壁运动异常的患者中的收缩后缩短。应变成像也可用于检测机 – 电不同步，如下所述。

（四）儿童正常心肌变形数据

规范数据是儿科超声心动图任何新技术临床转化的关键。对于应变成像，这已被证明具有挑战性，主要与随时间推移的技术演变和不同软件间差异有关。Weidemann 等发表了第一篇关于儿童正常组织多普勒应变率和应变数据的论文。这些数据基于仅 33 名健康儿童（4—16 岁）的小组，由特定软件分析彩色多普勒数据。Lorch 等使用速度矢量成像（velocity vector imaging，VVI）（Siemens，Germany）并发表了 284 名儿童纵向应变的正常值。该研究报道的正常范围相对较宽，可能反映了较高的测量变异性，似乎限制了该技术的临床应用。Marcus 等使用 Vivid-7 系统（GE Healthcare，USA）在 139 名儿童和 56 名年轻人中进行 2D 应变评估，并公布了纵向、径向和圆周数据的正常值。在这项研究中，年龄对应变测量的影响在青少年时期（15—19 岁）测得的值最高，而在婴儿和成人组（＞ 30 岁）中测得的值较低。最近还公布了 LV 旋转、扭转的正常儿科数据。Takahashi 等研究了 111 名 3—40 岁的正常受试者（68 名患者＞ 24 岁）。可在 66% 的正常受试者中获得完整的数据集，证明使用 2D STE 的测量心肌旋转的可行性较为有限。作者证明，净扭转随着年龄的增长而增加，这主要是

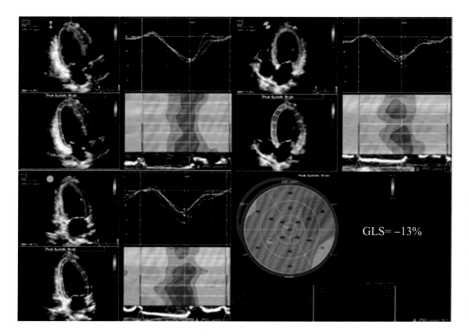

GLS= –13%

◀ **图 4–18　杜氏肌营养不良症的整体纵向应变**

基于心尖三腔心、四腔心和两腔心切面的纵向应变分析，以及基于 18 节段左心室（LV）模型测量了 14 岁杜氏肌营养不良男孩的整体纵向应变（GLS），GLS 显著降低。射血分数估计约为 43%

顶端逆时针旋转逐渐增加的结果。然而，当对 LV 长度、旋转进行校正并计算扭转时，证实在各个年龄组中保持不变。在新生儿中，逆时针心尖旋转的时间也随着早期的顺时针旋转而延迟。旋转力学在临床实践中使用起来很复杂，并且已被证明具有高度变异性和负荷依赖性。因此，旋转力学的应用仅仅停留在研究的基础上，还没有真正应用于临床。Dallaire 等最近发布的数据着眼于 233 名年龄在 1—18 岁的健康受试者队列中的斑点追踪数据。这项研究表明，体型对儿童应变值的影响很小，这表明对于临床使用，不需要对体型进行校正。文章中包含了校正 BSA 应变数据的 Z 值。Levy 等发表了一项关于儿童正常应变数据的 Meta 分析，并获得了新生儿和成熟婴儿的数据。

（五）心肌变形显像在小儿心脏病中的临床应用

基于斑点追踪超声心动图的应变成像可以对 LV 和 RV 纵向功能进行可靠且高度可重复的量化。它增加了重要的关于心肌功能的额外信息，用于计算缩短分数或射血分数。

1. 检测局部心肌功能障碍

在成人获得性心脏病中，应变成像被引入作为量化缺血性心脏病患者局部心肌功能的技术。在冠心病中，区域功能的评估很重要。局部室壁运动异常的定性评估需要广泛的培训和专业知识，尤其是识别更细微的室壁运动异常或较轻的运动功能减退形式。斑点追踪超声心动图的优点是可以更客观地量化区域功能，并允许检测区域功能中较轻微的异常，如运动功能减退的区域，这些区域可以围绕无运动的梗死节段。儿童也可能出现局部心肌功能障碍，与冠状动脉移植术后（即 Switch 手术后）的先天性冠状动脉异常有关，或者由于获得性冠状动脉疾病，如川崎病或移植血管病变等。与成人心脏病专家相比，小儿心脏病专家通常对冠状动脉问题的经验较少，并且区域心肌功能的评估不像成人超声心动图那样常规进行。因此，量化局部心肌功能的工具有助于这些患者的常规临床应用。形变成像在不同条件下能提供额外的信息，如整体心室功能被保留，但局部功能异常，就可以通过应变成像检测到。一个很好的例子是手术修复左冠状动脉异常

起源于肺动脉（anomalous left coronary artery from the pulmonary artery，ALCAPA）的患者。已经证明，虽然整体功能可以正常化，但在 LV 射血分数正常的情况下，纵向 LV 变形的减少通常会持续存在（图 4-19）。变形数据表明，虽然冠状动脉再植后径向和圆周功能恢复正常，但 LV 纵向功能经常保持降低，这可能与主要在更脆弱的心内膜下区域的心内膜纤维化有关。变形成像还用于研究其他疾病条件下的 LV 区域功能，包括肥厚型心肌病和移植患者，其中 LV 应变的降低可能是移植排斥和移植血管病变的最初迹象之一（图 4-20）。

2. 左心室功能障碍的早期检测

对于有发生心室功能障碍风险的患者，射血分数或缩短分数通常是一般临床实践中使用的超声心动图参数。然而，由于在疾病进展的早期阶段存在不同的代偿机制来维持心输出量和每搏输出量，射血分数的变化发生在慢性疾病过程中相对较晚。心肌应变技术是显示在射血分数变化之前识别心脏功能的早期变化。这已在暴露于心脏毒性药物的患者和患有进行性左心室功能障碍风险相关的遗传疾病患者中得到证实。一个典型的例子是患有 DMD 的患者，他们天生具有导致肌营养不良蛋白表达缺失的突变。这导致这些患者中有相当多的人在以后的生活中发生进行性扩张型心肌病。在大量年轻的 DMD 患者中，射血分数在正常范围，但心肌应变降低，尤其是在下外侧壁段。在患有线粒体疾病、Friedreich 共济失调和 Prader-Willi 综合征的儿童中，也报道了射血分数保留的形变参数的早期变化。在已知脂质异常的肥胖儿童和患有糖尿病的儿童中也描述了心肌应变参数的异常。这些发现的预后价值仍不确定，需要进一步的纵向随访数据。

目前监测 LV 功能障碍发展的主要儿科患者群体是那些暴露于化学疗法和放射疗法的儿童。在长期幸存者中，通过组织多普勒衍生的应变测量及斑点追踪超声心动图获得的数据显示，接受化疗的青少年和成人患者的圆周和纵向应变参数轻度降低。这些发现的预后相关性仍有待证明。在这项包括 546 名儿科幸存者的大型队列研究中，我们仅发现纵向应变值轻度降低，大多数患者的应变值在正常范围内。在观察成人治疗期间应变值的研究中发现，在接受蒽环类药物和曲妥珠单抗心脏毒性组合

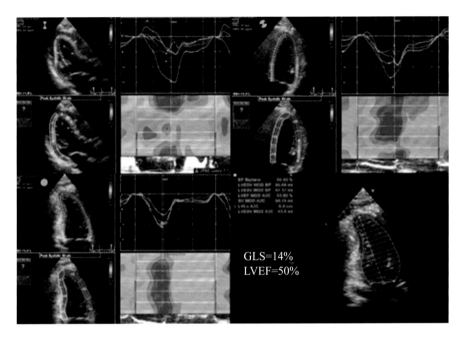

◀ 图 4-19 17 岁女性患者接受左冠状动脉异常起源于肺动脉（ALCAPA）修复后的纵向应变

ALCAPA 修复后，计算的左心室射血分数在正常低值范围内，但左心室（LV）纵向应变显著降低。GLS. 整体纵向应变

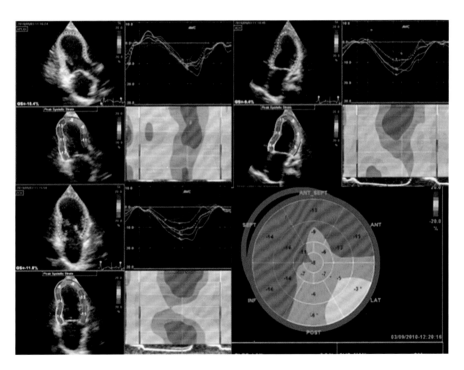

◀ 图 4-20 在常规随访期间检测到移植血管病变患者的局部心肌功能障碍

一名 11 岁的患者于心脏移植术后 10 年在超声心动图室进行常规临床随访。患者没有症状，射血分数通过不同方法（M 型、2D 双平面 Simpson 法和 3D）计算正常。然而，STE 的区域功能分析揭示了外侧和下外侧段的运动明显降低。冠状动脉造影证实了明显的移植血管病变

治疗的乳腺癌女性中，3 个月时纵向应变的减少被证明可预测 6 个月时射血分数的降低。Poterucha 等发现，在儿童中开始化疗 4 个月后纵向应变发生了显著变化，而射血分数的变化只能在 8 个月时检测到。这些变化是否真的能预测急性心脏毒性的进展，还需要更多的研究数据。

3. 先天性心脏病的区域性右心室形变

先天性心脏病最重要的挑战之一是评估 RV 功能。RV 功能通常非常重要，如在术后 TOF 患者、

Senning 或 Mustard 手术后大动脉转位患者、左心发育不良综合征患者和其他情况中。由于 RV 收缩模式更多地基于纵向缩短，因此研究 RV 纵向功能是评估的重要组成部分。在系统的 RV 评价，虽然观察到纵向缩短比圆周缩短和径向增厚的变化更多，但在临床实践中更难以可靠地评估 RV 环状的形变功能。最近关于 RV 应变评估的标准化文件建议从聚焦于 RV 的心尖四腔心视图测量 RV 纵向应变，RV 报告排除了室间隔的游离壁纵向应变。在大多

数患者中，室间隔有助于 LV 射血，因此不应作为 RV 评估的一部分。在某些患者中，如肺动脉高压患者，包括室间隔在内的应变可能会被考虑在内。不推荐进行圆周和径向应变测量。

目前已经有很多关于先天性心脏病患者中使用 RV 纵向应变测量的研究报道，研究最多的是在 TOF 修复后患者中的应用，一致发现该患者组的 RV 纵向应变降低，肺动脉反流的程度对 RV 应变降低的严重程度有不同的影响，一些研究表明 RV 应变的降低与运动能力的降低有关。在 RV 游离壁心肌节段功能评估中，越靠近心尖部分的 RV 变形降低更明显。这可能与右束支传导阻滞对 RV 中异常电激活模式的影响有关。另一个重要的解释是 TOF 患者的左右心室之间存在显著的相互作用，并且进行性 RV 扩张和功能障碍与 LV 功能障碍有关。Geva 等证明 MRI 测量的 RV 和 LV 射血分数高度相关，并且 LV 射血分数的降低是临床状态和结果的重要预测因子。此外，LV 纵向应变值的降低被证明可以预测该患者群体的临床事件，表明形变分析可以在预测该群体的预后方面发挥作用。与四联症患者相比，房间隔缺损和 RV 扩张的患者总体上具有正常或更高的纵向应变值，与正常对照相比，RV 心尖段的应变值更高。这些值在 ASD 修补后变为正常。

同样对右心室系统影响的患者，如在大动脉转位 Senning 或 Mustard 修复术后，可以测量 RV 纵向应变。在该患者群体中，与正常对照的 RV 值相比，RV 游离壁的基底段、中间段和心尖段的区域收缩期峰值应变和应变率降低。在 RV 室间隔基底段测量的收缩期应变峰值与心脏 MRI 获得的射血分数测量值高度相关。这表明在这个特定的患者群体中，应变成像可用于患者的随访。同样，在先天性矫正大动脉转位的患者中 RV 纵向形变测值降低。在单心腔的 RV 评估中，如左心发育不全综合征（hypoplastic left heart syndrome，HLHS）患者，也可以使用这种方法。Khoo 等提出 HLHS 中的 RV 表现得更像 LV，已适应性地从纵向为主的收缩模式转换为环周为主的收缩模式，缺乏这种适应性改变可能与较差的预后结果相关。最近的研究表明，该队列中 RV 应变的连续评估可提供重要的预后信息，因为 RV 面积变化分数或 RV 纵向应变的连续测量

值的减少与该患者队列的不良预后相关。除了先天性心脏病患者外，RV 应变评估对肺动脉高压患者也很有用，因为 RV 纵向应变的降低是肺动脉高压患者预后的一个强有力的独立预测因子，支持该技术的临床作用。

4. 机械不同步的评估

先天性心脏病合并心室功能不全患者机械不同步的识别有助于决定除了 ECG 标准之外的心脏再同步化治疗。最初，使用组织多普勒速度对心肌事件进行计时被认为是一种有用的技术，但 PROSPECT 试验令人失望的结果削弱了对该方法的最初热情。近年来，人们对机械激活模式的识别给予了更多的关注。一个典型的例子是左束支传导阻滞，其特征是室间隔早期激活、室间隔缩短和左心室侧壁的晚期激活。早期的室间隔缩短将导致对侧 LV 侧壁的延长，后者随后被激活。当侧壁被激活时，它会拉伸室间隔，在这种情况下再次引起典型的室间隔运动（早期缩短，然后早期舒展），也称为"间隔闪光"。通过应变成像识别间隔闪光或不同步的经典模式已被证明可以预测对再同步治疗的反应（图 4-21）。

三、磁共振成像对心室功能的评估

超声心动图是先天性和获得性心脏病儿童的首选无创成像手段，因为它能够为许多患者提供全面的解剖和血流动力学信息。然而，由于声窗受限，图像分辨率及其对操作员经验的高度依赖限制了其诊断效用。心血管 MRI（cardiovascular MRI，cMRI）允许对整个胸部进行成像，而不管解剖结构如何变化。因此，cMRI 已成为评估小儿心脏病解剖学、生理学和功能的成熟成像方式。cMRI 可以在三个维度上描绘心内和心外解剖结构，允许量化心室容积和射血分数并计算流量。下文将回顾 cMRI 在评估小儿心脏病心室功能方面的作用、优势和局限性。

（一）用于评估心室功能的心脏磁共振技术

三种 cMRI 技术最常用于评估心脏病患者的心脏功能。

1. 电影磁共振成像

梯度回波、稳态自由进动（steady-state free

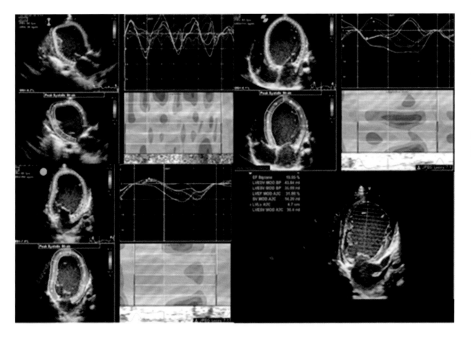

◀ 图 4-21　应变分析以检测不同步的收缩模式

左图：一名 6 月龄的慢性室性心动过速患儿接受药物治疗并伴有严重的左心室（LV）功能障碍（射血分数约为 20%）。应变分析表明严重的不同步收缩模式。右图：心脏再同步治疗和起搏治疗后显示出更好的同步性，LV 功能显著改善

precession，SSFP）、ECG 门控电影序列产生的图像具有高空间和时间分辨率、出色的血液与心肌对比度和较短的采集时间，无须使用对比剂（图 4-22）。快速采集能够采集心动周期的多个阶段，然后可以使用回顾性门控技术，以 20～25ms 的时间分辨率将这些图像重建为代表一个完整心动周期的电影MR 图像。跨感兴趣区域获得多个连续的横截面、多相（电影循环）2D 切片，以在多个节段和时相生成空间定义的 3D 数据集。

电影 MRI 还允许评估心血管解剖结构和功能。电影 MRI 的独特之处在于它基于多次心跳创建图像，从而在此过程中平均心室功能。这与用超声心动图获得的图像相反，其中每个图像瞬时代表心室性能。高空间分辨率允许描绘心内膜和心外膜边界以计算射血分数、心室质量、每搏输出量、心输出量、壁厚和壁增厚情况。然而，SSFP 序列对流动扰动相对不敏感，对视场和金属伪影中的不均匀性高度敏感。或者，当需要描绘异常流动射流或植入的金属装置产生显著的成像伪影时，可以使用旧的扰相梯度回波技术（具有较低的对比度）。

最近，已经开发了 3D SSFP 技术。以略微降低的时空分辨率对整个心脏体积进行快速成像，但几乎各向同性的体素大小允许多平面重建。这在评估复杂的先天性心脏病时特别有用，因为它允许在任何所需平面上离线重建复杂的解剖结构。

2. 速度编码相位对比 MRI

血流量和速度的量化可以为患有以下先天性心脏病患者的管理提供相关信息。速度编码相位对比 MRI 使用相位信息来编码速度。在平行于血流（平面内）的图像中，可以测量峰值流速。在垂直于流动（通过平面）的图像中，每个像素中的速度与血管面积的乘积将在给定的时间段内计算出流量（图 4-23）。在心动周期的所有阶段添加流量信息将计算一次心跳期间的流量。速度编码相位对比 MRI 可以直接量化每搏输出量、流量、肺与全身血流量比（Q_p/Q_s）、瓣膜反流分数、瓣膜狭窄的严重程度和肺灌注差异。

它还可以评估二尖瓣和三尖瓣流入量和肺静脉血流模式，从而评估舒张功能。由于 MRI 平面可以朝向任何方向，心脏 MRI 避免了多普勒角度依赖性的困难。该方法已针对多普勒超声心动图进行了验证。缺点是时间分辨率较低。目前，速度编码相位对比 MRI 的适应证包括 TOF 修复后肺动脉瓣反流的量化、主动脉瓣反流的量化、超声心动图困难时经主动脉瓣梯度的测量及（再）缩窄严重程度的量化。

3. 心肌标记

MRI 在成像模式中是独一无二的，因为它具有磁性标记组织的能力。这是通过在 R 波之后立即施加细的饱和脉冲来实现的。这些饱和脉冲会破坏

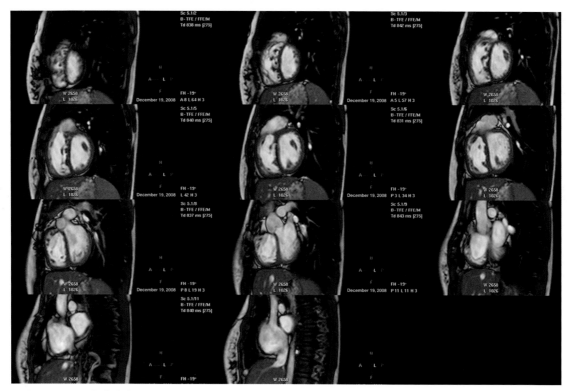

▲ 图 4-22　平衡稳态自由进动（**b-SSFP**）电影磁共振成像在短轴视图中覆盖膜周室间隔缺损补片修补患者的两个心室。心腔和心内膜边界之间存在高对比度。这些图像可用于计算心室容积和射血分数

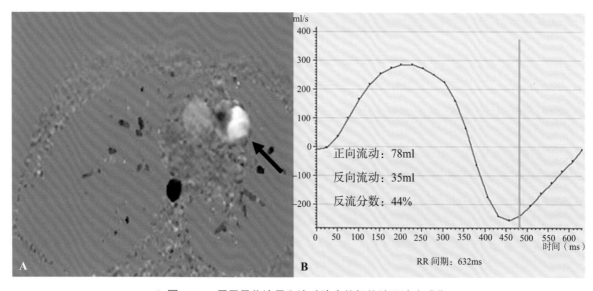

▲ 图 4-23　用于量化流量和流动速度的相位编码速度成像

A. 右心室流出道在头颅方向的正向收缩流动显示为白色像素，更亮的信号显示流经肺动脉瓣（箭）；B. 流速曲线是通过测量随时间变化的流动剖面获得的

给定平面中的所有自旋，导致图像中出现一条信号线。同样，可以放置两组正交标签来生成整个图像网格。这是基于标准但空间分辨率较低的电影 MRI 序列，将心肌壁划分为磁化立方体。这些线或网格会因整个心动周期中的心肌运动、旋转和变形而扭曲（图 4-24）。在给定的扫描中每 15～20 毫秒可以获得一次图像，产生合理的时间分辨率。这种高时间分辨率的代价是条纹趋于退化和模糊，因此对舒张后期心肌力学的评估变得不太准确。要使用标记图像执行计算，初始步骤是通过感兴趣的相位跟踪

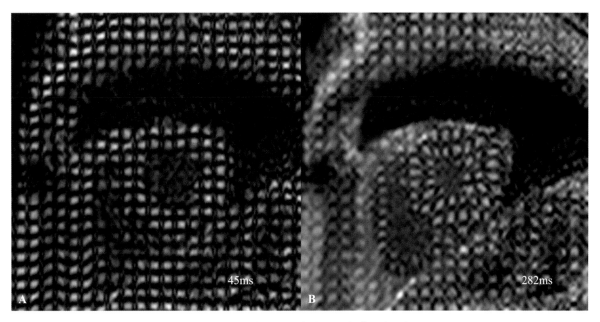

▲ 图 4-24　心肌标记在心肌上创建一个网格

先天性主动脉瓣狭窄患者在舒张末期（A）和收缩末期（B）的短轴心肌标记示例。在收缩末期，原始网格因心肌变形而扭曲。心内膜下的心肌变形大于心外膜下层。请注意，胸壁上的网格保持不变

网格交叉点。这可以手动完成，也可以像近期描述的那样半自动完成。在 2D 或 3D 中跟踪这些立方体的平移、旋转和变形可以计算室壁运动、区域曲率半径、区域壁增厚和缩短，作为评估心肌性能的指标。当然，应将心肌区域划分为解剖区域（间隔、前壁、侧壁和下壁）以进行分析。通过对许多较小的元素进行集体建模，可以对心肌的环向、径向、纵向和剪切力进行全 3D 分析（图 4-25）。这有助于更好地了解心肌力学情况。超声心动图无法评估的平面运动可以通过 MR 心肌标记来弥补。尽管拥有上述优点，但由于缺乏自动后处理软件，心肌标记仍然是一种研究工具。谐波相位成像（harmonic phase imaging，HARP）和特征跟踪等新技术看起来很有前景，因为它们不需要手动跟踪标签，从而显著缩短了分析时间。

在临床工作中，心肌标记为缺血性心脏病患者提供了有用的信息。已经表明，应变分析可以区分存活心肌和坏死心肌。在先天性心脏病患者中，Fogel 等使用心肌标记描述了功能性单心室患者的室壁运动和变形模式特征。心肌标记已证明体循环 RV 收缩模式发生变化，即肺动脉下 RV 从原本纵向缩短为主的运动转变为环向缩短为主的运动，而且心肌失去了扭转运动。

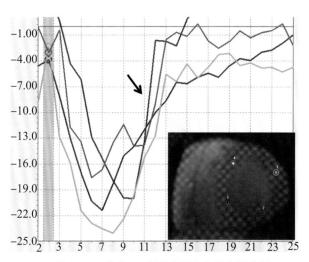

▲ 图 4-25　健康 14 岁男孩周缘心肌变形分析

短轴图像用于对四个心肌壁（间隔、下壁、侧壁和前壁）进行分析。请注意，在所有心肌节段中，收缩期心肌变形的数量和时间均相同，并伴有快速的早期舒张回缩（箭）

（二）心脏磁共振评估心室功能

心室大小和功能的定量评估是心脏病儿童 MRI 评估的重要组成部分，因为心脏功能的评估提供了有价值的诊断和预后信息。cMRI 的优势在于它是一种允许 3D 重建的技术。心脏 MRI 提供高度准确和可重复的心室质量、容积和功能测量，使其成为其他测量技术的参考标准（图 4-26）。因为可以高

精度检测体积 / 功能的微小变化，使得心脏 MRI 成为随访心脏病患者和监测治疗反应的理想技术。已广泛报道了标准化体表面积的青少年和成人心室容积和质量的正常 MRI 值。不幸的是，将 MRI 衍生参数调整为儿科人群体型数据的研究却非常少（表 4-1）。心脏 MRI 是无创的，不使用电离辐射。它生成具有高信噪比、高空间分辨率和合理时间分辨率的 3D 数据集。这允许对任何心腔进行准确的体积测量，无论其形态如何，也无须几何假设。无须几何假设这一点对于先天性心脏病患者尤为重要，因为心室通常具有复杂的形状，不遵循公式中以 2D 数据集计算体积的几何假设。

双心室功能的定量评估可以通过获得一系列覆盖短轴平面心室的连续电影切片来实现。通过追踪心内膜边界，切片体积被计算为其横截面积和厚度的乘积。然后根据 Simpson 规则通过简单地添加所有切片的体积来确定心室体积。可以对心动周期中的每一帧重复该过程以获得连续的时间体积循环，或者可以更简单地仅在舒张末期和收缩末期图像上执行，以计算舒张末期和收缩末期容积。从舒张末期容积减去收缩末期容积得出每搏输出量，每搏输出量除以舒张末期容积得出射血分数。因为患者在图像采集时的心率是已知的，所以可以计算 LV 和 RV 的心输出量。心室质量通过追踪心外膜边界减去心内膜边界来计算体积，然后将所得肌肉体积乘以心肌的比重（1.05g/cm³）得出。

梯度回波电影 MRI 是测量 RV 容积和功能的首选技术。与超声心动图相比，通过 MRI 测量 RV 容积和功能及肺流量技术的成功率高。无论 RV 的位置如何，cMRI 都可以直接测量 RV 容积，而无须使用任何几何假设。目前，RV 容积的 MRI 量化被认为是评价 RV 功能的临床参考技术。表 4-2 显示了 cMRI 与 2D 和 3D 超声心动图在评估心室功能方面的优势和局限性。

评估心室壁不同区域对整体心室功能的贡献在许多心脏疾病中很重要。使用 cMRI，人们可以在不同平面上可视化和评估所有心肌节段。临床上用于表达局部心肌功能的参数是室壁厚、收缩期室壁增厚及环向和纵向缩短。可以通过在舒张末期和收缩末期描绘心内膜和心外膜边界来量化室壁增厚。

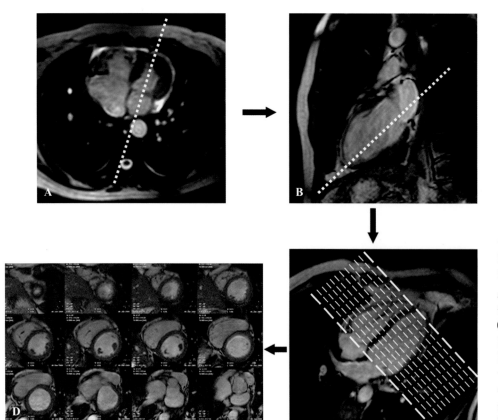

◀ 图 4-26　心室功能、体积和心肌质量的评估

A. 使用轴位平面中的定位图像，可显示两腔心（也称为垂直长轴）平面；B. 从两腔心图像可以定位四腔心（或水平长轴）平面；C. 从四腔心图像中，可以定位完全覆盖心室的 12 层短轴切面；D. 结果显示舒张末期的短轴图像

表 4-1 体表面积标化后的儿童人群的心室参数

参 数	均值 ± 标准差（95% 置信区间）
LVEDV/BSA（ml/m²）	67±9（49～85）
RVEDV/BSA（ml/m²）	70±11（49～91）
SV/BSA（ml/m²）	44±7（31～57）
CI［L/（min·m²）］	3.2±0.5（2.2～4.3）
LV 质量 /BSA（g/m²）	81±13（56～106）

BSA. 体表面积；CI. 心脏指数；LVEDV. 左心室舒张末期容积；RVEDV. 右心室舒张末期容积；SV. 每搏输出量

▲ 表 4-2 2D 和 3D 超声心动图与心脏 MRI 评估心室功能的优势和局限性比较

	2D 超声心动图	3D 超声心动图	MRI
左心室容积、质量、射血分数定量评估的准确性	+	++	+++
右心室容积及功能定量评估的准确性	+	++	+++
舒张功能评估	+++	+++	+
瓣膜功能及功能失常的机制	++	+++	+
声窗的依赖	+	++	+++
心外结构的显示	+	+	+++
心肌形变的定量评估	+++	++	++
空间分辨率	+++	+	++
组织间的对比度	++	+	+++
时间分辨率	+++	+	++

临床上经常使用局部室壁运动的半定量评分对室壁运动进行视觉分析。不同的等级包括运动正常（正常室壁运动）、运动减退（室壁运动减少）、无运动（室壁无运动）、运动异常（与预期相反方向的室壁运动）和运动过度（室壁运动增加）。使用 cMRI，可以通过测量整个收缩期的向心运动量来量化室壁运动。

静息时心肌功能可正常；然而，在需氧量增加期间，可能会发生导致局部心肌功能障碍的心肌缺血，表现为室壁运动异常。这可以通过梯度回波电影 MRI 进行评估。据报道，多巴酚丁胺负荷电影 MRI 对患有冠状动脉疾病的成年人非常有用，特别是对声窗较差的患者。最近，有报道称在先天性心脏病患者中使用与 MRI 兼容的仰卧位自行车测力计可以评估心室功能和瓣膜反流对运动的反应。负荷 MRI 还允许评估收缩储备。收缩储备是心室功能随负荷增加的幅度。采用负荷 MRI 评估收缩储备的研究表明，可以发现在静息时仍然隐匿的功能异常，从而有助于检测早期心室功能障碍。这可能在 TOF 矫治后或心房矫正手术后的 RV 功能评估中特别有用。负荷 MRI 还可以检测冠状动脉异常的心脏功能情况。

（三）临床应用

cMRI 检查将解剖学的全面描述与心脏病患者的心室功能定量评估相结合。TOF 修复后患者心室容积和功能的评估在儿科患者 cMRI 检查中最常见。准确评估心室容积和功能对这些患者特别有帮助，因为及时检测和监测 RV 容积的变化具有预后意义。已经表明，如果在术前 RV 舒张末期容积大于 170ml/m² 时进行肺动脉瓣置换术，则术后 RV 舒张末期容积减少的可能性较低。此外，cMRI 可以提供 RV 流出道解剖结构的详细描绘，这对于计划手术或介入瓣膜置换很重要。此外，速度编码的相位对比 MRI 可用于量化这些患者的肺动脉反流。

量化心房矫正手术后患者或先天性矫正型 TGA 患者的整体 RV 容积和收缩功能可能具有挑战性，因为这些心室扩张和肥大并伴有多个突出的小梁。MRI 是唯一可以获取包含整个主动脉下右心室全容积数据集的技术。此外，cMRI 可用于演示静脉隔膜的 3D 解剖结构并评估流量。

致心律失常的 RV 心肌病患者发展为 RV 功能障碍，猝死风险增加。尽管通常具有挑战性和主观性，但 cMRI 可以检测到细微的室壁运动异常，这些异常发生在疾病的早期阶段。此外，RV 游离壁的脂肪纤维组织浸润也可以用 T_1 快速自旋回波序列证明。

由于其稳定性，cMRI 特别适用于心脏瓣膜病患者的随访，其中准确评估心室容积和射血分数对于手术时机至关重要。

对于简单的先天性心脏病患者，如房间隔缺损、室间隔缺损和动脉导管未闭，cMRI 可用于量化 Q_p/Q_s 并计算心室容积，作为缺陷造成的血流动力学负荷的指标。

在评估心室功能时进行 cMRI 检查的其他情况包括具有有限声窗的单心室患者。cMRI 可以评估心室容积和功能、Fontan 隔膜状态、开窗通畅性、血栓的存在及肺血流量的测量。对于检测肺静脉阻塞、评估房室瓣功能和诊断流出道梗阻，cMRI 也是最佳选择。

（四）采集协议

鉴于先天性心脏病患者可用的成像序列种类繁多，以及临床、解剖和功能问题的复杂性，详细的 MRI 检查前计划至关重要。与超声心动图一样，先天性心脏病患者的 cMRI 检查是一种交互式诊断程序，需要主诊医师在线查看和解释数据。影像专家不必被这些患者的解剖变异所吓倒。与儿科心脏病专家的讨论可以澄清需要回答的临床问题，从而进行全面的解剖和诊断检查。

为了提高可重复性和加速临床扫描，MRI 以高度标准化的方式对心室功能进行评估，生成两个长轴电影图像和 10～12 个短轴电影图像。在 8～10s 的一次屏气时间内可以获得一幅电影图像，因此，一组典型的心室图像可以在不到 5min 的时间内扫描完成。最初，获取一系列横断位导航图，由此可以识别二尖瓣和左心室心尖部。然后可以得到垂直长轴（vertical long-axis，VLA）电影图像，其被用来规划水平长轴（horizontal long-axis，HLA）图像扫描，该图像显示了所有四个心腔、二尖瓣和三尖瓣。使用 HLA 和 VLA 视图来规划短轴扫描。第一个短轴平面应该是使用舒张末期图像放置在心室底部，覆盖房室瓣环前方左右心室的最底部。以一致和标准化的方式获取基底切面以优化重复性至关重要。进一步的短轴图像在儿童中每 6～8mm 和成人中每 8～10mm 沿长轴向心尖依次采集。所有电影都应该在屏气期间获得。呼吸的呼气阶段已显示提供更多可重复的膈肌位置，但在吸气时获取图像的耐受性更好。

RV "短轴"体积数据可作为 LV 体积短轴采集的额外数据。然而，这不适用于 RV 短轴数据。对于真正的 RV 短轴数据，应特别规划短轴切面，使它们与三尖瓣平行。因此，在定义和分析上述传统 RV "短轴"数据的最基础切面时需要格外小心。RV 容积测量也可以从轴位获取的数据集进行。我们从冠状位图像中获取这些数据，这些图像展示了大体心脏解剖结构，通过规划一个正交的切面堆叠来覆盖心脏，从横膈正下方到肺分叉处（图 4-27）。已经证明，当使用轴位图像时，RV 容积计算更准确一些。

此外，速度编码的电影 MRI 可以在穿过近端升主动脉或近端肺动脉的横向平面中获得。这使得可以量化分流的血流动力学变化的严重程度，并以独立于体积计算的方式计算每搏输出量，因此可以用作精确测量的内部控制。应注意将速度编码范围的限制设置为高于预期值以避免混叠。最近有研究使用速度编码电影 MRI 通过设置低速度编码范围（15～30cm/s）在 3D 中测量心肌内血液的速度。然而，这种方法缺乏足够的时间分辨率，并且具有与血液相关的伪影。这些问题可以通过未来图像采集技术的改进来解决。

（五）数据分析

cMRI 图像分析通常使用市售分析软件离线进行。这仍然是一个耗时的过程，需要对多个图像进行手动定界。对于 LV 和 RV 容积分析，舒张末期和收缩末期分别被定义为面积最大的阶段（通常是第一个），以及 LV 和 RV 面积最小的阶段。必须在舒张末期和收缩末期的每个切片中绘制心内膜轮廓。此外，必须划定心外膜边界（通常在舒张末期）以计算 LV 心肌质量。理想情况下，乳头肌应单独勾画，并从心室容积中排除，但包括在心肌质量中。然而，这并不总是可行的。在心脏底部，如果血容量被 50% 或更多的心室心肌包围，则切面被认为在左心室内。如果基底切面包含心室和心房组织，心室轮廓将绘制到与心房的交界处，并由一条穿过心腔的直线连接。工作站使用校正后的 Simpson 规则方程计算 LV 和 RV 舒张末期容积、收缩末期容积、每搏输出量、射血分数和 LV 质量。

每个数据集手动描绘 LV 心内膜和心外膜边界需要 10～15min。自动边界检测算法的开发促进了这些技术的应用，但需要进一步改进以提高它们的效率。

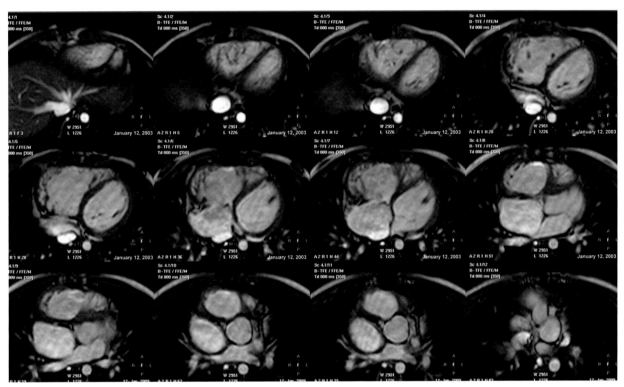

▲ 图 4-27　大动脉转位 Switch 手术后患者的右心室轴位扫描
平面扫描从横膈（左上）延伸到肺动脉上方（右下）

在心动周期中穿过平面运动成为实现准确体积测量的主要挑战。穿过平面的运动是正常心脏纵向缩短 15%～18% 而心脏底部向心尖移动的结果。作为这种长轴缩短的结果，在舒张末期通过左心室底部定位的短轴切面将在收缩末期位于心房中。如果没有对穿过平面的运动进行校正，收缩末期容积将高估和低估射血分数。尽管可以通过切面跟踪技术实现对平面运动的校正，但这种有前景的功能在临床上并不可用。因此，在后处理过程中需要应用校正技术。

（六）问题和可能的解决方案

尽管有许多优点，但使用 cMRI 评估儿科心脏病患者的心脏功能仍然受到多种因素的限制。近期植入血管支架（6 周内）的患者不能进行 MRI 检查。心脏起搏器和除颤器也被禁用。胸骨导线、血管支架、人工心脏瓣膜和心内装置会引起成像伪影，主要是在使用梯度回波序列时。

小于 8 岁的患者或患有幽闭恐惧症的患者需要在全身麻醉或深度镇静下进行 cMRI 评估。其他患者可能无法长时间（超过 10s）屏住呼吸。对于无法使用两种方法屏住呼吸的患者，可以进行自由呼吸的 cMRI。第一种是使用横膈导航，以便仅在横膈及心脏位于预设位置时获取图像。最近，已经使用了"实时"成像。在这种情况下，图像是在一个心动周期内采集的，而不是跨越几个心动周期。实时图像的分辨率较低，但仍然能够呈现可重复性的信息。

不规则的心律，如心房颤动或频繁的异位性心律失常，对 MRI 采集构成挑战，因为图像是通过多次心跳采集的。这需要在可比较的 RR 间期获取图像。当 RR 间期不规则时，获取图像会导致图像模糊。使用实时成像可以克服这些问题。

（七）未来的应用

MRI 在儿科心脏病中的未来应用包括优化当前序列以在保持空间分辨率的同时加快采集速度。具有更多"在线"信息和更短后处理时间的更多交互式规划也是需要实现的。

此外，新序列的使用可能会提供额外的有价值的信息。延迟增强扫描已被广泛验证并证明有助于定义缺血性心脏病患者的存活心肌，并证明在各种情况下存在心肌瘢痕，如扩张型和肥厚型心肌病。这项技术检测先天性心脏病患者心肌纤维化区域的价值值得进一步评估。T_1 成像越来越多地用于表征心肌组织。根据 T_1 信号，可以识别局部或弥漫性纤维化。这提供了有助于指导治疗的诊断和预后信息。多维 cMRI 可能会改变我们获取 cMRI 检查的方式。与使用当前技术的 45～60min 相比，该技术可以在短短 10min 内获得包括心脏形态、体积、四维血流和对比度增强在内的整个数据集。

介入性 MRI 是一个新的、令人兴奋的领域。3D 信息与高空间分辨率和实时成像的结合使 MRI 作为血管内手术的引导变得特别有吸引力，如（再）缩窄或肺动脉瓣支架置入术。MRI 引导的心导管插入术可以同时采集 MRI 流量数据和有创压力测量值，从而准确测量肺血管阻力。

结论

最近的重大技术发展使临床医师能够使用多种不同的方法和技术来评估儿童的收缩期心室功能。然而，没有任何技术可以轻松量化内在心肌收缩力。日常临床实践中使用的大多数技术都依赖于负载和（或）几何形状。考虑要回答的临床问题和每种技术的优点和缺点的个性化方法似乎是合理的。对于 LV 和 RV 功能的评估，结合不同的测量值而不是仅依赖于一个参数似乎是更好的方法。先进的技术可以为心脏病理生理学提供新的见解，并有助于更好地指导治疗。

参 考 文 献

[1] Badano LP, Kolias TJ, Muraru D, et al. Standardization of left atrial, right ventricular, and right atrial deformation imaging using two-dimensional speckle tracking echocardiography: a consensus document of the EACVI/ASE/Industry Task Force to standardize deformation imaging. *Eur Heart J Cardiovasc Imaging*. 2018;19(6):591–600.

[2] Bhave NM, Lang RM. Evaluation of left ventricular structure and function by three-dimensional echocardiography. *Curr Opin Crit Care*. 2013;19:387–396.

[3] Blessberger H, Binder T. Non-invasive imaging: two dimensional speckle tracking echocardiography: basic principles. *Heart*. 2010;96:716–722.

[4] Cheng JY, Zhang T, Alley MT, et al. Comprehensive multi-dimensional MRI for the simultaneous assessment of cardio-pulmonary anatomy and physiology. *Sci Rep*. 2017;7:5530.

[5] Cheung YF, Hong WJ, Chan GC, Wong SJ, Ha SY. Left ventricular myocardial deformation and mechanical dyssynchrony in children with normal ventricular shortening fraction after anthracycline therapy. *Heart*. 2010;96:1137–1141.

[6] Dallaire F, Slorach C, Bradley T, et al. Pediatric reference values and Z score equations for left ventricular systolic strain measured by two-dimensional speckle-tracking echocardiography. *J Am Soc Echocardiogr*. 2016;29:786–793.

[7] Didier D, Ratib O, Beghetti M, Oberhaensli I, Friedli B. Morphologic and functional evaluation of congenital heart disease by magnetic resonance imaging. *J Magn Reson Imaging*. 1999;10:639–655.

[8] Dragulescu A, Grosse-Wortmann L, Fackoury C, et al. Echocardiographic assessment of right ventricular volumes after surgical repair of tetralogy of Fallot: clinical validation of a new echocardiographic method. *J Am Soc Echocardiogr*. 2011;24:1191–1198.

[9] Fogel MA, Weinberg PM, Chin AJ, Fellows KE, Hoffman EA. Late ventricular geometry and performance changes of functional single ventricle throughout staged Fontan reconstruction assessed by magnetic resonance imaging. *J Am Coll Cardiol*. 1996;28:212–221.

[10] Fogel MA, Weinberg PM, Gupta KB, et al. Mechanics of the single left ventricle: a study in ventricular-ventricular interaction II. *Circulation*. 1998;98:330–338.

[11] Fogel MA. Assessment of cardiac function by magnetic resonance imaging. *Pediatr Cardiol*. 2000;21:59–69.

[12] Forsey J, Friedberg MK, Mertens L. Speckle tracking echo-cardiography in pediatric and congenital heart disease. *Echocardiography*. 2013;30:447–459.

[13] Friedberg MK, Mertens L. Echocardiographic assessment of ventricular synchrony in congenital and acquired heart disease in children. *Echocardiography*. 2013;30:460–471.

[14] Geyer H, Caracciolo G, Abe H, et al. Assessment of myocardial mechanics using speckle tracking echocardiography: fundamentals and clinical applications. *J Am Soc Echocardiogr*. 2010;23:351–369; quiz 453–455.

[15] Grothues F, Smith GC, Moon JC, et al. Comparison of inter-study reproducibility of cardiovascular magnetic resonance with two-dimensional echocardiography in normal subjects and in patients with heart failure or left ventricular hypertrophy. *Am J Cardiol*. 2002;90:29–34.

[16] Jasaityte R, Heyde B, D'Hooge J. Current state of three-dimensional myocardial strain estimation using echocardiography. *J Am Soc Echocardiogr*. 2013;26:15–28.

[17] Jenkins C, Chan J, Bricknell K, Strudwick M, Marwick TH. Reproducibility of right ventricular volumes and ejection fraction using real-time three-dimensional echocardiography: comparison with cardiac MRI. *Chest*. 2007;131:1844–1851.

[18] Jenkins C, Moir S, Chan J, Rakhit D, Haluska B, Marwick TH. Left ventricular volume measurement with echocar-diography: a comparison of left ventricular opacification, three-dimensional echocardiography, or both with magnetic resonance imaging. *Eur Heart J*. 2009;30:98–106.

[19] Kaku K, Takeuchi M, Tsang W, et al. Age-related normal range of left ventricular strain and torsion using three-dimensional speckle-tracking echocardiography. *J Am Soc Echocardiogr*. 2014;27:55–64.

[20] Kapetanakis S, Bhan A, Murgatroyd F, et al. Real-time 3D echo in patient selection for cardiac resynchronization therapy. *JACC Cardiovasc Imaging*. 2011;4:16–26.

[21] Kutty S, Graney BA, Khoo NS, et al. Serial assessment of right ventricular volume and function in surgically palliated hypoplastic

left heart syndrome using real-time transthoracic three-dimensional echocardiography. *J Am Soc Echocardiogr*. 2012;25:682–689.

[22] Lang RM, Badano LP, Mor-Avi V, et al. Recommendations for cardiac chamber quantification by echocardiography in adults: an update from the American Society of Echocardiography and the European Association of Cardiovascular Imaging. *J Am Soc Echocardiogr*. 2015;28:1–39.

[23] Levy PT, El-Khuffash A, Patel MD, et al. Maturational patterns of systolic ventricular deformation mechanics by two-dimensional speckle-tracking echocardiography in preterm infants over the first year of age. *J Am Soc Echocardiogr*. 2017;30(7):685–698.

[24] Lin LQ, Conway J, Alvarez S, et al. Reduced right ventricular fractional area change, strain, and strain rate before bidirectional cavopulmonary anastomosis is associated with medium-term mortality for children with hypoplastic left heart syndrome. *J Am Soc Echocardiogr*. 2018;31(7):831–842.

[25] Lopez L, Colan SD, Frommelt PC, et al. Recommendations for quantification methods during the performance of a pediatric echocardiogram: a report from the Pediatric Measurements Writing Group of the American Society of Echocardiography Pediatric and Congenital Heart Disease Council. *J Am Soc Echocardiogr*. 2010;23:465–495.

[26] Lorenz CH. The range of normal values of cardiovascular structures in infants, children, and adolescents measured by magnetic resonance imaging. *Pediatr Cardiol*. 2000;21:37–46.

[27] Lu X, Nadvoretskiy V, Bu L, et al. Accuracy and reproducibility of real-time three-dimensional echocardiography for assessment of right ventricular volumes and ejection fraction in children. *J Am Soc Echocardiogr*. 2008;21:84–89.

[28] Marcus KA, Mavinkurve-Groothuis AM, Barends M, et al. Reference values for myocardial two-dimensional strain echocardiography in a healthy pediatric and young adult cohort. *J Am Soc Echocardiogr*. 2011;24:625–636.

[29] Mertens LL, Friedberg MK. Imaging the right ventricle–current state of the art. *Nat Rev Cardiol*. 2010;7:551–563.

[30] Monaghan MJ. Role of real time 3D echocardiography in evaluating the left ventricle. *Heart*. 2006;92:131–136.

[31] Mor-Avi V, Jenkins C, Kuhl HP, et al. Real-time 3–dimensional echocardiographic quantification of left ventricular volumes: multicenter study for validation with magnetic resonance imaging and investigation of sources of error. *JACC Cardiovasc Imaging*. 2008;1:413–423.

[32] Mor-Avi V, Lang RM, Badano LP, et al. Current and evolving echocardiographic techniques for the quantitative evaluation of cardiac mechanics: ASE/EAE consensus statement on meth-odology and indications endorsed by the Japanese Society of Echocardiography. *J Am Soc Echocardiogr*. 2011;24:277–313.

[33] Nagueh SF, Appleton CP, Gillebert TC, et al. Recommendations for the evaluation of left ventricular diastolic function by echocardiography. *J Am Soc Echocardiogr*. 2009;22:107–133.

[34] Niemann PS, Pinho L, Balbach T, et al. Anatomically oriented right ventricular volume measurements with dynamic three-dimensional echocardiography validated by 3–Tesla magnetic resonance imaging. *J Am Coll Cardiol*. 2007;50:1668–1676.

[35] Notomi Y, Srinath G, Shiota T, et al. Maturational and adaptive modulation of left ventricular torsional biomechanics: Doppler tissue imaging observation from infancy to adult-hood. *Circulation*. 2006;113:2534–2541.

[36] Oosterhof T, van Straten A, Vliegen HW, et al. Preoperative thresholds for pulmonary valve replacement in patients with corrected tetralogy of Fallot using cardiovascular magnetic resonance. *Circulation*. 2007;116:545–551.

[37] Pettersen E, Helle-Valle T, Edvardsen T, et al. Contraction pattern of the systemic right ventricle shift from longitudinal to circumferential shortening and absent global ventricular torsion. *J Am Coll Cardiol*. 2007;49:2450–2456.

[38] Ratnayaka K, Faranesh AZ, Hansen MS, et al. Real-time MRI-guided right heart catheterization in adults using passive catheters. *Eur Heart J*. 2013;34:380–389.

[39] Sengupta PP, Tajik AJ, Chandrasekaran K, Khandheria BK. Twist mechanics of the left ventricle: principles and application. *JACC Cardiovasc Imaging*. 2008;1:366–376.

[40] Shimada YJ, Shiota M, Siegel RJ, Shiota T. Accuracy of right ventricular volumes and function determined by three-dimensional echocardiography in comparison with magnetic resonance imaging: a meta-analysis study. *J Am Soc Echocardiogr*. 2010;23:943–953.

[41] Slieker MG, Fackoury C, Slorach C, et al. Echocardiographic assessment of cardiac function in pediatric survivors of anthracycline-treated childhood cancer. *Circ Cardiovasc Imaging*. 2019;12(12):e008869.

[42] van der Zwaan HB, Helbing WA, McGhie JS, et al. Clinical value of real-time three-dimensional echocardiography for right ventricular quantification in congenital heart disease: validation with cardiac magnetic resonance imaging. *J Am Soc Echocardiogr*. 2010;23:134–140.

[43] Vogel M, Schmidt MR, Kristiansen SB, et al. Validation of myocardial acceleration during isovolumic contraction as a novel noninvasive index of right ventricular contractility: comparison with ventricular pressure-volume relations in an animal model. *Circulation*. 2002;105:1693–1699.

第 5 章 先天性心脏病患者的心脏电机械不同步

Cardiac Electromechanical Dyssynchrony in Patients With Congenital Heart Disease

Alexander Van De Bruaene   Mark K. Friedberg   著

张佳琦   逄坤静   译

心脏再同步化治疗（cardiac resynchronization therapy，CRT）已成为治疗成人药物难治性心力衰竭（heart failure，HF）的主要方法，多项随机对照试验显示，CRT 可降低 HF 患者的住院率和死亡率。CRT 在治疗成人获得性 HF 中的成功促使其在儿童和成人先天性心脏病（adult congenital heart disease，ACHD）HF 患者中的探索。在 CHD 人群中，HF 通常是其残存心脏畸形"非自然"病程的最终结果，是住院治疗增加的原因，亦是目前该人群死亡的主要原因。欧洲 ACHD 工作组和 AHA/ACC 都认识到这一未被满足的临床需求，需要更多的研究来预防、识别和管理 CHD-HF，包括适当实施 CRT。

约 25% 的成人获得性 HF 患者伴有左束支传导阻滞（left bundle branch block，LBBB）和机械不同步。相比之下，只有 9% 的儿童和成人 CHD-HF 患者存在 LBBB 和心电图 QRS 波群持续时间＞ 120ms。这种差异可能反映 CHD 患者群体固有的解剖学和病理生理学的异质性，强调了针对 CHD 特定研究的必要性和 CRT 在 CHD 中的使用指南。

一、电机械不同步的病理生理学和 CRT 的基本原理

在正常心脏中，窦房结均匀激活心房并通过房室结传导后，心室电激活通过 His-Purkinje 系统迅速传播，导致心室内部和心室之间的电激活高度协调（心室之间的电延迟通常小于 70ms）。这使得心室同步机械收缩。去极化后，钙从肌浆网内流和结合所需的时间使电激活和心肌收缩之间又增加了短暂的 30ms 的延迟。正常心肌电激活与机械收缩同步，异常的电激活会导致机械收缩异常和心肌收缩力减低。区分电不同步和机械不同步很重要，电不同步是指心肌持续的、不均匀的电激活（经体表心电图诊断），机械不同步是指心房和心室不均匀的机械激活和收缩（经影像学诊断）。

机械不同步包括房室不同步、室间不同步和室内不同步。三者可以单独存在，也组合存在。区分由电传导延迟所致的特定区域机械不同步和心室功能不全所致的常见的非特异性、不均一和离散性机械收缩同样重要。在文献中，非特异性机械离散经常被称为"机械不同步"，但术语上的区别很重要，因为非特异性机械离散不是源于电传导延迟，CRT 对其无效。

电机械不同步 HF 的特点是扩张且功能不良的左心室，具有典型的 LBBB QRS 形态，体表心电图 QRS 持续时间＞ 150ms。室间隔的早期激活、变形（等容收缩期间）伴随早期拉伸，随后左心室侧壁的晚期激活（从而在收缩期间终止早期激活的室间隔的收缩和拉伸）（图 5-1）不仅导致左心室收缩不协调，而且导致局部心肌负荷、壁应力、血流

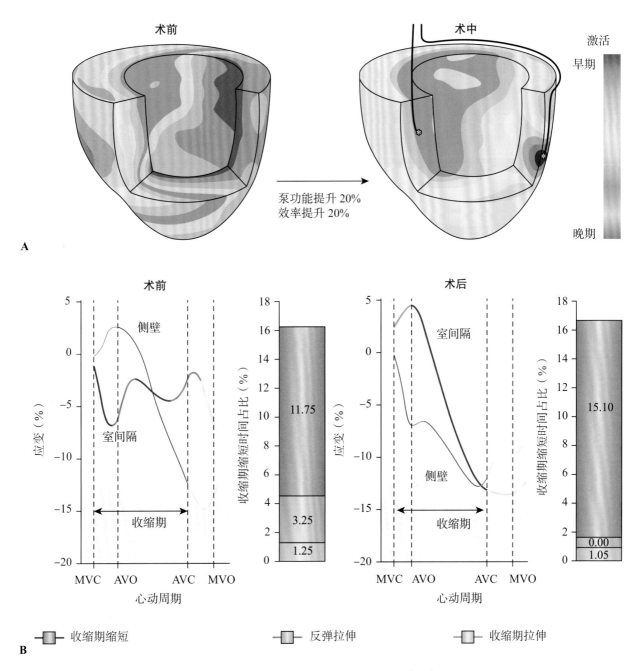

▲ 图 5-1　左束支传导阻滞（LBBB）心室不同步效率低下的机制

A. 显示心脏再同步化治疗（CRT）术前电激活，早期激活区（红色，室间隔）和晚期激活区（蓝色，左心室侧壁），CRT 术中两者同步；B. 为 CRT 术前各节段协调性较差和 CRT 术后协调性改善的应变曲线（引自 *Vernooy K, van Deursen CJ, Strik M, Prinzen FW. Strategies to improve cardiac resynchronization therapy. Nat Rev Cardiol. 2014;11:481-493.*）

量、耗氧量和葡萄糖代谢的显著差异，最终导致局部心肌重构。这些局部差异也表现在细胞和分子水平上，在许多其他分子异常中，钙通道表达和横管系统缺失存在局部差异。总之，这些因素降低了心脏泵功能和效率，而继发性变化进一步促进了不良心室重构、泵功能受损，甚至心律失常。

植入 CRT 装置可即刻纠正电激活，改善间隔和侧壁收缩协调性，从而提高心肌效率。当对 CRT 应答足够时，心肌效率的提高使得充盈压力不变的情况下，提高心脏每搏输出量、心输出量和心室压力上升率（d*P*/d*t*）。心肌短缩的重新分布及早期侧壁拉伸和间隔反弹拉伸的减少，是提高心肌和心室效率的关键因素。这些随着 CRT 激活而发生的急性变化可转化为长期获益，临床研究中有证据表明心室重构逆转，LBBB 诱导的细胞和分子水平的变化至少部分逆转，临床症状持续改善。然而一个长期存在的问题是，由于各种原因，相当一部分 HF 患者植入 CRT 装置无效（高达 30%）。此外，并非所有患者，包括 CHD 患者，都在 ECG 上表现出典型的 LBBB。此外，可能存在电不同步，而没有机械不同步的典型表现。这些因素使电机械不同步的诊断和 CRT 的实施复杂化，并可能导致对 CRT 应答降低。

二、CRT 在儿科和先天性心脏病中的应用

回顾儿童和 CHD 的所有 CRT 相关证据超出了本章的范围，但与成人获得性 HF 相比，目前还没有前瞻性随机对照试验评估 CRT 在儿童和（或）CHD 的应用。最近的一篇综述对单中心回顾性研究进行了总结。最大的多中心回顾性研究包括来自北美 22 家机构的 103 例患者和来自欧洲 17 家机构的 109 例患者。两项研究都报道了 CRT 装置植入后的良好结果：心室射血分数中位数分别增加了 13% 和 11.5%，QRS 持续时间分别减少了 40ms 和 30ms。对 CRT 无应答的比例为 11%～19%，低于成人 CRT 试验中常见的比例，但不良事件的发生率高达 10%～30%。最近一项成人 CHD 多中心回顾性研究也报道了类似结果。识别 CRT 应答的预测因素非常困难，尽管体循环左心室（双心室循环中）的存在和 QRS 波持续时间的缩短与心功能的改善有关。相反，CRT 装置植入前 NYHA 功能分级较低和 CRT 装置植入术后 QRS 波不变窄与 CRT 无应答相关。

尽管正在研究，目前仍然缺乏普遍接受的检测机械不同步、预测 CRT 应答的影像学标准。基于以上介绍的电机械不同步的原理，以及机械异常对电机械不同步诱发心力衰竭的病理生理学重要作用，机械不同步运动作为心室功能不全的一部分，利用影像学对其进行检测非常重要。在下文中，我们将讨论如何在不同的儿科和 CHD 中识别电机械不同步。如上所述，区分电传导和非电传导的机械不同步（即电机械不同步与非电性机械离散）是很重要的，因为只有电传导延迟导致的机械不同步才会对 CRT 有应答。

三、房室、室间和室内不同步

（一）房室不同步

最佳的房室延迟使心房完成舒张期心室充盈的作用，从而在心室收缩前获得最佳的心室前负荷。使用多普勒超声心动图可以很容易地通过评估舒张早期（E）和晚期（A）二尖瓣或三尖瓣流入峰进行评估（图 5-2 和图 5-3）。当 E 峰和 A 峰分离时，房室延迟最佳，A 峰终止发生在 QRS 开始和（或）二尖瓣关闭前约 40ms。当房室延迟过短时，心室充盈过早终止。当房室延迟过长时，心室收缩在心房收缩结束之前开始，可导致舒张期房室瓣反流。在儿童中，心动过速时可能存在 E 峰和 A 峰融合，影响房室不同步的评估。当心室充盈时间小于 RR 间期的 40% 时，应考虑房室不同步。房室同步性可能影响心输出量，尤其是 Fontan 循环患者。

（二）室间不同步

室间不同步是指左心室和右心室激活和收缩延迟，通过左心室和右心室流出道的脉冲波多普勒频谱测量左心室和右心室开始射血时的机械延迟来评估（图 5-4）。在成人中延迟时间 > 40ms 提示异常，对该延迟进行优化可改善 CRT 应答并降低成人获得性 HF 二尖瓣反流的严重程度。同样，利用组织多普勒速度成像，可以计算右心室基底部和左心室游离壁之间的延迟时间。

（三）室内不同步

超声心动图评估电机械不同步主要是室内不同步。基于机制研究（主要是针对 LBBB 或起搏引起的 LBBB 患者），并认识到不同步的基本问题与不同节段（通常是室间隔和侧壁或单心室中对应的节段）收缩而其他节段同时伸长有关，我们将回顾超声心动图评估非同步运动的 M 型、二维和组织多普勒成像（TDI），以及反映心室做功的参数。

1. M 型和二维超声心动图

胸骨旁长轴或短轴切面，M 型光标放置在间隔和左心室后壁可以提供收缩时间信息。比间隔后时间延迟更为重要的是预激期是否有间隔抖动，是否有间隔反弹伸长。间隔抖动是间隔在 QRS 复合波期间发生的一种急剧的向内运动（LBBB 中向左心室），通常可以通过视觉评估动态图像、M 型和应变成

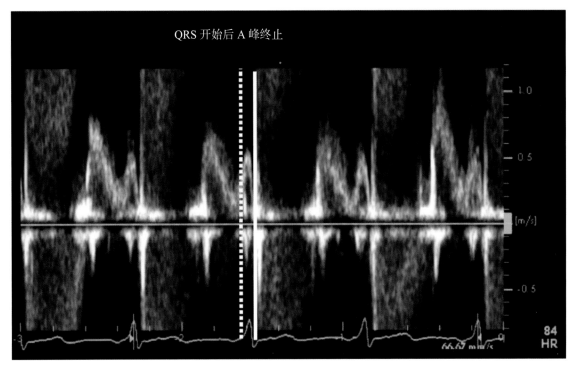

▲ 图 5–2　Fontan 循环患者的二尖瓣流入频谱显示 E 峰和 A 峰，以及心电图上 QRS 波。注意在 QRS 开始（白虚线）后 A 峰终止（白实线）

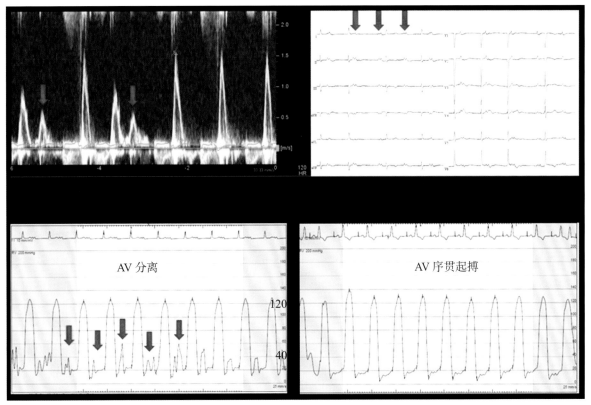

▲ 图 5–3　1 例 65 岁左心室双入口、大动脉转位、室间隔缺损和肺动脉瓣狭窄患者双向 Glenn 术后的二尖瓣流入频谱

注意体表心电图上存在完全房室（AV）传导阻滞，房室活动分离。这反映在二尖瓣流入频谱中，E 峰和 A 峰分离。在心导管检查中，明显表现为舒张期心房收缩时压力增加到 40mmHg。心室顺序起搏时，这些心房波消失，主动脉收缩压略有改善。心电图、超声心动图和压力图上的心房活动用红箭表示

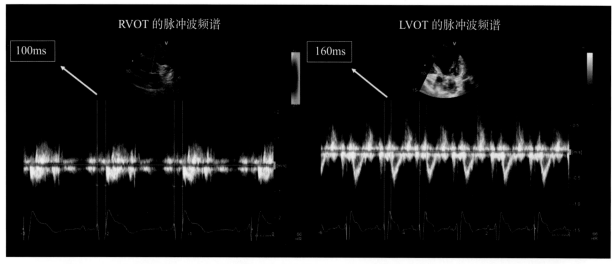

▲ 图 5-4　左心室流出道（LVOT）和右心室流出道（RVOT）的脉冲波频谱（PW）与心电图 QRS 波

室间隔延迟是左心室射血和右心室射血之间的延迟，可通过左心室流出道和右心室流出道的脉冲波频谱多普勒测量。计算从 QRS 波到前向血流的起始时间，其差值代表心室间延迟。在先天性心脏病患者群中，室间运动不同步的研究较少，但应该适用同样原则

像（图 5-5）来识别。间隔抖动和反弹伸长反映了等容积收缩时早期间隔的激活和变形。随后是左心室侧壁的晚期激活，这也可以通过 M 型超声看到（图 5-5）。在心尖四腔心切面，左心室功能时间和空间的不均衡使心尖在早期激活时被拉向间隔，在射血时被拉向侧壁，导致"心尖摆动"（图 5-6）。在儿童中，虽然间隔抖动和心尖摆动的患病率尚不清楚，但由于典型的 LBBB 并不常见，因此其也可能不太常见。在模拟 LBBB 病理生理学的右心室起搏儿童中，间隔抖动和心尖摆动是常见的。需要注意的是，扩张型心肌病患儿可能出现心尖摆动，这与室内电机械不同步无关，可能反映了不良的右心室 – 左心室相互作用和室间延迟。在这种情况下，左心室心尖摆动可能与预后不良有关，但不应作为 CRT 应答情况的预测指标。

2. 组织多普勒速度成像与应变成像（斑点追踪与彩色多普勒心肌成像）

近来已经有大量关于 TDI 和应变的多个不同步指标评估的研究。TDI 和应变成像在评估不同步时的主要优势是能够在以高帧频获取数据，并在同一心动周期中的多个节段进行测量。TDI 和应变通常用于测量各种基于时间的参数（有时称为射血时相指数），包括 QRS 波起始和室壁节段峰值速度 / 应变之间的时间延迟、节段间的最大延迟或峰值速度 / 应变的时间差异。常用的"非同步指数"表示

为从 12 个左心室节段（基底段和中段）测量的计算纵向速度达峰时间的标准差。虽然这些参数反映了机械离散和效率低下，但它们不一定反映电机械不同步。此外，当存在多个峰值或一个峰值不够清晰时，识别收缩期峰值运动可能非常困难。因此，虽然机械离散反映了机械效率低下，并与心律失常倾向有关，但这些参数不能成功预测 CRT 的应答情况。

近来其他一些研究表明，在评估患者是否适合 CRT 时，峰值应变时间可能更有用，因为测量应变可以克服测量组织运动和速度时的被动运动和活动受限的潜在问题。Miyazaki 等的研究表明，这些指标都不能准确预测 CRT 应答的结论并不奇怪，因为收缩应变峰值时间不仅取决于电传导，还取决于节段间复杂的机械相互作用、心肌收缩力和循环负荷条件。尽管如此，应变可以反映典型的电机械不同步模式，其特征是早期的间隔激活伴随侧壁伸长，随后是晚期侧壁收缩伴间隔收缩消失（图 5-1 和图 5-7）。这种典型的电机械不同步应变模式也被称为"经典模式不同步"。包括多中心前瞻性试验在内的几项研究中，TDI 指标提示泵功能（和对 CRT 应答的预测）取决于收缩的协调性，而不是收缩开始时间或达峰时间（离散）的区域差异。此外，在没有电不同步的情况下，机械不同步的存在可能不足以预测 CRT 应答情况。

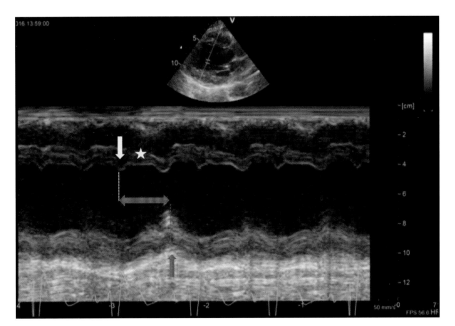

◀ 图 5-5　通过室间隔和后壁的 M 型超声提示存在间隔抖动［早期间隔激活（黄箭）］，随后是间隔反弹伸长（黄星号）。间隔后壁延迟（黄箭和红箭之间的时间）反映间隔早期激活与后壁和侧壁因激活较晚而发生晚期收缩之间的时间差

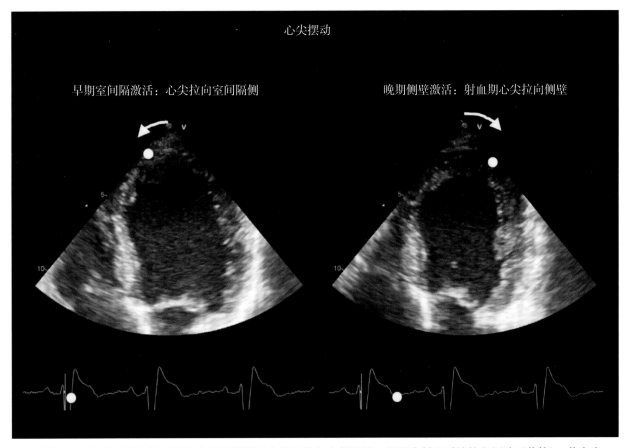

▲ 图 5-6　心尖四腔心切面显示在早期激活时心尖被拉向室间隔侧，然后在射血时被拉向侧壁（黄箭）。黄点表示心尖（二维超声图像上）和收缩期时间（心电图上）。这种运动称为心尖摆动

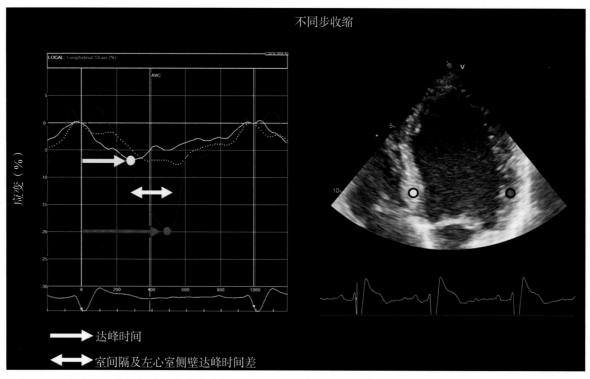

▲ 图 5-7　心尖四腔心切面和纵向应变分析，室间隔基底部（黄点和黄线）和左心室侧壁基底部（红点和红线）的感兴趣区域显示达峰时间（黄箭和红箭）。虽然达峰时间延迟可以用室间隔和左心室（LV）游离壁达峰时间差来测量，但显然这很难测量准确

近来在评估不同步性时，提出使用压力 - 应变环来估算有效做功（图 5-8）。其使用的主要原理是结合心室压力（有创或无创）和应变来测量有效做功产生的开始。压力 - 应变环反映了节段做功，尽管在电机械不同步或局部缺血的情况下，压力 - 应变环包围的区域可能减小，但环的形状完全不同。心肌在收缩期节段缩短或延长时所做的功分别被定义为有效做功和无效做功。这个定义在舒张期是相反的。与 CRT 无应答者相比，有应答者有效做功和无效做功均更高，这反映了 CRT 可再利用残余收缩力（有效做功）和浪费的能量（无效做功）。因此，压力 - 应变环可以识别残余心肌收缩力有限、CRT 改善可能性较小的患者。

3. 三维超声心动图

三维超声心动图可以获取完整的三维容积数据，然后将不同节段容积分割。正常心脏中，这些不同节段容积同时减小。在不同步心脏中，不同节段容积减至最小的时间标准差作为"不同步指数"。这种方法使用容积评估而不是直接评估心室壁机械力，可能进一步受到 3D 超声心动图较低帧频的限

制。尽管如此，在一些研究中，它已经被证明是一个有用的预测 CRT 应答的指标。结合纵向和环形不同步及残余收缩力的 3D 斑点追踪应变分析也可能是有用的。在实践中，我们不使用 3D 超声进行心脏不同步运动的评估，因为它更复杂、提供间接评估（当使用容积时）、帧频较低、无法直接探讨电机械不同步的典型病理生理学机制，并且有更多简单而有效的方法可用。

四、CRT 在双心室循环体循环左心室患者中的应用

（一）体循环左心室衰竭

在 Janousek 等的多中心研究中，CRT 术后获益最多的是由于起搏相关的不同步患者（图 5-9）。在同一项研究中，患有原发性心肌病的儿童更有可能无应答。尽管超声心动图经常观察到机械离散，但与 QRS 持续时间（电不同步）无关。这是因为在扩张型心肌病患儿中，虽然机械离散常见，并与心室效率减低有关，但 LBBB 并不常见，电机械不同步的典型机械模式仅在少数患者中出现。虽然绝大多

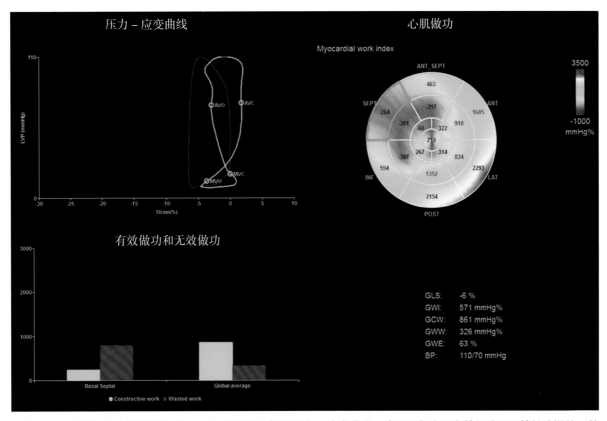

▲ 图 5–8　典型左束支传导阻滞（LBBB）患者的室间隔压力 – 应变曲线，牛眼图与心肌有效做功和无效做功评估（整体和室间隔基底部）。压力 – 应变曲线所覆盖的面积减小，表明室间隔心肌做功减少（牛眼图上的蓝色）。事实上，早期间隔激活是在压力上升时发生的，表明有效做功的产生。室间隔的"无效做功"可以通过使心室重新同步来恢复

数扩张型心肌病患儿不能从 CRT 中获益，但重要的是筛选少数"经典模式不同步"患者，因为这些患者可能从 CRT 中获益。值得注意的是，在这个群体中，经典模式不同步只发生在宽 QRS 波持续时间的情况下，而不一定是严格的 LBBB 模式。因此，不协调区域的心肌收缩（机械离散）可能源于异常的心室收缩力、负荷状况和节段间相互作用，这些都会导致心肌收缩开始和达峰时间的延迟。然而，至今大多数研究表明，CRT 只能治疗电传导延迟（以及继发的心室功能障碍）。也就是说，正如前面所强调的，CRT 只能通过纠正由电延迟引起的机械效率减低来发挥作用。

（二）右心室衰竭

右束支传导阻滞（right bundle branch block，RBBB）在 CHD 患者中很常见（＞90%），尤其是法洛四联症术后患者，可能是由于室间隔缺损（ventricular septal defect，VSD）修复（近端），右心室流出道修复（远端），既往手术造成的心肌损伤 / 瘢痕，以及慢性压力负荷和（或）容量负荷过大。人们已经认识到法洛四联症术后出现室壁运动异常和 RVOT 节段延迟收缩。Friedberg 等进一步阐明了法洛四联症术后患者导致与 RBBB 相关的右心室低效率的特定潜在心脏机械力学机制。这些患者通常表现为右侧室间隔抖动，早期心尖 – 室间隔激活并伴有预伸长，随后右心室基底段侧壁晚期收缩（和收缩后缩短）（图 5–10）。右心室电机械不同步模式与右心室重构和功能障碍、运动能力下降有关，甚至可能对右心室收缩功能和运动能力产生比严重肺动脉反流更大的影响。至于左心室，重要的是将这种特定的机械模式与其他离散模式区分开来，例如可能是由无收缩性的室间隔缺损补片和节段间相互作用引起（图 5–11）。Janousek 等基于早期通过右心室起搏或双心室起搏进行右心室再同步化的研究，发现 QRS 持续时间缩短、RBBB 消失，以及右心室机械同步、效率和右心室功能得到改善。不协调的心室收缩也与舒张期不同步和充盈时间的缩短有关，右心室再同步化治疗可改善右心室舒张期充

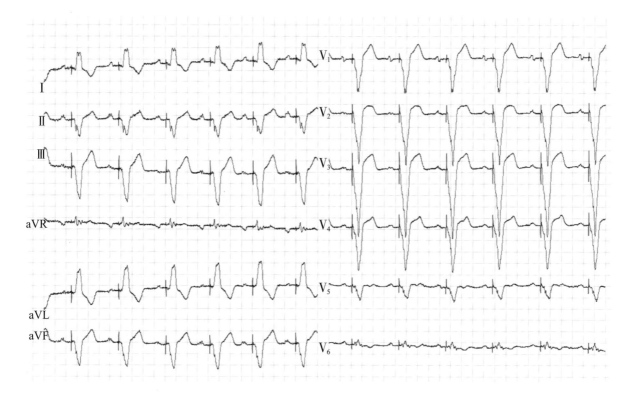

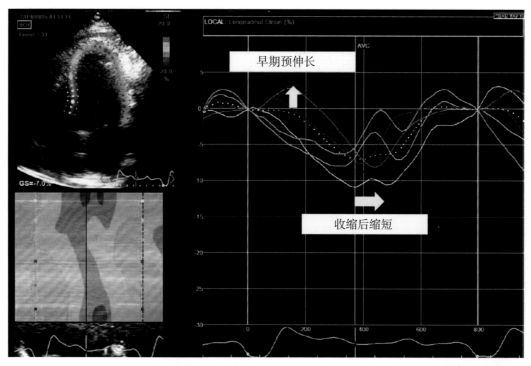

▲ 图 5-9　1 例法洛四联症术后使用双腔起搏器患者的心尖四腔心切面的左心室纵向应变分析

心室导联位于室间隔水平，随后心电图显示左束支传导阻滞（LBBB）（QRS 持续时间 220ms）。这导致了起搏器引起的不同步运动，可以通过心尖摆动直观地观察到，在纵向应变分析中也可以看到早期预伸长和晚期收缩，以及收缩后缩短

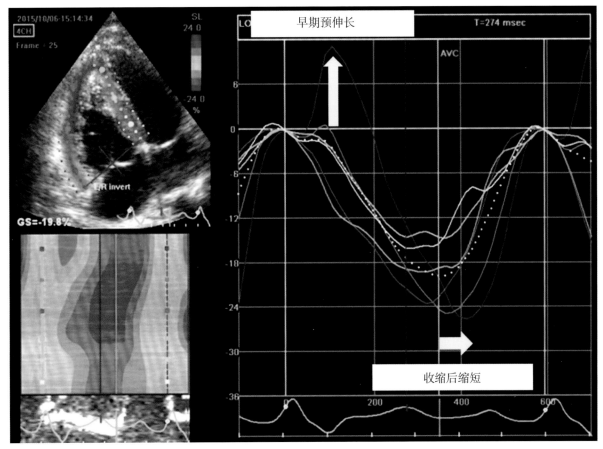

▲ 图 5-10　1 例法洛四联症术后患者的心尖四腔心切面的右心室纵向应变分析

心电图表现为典型的右束支传导阻滞（RBBB），QRS 波持续时间为 154ms。纵向应变分析显示早期心尖 - 间隔预伸长，晚期侧壁收缩和收缩后右心室基底游离壁缩短。这是典型左束支传导阻滞（LBBB）引起的左心室不同步的镜像表现

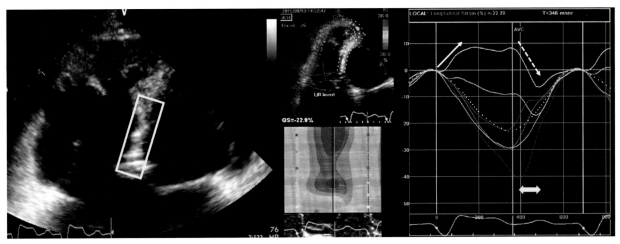

▲ 图 5-11　法洛四联症室间隔缺损（VSD）补片（黄框）修补后患者的心尖四腔心切面的右心室纵向应变分析

从应变分析来看，收缩期时基底段至中间段室间隔延长（白实箭），随后是收缩期后缩短（白虚箭），导致节段之间的机械离散（黄箭）。这些心室机械力学改变可归因于室间隔缺损补片及伴随的由邻近节段的收缩引起的伸长和缩短。尽管这会导致心室收缩效率低下，但心脏再同步化治疗（CRT）不应用于改善这种心脏机械效率减低

盈时间。值得注意的是，法洛四联症术后不同步并不局限于右心室。有研究表明，左心室不同步可能由右心室 – 左心室延迟和心室 – 心室相互作用引起，因为它可能与室间隔运动异常、肺动脉瓣反流严重程度和右心室容积有关。

五、CRT 在双心室循环体循环右心室患者中的应用

心室功能障碍和心力衰竭常见于双心室循环中体循环右心室患者（先天性矫正性大动脉转位患者和完全性大动脉转位心房调转术后患者）。鉴于电机械不同步可能至少部分与心室功能障碍有关，并且大量患者需要起搏器治疗（这反过来可能进一步损害心室功能），CRT 可能对这些患者群体有益。尽管规模较小和较大的回顾性研究均表明具有潜在获益，但与体循环左心室患者相比，总体临床改善有限。体循环右心室患者心脏机械力学的研究很少。Chow 等研究了与右心室容积、射血分数和运动能力测量相关的室间和室内机械延迟。同样，与右心室功能障碍相关的体循环右心室中的经典模式不同步已在这些患者中得到证实，因此有可能使用 CRT 进行治疗（图 5–12）。在存在电传导延迟的情况下，当体循环右心室存在电机械不同步的机械模式时，我们会提倡对这些患者进行 CRT 治疗。然而，广泛的心肌重构和纤维化可能会限制 CRT 在这些病例中的潜在获益。尽管目前这一人群中几乎没有文献可以帮助解决这个问题，但通过磁共振成像量化心肌瘢痕和分析应变 – 压力环有效做功可能有益，需要进一步研究（图 5–8）。

六、CRT 在单心室患者中的应用

在单心室生理和 Fontan 循环的非发绀患者中，经典模式不同步定义为对应室壁的典型早期和晚期变形，但仅在少数患者中存在。这在具有两个较大心室的 Fontan 患者中最常见，并与较长 QRS 持续时间、较低射血分数和较低整体纵向应变值有关。其他使用二维或三维散斑点追踪的研究发现机械离散增加与反映心室效率低下的低射血分数和低纵向应变值相关。慢性单部位起搏与单心室患者的高发病率和死亡率有关。双部位起搏（CRT）是否能改善长期预后仍有待评估，特别是对于单部位起搏患者。

七、先天性心脏病患者 CRT 的选择

CHD 患者中心力衰竭发病率的增加是一个迅速增长的问题。很明显，CHD 患者可以合并电机械不同步，甚至在某些畸形中很常见，并且与心室功能、运动能力和临床结果恶化有关。因此，在心室功能不全和心力衰竭患者中，机械不同步的评估很重要，可能有助于预测 CRT 应答情况。使用本章描述的机械不同步的特征，应评估区分传导延迟相关的电机械不同步（即使是非典型模式）与心室收缩力异常（没有任何可再利用的无效做功）、瘢痕区域（如大的室间隔缺损补片）和（或）异常负荷状况导致的机械离散。这样，就可以在电不同步导致机械不同步和心脏泵功能低下的患者中适当地使用 CRT，而对预期不会获益的患者可避免使用 CRT。

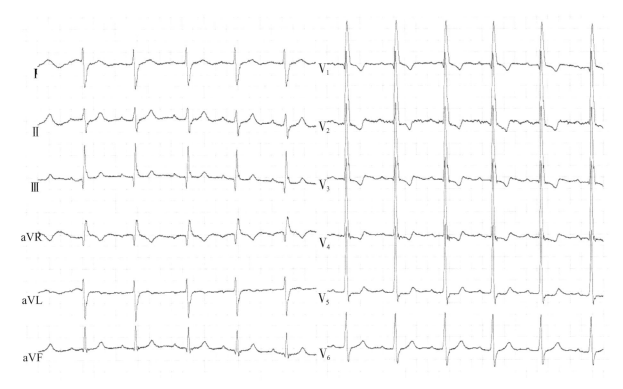

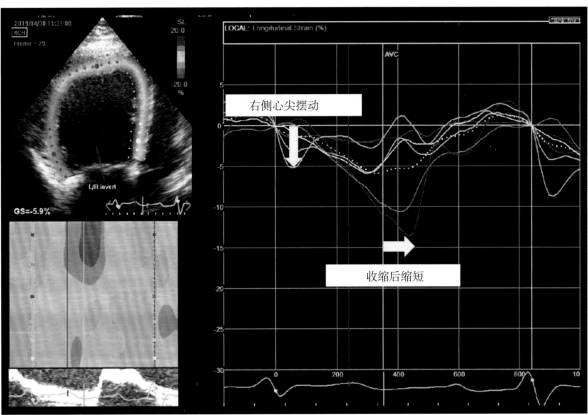

▲ 图 5-12 **1 例完全性大动脉转位心房调转（Senning）术后患者的心尖四腔心切面的右心室纵向应变分析**

心电图显示右心室肥厚，QRS 波持续时间为 134ms。纵向应变分析显示电机械不同步的迹象，伴有右侧心尖摆动和晚期侧壁收缩伴收缩后缩短。虽然广泛的心肌重构和纤维化（有效做功较低）可能限制心脏再同步化治疗（CRT）的潜在有益效果，但该患者可能在心脏再同步化治疗后获益，评估心肌有效做功可能有帮助

参考文献

[1] Marelli AJ, Ionescu-Ittu R, Mackie AS, Guo L, Dendukuri N, Kaouache M. Lifetime prevalence of congenital heart disease in the general population from 2000 to 2010. *Circulation*. 2014;130: 749–756.

[2] Stout KK, Broberg CS, Book WM, et al. Chronic heart failure in congenital heart disease: a scientific statement from the American Heart Association. *Circulation*. 2016;133:770–801.

[3] Diller GP, Kempny A, Alonso-Gonzalez R, et al. Survival prospects and circumstances of death in contemporary adult congenital heart disease patients under follow-up at a large tertiary centre. *Circulation*. 2015;132:2118–2125.

[4] Budts W, Roos-Hesselink J, Rädle-Hurst T, et al. Treatment of heart failure in adult congenital heart disease: a position paper of the Working Group of Grown-Up Congenital Heart Disease and the Heart Failure Association of the European Society of Cardiology. *Eur Heart J*. 2016;37:1419–1427.

[5] Stout KK, Daniels CJ, Aboulhosn JA, et al. 2018 AHA/ACC guideline for the management of adults with congenital heart disease: executive summary. A report of the American College of Cardiology/American Heart Association task force on clinical practice guidelines. *J Am Coll Cardiol*. 2019;73:1494–1563.

[6] Abraham WT, Fisher WG, Smith AL, et al. Cardiac resynchronization in chronic heart failure. *N Engl J Med*. 2002;346:1845–1853.

[7] Cazeau S, Leclercq C, Lavergne T, et al. Effects of multisite biventricular pacing in patients with heart failure and intraventricular conduction delay. *N Engl J Med*. 2001;344:873–880.

[8] Cleland JG, Daubert JC, Erdmann E, et al. The effect of cardiac resynchronization on morbidity and mortality in heart failure. *N Engl J Med*. 2005;352:1539–1549.

[9] Yancy CW, Jessup M, Bozkurt B, et al. 2017 ACC/AHA/HFSA focused update of the 2013 ACCF/AHA guideline for the management of heart failure: a report of the American College of Cardiology/American Heart Association task force on clinical practice guidelines and the Heart Failure Society of America. *J Am Coll Cardiol*. 2017;70:776–803.

[10] Bristow MR, Saxon LA, Boehmer J, et al. Cardiac-resynchronization therapy with or without an implantable defibrillator in advanced chronic heart failure. *N Engl J Med*. 2004;350:2140–2150.

[11] Motonaga KS, Dubin AM. Cardiac resynchronization therapy for pediatric patients with heart failure and congenital heart disease: a reappraisal of results. *Circulation*. 2014;129:1879–1891.

[12] Kirn B, Jansen A, Bracke F, van Gelder B, Arts T, Prinzen FW. Mechanical discoordination rather than dyssynchrony predicts reverse remodeling upon cardiac resynchronization. *Am J Physiol Heart Circ Physiol*. 2008;295:H640–H646.

[13] Moss AJ, Hall WJ, Cannom DS, et al. Cardiac-resynchronization therapy for the prevention of heart-failure events. *N Engl J Med*. 2009;361:1329–1338.

[14] Nguyên UC, Verzaal NJ, van Nieuwenhoven FA, Vernooy K, Prinzen FW. Pathobiology of cardiac dyssynchrony and resynchronization therapy. *Europace*. 2018;20:1898–1909.

[15] Aiba T, Hesketh GG, Barth AS, et al. Electrophysiological consequences of dyssynchronous heart failure and its restoration by resynchronization therapy. *Circulation*. 2009;119:1220–1230.

[16] Sachse FB, Torres NS, Savio-Galimberti E, et al. Subcellular structures and function of myocytes impaired during heart failure are restored by cardiac resynchronization therapy. *Circ Res*. 2012;110:588–597.

[17] Kirk JA, Kass DA. Electromechanical dyssynchrony and resynchronization of the failing heart. *Circ Res*. 2013;113:765–776.

[18] Vernooy K, van Deursen CJ, Strik M, Prinzen FW. Strategies to improve cardiac resynchronization therapy. *Nat Rev Cardiol*. 2014;11:481–493.

[19] De Boeck BW, Teske AJ, Meine M, et al. Septal rebound stretch reflects the functional substrate to cardiac resynchronization therapy and predicts volumetric and neurohormonal response. *Eur J Heart Fail*. 2009;11:863–871.

[20] Prinzen FW, Vernooy K, De Boeck BW, DeBoeck BW, Delhaas T. Mechano-energetics of the asynchronous and resynchronized heart. *Heart Fail Rev*. 2011;16:215–224.

[21] Mills RW, Cornelussen RN, Mulligan LJ, et al. Left ventricular septal and left ventricular apical pacing chronically maintain cardiac contractile coordination, pump function and efficiency. *Circ Arrhythm Electrophysiol*. 2009;2:571–579.

[22] Duchenne J, Turco A, Ünlü S, et al. Left ventricular remodeling results in homogenization of myocardial work distribution. *Circ Arrhythm Electrophysiol*. 2019;12:e007224.

[23] Linde C, Gold MR, Abraham WT, et al. Long-term impact of cardiac resynchronization therapy in mild heart failure: 5-year results from the REsynchronization reVErses Remodeling in Systolic left vEntricular dysfunction (REVERSE) study. *Eur Heart J*. 2013;34:2592–2599.

[24] Prinzen FW, Auricchio A. The "missing" link between acute hemodynamic effect and clinical response. *J Cardiovasc Transl Res*. 2012;5:188–195.

[25] Mullens W, Tang WH. Optimizing cardiac resynchronization therapy in advanced heart failure. *Congest Heart Fail*. 2011;17:147–151.

[26] Dubin AM, Janousek J, Rhee E, et al. Resynchronization therapy in pediatric and congenital heart disease patients: an international multicenter study. *J Am Coll Cardiol*. 2005;46:2277–2283.

[27] Janousek J, Gebauer RA, Abdul-Khaliq H, et al. Cardiac resynchronisation therapy in paediatric and congenital heart disease: differential effects in various anatomical and functional substrates. *Heart*. 2009;95:1165–1171.

[28] Koyak Z, de Groot JR, Krimly A, et al. Cardiac resynchronization therapy in adults with congenital heart disease. *Europace*. 2018;20:315–322.

[29] Gorcsan J, Abraham T, Agler DA, et al. Echocardiography for cardiac resynchronization therapy: recommendations for performance and reporting–a report from the American Society of Echocardiography dyssynchrony Writing Group endorsed by the Heart Rhythm Society. *J Am Soc Echocardiogr*. 2008;21:191–213.

[30] Friedberg MK. Echocardiography for assessment of mechanical dyssynchrony in children: the search must go on. *J Am Soc Echocardiogr*. 2013;26:160–164.

[31] Friedberg MK, Mertens L. Echocardiographic assessment of ventricular synchrony in congenital and acquired heart disease in children. *Echocardiography*. 2013;30:460–471.

[32] Sogaard P, Egeblad H, Pedersen AK, et al. Sequential versus simultaneous biventricular resynchronization for severe heart failure: evaluation by tissue Doppler imaging. *Circulation*. 2002;106:2078–2084.

[33] Bordachar P, Garrigue S, Reuter S, et al. Hemodynamic assessment of right, left, and biventricular pacing by peak endocardial acceleration and echocardiography in patients with end-stage heart failure. *Pacing Clin Electrophysiol*. 2000;23:1726–1730.

[34] Stankovic I, Prinz C, Ciarka A, et al. Relationship of visually assessed apical rocking and septal flash to response and long-term survival following cardiac resynchronization therapy (PREDICT-CRT). *Eur Heart J Cardiovasc Imaging*. 2016;17:262–269.

[35] Szulik M, Tillekaerts M, Vangeel V, et al. Assessment of apical rocking: a new, integrative approach for selection of candidates for cardiac resynchronization therapy. *Eur J Echocardiogr*. 2010;11:863–869.

[36] Hui W, Slorach C, Friedberg MK. Apical transverse motion is associated with interventricular mechanical delay and decreased left ventricular function in children with dilated cardiomyopathy. *J Am Soc Echocardiogr*. 2018;31:943–950.

[37] Yu CM, Fung WH, Lin H, Zhang Q, Sanderson JE, Lau CP. Predictors of left ventricular reverse remodeling after cardiac

resynchronization therapy for heart failure secondary to idiopathic dilated or ischemic cardiomyopathy. *Am J Cardiol*. 2003;91: 684–688.

[38] Smiseth OA, Russell K, Skulstad H. The role of echocardiography in quantification of left ventricular dyssynchrony: state of the art and future directions. *Eur Heart J Cardiovasc Imaging*. 2012;13:61–68.

[39] Lumens J, Leenders GE, Cramer MJ, et al. Mechanistic evaluation of echocardiographic dyssynchrony indices: patient data combined with multiscale computer simulations. *Circ Cardiovasc Imaging*. 2012;5:491–499.

[40] Kvisvik B, Aagaard EN, Mørkrid L, et al. Mechanical dispersion as a marker of left ventricular dysfunction and prognosis in stable coronary artery disease. *Int J Cardiovasc Imaging*. 2019;35: 1265–1275.

[41] Sarvari SI, Haugaa KH, Anfinsen OG, et al. Right ventricular mechanical dispersion is related to malignant arrhythmias: a study of patients with arrhythmogenic right ventricular cardiomyopathy and subclinical right ventricular dysfunction. *Eur Heart J*. 2011;32:1089–1096.

[42] Chung ES, Leon AR, Tavazzi L, et al. Results of the predictors of response to CRT (PROSPECT) trial. *Circulation*. 2008;117: 2608–2616.

[43] Gorcsan J, Oyenuga O, Habib PJ, et al. Relationship of echocardiographic dyssynchrony to long-term survival after cardiac resynchronization therapy. *Circulation*. 2010;122:1910–1918.

[44] Tanaka H, Nesser HJ, Buck T, et al. Dyssynchrony by speckle-tracking echocardiography and response to cardiac resynchronization therapy: results of the Speckle Tracking and Resynchronization (STAR) study. *Eur Heart J*. 2010;31:1690–1700.

[45] Miyazaki C, Redfield MM, Powell BD, et al. Dyssynchrony indices to predict response to cardiac resynchronization therapy: a comprehensive prospective single-center study. *Circ Heart Fail*. 2010;3:565–573.

[46] Risum N, Jons C, Olsen NT, et al. Simple regional strain pattern analysis to predict response to cardiac resynchronization therapy: rationale, initial results, and advantages. *Am Heart J*. 2012;163:697–704.

[47] Russell K, Eriksen M, Aaberge L, et al. A novel clinical method for quantification of regional left ventricular pressure-strain loop area: a non-invasive index of myocardial work. *Eur Heart J*. 2012;33: 724–733.

[48] Galli E, Hubert A, Le Rolle V, et al. Myocardial constructive work and cardiac mortality in resynchronization therapy candidates. *Am Heart J*. 2019;212:53–63.

[49] Kleijn SA, Aly MF, Knol DL, et al. A meta-analysis of left ventricular dyssynchrony assessment and prediction of response to cardiac resynchronization therapy by three-dimensional echocardiography. *Eur Heart J Cardiovasc Imaging*. 2012;13: 763–775.

[50] Tanaka H, Hara H, Adelstein EC, Schwartzman D, Saba S, Gorcsan J. Comparative mechanical activation mapping of RV pacing to LBBB by 2D and 3D speckle tracking and association with response to resynchronization therapy. *JACC Cardiovasc Imaging*. 2010;3:461–471.

[51] Tatsumi K, Tanaka H, Tsuji T, et al. Strain dyssynchrony index determined by three-dimensional speckle area tracking can predict response to cardiac resynchronization therapy. *Cardiovasc Ultrasound*. 2011;9:11.

[52] Friedberg MK, Silverman NH, Dubin AM, Rosenthal DN. Mechanical dyssynchrony in children with systolic dys-function secondary to cardiomyopathy: a Doppler tissue and vector velocity imaging study. *J Am Soc Echocardiogr*. 2007;20:756–763.

[53] Friedberg MK, Silverman NH, Dubin AM, Rosenthal DN. Right ventricular mechanical dyssynchrony in children with hypoplastic left heart syndrome. *J Am Soc Echocardiogr*. 2007;20:1073–1079.

[54] Friedberg MK, Roche SL, Balasingam M, et al. Evaluation of mechanical dyssynchrony in children with idiopathic dilated cardiomyopathy and associated clinical outcomes. *Am J Cardiol*. 2008;101:1191–1195.

[55] Forsha D, Slorach C, Chen CK, et al. Patterns of mechanical inefficiency in pediatric dilated cardiomyopathy and their relation to left ventricular function and clinical outcomes. *J Am Soc Echocardiogr*. 2016;29:226–236.

[56] Friedberg MK, Slorach C. Relation between left ventricular regional radial function and radial wall motion abnormalities using two-dimensional speckle tracking in children with idiopathic dilated cardiomyopathy. *Am J Cardiol*. 2008;102:335–339.

[57] Forsha D, Slorach C, Chen CK, et al. Classic-pattern dyssynchrony and electrical activation delays in pediatric dilated cardiomyopathy. *J Am Soc Echocardiogr*. 2014;27:956–964.

[58] Uebing A, Gibson DG, Babu-Narayan SV, et al. Right ventricular mechanics and QRS duration in patients with repaired tetralogy of Fallot: implications of infundibular disease. *Circulation*. 2007;116:1532–1539.

[59] Vogel M, Sponring J, Cullen S, Deanfield JE, Redington AN. Regional wall motion and abnormalities of electrical depolarization and repolarization in patients after surgical repair of tetralogy of Fallot. *Circulation*. 2001;103:1669–1673.

[60] Vogel M, Derrick G, White PA, et al. Systemic ventricular function in patients with transposition of the great arteries after atrial repair: a tissue Doppler and conductance catheter study. *J Am Coll Cardiol*. 2004;43:100–106.

[61] Hui W, Slorach C, Dragulescu A, Mertens L, Bijnens B, Friedberg MK. Mechanisms of right ventricular electromechanical dyssynchrony and mechanical inefficiency in children after repair of tetralogy of fallot. *Circ Cardiovasc Imaging*. 2014;7:610–618.

[62] Yim D, Hui W, Larios G, et al. Quantification of right ventricular electromechanical dyssynchrony in relation to right ventricular function and clinical outcomes in children with repaired tetralogy of fallot. *J Am Soc Echocardiogr*. 2018;31:822–830.

[63] Friedberg MK, Fernandes FP, Roche SL, et al. Relation of right ventricular mechanics to exercise tolerance in children after tetralogy of Fallot repair. *Am Heart J*. 2013;165:551–557.

[64] Lumens J, Fan CS, Walmsley J, et al. Relative impact of right ventricular electromechanical dyssynchrony versus pulmonary regurgitation on right ventricular dysfunction and exercise intolerance in patients after repair of tetralogy of fallot. *J Am Heart Assoc*. 2019;8:e010903.

[65] Dubin AM, Feinstein JA, Reddy VM, Hanley FL, Van Hare GF, Rosenthal DN. Electrical resynchronization: a novel therapy for the failing right ventricle. *Circulation*. 2003;107:2287–2289.

[66] Janousek J, Vojtovic P, Hucín B, et al. Resynchronization pacing is a useful adjunct to the management of acute heart failure after surgery for congenital heart defects. *Am J Cardiol*. 2001;88: 145–152.

[67] Plymen CM, Finlay M, Tsang V, et al. Haemodynamic consequences of targeted single-and dual-site right ventricular pacing in adults with congenital heart disease undergoing surgical pulmonary valve replacement. *Europace*. 2015;17:274–280.

[68] Thambo JB, Dos Santos P, De Guillebon M, et al. Biventricular stimulation improves right and left ventricular function after tetralogy of Fallot repair: acute animal and clinical studies. *Heart Rhythm*. 2010;7:344–350.

[69] Thambo JB, De Guillebon M, Dos Santos P, et al. Electrical dyssynchrony and resynchronization in tetralogy of Fallot. *Heart Rhythm*. 2011;8:909–914.

[70] Janoušk J, Kovanda J, Ložk M, et al. Pulmonary right ventricular resynchronization in congenital heart disease: acute improvement in right ventricular mechanics and contraction efficiency. *Circ Cardiovasc Imaging*. 2017;10. doi:10.1161/CIRCIMAGING.117.006424.

[71] Ortega M, Triedman JK, Geva T, Harrild DM. Relation of left ventricular dyssynchrony measured by cardiac magnetic resonance tissue tracking in repaired tetralogy of fallot to ventricular tachycardia and death. *Am J Cardiol*. 2011;107:1535–1540.

[72] Abd El Rahman MY, Hui W, Dsebissowa F, et al. Quantitative analysis of paradoxical interventricular septal motion following corrective surgery of tetralogy of fallot. *Pediatr Cardiol*. 2005;26:379–384.

[73] Cheung EW, Liang XC, Lam WW, Cheung YF. Impact of right ventricular dilation on left ventricular myocardial deformation in patients after surgical repair of tetralogy of fallot. *Am J Cardiol.* 2009;104:1264–1270.

[74] Liang XC, Cheung EW, Wong SJ, Cheung YF. Impact of right ventricular volume overload on three-dimensional global left ventricular mechanical dyssynchrony after surgical repair of tetralogy of Fallot. *Am J Cardiol.* 2008;102:1731–1736.

[75] Van De Bruaene A, Hickey EJ, Kovacs AH, et al. Phenotype, management and predictors of outcome in a large cohort of adult congenital heart disease patients with heart failure. *Int J Cardiol.* 2018;252:80–87.

[76] Van De Bruaene A, Toh N, Hickey EJ, et al. Pulmonary hypertension in patients with a subaortic right ventricle: prevalence, impact and management. *Heart.* 2019;105:1471–1478.

[77] Diller GP, Okonko D, Uebing A, Ho SY, Gatzoulis MA. Cardiac resynchronization therapy for adult congenital heart disease patients with a systemic right ventricle: analysis of feasibility and review of early experience. *Europace.* 2006;8:267–272.

[78] Janousek J, Tomek V, ChaloupeckýVA, et al. Cardiac resynchronization therapy: a novel adjunct to the treatment and prevention of systemic right ventricular failure. *J Am Coll Cardiol.* 2004;44:1927–1931.

[79] Chow PC, Liang XC, Lam WW, Cheung EW, Wong KT, Cheung YF. Mechanical right ventricular dyssynchrony in patients after atrial switch operation for transposition of the great arteries. *Am J Cardiol.* 2008;101:874–881.

[80] Forsha D, Risum N, Smith PB, et al. Frequent activation delay-induced mechanical dyssynchrony and dysfunction in the systemic right ventricle. *J Am Soc Echocardiogr.* 2016;29:1074–1083.

[81] Röner A, Khalapyan T, Dalen H, McElhinney DB, Friedberg MK, Lui GK. Classic-pattern dyssynchrony in adolescents and adults with a Fontan circulation. *J Am Soc Echocardiogr.* 2018;31: 211–219.

[82] Moiduddin N, Texter KM, Zaidi AN, et al. Two-dimensional speckle strain and dyssynchrony in single left ventricles vs. normal left ventricles. *Congenit Heart Dis.* 2010;5:579–586.

[83] Moiduddin N, Texter KM, Zaidi AN, et al. Two-dimensional speckle strain and dyssynchrony in single right ventricles versus normal right ventricles. *J Am Soc Echocardiogr.* 2010;23:673–679.

[84] Ho PK, Lai CT, Wong SJ, Cheung YF. Three-dimensional mechanical dyssynchrony and myocardial deformation of the left ventricle in patients with tricuspid atresia after Fontan procedure. *J Am Soc Echocardiogr.* 2012;25:393–400.

[85] O'Leary ET, Gauvreau K, Alexander ME, et al. Dual-site ventricular pacing in patients with Fontan physiology and heart block: does it mitigate the detrimental effects of single-site ventricular pacing? *JACC Clin Electrophysiol.* 2018;4:1289–1297.

第6章　肺静脉和体静脉连接异常
Anomalies of the Pulmonary and Systemic Venous Connections

Heather M. Anderson　Norman H. Silverman　Naser M. Ammash　Frank Cetta　著

俞 劲 石 卓 译

一、肺静脉连接异常

（一）介绍、命名和胚胎发生

和肺静脉连接相关的畸形是罕见的，占先天性心脏病的 0.5%～1.5%。这些肺静脉畸形连接通常被分为两个主要亚组：完全型肺静脉异位连接（total anomalous pulmonary venous connection，TAPVC）和部分型肺静脉异位连接（partial anomalous pulmonary venous connection，PAPVC）。TAPVC 是指来自两个肺的所有肺静脉均没有正常连接至左心房，而是与胸腔或腹腔的体静脉连接或直接连接右心房。除了极少数的情况外，TAPVC 患者必须依赖房间隔缺损（atrial septal defect，ASD）或卵圆孔未闭（patent foramen ovale，PFO）来维持生命。PAPVC 是指一条或数条肺静脉连接异常，但至少有一条肺静脉正常连接至左心房，异常连接的肺静脉与体静脉或右心房有多种连接方式。大多数 PAPVC 患者都有 ASD。

TAPVC 和 PAPVC 之间存在着重要的临床差异。TAPVC 患者通常在早期就出现发绀（这是由于体静脉和肺静脉血液混合）和继发于肺静脉梗阻的重度肺动脉高压。当 TAPVC 不存在肺静脉梗阻时，患者表现为心房水平较大分流。PAPVC 患者在儿童期通常无症状，可在成年时偶然发现，或出现类似 ASD 的体征和症状。细致的多切面超声心动图评估对于明确肺静脉连接是否正常是至关重要的。如果不能识别出所有的肺静脉，就必须彻底地寻找

肺静脉的连接。如果经胸超声心动图（transthoracic echocardiography，TTE）不能诊断，必须使用其他方式，如经食管超声心动图（transesophageal echocardiography，TEE）、计算机断层扫描、磁共振成像等，或者较少情况下使用心导管检查。

正常情况下，有 2 条右侧和 2 条左侧肺静脉。虽然正常右肺有 3 个肺叶，但右中和右上肺静脉通常在进入左心房前汇合。正常肺静脉解剖中最常见的变异是左肺或右肺只发出一条肺静脉（左侧更常见）。Healey 在 1952 年文献中提出，这一现象发生于约 24% 的解剖标本中。在胚胎发生早期，部分内脏静脉丛形成肺血管床，与脐卵黄囊静脉、总主静脉系统连接。肺血管床在早期发育时与心脏并不相连，最后左心房顶部外翻突起与肺实质间静脉相连接形成"肺总静脉"。肺总静脉也称为肺静脉总汇，在妊娠的第 1 个月内就完全融入左心房。一旦与心脏建立连接，原来与内脏静脉丛相连接的原始肺静脉就会退化。所有肺静脉连接的异常都可以根据来自内脏静脉丛的肺静脉的原始发育情况来解释（图 6-1）。

应在解剖上准确区分肺静脉的"连接"和"引流"。虽然肺静脉可以正常"连接"到左心房，但如果存在房间隔错位（图 6-2）或 ASD，肺静脉血流实际上可能会通过房间隔缺损"引流"到右心房。因此，超声心动图医师在与外科医师沟通时应谨慎使用该术语。

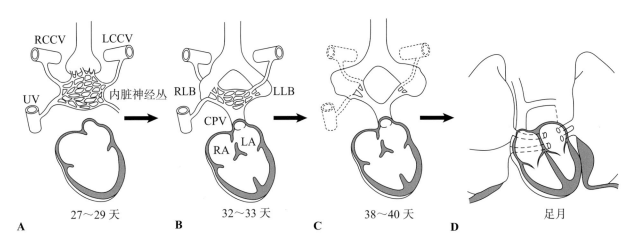

▲ 图 6-1　来自内脏静脉丛的肺静脉的胚胎发育

A. 肺芽与内脏静脉丛相连，与心脏无连接。B. 在发育后期，肺总静脉（CPV）从左心房（LA）外翻突起并连接到肺静脉丛。此时肺静脉与内脏静脉丛、心脏均相连。C. 与内脏静脉丛的连接消失。D. 最后，肺总静脉已完全并入 LA，并且每支肺静脉与 LA 相连。LCCV. 左总主静脉；RCCV. 右总主静脉；UV. 脐卵黄囊静脉；LLB. 左肺芽；RLB. 右肺芽（引自 *Geva T, Van Praagh S. Anomalies of the pulmonary veins. In: Allen HD, Gutgesell HP, Clark EB, Driscoll DJ, eds. Moss and Adams' Heart Disease in Infants, Children and Adolescents. 6th ed. Philadelphia, PA: Lippincott Williams & Wilkins; 2001:736-772.* 最初经许可改编自 *R. C. Anderson* 的研究）

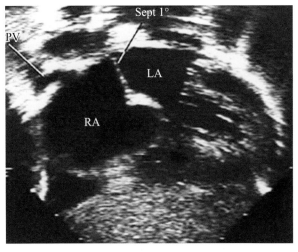

▲ 图 6-2　房间隔错位

肋下冠状切面（四腔心切面）显示右上肺静脉（PV）与左心房（LA）的正常"连接"。然而，由于原发性房间隔错位（Sept 1°），该静脉被"引流"至房间隔的右心房（RA）侧

（二）肺静脉连接的经胸超声心动图成像

准确描绘肺静脉与左心房的连接需要从多个成像窗口进行清晰的二维成像。需要彩色和频谱多普勒成像来显示每根肺静脉到左心房的血流。肺静脉的流速通常较低，因此需要调整频谱和彩色多普勒设置以显示血流。如果显示右心容量负荷过重，尤其是在没有观察到心房水平的分流时，应怀疑 APVC。对于新生儿，如果左心房减小，应怀疑 TAPVC。

1. 剑突下四腔心切面和剑突下两房心切面

肋下冠状（四腔心）和矢状切面可显示肺静脉连接的精确图像，尤其是在婴儿中。由于声波平面垂直于房间隔，所以这些切面在评估房间隔时也同样很有用。通常，静脉窦缺损可以从肋下矢状切面进行充分评估，无须其他影像学检查。肋下两房心切面向右偏转可从前到后观察上腔静脉（superior vena cava, SVC）、右上肺静脉（right upper pulmonary vein, RUPV）和右肺动脉（right pulmonary artery, RPA）（图 6-3A）。当将探头旋转 90°（逆时针方向）回到冠状切面时，SVC 将不再可见，但可以评估右下肺静脉（right lower pulmonary vein, RLPV）（图 6-3B）。肋下冠状切面可评估冠状静脉窦，冠状静脉窦扩张可能提示肺静脉异位连接。

2. 胸骨旁长轴和短轴切面

胸骨旁长轴（parasternal long-axis, PSLA）切面向左侧转可显示 1 条或 2 条左肺静脉与左心房连接。左心房后方可以显示这些肺静脉的血流（图 6-3C）。胸骨旁短轴切面显示房间隔的前部和后部，关注房间隔后缘，切面向右偏转可以显示右下肺静脉与左心房的连接。胸骨旁短轴切面在主肺动脉水平显示左肺静脉与左心房的连接。在胸骨旁短轴切面扫查中，还可以扫查到扩张的冠状静脉窦横

向贯穿图像。三尖瓣入口和下腔静脉（inferior vena cava，IVC）-RA 连接处之间亦可观察到冠状静脉窦口。右胸骨旁高位声窗提供了 SVC 和右肺静脉关系的独特视图，图 6-3D 显示 3 条右侧肺静脉正常连接到左心房。

3. 心尖四腔心切面

心尖四腔心切面清楚显示右下肺静脉和左下肺静脉的连接（图 6-3E）。一个常见的误解就是右上肺静脉可在此切面显示。然而，用于评估心脏关键部位和房室瓣膜连接点的真正的心尖四腔心切面并不位于前后平面。相反，是从高于心尖的角度完全向后扫描，显示后方的房室瓣膜、下腔静脉入右心房的入口及下肺静脉的良好图像。从这一观点来看，通过切面向前偏转为心尖长轴切面，可以看到右上肺静脉入左心房顶的入口，但这需要从房室瓣连接点平面转入左心室流出道平面。

4. 胸骨上窝短轴切面（"螃蟹切面"）

"螃蟹切面"（图 6-4A 至 C）可以识别所有连接到左心房的肺静脉，并应作为所有常规 TTE 评估的一部分。这张图像通常能很好地显示儿童的正常肺静脉。成人超声心动图检查通常不会获得这一切面，但应当在所有成人中尝试，因为这个切面可能为高达 75% 的成年人提供有关肺静脉连接的额外信息（Mayo Clinic 未公布数据）。获取螃蟹切面时，对左上肺静脉（left upper pulmonary vein，LUPV）进行二维及彩色血流检查是非常重要的，以避免将左心耳误认为 LUPV（图 6-4D 和 E）。

（三）完全型肺静脉异位连接

TAPVC 根据异常连接于心脏的相对位置进行分类，并分为 4 个主要亚型（图 6-5）：心上型、心内型、心下型和混合型。

在心上型 TAPVC 中，肺静脉汇合形成总汇后并不进入心脏左侧，而是进入"垂直静脉"（通常位于胸腔左侧），然后与无名静脉相连（图 6-6A）。这是最常见的 TAPVC 类型，占尸检解剖病例的 40%～50%。异常的垂直静脉是内脏静脉丛的胚胎残余，本章后面将更详细地讨论。儿童可能会因为胸片异常和右心增大而就医。胸片通常被描述为"雪人"征（图 6-6B）。这些儿童可引起体重增加缓慢及呼吸困难。在心上型 TAPVC 中更常见的

是，来源于肺静脉总汇的左垂直静脉在左肺动脉（left pulmonary artery，LPA）、左主支气管和主动脉弓前方（图 6-7）向上走行，汇入左颈内静脉和左锁骨下静脉连接处近心端的无名静脉内。但是，当左垂直静脉经过 LPA 和左主支气管之间时，可能会受压迫梗阻。这被称为"血管钳或血流动力学钳"（图 6-8）。Patton 等在 1999 年的一系列病例中很好地证明了这一点。心上型梗阻性 TAPVC 的胸片表现与心下型梗阻性 TAPVC 相似（心脏大小正常或较小，并伴有肺水肿）。

在心内型 TAPVC 中，所有肺静脉都与直接进入 RA 的血管相连（通常是冠状静脉窦）。这导致了剑突下切面的特征性图像"鲸尾征"（图 6-9）。心内型 TAPVC 的肺静脉连接通常无梗阻。肺静脉也可直接与右侧心房相连。这种类型的 TAPVC 不常见，但在右心房异构的病例中经常发生。

在心下型 TAPVC 中，所有的肺静脉都与横膈下方的垂直静脉相连（图 6-10）。横膈下的连接方式是由于与脐卵黄囊静脉系统连接失败而发生的。这种类型的 TAPVC 与严重的肺动脉高压和垂直静脉梗阻有关，这是由于垂直静脉穿过横膈，进入肝脏内或肝脏附近相对较小口径的静脉导致的。梗阻最常见于心下垂直静脉进入门静脉时，也可在与静脉导管、肝静脉或下腔静脉的连接中发现。即使静脉导管闭合也能发生梗阻，因为肺静脉压高于体静脉压。心下型 TAPVC 通常需要在出生后的最初几个小时内进行紧急手术。在对新生儿进行手术修复之前，很少需要血管造影（图 6-11A）或其他成像方式来更好地描绘肺静脉的走行。新生儿表现为呼吸窘迫和胸片显示弥漫性双侧肺静脉充血时应怀疑心下型 TAPVC（图 6-11B）。当垂直静脉进入膈下血管时，应在肝脏上广泛应用奈奎斯特标度较低的彩色多普勒来检测混叠血流。

对于患有肺部疾病的早产儿来说，心下型 TAPVC 的诊断可能尤其具有挑战性。因为它的体征和症状可能会被误解为持续性肺动脉高压。如果患者插管并需要积极的呼吸机管理，超声心动图成像可能会特别困难，获得清晰的肺静脉二维图像可能有限。在这些患者中，需要广泛使用彩色和频谱多普勒技术，以确认肺静脉血流是否正常流入左心房。在某些情况下，这些新生儿病情迅速恶化，心

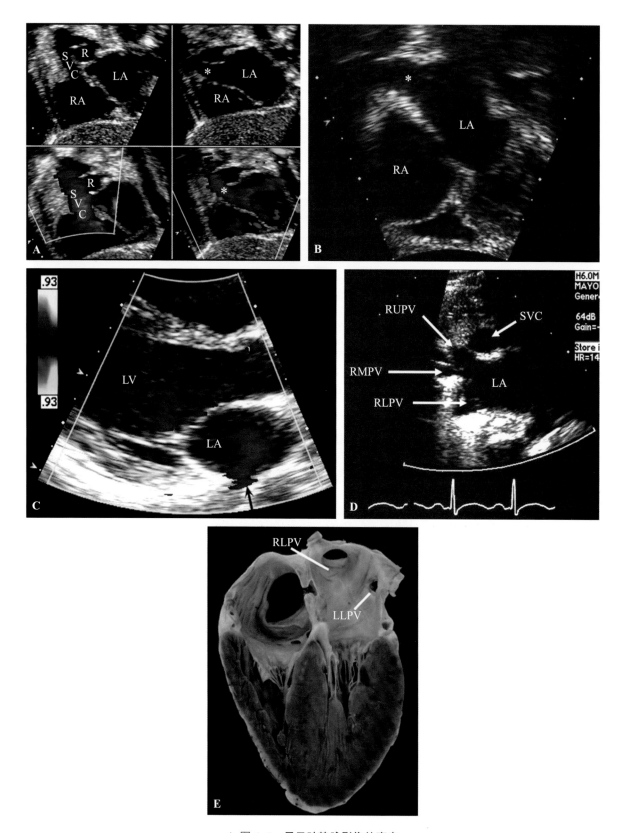

▲ 图 6-3 显示肺静脉影像的声窗

A. 肋下矢状切面的四幅图像显示了上腔静脉（SVC）、右肺动脉（R）、房间隔和右上肺静脉的关系。左图：SVC 与 RA 的正常连接，彩色血流显示 SVC 血流流向探头。右图：切面偏右可显示右上肺静脉（*）走行在 SVC 和 RPA 之间。B. 肋下冠状切面显示房间隔和右下肺静脉（*）。C. 胸骨旁长轴切面显示一支左肺静脉（黑箭）流入 LA。D. 右胸骨旁高位切面显示右肺静脉进入 LA 时右上肺静脉（RUPV）、右中肺静脉（RMPV）和右下肺静脉（RLPV）与 SVC 的关系。E. 心尖四腔心投影的病理标本显示右下肺静脉（RLPV）和左下肺静脉（LLPV）与左心房的正常连接

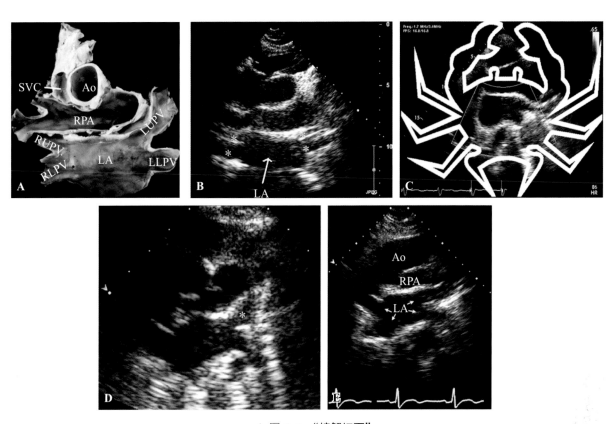

▲ 图 6-4　"螃蟹切面"

A. 病理标本与胸骨上窝短轴切面相似，显示正常的肺静脉连接，并由此创造了"螃蟹切面"，所有四条肺静脉通常都可以从这扫查切面上识别出来。"螃蟹切面"通常对幼儿有诊断意义，但在成人可能无法利用此成像窗口。B. 二维超声心动图显示 LA 和四条肺静脉入口的相对位置（黄星号）。C. 把"螃蟹"简图叠加在胸骨上窝短轴切面图像上，显示异常的"螃蟹切面图"。该弯刀综合征患者的 RLPV 未进入 LA。D. 胸骨上窝短轴切面显示了一个成像陷阱，在这张图片中，黄星号表示的是左心耳，而不是 LUPV。E. 真正的螃蟹切面，可以清晰地看到四支肺静脉（箭）连接到 LA。还可以看到近端 RPA 在升主动脉后方走行。Ao. 主动脉；LA. 左心房；LLPV. 左下肺静脉；LUPV. 左上肺静脉；RLPV. 右下肺静脉；RPA. 右肺动脉；RUPV. 右上肺静脉；SVC. 上腔静脉

肺复苏术可能包括使用体外膜肺氧合（extracorporeal membrane oxygenation，ECMO）。如果在 ECMO 启动前未明确诊断 TAPVC，这些患儿可能很难脱离 ECMO 治疗。在这些情况下，另一种成像方法，如血管造影，可能有助于发现梗阻性心下型 TAPVC。为了成功脱离 ECMO，需要解除肺静脉梗阻。

第四种也是最不常见的 TAPVC 通常被称为"混合型"。这种类型是至少两种其他类型的组合。在混合型 TAPVC 中，没有真正的肺静脉总汇。在这种情况下很容易出现错误成像。混合型 TAPVC 可能会发生单侧梗阻。异位综合征的患者（右侧或左侧异构，该命名将在本章后面介绍）更易合并混合型 TAPVC。心房异位和心房不定位的患者可能有"同侧"肺静脉异常，其中左肺静脉、右肺静脉分别连接到共同心房的两侧。已经描述了左肺静脉与左侧垂直静脉的连接及右静脉与 SVC 或 RA 的同时

连接。正如所描述的肺静脉可与任何胸体静脉相连接，所以超声心动图医师需要缓慢而仔细地识别每支肺静脉走行。在肺静脉畸形方面，所有异位综合征患者（右侧或左侧异构）都应被视为"有问题，直到证明无问题"。

（四）胎儿 TAPVC 图像

在胎儿超声心动图上识别 TAPVC 是很重要的，因为这些婴儿在出生后不久就会由于肺血流量显著增加而变得危重。所以早期发现和手术修复与良好的长期预后相关，如果诊断延迟，发病率高。胎儿 TAPVC 的诊断具有挑战性，因为胎儿肺静脉小、肺血流少。四腔心切面对于评估胎儿肺静脉连接非常重要。来自旧金山的研究小组已对 TAPVC 进行了很好地描述，LA 的后部看起来很光滑，没有明显的肺静脉开口，LA 后壁与降主动脉之间的距离增

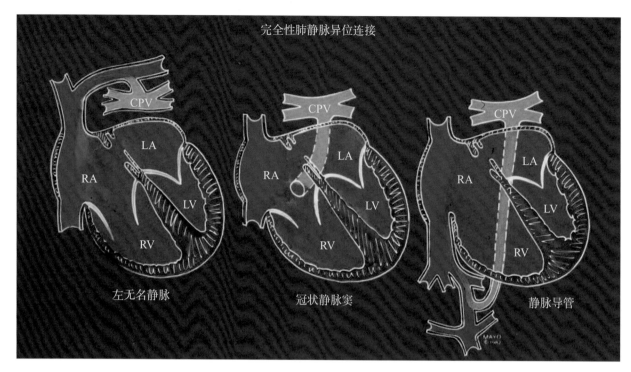

▲ 图 6-5　完全性肺静脉异位连接（TAPVC）

心上型（左）通过左垂直静脉将肺静脉总汇连接到无名静脉，心内型连接到冠状静脉窦（中），心下型（右）通过垂直静脉（肺静脉总汇也可以是垂直的）连接到膈下的血管。CPV. 肺静脉总汇；RA. 右心房；LA. 左心房；RV. 右心室；LV. 左心室

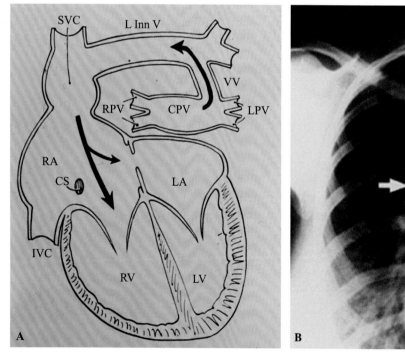
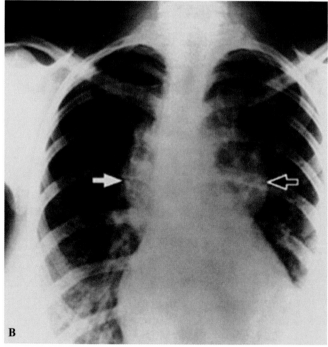

▲ 图 6-6　心上型完全性肺静脉异位连接（TAPVC）

A. 心上型 TAPVC 示意图。相应的右肺静脉（RPV）和左肺静脉（LPV）连接到一个高于左心房顶（LA）的总汇处（即 CPV）。肺静脉总汇与扩张的垂直静脉（VV）相连。然后垂直静脉与左无名静脉（L InnV）相连，最终与上腔静脉（SVC）相连。上腔静脉和无名静脉均会出现扩张。B. 心上型 TAPVC 患儿的 X 线片显示"雪人"征。左侧纵隔阴影（黑箭）为扩张的垂直静脉。右侧纵隔阴影（白箭）为扩张的上腔静脉。CS. 冠状静脉窦；IVC. 下腔静脉

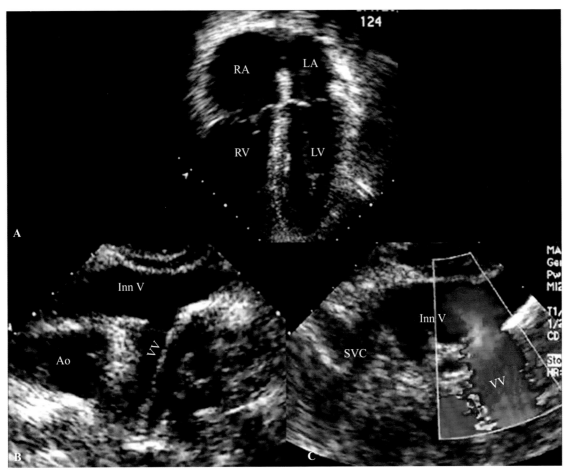

▲ 图 6-7 心上型完全性肺静脉异位连接（TAPVC）

A. 心尖四腔心切面显示心上型 TAPVC 患儿的右心房（RA）和右心室（RV）扩张；B. 胸骨上切面二维声像图显示左垂直静脉（VV）与无名静脉（Inn V）相连；C. 胸骨上切面彩色多普勒声像图显示垂直静脉与无名静脉连接时流向头侧的红色血流。Ao. 主动脉；SVC. 上腔静脉

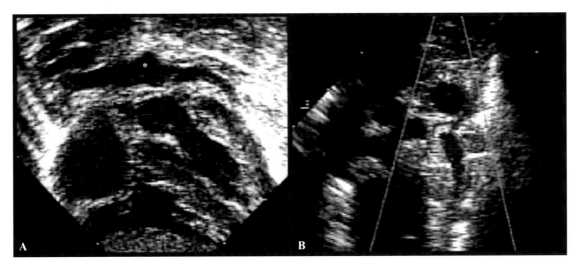

▲ 图 6-8 "血管钳"

A. 肋下冠状切面显示肺静脉总汇（＊），像是在左心房（LA）上部出现了一顶"帽子"。B. 胸骨上短轴切面的彩色多普勒声像图显示左垂直静脉在"血管钳"处的彩色混叠血流（箭）。说明垂直静脉在通过左主支气管和左肺动脉之间段时部分梗阻

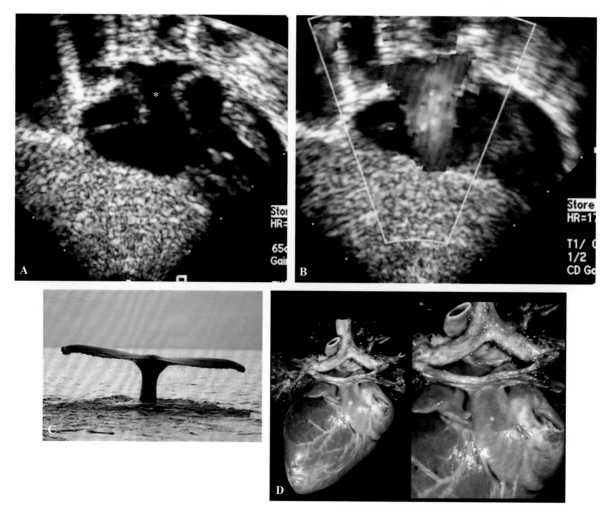

▲ 图 6–9　心内型完全性肺静脉异位连接（TAPVC）

A. 经胸肋下图像显示 TAPVC 至扩张的冠状静脉窦（＊）；B. 彩色多普勒图像显示冠状静脉窦内的血流信号入右心房（＊）；C. 心内型 TAPVC 至冠状静脉窦的心脏形态类似于"鲸鱼尾巴"；D. 心内型 TAPVC 病理标本显示肺静脉总汇与扩张的冠状窦（＊）相连

加（图 6-12）。通常在妊娠约 28 周后可以看到右心室的扩张。在胎儿图像上 SVC 和 IVC 的扩张可提示 TAPVC，而三血管切面和腹部切面的详细声像图可识别肺静脉的异常连接。

（五）部分性肺静脉异位连接

PAPVC 是一种罕见的先天性异常，由 Winslow 在 1739 年首次描述。在尸检中发生率为 0.4%～0.7%，但真实发生率可能更高。TTE 和 TEE 在 PAPVC 的检查中均有重要作用。超声心动图在评估相关血流动力学变化时很重要，如右心腔容量负荷过重、三尖瓣反流和肺动脉高压。PAPVC 在儿童时期可能无症状，直到成年后才被发现。PAPVC 患者临床症状可表现为呼吸困难、疲劳、房性心律失常、肺动脉

高压、胸片上无法解释的心脏增大或 TTE 上无法解释的右心室容量负荷过重。PAPVC 可以是房间隔完整的，也可有 PFO 或 ASD。静脉窦型房间隔缺损患者中 85% 存在 PAPVC。此外，PAPVC 与房室间隔缺损、法洛四联症、先天性矫正性大动脉转位及特纳综合征（Turner syndrome）有关。

PAPVC 可累及右侧或左侧肺静脉，但很少同时发生于双侧肺静脉。如果包括静脉窦型房间隔缺损患者，则最常见的 PAPVC 形式是右侧肺静脉连接 SVC 或 RA。而作为一种独立的病变，PAPVC 最常见的形式是左侧肺静脉通过左侧垂直静脉连接到无名静脉。另外有许多报道，PAPVC 可连接至左锁骨下静脉、头臂静脉、奇静脉、门静脉和冠状静脉窦。事实上，PAPVC 可发生在任何胸腔静脉系统。

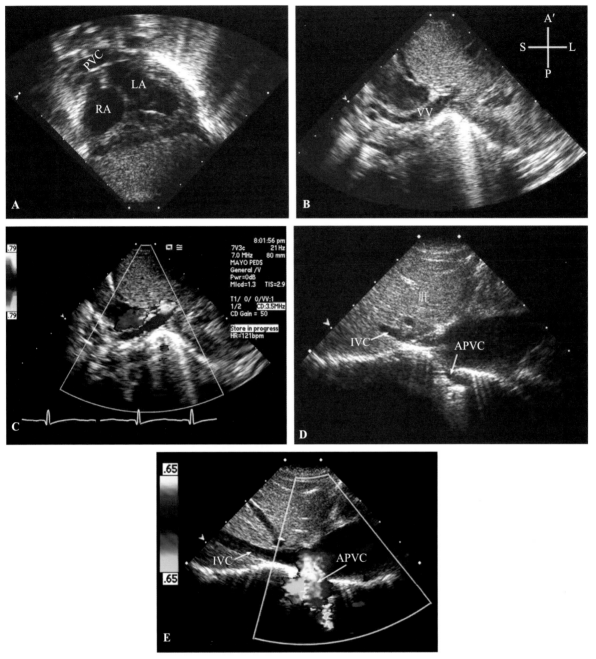

▲ 图 6-10 心下型完全性肺静脉异位连接（TAPVC）

A. 肺静脉总汇（PVC）未与左心房（LA）顶相连；B. 该患者的垂直静脉（VV）下降到膈肌下方并进入肝脏，并在此处部分梗阻；C. 彩色多普勒图像显示从垂直静脉进入肝脏的血流（红色）；D. 另一位患者的二维图像显示一条异常的肺静脉（APVC）进入右心房（RA）-下腔静脉（IVC）交界处；E. 彩色多普勒图像显示从 APVC 到 RA-IVC 交界处的血流

1. 右肺静脉连接至 RA 或 SVC

TTE 二维图像结合彩色多普勒是显示 PAPVC 极好的诊断工具，尤其是在儿童和年轻人中。胸骨上短轴切面可显示右上肺静脉（RUPV）与 SVC 的连接。该切面可显示无名静脉、SVC、主动脉和 RPA。在右上 / 中肺静脉连接至 SVC 的 PAPVC 中，可以看到异常的彩色多普勒信号进入 SVC 内，血流

方向指向胸骨上窝（图 6-13）。频谱多普勒证实是典型的肺静脉血流的收缩期和舒张期血流模式。肋下矢状切面向内侧成角也可显示 RUPV 与 LA 的连接。

2. 与静脉窦型房间隔缺损相关的肺静脉异常

静脉窦型房间隔缺损有 2 种类型：上腔静脉窦型与下腔静脉窦型。大多数上腔静脉窦型房间隔缺损患者会合并右肺静脉（通常为右上肺静脉和右中

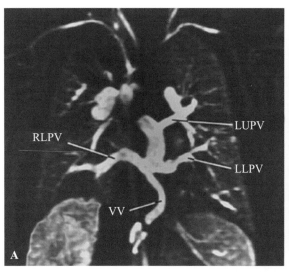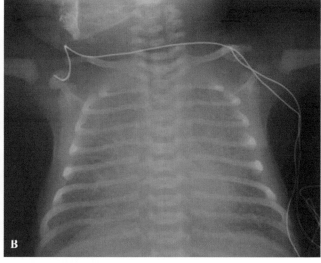

▲ 图 6-11　心下型完全性肺静脉异位连接（TAPVC）

A. 婴儿心下型 TAPVC 的血管造影显示下行的垂直静脉（VV）、右下肺静脉（RLPV）、左下肺静脉（LLPV）和左上肺静脉（LUPV）；B. 新生儿梗阻性心下型 TAPVC 的 X 线片显示弥漫性肺静脉淤血

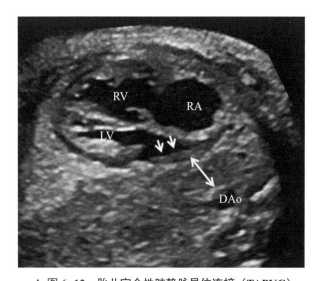

▲ 图 6-12　胎儿完全性肺静脉异位连接（TAPVC）

胎龄为 28 周的 TAPVC 胎儿。注意从左心房（LA）到降主动脉（DAo）的距离（双箭）和左心房光滑的后壁（箭）。右心室（RV）增大。LV. 左心室；RA. 右心房（改编自 *Ganesan S, Brook MM, Silverman NH, Moon-Grady AJ. Prenatal findings in total anomalous pulmonary venous return: a diagnostic road map starts with obstetric screening views. J Ultrasound Med. 2014;33:1193-1207.* ）

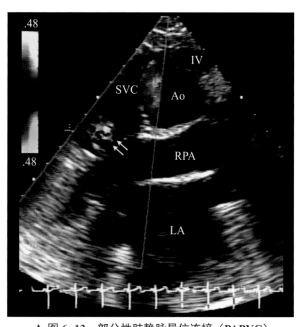

▲ 图 6-13　部分性肺静脉异位连接（PAPVC）

胸骨上窝短轴切面显示一支右肺静脉与上腔静脉（SVC）的异常连接（箭）。IV. 无名静脉；Ao. 主动脉；LA. 左心房；RPA. 右肺动脉

肺静脉）与 RA 和（或）SVC 的异常连接。对于儿童和体型偏瘦的成人，可以从肋下声窗进行充分评估（图 6-14）。在这些患者中使用 "ASD" 一词实际上是不恰当的。当 SVC 和 RUPV 彼此交叉时，解剖缺陷位于 SVC 壁和 RUPV 壁之间。手术矫正的一种形式是使用 "ASD" 来阻断右肺静脉血流向

LA。下腔静脉窦型缺损涉及房间隔后下段缺损，常与肺静脉异常连接至下腔静脉有关。区分下腔静脉窦型缺损和继发孔 ASD 的一个关键就是前者在胸骨旁短轴切面中没有房间隔后缘（图 6-15）。

在没有 ASD 的情况下，也可以单独发生 RUPV 与 SVC 的异常连接。RUPV 与 SVC 的异常连接可

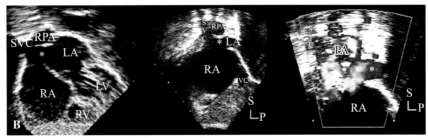

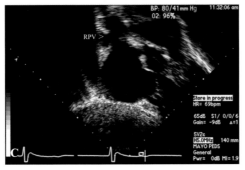

▲ 图 6-14　上腔静脉窦型缺损

A. 两条右肺静脉与右心房（RA）异常连接的病理标本。B. 左图：肋下冠状切面向上成角显示上腔静脉窦型缺损（＊）。中间图：肋下矢状切面显示上腔静脉窦型缺损（＊）正好位于右肺动脉（RPA）下方。注意上腔静脉（SVC）的位置。右图：彩色多普勒显示通过上腔静脉窦型缺损的左向右的大分流。C. 肋下冠状切面轻微旋转，显示右肺静脉（RPV）与 SVC 的异常连接，就在 RA-SVC 连接处的头侧。LA. 左心房；LV. 左心室；RV. 右心室

能发生在奇静脉水平头侧。当合并静脉窦型缺损时，RUPV 通常异常连接于低于奇静脉水平的 SVC 或 SVC-RA 交界处，或直接与 RA 连接。因此 TTE 和 TEE 检查时，更罕见的 RUPV 与 SVC 的 "高" 位异常连接可能会被漏诊。在 TEE 检查过程中，探头应在食管内退至足够远的位置，以便对奇静脉 -SVC 连接处头侧进行检查，从而避免 RUPV 与 SVC 的高位连接的漏诊。在外科手术前，对 "高" 位连接的 RUPV 与 SVC 进行 CT 或 MRI 成像可能有用。

3. 弯刀综合征

弯刀综合征是一种罕见的右肺静脉与 IVC 异常连接、右肺发育不全和受累的右肺叶供血异常的综合征。它的发生率在 10 万活产婴儿中有 1～3 例，临床表现变化很大。Cooper 在 1836 年首次描述该病变，因其独特的胸片表现，即异常的右肺静脉向下与 IVC 相连看起来像一把土耳其剑，将其命名为 "弯刀"。大多数（75%）弯刀综合征患者的心内解剖结构正常。其他 25% 患者的相关病变包括 ASD（特别是下腔静脉窦型缺损型）、室间隔缺损（ventricular septal defect，VSD）、动脉导管未闭、法洛四联症和主动脉缩窄。弯刀综合征新生儿的临床表现引人注目，因为这些儿童有严重的肺动脉高

压和发绀，并且手术效果一直很差。更常见的是，这些患者在成年期出现呼吸困难、右心容量负荷过重或新发的房性心律失常。肋下切面特别适合显示弯刀综合征，可以看到异常的右肺静脉在 IVC-RA 交界处下方进入 IVC。在弯刀综合征中，由于部分右肺发育不全，心脏可能向右移位（图 6-16）。

4. 左肺静脉连接至无名静脉

当 PAPVC 累及左肺静脉时，1 条或多条左侧肺静脉通过左垂直静脉与无名静脉相连（图 6-17）。这是最常见的孤立性 PAPVC 类型。最好用 TTE 从胸骨上声窗观察。检查时应注意主动脉弓左侧区域。彩色和频谱多普勒将确认肺静脉血流从胸部、头侧进入无名静脉，随后进入 SVC。

如果来自 PAPVC 的分流量较大，则 RA、RV 和主肺动脉（main pulmonary artery，MPA）在 TTE 上表现为扩大。右心室扩大会伴有室间隔异常运动。如果左肺静脉异常与垂直静脉相连，则无名静脉和 SVC 会增粗。上腔静脉和无名静脉的增粗可能是超声心动图提示存在 PAPVC 的第一个线索。同样，当左肺静脉异常连接到冠状静脉窦时，在标准胸骨旁长轴切面、胸骨旁短轴切面和心尖切面中冠状静脉窦会表现为扩大。

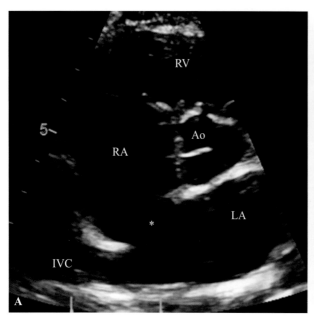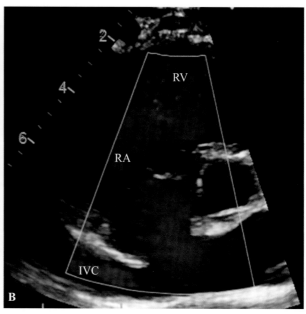

▲ 图 6-15 下腔静脉窦型缺损

A. 胸骨旁短轴切面显示下腔静脉窦型缺损（*）伴房间隔后缘缺失；B. 彩色多普勒显示通过下腔静脉窦型缺损的左向右的大分流。Ao. 主动脉；IVC. 下腔静脉；LA. 左心房；RA. 右心房；RV. 右心室

（六）正常肺静脉连接的 TEE 成像

存在右心容量负荷过重的征象，而 TTE 又不能完整地发现所有肺静脉与 LA 之间的连接，则需要行其他检查。CT、MRI 或 TEE 检查均可，检查方式选择取决于患者年龄、体型大小、并发症及是否需要在患者床旁进行。

由于 TEE 探头位于食管内，心脏的后方，非常适合直接显示进入 LA 的肺静脉连接。1997 年，Ammash 及其同事总结了可用于显示肺静脉连接的 TEE 技术。TEE 探头尖端位于 LA 后面，可对正常肺静脉连接进行一致、系统的检查。通过将双平面 TEE 探头尖端向内侧弯曲或将多平面阵列旋转 70°～80°（获得左心室流出道的短轴切面图），可在纵切面上看到右肺静脉。然后，将探头旋转至患者右侧，远离左心房内侧壁，可获得正常右上、右下肺静脉进入左心房的 Y 形图像。显示左肺静脉的方法：①横向弯曲双平面 TEE 探头尖端或将多平面阵列旋转 110°～120°（获得缩短的左心室流出道长轴切面图）；②旋转探头至患者左侧，使其远离 LA 的游离壁。从而获得正常左上、左下肺静脉进入 LA 的 Y 形图像。使用双平面探头的横切面或多平面探头的 0° 或 45°，也可以在心底短轴切面中显

示正常的肺静脉连接。旋转探头至患者左侧，可以在左心耳附近看到左上肺静脉。而左下肺静脉（left lower pulmonary vein，LLPV）通过推进探头或进一步弯曲探头来显示。显示右肺静脉方法：通过向内侧旋转探头至患者右侧，并将探头并回退至 RPA 在长轴上的投影水平。右上肺静脉的图像位于 SVC 内侧（图 6-18），缓慢推进探头，可显示 RUPV 进入 LA 内。将探头进一步推进，并轻柔旋转至患者右侧，可显示右下肺静脉进入 LA。这一 TEE 技术准确识别正常肺静脉与 LA 的连接，也显示 SVC 的正常大小和形状。如果上述操作不能显示正常的肺静脉连接，或者显示 SVC 扩张，则应怀疑 PAPVC。

（七）PAPVC 的 TEE 成像

右肺静脉与 SVC 的异常连接可通过 RPA 水平的 SVC 短轴切面图显示。RUPV 进入 SVC 的游离壁，导致正常圆形的 SVC 呈现泪滴状外观，这也被称为"锁孔征"，可通过 TEE、CT 或 MRI 显示（图 6-19）。在同一短轴平面上，缓慢推进探头，可很好地观察到 RA-SVC 的连接和 RA 游离壁。彩色多普勒有助于识别异常肺静脉血流。当观察到右肺静脉异常连接 SVC 时，应注意是否合并静脉窦型房间隔缺损。

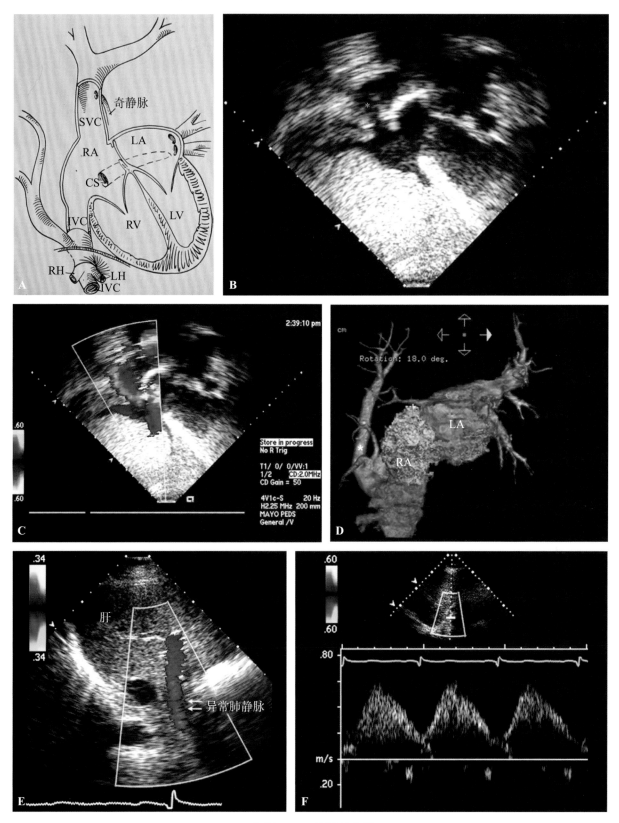

▲ 图 6-16　弯刀综合征

A. 弯刀综合征示意图。右肺静脉与下腔静脉异常连接，同时伴有右下肺叶发育不全，右下肺叶动脉供血异常。B. 肋下冠状切面显示来自右肺的一支大的肺静脉（＊）进入右心房（RA）－下腔静脉（IVC）交界处正下方的 IVC。C. 彩色多普勒图像显示右肺流向下腔静脉的血流（红色）。D. 弯刀静脉、RA 和左心房（LA）的 3D CT 重建。E. 另一弯刀综合征患者，当右肺静脉进入 IVC 的肝内段时，异常的右肺静脉血流流向肝脏（红色）。F. 图 D 所示患者的频谱多普勒血流，证实膈下显示的为肺静脉血流模式

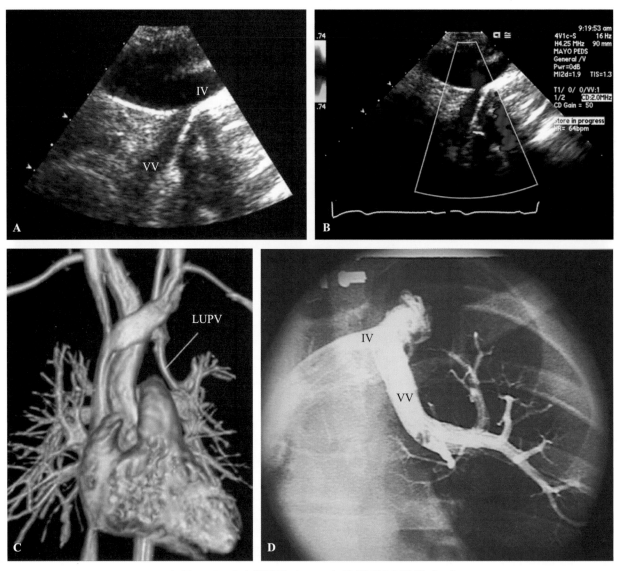

▲ 图 6-17　左上肺静脉（LUPV）连接至无名静脉（IV）
A. 胸骨上窝长轴切面显示左垂直静脉（VV）连接到 IV，该 VV 与 LUPV 相连；B. 彩色多普勒图像显示从 VV 入 IV 的血流信号（红色）；C. 磁共振血管造影显示 LUPV 与 VV 相连，然后 VV 连接到 IV；D. 血管造影显示 LUPV 与 VV 的异常连接，VV 随后与 IV 相连

双平面 TEE 探头的纵向扫查切面或多平面探头的90° 角扫查切面可用于仔细观察静脉窦型缺损。

如果不能轻易观察到左肺静脉进入 LA，则应怀疑 PAPVC。这种情况下，左肺静脉通常进入左心房侧面的垂直静脉（图 6-20），而不是进入左心房。将探头向右旋转将观察到扩张的 SVC 的长轴图像。当冠状静脉窦扩张而没有其他明显原因时，应怀疑左肺静脉与冠状静脉窦的异常连接。将探头旋转至患者左侧，可以在纵向平面上观察到扩张的冠状静脉窦，这表示一条或多条左肺静脉异常连接到冠状静脉窦。

TEE 成像明确显示正常肺静脉的连接，并检查出最常见的 PAPVC 类型。Stumper 等（1991）在91% 的研究患者中证实了所有肺静脉的连接。但 Sutherland（1989）报道说，通过 TEE 定义正常的肺静脉连接更为多变。在该研究中，LUPV 的检出率为 100%，LLPV 为 62%，RUPV 为 90%，RLPV 仅为 23%。静脉窦型缺损是最常见的相关异常，其次是继发孔型 ASD 或 PFO。所有患者在手术时均证实了 PAPVC，包括 2 例 TEE 仅提示 PAPVC 的患者。PAPVC 应始终被视为导致原因不明的 RV 容量负荷过重的潜在原因。

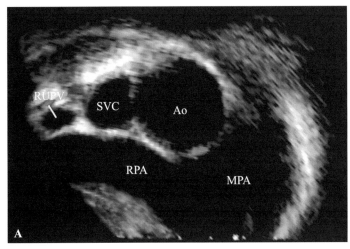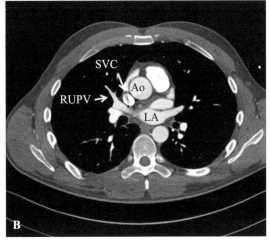

▲ 图 6-18 右上肺静脉（RUPV）

A. 经食管超声心动图图像，阵列水平方向（0°），并退至右肺动脉（RPA）水平，可看到 RPA 长轴。RPA 前有 3 条椭圆形血管，患者最右侧为紧邻上腔静脉（SVC）的右侧 RUPV。升主动脉（Ao）位于 SVC 左侧，主肺动脉（MPA）的内侧。B. CT 轴位图显示右上肺静脉正常走行于右上腔静脉后方，然后进入左心房。Ao. 主动脉；LA. 左心房；RUPV. 右上肺静脉；SVC. 上腔静脉（A. 引自 *Ammash NM, Seward JB, Warnes CA, et al. Partial anomalous pulmonary venous connection: diagnosis by transesophageal echocardiography. J Am Coll Cardiol. 1997;29:1351-1358.*）

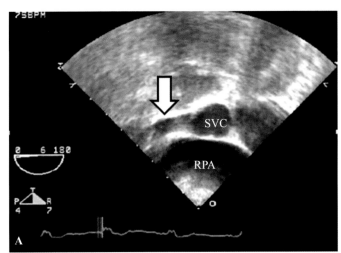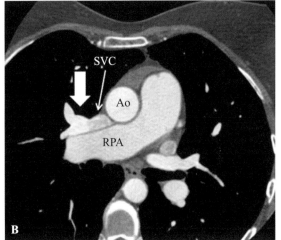

▲ 图 6-19 右上肺静脉（RUPV）连接至上腔静脉（SVC）

A. 心底短轴切面 TEE 图像显示 RUPV 与 SVC 的异常连接。连接的结构形成"锁孔"外观（箭）。B. CT 轴位图显示 RUPV（粗箭）与 SVC（细箭）的异常连接。Ao. 主动脉；RPA. 右肺动脉

（八）PAPVC 术后超声心动图检查

如果出现呼吸困难、疲劳或运动不耐受的症状，则需要手术修复 PAPVC。其他手术指征包括右心容量负荷过重、房性心律失常、肺动脉高压或右心衰竭。通常通过 Warden 手术完成右肺静脉连接异常的矫治手术。该手术是通过现有的或手术扩大的 ASD 构建的，用心包补片修补房间隔缺损的同时将 SVC 开口隔入左心房，使异常连接的右肺静脉血通过近端上腔静脉流入 LA（图 6-21）。如果手术修补的补片很大，造成 SVC 梗阻，那么也可以使用心包补片扩大 SVC。另外，SVC 头端可以在补片上方横穿，并与右心耳连接或使用合成管与右心耳相连（图 6-22）。外科修复右肺静脉连接异常的长期并发症包括 SVC 梗阻、补片残漏或狭窄，以及房性心律失常（尤其是术前存在和老年患者）。左肺静脉连接异常可通过左胸切口路径手术修复。将引流左侧异常肺静脉的垂直静脉横切并连接至左心

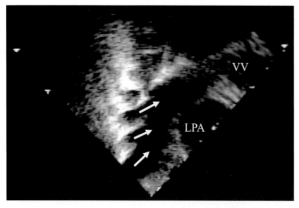

▲ 图 6-20　左肺静脉连接至左垂直静脉

经食管超声心动图短轴切面显示左肺静脉（箭）连接到左侧垂直静脉（VV）。在这位成人患者中，垂直静脉在左肺动脉（LPA）前方通过并且通畅。如果垂直静脉的走行在 LPA 后方，将血管夹在"血管钳"中，则患者可能在生命早期即出现症状

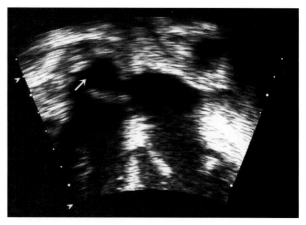

▲ 图 6-21　右肺静脉连接异常的 Warden 手术

放大的四腔心切面显示通过 Warden 手术修补的补片（箭），该补片使得连接异常的右肺静脉引流至左心房（LA）

耳，然后缝合垂直静脉的近端。

通过超声心动图、CT 或 MRI 成像定期检查肺静脉回流，以确保其长期通畅。术后仔细扫查，包括彩色和频谱多普勒评估 SVC 血流，二维超声显示进入 LA 的肺静脉通路，以及房间隔的检查。

二、体静脉连接异常

介绍、命名和胚胎发生

1. 左上腔静脉

单独存在的体静脉连接异常很罕见。最常见孤立性病变是通过冠状静脉窦进入 RA 的永存左上腔静脉（LSVC），在普通人群中，发生率低于 0.5%。永存 LSVC 不会造成生理紊乱，被认为可能是正常的变异（图 6-23），只有当需要放置中心静脉导管或起搏器导线时才变得重要。在 CHD 患者中，LSVC 的发生率较高，法洛四联症和房室间隔缺损患者中有 10%~20% 伴 LSVC。LSVC 是由左前主静脉和总主静脉退行性变失败所致。LSVC 影像学检查将在本章后面讨论。

2. 左心房主静脉

左心房主静脉（levoatrial cardinal vein，LACV）在 1926 年被首次提出，并在 1950 年由 Edwards 和 DuShane 命名。该静脉可作为减压血管，为严重左心梗阻合并完整或限制性房间隔缺损的患者提供肺静脉回流的替代出口。对于任何 LA 压力升高的患者，如左心发育不全综合征（hypoplastic left heart

syndrome，HLHS）伴限制性房间隔缺损或严重二尖瓣狭窄伴完整房间隔，LACV 均可保持通畅。LACV 被认为是胚胎左主静脉系统持续存在及其与肺静脉丛的原始连接造成的。永存 LSVC 具有相似的胚胎学起源。然而，斯坦福研究小组报道了 1 例新生儿患有 HLHS、三房心、LACV 减压、双侧上腔静脉伴 LSVC 引流至冠状静脉窦的病例，对共同起源的概念提出了挑战。因此更主张左上主静脉是 LSVC 的胚胎起源。此外，还注意到 LACV 起源于左肺静脉，而不是汇合处，甚至可能直接连接到右侧 SVC。在 CHD 中，这是一个令人困惑的术语，对于超声心动图医师来说，一个更简单的区分方法可能如下。

- LSVC 通常位于 LPA 之前，但当它位于 LPA 之后、支气管之前时，会造成梗阻，称为"血管钳"。

- 只有当不涉及 APVC 时，才使用"LSVC"和"LACV"。

- 当存在 APVC 时，使用"前"或"后"垂直静脉。

- 前垂直静脉不梗阻，将肺静脉异常连接到 LSVC/无名静脉的残余部分，而不连接到冠状静脉窦。

- 后垂直静脉可梗阻（LPA/PDA 和支气管之间），并将肺静脉异常连接到 LACV 的残余部分，而不连接到 LA。

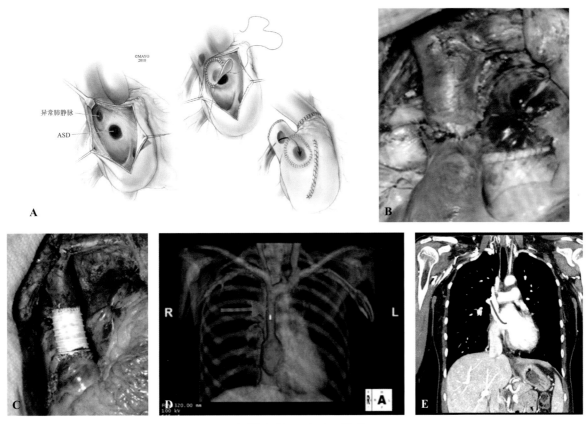

▲ 图 6–22　Warden 手术

A. 图示横切上腔静脉（SVC）步骤，并在右心房放置补片，以使右肺静脉血流穿过房间隔缺损（ASD）进入左心房；B 和 C. 手术照片显示 SVC 头端与右心耳直接吻合或通过管道连接至右心房；D.Warden 术后的 CT 3D 重建显示 SVC-RA 通过假体管道连接（箭）；E. 术后 CT 显示右肺静脉通过 SVC 近端穿过房间隔缺损进入左心房（LA）（B 和 C. 图片由 Sameh Said、Harold Burkhart 和 Joseph Dearani 提供）

在术前影像学检查中识别 LACV 是很重要的，因为它可以为接受第一期单心室姑息治疗的 HLHS 患者提供一个潜在的分流源。通常可以通过肋下冠状切面来显示 LA 连接。该切面中的彩色血流显示为流向头侧、远离 LA 的血流。然后在 LPA 的上方和前方走行，连接至无名静脉。

3. LSVC、LACV 和垂直静脉成像

胸骨旁长轴切面很容易显示扩张的冠状静脉窦，这可能是存在连接 RA 的永存 LSVC 的第一条线索（图 6–24A）。MPA 分叉水平的胸骨旁短轴切面显示在 LPA 前上方的 LSVC（图 6–24B，右图）。进一步顺时针旋转将显示 LSVC 进入冠状静脉窦的"长轴"图像（图 6–24B，左图）。剑突下切面扫查可显示冠状静脉窦口，并可用于评估冠状静脉窦的顶部。TEE 成像，特别是在手术室，有助于提醒外科医师 LSVC 的存在和冠状静脉窦的状态（图 6–25）。从胸骨上窝切面向左偏转，彩色多普勒

显示蓝色的血流，血流从无名静脉流向 LSVC，再流向冠状静脉窦。

图 6–26 所示的病例显示一名成人患者右上腔静脉梗阻，左前垂直静脉与 LUPV 异常连接。这条垂直静脉也与左肺的瘘管相连。这些瘘管形成了右向左的分流，这可能是矛盾栓塞的来源。经导管支架置入后，右侧 SVC 重新开放，左前垂直静脉在异常肺静脉连接处远端被阻塞（图 6–26C），就不再有右向左分流。相反，由于异常 LUPV 仍与垂直静脉相连，因此产生了少量左向右的残余分流。本病例说明了异常体静脉血流的潜在双向性，这取决于每个患者的体静脉和肺静脉解剖的相关特征及无名静脉和 LA 的相对压力。

当从胸骨上窝切面成像时，除非与冠状静脉窦或 LA 持续性连接，否则左垂直静脉中的彩色多普勒血流显示为红色（头侧），因为异常肺静脉血流与无名静脉相连。当 LACV 与 LA 相连且与 APVC 无

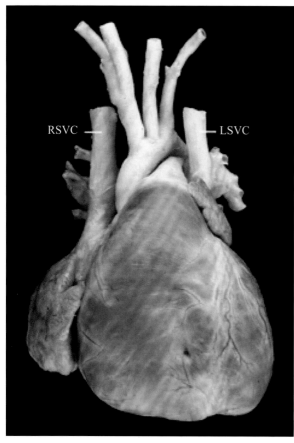

▲ 图 6-23　左上腔静脉（SVC）

病理标本显示右侧（RSVC）和左侧上腔静脉（LSVC），无明显桥静脉

关时，其血流可能是双向性的，这取决于 LA 和无名静脉的相对压力（图 6-27）。在 LA 压力升高时，可通过 LACV 减压。然而，在 Valsalva 动作期间或其他原因引起中心静脉压升高时，可能会发生从无名静脉向 LA 的分流，造成发绀或矛盾栓塞的潜在来源。因此，对已知患有 LACV 的患者进行定期影像学检查时，应进行运动试验，测量全身动脉血氧饱和度，或使用生理盐水对比剂后进行 Valsalva 动作，以确保不会发生间歇性右向左分流。

4. 内脏异位时静脉异常（右侧或左侧异构）

内脏异位是一个模糊的术语，用于定义与左右侧畸形相关的先天性异常。"右侧异构"和"左侧异构"更准确地定义了这些问题。其分类通常取决于心耳的形态和脾脏的位置。但最近，Yim 及其同事证明，在 114 名儿科患者中，约 20% 的患者打破了典型的异构模式。心耳的结构（当它能被检查显示时）和脾脏的存在 / 数量两者之间有关联但不一定。

Sanders 和 Geva 在他们的社论中对此进行了扩展，强调需要转向基于系统分段分析的个性化方法。描述这些患者的静脉异常时，超声心动图医师需要注意解剖结构，而不是根据相关异常进行标记。

绝大多数复杂 CHD 和异位综合征的患者存在体静脉异常（表 6-1）。双侧 SVC 常见于异位综合征患者［无脾综合征（右侧异构）：＞ 70%；多脾综合征（左侧异构）：50%］。在右侧异构的病例中，LSVC 可能直接进入左侧心房。在左侧异构时，冠状静脉窦可部分或完全无顶（无顶冠状静脉窦）。冠状静脉窦异常在异位综合征患者中很常见。极少数情况下，右上腔静脉连接到左侧心房，导致发绀。在这些病例中，存在较大的心房水平交通，发绀是肺动脉流出道梗阻或闭锁的结果。

在双侧 SVC 的病例中，"桥接"静脉或无名静脉通常缺失或较小（图 6-23）。相反，如果无名静脉口径正常，则 LSVC 通常较小。对于复杂心脏病患者，在考虑手术室心导管和插管的血管通路时，了解体静脉与心脏的连接非常重要。如果存在双侧 SVC，特别是 SVC 大小不一致时，需要腔静脉－肺动脉连接的生理性单心室患者可能会增加血栓形成的风险。

下腔静脉中断是一种体静脉异常，通常发生在左侧异构的患者；然而，有时也可单独发生。它在普通人群中的发生率不到 0.5%，但在多脾综合征（左心房异构）患者中达 80% 以上。下腔静脉中断是由于右心下静脉和卵黄静脉合并失败，导致右心上静脉扩张所致。当下腔静脉中断时，就不存在下腔静脉肾上部分（下腔静脉肝段缺如）。肝静脉通常直接入右侧心房。在高达 25% 的异位综合征患者中可出现肝静脉与心脏连接的异常。当发生下腔静脉中断时，腹腔体静脉通过奇静脉向头侧回流。奇静脉在肾脏上方连接下腔静脉，并将其引流到右侧上腔静脉。它在膈肌的路径是在腹膜反折和主动脉的后方。在胸部，奇静脉穿过心脏后面的膈膜，然后走行于右支气管和 RPA 后方，呈拱形汇入 SVC 的后面。在双侧 SVC 病例中，也可能存在双侧奇静脉。左侧奇静脉被误称为"半奇静脉"。当考虑 Fontan 手术时，下腔静脉中断和奇静脉"开放"对单心室患者很重要。在这些患者中，腔静脉－肺动脉连接的建立几乎完成了 Fontan 通路，但肝静脉血

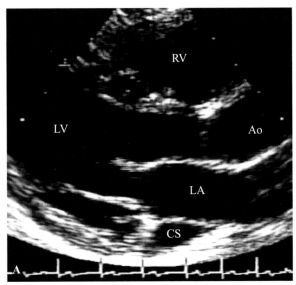

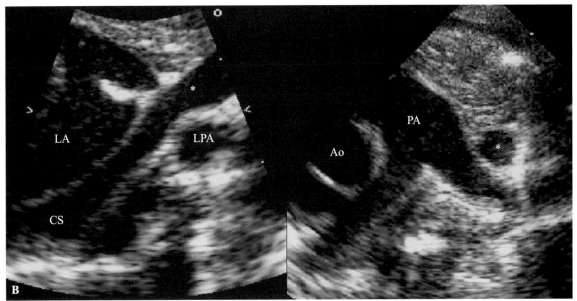

▲ 图 6–24　左上腔静脉（LSVC）至冠状静脉窦（CS）

A. 胸骨旁长轴切面显示扩张的 CS。B. 胸骨旁短轴切面。右图：在左肺动脉（LPA）前方为 LSVC（＊）短轴。左图：顺时针旋转，可看到 LSVC（＊）连接到 CS，并确定其长度。Ao. 主动脉；LA. 左心房；LV. 左心室；RV. 右心室

流仍然与心房直接相连。肝静脉血流可以通过一个单独的管道到达肺动脉，以完成 Fontan 回路。

5. 下腔静脉中断伴奇静脉开放成像

在剑突下切面扫查时，下腔静脉肝段缺如是下腔静脉可能中断且存在连接肾上体静脉回流到 SVC 的粗大奇静脉的第一个线索。腹部矢状切面将无法显示肝脏内的下腔静脉，并且在腹膜反折后方可以看到一支粗大的静脉结构（图 6–28A）。这就是奇静脉，通常位于腹中线附近和主动脉后方。如果彩色多普勒显示搏动性腹主动脉后方有一支向头侧回流的静脉血流，超声心动图医师应怀疑奇静脉。一

旦识别出来，奇静脉在膈膜上方的整个过程中都可以被跟踪，因为奇静脉在 RPA 上方从后向前拱起汇入上腔静脉后方。最好在剑突下矢状切面上观察奇静脉入上腔静脉。奇静脉可以通过 CT 或 MRI 成像清晰显示。

6. 主动脉后或主动脉下无名静脉（头臂静脉）

这是一种罕见的无名（左头臂）静脉异常，它走行于升主动脉后方。在检查升主动脉时，可以从胸骨上窝长轴图像中识别出来。正常情况下，只有 1 条血管（RPA）位于升主动脉后方。如果升主动脉下方存在第二条血管，则应注意是否存在主动

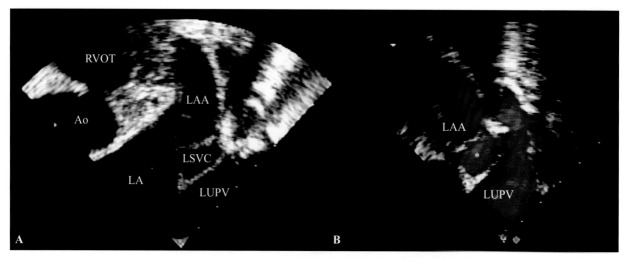

▲ 图 6-25 左上腔静脉（LSVC）至冠状静脉窦（CS）

LSVC 进入 CS 的 TEE 图像。A. LSCV 进入 CS，明显位于左心耳（LAA）后方和左上肺静脉（LUPV）前方。B. 彩色多普勒显示 LSVC 血流（红色）（*）向后进入 CS。还可见 LUPV 中的血流向后正常连接到 LA。Ao. 主动脉；RVOT. 右心室流出道

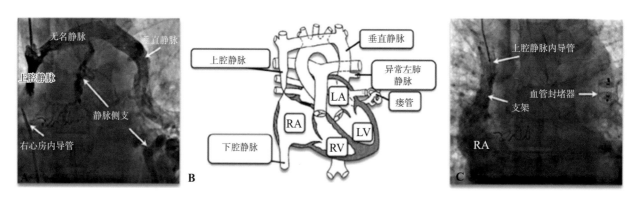

▲ 图 6-26 获得性上腔静脉（SVC）梗阻患者的体静脉和肺静脉异常连接

一名 54 岁男性的 SVC 梗阻并出现脑卒中。在进一步的影像学检查中，确定他有左 SVC 与左前垂直静脉的异常连接。这条垂直静脉也与左肺的瘘管相连。这些瘘管形成了右向左分流，很可能是矛盾栓塞的来源。一旦右 SVC 通过导管支架置入重新开放，垂直静脉在异常肺静脉连接处远端被阻塞（图 6-26C），将不再有右向左的分流，而是变成由肺静脉异常连接（APVC）引起的左向右的小分流。患者将不再发生进一步的神经系统事件。RA. 右心房；LA. 左心房；RV. 右心室；LV. 左心室

脉后无名静脉（图 6-29）。在这种情况下，无名静脉 –SVC 连接正好位于 RA-SVC 连接的头端。1% 的 CHD 患者可出现主动脉后无名静脉，最常见于圆锥动脉干病变。无名静脉 –SVC 连接的位置在外科上很重要，尤其是在建立腔静脉 – 肺动脉连接时。主动脉后无名静脉的走行是可变的，Ni 和同事在 1997 年很好地证明了这一点（图 6-30）。

7. 冠状静脉窦

冠状静脉窦窦口的存在，是一个确定形态学 RA 有用的解剖标志。冠状静脉窦与本章讨论的许多体静脉和肺静脉异常有关。冠状静脉窦有时被称

为"遗忘的体静脉"，它的作用是将冠状静脉引流至 RA。它走行在左侧后房室沟内。无顶冠状静脉窦在本书的其他章已经讨论过，它是一种罕见的心房水平分流。无顶冠状静脉窦通常伴有 LSVC。冠状静脉窦口完全闭锁是一种罕见畸形。在这种病变中，冠状静脉血流可通过无顶冠状静脉窦引流入 LA，或者通过 LSVC 流入无名静脉。冠状静脉窦扩张可发生在以下几种情况中：RA 压力升高的病变（三尖瓣狭窄 / 闭锁），直接进入冠状静脉窦窦口的偏心性三尖瓣反流，体（永存 LSVC）或肺（心脏 TAPVC）静脉连接异常及冠状动脉血流增加的病

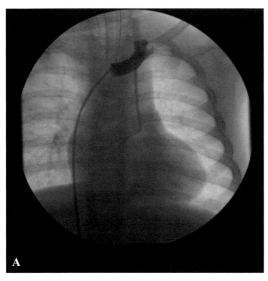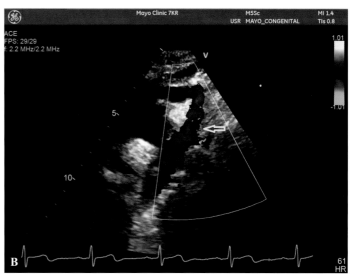

▲ 图 6-27 左心房主静脉（LACV）

A. 婴儿肺动脉球囊瓣膜成形术前，在心导管室进行的血管造影。通过球囊阻塞无名静脉，可以显示从无名静脉连接到左心房的小 LACV。静息时，该患者没有发绀，当时除了成功的球囊瓣膜成形术外，没有进行任何干预。15 年后，她出现间歇性发绀，极度劳累。B. 随访的超声心动图显示，在静息状态下，连接无名静脉的 LACV（黄箭）中有流向头侧方向的血流。当在左臂进行生理盐水对比剂注射并进行 Valsalva 动作时，左心房内立即出现气泡。在静息状态下，血流流向无名静脉。但在 Valsalva 期间，随着中心静脉压的升高，LACV 中的血流流向 LA，从而导致间歇性发绀。随后，患者成功地进行了 LACV 装置栓塞，症状消失

表 6-1 内脏异位的静脉异常（左侧和右侧异构）

	无 脾	多 脾
水平肝	80%（87/109）	57%（50/88）
双侧 SVC	45%（46/103）	60%（50/84）
IVC 中断	0%（0/103）	64%（68/106）
TAPVC	64%（87/136）	26%（25/97）
PAPVC	10%（13/136）	25%（27/106）
肝静脉直接入右心房分离的肝静脉	42%（32/76）	73%（47/66）

IVC. 下腔静脉；PAPVC. 部分型肺静脉异位连接；SVC. 上腔静脉；TAPVC. 完全型肺静脉异位连接

经 *Richard Van Praagh* 和 *Donald J. Hagler* 许可转载

变。随着双心室起搏心脏再同步化治疗在 CHD 患者中的应用越来越广泛，冠状静脉窦窦口和走行的解剖位置变得越来越重要。

在正常心脏中，冠状静脉窦可以在剑突下四腔心切面显示评估。虽然在正常心脏中冠状静脉窦较小，但在胸骨旁长轴切面中，左心房室沟位置可以显示在心包带回声正前方的冠状静脉窦，不应将其与位于心包带后方的降主动脉混淆（图 6-31）。胸骨旁长轴切面逐渐向三尖瓣流入道切面扫查，可顺利看到冠状静脉窦顶部和进入 RA 的入口（图 6-32）。LSVC 进入冠状静脉窦的走行可采用胸骨旁切面向后偏转的改良切面来观察评估（图 6-33A）。冠状静脉窦也可以通过在心尖四腔心切面向后扫查来识别。一旦二尖瓣瓣叶看不到，左侧后房室沟就能清楚显示，同时冠状静脉窦的走行也可以观察到。当 TEE 检查时，四腔心切面探头后屈，显示左侧后房室沟，也能充分显示冠状静脉窦。在左上臂静脉内注射生理盐水对比剂有助于识别 LSVC 与冠状静脉窦的连接，通常在右心充盈之前立即充盈左心房和左心室（图 6-33B）。生理盐水造影在无顶冠状静脉窦中，也很有价值。在这些病例中，可观察冠状静脉窦和左心房的连接部位，因为生理盐水对比剂充满了所有心腔而肺静脉 – 左心房连接处没有对比剂。

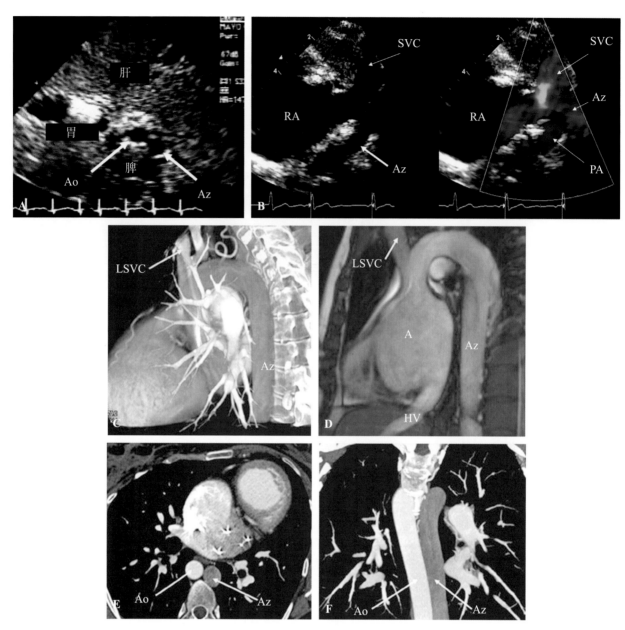

▲ 图 6-28 奇静脉（Az）

A. 1 例多脾综合征（左侧异构）和内脏反位患者的剑突下矢状切面显示奇静脉位于主动脉（Ao）和腹膜反折的后方。肝段下腔静脉（IVC）缺如。B. 1 例肺动脉闭锁患者的高位右侧胸骨旁切面显示奇静脉从后向前拱起，绕过一条细小的右肺动脉（PA），进入位于右心房（RA）-SVC 交界处上方的右侧上腔静脉（SVC）的后面。C 和 D. 1 例下腔静脉中断和奇静脉（Az）开放患者的 CT 矢状位图显示半奇静脉（左侧奇静脉）插入左 SVC（LSVC）的后面。E 和 F. 同一患者的 CT 轴位图和冠状位图显示突出的半奇静脉走行于主动脉（Ao）的左后方。A. 心房；HV. 肝静脉

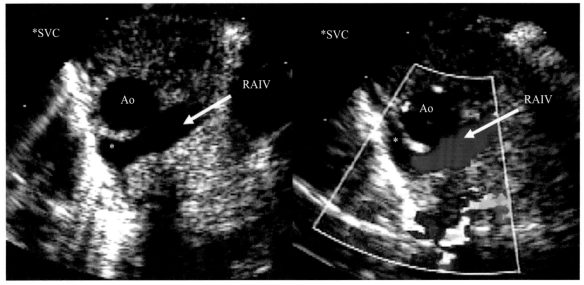

▲ 图 6-29　主动脉后无名静脉

胸骨上窝短轴切面显示一条粗大的主动脉后无名静脉（RAIV）位于升主动脉（Ao）后方，与上腔静脉（SVC）（*）相连

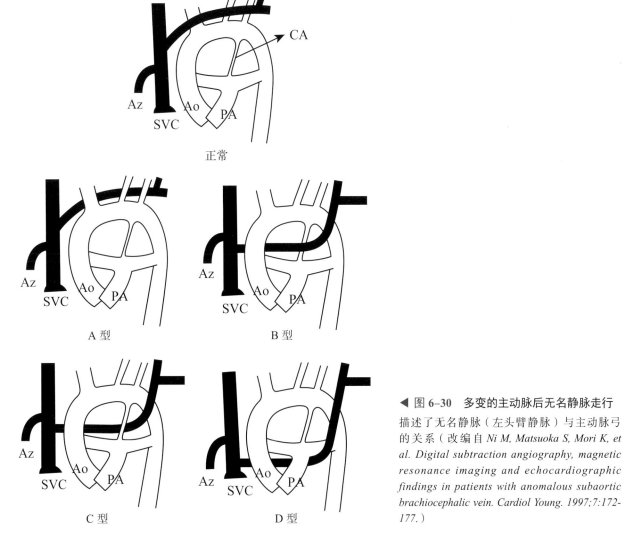

◀ 图 6-30　多变的主动脉后无名静脉走行
描述了无名静脉（左头臂静脉）与主动脉弓的关系（改编自 *Ni M, Matsuoka S, Mori K, et al. Digital subtraction angiography, magnetic resonance imaging and echocardiographic findings in patients with anomalous subaortic brachiocephalic vein. Cardiol Young. 1997;7:172-177.*）

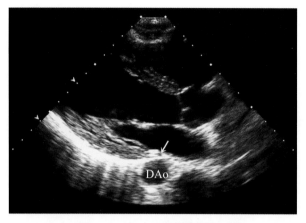

▲ 图 6-31　左心房室沟和降主动脉

胸骨旁长轴切面显示正常的降主动脉（DAo）位于心包带后方。这不应与左心房室沟内的冠状静脉窦或冠状动脉回旋支（白箭）相混淆

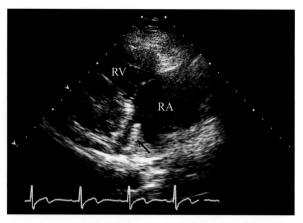

▲ 图 6-32　冠状静脉窦顶部

胸骨旁长轴切面向后倾斜转为三尖瓣流入道切面，显示完整的冠状静脉窦顶部（黑箭）。如果怀疑无顶冠状静脉窦或左上腔静脉与冠状静脉窦相连，这一切面尤其有用

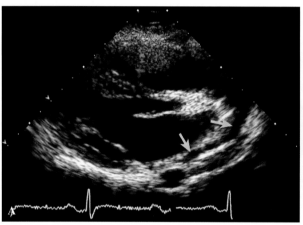

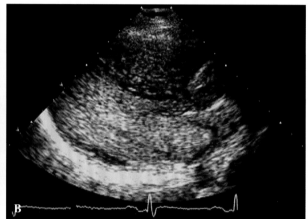

▲ 图 6-33　左上腔静脉（SVC）连接至冠状静脉窦

A. 改良的胸骨旁长轴切面显示左 SVC 与无顶冠状静脉窦相连（黄箭）；B. 从左手臂注射的生理盐水对比剂充满整个心脏

参考文献

[1] Brown DW, Geva T. Anomalies of the pulmonary veins. In: Allen HD, Shaddy RE, Feltes TF, Penny DJ, Cetta F, eds. *Moss and Adams' Heart Disease in Infants, Children and Adolescents*. 9th ed. Philadelphia, PA: Lippincott Williams & Wilkins; 2016:881–910.

[2] Geva T. Abnormal systemic venous connections. In: Allen HD, Shaddy RE, Feltes TF, Penny DJ, Cetta F, eds. *Moss and Adams' Heart Disease in Infants, Children and Adolescents*. 9th ed. Philadelphia, PA: Lippincott Williams & Wilkins; 2016:911–933.

[3] Ammash NM, Seward JB, Warnes CA, Connolly HM, O'Leary PW, Danielson GK. Partial anomalous pulmonary venous connection: diagnosis by transesophageal echocardiography. *J Am Coll Cardiol*. 1997;29:1351–1358.

[4] Attenhofer-Jost CH, Connolly HM, Danielson GK, et al. Sinus venosus atrial septal defect: long-term postoperative outcome for 115 patients. *Circulation*. 2005;112:1953–1958.

[5] Bernstein HS, Moore P, Stanger P, Silverman NH. The levoatriocardinal vein: morphology and echocardiographic iden-

tification of the pulmonary-systemic connection. *J Am Coll Cardiol*. 1995;26:995–1001.

[6] Cullen EL, Breen JF, Rihal CS, Simari RD, Ammash NM. Levoatriocardinal vein with partial anomalous venous return and a bidirectional shunt. *Circulation*. 2012;126(12):e174–e177.

[7] Faletra FF, Leo LA, Paiocchi VL, et al. Revisiting anatomy of the atrial septum and its adjoining atrioventricular junction using noninvasive imaging techniques. *J Am Soc Echocardiogr*. 2019;32:580–592.

[8] Ferrara N, Zarra AM, Vigorito C, Longobardi G, Giordano A, Rengo F. Combined contrast echocardiographic and hemo-dynamic evaluation of atrial septal defect associated with persistent left superior vena cava and partial anomalous pulmonary venous connection. *J Clin Ultrasound*. 1987;15:64–67.

[9] Fish FA, Davies J, Graham TP. Unique variant of partial anomalous pulmonary venous connection with intact atrial septum. *Pediatr Cardiol*. 1991;12:177–180.

[10] Ganesan S, Brook MM, Silverman NH, Moon-Grady AJ. Prenatal findings in total anomalous pulmonary venous return: a diagnostic road map starts with obstetric screening views. *J Ultrasound Med*. 2014;33:1193–1207.

[11] Gustafson RA, Warden HE, Murray GF, Hill RC, Rozar GE. Partial anomalous pulmonary venous connection to the right side of the heart. *J Thorac Cardiovasc Surg*. 1989;98:861–868.

[12] Kottayil BP, Dharan BS, Menon S, et al. Anomalous pulmonary venous connection to superior vena cava: Warden technique. *Euro J Cardiothorac Surg*. 2011;39(3):388–391.

[13] Mehta RH, Jain SP, Nanda NC, Helmcke F, Sanyal R. Isolated partial anomalous pulmonary venous connection: echocardiographic diagnosis and a new color Doppler method to assess shunt volume. *Am Heart J*. 1991;122:870–873.

[14] Ni M, Matsuoka S, Mori K, et al. Digital subtraction angiography, magnetic resonance imaging and echocardiographic findings in patients with anomalous subaortic brachiocephalic vein. *Cardiol Young*. 1997;7:172–177.

[15] Nugent EW, Plauth WH Jr, Edwards JE, et al. The pathology, clinical recognition, and medical and surgical treatment of congenital heart disease. In: Hurst JW, Schlant RC, Rackley CE, et al, eds. *The Heart*. 7th ed. New York, NY: McGraw-Hill; 1990: 655–794.

[16] Patton WL, Momenah T, Gooding CA, Silverman NH. The vascular vise causing TAPVR type I to radiographically mimic TAPVR type III. *Pediatr Radiol*. 1999;29:323–326.

[17] Pinheiro L, Nanda NC, Jain H, Sanyal R. Transesophageal echocardiographic imaging of the pulmonary veins. *Echocardiography*. 1991;8:741–748.

[18] Said SM, Burkhart HM, Dearani JA, et al. Outcome of caval division techniques for partial anomalous pulmonary venous connections to the superior vena cava. *Ann Thorac Surg*. 2011;92(3):980–984.

[19] Sanders SP, Geva T. Classifying heterotaxy syndrome: time for a new approach. *Circ Cardiovasc Imaging*. 2018;11:e007490. doi:10.1161/CIRCIMAGING.118.007490.

[20] Satomi G, Takao A, Momma K, et al. Detection of the drainage site in anomalous pulmonary venous connection by two-dimensional Doppler color flow-mapping echocardiography. *Heart Vessels*. 1986;2:41–44.

[21] Schatz SL, Ryvicker MJ, Deutsch AM, Cohen HR. Partial anomalous pulmonary venous drainage of the right lower lobe shown by CT scans. *Radiology*. 1986;159:21–22.

[22] Senocak F, Ozme S, Bilgic A, Ozkutlu S, Ozer S, Saraçlar M. Partial anomalous pulmonary venous return. Evaluation of 51 cases. *Jpn Heart J*. 1994;35:43–50.

[23] Silverman NH, Anderson RH, Spicer D, Ursell P, Kipps A. *Echomorphologic correlations in congenital heart disease E book*. 2018. Available at www.MD1World.com.

[24] Snarr BS, Liu MY, Zuckerberg JC, et al. The parasternal short-axis view improves diagnostic accuracy for inferior sinus venosus type of atrial septal defects by transthoracic echocar-diography. *J Am Soc Echocardiogr*. 2017;30:209–215.

[25] Stauffer KJ, Arunamata A, Vasanawala SS, Behera SK, Kipps AK, Silverman NH. Decompressing vein and bilateral superior vena cavae in a patient with hypoplastic left heart syndrome. *Echocardiography*. 2016;33:1428–1431.

[26] Stumper O, Vargas-Barron J, Rijlaarsdam M, et al. Assessment of anomalous systemic and pulmonary venous connections by transoesophageal echocardiography in infants and children. *Br Heart J*. 1991;66:411–418.

[27] Sutherland GR. The role of transesophageal echocardiography in adolescents and adults with congenital heart disease. In: Erbel R, Khandheria BK, Brennecke R, et al, eds. *Transesophageal Echocardiography*. New York, NY: Springer-Verlag; 1989:47.

[28] Vargas-Barron J, Rijlaarsdam M, Romero-Cardenas A, et al. Transesophageal echocardiography in adults with congenital cardiopathies. *Am Heart J*. 1993;126:426–432.

[29] Vesely TM, Julsrud PR, Brown JJ, Hagler DJ. MR imaging of partial anomalous pulmonary venous connections. *J Comput Assist Tomogr*. 1991;15:752–756.

[30] Warden HE, Gustafson RA, Tarnay TJ, Neal WA. An alternative method for repair of partial anomalous pulmonary venous connection to the superior vena cava. *Ann Thorac Surg*. 1984;38:601–605.

[31] Wong ML, McCrindle BW, Mota C, Smallhorn JF. Echocardiographic evaluation of partial anomalous pulmonary venous drainage. *J Am Coll Cardiol*. 1995;26:503–507.

[32] Yim D, Nagata H, Lam CZ, et al. Disharmonious patterns of heterotaxy and isomerism: How often are the classic patterns breached? *Circ Cardiovas Imaging*. 2018;11:e006917. doi:10.1161/CIRCIMAGING.117.006917.

第7章　心房和房间隔解剖异常
Abnormalities of Atria and Atrial Septation

Allison K. Cabalka　Alex J. Thompson　著

廖书生　译

　　房间隔缺损占所有先天性心脏病的 7%～10%；其中继发孔型房间隔缺损最常见，占所有房间隔缺损的 60%～75%。二维、多普勒及彩色多普勒超声心动图在房间隔缺损的临床确诊中起着关键作用，对房间隔异常提供最确切的评估。房间隔缺损可以是孤立性的，也可以合并其他先天性心脏结构异常。识别房间隔解剖异常非常重要，因为这些缺损将直接影响临床的处理方式。例如，是采取经导管介入抑或是外科手术治疗更合适。三房心是房间隔解剖异常非常罕见的类型，也将在本章中进行阐述。原发孔型房间隔缺损，包含在房室间隔缺损的疾病谱中，将在其他章中加以讨论。

一、房间隔解剖与胚胎发育

　　房间隔缺损将导致左心房与右心房之间的直接沟通。充分理解房间隔的解剖结构对描述房间隔缺损位置非常重要。通常根据房间隔缺损与卵圆孔的位置关系进行分类（图 7-1）。在胚胎发育过程中，原始心房经历了一个复杂的分隔过程。原发隔从心房的中间向下朝向心内膜垫区域生长，最初留下一个孔，称作原发孔。随后，原发隔的下部与发育中的心内膜垫融合并关闭位于下方的原发孔（图 7-1A 和 B）。原发隔中部的组织吸收（或细胞凋亡）在中央形成一个继发孔。与此同时，继发隔开始生长，当与心内膜垫相接时，两个心房的下部就被分隔开来。继发隔留下的缺损部分即为卵圆孔，作为胎儿期血流从右心房进入左心房的通道。出生后，原发隔与继发隔融合并功能性关闭卵圆孔；不过，人群中有 25%～30% 留有缝隙样通道。典型的继发孔型

房间隔缺损发生在中央或者房间隔的继发孔部分，实际上是原发隔的缺失所导致的（图 7-1D）。

　　上、下腔静脉和冠状静脉窦汇入右心房后部壁较为光滑的部分。发生在房间隔后上部分的缺损称作静脉窦型房间隔缺损（图 7-1D），是右肺静脉与心房异常衔接所致。这种缺损通常会合并右侧肺静脉的异位引流。Geva 和 Van Praagh 等主张静脉窦型房间隔缺损不是真正意义上的房间隔缺损，而是无顶右肺静脉汇入上腔静脉形成心房间的沟通，表现出无顶肺静脉在左心房侧的开口。

　　冠状静脉窦型房间隔缺损，或者称作无顶冠状静脉窦综合征，是左侧房室折叠发育过程异常所致。在这种间隔异常中，冠状静脉窦可以部分或完全无顶，并直接与左心房沟通，常伴有左上腔静脉（图 7-1D）。

　　左侧三房心是另一种非常罕见的与房间隔异常相关的畸形。三房心可能是肺总静脉与左心房异常汇合所致，造成肺静脉汇入左心房时发生梗阻。不过，并不是这种罕见畸形所有的异常都可以用这个胚胎学理论来解释。

二、房间隔缺损
（一）临床表现

　　房间隔缺损的临床表现因患者的年龄、缺损的大小及合并的病变不同而有很大的差异。孤立性的房间隔缺损，在婴儿期肺部循环超负荷的表现并不常见，这是由于在生命早期右心室的顺应性低，心房水平的分流会很少。房间隔缺损很可能是在对婴儿进行全面检查时与其他心脏结构异常同时发现

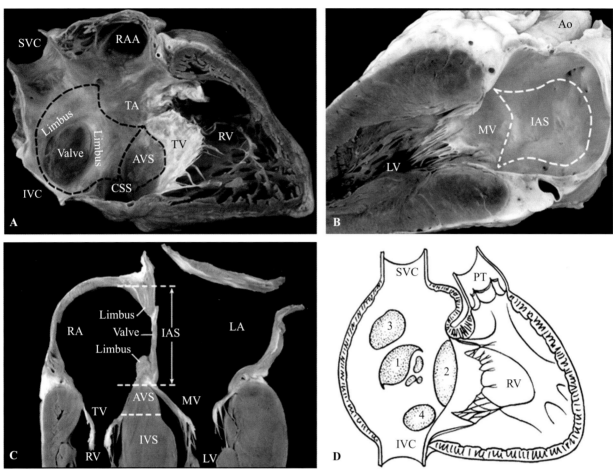

▲ 图 7-1　房间隔解剖

A. 右面观的右心房、右心室两腔心切面。房间隔的轮廓（虚线范围内），上、下边缘围绕着卵圆孔瓣。三尖瓣正上方显示的是房室隔。B. 左面观两腔心，虚线范围内为房间隔。C. 心脏十字交叉的四腔心切面，显示房间隔（右心房与左心房之间）的上、下缘及卵圆孔瓣。房室隔位于右心房与左心室之间。D. 不同类型房间隔缺损的示意图，数字顺序代表发生率的高低：1 为继发孔型房间隔缺损，2 为原发孔型房间隔缺损，3 为静脉窦型房间隔缺损，4 为冠状静脉窦型房间隔缺损。CS. 冠状静脉窦；IVC. 下腔静脉；IVS. 室间隔；MV. 二尖瓣；PT. 肺动脉干；RAA. 右心耳；SVC. 上腔静脉；TV. 三尖瓣；IAS. 房间隔；AVS. 房室隔；Limbus. 缘；Valve. 瓣膜（经 *Mayo Foundation* 许可转载）

的。在婴儿期和儿童早期，随着右心室顺应性升高，心房水平左向右分流便逐渐增加。儿童和青少年，具有显著血流动力学改变的房间隔缺损患者可表现为心脏杂音，或者运动后不适、乏力。

具有大量分流的房间隔缺损患者体格检查时会发现特征性的右心室高动力搏动征象。心脏听诊可在胸骨左缘闻及收缩期喷射样杂音，第二心音固定宽分裂。三尖瓣听诊区可闻及舒张期隆隆样的杂音，这是心房水平大量分流使经过三尖瓣的血流量显著增加所致。胸部的 X 线检查表现为心影增大、肺血管影增多增粗，除此之外肺动脉主干及主要分支增宽突出。

心房水平分流会随年龄的增长而增加。年长的患者表现出更显著的症状，如运动不耐受、乏力，

少数患者表现为右心衰竭。房性心律失常在成年前的患者不常见，但在患病晚期修补后仍可持续性存在，除非同时进行了外科的心律失常治疗。孤立性的房间隔缺损患者发生肺动脉高压或者肺血管阻塞性疾病并不常见，但在进行相应治疗前应仔细评估。

（二）生理

左心房与右心房之间的沟通使氧合的肺静脉血经房间隔缺损进入右心房。在整个心动周期的大多数时期里，左心房压高于右心房压，因此以左向右分流为主导。因心房顺应性的可变性，通常也可观察到非常短暂的右向左分流。卵圆孔未闭可以造成右向左的分流而潜在矛盾性栓塞的风险。通常，房

间隔缺损患者因心房水平左向右分流，导致右心系统容量负荷增加，右心房、右心室扩大和肺循环超负荷。对于有肺血管疾病或右心室流出道梗阻的患者，心房水平右向左分流的程度会因右心室顺应性越来越差而显著增加。

冠状静脉窦型房间隔缺损合并左上腔静脉的患者可能会有不同程度的发绀，这是因为一部分回流的体静脉血混入氧合的肺静脉血。低氧的程度与左上腔静脉所收纳的体静脉的血流量成比例。

（三）并发症

小的房间隔缺损通常可以自行生长关闭（完全闭合或几乎完全闭合），无须治疗，也不会产生长久的并发症。中等大小的房间隔缺损（直径 6～12mm）或大型房间隔缺损（直径 > 12mm）在生命早期可以没有显著的症状或并发症，但随着左心室顺应性的下降，心内的分流量会稳步增加。直径大于 8mm 的房间隔缺损不太可能自行闭合，事实上，中等大小或大型房间隔缺损的缺损尺寸会随着年龄增长而变大。另外，长期慢性的右心室容量超负荷会造成三尖瓣环的扩大，从而导致三尖瓣反流逐渐加重。长期持续存在的右心房扩大也会增加发生房性心律失常的风险。虽然在儿童期发生心房扑动和心房颤动并不常见，但是在未及时诊断和治疗的房间隔缺损患者就可能随年龄增长而发生。心律失常可能会在房间隔缺损得到修补后还持续存在，尤其在那些年龄较大才进行修补和肺动脉压力或阻力升高的患者中。既往研究历史表明，那些具有血流动力学意义的房间隔缺损患者如果在 25 岁之前就得到修补的话，就会有正常的生命预期。

房间隔缺损合并肺动脉高压和肺血管阻塞性疾病并不常见，只在很少的一部分患者中发生。此外，右向左分流的并发症包括矛盾性栓塞和脑卒中。更为少见的是无顶冠状静脉窦综合征患者发生脑梗死和脑脓肿的风险。

三、房间隔缺损的评估

右心系统的扩大往往是心房水平分流的重要线索，当发现这一超声征象时，就应该对房间隔和肺静脉回流情况进行全面准确的评估。

由于房间隔的解剖是一个复杂的三维结构，因此对它的观察就必须从多个平面进行显示。因房间隔的部分区域非常薄而观察困难，经胸超声心动图检查会有挑战，特别是在那些年龄较大的青少年和成人。需要使用正交切面来解决组织边缘的问题。相应的诊断切面应该将探头垂直于感兴趣区的结构，以免产生假性的回声缺失而造成误诊。超声心动图需要对房间隔缺损的位置、大小及与周围结构的距离进行评估。另外，对潜在的其他心脏结构异常进行全面筛查也很重要。完整的频谱和彩色多普勒评估也很重要，不仅是缺损本身，而且可以提供血流动力学评估，这些包括右心室收缩功能、肺动脉压和三尖瓣反流情况。通常，可以不进行无创的分流定量计算。

影像学检查的目的是为临床提供确切的信息，评估缺损的血流动力学意义，从而辅助治疗策略的制订，是经导管介入封堵还是外科手术。如果经胸超声图像质量不满意，超声心动图技师怀疑有心房水平分流或者肺静脉异位引流，就应该进行经食管超声心动图检查加以明确。对于少数病例而言，可能需要进行心脏磁共振检查来明确肺静脉异位引流的情况，特别是高位引流入上腔静脉的患者。

（一）剑突下切面扫查

当图像质量足够清晰时，剑突下切面是非常适合房间隔的评价的。从这个方向扫查，声束相对垂直于房间隔，不管是四腔心切面（冠状面）还是短轴切面（矢状面），因此相应的组织结构可以被真实地显示，不会出现假性的回声失落。关键的超声征象包括房间隔真实的回声缺失和右心系统的扩大（右心房、右心室和肺动脉）。缺损边缘会因为额外的反射表现出 T 字样改变，这一点可作为识别缺损边缘的依据。

1. 剑突下四腔心切面（冠状面）

剑突下四腔心或者冠状切面是对房间隔前后轴向上的显示，对于确定房间隔缺损的位置和大小非常有用。探头从前向后扫查来获得图像，对缺损在长轴方向上进行评估（图 7-2A）。缺损在房间隔的位置及其与右侧的上腔静脉和右上肺静脉的关系应当给予明确。当探头朝向前上方扫查时，就可以对紧接在主动脉后方的房间隔部分进行评估。房间隔的后下部可以在四腔心切面上将探头向后倾斜来进行显示，不过可能会有假性回声缺失发生。短轴切面更有利于评估缺损后下方的边缘。对于一个正常的心脏，房间隔应该从后下方直到房室瓣水平观察完整。

通常，彩色多普勒显示为心房水平连续性的左向右分流（图 7-2B），尽管随呼吸周期的变化可能会有短暂和少量的右向左分流发生。PW 可以在房间隔缺损的位置获得低速、期相性、左向右血流频谱，非常短暂的右向左分流也可能被探测到。连续性的血流速度增快或期相性降低意味着左心房与右心房之间存在显著的压力阶差，这种情况是由于限制性的缺损产生的（具体情况要根据血流方向）。

2. 剑突下短轴切面（矢状面）

剑突下短轴切面是可以通过四腔心（冠状面）的正交切面来获得，显示的是房间隔上下轴向的图像（图 7-2C）。探头从右向左扫查，可以对房间隔缺损的上 / 下边缘及其与上腔静脉、肺静脉（特别

是右侧）的相互关系进行评估。有一点必须要注意，即下腔静脉瓣（或称欧氏瓣）的位置，它位于下腔静脉右心房入口处的前方，不要将它误当作房间隔缺损的一个边缘。短轴切面显示的是房间隔前上方和后下方。另外，右心室、右心室流出道、肺动脉瓣可以通过剑突下短轴切面获得清晰的图像。多普勒探查可以评估右心室流出道的血流速度，确定右心室流出道是否存在压差。

（二）胸骨旁切面

1. 胸骨旁长轴切面

当心房水平存在显著分流时，胸骨旁切面显示出右心室扩大、容量超负荷和室间隔矛盾运动的特征性表现（图 7-3A）。房间隔缺损合并二尖瓣脱垂，最佳的也是在长轴切面上进行显示。将探头向下摆

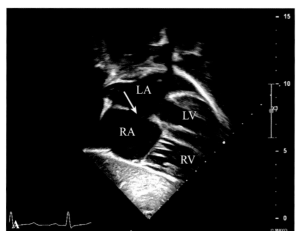

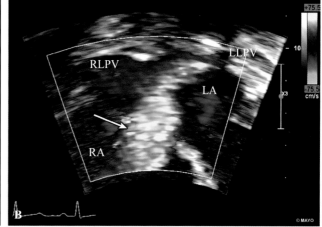

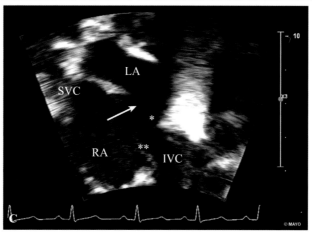

▲ 图 7-2　大型继发孔型房间隔缺损剑突下切面图像

A. 剑突下冠状切面显示左心房与右心房间的房间隔中部（箭）回声缺失，符合大型继发孔型房间隔缺损的表现；B. 剑突下冠状切面，聚焦于心房的彩色血流显示通过房间隔缺损（箭）的左向右血流，以及右下肺静脉（RLPV）和左下肺静脉（LLPV）汇入左心房的血流；C. 剑突下矢状切面显示的大型继发孔型房间隔缺损（箭）位于左心房与右心房之间，其下后壁无残余边缘（*）。欧氏瓣（**）连于下腔静脉（IVC）口前壁

动朝向三尖瓣流入道切面时，可以探查到穿过房间隔的血流，尽管这个切面不足以完整显示房间隔缺损。同时，应该使用彩色多普勒评估三尖瓣的反流情况，如果存在反流，就需要运用频谱多普勒来估测右心室收缩压。

向上倾斜探头朝向左肩方向扫查时，就可以显示右心室流出道、肺动脉瓣及主肺动脉。心房水平有显著分流时，肺动脉主干将会扩张。同时应当对肺动脉瓣叶的解剖结构和功能进行评估。当存在大量的心房水平分流时，右心室流出道血流加速，最大限度可以达到2.5m/s，当速度超过2.5m/s时提示可能合并肺动脉瓣狭窄。当多普勒发现异常时，就需要同时使用二维进行仔细评估，狭窄的肺动脉瓣二维上表现为瓣叶开放呈穹窿状或运动受限。

2. 胸骨旁短轴切面

胸骨旁短轴切面对于评价右心室容量超负荷和室间隔运动低平或矛盾运动也是非常有用的（图7-3B）。舒张期室间隔扁平通常是容量超负荷导致，而收缩期室间隔扁平则意味着压力超负荷。利用多普勒超声探测三尖瓣反流情况，包括右心室收缩压的评估，这对血流动力学的综合评估是非常重要的，可以排除是否合并肺动脉高压。该切面也可以用于观察扩大的右心房。这个切面也有点与房间隔垂直，缺损的边缘也可能得到准确评估（图7-4A）。彩色多普勒可以显示典型的继发孔型房间隔缺损心房水平左向右分流（图7-4B）。右心室流出道、肺动脉瓣和肺动脉主干可以在这个切面得到很好的显示。漏斗部和肺动脉瓣的解剖结构是否与多普勒发现的情况一致也应详细评估。

（三）心尖四腔心切面

右心房、右心室扩大可以很容易在心尖四腔心上观察到（图7-5）。通过这个切面，可以应用彩色多普勒评估三尖瓣的反流程度，并运用连续波多普勒准确估测右心室收缩压（图7-6）。二尖瓣病变也能得到很好的评估，要注意排除二尖瓣狭窄，因为二尖瓣狭窄会造成左心房压升高，从而加重心房水平的分流。由于心尖四腔心切面的声束与房间隔是平行的，房间隔中部较为薄弱区域的可疑回声缺失应通过其他切面加以确认。心尖四腔心还可以用于评估靠近心脏十字交叉处的房间隔下部区域。

从心尖四腔心切面倾斜探头向前扫查就可以显示左心室流出道，继续向前倾斜扫查（心尖旁），便可以获得另一个非常好的观察肺动脉瓣和右心室流出道的切面。多普勒判定右心室流出道梗阻与否非常重要，这关系到治疗方案的制订，是经导管介入封堵还是外科手术。

（四）胸骨上窝切面

胸骨上窝切面可以很好地显示左右肺动脉分支。在短轴或者冠状切面，在右肺动脉下方可以显示左心房。探头从左向右扫描将会显示四支肺静脉汇入左心房（即"螃蟹征"）。旋转探头90°到长轴切面有助于排除左上肺静脉异位引流入垂直静脉。从这个切面观察，彩色多普勒如果发现有血流向上朝向探头汇入无名静脉，那么就要警惕有左侧肺静脉异常回流的可能。

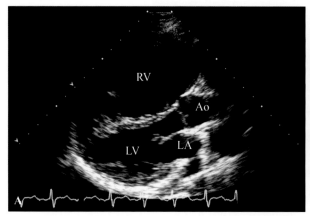
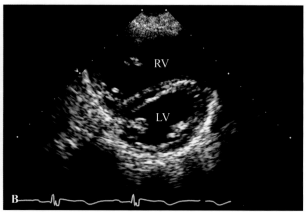

▲ 图7-3　A. 胸骨旁长轴切面显示大型继发孔型房间隔缺损导致右心室明显增大；B. 胸骨旁短轴切面显示右心室扩大和舒张期室间隔扁平，符合右心室容量超负荷改变

Ao. 主动脉；LA. 左心房；LV. 左心室；RV. 右心室

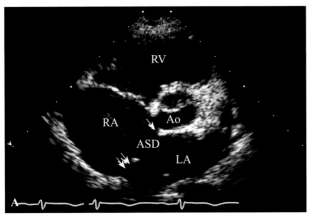 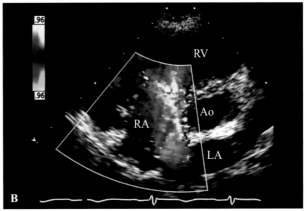

▲ 图 7-4　胸骨旁短轴切面显示巨大继发孔型房间隔缺损

A. 右心房、右心室增大符合心房水平分流的表现。右心房比左心房增大更加显著。这个切面非常容易观察主动脉后方短小的残余边缘（单箭）。由于这个切面与声束不是平行的，缺损后部的边缘也很容易显示清晰（双箭）。B. 彩色多普勒显示经过继发孔型房间隔缺损的大量分流从左心房进入右心房。缺损的前部边缘短小，而后方的边缘较明显

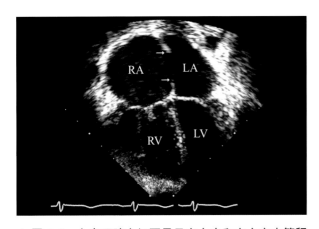

▲ 图 7-5　心尖四腔心切面显示右心房和右心室中等程度增大。有一个大型继发孔型房间隔缺损，其上、下边缘（单箭）发育良好（注意，要谨慎确认组织边缘，因为这个切面与声束较为平行，要避免假性的回声缺失）

（五）其他切面

高位右侧胸骨旁切面可以作为评价房间隔上部和上腔静脉–右心房连接处的额外声窗。在一些患者，这个扫查声窗可以获得"双腔静脉"切面，用于进一步评估继发孔型房间隔缺损上、下腔静脉边缘的情况，也是非常有利于观察高位的静脉窦型房间隔缺损。

对于右心系统扩大的患者，经胸超声心动图如果未能确定房间隔缺损或肺静脉异位引流，行经食管超声心动图检查是有必要的。通常经食管超声心动图对绝大多数的房间隔缺损都能显示得足够清楚，不过也要注意一点，特别靠后下部区域的房间隔，由于距离探头太近，图像有可能会模糊不清。

如果经食管超声心动图房间隔观察足够清楚，但肺静脉的回流情况还不能明确的话，心脏磁共振检查是有益的。

四、二维超声解剖与显像

（一）卵圆孔未闭

卵圆孔未闭一般紧贴着卵圆窝上缘的下方，通常缺损非常小。大多数行超声心动图检查的新生儿，彩色多普勒可以观察到卵圆孔处很少量的左向右分流。虽然人群中有 25%～30% 卵圆孔未闭，但大多数人会自行关闭。临床上有矛盾性栓塞表现的年长患者，可能会观察到一个小缺损或者房间隔显著的摆动并形成一个隧道。对于这样的患者，通常需要经食管超声心动图来观察房间隔的细微解剖结构，如果彩色多普勒不能发现分流，那么就应该进行右心声学造影（通过静脉注射震荡生理盐水）来确认右向左分流。

（二）继发孔型房间隔缺损

继发孔型房间隔缺损特征性表现是房间隔中部的回声缺失。大多数缺损表现为椭圆形。应该多切面进行观察完整的评估缺损的大小、边缘及与周围解剖结构的关系。随着继发孔型房间隔缺损行经导管介入封堵治疗的广泛开展，超声心动图在患者的评估和筛选中起着关键性作用。有一点也需要进行排除的是，继发孔型房间隔缺损是否合并房间隔膨出瘤或者开窗，虽然这些情况最后也能进行封堵。

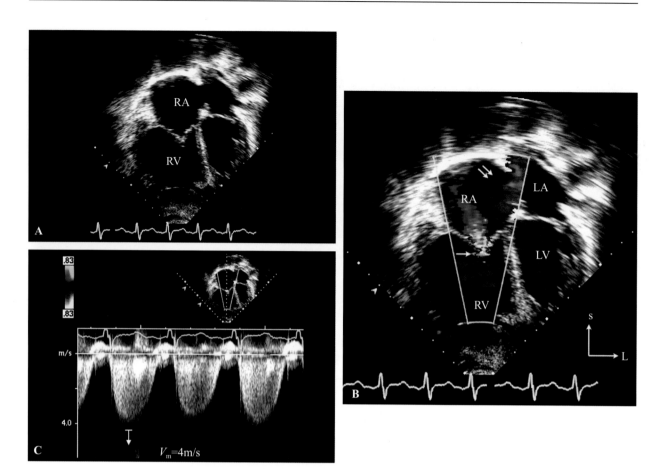

▲ 图 7-6 心尖四腔心切面显示合并肺动脉高压的中等大小继发孔型房间隔缺损

A. 右心房明显增大，右心室增大伴室壁增厚；B. 彩色多普勒可见通过房间隔缺损的左向右分流（双箭）和三尖瓣反流（单箭）；C. 定量测量三尖瓣反流速度 4m/s，提示右心室收缩压明显增高（64mmHg+ 右心房压）。LA. 左心房；LV. 左心室

排除那些需要外科进行干预的畸形非常重要（如肺静脉异位引流）。

　　典型的继发孔型房间隔缺损能够在剑突下四腔心（冠状面）（图 7-7）和短轴切面上（矢状面）进行显示，表现为房间隔中部的回声缺失，边缘有残余组织围绕。在剑突下四腔心切面，可见房间隔缺损边缘的残余组织将上腔静脉开口隔入右心房，而右上肺静脉开口隔入左心房。向左下方和后方倾斜探头朝向心脏十字交叉部扫查时，通常会有较大的残余组织将房间隔缺损与房室瓣和冠状静脉窦分隔开来。倾斜探头向前扫查时，可见缺损位于主动脉后方；当然，主动脉后方的残余边缘组织在胸骨旁短轴切面上观察更为确切一些。剑突下短轴切面显示缺损前上部分的边缘就位于上腔静脉 - 右心房连接处下方。正常回流的右上肺静脉就在这个缺损边缘的后方汇入左心房。继发孔型房间隔缺损的后下部分的残余边缘是最难观察的，胸骨旁短轴切面

可以用来显示这个缺损边缘。当图像质量足够清晰时，可以采用剑突下短轴切面做出诊断（图 7-7C）。有一点值得强调的是，欧氏瓣比较明显的患者可能会被误当作房间隔缺损的一个边缘，它是从下腔静脉开口的前方延伸入右心房的（如一个复杂房间隔缺损）（图 7-8）。

　　胸骨旁长轴切面是不能显示房间隔缺损的，即使是倾斜探头将声束朝向三尖瓣流入道方向的切面。不过，胸骨旁短轴切面对于观察缺损前缘（主动脉后方）和后缘是非常有用的。这些切面对于那些剑突下声窗条件差且在行 TEE 检查前的患者是很有帮助的。如果其他方向的残余边缘足够，主动脉后方即使无残余边缘也不会影响介入封堵，当然缺损的后部边缘要足够。继发孔型房间隔缺损的后 / 下部边缘完全缺失是无法成功进行封堵的（图 7-8B）。

　　心尖四腔心切面显示的是右上肺静脉与上腔静脉之间的缺损上部边缘，以及二尖瓣、三尖瓣上方

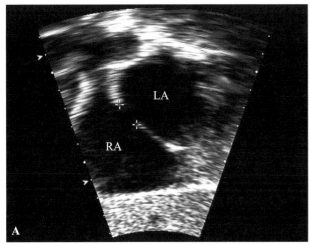

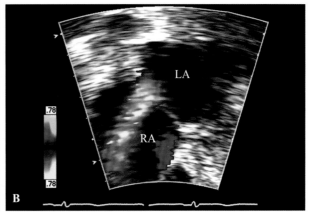

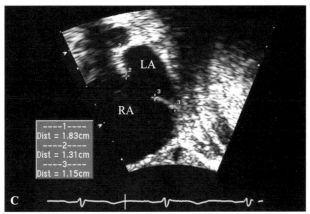

▲ 图 7-7　剑突下切面显示中等大小的继发孔型房间隔缺损，适合进行介入封堵关闭

A. 剑突下切面显示有足够的残余边缘（┼）；B. 彩色多普勒显示通过房间隔缺损的左向右分流；C. 相对应的剑突下矢状切面，测量上部边缘（约 1.3cm）和后下部边缘（约 1.2cm）。这个切面测量房间隔缺损大小约 1.8cm。LA. 左心房；RA. 右心房

缺损的下部边缘（图 7-5）。当继发孔型房间隔缺损考虑采用介入封堵时，需要通过这个切面测量房间隔的总长和上、下边缘的长度。

（三）静脉窦型房间隔缺损及部分型肺静脉异位引流

静脉窦型房间隔缺损位于房间隔的后上部区域，直接与上腔静脉相连而没有上部边缘。静脉窦型房间隔缺损往往合并右上和（或）中肺静脉异位引流入上腔静脉 – 右心房衔接处，而右下肺静脉很少累及。虽然异位引流的肺静脉汇入上腔静脉的"高"处，但汇入点的位置一般不会比奇静脉汇入上腔静脉的高。剑突下四腔心切面有助于观察这种类型的房间隔缺损，倾斜探头朝向前上方扫查可显示房间隔位于上腔静脉和右心房之间（图 7-9A）。从这个切面需要确认一支或者两支右肺静脉汇入上腔静脉还是右心房的上部

（图 7-9C 和 D）。上腔静脉的开口扩大并"骑跨"在缺损上方，但上腔静脉仍然与右心房相连接。

在剑突下短轴切面观察，紧邻上腔静脉右心房入口处的下方可见回声缺失，同时缺损的上缘无残余组织（图 7-9B）。当探头从右向左扫查时，也可以在这个矢状面上显示异常引流右侧肺静脉汇入上腔静脉 – 右心房连接处的入口。如果经胸超声无法确定静脉窦型房间隔缺损是否合并肺静脉异位引流（特别是在年龄较大的患者），那么就应该行 TEE 检查或磁共振血管显像明确肺静脉的解剖情况，为外科手术做好准备（因为有的肺静脉异位引流的汇入点比较高，可以接近奇静脉的水平）。

TEE 检查静脉窦型房间隔缺损，可以显示紧邻上腔静脉入口处房间隔上部回声缺失（图 7-10A）。另外，彩色多普勒可以显示异位引流的右侧肺静脉汇入上腔静脉（图 7-10B）。回撤探头至纵隔的更

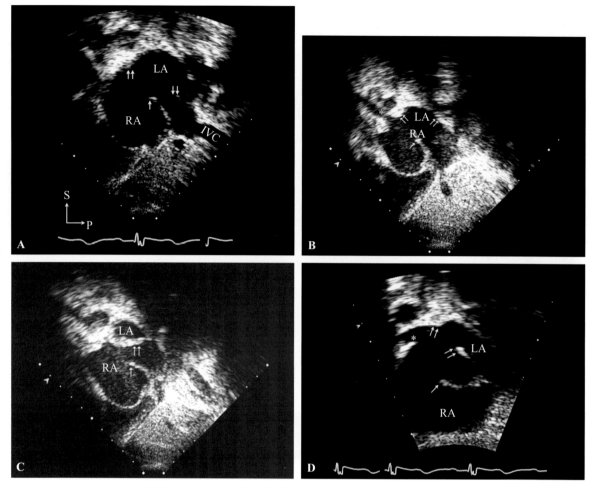

▲ 图 7-8　剑突下切面显示一个巨大房间隔缺损，合并右肺静脉异位引流入右心房

A. 缺损的上部无残余边缘（上方双箭）。一个非常显著的欧氏瓣（单箭）从下腔静脉口的前壁延续入右心房。缺损的后下部边缘紧邻下腔静脉开口处（下方双箭）。B. 在这个矢状切面将探头朝向右侧扫查，显示上腔静脉（黄星号）正常连接右心房。然而，在这个切面缺损的上部和后下部均无残余边缘，只有通过探头朝向右侧仔细扫查才可以确认（双箭）。欧氏瓣位于肝静脉汇入右心房的前方（单箭）。C. 在这个矢状面将探头朝向左侧扫查就不能显示缺损的边缘（双箭）。一个巨大的欧氏瓣再一次被观察到（单箭）。D. 旋转探头 90° 至冠状切面，显示明显的欧氏瓣（单箭）和房间隔缺损的范围（双箭）。在这个切面上，缺损的上部无残余边缘，并可见一支右肺静脉（＊）汇入缺损上部的右心房侧。注意，房间隔缺损无残余边缘，以及潜在肺静脉异位引流，需要经多个切面进行证实，这种类型的房间隔缺损也是不适合进行介入封堵的。LA. 左心房

上方位置，异位引流的右侧肺静脉就能够被确认，肺静脉汇入上腔静脉处在短轴切面上表现为"钥匙孔"征（或"泪滴样"）；而正常人在这个切面上的上腔静脉表现为一个完整的圆形（图 7-11A）。彩色多普勒可以进一步证实异常引流的肺静脉血流回流至上腔静脉（图 7-11B）。

更进一步的影像检查方法，如 CT、MRI，对于异位引流肺静脉回流情况的明确是非常有帮助的，特别是那些经胸或经食管超声检查显示困难的患者。当然，这对于更为复杂的病例外科治疗方案的制订也是很有益处的。同样，这些影像学方法的横断面上也可以很好地显示"钥匙孔"征，即右上肺

静脉汇入上腔静脉处（图 7-12A）。在更低位的断面，静脉窦型房间隔缺损也可以很好地被显示出来（图 7-12B）。MRA 的冠状面有助于确定异位引流肺静脉汇入上腔静脉的水平（图 7-12C）。位于下部的静脉窦型房间隔缺损（下腔型）非常罕见，它往往合并右下肺静脉异位引流至右房。这种情况一样可以使用 MRI（或 CT）检查来评估缺损的特征和为外科治疗方案制订提供帮助（图 7-13）。

（四）冠状静脉窦型房间隔缺损（或无顶冠状静脉窦）

当存在冠状静脉窦型房间隔缺损时，冠状静

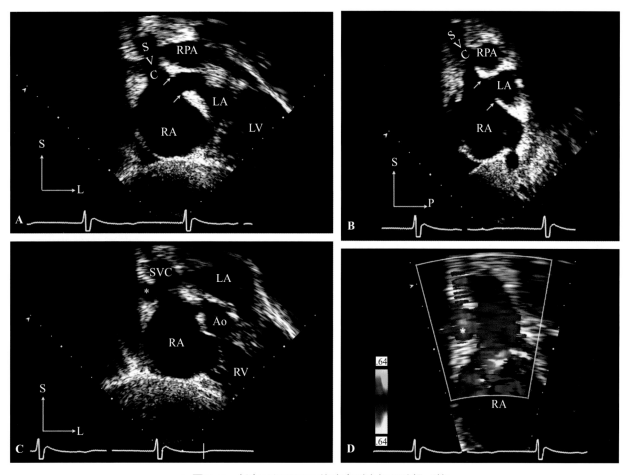

▲ 图 7-9　剑突下切面显示静脉窦型房间隔缺损（箭）

A. 冠状切面显示静脉窦型房间隔缺损紧邻上腔静脉汇入增大的右心房入口处。B. 矢状面显示左心房后上方见静脉窦型房间隔缺损紧邻上腔静脉。右肺动脉位于上腔静脉后方。C. 冠状切面，将探头稍向前方侧动即可获得 A 图；此切面可见右上和右中肺静脉异位引流入上腔静脉（＊）。D. 彩色多普勒探查可见异位引流的肺静脉血流（＊）汇入上腔静脉。

Ao. 主动脉；L. 左；LV. 左心室；P. 后；RV. 右心室；S. 上；SVC. 上腔静脉；RPA. 右肺动脉

脉窦开口扩张，这需要与单纯的左上腔静脉汇入冠状静脉窦相鉴别。不过，前者因为有心房水平的分流右心系统会扩大。胸骨旁长轴切面可以用于确认无顶冠状静脉窦，左心房底部和冠状静脉窦之间可见组织缺损边缘（图 7-14A）。彩色多普勒检查可以显示血流背向探头，因为分流是从左心房经冠状静脉窦顶部缺损进入冠状静脉窦（图 7-14B）。另一个可以观察冠状静脉窦的切面是剑突下切面。这个切面显示左心房与冠状静脉窦之间的壁缺失，并可见大量血流从左心房分流到右心房（图 7-14C 和 D）。冠状静脉窦型房间隔缺损有可能会合并左上腔静脉。确认左上腔静脉回流情况对于需要外科干预的患者是非常重要的。右心声学造影可以作为一个辅助检查手段，经左侧手臂的静脉注入震荡生理盐水后，微泡最初先在左心房内显示，然后再进入

右心房。如果术前漏诊左上腔静脉，在外科修补了冠状静脉窦型房间隔缺损后，它仍然与左心房存在功能性的延续，那么患者就会持续发绀，因为有体静脉的血混入了左心房。其他影像学检查方法（如 CT 和 MRI）可以更好地评估静脉的解剖异常，以及缺损的大小（部分还是完全无顶）（图 7-15）。

（五）并发症

1. 肺静脉异位引流

对房间隔缺损患者的进行评估时的一个重要问题是可能合并肺静脉异位引流。静脉窦型房间隔缺损通常会合并右上 / 中肺静脉异位引流至上腔静脉或右心房。当然，继发孔型房间隔缺损也可以合并肺静脉异位引流，这种情况是在心脏导管室进行介入封堵的禁忌证。经胸超声心动图很难完整地观察肺静脉，特别

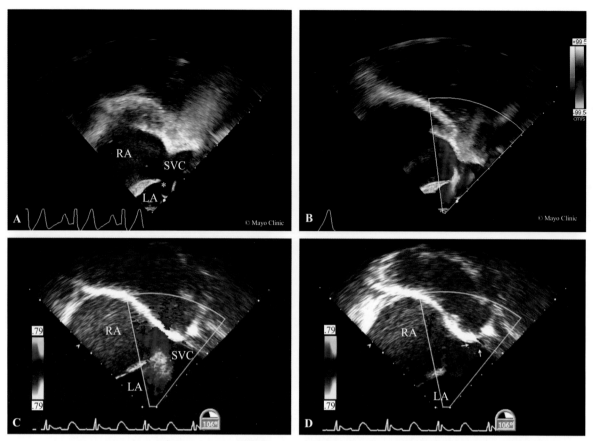

▲ 图 7-10　经食管超声心动图显示静脉窦型房间隔缺损合并右上肺静脉异位引流入上腔静脉

A. 聚焦于房间隔的长轴切面，显示静脉窦型房间隔缺损(＊)非常靠房间隔上部，位于上腔静脉与右心房衔接的水平。B. 稍微侧动探头，彩色多普勒显示异位引流的右上肺静脉（红色血流信号）汇入上腔静脉，然后进入右心房。同时可见通过静脉窦缺损的左向右分流。C. 彩色多普勒显示明显的左向右分流(蓝色血流)，从左心房经静脉窦型房间隔缺损入右心房。D. 彩色血流从异位引流的肺静脉（箭所指的红色血流）进入上腔静脉；这个切面是不足以诊断肺静脉异位引流的，需要其他切面进一步证实

是在年龄较大的青少年和成年人。当常规的经胸超声心动图无法确认所有肺静脉的回流情况时，就需要进行经食管超声心动图或者 MRI 来明确。肺静脉异位引流将在本书的另一章进行详细阐述。

2. 肺动脉瓣狭窄

肺动脉瓣狭窄指肺动脉瓣叶增厚，呈穹顶状，开放活动受限。当心房水平存在显著左向右分流时，肺动脉瓣口流速增快可达 2.5m/s，但如果流速超过这一极限就可能合并肺动脉瓣狭窄。二维超声就要仔细观察肺动脉瓣环和瓣叶的发育情况。房间隔缺损合并肺动脉瓣狭窄的患者肺动脉主干狭窄后扩张会更加严重。当然，这两个病变都可能采用经导管的介入治疗方案。

3. 三尖瓣反流

长期心房水平分流导致三尖瓣环扩大，从而加重三尖瓣反流。瓣叶对合也可能不良。三尖瓣反

流程度的准确评估对于治疗方案的选择是非常重要的，严重的三尖瓣反流可能需要外科进行三尖瓣成形，而不是经导管的介入。

4. 肺动脉高压

对所有的房间隔缺损患者来说，评估其右心室收缩压是很重要的一环（图 7-6C）。要从多个切面仔细测量三尖瓣的反流速度。在不存在右心室流出道梗阻的情况下，三尖瓣反流速度就反映了肺动脉收缩压。严重的肺动脉高压会造成右心室肥大，最终导致右心室收缩功能下降。

（六）房间隔缺损的治疗及术后随访

1. 继发孔型房间隔缺损

在继发孔型房间隔缺损进行介入封堵治疗过程中，超声心动图起着关键的辅助引导作用。根据患者的体型大小及其他因素，可以选择不同的检查方

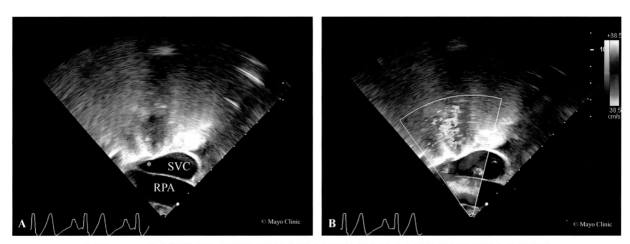

▲ 图 7-11　经食管超声心动图显示静脉窦型房间隔缺损合并右上肺静脉异位引流入上腔静脉

A. 位于右肺动脉水平的短轴切面显示的"泪滴样"征象（＊），这是由于在这一水平异位引流的右肺静脉汇入上腔静脉，使得原来正常呈圆形的上腔静脉被拉长；B. 彩色多普勒血流显示从右肺静脉回流的红色血流汇入上腔静脉，肺动脉内的血流是背向探头的（蓝色血流）。SVC. 上腔静脉；RPA. 右肺动脉

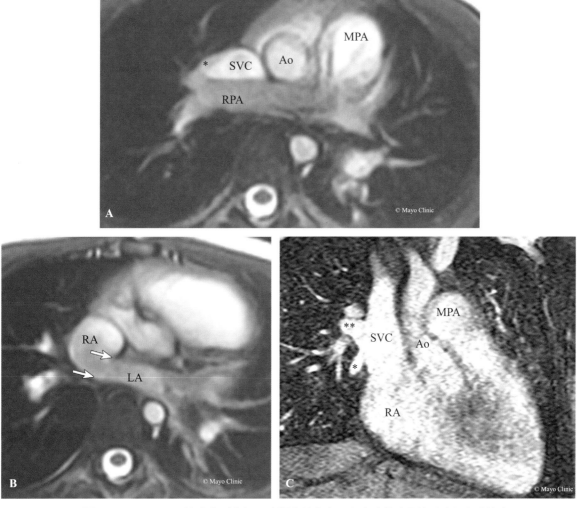

▲ 图 7-12　MRI 显示静脉窦型房间隔缺损合并右上和右中肺静脉异位引流入上腔静脉

A. MRI 的 T_1 加权像在轴位上显示上腔静脉（SVC）、主动脉（Ao）和主肺动脉（MPA）的位置。异位引流的右上肺静脉（＊）汇入上腔静脉处表现"钥匙孔"征。B. 从上一个平面稍微往下，可见左心房与右心房间的静脉窦型房间隔缺损（箭）。C. MRA 的冠状位显示这例部分性肺静脉异位引流的患者的右上肺静脉（＊＊）和右中肺静脉（＊）与上腔静脉相连接

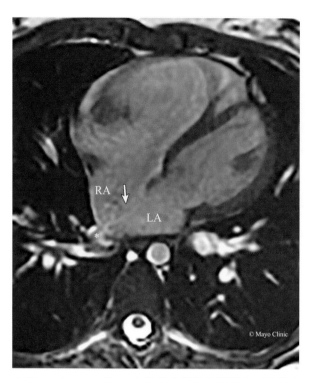

▲ 图 7-13 **MRI** 的 **T₁** 加权像在轴位上显示右下肺静脉（*）汇入右心房，同时左心房与右心房间存在着下腔静脉窦型房间隔缺损（箭）

法（经胸、经食管或者心腔内超声）。例如，对于一些较小的儿童，图像质量好，只需要经胸超声引导就可以进行介入封堵。剑突下切面很适合观察缺损的边缘和封堵器的位置。另外一些切面可以观察封堵器与房室瓣的位置关系。一般来说，对于介入封堵治疗，临床上更多地采用经食管超声或心腔内超声来进行引导。如果采用经食管超声，需要注意缺损的所有边缘都应该观察清楚，特别是观察缺损的后缘比较挑战，因为这个时候左心房和缺损的后缘是位于探头的近场。不管采用哪种方法引导，都应该再一次从多切面仔细检查准确测量缺损的大小和残余边缘（图 7-16 和图 7-17）。在那些采用球囊测量缺损大小的患者，超声心动图关键是用于评估缺损的延展径，即在左向右分流停止的那一刻（"血流阻断"技术）。在球囊扩张的过程中连续监测，以免过度延展缺损；这样就可以选择最小尺寸的封堵器来关闭缺损。在封堵器的输送和展开过程中，需要仔细观察以确保左心房侧和右心房侧的伞盘都在合适的位置，而不要有脱垂发生（如左心房侧的伞盘脱入右心房），同时不能影响周围的结构（图 7-18）。另外，当左心房侧的伞盘展开后会在右

心房形成声影，这时候要更加仔细地观察。在封堵器植入后，经胃底的切面是有帮助的，可以适当避免封堵器的干扰。为了避免潜在的气道压迫，以及考虑患者的舒适度，经食管超声心动图检查通常需要全麻。

在我们中心，通常更多地采用心腔内超声来对房间隔缺损或卵圆孔封堵进行引导。具有四通道、可偏转的最小的探头（AcuNav；Acusón，Mountain View，CA）可以通过 8F 的鞘从股静脉入路。图像质量非常好，通常探头频率可以达到 8.5～10MHz。将心腔内超声的导管放置于右心房，可以非常轻松地完成对缺损边缘和肺静脉的评估。关于心腔内超声其他方面的应用将在这本书的其他章进行更深入的讨论。

如果继发孔型房间隔缺损是采用外科进行修补，那么经食管超声心动图主要用于术中的即刻评估（图 7-19）。

在术后的随访中，超声心动图主要用于评估心脏的解剖结构和功能（图 7-20）。对采用介入封堵的患者，在出院前的几天通常需要进行一次超声心动图检查。确认封堵器的位置非常重要，因为在放置封堵器后的第 1 天，血栓栓塞的风险是最高的。右心系统的扩大在干预后即刻及随后逐步改善。彩色多普勒检查心房水平不应该有残余的分流。在房间隔缺损关闭后的患者，评估心包积液的情况也是非常重要的，特别是采用外科修补的患者术后恢复早期，以及那些植入较大封堵器的患者，因为还是有非常少的长期封堵器磨蚀风险存在。在术后随访检查时，长期监测封堵器及其与周围结构的关系是必要的。在很少的情况，封堵器周边可能会有残余的分流。需要更长时间无创的随访监测封堵器的位置，并排除任何影响周围结构、瓣膜、静脉回流的情况（图 7-21 和图 7-22）。

2. 静脉窦型房间隔缺损伴部分型肺静脉异位引流

外科矫治手术的目的是使右侧肺静脉恢复与左心房的连接，并功能性关闭房间隔的沟通。另外，必须保持右侧的上腔静脉回流至右心房没有梗阻，不论是原有的血管还是将上腔静脉移植至右心耳，有时候可能会使用移植人工血管（Warden 术）。术中 TEE 用于患者进行完整修补的手术前和手术后的评估。在有旁路移植后的手术，TEE 用于评

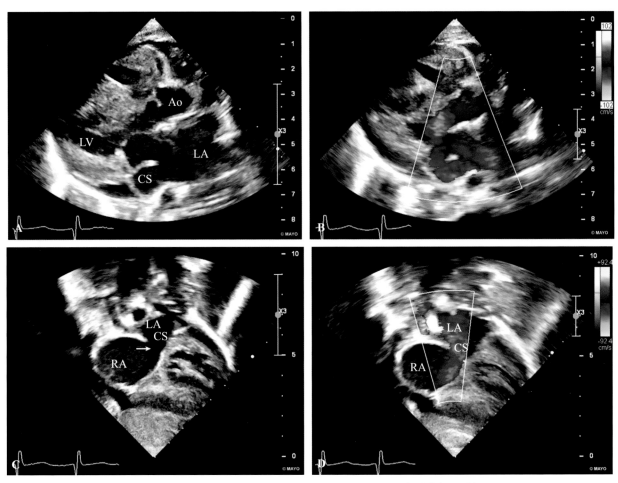

▲ 图 7-14　胸骨旁长轴和剑突下切面显示冠状静脉窦型房间隔缺损

A. 胸骨旁长轴切面显示扩大的冠状静脉窦与左心房间存在一个缺损；B. 彩色多普勒显示血流从左心房进入无顶冠状静脉窦；C. 剑突下横断面显示无顶冠状静脉窦有一个巨大房间隔缺损（箭）；D. 彩色多普勒显示经过房间隔缺损的大量左向右分流，分流从左心房进入无顶冠状静脉窦。Ao. 主动脉；CS. 冠状静脉窦；LV. 左心室；RA. 右心房

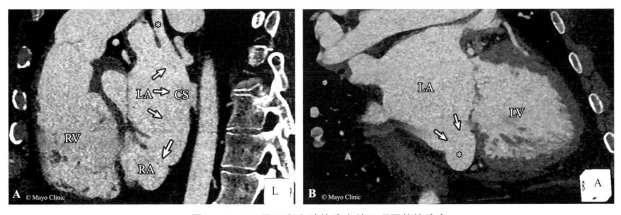

▲ 图 7-15　CT 显示左上腔静脉合并无顶冠状静脉窦

A. CT 矢状位图像显示左上腔静脉（＊）与冠状静脉窦相连，冠状静脉窦顶部缺失并开口于右心房。箭标出的是正常起分隔左心房作用的冠状静脉窦顶部界限。B. 通过左心房、左心室的冠状位图像显示扩大的冠状静脉窦（＊），正常的窦壁缺失（箭）导致与左心房相通

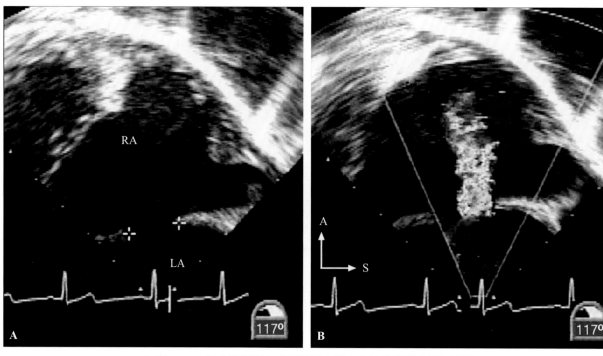

▲ 图 7-16　经食管超声心动图显示中等大小继发孔型房间隔缺损

A. 长轴切面显示缺损位于房间隔中央部，具有较长的上、下部残余边缘；B. 彩色多普勒显示从左心房到右心房的左向右的分流（蓝色血流）

估肺静脉的路径，确保回流通畅和没有从肺静脉至右心房的残余分流（图 7-23A 和 B）。另外，从上腔静脉至右心房的血流应该是没有压差的层流状态（图 7-23C 和 D）。

术后更长时间的随访需要采用经胸超声心动图监测上腔静脉和肺静脉是否发生梗阻。成年患者经胸超声检查如果困难，那么就需要用经食管超声和 MRI 来准确评估解剖结构和生理。

3. 冠状静脉窦型房间隔缺损（或无顶冠状静脉窦）

冠状静脉窦型房间隔缺损的外科修补是将冠状静脉窦关闭，让冠状静脉的血流汇入左心房（这种情况通常不会引起有临床意义的发绀）。如果左上腔静脉很细，并且有足够大的无名静脉作为桥血管，那么就可以将左上腔静脉直接结扎。但如果左上腔静脉较粗大，并且没有无名静脉，那么就要将左上腔静脉经左心房后壁用板障隔入右心房。如果引流至右心房的长板障存在梗阻的风险，那么另外一种选择方案是将粗大的左上腔静脉直接连接至左侧肺动脉（即左侧双向腔静脉 - 肺动脉吻合术）。修补后，在手术室采用 TEE 将不再看到血流从左心房进入冠状静脉窦。右心声学造影，经左侧手臂的静脉注入震荡生理盐水，可以帮助判断外科修补后

是否存在残余分流。冠状静脉窦型房间隔缺损修补术后的随访需要显示左上腔静脉至右心房的板障无显著的压差。可以通过胸骨上窝或高位左侧胸骨旁声窗来完成对左侧双向腔静脉 - 肺动脉吻合的检查。

五、三房心

（一）背景

三房心是一种少见的房间隔解剖异常的表现形式，主要发生在左心房。三房心可以是共同肺静脉干与左心房融合发育异常所导致，造成共同肺静脉干与左心房的汇合处梗阻；不过，并不是这种畸形所有类型都可以用这种胚胎学理论来解释。

（二）临床表现

三房心可以表现出肺静脉梗阻的症状和体征。出现临床表现的时间主要依赖于近端肺静脉腔（副房）与远端左心房（真房）之间交通口的大小，以及合并的与右心房交通的房间隔缺损的位置和大小。从副房到右心房的左向右分流量的大小取决于房间隔缺损大小及副房和真房之间隔膜交通口大小。

如果近端没有房间隔缺损，三房心的隔膜梗阻严重，那么就会早期出现严重的肺静脉梗阻症状。

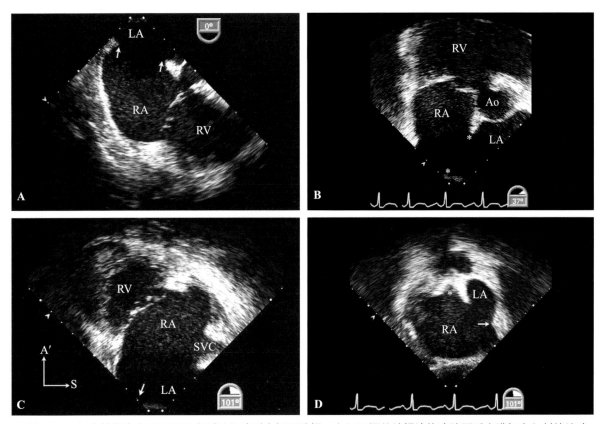

▲ 图 7-17 经食管超声心动图显示大型继发孔型房间隔缺损。多切面评估缺损边缘确认不适合进行介入封堵治疗，因为后壁和下壁无残余边缘

A. 心尖四腔心切面将探头旋转朝向心脏右侧结构。在这个切面可见巨大的继发孔型房间隔缺损（箭），上部残端短小，下部有足够的残余边缘。右心房、右心室扩大。B. 将探头旋转至短轴切面，显示缺损（＊）的主动脉后壁有残余边缘，但主动脉对侧几乎无残余边缘。C. 继续旋转探头至长轴切面，显示后下壁无残余边缘（箭）。TEE 中应谨慎评估这个部位的边缘，因为这个部位非常靠近探头的位置。D. 深部经胃底长轴切面，证实这个巨大房间隔缺损的后下壁无残余边缘，确认它不适合采取介入封堵治疗。上腔静脉右心房开口即位于缺损的上部边缘（＊）。A′. 前部；Ao. 主动脉；LA. 左心房；S. 上；SVC. 上腔静脉

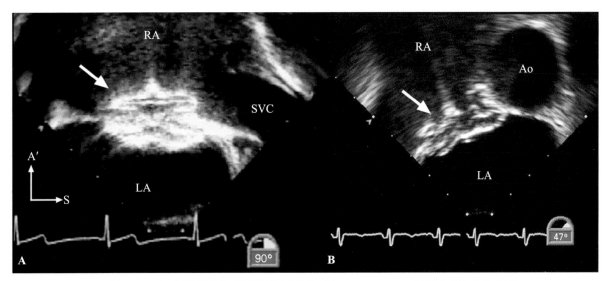

▲ 图 7-18 经食管超声心动图显示房间隔缺损 AMPLATZER 封堵伞植入后的表现

A.TEE 长轴切面显示术后封堵器（Abbott Laboratories，Lake Bluff，IL）位置正常；右心房侧伞盘（箭）位置良好，不影响上腔静脉回流。房间隔缺损的边缘恰当地位于两侧伞盘之间。B. 短轴切面上显示封堵伞的前缘紧邻主动脉根部，右心房侧伞盘（箭）位置良好。Ao. 主动脉；LA. 左心房

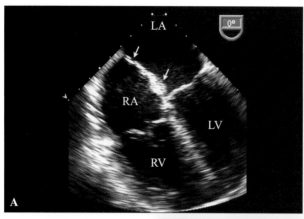
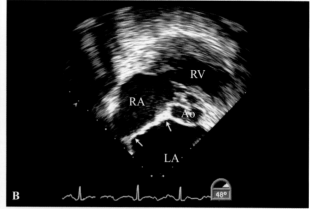
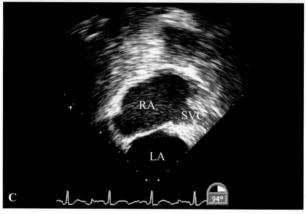

▲ 图 7-19　图 7-16 所示大型继发孔型房间隔缺损患者接受心包补片修补后经食管超声心动图的表现

A. TEE 心尖四腔心切面显示心包补片完整地修补了房间隔缺损（箭）；B. 短轴切面显示位于左心房与右心房之间的补片（箭）；C. 长轴切面所观察到的完整补片。Ao. 主动脉；LV. 左心室；RV. 右心室；SVC. 上腔静脉

临床表现与婴儿梗阻性的完全型肺静脉异位引流相似。如果不能早期识别严重的梗阻，就容易出现右心衰竭和低心输出量，最终导致循环崩塌。体格检查会出现严重肺动脉高压和低灌注的症状。

如果梗阻不太严重，临床症状主要表现是气促、进食困难、体重增长缓慢，以及易患呼吸系统疾病。在那些副房与右心房之间有较大房间隔缺损交通的患者，临床表现类似非梗阻性的完全型肺静脉异位引流患者（在右心房与真房间存在另外的缺损作为"右向左"的沟通）。未获治疗的严重梗阻的三房心会因为肺静脉和肺动脉高压进展为肺血管疾病，进而右心衰竭，甚至可能死亡。

（三）二维超声解剖与显像

在垂直的切面上，左心房内二尖瓣上方的隔膜呈一线样回声。由于隔膜可能有点弯曲，应从多个切面进行观察。有一点很重要，左心耳是位于梗阻的隔膜与二尖瓣之间的，这与二尖瓣瓣上环不同，

后者的左心耳位于梗阻组织上方。典型的三房心，近端的腔（副房）仅与左心房（真房）有交通，而与右心房没有沟通。真房与右心房之间可能存在卵圆孔未闭或房间隔缺损。另外一种类型的三房心是所有的肺静脉都回流至近端的腔，而与远端的左心房腔没有直接的沟通。这种情况，房间隔缺损便成为右心房的出口，即在下方的卵圆孔或房间隔缺损可以让血流再从右心房分流入左心房。

右心系统的扩大是三房心的表现特征。右心室通常会肥大。如果隔膜梗阻严重，并且只有很小的心房水平的交通可以为近端的副房减压，那么右心室就容易失代偿而出现衰竭。通过测量三尖瓣反流速度，根据简化伯努利方程便可以获得肺动脉压。

（四）剑突下切面

1. 剑突下冠状切面

在剑突下"冠状"切面，左心房内可见一异常的线样组织（图 7-24A）。肺静脉连接于线样组织的

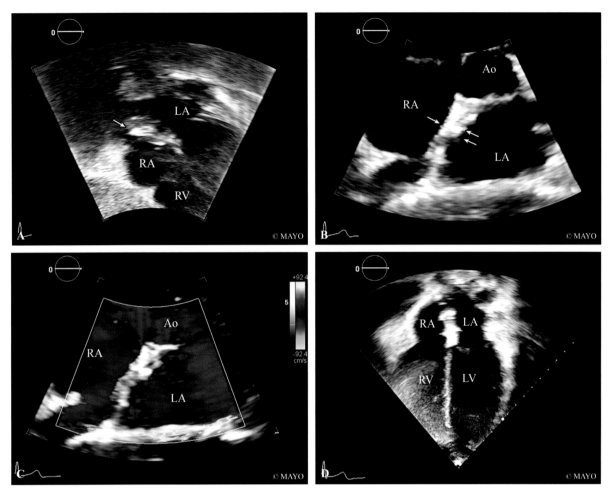

▲ 图 7-20 该图是 1 例既往采用 Gore Septal Occluder 封堵器关闭中等大小继发孔型房间隔缺损患者的表现

A. 剑突下切面显示房间隔的封堵器（箭）位置恰当。B. 胸骨旁聚焦于房间隔的短轴切面显示房间隔封堵器位置良好。单箭所示的是右心房侧伞盘，双箭所示的是左心房侧伞盘。C. 彩色多普勒显示房间隔及封堵器无残余分流。D. 心尖四腔心切面显示房间隔 Gore Septal Occluder（W. L. Gore & Associates，Newark，DE）封堵器位置正常。Ao. 主动脉；LV. 左心室；RV. 右心室

近端，也可能表现扩张。如果隔膜不完整，与远端的真房有交通口，彩色多普勒探查就可能发现左心房内通过梗阻隔膜的连续性湍流信号（图 7-24B）。应该对房间隔进行仔细的扫查，评估任何存在的心房水平交通的位置，包括使用多普勒判断分流的方向和压差。如果副房与真房之间没有交通口，那么副房与右心房间就会存在大量左向右分流的房间隔缺损；右心房与真房之间也必须有未闭的卵圆孔作为右向左分流的通道，以之来维持心输出量。

2. 剑突下矢状切面

短轴切面显示一条异常的水平线样组织将左心房分为两个功能的腔。应该从剑突下两个相互垂直的正交切面上对房间隔进行评估，来确定右心房与近端或远端的腔是否存在交通。在短轴切面上，右

心室流出道可以很容易被显示，通常表现为主肺动脉扩张。如果存在肺动脉瓣反流，那么可以根据其舒张末期的流速来估测肺动脉舒张压。

（五）胸骨旁切面

在胸骨旁的长轴和短轴切面上都可以看到增大的右心室。室间隔运动异常，依赖于压力负荷的程度，直接与梗阻的程度有关，这也与近端肺静脉腔与右心房之间起减压作用的心房水平交通口有着密切关系。在胸骨旁长轴切面，左心房的中部可见一线样的隔膜，位于左心耳的上方和肺静脉下方（图 7-25）。彩色多普勒可以用于显示与远端的腔的交通。

（六）心尖切面

心尖切面显示左心房内隔膜呈一线样的结构，

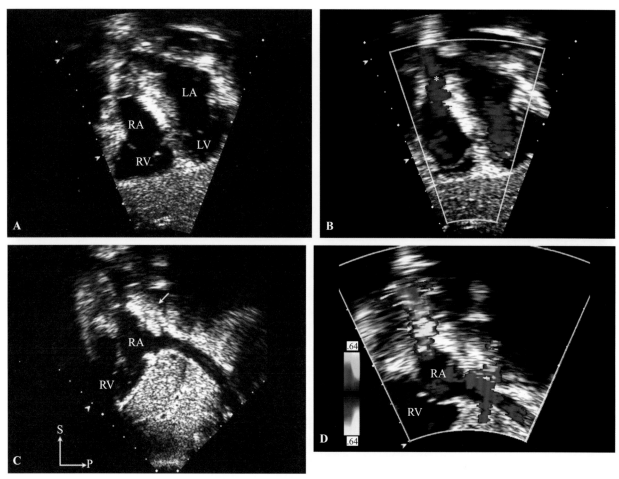

▲ 图 7-21　剑突下切面显示采用 AMPLATZER 封堵伞关闭大型继发孔型房间隔缺损

A. 冠状面显示房间隔封堵器位置良好。B. 将探头稍微向前侧动扫查，彩色多普勒显示正常无混叠的上腔静脉血流（ * ）汇入右心房。C. 旋转探头 90° 至短轴切面显示了右心房侧伞盘与右心房结构的关系。在这个切面上左心房会被缩短（箭），而右心房、右心室仍是正常大小。下腔静脉入口会显示非常明显。D. 彩色多普勒血流显示汇入右心房的上腔静脉（箭）和下腔静脉（蓝色血流）为正常的层流信号。尽管封堵器的尺寸较大，但右心房侧的伞盘并没有影响右心房内血流。LV. 左心室；S. 上

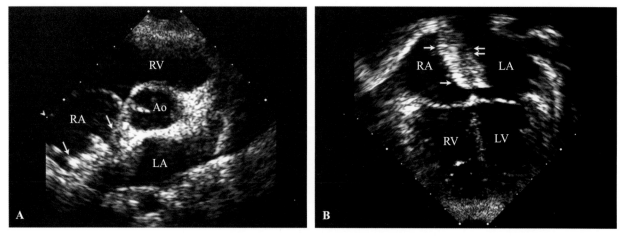

▲ 图 7-22　与图 7-18 同一患者的经胸图像，胸骨旁短轴切面显示右心房、右心室大小正常

A. 房间隔的 AMPLATZER 封堵伞（Abbott Laboratories，Lake Bluff，IL；箭）位置正常，也不影响前方的主动脉根部；B. 心尖四腔心切面显示封堵器没有影响房室瓣。左心房侧伞盘（双箭）和右心房侧伞盘（单箭）均位于良好位置。LA. 左心房；LV. 左心室；RA. 右心房；RV. 右心室；Ao. 主动脉

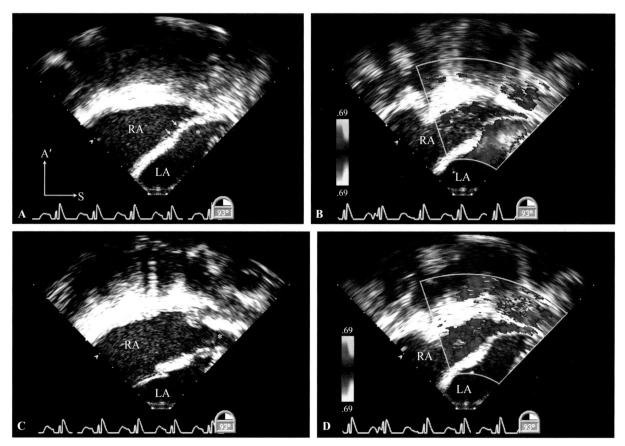

▲ 图 7-23　术中 TEE 评价静脉窦型房间隔缺损合并部分性肺静脉异位引流入上腔静脉修补术后（术前表现见图 7-10 和图 7-11）。这个修补包括上腔静脉与右心房间的人工血管移植（即 Warden 术）

A. 长轴切面显示补片通过修补房间隔缺损并直接将右肺静脉（*）隔入左心房。B. 彩色多普勒显示无梗阻的肺静脉层流被引入左心房。这个板障起到两个作用：①房间隔缺损得到功能性关闭；②右肺静脉直接回流入左心房。C. 从长轴切面稍向右上方扫查即可显示上腔静脉（*）连接至右心房。D. 这个切面的彩色多普勒显示会不足，即使没有明显的湍流也可能有压差。需要另外的切面进一步证实板障通畅。另外，也要再次确认肺静脉回流路径足够通畅。A'. 前部；S. 上

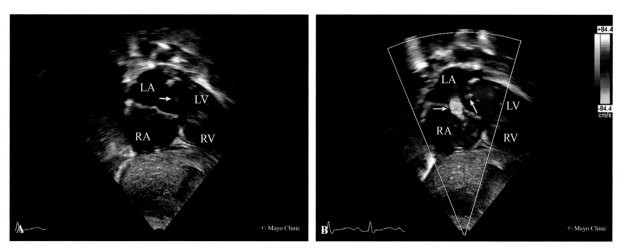

▲ 图 7-24　剑突下切面显示 1 例三房心患者

A. 剑突下切面显示在左心房下部二尖瓣上方有一隔膜（箭）位于左心房游离壁和房间隔之间；B. 彩色多普勒显示只有少量的穿过左心房隔膜的前向血流（斜箭），而有大量的分流（水平箭）通过房间隔缺损。LA. 左心室；LV. 左心室；RA. 右心房；RV. 右心室

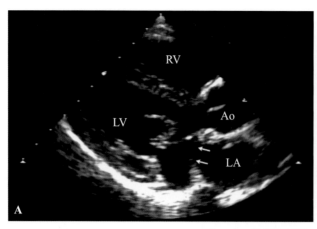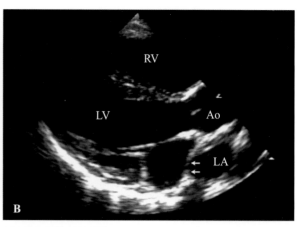

▲ 图 7-25　胸骨旁长轴切面显示 1 例三房心患者

A. 舒张期显示左心房内的隔膜，可见隔膜向前呈开放状（双箭）；B. 收缩期示二尖瓣关闭，在隔膜与二尖瓣之间存在一
定距离，提示是三房心而不是瓣上环。Ao. 主动脉；LV. 左心室；RV. 右心室

位于二尖瓣和左心耳口部上方（图 7-26A）。从这
个切面上观察，隔膜可能会表现为漏斗状，并且有
一定的活动度。彩色多普勒用于评估左心房近端
与远端部分的交通，以及观察交通口的情况（图
7-26B）。在这个切面，声束与通过左心房隔膜的血
流方向平行，最适合用于评估跨隔膜的压力阶差。
如果近端的副房与右心房有一个巨大的房间隔缺
损，那么大部分血流就会流入右心房，而流入远端
的腔的血就很少，所测量的压差也就减低。如果近
端的副房与左心房没有交通口，那么就会有作为减
压作用的房间隔缺损将血流从左侧分流入右心房。
另外，可以看到低位的卵圆孔的右向左分流。二尖
瓣应当表现正常，这不同于二尖瓣瓣上环，后者的
瓣叶运动受累。

（七）胸骨上窝切面

胸骨上窝切面主要用于确认肺静脉回流入近端
的左心房腔。高位的胸骨旁切面可用于评价未闭的
动脉导管。

（八）三房心的术后评估

三房心的外科治疗主要包括切除左心房内梗阻
的隔膜，以及用心包补片修补任何合并的房间隔缺
损。术后评估主要包含左心房解剖结构的完整评估
和观察肺静脉回流通畅与否。多普勒检测切除的隔
膜处无压差、心房水平无残余分流。右心室的血流
动力学得到即刻改善，虽然肺动脉高压和右心室肥
厚可能需要一些时间来恢复，这一点主要依赖于婴

儿的年龄及术前的过程。三房心在新生儿期成功治
疗后一般不会有心脏长期的后遗症。

六、右侧三房心

胎儿期右侧静脉窦瓣将右心房分为两个部分，
并辅助下腔静脉的血直接朝向卵圆孔方向流入左心
房。这一结构通常在胎儿 12 周末退化完全。右侧
静脉窦瓣残留的结构包括界嵴、欧氏瓣和冠状静脉
窦口的 Thebesian 瓣。这一瓣膜退化不全造成的异
常可以是偶发的，也可以是严重的。希阿里网是静
脉窦瓣残留的一种，呈网状，在心脏其他结构都正
常的患者中并不少见。通常它没有什么临床意义，
但某些时候应当给予重视。退化不全也可表现为很
显著的欧氏瓣，它通常也是没有临床意义的。右侧
三房心是一种很罕见的先天性心脏病，表现为右侧
静脉窦瓣完全不退化。这样通常就会造成三尖瓣梗
阻，同时血流通过未闭的卵圆孔或房间隔缺损进行
分流。根据房间隔缺损的大小，会导致不同程度的
发绀或右心衰竭的症状。它可以单独存在，但通常
会合并其他的先天性心脏病，尤其是合并右心的异
常。剑突下右心室流入 / 流出道切面有助于观察位
于三尖瓣上方梗阻的隔膜（图 7-27A）。心尖切面
也有助于观察隔膜，评估梗阻程度及心房水平的分
流量（图 7-27B 和 C）。外科切除隔膜是治疗的一
种手段，并且有很好的预后，当然也有一些中心尝
试选择经导管介入治疗的方案。

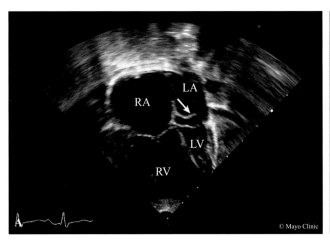
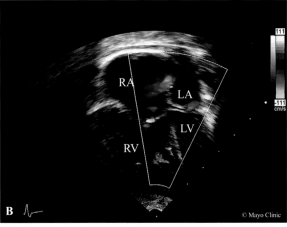

▲ 图 7-26　心尖四腔心切面显示三房心

A. 心尖四腔心切面可见左心房内二尖瓣上方明显的隔膜回声，右心房、右心室明显扩大。B. 彩色多普勒显示经过房间隔缺损的右向左分流，同时合并右心房、右心室扩大。二尖瓣可见少量反流。LV. 左心室；RV. 右心室；RA. 右心房；LA. 左心房

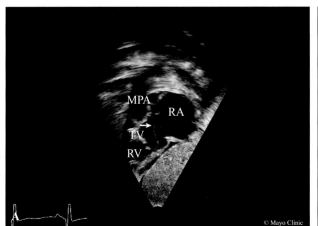
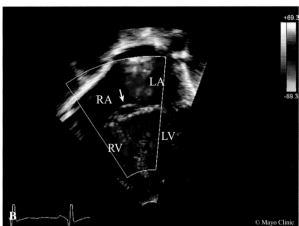

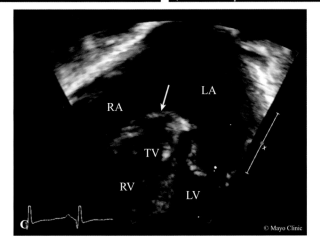

▲ 图 7-27　剑突下切面和心尖四腔心切面显示 1 例右侧三房心患者

A. 剑突下右心室流入 / 流出道切面显示三尖瓣上一个很薄的隔膜（箭）延伸入右心房。B. 心尖四腔心切面及彩色多普勒显示右心房内三尖瓣上的隔膜，以及通过三尖瓣的少量血流。这个切面仅见少量的残余房间隔组织，并可见大量心房水平的右向左分流。C. 心尖四腔心切面显示舒张期右心房隔膜，可见其位于开放的三尖瓣上方。MPA. 肺动脉主干；TV. 三尖瓣

[1] Alphonso N, Norgaard M, Newcomb A, d'Udekem Y, Brizard CP, Cochrane A. Cor triatriatum: presentation, diagnosis and long-term surgical results. *Ann Thorac Surg.* 2005;80:1666–1671.

[2] Ammash N, Seward J, Warnes C, Connolly HM, O'Leary PW, Danielson GK. Partial anomalous pulmonary venous connection: diagnosis by transesophageal echocardiography. *J Am Coll Cardiol.* 1997;29:1351–1358.

[3] Azhari N, Shihata M, Al-Fatani A. Spontaneous closure of atrial septal defects within the oval fossa. *Cardiol Young.* 2004;14:148–155.

[4] Cabanes L, Mas J, Cohen A, et al. Atrial septal aneurysm and patent foramen ovale as risk factors for cryptogenic stroke in patients less than 55 years of age. A study using transesophageal echocardiography. *Stroke.* 1993;24:1865–1873.

[5] O'Leary P, Ammash N, Cetta F. Echocardiography in congenital heart disease. In: Oh J, Kane G, Seward J, Tajik A, eds. *The Echo Manual.* 4th ed. Philadelphia, PA: Lippincott Williams & Wilkens; 2019:513–567.

[6] Craig R, Selzer A. Natural history and prognosis of atrial septal defect. *Circulation.* 1968;37:805–815.

[7] Earing M, Cabalka A, Seward J, Bruce CJ, Reeder GS, Hagler DJ. Intracardiac echocardiographic guidance during transcatheter device closure of atrial septal defect and patent foramen ovale. *Mayo Clin Proc.* 2004;79:24–34.

[8] Ettedgui J, Siewers R, Anderson R, Park SC, Pahl E, Zuberbuhler JR. Diagnostic echocardiographic features of the sinus venosus defect. *Br Heart J.* 1990;64:329–331.

[9] Gatzoulis M, Freeman M, Siu S, Webb GD, Harris L. Atrial arrhythmia after surgical closure of atrial septal defects in adults. *N Engl J Med.* 1999;340:839–846.

[10] Geva T. Abnormal systemic venous connections. In: Allen H, Shaddy R, Penny D, Feltes T, Cetta F, eds. *Moss and Adams' Heart Disease in Infants, Children, and Adolescents.* 9th ed. Philadelphia, PA: Lippincott, Williams & Wilkins; 2016:911–933.

[11] Brown D, Geva T. Anomalies of the pulmonary veins. In: Allen H, Shaddy R, Penny D, Feltes T, Cetta F, eds. *Moss and Adams' Heart Disease in Infants, Children, and Adolescents.* 9th ed. Philadelphia, PA: Lippincott, Williams & Wilkins; 2016:881–910.

[12] Hagen P, Scholz D, Edwards W. Incidence and size of patent foramen ovale during the first 10 decades of life: an autopsy study of 965 normal hearts. *Mayo Clin Proc.* 1984;59:17–20.

[13] Hanslik A, Pospisil U, Salzer-Muhar U, Greber-Platzer S, Male C. Predictors of spontaneous closure of isolated secundum atrial septal defect in children: a longitudinal study. *Pediatrics.* 2006;118:1560–1565.

[14] Kazmouz S, Kenny D, Cao QL, Kavinsky CJ, Hijazi ZM. Transcatheter closure of secundum atrial septal defects. *J Invasive Cardiol.* 2013;25(5):257–264.

[15] Kearney D, Titus J. Cardiovascular anatomy. In: Garson A, ed. *The Science and Practice of Pediatric Cardiology.* Baltimore, MD: Williams & Wilkins; 1998:127–153.

[16] Kouchoukos N, Backstone E, Hanley F, Kirklin J. Unroofed coronary sinus syndrome. In: Kouchoukos N, Backstone E, Hanley F, Kirklin J, eds. *Kirklin/Barratt-Boyes Cardiac Surgery.* 4th ed. New York, NY: Churchill-Livingstone; 2013:1217–1226.

[17] Mathewson J, Bichell D, Rothman A, Ing FF. Absent postero-inferior and anterosuperior atrial septal defect rims: factors affecting nonsurgical closure of large secundum defects using the Amplatzer occluder. *J Am Soc Echocardiogr.* 2004;17:62–69.

[18] Mazic U, Gavora P, Masura J. Role of transesophageal echo-cardiography in transcatheter closure of secundum atrial septal defects by the Amplatzer septal occluder. *Am Heart J.* 2001;142:482–488.

[19] McMahon C, Feltes F, Fraley J, et al. Natural history of growth of secundum atrial septal defects and implications for transcatheter closure. *Heart.* 2002;87:256–259.

[20] 0Murphy J, Gersh B, McGoon M, et al. Long-term outcome after surgical repair of isolated atrial septal defect. Follow-up at 27 to 32 years. *N Engl J Med.* 1990;13:1645–1660.

[21] Patel A, Cao Q, Koenig P, Hijazi ZM. Intracardiac echo-cardiography to guide closure of atrial septal defects in children less than 15 kilograms. *Catheter Cardiovasc Interv.* 2006;68:287–291.

[22] Quaegebeur J, Kirklin JW, Pacifico AD, Bargeron L. Surgical experience with unroofed coronary sinus. *Ann Thorac Surg.* 1979;27:418–425.

[23] Raghib G, Ruttenberg HD, Anderson RC, Amplatz K, Adams P Jr, Edwards JE. Termination of left superior vena cava in left atrium, atrial septal defect, and absence of coronary sinus: a developmental complex. *Circulation.* 1965;31:906–918.

[24] Sachdeva R. Atrial septal defects. In: Allen H, Shaddy R, Penny D, Feltes T, Cetta F, eds. *Moss and Adam's Heart Disease in Infants, Children, and Adolescents.* 9th ed. Philadelphia, PA: Lippincott Williams & Wilkins; 2016:739–756.

[25] Shahriari A, Rodefeld MD, Turrentine MB, Brown JW. Caval division technique for sinus venosus atrial septal defect with partial anomalous pulmonary venous connection. *Ann Thorac Surg.* 2006;81:224–229.

[26] Snider A, Serwer G, Ritter S. *Echocardiography in Pediatric Heart Disease.* 2nd ed. St. Louis, MO: Mosby; 1997.

[27] Steele P, Fuster V, Cohen M, Ritter DG, McGoon DC. Isolated atrial septal defect with pulmonary vascular obstructive disease: long-term follow-up and prediction of outcome after surgical correction. *Circulation.* 1987;76:1037–1042.

[28] Van Praagh S, Carrera M, Sanders S, Mayer JE, Van Praagh R. Sinus venous defects: unroofing of the right pulmonary veins, anatomic and echocardiographic findings and surgical treatment. *Am Heart J.* 1994;128:365–379.

[29] Vick G III. *Defects of the Atrial Septum Including Atrioventricular Septal Defects.* Baltimore, MD: Williams & Wilkins; 1998.

[30] Wahl A, Windecker S, Meier B. Evaluation and treatment of abnormalities of the interatrial septum. *Catheter Cardiovasc Interv.* 2004;63:94–103.

[31] Alghamdi MH. Cor triatriatum dexter: a rare cause of cyanosis during neonatal period. *Ann Pediatr Cardiol.* 2016;9:46–48.

第 8 章　房室间隔缺损
Atrioventricular Septal Defects

Frank Cetta　Joseph T. Poterucha　Joseph J. Maleszewski　Patrick W. O'Leary　**著**

蒋贤辉　**译**

　　房室间隔缺损（atrioventricular septal defect，AVSD）是指由于胚胎期心内膜垫融合失败所致的一系列房室间隔缺陷和房室瓣膜异常，占先天性心脏病的 4%～5%。除了"房室间隔缺损"，本疾病的相关术语还有"房室管畸形""永存房室管""房室通道缺损""心内膜垫缺损"等。AVSD 的严重程度取决于心房心室的分流量、房室瓣膜变异程度、是否合并其他心脏畸形及左右心室的大小差异。

　　1951 年，Dennis 报道了第 1 例手术治疗 AVSD，并首次尝试将体外循环机器应用于心脏手术。可惜的是，接受手术的 6 岁女童死在了手术台上。由于缺少完整充分的外科解剖学认识，AVSD 在当时被视为是"无法修复"的。10 年后，Mayo Clinic 的 Gian Carlo Rastelli 意识到熟知心脏外科解剖学的重要性，并于 1966 年和 Kirklin 共同发表了一篇详尽介绍 AVSD 解剖学特点的综述，"Rastelli 分型"因此而来。1968 年，Rastelli 改良了 AVSD 的手术方式，使得该病的住院死亡率下降了 40%。虽然身患霍奇金淋巴瘤的 Rastelli 只.活到 36 岁，但是得益于他在该领域的巨大贡献，现在 AVSD 矫治术后的患者 20 年生存率可达 95%。

一、专业术语和分类

　　目前 AVSD 有多种分类方法，可造成混淆（图 8-1 和图 8-2）。总的来说，AVSD 可分为两大类：完全型和部分型。完全型 AVSD 以存在原发孔型房间隔缺损（atrial septal defect，ASD）、流入道型室间隔缺损（ventricular septal defect，VSD）和共同房室瓣为特征。共同房室瓣由前桥瓣、后桥瓣、前瓣（位于右侧）、右侧瓣和左侧瓣等 5 个瓣叶组成，其中前后桥瓣可能存在大小差异。

　　部分型 AVSD 的解剖学标志是原发孔 ASD 和二尖瓣前瓣叶裂。不同于完全型 AVSD，部分型 AVSD 不存在流入道型 VSD。瓣裂与瓣尖接合处的不同在于，裂缺边缘无腱索相连且下方没有乳头肌组织。该型 AVSD 有可明显区分的二尖瓣及三尖瓣，每个瓣膜都有一个完整且独立的瓣环。

　　另外两种亚型分别是中间型和过渡型。中间型 AVSD 可以理解为完全型 AVSD 的变异，其特征为共同房室瓣环被舌状组织分隔成左右孔。由于完全型及中间型 AVSD 仅有一个瓣环，所以使用房室瓣左侧部分、房室瓣右侧部分，而不是"二尖瓣"和"三尖瓣"。过渡型 AVSD 有两个独立的房室瓣，被认为是部分型 AVSD 的变异。除了原发孔 ASD 和二尖瓣裂外，还有一个小的流入道型 VSD，其常因房室瓣与室间隔嵴紧密相连的腱索组织而受到限制或消失。因此，完全型和中间型 AVSD 都有 ASD 和 VSD 的生理学和临床特征，而部分型和过渡型 AVSD 的临床表现为大的 ASD（表 8-1）。

二、AVSD 的解剖学特征

　　不同类型的 AVSD 之间存在共同的解剖学特征，而这些特征可以通过超声心动图进行识别，具有重要的临床意义（表 8-2）。

（一）房室瓣插入水平

　　正常情况下，三尖瓣插入室间隔的位置较二尖

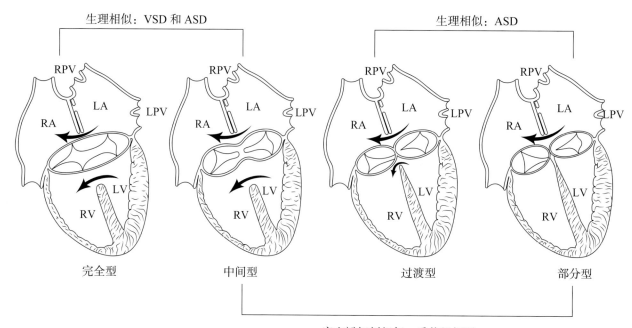

▲ 图 8-1　房室间隔缺损（AVSD）总结

以上是各种类型 AVSD 在解剖学及生理学上相似性的图示。完全型 AVSD 有 1 个瓣环，房间隔缺损（ASD）和室间隔缺损（VSD）均较大。中间型（1 个瓣环，2 个瓣口）是完全型 AVSD 的一种亚型。完全型 AVSD 的生理基础是 VSD 和 ASD，部分型 AVSD 的生理基础是 ASD。过渡型 AVSD 还有一个小的流入道型 VSD，是部分型 AVSD 的一种亚型。LA. 左心房；LPV. 左肺静脉；LV. 左心室；RA. 右心房；RPV. 右肺静脉；RV. 右心室

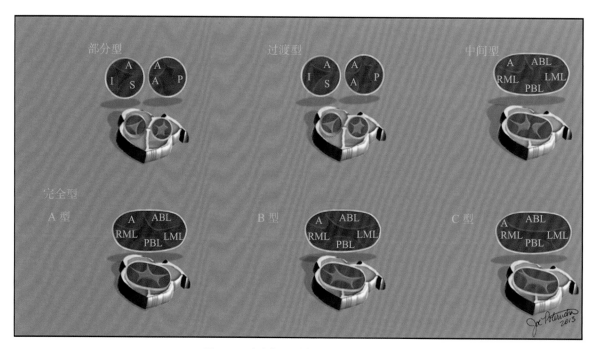

▲ 图 8-2　房室间隔缺损（AVSD）示意图

上：部分型（左上）、过渡型（中上）和中间型（右上）。下：完全型 AVSD 可分为 Rastelli A、B、C 3 种亚型。A. 前叶；ABL. 前桥瓣；I. 下叶；LML. 左侧叶；P. 后叶；PBL. 后桥瓣；RML. 右侧叶；S. 隔叶（经 *Mayo Foundation* 许可转载）

表 8-1　房室间隔缺损的显著特征

AVSD 类型	特　征
部分型	原发孔型 ASD 二尖瓣前瓣叶裂
过渡型	原发孔型 ASD 二尖瓣前瓣叶裂 流入道型 VSD（小），受到附着在室间隔上的腱索的限制
中间型	原发孔型 ASD 流入道型 VSD（大） 共同房室瓣，被舌状组织分成 2 个孔
完全型	原发孔型 ASD 流入道型 VSD（大） 共同房室瓣，由 5 个瓣叶、1 个瓣环组成

ASD. 房间隔缺损；VSD. 室间隔缺损；AVSD. 房室间隔缺损

表 8-2　所有房室间隔缺损的解剖学特征

- 四腔心切面房室瓣位于同一水平
- 房室间隔缺失
- 主动脉瓣前移
- 左心室流出道拉长
- 左心室乳头肌逆时针旋转
- 指向室间隔的左侧房室瓣裂缺

瓣更靠近心尖部。由于三尖瓣隔瓣"偏离"，部分隔膜被称作房室隔（图 8-3A），用于分隔右心房和左心室。心脏十字结构是最典型的心内解剖标志，从心尖四腔心切面即可获取。不同于正常心脏，AVSD 的二尖瓣和三尖瓣插入室间隔的位置在同一水平，最佳观察切面为心尖四腔心切面。心尖四腔心切面显示心脏的核心，其被认为是最一致的心内标志。另外，AVSD 的共性特征是都缺少房室间隔（图 8-3B）。

（二）左心室流出道拉长

正常心脏的主动脉瓣是"楔入"二尖瓣和三尖瓣之间（图 8-4），而 AVSD 的主动脉瓣是"跃出"、向前移位的，这就导致了左心室流出道拉长。超声心动图最佳观察切面为胸骨旁长轴切面和剑突下流出道切面。

正常状态下心尖部至主动脉瓣瓣环的距离等于心尖部至二尖瓣瓣环的距离（图 8-5），左心室流入道和流出道的长度也基本相近。而 AVSD 由于房室

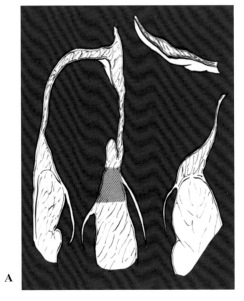

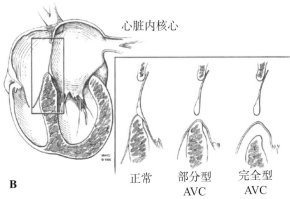

▲ 图 8-3　房室间隔（AVS）

A. 正常心脏四腔心切面下的房室隔（阴影区）。房室隔位于右心房和左心室之间，其上方是房间隔，下方是室间隔。
B. 素描图展示了各种类型 AVSD 的房室间隔缺失（经 Mayo Foundation 许可转载）

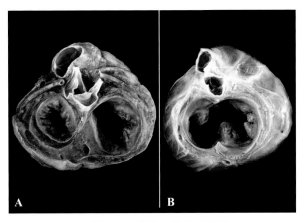

▲ 图 8-4　非楔入的主动脉瓣

A. 正常心底部短轴病理切片可以看到房室连接呈 8 字形结构；
B. 相同投影下房室间隔缺损（AVSD）的心脏呈现非楔形的房室连接。位于房室瓣环之间的主动脉瓣向前易位（而非"楔入"），进而引起左心室流出道（LVOT）拉长

间隔缺失导致室间隔"勺状"改变，进而引起流入道短缩。另外，非楔入的主动脉向前移位引起左心室流出道伸长、变窄，血管造影或超声心动图长轴切面可以观察到"天鹅颈"样外观。左心室流出道的这种解剖学特征具有重要意义，它是进展为左心室流出道梗阻（尤其是当二尖瓣腱索异常插入或者乳头肌向前易位时）的基础。

（三）二尖瓣裂缺

部分型 AVSD 可见二尖瓣前瓣叶插入室间隔嵴（图 8-6）。除二尖瓣发育不良的罕见病例外，裂缺通常出现在二尖瓣前瓣，并且指向室间隔中段。对于完全型 AVSD，共同房室瓣由 5 个瓣叶组成，其中前后桥瓣横跨室间隔。理论上来讲，前桥瓣相当于二尖瓣前瓣的上半部分，后桥瓣相当于三尖瓣隔瓣和二尖瓣前瓣下半部分的融合。完全型 AVSD 没有能将房室瓣分隔成左右两部分的舌状组织，其前后桥瓣之间的间隙就类似部分型 AVSD 二尖瓣前瓣的裂缺。

（四）乳头肌逆时针旋转

相比于正常的心脏，所有类型 AVSD 的左心室乳头肌都发生逆时针旋转。从胸骨旁短轴角度看，正常的二尖瓣乳头肌位于"4 点钟"和"8 点钟"位置，而 AVSD 的左心室乳头肌位于"3 点钟"和"7 点钟"位置。这种情况下二尖瓣前瓣或前桥瓣会促使左心室流出道变窄。

三、超声心动图评估 AVSD

（一）原发孔型 ASD

超声心动图是描述 AVSD 解剖学特征的首选诊断方法（图 8-7 至图 8-10）。判断 ASD 数量及大小的最佳检查位置为剑突下，包括剑突下四腔心切面和矢状位切面（双房心切面），因为此时声波平面垂直于房间隔。彩色多普勒能显示左右心房间的分流。部分型 AVSD 的原发孔型 ASD 通常比较大，无论是剑突下、胸骨旁还是心尖四腔心切面都能轻易观察到。经食管超声心动图四腔心切面很容易识别原发孔型 ASD，

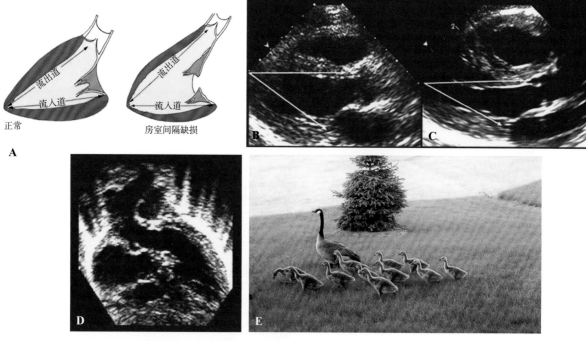

▲ 图 8-5　房室间隔缺损（AVSD）的左心室流出道（LVOT）拉长

A. 展示了左心室流入道和流出道长度，左边是正常心脏，右边是 AVSD 心脏。AVSD 患者的左心室流出道明显长于流入道。由于缺少房室间隔的室部分和"非楔入"的主动脉瓣，心尖到房室瓣环后叶的距离比心尖至主动脉瓣环的距离短 20%～25%。B 和 C. 病理标本长轴切片展示正常心脏（B）和 AVSD 心脏（C）的流入 / 流出道长度变化，AVSD 心脏的心尖至主动脉瓣环的距离显著长于心尖至二尖瓣环的距离，而正常心脏中两者几乎等长。D. 心尖四腔心切面展示了 AVSD 拉长的左心室流出道，形似"天鹅颈"。E."天鹅颈"。美国明尼苏达州罗切斯特市春天的天鹅（A. 经 *Robert Anderson*, *MD* 许可转载）

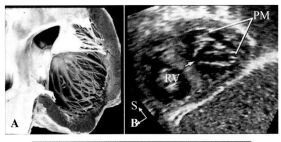

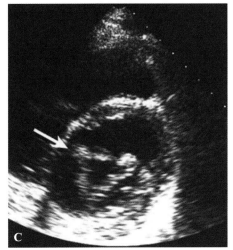

▲ 图 8-6　房室瓣裂缺

A. 房室间隔缺损（AVSD）时，二尖瓣前瓣裂沿着室间隔缺损的前下缘指向室间隔（箭）中段；B. 剑突下矢状切面观察到瓣裂指向室间隔的位置（箭）；C. 胸骨旁短轴切面显示前瓣裂缺（箭），左侧房室瓣看似三叶瓣

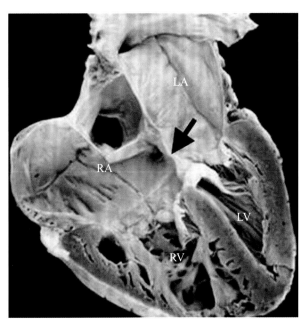

▲ 图 8-7　部分型房室间隔缺损（AVSD）

此心脏解剖标本从心尖四腔心切面切开，展示了部分型AVSD 的经典解剖。箭显示大的原发孔型房间隔缺损。图中见右心房、右心室扩大。LA. 左心房；RA. 右心房；LV. 左心室；RV. 右心室

并能观察到三尖瓣和二尖瓣插入室间隔嵴。

（二）二尖瓣畸形

二尖瓣前瓣裂的最佳检查切面是剑突下和胸骨旁短轴切面（图 8-11A）。裂缺的出现使得二尖瓣外形从"鱼口状"变成三角形。AVSD 患者的二尖瓣裂是指向室间隔的，而在没有 AVSD 和"孤立的二尖瓣裂"的患者中，是指向左心室流出道的。由于瓣叶的错误接合导致裂缺常引起二尖瓣反流，并且反流的严重程度与患者年龄呈正相关，因而行手术矫治时会修复二尖瓣裂。

左侧房室瓣畸形更多见于部分型 AVSD，而非完全型。所谓的"双孔"二尖瓣其实就是因为舌状组织将二尖瓣分隔成 2 个瓣口，其在 AVSD 中的发生率为 3%～5%。由于 2 个瓣口的有效面积小于分隔前二尖瓣口的面积，双孔二尖瓣会引起病理性狭窄（图 8-11B）。除此之外，增厚的瓣叶会限制心脏舒张幅度。

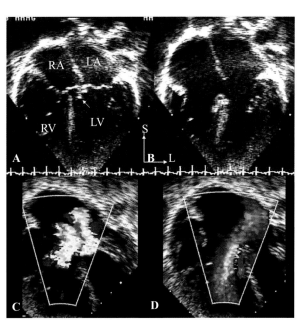

▲ 图 8-8　部分型房室间隔缺损（AVSD）的超声心动图解剖

A 和 B. 四腔心切面的超声心动图图像对应图 8-7 所示的解剖平面。A. 显示的是收缩期二尖瓣和三尖瓣位于同一水平，并且小的室间隔缺损因附着的腱索而自愈（箭）。B. 舒张期，更清楚地显示大的原发孔型房间隔缺损（ASD）和清楚分开的二尖瓣和三尖瓣瓣口。C 和 D. 彩色多普勒图与二维图像（A 和 B）相对应。C. 收缩期图像显示二尖瓣和三尖瓣反流。D. 舒张期图像显示跨过 ASD 的低速、大的左心房 - 右心房 / 右心室的分流。LA. 左心房；LV. 左心室；RA. 右心房；RV. 右心室

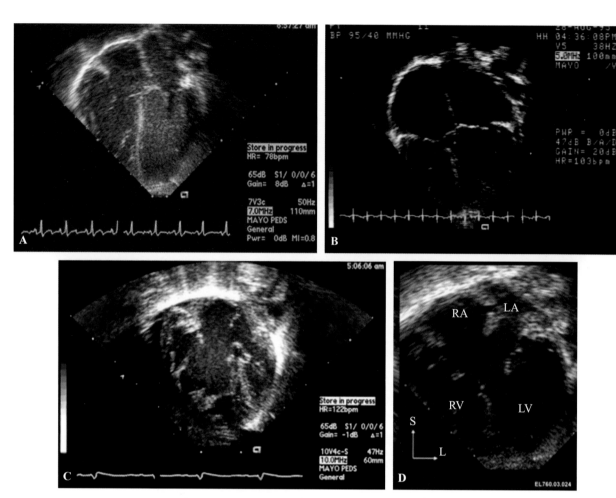

▲ 图 8-9　不同类型房室间隔缺损（AVSD）的心尖四腔心切面图像
A. 部分型；B. 过渡型；C. 中间型；D. 完全型

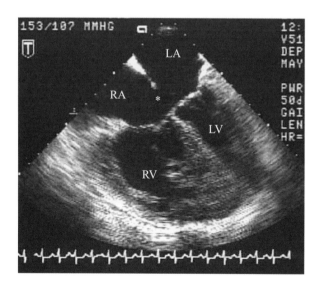

▲ 图 8-10　部分型房室间隔缺损（AVSD）的经食管超声心动图（TEE）成像

TEE 四腔心切面舒张期观察到大的原发孔型房间隔缺损（ASD）（＊），同时三尖瓣及二尖瓣瓣叶插入室间隔嵴部。右心房、右心室明显扩大，与大的左向右分流一致。LA. 左心房；LV. 左心室；RA. 右心房；RV. 右心室

AVSD 患者也可发生二尖瓣降落伞状畸形，二尖瓣腱索仅附着在 1 组乳头肌上。单一优势乳头肌可能限制左侧房室瓣口流入面积，导致功能性狭窄。胸骨旁短轴切面是获得评估乳头肌数量的最佳切面，同时还可判断有无双孔二尖瓣。二尖瓣狭窄最好在心尖四腔心切面使用频谱多普勒进行评估。然而，在大 ASD 的情况下，这种测量低估了狭窄的严重程度，因为 ASD 会对左心房进行"减压"。

（三）左心室流出道梗阻

AVSD 患者的左心室流出道变长变窄（图 8-12），术后可能出现梗阻。左心室流出道梗阻多见于部分型 AVSD，这可能跟二尖瓣瓣叶固定于室间隔嵴有关。导致左心室流出道梗阻的另外原因包括副腱索附着于室间隔及乳头肌前移位。

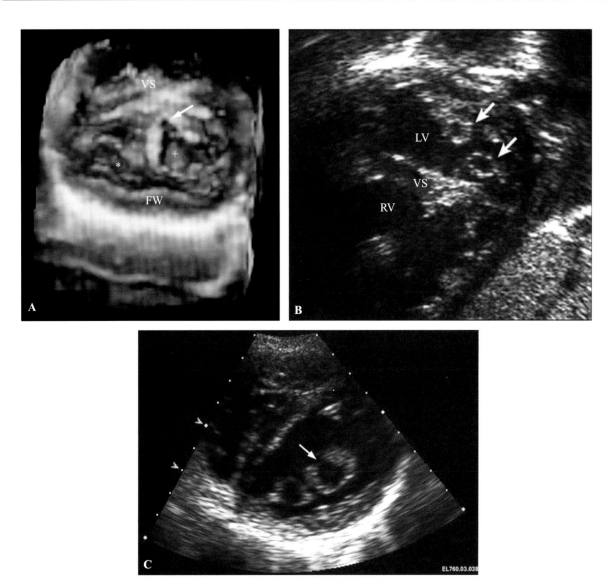

▲ 图 8-11　双孔左侧房室瓣

双孔左侧房室瓣是部分型房室间隔缺损（AVSD）的典型表现。A. 从心室角度获取双孔左侧房室瓣前外侧部分（＋）和后内侧部分（＊）的三维超声图像。前外侧瓣部分为裂缺（箭）。B. 剑突下矢状切面二维超声显示双孔（箭）。在双孔左侧房室瓣中，每个房室瓣孔分别与一个乳头肌相连。C. 前外侧瓣通常可见裂隙（箭）（引自 *Cetta F, Truong D, Minich LL, et al. Atrioventricular septal defects. In: Allen HD, Shaddy RE, Feltes TF, Cetta F, eds. Moss and Adams' Heart Disease in Infants, Children, and Adolescents. 9th ed. Philadelphia, PA: Lippincott Williams & Wilkins; 2017: 757-782.*）

四、非均衡型 AVSD

部分性和完全性 AVSD 可以是"均衡型"或"非均衡型"，这取决于房室交界处如何被心室共享。在均衡型 AVSD 中，流入道被左右心室基本平分。在非均衡型 AVSD 中，存在一个心室相对发育不全，而另一个较大的心室被称作"优势"心室。例如，"右心室优势的非均衡型 AVSD"的左心室发育不良，超过一半的房室交界处位于右心室。右心室优势与主动脉缩窄和其他主动脉弓异常有关。相反，"左心室优势的非均衡型 AVSD"存在发育不良的右心室，与肺动脉狭窄或闭锁有关。非均衡型占所有 AVSD 的 10%～15%，其中 2/3 为右心室优势（图 8-13A）。

超声评估左右心室相对大小的最佳切面是心尖四腔心切面，该切面还能清楚显示完全型 AVSD 房间隔和室间隔对位不良。房间隔和室间隔的对位不良是非均衡型 AVSD 的另一条线索。剑突下房室瓣短轴切面可估算每个心室的房室瓣面积比例。判断 AVSD 的心室是否均衡很重要，因为它是决定单心

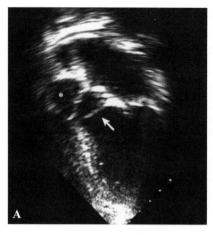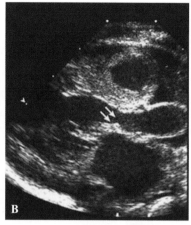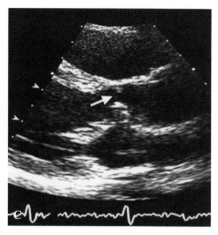

▲ 图 8-12　左心室流出道（LVOT）梗阻

A. 心尖长轴切面显示左心室流出道处二尖瓣副腱索附着在左心室流出道。注意主动脉瓣（星号）和副腱索附着（箭）的关系，这可能导致左心室流出道梗阻。B. 胸骨旁长轴切面显示房室间隔缺损（AVSD）新生儿的隧道样的左心室流出道梗阻和游离的主动脉瓣下嵴状突起（箭）。C. 胸骨旁切面显示一个 17 岁部分型 AVSD 患者的左心室流出道梗阻，其曾在 15 月龄时接受手术矫治。左心室流出道梗阻通常是逐渐进展的，在手术初期可能无法发现

室手术矫治还是双心室手术矫治的基础。适度的右心室发育不良也可以采用 1.5 个心室策略，即关闭分流并行双向腔静脉肺动脉吻合术。

Cohen 及其同事（图 8-13B）提出了一种定量方法，使用剑突下正面切面来描述左心室发育不全的病例，单心室矫治可能更好地缓解这种情况。作者测量了每个心室的房室瓣膜面积，计算出二尖瓣 / 三尖瓣面积的比值，即房室瓣指数（atrioventricular valve index，AVVI）。AVVI 是评估单心室治疗还是双心室治疗的算法基础。AVVI 小于 0.67、VSD 大的患者可考虑单心室矫治。Walter 和同事的一项回顾性研究表明，对于左心室较小的患者，如果血管造影提示心室的长轴比（左心室 / 右心室）大于 0.65，采用双心室矫治可以取得更好的治疗效果。

关于 AVSD 均衡性的解释，有几个地方存在争议，值得注意。例如，瓣膜错乱排列的严重程度与心室发育不良的程度不一定相关。另外，肺静脉血流优先通过 ASD 流向右心，导致左心室充盈不足。最后，大的左向右分流会造成右心室显著扩大，继而室间隔弯向左心室，形成左心室发育不良的表象。Van Son 等尝试评估左心室的"潜在容积"，在假设室间隔构造正常的情况下，计算短轴切面上左心室和右心室的相关区域面积，从而建立一个理论模型（图 8-13C）。

五、共同房室瓣的 Rastelli 分型

评估共同房室瓣的形态对识别反流机制、判断左右心室大小、评估瓣膜 / 瓣器及可能存在的异常（如双孔二尖瓣）至关重要（图 8-14 和图 8-15）。通过剑突下四腔心切面顺时针旋转探头可获得观察瓣膜解剖结构的最佳切面。一旦看到房室瓣正面声像图，向上、向下缓慢倾斜探头，即可得到从房间隔下缘到室间隔上缘的多个短轴切面图，并依据这些切面的瓣膜特征性表现将共同房室瓣分为 Rastelli A、B、C 型（图 8-2 和表 8-3）。

共同房室瓣的 Rastelli 分型仅适用于完全型 AVSD。Rastelli 等对这三种类型进行了描述，图 8-2 和图 8-14 为其图解。该分型是基于前桥瓣的附着位置和桥接程度，最初用于评估预后。虽然 Rastelli 分型有助于外科医师沟通，但超声心动图医师应对瓣膜形态进行描述，而不是将特征压缩到一个不完善的方案中。完全型 AVSD 的共同房室瓣的解剖图谱如图 8-14 和图 8-15 所示。完全型 AVSD A 型的前桥瓣在左右 2 个心室入口均匀平分，并且前桥瓣左右部分中间的腱索连于前上室间隔上，瓣叶的结合部覆盖在间隔和 VSD 上。B 型的前桥瓣没有被均分，并且瓣叶结合部和乳头肌附着点均位于右心室。C 型前桥瓣完全未分开，不存在中间结合部，前桥瓣的腱索 / 乳头肌均匀地分布在两个心室腔之

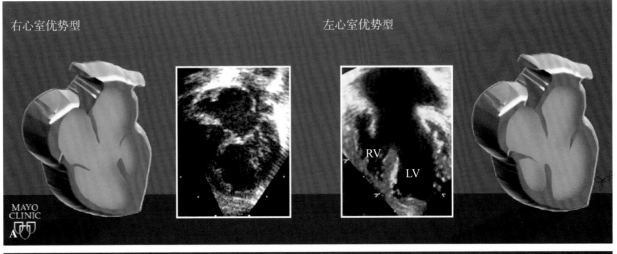

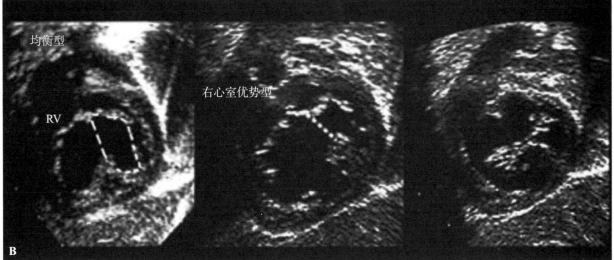

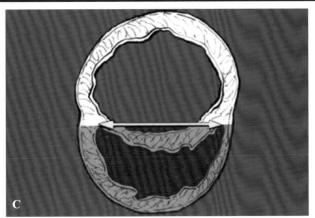

▲ 图 8-13　不均衡型房室间隔缺损（AVSD）

A. 4 张图分别展示了右心室优势和左心室优势的不均衡型完全型 AVSD。室间隔平面用虚线标出。左心室优势型的共同房室瓣主要开口于左心室，右心室优势型的共同房室瓣主要开口于右心室。B. 剑突下矢状切面观察 AVSD 的房室瓣相关区域，可用于判断心室优势类型。C. 图示 AVSD 室间隔移位的概念及其对 AVSD 心室优势的相对影响（A. 经 *Mayo Foundation* 许可转载；B. 引自 *Cohen MS, Jacobs ML, Weinberg PM, et al. Morphometric analysis of unbalanced common atrioventricular canal using two-dimensional echocardiography. J Am Coll Cardiol. 1996;28:1017-1023.* C. 引自 *van Son JA, Phoon CK, Silverman NH, et al. Predicting feasibility of biventricular repair of right-dominant unbalanced atrioventricular canal. Ann Thorac Surg. 1997;63:1657-1663.*）

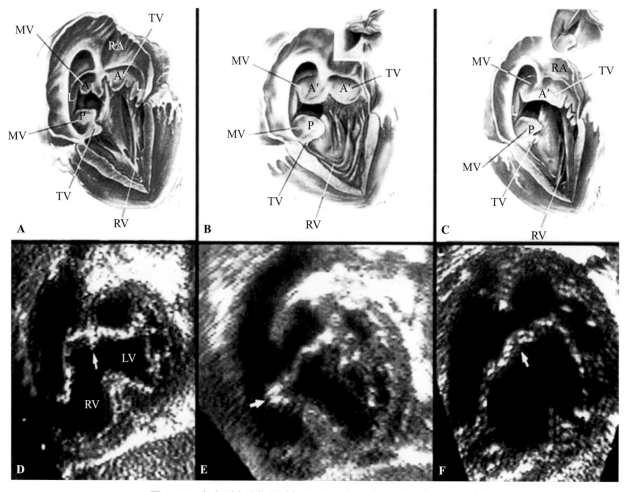

▲ 图 8-14　完全型房室间隔缺损（AVSD）的共同房室瓣 Rastelli 分型

A 和 D. Rastelli A 型的特点是前桥瓣（箭）插入到室间隔嵴部。B 和 E. Rastelli B 型的特点是前叶主要插入右心室乳头肌；图中显示前桥瓣既插入室间隔嵴，也插入右心室大乳头肌上。C 和 F. Rastelli C 型的前桥瓣是游离的（小箭），并横跨室间隔嵴部，未分开、自由漂浮的前桥瓣不插入室间隔。L. 左；LA. 左心房；LV. 左心室；RA. 右心房（引自 *Seward JB, Tajik AJ, Edwards WD, et al. Two-Dimensional Echocardiographic Atlas. Vol 1. Congenital Heart Disease. New York, NY: Springer-Verlag; 1987:270-292.*）

间，但没有附着在前上室间隔上，因此，这个没有分开的前桥瓣被描述为"自由漂浮"。

六、AVSD 相关病变

房室瓣畸形和左心室流出道梗阻占了 AVSD 相关病变的绝大多数。除此之外，部分型 AVSD 还可能出现继发孔型 ASD 及左上腔静脉入冠状窦。右心室流出道畸形多见于完全型 AVSD C 型，因为右心室流出道梗阻使肺动脉血流受限，部分患者可出现"法洛四联症"样生理学变化。也可并发肺动脉瓣闭锁、右心室双出口、异常肺静脉连接等病变，并且多见于完全型 AVSD。

左心室优势的非均衡型 AVSD 与因室间隔对合不良向前移位引起缺损有关，如肺动脉狭窄、肺动脉闭锁和法洛四联症。而右心室优势的非均衡型 AVSD 与室间隔对合不良向后移位引起缺损有关，包括主动脉瓣下狭窄、主动脉缩窄和主动脉弓离断。

出现侧位（位置）异构也可能与 AVSD 相关。大多数右心房异构与复杂 AVSD 有关，特别是存在共同心房、非均衡心室（图 8-13）。在左心房异构综合征中也有完全性 AVSD 与右心室双出口相关的报道。

七、唐氏综合征与 AVSD

唐氏综合征和 AVSD 之间存在明确的联系。大约 40% 的唐氏综合征患者患有潜在的先天性心脏

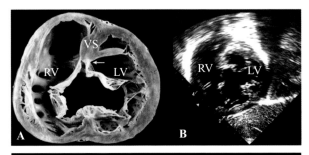

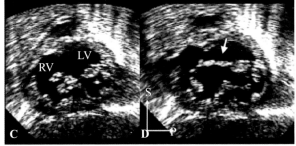

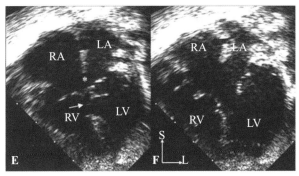

▲ 图 8-15 共同房室瓣的解剖和超声心动图改变

A. 模拟心室和共同房室瓣短轴切面的解剖标本图。该瓣膜有 Rastelli A 型的形态特征，表现为前桥瓣均分，并且前桥瓣中央附着于室间隔（箭）。B. 剑突下切面显示不同患者类似的超声图像。C 和 D. 显示 Rastelli C 型共同房室瓣的形态。剑突下矢状切面显示心脏收缩期（C）和舒张期（D）"自由漂浮"、游离的前桥瓣（箭）。注意：剑突下矢状切面最有利于明确房室间隔缺损（AVSD）的 Rastelli 分型。E 和 F. 显示完全型 AVSD 患者在收缩期（E）和舒张期（F）的心尖四腔心切面下超声心动图图像。注意：心尖四腔心扫描平面位于前桥瓣后方，不能充分评估其附着处。在各种类型的 AVSD 都可以观察到后桥瓣，其附着于室间隔。LA. 左心房；LV. 左心室；RA. 右心房；RV. 右心室；VS. 室间隔

表 8-3 完全型房室间隔缺损的 Rastelli 分型

Rastelli 类型	前（上）桥瓣和腱索附着处
A	平分，附着于室间隔嵴部（多个腱索）
B	部分分成两部分，但未附着于室间隔嵴；前桥瓣腱索附着于室间隔表面右心室乳头肌
C	未分开，"自由漂浮"，不与室间隔嵴相连；连于右心室游离壁上的乳头肌

病，其中约 40% 是 AVSD。相反，约一半的 AVSD 患者同时患有唐氏综合征。唐氏综合征患者最常合并的完全型 AVSD A 型。相比于核型正常的患者，唐氏综合征患者更容易出现合并 AVSD 的法洛四联症。内脏异位极少发生于唐氏综合征患者。另外，唐氏综合征患者也较少出现左心室流出道梗阻、左心室发育不良、主动脉缩窄或额外的肌部 VSD。20 世纪 60—70 年代手术矫治 AVSD 的患者中，合并唐氏综合征的患者比核型正常的患者预后更差。当前所有 AVSD 患者的手术结局都很好，但是合并唐氏综合征的患者术后住院时长可能更长。

八、胎儿超声评估 AVSD

无论是胎儿超声心动图，还是常规的产科四维超声检查，都能轻易检出 AVSD。在英国一项基于人口的研究中，Allen 和他的团队发现 AVSD 是胎儿超声心动图检出先天性心脏病中最常见类型之一。房室长度比（atrial-to-ventricular septal length，AVL）有助于评估胎儿 AVSD。这是由于 AVSD 不改变房间隔的长度，但是 AVSD 的"勺状"室间隔（长度为四腔心切面下房室瓣插入位置至左心室心尖部的距离）比正常短很多。正常胎儿的平均 AVL 是 0.47，而 AVSD 的平均 AVL 是 0.77，界定 AVSD 的 AVL 临界值为 0.6。如果常规测量 AVL，将有助于提高产科超声检查对 AVSD 的检出率。

除了胎儿核型检测，产前筛查 AVSD 也能促进其他相关心脏畸形的检出。患有 AVSD 的胎儿几乎一半合并内脏异位综合征，同时大部分存在左心房异构。心脏传导阻滞在 AVSD 胎儿中的比例为 10%～15%，并且更容易出现在合并左心房异构的胎儿之中。也有人提出 21 三体综合征、AVSD 及完全性心脏传导阻滞之间存在相关性。合并结构性心脏病和完全性心脏传导阻滞的胎儿预后仍然很差。

九、手术矫治和术后超声

（一）部分型 AVSD

手术治疗部分型 AVSD 在过去数十年里取得了巨大进步，显著降低了发病率和死亡率。手术治疗部分 AVSD 的目的是修补房间隔，恢复二尖瓣功能，同时避免瓣膜狭窄的发生及对传导组织的无意破坏。二尖瓣裂通过手术修复，有时三尖瓣也需要

修复。目前手术矫治部分型 AVSD 的年龄在 18—24 月龄或者更小。Mayo Clinic 的数据表明，部分型 AVSD 的手术治疗推迟至童年时期（5—8 岁）可能会提高二尖瓣的长期耐用性。由于缺损距离房室瓣和房室结（位于冠状窦口和心室嵴之间）较近，所以原发性房间隔缺损不能通过导管封堵治疗。当今时代部分型 AVSD 矫治术的手术死亡率＜3%，完全性心脏传导阻滞也很罕见。

（二）完全型 AVSD

完全型 AVSD 的手术矫治时机是出生后 3~6 个月。早期矫治可阻断肺血管疾病的进展。手术死亡率通常＜3%。尽管外科手术技术进步很大，再手术率仍然是个难题。10%~15% 的患者因为二尖瓣问题或者逐渐进展的左心室流出道梗阻需要再次手术。

对于不复杂的完全型 AVSD，手术矫治的目的是为了修补所有心内分流，并将共同房室瓣分成有功能的左右瓣口。完全型 AVSD 的原发孔型 ASD 和流入道型 VSD 是相邻的，因此可以用单片法或双片法将它们闭合。前者已经经过改良，术中先将共同房室瓣瓣叶与室间隔嵴部直接缝合，然后用一个补片封闭房室瓣上方缺损并将房室瓣分隔成两个瓣口。经典的单片法是先将房室瓣分隔成左右两部分，然后放置能覆盖 ASD 和 VSD 的补片，最后再将二尖瓣和三尖瓣分界处缝于补片中间位置。顾名思义，双片法用到 2 个补片，自体心包补片用于关闭 ASD、人造补片用于关闭 VSD。改良单片法，又叫"澳大利亚术式"，是第三种手术矫治方法。这种方法是将桥瓣缩拢在室间隔嵴部，保持瓣叶完整性而不将其分隔，然后将 2 个房室瓣固定在室间隔上（图 8-16）。

这些手术方法已被应用到临床实践中，并且都有各自的支持者和反对者。单片法理论上的不足包括左心室流出道拥挤（继而可能出现梗阻）、残余 VSD 及因悬吊瓣叶过高引起的房室瓣反流。与此相反，双片法可以构造更多的正常解剖，因为每个补片都用来重建流入道间隔的缺损部分。澳大利亚术式完整保留了桥瓣的解剖形态，可能优于单片法和双片法。另外，该方式可以减少因左侧房室瓣功能障碍需要再次手术的发生。然而，需要进一步的研究来阐明这些差异。

AVSD 合并法洛四联症的传统治疗方法是分阶段矫治，即婴儿期先行体肺动脉分流术，至儿童时期再行完全矫治。而最近多个中心报道称婴儿期行早期手术矫治的结局良好。

手术矫治 AVSD 的过程中，TEE 能发挥重要作

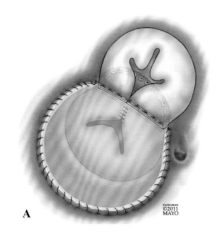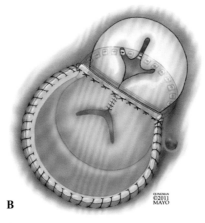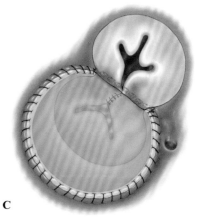

▲ 图 8-16　手术矫治完全型房室间隔缺损（AVSD）

A. 传统单片法（经右心房手术视野）。用 1 个补片修补室间隔缺损（VSD）和房间隔缺损（ASD）。补片的心室部分深入到房室瓣，将桥瓣分开后置入。一旦补片缝合到位，桥瓣就会悬吊在补片上。左侧房室瓣裂也被修补。B. 双片法（经右心房手术视野）。第一个补片用来修补 VSD，并深入到房室瓣中，桥瓣没有被分开。一旦修补 VSD，就可以利用第二个补片来修补 ASD。C. 改良单片法或澳大利亚术式。桥瓣直接缝合到室间隔嵴部，房室瓣就像是"塞进"室间隔嵴里。上述操作完成后，再用补片修补 ASD（引自 *Cetta F, Truong D, Minich LL, et al. Atrioventricular septal defects. In: Allen HD, Shaddy RE, Feltes TF, Cetta F, eds. Moss and Adams' Heart Disease in Infants, Children, and Adolescents. 9th ed. Philadelphia, PA: Lippincott Williams & Wilkins; 2017:757-782.*）

用。在体外循环开始前，TEE 能提供关于房室瓣精确解剖的更多信息。体外循环停止后、关闭胸腔前可以利用 TEE 评估心室功能、残余心内分流及房室瓣狭窄和反流情况。

（三）术后超声心动图监测

术后超声心动图可用来评估房室瓣反流或狭窄、ASD 或 VSD 残余分流、左心室流出道梗阻、肺动脉高压及心功能不全（图 8-17）。

二尖瓣反流是 AVSD 矫治术后最常见的问题，也是需要再次手术的最常见原因。约 20% 的患者术后即刻出现严重的左侧房室瓣反流，可这些患者中约 25% 随着时间推移左侧房室瓣功能会趋于正常，最终因左侧房室瓣反流需要再次手术的患者占所有手术患者的 10%～15%。在过去，术后严重左侧房室瓣反流的重要预测因子是术前就存在严重反流，然而最新一些研究对此产生质疑。其他危险因素还包括明显的术中反流、左侧房室瓣发育异常及瓣裂修复失败。狭窄最可能发生于发育不良、异常增生、双孔及降落伞样二尖瓣，一旦 ASD 被关闭，术后狭窄就会显露出来。

Mayo Clinic 对 50 个再次手术的完全型 AVSD 患者长达 35 年的追踪随访发现，第一次成功手术矫治到再次手术的平均时间间隔为 1 年。大部分（80%）患者的再次手术原因是左侧房室瓣反流。值得一提的是，50% 的患者再次行左侧房室瓣修补术，而不是瓣膜置换。这个结果是令人鼓舞的，因为过去大部分再次手术干预的患者都想要左侧房室瓣置换。完全型 AVSD 再次手术后 15 年生存率为 86%。

多普勒超声用于检查左右侧房室瓣狭窄或反流是必要的。多普勒超声也要排查有无残余分流。多普勒超声通过评估心室水平分流及右侧房室瓣反流速度可以精确测量右心室收缩压。可是如果存在 VSD 残余分流，三尖瓣反流信号会被干扰，从而影响右心室收缩压的准确测量。在这种情况下，超声心动图医师需要使用一些间接手段，例如评估室间隔变平或弯曲，右心室的大小和功能，以及多普勒检查肺动脉反流速度来评估肺动脉舒张压。

相对于完全型 AVSD，部分型 AVSD 更容易发生术后进行性左心室流出道梗阻，比例高达 15%。"天鹅颈"样畸形是出现梗阻的基础。左心室流出道梗阻的再手术率为 5%～10%，部分型 AVSD 再手术率更高。矫治左心室流出道梗阻的一种办法是切除由肌肉嵴部或副腱索引起的任何分散的梗阻区域，必要时剥离二尖瓣前面的纤维组织。间隔肌切除术也可以降低复发的可能性。因为术后发生左心

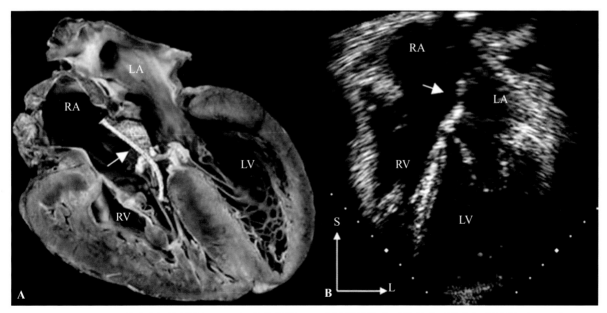

▲ 图 8-17 原发孔房间隔缺损（ASD）补片修补及二尖瓣裂修补术后的部分型房室间隔缺损（AVSD）

A. 四腔心解剖标本。补片（箭）固定在房间隔右侧及右侧房室瓣上，从而避免对传导组织和左侧房室瓣的损伤。B. 对应的心尖四腔心切面超声心动图

室流出道梗阻或梗阻进展的风险持续存在，故而 AVSD 患者终身都需要复查超声心动图。

超声心动图是诊断和治疗各类型 AVSD 的首选影像学方法。在一系列评估中，必须仔细评估左侧房室瓣反流或狭窄及左心室流出道梗阻有无发生或进展。尽管有一部分患者需要再次手术，但长期生存率很好。

参 考 文 献

[1] Anderson RH, Webb S, Brown NA, et al. Development of the heart: (2) septation of the atriums and ventricles. *Heart*. 2003;89:949–958.

[2] Backer CL, Stewart RD, Bailliard F, et al. Complete atrioventricular canal: comparison of modified single-patch technique with two-patch technique. *Ann Thorac Surg*. 2007;84:2038–2046.

[3] Cetta F, Truong D, Minich LL, et al. Atrioventricular septal defects. In: Allen HD, Shaddy RE, Feltes TF, Cetta F, eds. *Moss and Adams' Heart Disease in Infants, Children, and Adolescents*. 9th ed. Philadelphia, PA: Lippincott Williams & Wilkins; 2017: 757–782.

[4] Chiu IS, How SW, Wang JK, et al. Clinical implications of atrial isomerism. *Br Heart J*. 1988;60:72–77.

[5] Cohen GA, Stevenson JG. Intraoperative echocardiography for atrioventricular canal: decision-making for surgeons. *Semin Thorac Cardiovasc Surg Pediatr Card Surg Annu*. 2007;10:47–50.

[6] Cohen MS, Jacobs ML, Weinberg PM, et al. Morphometric analysis of unbalanced common atrioventricular canal using two-dimensional echocardiography. *J Am Coll Cardiol*. 1996;28:1017–1023.

[7] Craig B. Atrioventricular septal defect: from fetus to adult. *Heart*. 2006;92:1879–1885.

[8] Delmo Walter EM, Ewert P, Hetzer R, et al. Biventricular repair in children with complete atrioventricular septal defect and a small left ventricle. *Eur J Cardiothorac Surg*. 2008;33:40–47.

[9] Fesslova V, Villa L, Nava S, et al. Spectrum and outcome of atrioventricular septal defect in fetal life. *Cardiol Young*. 2002; 12:18–26.

[10] Geva T, Ayres NA, Pignatelli RH, et al. Echocardiographic evaluation of common atrioventricular canal defects: a study of 206 consecutive patients. *Echocardiography*. 1996;13:387–400.

[11] Gutgesell HP, Huhta JC. Cardiac septation in atrioventricular canal defect. *J Am Coll Cardiol*. 1986;8:1421–1440.

[12] Machlitt A, Heling KS, Chaoui R. Increased cardiac atrial-to-ventricular length ratio in the fetal four-chamber view: a new marker for atrioventricular septal defects. *Ultrasound Obstet Gynecol*. 2004;24:618–622.

[13] Monteiro AJ, Canale LS, Rangel I, et al. Surgical treatment of complete atrioventricular septal defect with the two-patch technique: early-to-mid follow-up. *Interact Cardiovasc Thorac Surg*. 2007;6:737–740.

[14] Morris CD, Magilke D, Reller M. Down's syndrome affects results of surgical correction of complete atrioventricular canal. *Pediatr Cardiol*. 1992;13:80–84.

[15] Smallhorn JF, de Leval M, Stark J, et al. Isolated anterior mitral cleft. Two-dimensional echocardiographic assessment and differentiation from "clefts" associated with atrioventricular septal defect. *Br Heart J*. 1982;48:109–116.

[16] Snider AR, Serwer GA, Ritter SB. *Defects in cardiac septation*. In: *Echocardiography in Pediatric Heart Disease*. St. Louis, MO: Mosby-Year Book; 1997: 235–296.

[17] Stulak JM, Burkhart HM, Dearani JA, et al. Reoperations after initial repair of complete atrioventricular septal defect. *Ann Thorac Surg*. 2009;87:1872–1878.

[18] Tandon R, Moller JH, Edwards JE. Tetralogy of Fallot associated with persistent common atrioventricular canal (endocardial cushion defect). *Br Heart J*. 1974;36:197–206.

[19] Ten Harkel AD, Cromme-Dijkhuis AH, Heinerman BC, et al. Development of left atrioventricular valve regurgitation after correction of atrioventricular septal defect. *Ann Thorac Surg*. 2005;79:607–612.

[20] Towbin R, Schwartz D. Endocardial cushion defects: embryology, anatomy, and angiography. *AJR Am J Roentgenol*. 1981;136: 157–162.

[21] van Son JA, Phoon CK, Silverman NH, et al. Predicting feasibility of biventricular repair of right-dominant unbalanced atrioventricular canal. *Ann Thorac Surg*. 1997;63:1657–1663.

[22] Warnes C, Somerville J. Double mitral valve orifice in atrioventricular defects. *Br Heart J*. 1983;49:59–64.

[23] Wetter J, Sinzobahamvya N, Blaschczok C, et al. Closure of the zone of apposition at correction of complete atrioventricular septal defect improves outcome. *Eur J Cardiothorac Surg*. 2000;17: 146–153.

[24] Faletra FF, Leo LA, Paiocchi VL. Revisiting anatomy of the interatrial septum and its adjoining atrioventricular junction using noninvasive imaging techniques. *J Am Soc Echocardiogr*. 2019;32:580–592.

第 9 章　Ebstein 畸形与三尖瓣疾病
Ebstein Malformation and Tricuspid Valve Diseases

Patrick W. O'Leary　**著**

张佳琦　逄坤静　**译**

三尖瓣最常见的先天性畸形是 Ebstein 畸形和三尖瓣发育不良。本章主要讨论房室连接一致和双心室循环的 Ebstein 畸形，房室连接不一致的三尖瓣 Ebstein 样畸形详见第 10 章。本章简要描述孤立性三尖瓣叶发育不良、外伤性三尖瓣反流和其他右心室异常，并与 Ebstein 畸形相鉴别。

超声心动图是诊断和长期随访 Ebstein 畸形患者的首选检查。20 世纪 80 年代，二维超声心动图取代 M 型超声心动图成为临床诊断标准。早在 1984 年，二维超声心动图即可确诊 Ebstein 畸形而非必须进行血管造影。

一、三尖瓣的命名

我们采用解剖学明确的命名系统来描述三尖瓣组成部分，故本章所采用名词较此前出版物不同。为避免歧义，需明确定义三尖瓣。三尖瓣三个瓣叶分别为前叶、隔叶和下叶（图 9-1）。前叶和隔叶位置明确，下叶常被称为"后"叶，该命名在解剖学上不正确。在正常心脏中，该瓣叶位于心室的下方，毗邻膈肌。异常瓣膜中，瓣叶常离开正常位置常发生旋转，但三尖瓣下叶永远与心室游离壁相连，并非位于后方。右心室后方是室间隔，而非与膈肌相邻的游离壁。因此，在人类心脏中，将靠近游离壁的三尖瓣叶称为"后叶"是不恰当的。即使瓣膜严重扭曲，该瓣叶也位于前叶和隔叶下方，故本文将该瓣叶称为"下"叶。

Ebstein 畸形

Ebstein 畸形自然病程多变。临床病程取决于右心室和三尖瓣异常程度，可轻可重。重度三尖瓣畸形可导致严重充血性心力衰竭，新生儿期甚至宫内死亡。而轻度下移患者可能直到成年都没有症状。

二、Ebstein 畸形的定义及解剖学特征

Ebstein 畸形常被误认为是三尖瓣原发畸形，其实这是心肌发育全面失常的表现。Ebstein 畸形表现为心肌结构和功能异常，以及特征性的瓣膜畸形。右心室和三尖瓣普遍受累，而左心病变较少。

Ebstein 畸形主要特征是隔叶和下叶瓣环附着点下移，远离房室连接（图 9-2）。这是由于心脏发育过程中，瓣叶未能完全与心室壁分离。正常的分离过程称为"分层"（图 9-3）。分层开始于胚胎期瓣尖，并"向后"至房室连接处。完全分层的瓣叶在解剖三尖瓣瓣环处（或非常近）有一个附着点。

分层失败则导致瓣叶不同程度地黏附于右心室和室间隔心肌（图 9-4）。这种黏附造成瓣环附着点的特征性下移，瓣口旋转而远离右心室流入部。Ebstein 畸形中三尖瓣"下移"的概念在解剖学上并不准确。Ebstein 畸形不是三尖瓣向心尖的简单线性下移，实际上是沿着右心室轮廓旋转或螺旋下移。旋转主要朝向右心室流出道，轻度朝向心尖。三尖瓣的螺旋下移使功能瓣口移至右心室小梁部和流出部交界处（图 9-5 和图 9-6）。在最严重的情况下，瓣叶可下移至流出部。瓣叶黏附部分通常活动度减低或无法活动，继而导致三尖瓣反流或罕见狭窄。

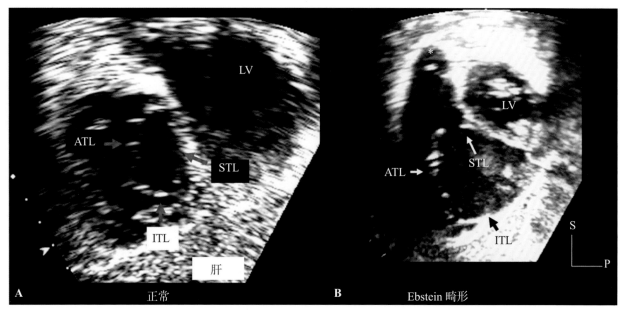

▲ 图 9-1　剑突下矢状面图像显示三尖瓣三个瓣叶的解剖关系

A. 正常三尖瓣。三尖瓣隔叶（STL）平行于室间隔，三尖瓣前叶（ATL）平行于右心室前游离壁，分隔心室流入部和流出部。三尖瓣下叶（ITL）与右心室膈面平行，位于右心室最下方。这个瓣叶通常被称为"后"叶，这在解剖学上是不正确的。B. 1 例 Ebstein 畸形患者超声心动图检查。ATL 与右心室前游离壁平行。在舒张期图像中，STL 和 ITL 较难识别，因为它们附着于室间隔和右心室下壁的心肌，仅在右心室流出道附近（箭）见一小段 STL 与室间隔分离。LV. 左心室；P. 后；S. 上

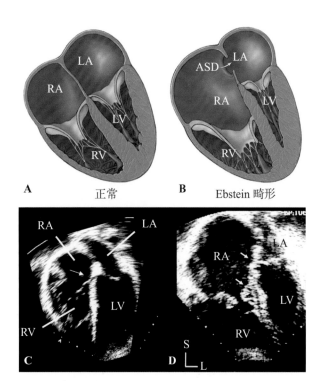

▲ 图 9-2　正常心脏（A 和 C）和 Ebstein 畸形心脏（B 和 D）的心尖四腔心切面

与二尖瓣前叶的间隔附着点相比，正常 STL 的附着点稍微靠近心尖（C，箭所示）。如心脏示意图（B）和超声心动图中箭（D）所示，Ebstein 畸形心脏中两者距离增大。值得注意的是，Ebstein 畸形中瓣叶发育也异常。如图 D 所示，瓣叶增厚，中度发育不良。ASD. 房间隔缺损；L. 左；LA. 左心房；LV. 左心室；RA. 右心房；RV. 右心室；S. 上

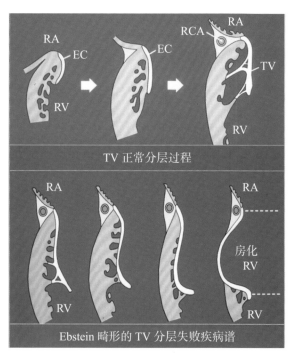

▲ 图 9-3　分层

三尖瓣瓣叶的正常分层过程（上图）。胚胎期瓣膜形成过程中，心内膜内层与下面的心肌分离（分层），心肌成分逐渐消失。随着瓣叶发育（从左到右），逐渐能辨别出支持的腱索结构和瓣叶。当分层异常时（下图），会导致"三尖瓣"组织黏附于右心室心肌。这是 Ebstein 畸形的特征。下方四幅图显示与分层失败相关从轻到重（从左到右）的疾病谱。EC. 心内膜层；RA. 右心房；RCA. 右冠状动脉；RV. 右心室；TV. 三尖瓣

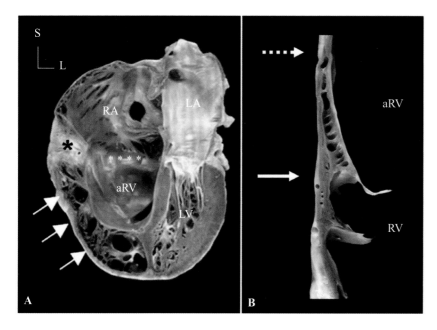

▶ 图 9-4　严重 Ebstein 畸形患者的解剖标本（A）和 Ebstein 畸形患者的一节段右心室壁（B）

解剖房室连接处以星号标记。标本中三尖瓣未能分层，使瓣膜不仅远离连接处，而且瓣膜组织广泛黏附于心室肌（A，箭）。右心室流入部未见活动瓣叶。残余的三尖瓣组织（B）也几乎完全黏附于下面的心肌。只有一小块组织显示与室壁有些许分离（靠近实箭）。虚箭和实箭之间的"瓣膜"为致密的白色内膜（与实箭下方的正常心内膜明显不同）。三尖瓣的黏附在右心室腔中形成一个"房化"区域。该区域室壁由心室肌组成，但其空腔靠近三尖瓣口。aRV. 房化右心室；LA. 左心房；LV. 左心室；RV. 右心室；TV. 三尖瓣

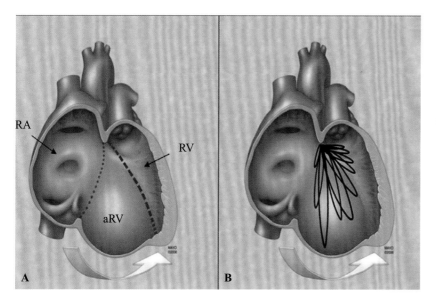

▶ 图 9-5　Ebstein 畸形中功能三尖瓣口的旋转

功能三尖瓣口从房室交界处向分隔右心室小梁部流出部的平面旋转（A，粗虚线）。右图显示 Schreiber 及其同事研究的 Ebstein 畸形心脏的有效瓣口平面（B，椭圆形）。功能性三尖瓣（粗虚线）远离房室连接处（细虚线）是螺旋形下移而非线性下移。这种螺旋下移既指向心尖也指向右心室流出道前方。aRV. 房化右心室；RA. 右心房；RV. 右心室

　　Ebstein 畸形通常是隔叶和后叶受累，其附着点下移最多。而前叶形成于不同胚胎发育阶段，故前叶附着点通常在房室沟附近正常位置，瓣叶宽大畸形呈"帆状"。轻度下移病例只有隔瓣附着点下移，这类病例常见于室间隔完整的肺动脉闭锁中。若不合并肺动脉闭锁，轻微下移畸形无典型症状。

　　临床上，区分三尖瓣隔叶病理性下移和正常位移非常重要（图 9-2）。鉴别关键点在于 Ebstein 畸形瓣叶附着点向心尖下移程度更大。心尖四腔心切面，正常的三尖瓣隔叶附着于室间隔，较二尖瓣前叶附着点稍靠近心尖。虽然两个瓣叶附着点不在同

一水平，但这并非三尖瓣下移。Ebstein 畸形时，隔叶与心肌异常粘连，两个瓣叶附着点之间距离扩大。下移程度可通过测量四腔心切面两附着点之间直线距离来量化评估（见后文）。

　　与 Ebstein 畸形相关的异常导致瓣膜"双叶瓣"结构，在右心室小梁部和右心室流出部交界处形成闭合平面（图 9-6 至图 9-8）。

　　理解 Ebstein 畸形及其解剖异常，关键是了解分层失败的胚胎发育学基础，并认识到瓣膜异常移位是复杂的旋转或螺旋下移（图 9-5 和图 9-6），而不是过去理解的简单线性下移。

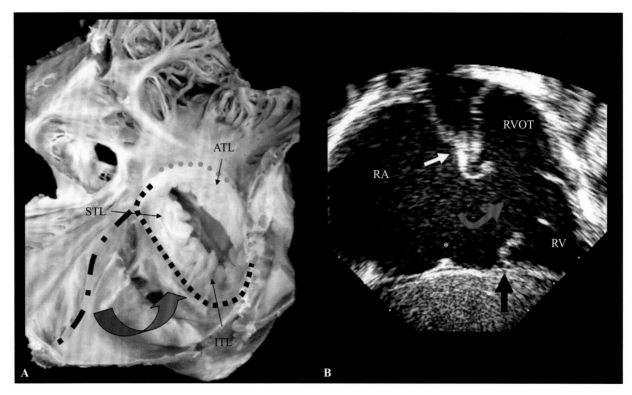

▲ 图 9-6　Ebstein 畸形患者解剖标本和超声心动图

A. 瓣膜的心房面观。前叶附着于正常房室连接处（浅蓝虚线），隔叶和下叶附着点距房室连接处较远（深蓝虚线和黑虚线）。红曲箭处显示下叶、隔叶附着点远离真正三尖瓣环。在深蓝色线和黑色线之间的右心室部分被称为"房化"右心室，室壁很薄。注意，Ebstein 畸形瓣将以"双叶瓣"的方式关闭。B. 剑突下冠状面超声心动图显示与解剖标本相同的特征。可见前叶（白箭附近）和下叶（黑箭）。前叶附着点（白箭）保持正常位置，而下叶附着点下移心室腔，远离解剖房室连接处（＊）。与解剖图像相似，超声心动图（B）证实，Ebstein 畸形相关的三尖瓣下移实际上是瓣膜向前和向心尖方向旋转（红曲箭）。ATL. 三尖瓣前叶；ITL. 三尖瓣下叶；RA. 右心房；RV. 右心室；RVOT. 右心室流出道；STL. 三尖瓣隔叶

三、Ebstein 畸形的临床表现

Ebstein 畸形可在任何年龄出现症状，严重者产前或新生儿时期即有表现。产前诊断依赖于超声检查。胎儿心脏增大、胎儿水肿发生率增高，甚至可产生继发于心脏扩大的肺实质发育不全。产前心律失常较少见。新生儿最常表现为发绀，婴幼儿表现为氧饱和度减低和心力衰竭的症状。心脏杂音和心律失常更常见于老年患者主诉。少部分患者可能一直没有症状，但大部分会有一些心血管疾病症状。婴儿期之后，大多数患者会表现出乏力、呼吸困难、心悸或发绀。发绀型儿童出现心悸可能增加患 Ebstein 畸形的可能性（表 9-1）。

超声心动图的发展对确诊 Ebstein 畸形时患者的年龄有显著影响。1979 年，Giuliani 和同事发现，不到 1/3 的患者在 4 岁之前确诊，2/5 的患者在

19 岁之前确诊，其余患者在成年时确诊，甚至有些患者在 80 岁时才被诊断。而 1994 年时，Celermajer 等（表 9-1）的研究指出，3/5 的儿童在 1 岁前就被临床发现，其中 50% 是在产前或新生儿期确诊，1/10 在 1—12 月龄时确诊，只有 3/10 是在儿童或青少年时确诊。虽然最近的队列研究中超声心动图检查率上升，但仍有 1/10 的患者直至成年才诊断出 Ebstein 畸形。

四、合并心血管畸形

几乎所有 Ebstein 畸形患者都有心房间交通，最常见的是卵圆孔未闭或房间隔缺损。静脉畸形和部分型房室间隔缺损确实可能合并 Ebstein 畸形，但较少见。其他较常见合并畸形前文已述，包括室间隔缺损、法洛四联症、主动脉缩窄、左心室心肌致密化不全、动脉导管未闭。除房水平分流外最常见

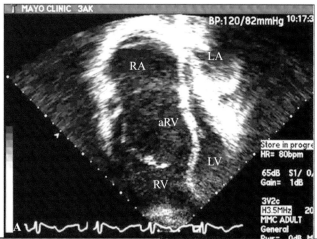

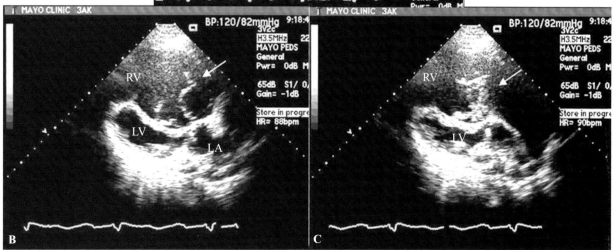

▲ 图 9-7　Ebstein 畸形患者超声心动图

A. 心尖四腔心切面图像。B. 收缩期胸骨旁长轴切面图像。三尖瓣的功能瓣口不在"四腔心"切面上，而是向前和向心尖旋转。瓣膜关闭时，功能瓣口的横截面可以在长轴切面图像中显示出来（箭）。这些图像突出 Ebstein 畸形中功能三尖瓣口的双叶瓣性质，在瓣膜组织间有一条垂直的闭合线。C. 反流对合缝隙。aRV. 房化右心室；LA. 左心房；LV. 左心室；RA. 右心房；RV. 右心室

的合并畸形是肺动脉狭窄或闭锁，有 1/3Ebstein 畸形婴儿合并此类畸形。胎儿时期诊断为右心室流出道梗阻通常与 Ebstein 畸形有关。这种情况下，超声心动图很难鉴别结构性和功能性肺动脉瓣闭锁，特别是存在严重三尖瓣反流时。当右心室到肺动脉没有收缩期血流时，存在肺动脉瓣反流是诊断功能性肺动脉瓣闭锁的可靠标志（图 9-9）。反流血流可以通过彩色血流或频谱多普勒超声心动图检测。超过 80% 的导管依赖型新生儿 Ebstein 畸形可通过多普勒检测到肺动脉瓣反流，而解剖性肺动脉瓣闭锁则在心动周期的两个阶段均无法检测到血流。在 Ebstein 畸形合并肺动脉瓣狭窄或闭锁的病例中，肺动脉瓣发育异常可能继发于三尖瓣下移畸形，同时由于右心前向血流减少而导致右心室流出道发育不

良。重度 Ebstein 畸形合并胎儿和新生儿呼吸窘迫或死亡时，通常双肺发育不良，这主要是心脏重度扩大压迫肺部所致。

五、Ebstein 畸形的超声心动图诊断与评估

诊断 Ebstein 畸形患者的主要特征包括十字交叉结构异常、三尖瓣异常和右心室心肌异常。最敏感和特异的诊断标准是隔叶附着点下移。在心尖四腔心切面，比较三尖瓣与二尖瓣瓣叶附着点，正常的三尖瓣隔叶附着位置比二尖瓣前叶附着位置略靠近心尖。在 Ebstein 畸形患者中，两者距离明显增加。在收缩期测量两瓣叶附着点之间的距离（图 9-10A），以平方米为单位，该距离除以体表面积

为下移指数。下移指数大于 8mm/m² 可以准确鉴别 Ebstein 畸形与正常心脏及其他与右心室扩大相关的疾病。瓣叶严重粘连和下移的病例中，四腔心切面可能看不到瓣叶附着点。这些病例中，右心室室间隔表面观察到第一个结构是调节束（较二尖瓣前叶附着点更靠心尖）（图 9-10B）。这些心脏所测量下移指数很大，可以直接确诊 Ebstein 畸形。

有时很难评估瓣叶附着点较十字交叉结构下移。这时其他超声心动图特征可协助诊断，包括前

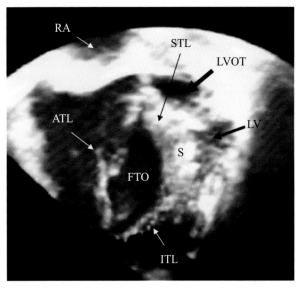

▲ 图 9-8　经胸三维超声心动图，显示类似心尖长轴图像

观察重点是右心室内位置异常的功能三尖瓣口（FTO）。该图不仅显示 Ebstein 畸形中功能瓣口如何向前旋转，也是该疾病中功能"双叶瓣"结构的一个很好的例子。前叶（ATL）起对合作用，而下叶和隔叶（ITL 和 STL）与室间隔相连提供 ATL 可以闭合（或试图闭合）的表面。Ao. 主动脉；LV. 左心室；RA. 右心房；S. 室间隔；LVOT. 左心室流出道

叶冗长，任意瓣叶与下方心肌相连，腱索缩短，前叶瓣缘附着于右心室心肌，前叶附着点下移，隔叶或下叶缺失，先天性瓣叶穿孔和瓣环扩大。

超声心动图也用于评估合并心血管畸形和心肌功能。此外，术前超声着重观察与外科修复相关的解剖特征。在过去的 10 年中，三尖瓣环周重建（"锥形"重建）已经取代单瓣修复成为首选手术方法。虽然目前多进行锥形重建，但一些解剖学特征表明单瓣修复仍然有用。预测远期修复效果良好与否最重要的特征仍然是前叶的活动度。具有以下特征可提升瓣膜重建成功的可能性：50% 或以上的前叶活动自如，瓣叶主体未与心肌相连，以及在右心室流入部具有良好活动度的瓣缘。隔叶在右心室流入部活动度良好也可降低修复难度，并且修复后瓣叶功能更好。在具有以上特征的心脏中，三尖瓣更有可能成功修复，并且更长时间保持良好功能。

以上评估主要基于心尖四腔心切面（图 9-11），剑突下切面和短轴切面也可提供重要信息。前叶与心肌的广泛粘连（图 9-10B）降低修复成功的可能性。单束反流（图 9-12）比多束反流（图 9-13）更容易解除。即使存在大量瓣叶组织，前叶直接连于右心室游离壁也会使锥形重建更加困难，并常导致单瓣修复失败（图 9-14）。图 9-15 和图 9-16 展示了单瓣修复成功的结果。

三尖瓣环形重建时增加外科"分层"操作，较单瓣修复法明显增加瓣叶修复成功概率。在 Dearani 和同事最近报道的儿科研究队列中（n=134），98% 的第一次修复的患者都成功完成锥形重建（图 9-17 和图 9-18）。与单瓣修复法不同，锥形重建过程中，

表 9-1　220 名受试者出现 Ebstein 畸形的主要特征

	胎儿（n=21）	新生儿（n=88）	婴幼儿（n=23）	儿童（n=50）	青少年（n=15）	成人（n=23）	总计（%）
发绀	0	65	8	7	2	1	83（38）
心力衰竭	0	9	10	4	2	6	31（14）
心脏杂音	0	8	3	33	5	3	52（24）
心律失常	1	5	1	6	6	10	29（13）
超声异常	18	0	0	0	0	0	18（8）

年龄组定义：新生儿，0—1 月龄；婴幼儿，1 月龄—2 岁；儿童，2—10 岁；青少年，10—18 岁；成人，> 18 岁

改编自 *Celermajer DS, Bull C, Till JA, et al. Ebstein's anomaly: presentation and outcome from fetus to adult. J Am Coll Cardiol. 1994; 23:170-176.*

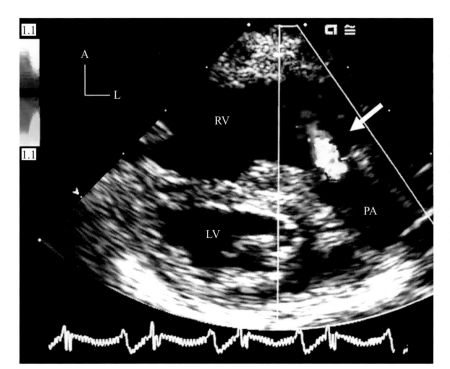

◀ 图 9-9　功能性肺动脉瓣闭锁

胸骨旁彩色多普勒超声心动图着重观察右心室流出道、肺动脉瓣和主肺动脉（PA）。这是在检查一位严重 Ebstein 畸形新生儿时采集的图像。收缩期没有通过肺动脉瓣的前向血流。但舒张期清晰显示肺动脉瓣反流束（箭）。跨瓣反向血流提示肺动脉瓣是通畅的，而不是解剖意义上的闭锁。由于右心室无法产生大于肺动脉收缩压的收缩压，导致前向血流不足。超声心动图证实肺动脉瓣开放对治疗计划至关重要。A. 前部；L. 左；LV. 左心室；RV. 右心室

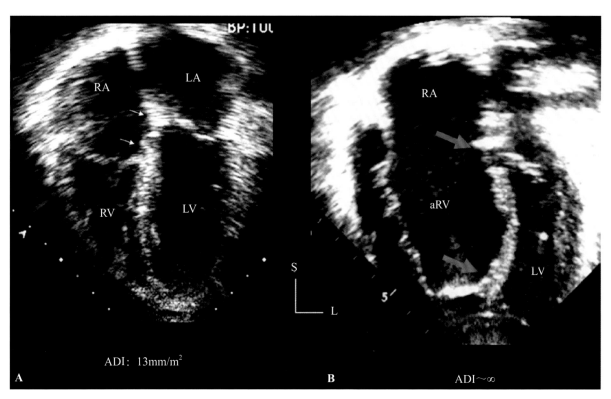

▲ 图 9-10　不同 Ebstein 畸形患者的收缩期四腔心切面图像

A. 三尖瓣中度下移，瓣叶活动度良好。因为三尖瓣向前旋转程度很小，四腔心切面仍可见前叶和隔叶。小的白箭指示二尖瓣前叶和三尖瓣隔叶附着点间距离。两附着点之间的绝对距离为 13mm。患者体表面积 1.0m²。因此，本例患者下移指数为 13mm/m²。B.1 例更严重的 Ebstein 畸形。在右心室流出道附近，远位于图中所示的平面前方，发现残余的隔叶（及其附着点）。图中所示平面前叶明显黏附于室壁不活动，即使在收缩期瓣叶仍然与右心室壁平行。三尖瓣隔叶瓣尖附着于调节束（顶端红箭）。这种情况心尖下移指数明显很大（两个红箭之间的距离），但由于在该平面上无法观察到隔叶，因此无法准确测量。二尖瓣前叶附着点和下移的三尖瓣叶附着点间明显增大的距离证实这是 1 例 Ebstein 畸形。ADI. 心尖下移指数；aRV. 房化右心室；L. 左；LA. 左心房；LV. 左心室；RA. 右心房；RV. 右心室；S. 上

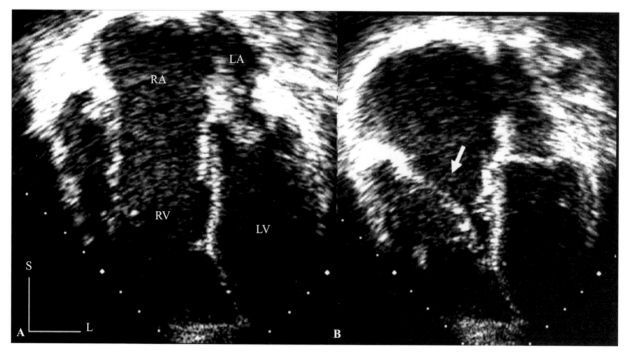

▲ 图 9-11　心尖四腔心切面显示前叶活动度良好的 Ebstein 畸形

A. 舒张中期。B. 峰值收缩期。本例患者前叶（白箭）包括其前缘活动度良好，这是对单瓣修复法有利的解剖学特征。没有活动受限或瓣口旋转，反流束仅源于前叶与残存隔叶间的对合缘。瓣膜的前缘到达足够接近室间隔的位置，考虑到瓣环扩张的程度，瓣膜成形术可以将瓣膜“推”到与室间隔和残余隔叶对合的位置。L. 左；LA. 左心房；LV. 左心室；RA. 右心房；RV. 右心室；S. 上

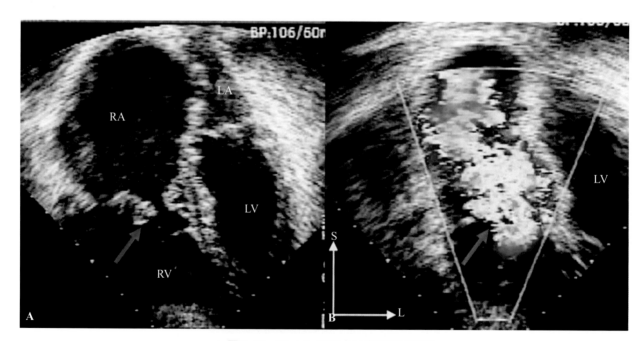

▲ 图 9-12　Ebstein 畸形中三尖瓣重度反流

三尖瓣前叶可自由活动（A），彩色血流图（B）显示只有一束反流（A，红箭）。本例患者中，前叶和残余隔叶之间有一个对合缝隙（红箭）。三尖瓣反流束缩流颈大于正常三尖瓣环直径的 50%，提示极大量反流。随后该患者进行单瓣修复法成形，术后微量三尖瓣反流且无狭窄。L. 左；LA. 左心房；LV. 左心室；RA. 右心房；RV. 右心室；S. 上

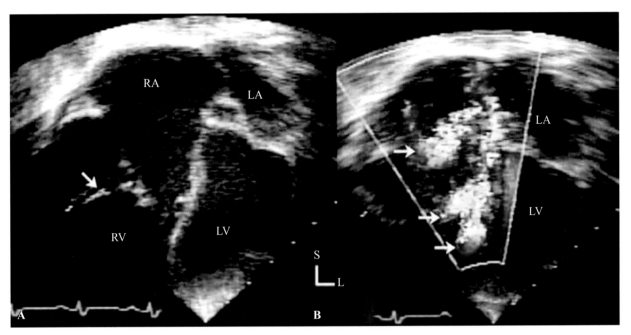

▲ 图 9-13　大的肌束（白箭）连于前叶中部（**A**），瓣叶上可见多个小孔（**B**，白箭）及相关的反流束（**B**）

瓣叶黏附和多束反流大大降低单瓣修复法的成功率，该病例后续行三尖瓣置换术。虽然单瓣修复法不可行，但如果该患者现在就诊，瓣组织的数量足够行锥形重建，修复时需要缝闭瓣叶上的小孔。L. 左；LA. 左心房；LV. 左心室；RA. 右心房；RV. 右心室；S. 上

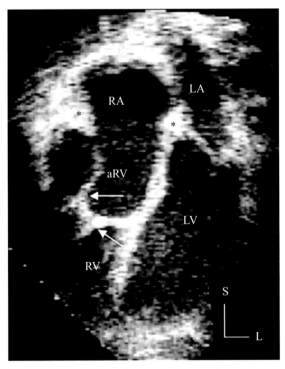

▲ 图 9-14　心尖四腔心切面图像显示肌束（箭）从右心室游离壁直接连于三尖瓣前叶中部。尽管瓣叶已经与下面的心肌分离，但由于附着在心室壁上，活动度明显受限。虽然无法进行单瓣修复，但锥形重建过程中的手术"分层"使这种类型的瓣膜得以修复。黑星号表示解剖三尖瓣环

aRV. 房化右心室；L. 左；LA. 左心房；LV. 左心室；RA. 右心房；RV. 右心室；S. 上

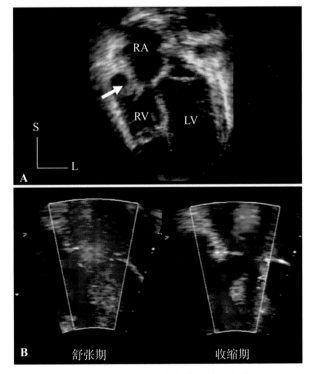

▲ 图 9-15　图 9-11 患者术后检查如所示

A. 单瓣修复后的超声心动图。右心室腔和右心房室连接处已经明显缩小，使得前叶（箭）在收缩期与室间隔对合。B. 放大的彩色血流图像显示无狭窄或反流。L. 左；LV. 左心室；RA. 右心房；RV. 右心室；S. 上

外科医师能够通过从底层心肌剥离附着的组织，重建或将额外的三尖瓣组织"人工分层"（图 9-17A 和图 9-18）。从心肌和房室连接处分离出瓣膜组织（图 9-17B），从而增加可用于辅助瓣膜修复的组织。"手术分层"瓣膜组织的前缘和右心室壁之间的腱索必须保留，或用 Gore-Tex 线补充。缝闭三尖瓣上小孔，然后将该组织缝合成一个"锥体"，并将锥体底部锚定在房室连接处附近，避开传导束所在区域（图 9-17C）。因此，锥形重建不仅减少三尖瓣反流量，还将修复后瓣膜附着点恢复至靠近房室连接处更正常的位置。图 9-18 至图 9-20 显示锥形重建超声心动图。如图 9-10A、图 9-13 和图 9-14 所示瓣膜，目前外科技术应当可以对其进行锥形重建。

在明确三尖瓣锥形重建效果良好的解剖特征之前，仍需更多病例经验及随访。早期经验表明，前叶及其前缘的活动度是瓣叶修复是否成功及远期效果是否良好的重要因素。即使瓣膜与心肌严重粘连，也已经成功使用该方法修复（图 9-20）。瓣膜成形术后评估包括心尖切面和短轴切面，以显示重建后瓣膜及其活动度（图 9-20，右图）。

无论患者的手术状态（术前或术后），或是瓣膜类型（原瓣膜、成形后瓣膜或人工瓣膜），应评估畸形对心脏整体功能的影响。解剖和功能的严重程度通常相似但并完全相同。例如，患者可能有 Ebstein 畸形瓣叶严重下移，但只有轻微功能障碍。心肌功能轻度减低、心房间交通很小，下移瓣叶反流极少时就会发生这种情况。解剖和功能异常的严重程度都对三尖瓣的功能状态、预后及可修复性有重要影响。

超声心动图应当明确右心房室扩大程度及右心室心肌功能状态，右心室腔扩大与右心室功能减低有关，临床和外科预后效果不好。其他重要特征包括右心室流出道扩张程度，房间隔缺损大小，以及瓣膜反流程度。超声心动图不仅要描述三尖瓣反流，而且要量化反流量。最常见的三尖瓣反流分级是微量（0 级）、少量（1 级）、中量（2 级）、中大量（3 级）或大量（4 级）。大部分 Ebstein 畸形患者左心室心肌也发育异常，10%～20% 的病例合并左心室部分节段心肌致密化不全。因此，Ebstein 畸形患

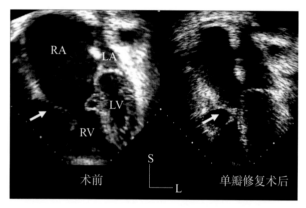

▲ 图 9-16 两张心尖四腔心切面图像显示一名 Ebstein 畸形患者单瓣修复术前及术后的解剖结构。前叶（箭）与室间隔和残余三尖瓣隔叶对合良好，三尖瓣反流消失

L. 左；LA. 左心房；LV. 左心室；RA. 右心房；RV. 右心室；S. 上

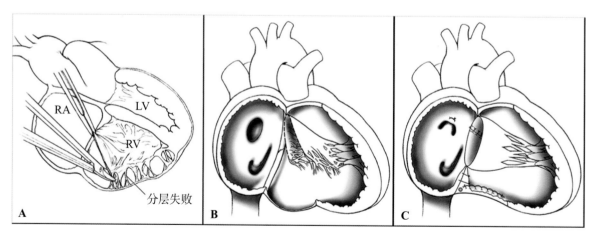

▲ 图 9-17 Ebstein 畸形锥形重建的概念

A. 附着的三尖瓣组织与解剖瓣环和下方的右心室心肌分离。B. 游离后的三尖瓣组织。这些组织被制作成一个锥体，通常将前叶附着在残存的瓣叶上（C 图缝线）。锥形重建后基底连接到房室连接处，瓣叶附着点恢复至正常位置（C）。当房化右心室扩张、变薄或明显运动障碍时，可以切除或折叠（C）。瓣环成形术减小了心室内连接的尺寸，使之与重建后圆锥的大小相适应

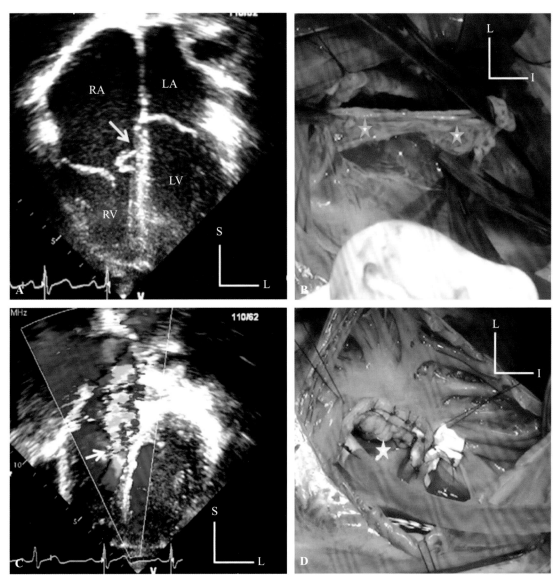

▲ 图 9-18　**21 岁 Ebstein 畸形患者的三尖瓣锥形重建**

心尖四腔心图像（A 和 C）显示典型的 Ebstein 畸形，伴有三尖瓣大量反流。黄箭（A）显示三尖瓣附着点向心尖方向移位。收缩期彩色血流束（C，白箭）显示瓣叶对合不拢导致严重反流。B 和 D. 手术修复三尖瓣时所摄。蓝星号示手术"分层"后的三尖瓣前叶，使瓣叶组织脱离其黏附的附着物。外科医师使用这种可移动的组织来制作一个新的瓣膜，形状像锥体，由三尖瓣环支撑，并通过腱索连接于右心室。黄星号位于新三尖瓣口的中心，其周围是瓣叶修复中常用的成形环。I. 下；L. 左；LA. 左心房；LV. 左心室；RA. 右心房；RV. 右心室；S. 上

者超声心动图检查需常规定量评估左心室功能（见第 3 章）。当 Ebstein 畸形合并室间隔缺损和（或）肺动脉狭窄时，需要进行完整的超声心动图评估，以确定其对患者病理生理学的影响。

　　评估三尖瓣反流和右心室功能的方法需要进一步探讨。尤其是三尖瓣反流，在 Ebstein 畸形患者中很难准确评估。主要是由于功能瓣口的旋转，位置远离原右心室流入部。因此，瓣膜反流的起源在常用的切面中通常看不到，而且可能指向不同方向

（图 9-21）。在这些病例中，需前倾探头使切面朝向功能瓣口，通常在右心室和右心室流出道交界处（图 9-6）。年轻患者剑突下切面观察较好。老年患者通过经胸骨旁骨旁短轴切面、心尖切面前倾或经食管胃底切面都能提供相似信息。

　　只有一个反流孔时，反流束起始处的宽度是评估反流量的最佳定量指标（图 9-22 至图 9-24）。缩流颈直径作为该宽度指标，便捷且重复性良好。在成人中，单束三尖瓣反流缩流颈宽度小于 3mm 提

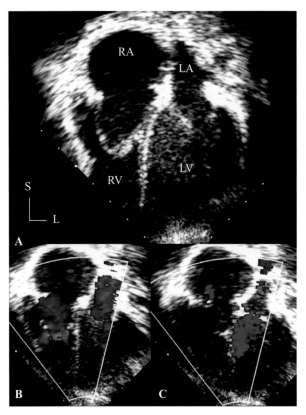

▲ 图 9-19　Ebstein 畸形锥形重建术后 1 年的心尖四腔心图像

A. 舒张期重建术后三尖瓣的二维解剖。室间隔侧和侧壁侧瓣叶附着点均靠近解剖房室连接处。B 和 C. 舒张期（B）和收缩期（C）彩色血流图像。重建术后瓣膜狭窄解除合并微量反流，在心动周期任何阶段几乎没有彩色血流紊乱。L. 左；LA. 左心房；LV. 左心室；R. 右；RA. 右心房；RV. 右心室

示少量反流，8～10mm 提示大量反流。多束反流束的组合更难评估，检查者需结合反流口的大小，综合判断三尖瓣反流总量。在评估多个反流口反流量时，上述单束缩流颈指标只能作为参考，简单将缩流颈相加则会高估反流量。

这些成人指南不能直接应用于儿童患者，但考虑到 Ebstein 畸形三尖瓣环扩张，反流分级指标可用于学龄儿童。为避免低估婴幼儿的三尖瓣反流程度，应将缩流颈与对应的正常三尖瓣环直径进行比较。缩流颈小于正常瓣环直径的 10% 提示少量反流。缩流颈超过正常瓣环直径的 25%～30% 则为大量反流。使用连续频谱多普勒检查时，三尖瓣反流频谱密度也可以作为反流严重程度的半定量指标。一个非常密集、容易获得的频谱提示大量反流。

扩大且顺应性良好的右心房可容纳极大量反

流，因此与右心房室腔内径正常患者相比，Ebstein 畸形患者体静脉逆向血流并不明显。所以三尖瓣反流的评估仍需观察收缩期彩色血流。右心房大小也可作为评估反流量的定性指标。但因为受到右心室功能不全和房化右心室无效收缩的影响，右心房大小评估三尖瓣反流量可靠性有限。

超声心动图需仔细评估反流起始处三尖瓣的解剖结构。对瓣膜反流原因的精准评估可极大简化手术计划，这需要高质量的二维经胸和经食管超声检查。实时三维成像，特别是经食管超声心动图，可进一步了解瓣膜功能异常的机制（图 9-25）。

几乎所有 Ebstein 畸形患者均合并右心室功能异常。右心室收缩功能的定量评估在各种先天性心脏病中都是一个挑战，Ebstein 畸形也不例外。通常很难在一个平面上显示整个右心室。定性评估右心室收缩功能时，应比较同一平面心室腔所占的收缩期面积与舒张期面积。相对于舒张期"初始值"，收缩腔越小，收缩功能越好。有经验的观察者可将心室功能减低分为轻度、中度或重度，但观察者间差异显著。

定量指标有助于评估这些患者的右心室功能，例如可通过磁共振扫描获得射血分数或通过超声心动图测量右心室面积变化率（fractional area change，FAC）。FAC 可通过单平面法或双平面法进行测定。由于右心室缩短主要是一个纵向过程，测量 FAC 必须包含心尖四腔心切面。在心尖四腔心切面，包络收缩期和舒张期右心室面积，或从心尖切面和另一垂直平面上包络两个切面右心室面积，双平面测量更准确。胸骨旁短轴或剑突下短轴切面与心尖切面能很好地互补。FAC 的计算方法是将舒张期面积减去收缩期面积，再除以原始舒张期面积［（舒张期心室面积 – 收缩期心室面积）/ 舒张期心室面积］。如果采用双平面法，则两者取平均值。这种测量（FAC）类似于计算心室缩短分数，但它使用的是二维数据而非 M 型数据。我们中心采用的标准是正常右心室的 FAC 大于或等于 40%。我们已经使用这种方法随访 91 例锥形重建术后患者的右心室功能（Holst 等，2018）。正如预期，瓣膜修复成功后，右心室面积减小，术后早期 FAC 降低，类似于二尖瓣反流改善后射血分数降低。然而尽管有与 Ebstein 畸形相关的心肌病变，连续随访显示，在锥

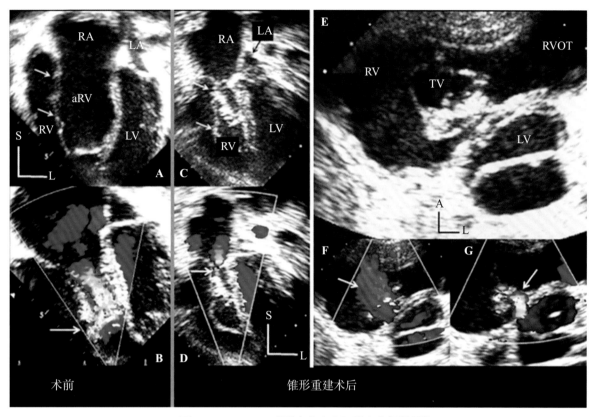

术前　　　　　　　　　　　锥形重建术后

▲ 图 9-20　**Ebstein** 畸形患儿心尖四腔心和短轴图像

A 至 D. 心尖四腔心切面。A. 术前检查，显示解剖右心室流入部无残余三尖瓣隔叶组织。前叶黏附于右心室游离壁。箭勾勒出前叶轮廓。B. 收缩期彩色血流多普勒显示一束较宽反流，起源于靠近心尖（箭）移位的瓣口。即使在收缩期，前叶组织仍平行并贴近右心室游离壁，血流几乎自由往返。不久该患者接受三尖瓣锥形重建术。C 和 D. 患者术后、出院前收缩期四腔心图像显示瓣叶运动和对合明显增加（C，箭），仅有残余少量反流（D，箭），无明显梗阻（平均压差 =4mmHg）。E 至 G. 重建术后三尖瓣胸骨旁短轴图像。E. 舒张期二维图像显示重建后瓣叶组织的"水平"横切面。"锥体"通过附着在室间隔和右心室心尖的腱索支撑固定（在 C 和 D 中更清晰）。F 和 G. 彩色多普勒图像可以评估锥体的流入面积（F，舒张期）和反流来源（G，收缩期）。两个区域都用箭显示。该患者动态图像也体现出相同的特征。aRV. 房化右心室；LA. 左心房；LV. 左心室；RA. 右心房；RV. 右心室

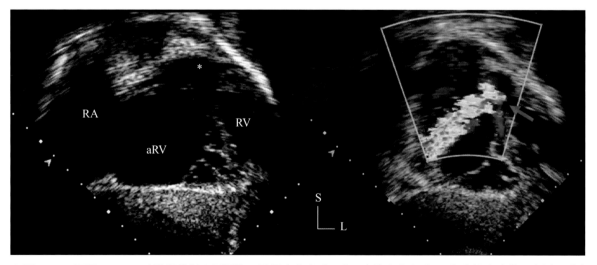

▲ 图 9-21　严重 **Ebstein** 畸形患儿剑突下图像，显示右心房（**RA**）、房化右心室（**aRV**）和远离功能三尖瓣口（*）的右心室（**RV**）小梁部。该功能瓣口也是一束大量反流（右，红箭）的起源，反流束起始于右心室流出道附近并朝向下腔静脉 - 右心房连接处附近的膈肌

aRV. 房化右心室；L. 左；RA. 右心房；RV. 右心室；S. 上

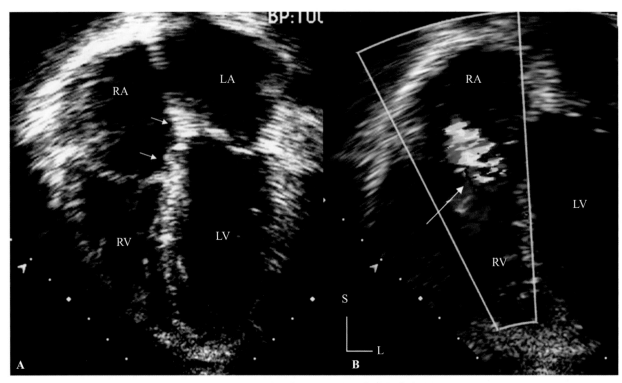

▲ 图 9-22　8 岁轻型 Ebstein 畸形患者超声心动图

A. 三尖瓣室间隔侧附着点特征性下移位（两箭之间）。B. 三尖瓣反流引起的彩色血流紊乱（箭）。缩流颈（VC）4mm，以成人分级标准，符合少量反流，但在年幼儿童中，提示中量反流。除 VC 绝对值外，还应与患者预期的三尖瓣正常直径进行比较，避免低估儿科患者的反流程度。L. 左；LA. 左心房；LV. 左心室；RA. 右心房；RV. 右心室；S. 上

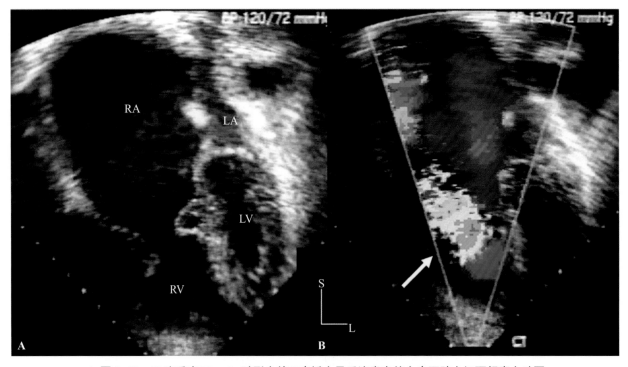

▲ 图 9-23　21 岁重度 Ebstein 畸形合并三尖瓣大量反流患者的心尖四腔心切面超声心动图

A. 收缩期三尖瓣对合不拢。B. 彩色血流图像证实存在严重的三尖瓣反流（箭）。缩流颈（VC）直径 21mm。L. 左；LA. 左心房；LV. 左心室；RA. 右心房；RV. 右心室；S. 上

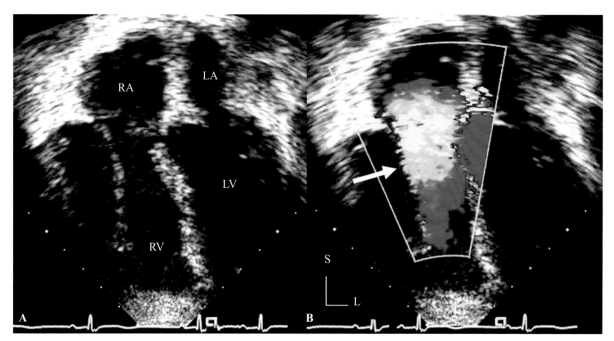

▲ 图 9-24　**5 岁极重度 Ebstein 畸形合并三尖瓣大量反流患儿的心尖四腔心切面心超声心动图**
A. 前叶活动受限，收缩期仍与室间隔平行。未见残存的隔叶。收缩期三尖瓣叶对合不拢。B. 彩色血流图像证实存在大量三尖瓣反流（箭）。本例患者中，三尖瓣明显黏附于室壁，三尖瓣口几乎无功能。反流束缩流颈为 20mm，与图 9-17 中所示病例相似，但结合患者较小的年龄和体重，提示更大量反流。L. 左；LA. 左心房；LV. 左心室；RA. 右心房；RV. 右心室；S. 上

形重建出院 1～2 年后，右心室体积继续减小，FAC 相应增加，提示瓣膜修复对右心室收缩功能远期的积极影响（图 9-26）。其他非几何方法为基础的心室功能评估方法，如心肌做功指数、瓣环组织多普勒速度和心肌应变已应用于右心室，可能有助于长期随访。

　　超声心动图在术中和术后评估三尖瓣修复或置换效果也起到重要作用（图 9-27）。术中超声心动图最重要的作用是即刻评估瓣膜成形效果。瓣膜成形失败可以再次修复，或无须二次开胸手术就可以更换瓣膜。术后超声心动图检查需评估人工瓣功能，确定左、右心室功能变化，排查明显的心房水平残余分流。经胸超声心动图评估在术后早期和晚期都很重要，评估手术修复后瓣膜远期效果，人工瓣膜功能，有无残余分流，评估心室功能，以及排查不太常见的术后并发症，如积液和心内血栓。

　　三尖瓣修复或置换术后，每次超声心动图检查应评估三尖瓣反流和三尖瓣狭窄程度。人工瓣或修复后的瓣膜反流可按前述指标进行评估。跨瓣平均压差可评估三尖瓣狭窄程度。由于右心室充

盈受呼吸影响显著，应连续测量多个心动周期并取平均值。大多数三尖瓣生物瓣的跨瓣压差较小。正常生物瓣平均压差小于 6mmHg，平均压差大于 10mmHg 表明瓣膜功能严重异常。如果存在瓣膜大量反流或房水平左向右残余分流，通过三尖瓣环的血流量增加，将导致所测量跨瓣压差增加。评估瓣膜功能时需综合判断。极罕见情况下，三尖瓣环成形或右心室折叠可能损伤右冠状动脉血流。因此，术后即刻超声评估需着重观察整体和局部室壁运动功能。

六、Ebstein 畸形的产前检测

　　超声心动图可准确评估胎儿 Ebstein 畸形的特征。与早期新生儿死亡率相关的特征包括右心明显增大，前叶严重粘连，左心室受压，以及相关合并畸形如肺动脉闭锁。肺实质发育不良继发于严重的心脏扩大（图 9-28）和胸腔、心包积液。应常规评估胎儿心律，尽管心律失常在产前 Ebstein 畸形患者中不常见，但快速心律失常可导致积液增加。研究发现右心房和房化右心室面积和与功能右心室和左心房室面积和（Celermajer 指数）的比值大于 1 与

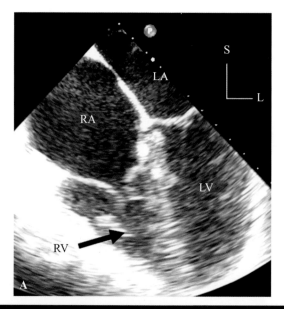

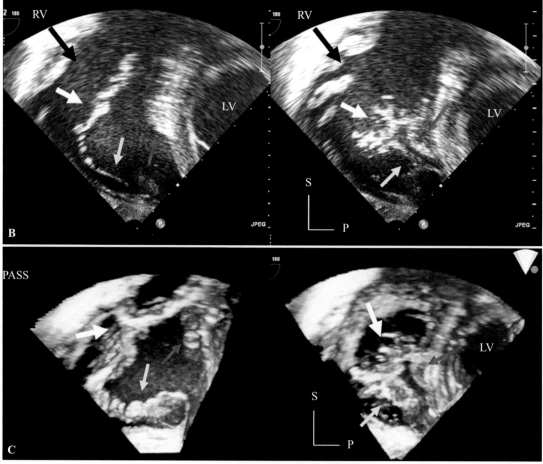

▲ 图 9-25　16 岁 Ebstein 畸形患者术前经食管超声心动图检查

A. 二维四腔心切面显示典型的 Ebstein 畸形特征。B. 经胃底心室中段短轴平面：瓣叶舒张期图像（左）和收缩期位置（右）。本病例中，隔叶（红箭）发育不良。下叶（蓝箭）较大且活动度良好。在收缩期（右），红箭和蓝箭之间可见一个大的对合缝隙。白箭表示前叶。C. 对右心室腔和三尖瓣进行三维超声检查。剪切容积图像，以便与 B 图相对应。图上显示三尖瓣就像检查者站在右心室心尖朝右心房看一样。在三维图像中，瓣叶纹理、瓣缘增厚、肌束直接连于前叶中部（C，左图，白箭）更容易被识别。对合缝隙也更容易在三维图像上被鉴别出来（C，右图，红箭和蓝箭之间）。本例患者中，乳头肌异常附着于前叶和发育不良的隔叶组织共同形成的单一反流口。L. 左；LA. 左心房；LV. 左心室；P. 后；RA. 右心房；RV. 右心室；S. 上

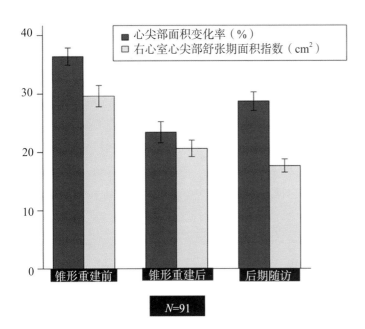

N=91

◀ 图 9-26　右心室大小和收缩功能的评估

对右心室面积的连续测量（心尖四腔心切面）证实，锥形重建手术修复三尖瓣可减少心室面积。在术后第一次评估时，收缩期面积变化分数（FAC）也降低。较长时间的随访显示，随着 FAC 的增加（恢复），心室逐渐缩小，提示三尖瓣反流消失后右心室（RV）重建良好［改编自 *Holst K, Dearani J, Said S, et al. Improving results of surgery for Ebstein anomaly: where are we after 235 cone repairs? Ann Thorac Surg. 2018;105(1):160-168.*］

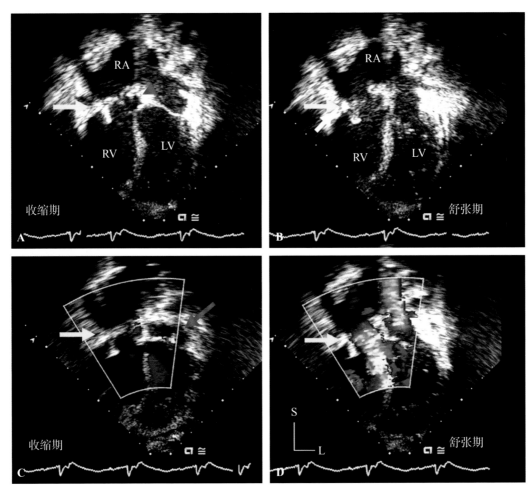

▲ 图 9-27　**Ebstein 畸形三尖瓣置换术后**

在三尖瓣位置可以看到一个 29mm 的猪生物瓣（黄箭）。A 和 B. 二维图像显示瓣膜的缝合环与解剖房室连接呈一定角度。这是为了避免损伤传导系统。这样一来，冠状静脉窦口位于生物瓣的心室侧（红箭头）。似乎 Ebstein 畸形患者对此耐受性良好，可能是由于通常右心室压力相对较低。C 和 D. 生物瓣的正常偏移，舒张期平行于支撑结构（D）。下方彩色多普勒图像显示瓣膜没有反流［C，可见二尖瓣反流（红箭），证实为收缩期］。舒张期彩色血流填充生物瓣环，几乎没有湍流。平均跨瓣压差 3mmHg。L. 左；LV. 左心室；RA. 右心房；RV. 右心室；S. 上

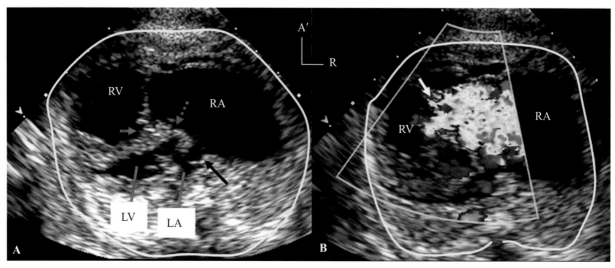

▲ 图 9-28　妊娠 26 周胎儿的两张超声心动图

A. 二维图像不仅显示心脏重度扩大，而且三尖瓣（红实箭）和二尖瓣（红虚箭）之间的偏移也明显增大。黄线标出了胎儿胸腔的外轮廓，突出显示胎儿心脏扩大的严重程度。整个心脏移位，右心房和右心室向后"推"左心室，使其远离正常位置。心尖实际位于 B 中脏中线后方。黑箭表示房间隔的位置，房间隔也向左后方移动。本病例中，心脏占据大部分胸腔容积，同时也压迫后方的肺组织。这导致严重的肺发育不良，并导致与重度 Ebstein 畸形相关的极其不良的预后。B. 彩色血流紊乱（白箭）与重度三尖瓣反流一致。LA. 左心房；LV. 左心室；RA. 右心房；RV. 右心室

胎儿或新生儿预后极差相关。其他与胎儿或新生儿死亡风险增加相关的指标包括较大房间隔缺损、功能性或解剖性肺动脉闭锁和左心室功能减低。

其他三尖瓣疾病

Ebstein 畸形并不是发生于右心室和三尖瓣的唯一先天性疾病。除 Ebstein 畸形外，先天性三尖瓣发育不良是先天性三尖瓣反流最常见的畸形。该畸形瓣环附着点没有下移，而是瓣叶增厚，腱索缩短，导致收缩期瓣叶闭合时出现明显缝隙（图 9-29）。通常三尖瓣反流程度严重，但与 Ebstein 畸形患者相比，右心室心肌相对正常。对有症状的年轻患者进行三尖瓣环成形可以暂时改善瓣膜功能，但远期仍需进行三尖瓣置换。继发于其他先天性心脏病的三尖瓣环扩张，如法洛四联症或房间隔缺损，是超声心动图评估三尖瓣反流的常见原因。需要干预时，这种类型的反流均可通过手术修复。三尖瓣瓣下腱索断裂或缺失时，无腱索附着区瓣叶将呈"连枷样"高于房室瓣环脱入右心房（图 9-30）。这是三尖瓣乳头肌断裂的常见表现。这种疾病反流严

重，但可能几十年都没有症状。大量反流但长期无症状的自然病程是因为肺动脉压力和肺阻力正常。在心肌功能正常的情况下，心脏对单发的三尖瓣反流相关的低压性容量负荷有较好的耐受能力。导致外伤性三尖瓣反流的损伤通常发生在很早之前，有时很难明确识别。与瓣环扩张相同，大多数由于腱索断裂导致的反流可以成功修复。

所有这些三尖瓣反流的病因都可以通过解剖学诊断标准和本章前面描述的三尖瓣下移指数与 Ebstein 畸形相鉴别。

致谢

在 Ebstein 畸形患者的研究中，非常感谢 Gordon K.Danielson、Joseph A.Dearani、William D.Edwards、James B.Seward 博士，以及 Robert H、Anderson 教授的指导。非常感谢 Anderson 教授、Dearani 博士和 Edwards 博士慷慨地提供了图片（RHA，图 9-5 和图 9-6；JAD，图 9-3、图 9-5 和图 9-17；WDE，图 9-4），以更好地阐明本章内容。

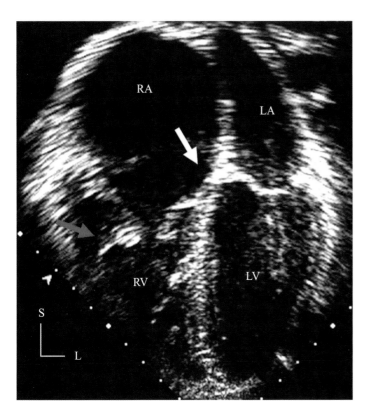

◀ 图 9-29　先天性三尖瓣发育不良

在瓣叶对合中央可见大量反流和大的缝隙。三尖瓣瓣叶增厚，腱索缩短（红箭），限制三个瓣叶的活动。但尽管活动受限，这些瓣叶并不黏附于下面的心肌，并且下移指数，即二尖瓣和三尖瓣附着点偏移量（白箭）仅为 6mm/m²。这些特征证实该患者不是 Ebstein 畸形。L. 左；LA. 左心房；LV. 左心室；RA. 右心房；RV. 右心室；S. 上

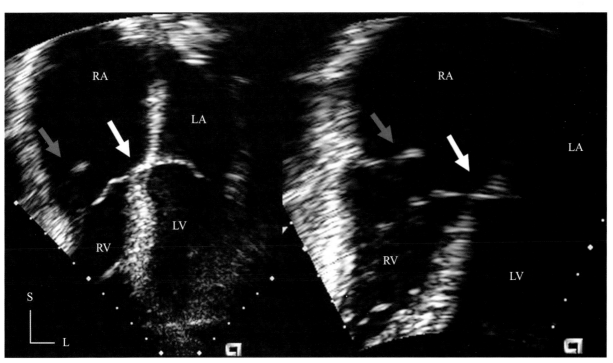

▲ 图 9-30　外伤性三尖瓣反流

检查时，患者 40 岁，青少年时曾遭遇车祸。事故发生后出现心脏杂音，但没有进一步检查，直到 39 岁时患者主诉心悸和运动受限。超声心动图显示严重的三尖瓣反流是由前叶瓣下腱索断裂造成的。收缩期前叶的一部分"连枷样"甩入右心房（红箭）。从三尖瓣和二尖瓣附着点的正常关系（白箭）可以看出，瓣膜分层完全正常。L. 左；LA. 左心房；LV. 左心室；RA. 右心房；RV. 右心室；S. 上

参考文献

[1] Attenhofer Jost C, Connolly H, O'Leary P, et al. Occurrence of left ventricular myocardial dysplasia/noncompaction in patients with Ebstein's anomaly. *Mayo Clin Proc*. 2005;80:361–368.

[2] Brown ML, Dearani JA, Danielson GK, et al. The outcomes of operations for 539 patients with Ebstein anomaly. *J Thorac Cardiovasc Surg*. 2008;135:1120–1136.

[3] Celermajer D, Bull C, Till JA, et al. Ebstein's anomaly: presentation and outcome from fetus to adult. *J Am Coll Cardiol*. 1994;23: 170–176.

[4] Celermajer D, Cullen S, Sullivan I, et al. Outcome in neonates with Ebstein's anomaly. *J Am Coll Cardiol*. 1992;19:1041–1046.

[5] Connolly H, Warnes C. Ebstein's anomaly: outcome of pregnancy. *J Am Coll Cardiol*. 1994;23:1194–1198.

[6] Da Silva J, Baumgratz J, da Fonseca L, et al. The cone reconstruction of the tricuspid valve in Ebstein's Üanomaly. The operation: early and midterm results. *J Thorac Cardiovasc Surg*. 2007;133: 215–223.

[7] Danielson GK, Maloney JD, Devloo RAE. Surgical repair of Ebstein's anomaly. *Mayo Clin Proc*. 1979;54:185–192.

[8] Dearani JA, Danielson GK. Surgical management of Ebstein's anomaly in the adult. *Semin Thorac Cardiovasc Surg*. 2005;17: 148–154.

[9] Dearani J, O'Leary P, Danielson G. Surgical treatment of Ebstein's malformation: state of the art in 2006. *Cardiol Young*. 2006;16(suppl 3):4–11.

[10] Ebstein W. Über einen sehr seltenen Fall von Insufficienz der Valvula tricuspidalis, bedingt durch elne angeborene hochgradige Missbildung derselben. *Arch Anat Physiol Wissensch Med*. 1866;33:238–254.

[11] Eidem B, Tei C, O'Leary P, et al. Nongeometric quantitative assessment of right and left ventricular function: myocardial performance index in normal children and patients with Ebstein anomaly. *J Am Soc Echocardiogr*. 1998;11:849–856.

[12] Giuliani E, Fuster V, Brandenburg R, et al. Ebstein's anomaly: the clinical features and natural history of Ebstein's anomaly of the tricuspid valve. *Mayo Clinic Proc*. 1979;54:163–173.

[13] Gussenhoven E, Stewart P, Becker A. "Offsetting" of the septal tricuspid leaflet in normal hearts and in hearts with Ebstein anomaly: anatomic and echographic correlation. *Am J Cardiol*. 1984;54:172–176.

[14] Hagler D. Echocardiographic assessment of Ebstein's anomaly. *Prog Pediatr Cardiol*. 1993;2:28–37.

[15] Knott-Craig C, Goldberg S. Management of neonatal Ebstein's anomaly. *Semin Thorac Cardiovasc Surg Pediatr Card Surg Annu*. 2007;10:112–116.

[16] Quinonez L, Dearani J, Puga F, et al. Results of 1.5–ventricle repair for Ebstein anomaly and the failing right ventricle. *J Thorac Cardiovasc Surg*. 2007;133:1303–1310.

[17] Roberson D, Silverman N. Ebstein's anomaly: echocardio-graphic and clinical features in the fetus and neonate. *J Am Coll Cardiol*. 1989;14:1300–1307.

[18] Schrieber C, Cook A, Ho S, et al. Morphology of Ebstein's malformation: revisitation relative to surgical repair. *J Thorac Cardiovasc Surg*. 1999;117:148–155.

[19] Seward J. Ebstein's anomaly: ultrasound imaging and hemodynamic evaluation. *Echocardiography*. 1993;10:641–664.

[20] Watson H. Natural history of Ebstein's anomaly of tricuspid valve in childhood and adolescence: an international cooperative study of 505 cases. *Br Heart J*. 1974;36:417–427.

[21] Yetman A, Freedom R, McCrindle B. Outcome of cyanotic neonates with Ebstein's anomaly. *Am J Cardiol*. 1998;81:749–754.

[22] Holst K, Dearani J, Said S, et al. Improving results of surgery for Ebstein anomaly: where are we after 235 cone repairs? *Ann Thorac Surg*. 2018;105(1):160–168.

第 10 章　二尖瓣畸形的超声心动图评估

Echocardiographic Assessment of Mitral Valve Abnormalities

Andrew W. McCrary　Piers C. A. Barker　著

张佳琦　逄坤静　译

概述

如何更好地评估二尖瓣解剖和功能的临床问题推动了心脏超声的早期发展。20 世纪 40 年代末至 50 年代初，在瑞典隆德，Inge Edler 为一种新术式"finger fracture 瓣膜成形术"筛选预期成形效果良好的患者。这部分患者患有二尖瓣狭窄合并少量反流。20 世纪 50 年代中期，Edler 博士发表文章阐述了通过 M 型超声心动图评估二尖瓣前叶运动来鉴别二尖瓣狭窄和反流的方法。

随后 75 年，超声心动图技术发展迅速，对于二尖瓣的理解也取得巨大进步。本章详细介绍了先天性二尖瓣畸形及合并其他先天性心脏病的二尖瓣畸形的超声心动图评估，其中孤立性二尖瓣畸形较罕见。这些畸形较风湿性二尖瓣疾病少见，风湿性心脏病将在第 26 章中详细讨论。

本章将介绍二维 B 型超声、彩色和频谱多普勒超声及三维超声评估二尖瓣畸形及其血流动力学的方法。任何瓣膜功能的评估都需要密切关注血流动力学状态，将其作为负荷条件指标，适当调整超声机器设置。在本章中，我们使用 Van Praagh 术语来描述心脏解剖和病理学，并在明显歧义时加以注释。

一、二尖瓣胚胎学与遗传学

原始心脏的分隔发生在妊娠第 3 周心管心襻形成之后。在妊娠第 5 周，房室管的背侧和腹侧（分别称为上心内膜垫和下心内膜垫）相向生长并通过复杂的上皮间质转化（epithelial-to-mesenchymal transformation，EMT）过程融合。在房室管的左右两侧有两个小心内膜垫，形成二尖瓣和三尖瓣的壁侧瓣叶。EMT 是上皮细胞解体、基因表达改变、细胞向皮下组织迁移的过程。转化生长因子（transforming growth factor，TGF）β 超家族（由 TGF-β 和骨形态发生蛋白家族组成）负责此过程的初始信号传导。心内膜 EMT 过程产生心脏瓣膜组织，心外膜 EMT 过程产生心脏成纤维细胞、血管平滑肌和部分心肌细胞。EMT 转导异常可通过心脏纤维化和退行性瓣膜病导致先天性心脏病和获得性心脏病。

上、下心内膜垫融合后，心脏被分隔成左右心房室连接，随后发生完全的房室分隔。不同瓣叶原始细胞起源于各自的心内膜垫。心内膜垫一部分保留在间隔嵴的左侧，形成二尖瓣前叶（Van Praagh 术语）或主动脉侧瓣叶（Anderson 术语）。主动脉连接左心室时，二尖瓣才能正常发育。因为主动脉瓣和二尖瓣前叶由同一心内膜垫发育而来，两者之间存在纤维连续。瓣叶发育时细胞外基质重塑成富含弹性蛋白的薄层，从而瓣叶变薄、伸长。故而弹性蛋白基因改变的小鼠会出现进行性瓣膜梗阻。

最初，上、下心内膜垫融合的外侧边缘仍有裂隙，通常随瓣叶发育成熟而闭合。二尖瓣后叶（Van Praagh 术语）或壁侧瓣叶（Anderson 术语）由突向心室的侧心内膜垫心肌组织发育而来，心肌通过细胞凋亡而消失，发育成熟的瓣叶来自心内膜垫间质细胞。这就是为何心肌细胞持续存在会形成二尖瓣拱廊。二尖瓣前叶不附着于心肌，也不受心肌支撑，但其两侧有腱索和乳头肌附着。

左侧房室连接发育包括左心室壁和左侧心内膜垫发育，后者生长明显导致左侧心内膜垫占发育中二尖瓣周长的 2/3。这部分新月形的二尖瓣与心室肌海绵层的致密化肌束相关，最终形成乳头肌。心室发育过程中肌小梁层过度或异常致密化是形成降落伞型二尖瓣的原因。心肌原始细胞形成腱索失败，导致肌性组织连于瓣尖与乳头肌，形成二尖瓣拱廊。

二、二尖瓣解剖

二尖瓣的功能是防止血液回流并承受心室收缩力。虽然血液流入也是二尖瓣的一个重要功能，但即使不存在瓣膜血液也可以流入，而心室收缩时不可以没有瓣膜。因此，在心室收缩早期瓣膜关闭时最容易理解瓣膜的解剖结构。在整个医学研究史上，瓣膜一直受到人体解剖学家的密切关注。二尖瓣这个名字源于 Andreas Vesalius 在 1543 年的著作《人体构造》中的一段，并一直被保留下来。原文

中他形容该瓣叶类似"主教法冠"。二尖瓣是一组复杂的结构，包括瓣环、瓣叶、腱索和乳头肌。

（一）二尖瓣环的形态和功能

大约 2/3 的二尖瓣环由左心房和左心室在房室连接处的纤维连接支撑。其余 1/3 瓣环是与主动脉瓣纤维连接的一部分，两端由左右纤维三角加固。最初认为二尖瓣环的形状是平面的，导致早期二维超声心动图过度诊断二尖瓣脱垂，尤其是心尖四腔心切面。三维超声心动图的出现纠正了这一错误，因为二尖瓣环有高点和低点，形状类似马鞍（图 10-1）。前、后两处是高点，内、外两处是低点。因此，除非病情严重，否则二尖瓣脱垂只能在长轴切面确诊。

二尖瓣环对合面两侧均为肌性组织，随心动周期运动；因为二尖瓣前叶与主动脉瓣呈纤维连接，前后方向的运动模式不同。收缩早期，对合面二尖瓣环段开始收缩，随后是前后方向上直径减小，收缩中期轻度扩张。这一过程是为优先保障主动脉血流无梗阻，而非心室收缩。这种构象和位置变化也被证明可使心室收缩时瓣叶压力最小化。当沿着对

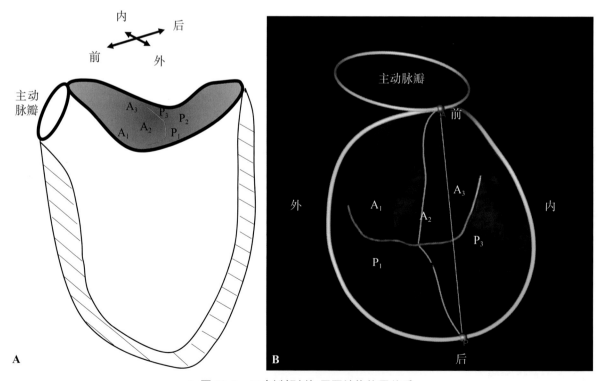

▲ 图 10-1 二尖瓣解剖与周围结构位置关系
A. 二尖瓣马鞍形瓣环、主动脉瓣和左心室位置关系；B. 二尖瓣正面视图

合面方向测量时，二尖瓣环在收缩期中期开始弯曲，在左心室等容舒张期弯曲度最大。随后，瓣环变平，这可能有助于舒张早期充盈。二尖瓣环的弯曲角度与左心室整体收缩功能呈正相关。反之，瓣环越平瓣膜功能越差。这些观察结果已在手术植入二尖瓣成形环时得到证实。早期成形环非马鞍形，心动周期中活动度低，导致后叶活动度减低和二尖瓣环面积减小。

（二）二尖瓣瓣叶

二尖瓣的两个瓣叶有很多不同。较大的瓣叶通常附着于瓣环游离壁，通常称之为"后叶"，也使用"壁侧瓣叶"一词反映其瓣环构成。该瓣叶并不完全位于后侧，有一定纵深。瓣膜关闭时，后叶类似长矩形，并分成 3 个扇区，中央扇区较大，外侧和内侧扇区较小。使用 Alain Carpentier 的二尖瓣分区命名法，从后外侧开始为 P_1 区（图 10-2），之后是 P_2 区和 P_3 区，其中 P_3 区指后内侧扇区。另外一个瓣叶是前叶，又称主动脉侧瓣叶，附着于二尖瓣主动脉瓣间纤维连接处，沿着主动脉纤维连续区域附着，通常与主动脉瓣的无冠窦和左冠窦相对。瓣叶整体形状是半圆形，相较于长方形的后叶更接近正方形。与后叶扇区相对应，分别为 A_1 区、A_2 区和 A_3 区。瓣叶对合以往被称为"commissure"，Van Praagh 术语延续使用该词。Anderson 术语则用"commissure"来描述二尖瓣两个交界（前外侧和后内侧交界），而瓣叶的对合被称为"zone of apposition"，即对合带。

（三）张力装置

瓣膜的张力装置包括腱索和乳头肌。一级腱索支撑瓣叶游离缘。二级或瓣叶腱索连于整个瓣叶并提供大部分结构支持，分为粗糙带、支撑腱索和主干腱索。腱索附着存在很多正常变异。

尽管有数目上的变异，但与腱索变异相比，二尖瓣乳头肌位置相对固定。乳头肌起源于心室肌，是心室功能必需的一部分（图 10-3）。乳头肌和二尖瓣环之间的夹角在心动周期中保持在相对恒定的 70°～80°。三维超声心动图可以评估整个二尖瓣结构，获得病理机制和介入干预位置的相关信息。

三、二尖瓣畸形

无论是生理还是病理状态，二尖瓣功能在成人和儿童心脏病中都太过重要以至无法局限于先天性二尖瓣畸形进行讨论。这有助于我们理解不同二尖瓣畸形如何产生相似的生理变化，正常二尖瓣如何在儿童患者中出现功能异常，以及如何对不同的二尖瓣畸形采用相似的修复策略。

儿童二尖瓣病变分为先天性或获得性，并细分为狭窄为主、反流为主或狭窄合并反流的畸形。继发于风湿性心脏病的二尖瓣疾病将在第 26 章详细讨论。

先天性二尖瓣畸形的发病率

先天性二尖瓣畸形较罕见，尸检研究中二尖瓣

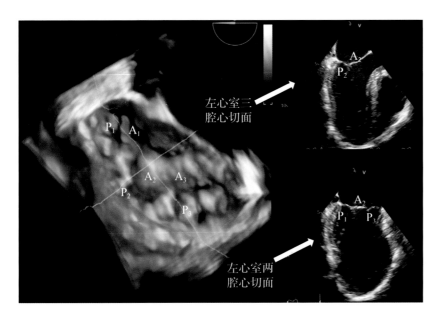

◀ 图 10-2　二尖瓣经食管三维图像心房面观

该图显示两个常用二尖瓣二维切面与三维图像的关系，提示二维超声评估二尖瓣的复杂性

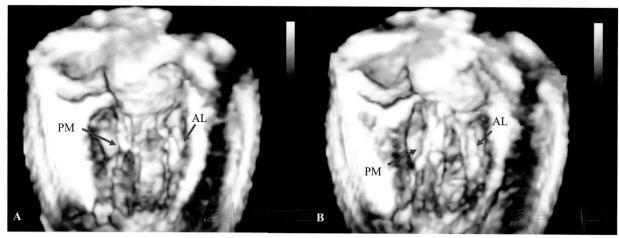

▲ 图 10-3　左前到右后方向观察乳头肌的三维超声心动图
A. 心室舒张；B. 心室收缩。AL. 前外侧乳头肌；PM. 后内侧乳头肌

狭窄发生率为 0.6%，临床研究中为 0.21%～0.42%。先天性二尖瓣关闭不全更为罕见，男性和女性的患病率比值为 1.5∶1～2.2∶1。二尖瓣疾病可以单独存在，如二尖瓣拱廊；但更常见的是合并其他先天性心脏病，如典型的 Shone 综合征，包括左心系统 4 处梗阻：降落伞型二尖瓣、二尖瓣上狭窄、主动脉瓣下狭窄和主动脉缩窄。上述任何一种梗阻均可与二尖瓣先天畸形同时存在，尤其是主动脉缩窄，导致一系列左心梗阻性病变，被定义为广义 Shone 综合征，这与 Shone 综合征最初的概念不同。常规认为广义 Shone 综合征和 Shone 综合征是一种典型的二尖瓣畸形。

四、特殊的先天性二尖瓣畸形

（一）二尖瓣发育不良和闭锁

二尖瓣发育不良包括从瓣叶本身畸形到腱索 / 乳头肌畸形的一系列狭窄为主的疾病。通常二尖瓣叶增厚，腱索间隙变小或消失，腱索缩短，乳头肌位置或数目异常。瓣缘增厚和腱索缩短可产生反流和狭窄。二尖瓣环常发育不良，通常很难明确瓣膜哪部分解剖结构最有问题（图 10-4）。二尖瓣环发育不良大部分合并一定程度的左心室发育不良和主动脉狭窄或闭锁。

二尖瓣发育不良最极端的形式是二尖瓣闭锁。常合并主动脉闭锁和左心室发育不良，形成左心发育不良综合征。二尖瓣闭锁也可不合并主动脉闭锁（二尖瓣闭锁伴主动脉根部未闭）。通常右心室双出

口或室间隔缺损可为左心室和主动脉瓣 / 根部发育提供足够血流时会出现这种情况。

胸骨旁和心尖切面二维成像可清晰显示瓣环发育不良、活动受限、瓣叶增厚、腱索异常和乳头肌解剖结构。应使用基础成像模式而非谐波成像模式，以减少谐波处理产生的瓣叶增厚伪像。彩色多普勒显示瓣环下方血流加速，并在瓣口狭窄处变为湍流。在许多病例中，由于腱索融合瓣口会被分为多个出口，有时血液是层流通过瓣中央，但在更远处形成出口。频谱多普勒可以显示血流在不同水平梗阻加速（脉冲波多普勒），或改变多普勒模式观察整体血流加速（连续波多普勒）（图 10-5）。

三维超声心动图非常有用，尤其是容积率最大化技术，而且观察角度可以使声束与二尖瓣尽可能垂直。理想情况下，通过心尖采集图像，从左心室面观察二尖瓣，这样好处是"向上看"清晰显示二尖瓣交界细节，但缺点是难以显示腱索。从心房面观察的"外科"正面视角有助于显示瓣叶形态，不被乳头肌和腱索遮挡，通过三维经食管超声心动图更容易获得。三维容积图像可以剪切掉左心室前间隔，以更清晰地获得二尖瓣及其张力装置的前面观。

（二）二尖瓣上环

1902 年 Shone 和同事首次描述二尖瓣上环，并将其作为 Shone 综合征的一部分。最近有人提出用"环叶二尖瓣环"替代"二尖瓣上环"这一术语，以涵盖该病变瓣环和瓣叶异常。该病变主要病理表现

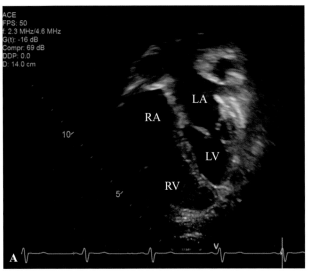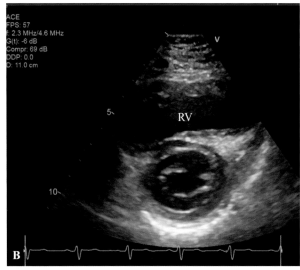

▲ 图 10-4　同一例左心室发育状态处于临界值的患者

A. 从心尖四腔心切面上看，除了二尖瓣、左心室和主动脉瓣发育不良（未显示）外，左心无其他畸形；B. 从胸骨旁短轴切面上看，二尖瓣结构虽然小，但是正常。RA. 右心房；RV. 右心室；LA. 左心房；LV. 左心室

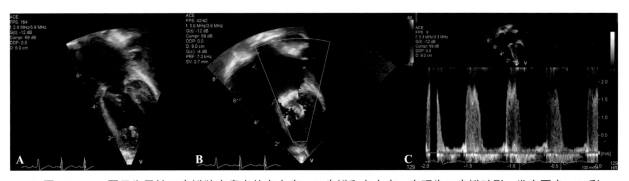

▲ 图 10-5　A. 图示先天性二尖瓣狭窄患者的左心房、二尖瓣和左心室，表现为二尖瓣畸形、发育不良；B. 彩色多普勒显示在二尖瓣水平血流加速；C. 脉冲频谱多普勒显示 E 峰和 A 峰速度增加。瓣膜平均跨瓣压差 9 ～ 11mmHg，提示中度狭窄

包括二尖瓣环上方、左心耳口下方或二尖瓣叶心房面向心性增厚或纤维嵴（图 10-6）。梗阻位于瓣环还是瓣叶对应不同的干预方案。二尖瓣上环常合并其他先天性心脏畸形，主要包括左心室流出道异常和二尖瓣乳头肌及腱索畸形。超声诊断需要在胸骨旁长轴切面或心尖切面观察瓣叶心房面是否增厚，仔细评估是否存在瓣叶内组织。如果二维图像无法识别，彩色血流多普勒通常会提示异常，因为瓣环或瓣尖上方有血流加速。三维超声可以显示整个瓣环，但若想获取最佳视图需要三维经食管超声心动图。

（三）降落伞型二尖瓣

除瓣叶或瓣环异常外，腱索和乳头肌畸形时，也可产生二尖瓣狭窄或反流。真正的降落伞型二尖瓣中，所有腱索连接单组乳头肌，一般是后内侧乳

头肌（图 10-7）。这种畸形在形态上与非对称性降落伞型二尖瓣不同，后者两组乳头肌腱索附着不对称，通常非优势乳头肌大小、长度和位置异常。在这两种疾病中，腱索长度异常并增厚，限制瓣膜舒张期和收缩期运动，产生二尖瓣狭窄和反流。常见合并畸形主要包括左心室流出道和主动脉弓异常，Shone 综合征也是典型的二尖瓣畸形。

鉴别真正的降落伞型二尖瓣和非对称性降落伞型二尖瓣有助于指导预后和干预，因为不同类型患者瓣膜功能异常或合并其他畸形预后不良的风险不同。最好使用高帧频成像模式以更清晰显示腱索及其附着位置。乳头肌发育显著不对称时，可使用三维超声，特别是从前方纵向剪切的心尖切面图像，以帮助确定乳头肌的位置和大小。

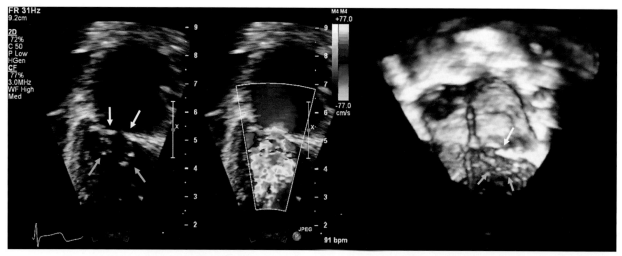

▲ 图 10-6　图示同一患者心尖四腔心切面彩色对比放大图像和三维容积图像。白箭示二尖瓣上环。蓝箭示舒张期二尖瓣叶。彩色对比图像显示狭窄环上血流加速

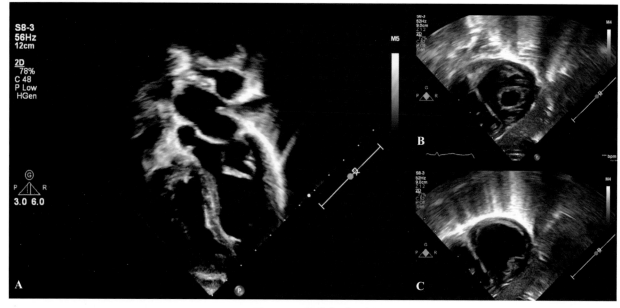

▲ 图 10-7　降落伞型二尖瓣

A. 二尖瓣心尖切面放大图像，瓣叶舒张期活动受限，导致跨瓣压差增加；B. 剑突下矢状面图像，二尖瓣完全打开时呈圆形；C. 探头位置不变，向心尖旋转，可见单组后内侧乳头肌

（四）二尖瓣拱廊

与降落伞型二尖瓣解剖单组或功能单侧乳头肌相比，二尖瓣拱廊或吊床样二尖瓣的特点是腱索分化不良，乳头肌直接连于二尖瓣缘（图 10-8）。通常腱索间隙减小，前叶腱索与后叶腱索相连成吊床样。在某些情况下，未发育的乳头肌可直接连于瓣叶。致密的腱索结构限制瓣叶收缩运动并产生明显的反流，由于舒张运动受限瓣口面积减小，也常出现狭窄。若彩色多普勒成像显示二尖瓣狭窄合并反

流，应进一步仔细检查乳头肌和腱索解剖结构。

（五）双孔二尖瓣

双孔二尖瓣的瓣叶和张力装置均发育异常，是一种非常复杂的瓣膜病变，解剖和功能上都变异极大，可偶然发现，也可出现需要干预的严重血流动力学异常。病理学上，根据两个孔口的位置和大小对双孔二尖瓣进行分类（图 10-9）。双孔二尖瓣常合并房室间隔缺损，尤其是两孔不等大且较小的孔与后内侧乳头肌相连时。但如果较小的孔与前外侧

乳头肌相连，房室间隔通常是完整的。不论房室间隔是否完整，总是合并腱索和乳头肌的畸形且变异较多：每个孔只与一组乳头肌相连（双降落伞型二尖瓣），两个瓣叶均通过瓣下腱索与乳头肌相连，瓣叶中部桥组织与异常乳头肌相连。双孔二尖瓣是由瓣叶和张力装置发育异常引起，这一发现对瓣叶功能评估和修复非常重要，因为分离中央桥接部分

可能造成严重功能不全。

双孔二尖瓣的超声心动图分型如下：①完全桥型，二尖瓣自瓣缘至瓣环被分成两个瓣口；②不完全桥型，只在瓣缘水平被分成两个瓣口，瓣环水平瓣膜显示正常；③孔型，从心尖至心底扫查，两个不对称的孔口位于不同水平。双孔二尖瓣可出现原发性狭窄或反流，也可功能基本正常。合并畸形常

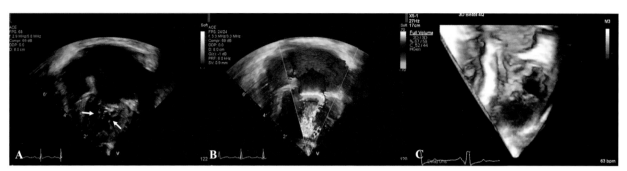

▲ 图 10-8 　**A.** 拱廊型二尖瓣，白箭显示多束腱索连于室壁；**B.** 同一切面的彩色多普勒图像，瓣环水平血流加速；**C.** 三维图像显示拱廊型二尖瓣

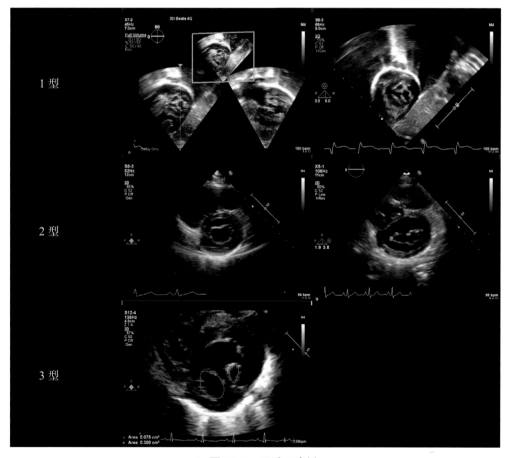

▲ 图 10-9 　双孔二尖瓣

1 型：完全桥型，每个孔口主要连于一组乳头肌（双降落伞型二尖瓣），但有中间乳头肌连接瓣口间组织。2 型：不完全桥型，瓣缘中部相连，瓣体无连接。3 型：孔型，图示两孔口不对称

见且多样，包括间隔缺损和圆锥干畸形。观察双孔二尖瓣的分型、功能和解剖，最好在胸骨旁、剑突下短轴和心尖切面扫查。心尖长轴和短轴三维重建也有助于诊断。

（六）二尖瓣跨越

二尖瓣跨越通常出现在室间隔流出部缺损，累及前叶。跨越指二尖瓣张力装置来自室间隔两侧（图 10-10）。张力装置可以连于室间隔的顶部，偏右侧，或连于右心室近心尖侧的乳头肌。二尖瓣跨越与二尖瓣骑跨可独立存在也可合并发生，二尖瓣骑跨是指瓣口与左心室功能连接。二尖瓣跨越多见于心室 – 动脉连接异常的心脏，如合并室间隔缺损的大动脉转位或右心室双出口。在二尖瓣前叶通常合并瓣叶裂，其游离缘由腱索支撑。因此，与无室间隔缺损的孤立性瓣叶裂不同，二尖瓣跨越反流不明显。这时最好通过剑突下长轴和短轴切面观察，可以明确二尖瓣跨越、骑跨和其他瓣膜异常。

（七）孤立性二尖瓣叶裂

正如前文二尖瓣胚胎学和遗传学部分所述，发育中的二尖瓣前叶有一个裂，随瓣叶发育成熟而闭合。瓣叶裂未能闭合则形成孤立性二尖瓣叶裂（图 10-11）。虽然孤立性二尖瓣叶裂是因为上、下心内膜垫未能完全融合，但心脏发育阶段明显晚于融合失败导致的房室间隔缺损。因此，两者被认为是两种不同的畸形。孤立性二尖瓣叶裂的裂口朝向左心室流出道，而房室间隔缺损的裂口朝向间隔。

此外，孤立性二尖瓣叶裂乳头肌位置正常，而房室间隔缺损乳头肌则向外侧旋转，导致乳头肌与室间隔平行排列。

孤立性二尖瓣叶裂通常伴有反流，因为裂口边缘可能没有足够的腱索附着支撑。二尖瓣叶裂首先需要在二维超声心动图确定瓣叶裂的位置和范围。反流程度可以通过彩色多普勒进一步评估。

（八）二尖瓣脱垂

成人二尖瓣脱垂很常见，Framingham 心脏研究中患病率为 2%～3%。这种疾病少见于结缔组织病以外的患儿。二尖瓣脱垂的特征是二尖瓣器进行性黏液样变性，包括瓣叶扩张或增厚及胶原蛋白支撑和腱索结构改变。虽然后叶最常受累，但黏液样变可以发生在任意瓣叶和扇区。

早期二维超声心动图诊断时没有充分认识到二尖瓣环呈马鞍形，当时普遍认为瓣环是一个平面。心尖四腔心切面 A_3 区瓣叶高于二尖瓣环"平面"，导致过度诊断二尖瓣脱垂。随后对瓣膜的马鞍形结构进行三维分析，诊断标准调整为长轴切面。

受累瓣叶心房面黏液样变性、明显增厚，瓣叶心房面环状扩张。显微镜下观察，瓣叶海绵层黏液样变性。海绵层增加包括胶原蛋白改变、黏多糖增加和纤维主干断裂。黏液样变性的瓣膜显示出紊乱的胶原蛋白和弹性蛋白纤维，以及来承重纤维层中来自海绵层的大量蛋白多糖。黏液样变性的腱索较对照组含有更多黏多糖，特别是软骨素 – 皮肤

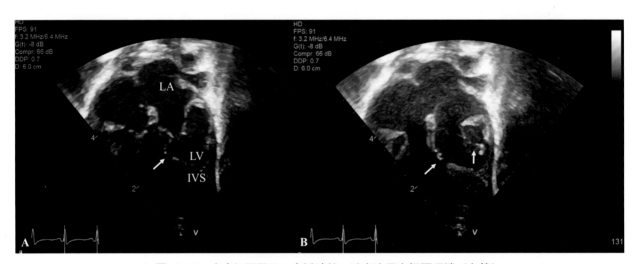

▲ 图 10-10 心尖切面显示二尖瓣跨越，腱索连于室间隔顶端（白箭）
A. 二尖瓣关闭时腱索连于室间隔；B. 图示舒张末期乳头肌位置。IVS. 室间隔；LA. 左心房；LV. 左心室

素 –6– 硫酸盐和透明质酸，它们能结合更多的水，增加瓣叶和腱索的胶状性质。最终的结果是破坏瓣膜的纤维核心，这是病变的本质。

非综合征性二尖瓣脱垂（与结缔组织疾病无关的病变）很可能是常染色体显性遗传，外显率不一，因为家系中存在临床异质性。近来对二尖瓣三维图像特征的理解提高了诊断特异性，这有助于更好地理解非综合征性二尖瓣脱垂的遗传学规律。基于这一新的认识，在一些家系中，黏液样性变性二尖瓣脱垂与 16 号染色体（MMVP1）有关，在其他家系中常染色体显性遗传形式与染色体 11p15.4 和 13q31.3–q32.1 上的 MMVP2 相关。一些家系研究中没有实际的二尖瓣脱垂，但瓣叶对合缘前移，表明后叶延长。有研究表明，伴 X 染色体连锁的瓣叶发育异常与丝状体 A 突变有关。因此，二尖瓣脱垂可能类似于肥厚型心肌病，具有多种基因异常，导致共同表型。

综合征性二尖瓣脱垂与结缔组织疾病有关。马方综合征患者中轻度以上脱垂的发生率约为 75%（图 10–12）。二尖瓣脱垂在其他结缔组织疾病（如 Ehlers-Danlos 综合征和 Loeys-Dietz 综合征）中的发生率要低得多，但仍明显高于一般人群。

通过提高对瓣叶的空间结构认识，二维超声心动图可以提高二尖瓣脱垂的诊断水平。在脱垂瓣膜中，后叶和（或）前叶（前叶相对少见）过度拱向对侧，并从房室交界平面上方脱向左心房。超声心动图诊断二尖瓣脱垂标准为长轴切面瓣叶超过瓣环平面 2mm 以上。

多平面经食管超声心动图有助于诊断瓣叶脱垂（图 10–13）。60° 显示 P_3–A_2–P_1 区，90° 显示 P_3–A_1 区，120° ～160° 显示 A_2–P_2 区。尽管这对心内科和心外科诊断二尖瓣脱垂和制订手术方案很有帮助，但二维超声心动图正在被三维超声心动图所取代。事实上，通过实时三维超声心动图或 TEE 可以获

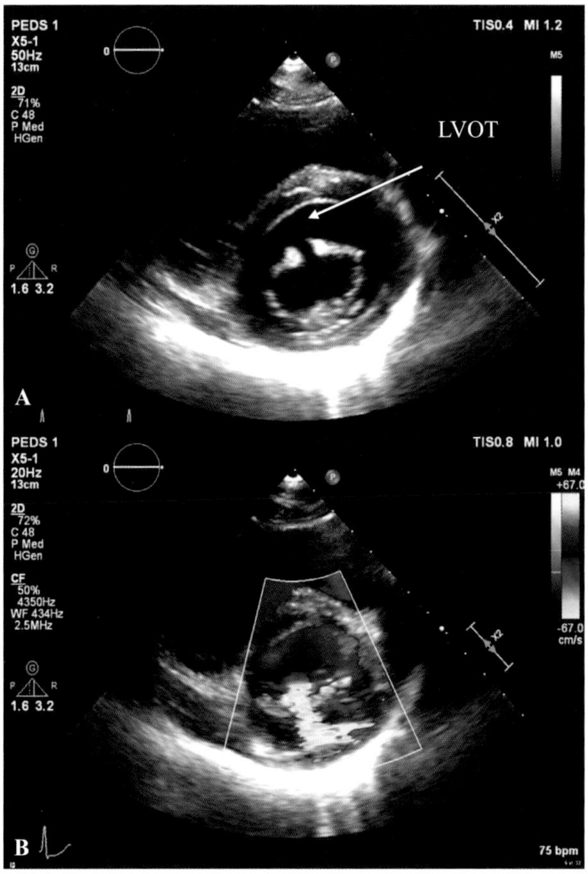

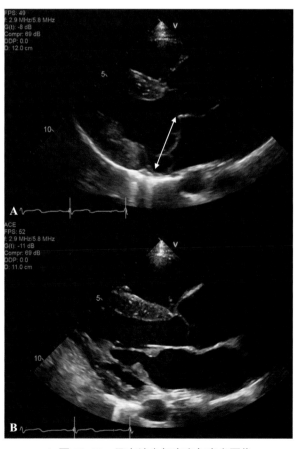

▲ 图 10–11　A. 胸骨旁短轴的二尖瓣图像，前叶裂口朝向左心室流出道方向；B. 同一切面的彩色多普勒图像，显示源于裂口的中量反流

LVOT. 左心室流出道

▲ 图 10–12　马方综合征青少年患者图像

A. 前叶和后叶脱垂，白箭图示起自瓣叶附着点的瓣环平面；B. 同一患者舒张期增厚的瓣叶

得外科视图。对于年龄较小的儿童，通常经胸三维超声心动图足以显示瓣膜形态。进一步经食管三维 TEE 适用于年龄较大的儿童和青少年，因为食管探头通常要求患者体重 18kg 以上。有新的定量方法使用后处理软件来评估二尖瓣脱垂，该技术诊断特定的瓣叶病变和交界病变明显优于经胸或经食管二维超声心动图。

（九）二尖瓣后叶发育不良

儿童二尖瓣后叶发育不良是导致二尖瓣严重反流的原因之一（图 10-14），由其导致的瓣膜功能障碍程度不同。最常见的是腱索缩短限制后叶活动，瓣叶对合不拢进而二尖瓣反流。此外，前叶也存在变异。单叶二尖瓣是指未能从心室壁分离的后叶和

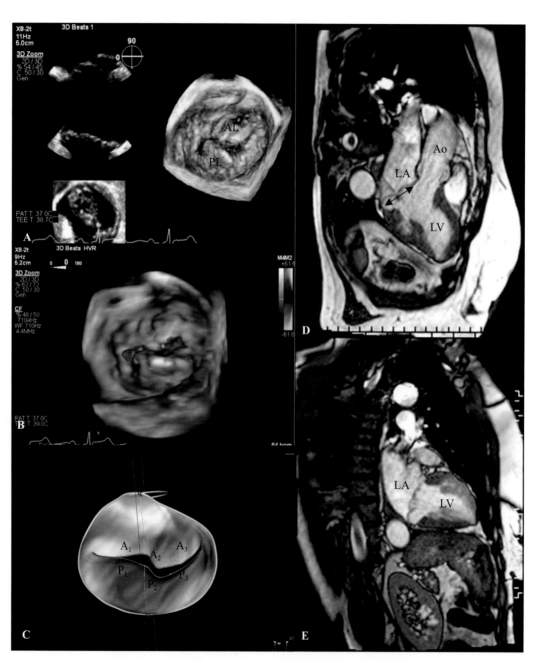

▲ 图 10-13 非综合征性二尖瓣脱垂的成人患者多种影像学检查

A 至 C. 经食管二尖瓣三维图像左心房面观。A. 多切面观察前叶（AL）和后叶（PL）脱垂。B. 三维彩色多普勒容积图像，显示二尖瓣有两束反流，并且与二尖瓣解剖结构有关。新版三维软件可以绘制出二尖瓣模式图，以协助对二尖瓣进行实时干预。D 和 E. 同一患者的心脏 MRI 图像。D. 相当于左心室三腔心切面。E. 相当于左心室两腔心切面。黑箭表示瓣环平面

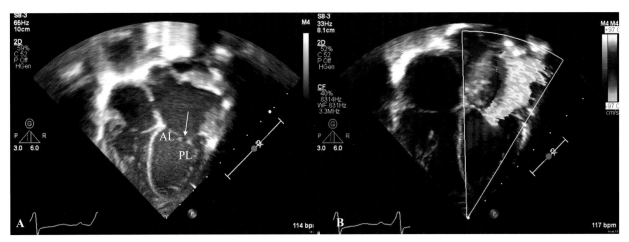

▲ 图 10-14　**A.** 心尖四腔心切面心室开始收缩时的图像。由于后叶不随心动周期活动，所以静态图像中很难识别。在收缩期开始时，前叶完全闭合。**B.** 但由于后叶不动导致瓣叶对合不拢（白箭），结果导致严重反流

AL. 前叶；PL. 后叶

一个唯一真正起有效代偿作用的帆状前叶。这种极端的病理改变可能类似于三尖瓣 Ebstein 畸形，表现为瓣叶分层失败和严重反流。早期出现的严重反流与主动脉瓣畸形（增厚伴明显狭窄）及主动脉弓发育不良或缩窄有关。

五、获得性二尖瓣疾病

（一）二尖瓣退行性变

退行性二尖瓣疾病在儿童中发病率远低于成人，但可见于黏多糖贮积症（mucopolysaccharidoses，MPS）患者。MPS 是一种遗传性溶酶体贮存疾病，由降解黏多糖的酶功能异常引起，导致内在瓣膜修复机制异常、黏多糖增加和透明细胞浸润瓣叶组织。这进一步导致瓣叶边缘增厚、腱索缩短、乳头肌肥大和钙质沉积（图 10-15）。MPS 中二尖瓣狭窄和反流都可能发生，反流更为常见。心脏受累可见于所有类型的 MPS，但更常见于 Ⅰ型、Ⅱ型和Ⅵ型。左侧房室瓣比右侧房室瓣受累更早，更严重，有时伴有传导系统、冠状动脉和大血管的畸形。因为严重瓣膜疾病的体格检查特征不明显，推荐使用超声心动图进行常规随访。任何医学操作或手术干预之前，也建议进行常规超声心动图检查。瓣叶病变严重时需要进行瓣膜修复和（或）置换。

经胸超声心动图胸骨旁声窗可以显示二尖瓣和主动脉疾病严重程度。瓣叶和腱索缩短、活动度减低，从而产生狭窄和反流。二尖瓣乳头肌位置和数

量一般是正常的，也没有证据显示二尖瓣发育过程异常。虽然二尖瓣退行性变与先天性二尖瓣狭窄不同，不合并 Shone 综合征其他畸形，但仍需仔细评估整个主动脉，以排除主动脉扩张或狭窄。

（二）连枷样二尖瓣

儿童可能出现继发于与成人相同病程的急性二尖瓣关闭不全，包括心内膜炎所致瓣叶穿孔或功能异常，冠状动脉疾病所致乳头肌断裂和连枷样二尖瓣（如川崎病或冠状动脉再植术后患者），或介入手术并发症（图 10-16）。胸部钝挫伤也可能导致乳头肌断裂，如发生机动车事故后的乘客。超声心动图可以观察到瓣叶脱垂和连枷样活动，有时断裂的乳头肌组织从左心室到左心房前后运动。心内膜炎时很难区分断裂的乳头肌和赘生物，可以结合相关病史进行诊断。乳头肌断裂常合并节段性室壁运动异常，心内膜炎则无局部室壁运动异常，但血培养阳性。

（三）早产儿瓣膜功能异常

循环负荷条件的改变可能影响瓣膜结构正常患者的瓣膜功能，这最常见于早产儿。早产儿心室腔小可导致动力性流出道梗阻，此时通常积极利尿以预防慢性肺损伤（图 10-17）。由此产生的前负荷降低将出现类似梗阻性肥厚型心肌病的功能变化，即二尖瓣前叶腱索收缩期前移导致二尖瓣前叶收缩期前移，二尖瓣反流增加和动力性左心室流出道梗阻加重。二尖瓣反流增加可能会使肺功能恶化，导致

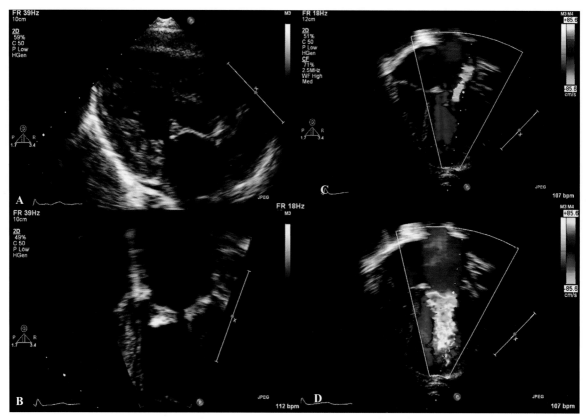

▲ 图 10-15　1 例 Hurler 综合征患儿图像

A. 胸骨旁长轴切面，显示舒张中晚期增厚的二尖瓣；B. 心尖切面二尖瓣放大图像；C. 收缩期中度反流；D. 舒张期重度狭窄

尿量增加直到发现异常。当循环负荷恢复到正常状态时，二尖瓣功能异常和左心室流出道梗阻通常会消失。

（四）梗阻性肥厚型心肌病的收缩期前移

正常循环负荷条件下，收缩期二尖瓣前移可能导致儿童动力性左心室流出梗阻（图 10-18）。大多数肥厚型心肌病患者会出现收缩期前移（图 10-18）。虽然通常二尖瓣发育正常，但瓣膜会随着左心室腔中血流动力学变化而变化，包括瓣叶伸长，前外侧乳头肌相对向前和基底侧移位，以及瓣叶钙化。无论是单独干预二尖瓣还是同期进行室间隔切除术，以上改变都会影响二尖瓣修复或置换。

（五）主动脉瓣关闭不全所致二尖瓣狭窄

主动脉瓣重度关闭不全也会影响二尖瓣功能。如图所示，舒张期二尖瓣前叶不能前移（图 10-19）。二维超声显示瓣叶在收缩期关闭前摆动并部分打开。主动脉瓣修复术后，主动脉瓣轻度关闭不全，二尖瓣活动正常。

（六）Libman-Sacks 心内膜炎

Libman-Sacks 心内膜炎指抗磷脂综合征累及心脏。1924 年首次描述的典型瓣膜病变是无菌的纤维性赘生物，可发生在心脏内膜表面任何部位，但更多见于二尖瓣的心室面。赘生物可以有不同的大小、形态和回声，固定于表面上，没有自主活动（图 10-20）。这些团块的位置和大小会影响瓣膜功能，导致瓣膜需要进行修复或置换。

（七）二尖瓣感染性心内膜炎

没有先天性心脏病、二尖瓣结构正常的儿童也有可能患感染性心内膜炎。合并先天性心脏病、人工瓣膜置换术后（图 10-21）儿童患二尖瓣感染性心内膜炎风险增加。成人文献提示，TEE 诊断二尖瓣赘生物或明确二尖瓣损伤机制优于经胸超声。大部分儿童经胸超声心动图足以进行诊断和监测。排除心内膜炎是儿童非手术 TEE 的常见检查指征。感染性心内膜炎超声心动图表现包括瓣叶或瓣下腱索上甩动的异常回声团块或反流加重（图 10-22）。

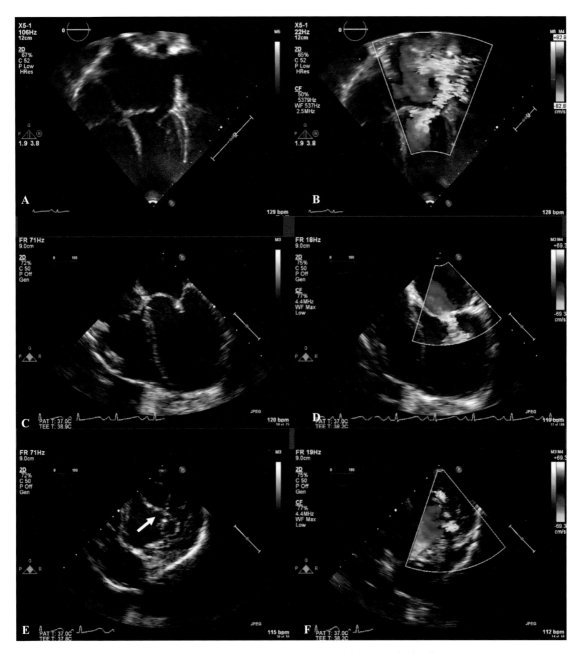

▲ 图 10-16 图示血培养阴性心内膜炎患儿的二尖瓣图像

感染造成前叶连枷样病变（A 和 B）和严重的反流。由于儿童瓣膜置换术后效果不佳，随后进行 Alfieri 缘对缘修复术（C 至 F）

六、二尖瓣干预

二尖瓣病变干预方式

儿童中复杂的二尖瓣反流治疗是一个挑战。青春期前儿童进行生物瓣或机械瓣置换并非首选策略，因为会有相关并发症和再次干预的可能。一种暂时方法是进行缘对缘二尖瓣修复术（Alfieri）。该术式使用缝线对合前叶和后叶，缝合处位于瓣叶中央。在图 10-16 中，一名接受白血病治疗的学龄儿童在心内膜炎后出现急性连枷样前叶。尽管进行了大量药物治疗，孩子还是出现了严重的心力衰竭症状。缘对缘修复术后，她能够停止使用饲管并减少心力衰竭治疗药量。由于器材尺寸的问题，MitraClip（Abbott，Santa Clara，CA，USA）之类的器械在儿童中应用有限。如果需要额外的二尖瓣环支撑，可进行二尖瓣环成形术。图 10-23 显示

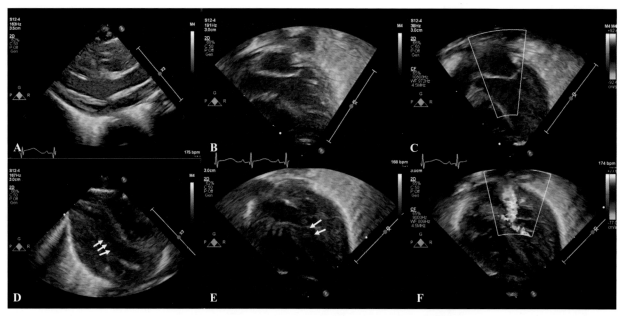

▲ 图 10-17　体重 700g 新生儿在出生 10 天后的超声心动图变化

A 至 C. 出生后第 2 天，左心室流出道通畅。A. 收缩中期胸骨旁长轴切面；B. 收缩中期心尖五腔心切面；C. 收缩中期心尖五腔心切面彩色多普勒图像。D 至 F. 出生 10 天后，患儿呼吸状况恶化。D. 心室收缩早期胸骨旁长轴切面，白箭显示收缩期出现二尖瓣前移。E. 从心尖五腔心切面看，左心室流出道梗阻（白箭显示收缩期二尖瓣贴近室间隔）。F. 为相同图像的彩色多普勒成像，显示左心室流出道狭窄，血液湍流加速，并出现二尖瓣中量反流

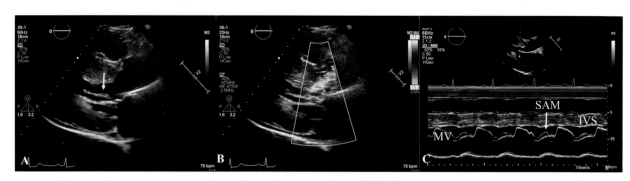

▲ 图 10-18　肥厚型心肌病患者收缩期二尖瓣前移

A. 胸骨旁长轴图像，显示收缩期二尖瓣前移（白箭）；B. 同一切面的彩色多普勒图像，左心室流出道梗阻，血流加速；C. M 型超声心动图可见左心室流出道狭窄

Loeys-Dietz 综合征青少年患者 Alfieri 缘对缘修复术和置入二尖瓣成形环后，效果良好。

对于年龄更小的儿童，二尖瓣修复不成功或无法修复时，心脏太小也无法进行瓣膜置换术。为解决这一问题，2010 年首次在二尖瓣位置植入带支架的牛颈静脉瓣（图 10-24）（Melody，Medtronic，Inc.，Minneapolis，Minn）并获得成功，但临床应用较少。通过超声心动图筛选合适患者非常重要，包括筛查那些更可能出现左心室流出道梗阻的患者，并在必要时改良瓣膜植入术。虽然尚未报道儿童的长期随访结果，但成人队列中瓣膜的耐用性仍然值得关注。

七、未来方向

（一）3D 打印和胎儿成像

3D 打印技术的进步正在改变术前计划方案，使得介入团队了解确切的解剖关系，而不局限于虚拟或非虚拟的 2D 平面。虽然大多数用于切割和 3D 打印的数据来自 CMR 或 CTA 扫描，但这两种技术在瓣膜可视化方面都不完美，因为对于像二尖瓣这样高度活动的结构，空间分辨率或时间分辨率太低。三维超声心动图可能是这一应用的理想选择，

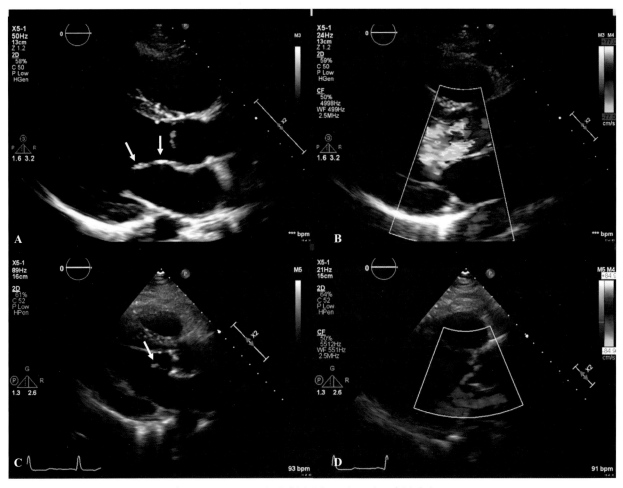

▲ 图 10-19　主动脉瓣关闭不全所致二尖瓣狭窄

A. 舒张早期中至重度主动脉瓣关闭不全（B）导致前叶（白箭）活动受限。C 和 D. 主动脉瓣修复术后，主动脉瓣轻度关闭不全，二尖瓣活动正常

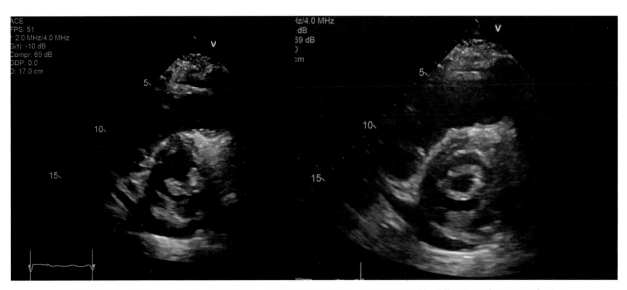

▲ 图 10-20　**Libman-Sacks 心内膜炎**。胸骨旁短轴切面，纤维性赘生物覆盖关闭和打开的二尖瓣口

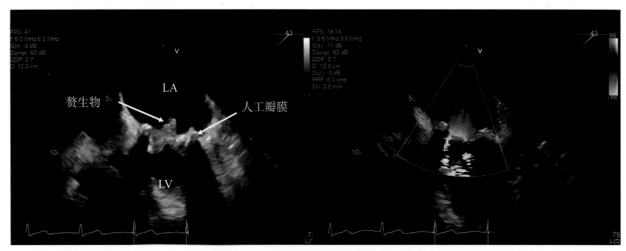

▲ 图 10-21　人工二尖瓣瓣膜感染性心内膜炎

LA. 左心房；LV. 左心室

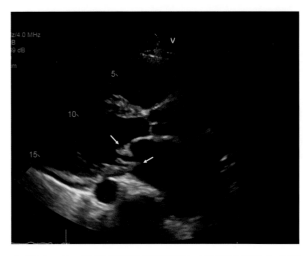

▲ 图 10-22　胸骨旁长轴切面显示二尖瓣感染性心内膜炎，前叶和后叶有赘生物

尽管实现更真实结果的打印和（或）成型技术仍在研发中。这项技术包括对瓣膜功能的物理模拟，可能特别有助于外科手术前评估瓣膜修复方案。二维和三维超声心动图的进步也应用于胎儿。图 10-25

显示了妊娠 20 周时当前的成像效果。胎儿心脏三维重建清晰度的提高，为胎儿瓣膜畸形的产前准确诊断提供了新的工具。

（二）与兽医心脏病学合作

本章介绍了儿科人群中的二尖瓣疾病，但二尖瓣疾病在兽医和动物中也非常重要。二尖瓣疾病的患病率可能高达 50%，这与物种相关（如果仅考虑犬科的话，甚至取决于品种）。总的来说，疾病谱更多地遵循后天性疾病而非先天性疾病的模式。动物寿命更短且疾病进展更快，这有利于兽医心脏病专家和人类心脏病专家分享知识，以及将人类患者的治疗应用于动物（图 10-26）。兽医指南和标准已经存在，但随着超声作为诊断、随访的主要方法和 3D 成像技术的日益成熟，将二尖瓣疾病作为儿童与成人、人类与动物之间的统一概念，会使所有患者受益。

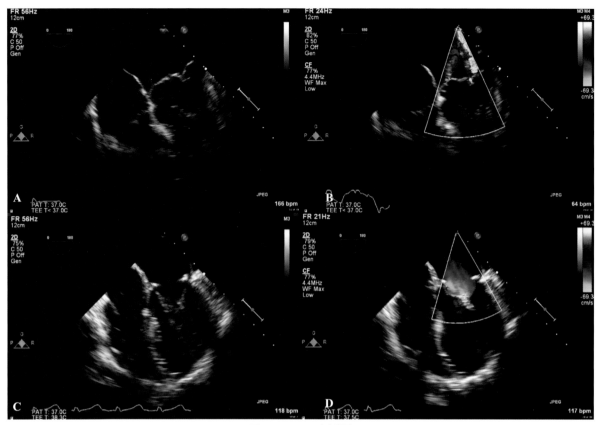

▲ 图 10-23　二尖瓣环

A 和 B. 显示两个瓣叶脱垂，伴有多束反流。C 和 D. 本例 LoeysDietz 综合征青少年患者接受了二尖瓣环成形和 Alfieri 缘对缘修复术

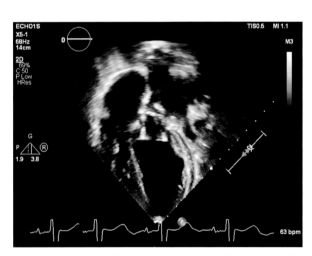

▲ 图 10-24　二尖瓣位置置入 Medtronic 公司的 Melody 瓣膜

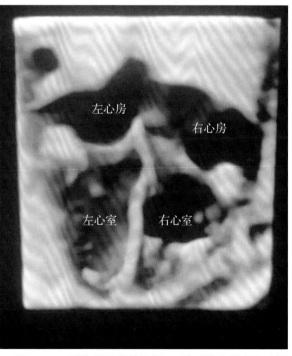

▲ 图 10-25　图像显示当前妊娠 20 周时胎儿超声心动图的三维成像效果

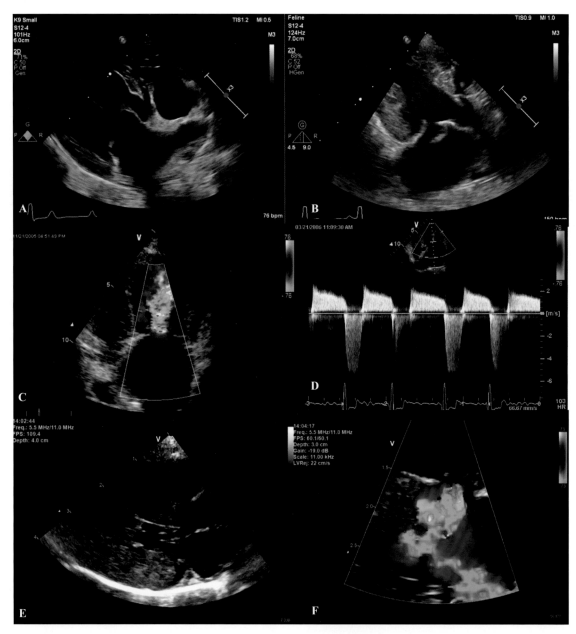

▲ 图 10-26　动物二尖瓣病变图像

A. 1 例犬科动物心脏瓣膜疾病（二尖瓣黏液样变性）；B. 腱索断裂呈"连枷样"，常继发于黏液样变性，但在马中偶有特发病例，也可能继发于非化脓性瓣膜炎；C 和 D. 二尖瓣畸形（发育不良）导致狭窄和反流；E 和 F.1 例猫科动物典型肥厚型心肌病收缩期二尖瓣前移，导致左心室流出道梗阻和严重二尖瓣反流

参考文献

[1] Alfieri O, De Bonis M. The role of the edge-to-edge repair in the surgical treatment of mitral regurgitation. *J Card Surg.* 2010;25(5):536–541. doi:10.1111/j.1540-8191.2010.01073.x.

[2] Asante-Korang A, O'Leary PW, Anderson RH. Anatomy and echocardiography of the normal and abnormal mitral valve. *Cardiol Young.* 2006;16(suppl 3):27–34.

[3] Baddour LM, Wilson WR, Bayer AS, et al; Infectious Diseases Society of America. Infective endocarditis: diagnosis, antimicrobial therapy, and

management of complications. A statement for healthcare professionals from the Committee on Rheumatic Fever, Endocarditis, and Kawasaki Disease, Council on Cardiovascular Disease in the Young, and the Councils on Clinical Cardiology, Stroke, and Cardiovascular Surgery and Anesthesia, American Heart Association: endorsed by the Infectious Diseases Society of America. *Circulation.* 2005;111(23):e394–e434. doi:10.1161/CIRCULATIONAHA.105.165564.

[4] Bano-Rodrigo A, Van Praagh S, Trowitzsch E, Van Praagh R. Double-

orifice mitral valve: a study of 27 postmortem cases with developmental, diagnostic and surgical considerations. *Am J Cardiol*. 1988;61(1):152–160. doi:10.1016/0002–9149(88)91322–7.

[5] Becker AE, De Wit AP. Mitral valve apparatus. A spectrum of normality relevant to mitral valve prolapse. *Br Heart J*. 1979;42(6):680–689. doi:10.1136/hrt.42.6.680.

[6] Biaggi P, Jedrzkiewicz S, Gruner C, et al. Quantification of mitral valve anatomy by three-dimensional transesophageal echocardiography in mitral valve prolapse predicts surgical anatomy and the complexity of mitral valve repair. *J Am Soc Echocardiogr*. 2012;25(7):758–765. doi:10.1016/j.echo.2012.03.010.

[7] Braunlin EA, Harmatz PR, Scarpa M, et al. Cardiac disease in patients with mucopolysaccharidosis: presentation, diagnosis and management. *J Inherit Metab Dis*. 2011;34(6):1183–1197. doi:10.1007/s10545–011–9359–8.

[8] Collins-Nakai RL, Rosenthal A, Castaneda AR, Bernhard WF, Nadas AS. Congenital mitral stenosis. A review of 20 years' experience. *Circulation*. 1977;56(6):1039–1047.

[9] Davachi F, Moller JH, Edwards JE. Diseases of the mitral valve in infancy. An anatomic analysis of 55 cases. *Circulation*. 1971;43(4):565–579.

[10] Delling FN, Vasan RS. Epidemiology and pathophysiology of mitral valve prolapse: new insights into disease progression, genetics, and molecular basis. *Circulation*. 2014;129(21):2158–2170. doi:10.1161/CIRCULATIONAHA.113.006702.

[11] Delmo Walter EM, Javier M, Hetzer R. Repair of parachute and hammock valve in infants and children: early and late outcomes. *Semin Thorac Cardiovasc Surg*. 2016;28(2):448–459. doi:10.1053/j.semtcvs.2016.04.011.

[12] Edler I, Gustafson A. Ultrasonic cardiogram in mitral stenosis; preliminary communication. *Acta Med Scand*. 1957;159(2):85–90.

[13] Edler I, Lindstrom K. The history of echocardiography. *Ultrasound Med Biol*. 2004;30(12):1565–1644. doi:10.1016/S0301–5629(99)00056–3.

[14] Erickson LC, Cocalis MW. Ebstein's malformation of the mitral valve: association with aortic obstruction. *Pediatr Cardiol*. 1995;16(1):45–47. doi:10.1007/BF02310337.

[15] Freud LR, Marx GR, Marshall AC, Tworetzky W, Emani SM. Assessment of the Melody valve in the mitral position in young children by echocardiography. *J Thorac Cardiovasc Surg*. 2017;153(1):153–160.e1. doi:10.1016/j.jtcvs.2016.07.017.

[16] Glasson JR, Green GR, Nistal JF, et al. Mitral annular size and shape in sheep with annuloplasty rings. *J Thorac Cardiovasc Surg*. 1999;117(2):302–309. doi:10.1016/S0022–5223(99)70427–7.

[17] Green GR, Dagum P, Glasson JR, et al. Restricted posterior leaflet motion after mitral ring annuloplasty. *Ann Thorac Surg*. 1999;68(6):2100–2106. doi:10.1016/S0003–4975(99)01175–3.

[18] Hawkins K, Henry JS, Krasuski RA. Tissue harmonic imaging in echocardiography: better valve imaging, but at what cost? *Echocardiography*. 2008;25(2):119–123. doi:10.1111/j.1540–8175.2007.00575.x.

[19] Hinton RB, Adelman-Brown J, Witt S, et al. Elastin haploinsufficiency results in progressive aortic valve malformation and latent valve disease in a mouse model. *Circ Res*. 2010;107(4):549–557. doi:10.1161/CIRCRESAHA.110.221358.

[20] Hinton RB, Yutzey KE. Heart valve structure and function in development and disease. *Annu Rev Physiol*. 2011;73:29–46. doi:10.1146/annurev-physiol-012110–142145.

[21] Hoffman JI, Kaplan S. The incidence of congenital heart disease. *J Am Coll Cardiol*. 2002;39(12):1890–1900.

[22] Hojnik M, George J, Ziporen L, Shoenfeld Y. Heart valve involvement (Libman-Sacks endocarditis) in the antiphos-pholipid syndrome. *Circulation*. 1996;93(8):1579–1587. doi:10.1161/01.cir.93.8.1579.

[23] Keene BW, Atkins CE, Bonagura JD, et al. ACVIM consensus guidelines for the diagnosis and treatment of myxomatous mitral valve disease in dogs. *J Vet Intern Med*. 2019;33(3):1127–1140. doi:10.1111/jvim.15488.

[24] Kwan J, Qin JX, Popovic ZB, Agler DA, Thomas JD, Shiota T. Geometric changes of mitral annulus assessed by real-time 3–dimensional echocardiography: becoming enlarged and less nonplanar in the anteroposterior direction during systole in proportion to global left ventricular systolic function. *J Am Soc Echocardiogr*. 2004;17(11):1179–1184. doi:10.1016/j.echo.2004.06.027.

[25] Lam JH, Ranganathan N, Wigle ED, Silver MD. Morphology of the human mitral valve: I. Chordae tendineae: a new classification. *Circulation*. 1970;41(3):449–458.

[26] Laughon MM, Chantala K, Aliaga S, et al. Diuretic exposure in premature infants from 1997 to 2011. *Am J Perinatol*. 2015;32(1):49–56. doi:10.1055/s-0034–1373845.

[27] Layman TE, Edwards JE. Anomalous mitral arcade. A type of congenital mitral insufficiency. *Circulation*. 1967a;35(2):389–395. doi:10.1161/01.Cir.35.2.389.

[28] Lee AP, Hsiung MC, Salgo IS, et al. Quantitative analysis of mitral valve morphology in mitral valve prolapse with real-time 3–dimensional echocardiography: importance of annular saddle shape in the pathogenesis of mitral regurgitation. *Circulation*. 2013;127(7):832–841. doi:10.1161/CIRCULATIONAHA.112.118083.

[29] Levine RA, Handschumacher MD, Sanfilippo AJ, et al. Three-dimensional echocardiographic reconstruction of the mitral valve, with implications for the diagnosis of mitral valve prolapse. *Circulation*. 1989;80(3):589–598.

[30] Levine RA, Stathogiannis E, Newell JB, Harrigan P, Weyman AE. Reconsideration of echocardiographic standards for mitral valve prolapse: lack of association between leaflet displacement isolated to the apical four chamber view and independent echocardiographic evidence of abnormality. *J Am Coll Cardiol*. 1988;11(5):1010–1019. doi:10.1016/s0735–1097(98)90059–6.

[31] Levine RA, Triulzi MO, Harrigan P, Weyman AE. The relation-ship of mitral annular shape to the diagnosis of mitral valve prolapse. *Circulation*. 1987;75(4):756–767.

[32] Li JS, Sexton DJ, Mick N, et al. Proposed modifications to the Duke criteria for the diagnosis of infective endocarditis. *Clin Infect Dis*. 2000;30(4):633–638. doi:10.1086/313753.

[33] Libman E, Sacks B. A hitherto undescribed form of valvular and mural endocarditis. *Arch Intern Med*. 1924;33(6):701–737. doi:10.1001/archinte.1924.00110300044002.

[34] Mahmood F, Owais K, Taylor C, et al. Three-dimensional printing of mitral valve using echocardiographic data. *JACC Cardiovasc Imaging*. 2015;8(2):227–229. doi:10.1016/j.jcmg.2014.06.020.

[35] Marino BS, Kruge LE, Cho CJ, et al. Parachute mitral valve: morphologic descriptors, associated lesions, and out-comes after biventricular repair. *J Thorac Cardiovasc Surg*. 2009;137(2):385–393.e4. doi:10.1016/j.jtcvs.2008.09.016.

[36] Milo S, Ho SY, Macartney FJ, et al. Straddling and overriding atrio-ventricular valves: morphology and classification. *Am J Cardiol*. 1979;44(6):1122–1134. doi:10.1016/0002–9149(79)90178–4.

[37] Mitchell SC, Korones SB, Berendes HW. Congenital heart disease in 56,109 births. Incidence and natural history. *Circulation*. 1971;43(3):323–332.

[38] Nicholson GT, Kelleman MS, De la Uz CM, Pignatelli RH, Ayres NA, Petit CJ. Late outcomes in children with Shone's complex: a single-centre, 20–year experience. *Cardiol Young*. 201727(4):697–705. doi:10.1017/S1047951116001104.

[39] Pepi M, Tamborini G, Maltagliati A, et al. Head-to-head comparison of two-and three-dimensional transthoracic and transesophageal echocardiography in the localization of mitral valve prolapse. *J Am Coll Cardiol*. 2006;48(12):2524–2530. doi:10.1016/j.jacc.2006.02.079.

[40] Pourafkari L, Baghbani-Oskouei A, Toufan M, Ghaffari S, Nader ND. Hypoplastic posterior mitral valve leaflet: a case report and review of the literature. *Echocardiography*. 2018;35(7):1052–1055. doi:10.1111/echo.13898.

[41] Rosenthal LB, Feja KN, Levasseur SM, Alba LR, Gersony W, Saiman L. The changing epidemiology of pediatric endocarditis at a children's hospital over seven decades. *Pediatr Cardiol*. 2010;31(6):813–820. doi:10.1007/s00246–010–9709–6.

[42] Salgo IS, Gorman JH III, Gorman RC, et al. Effect of annu-

lar shape on leaflet curvature in reducing mitral leaflet stress. *Circulation*. 2002;106(6):711–717.

[43] Scanlan AB, Nguyen AV, Ilina A, et al. Comparison of 3D echocardiogram-derived 3D printed valve models to molded models for simulated repair of pediatric atrioventricular valves. *Pediatr Cardiol*. 2018;39(3):538–547. doi:10.1007/s00246–017–1785–4.

[44] Schidlow DN, Zaidi A, Gauvreau K, Emani SM, Geva T. Echocardiographic characteristics of annulo-leaflet mitral ring. *J Am Soc Echocardiogr*. 2015;28(5):541–548. doi:10.1016/j.echo.2015.01.013.

[45] Sherrid MV, Balaram S, Kim B, Axel L, Swistel DG. The mitral valve in obstructive hypertrophic cardiomyopathy: a test in context. *J Am Coll Cardiol*. 2016;67(15):1846–1858. doi:10.1016/j.jacc.2016.01.071.

[46] Silbiger JJ. Anatomy, mechanics, and pathophysiology of the mitral annulus. *Am Heart J*. 2012;164(2):163–176. doi:10.1016/j.ahj.2012.05.014.

[47] Smallhorn JF, de Leval M, Stark J, et al. Isolated anterior mitral cleft. Two dimensional echocardiographic assessment and differentiation from "clefts" associated with atrioventricular septal defect. *Br Heart J*. 1982;48(2):109–116. doi:10.1136/hrt.48.2.109.

[48] Trowitzsch E, Bano-Rodrigo A, Burger BM, Colan SD, Sanders SP. Two-dimensional echocardiographic findings in double orifice mitral valve. *J Am Coll Cardiol*. 1985;6(2):383–387. doi:10.1016/s0735–1097(85)80176–5.

[49] Varahan SL, Farah GM, Caldeira CC, Hoit BD, Askari AT. The double jeopardy of blunt chest trauma: a case report and review. *Echocardiography*. 2006;23(3):235–239. doi:10.1111/j.1540–8175.2006.00151.x.

[50] von Gise A, Pu WT. Endocardial and epicardial epithelial to mesenchymal transitions in heart development and disease. *Circ Res*. 2012;110(12):1628–1645. doi:10.1161/CIRCRESAHA.111.259960.

[51] Walter EMD. Repair of parachute and hammock valve in infants and children: early and late outcomes. *Semin Thorac Cardiovasc Surg*. 2016;28(2):459–460.

[52] Wan S, Lee AP, Jin CN, et al. The choice of mitral annuloplastic ring-beyond "surgeon's preference". *Ann Cardiothorac Surg*. 2015;4(3):261–265. doi:10.3978/j.issn.2225–319X.2015.01.05.

[53] Watanabe N. Acute mitral regurgitation. *Heart*. 2019;105(9):671–677. doi:10.1136/heartjnl-2018–313373.

[54] Watkins DA, Johnson CO, Colquhoun SM, et al. Global, regional, and national burden of rheumatic heart disease, 1990–2015. *N Engl J Med*. 2017;377(8):713–722. doi:10.1056/NEJMoa1603693.

[55] Yamagishi T, Ando K, Nakamura H. Roles of TGFbeta and BMP during valvulo-septal endocardial cushion formation. *Anat Sci Int*. 2009;84(3):77–87. doi:10.1007/s12565–009–0027–0.

第 11 章　先天性矫正型大动脉转位
Congenitally Corrected Transposition of the Great Arteries

Michael G. Earing　Nancy A. Ayres　Frank Cetta　著

赵博文　彭晓慧　译

概述

先天性矫正型大动脉转位（congenitally corrected transposition of the great arteries，CCTGA）是一种罕见的心脏畸形。它的特点是同时存在心房 – 心室（AV）及心室 – 大动脉（VA）的连接不一致（图 11-1）。同时存在 AV 连接和 VA 连接不一致最终导致腔静脉和肺静脉分别回流至肺动脉（pulmonary artery，PA）及主动脉。但连接于静脉与动脉间的形态学心室的排列是反位的。体循环的腔静脉正常回流至右心房，右心房通过二尖瓣连接到形态学左心室，左心室转而与 PA 连接。肺动脉瓣下无圆锥结构，故形成二尖瓣 – 肺动脉瓣纤维连接。肺静脉与左心房相连，LA 通过三尖瓣与形态学右心室相连，RV（体循环心室）与主动脉相连。在 CCTGA 时，主动脉常位于 PA 的左前方，主动脉瓣下有圆锥结构，与三尖瓣不直接连接。

CCTGA 常指"l"（左旋）– 大动脉转位，指的是胚胎发育过程中的心室左襻而不是大血管的空间关系。这个术语易引起混淆，因为其他一些复杂的情况包括单心室，也可以出现大动脉左转位（大动脉左前位排列）。简单地称 CCTGA 为"矫正型转位"也有不妥之处，因为完全性大动脉转位也可以通过手术来"矫正"。故笔者用 CCTGA 来指患者同时存在 AV 及 VA 连接异常的这一组疾病。

一、超声心动图评估

超声心动图是评估 CCTGA 最全面可靠的首选影像诊断技术。两个心室、室间隔及两个大动脉间的异常关系都会有独特的超声心动图特征。与其他的大动脉转位类似，起始段（尚未发出分支）的两条大动脉相互平行排列（图 11-2）。另外，不同于正常心脏，两个心室呈并排关系，结果导致室间隔走行为前后平面方向（图 11-3）。在一些病例中，心室则为上下排列关系，形态学 RV 位于上方。诊断 CCTGA 需要证实同时存在 AV 及 VA 的连接不一致（RA → LV → PA，以及 LA → RV →主动脉）。特定的大动脉的空间关系支持 CCTGA 的诊断，然而，它不应被视为唯一的诊断标准。

剑突下及心尖四腔心切面是诊断 CCTGA 非常有用的平面。剑突下切面用来判断心房位置、内脏方位及心脏位置。25% 的 CCTGA 的患者是右位心或者中位心（图 11-4）。剑突下切面可以很好地显示大动脉及其与心室的关系。剑突下冠状切面也易于显示大动脉的平行排列关系（图 11-2）。另外，可见独特的左心室流出道与肺动脉关系及肺动脉流出道"深深楔入"二尖瓣、三尖瓣之间（图 11-5）。最重要的是，在这个切面中，可以定义心房、心室及大动脉的关系，正如本书前面章中所述，形态学右心室具有以下几个独特的解剖学特征。

1. 三尖瓣隔瓣附着点较二尖瓣前叶更接近心尖。

2. 三尖瓣的一个瓣叶通过腱索连接于室间隔上。

3. 具有调节束。

4. 心内膜面存在不规则的肌小梁结构。

5. 心室腔呈三角形而非椭圆形。

CCTGA 最常见的连接形式为肺静脉与位于左侧的 LA 相连（图 11-6）。LA 通过三尖瓣与形态学 RV 相连，后者发出的大动脉延伸为弓状，其根部

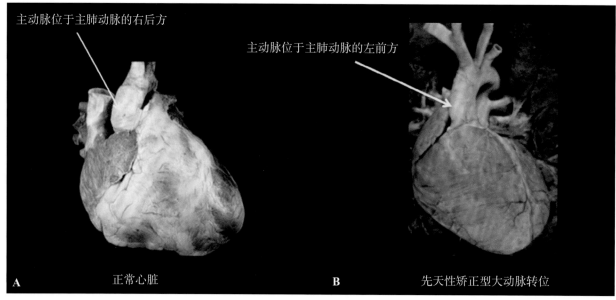

▲ 图 11-1　病理标本

A. 正常的心室 - 大动脉连接［心室 - 大动脉（VA）连接一致］及正常的房室连接［心房 - 心室（AV）连接一致］；
B. 先天性矫正型大动脉转位的心室 - 大动脉连接及心房 - 心室连接不一致，主动脉位于主肺动脉的左前方（引自 the Dr William Edwards collection, Mayo Clinic.）

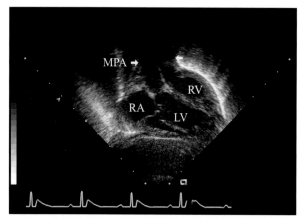

▲ 图 11-2　剑突下切面将探头前倾显示大血管的平行关系

LV. 左心室；MPA. 主肺动脉；RA. 右心房；RV. 右心室

并发出冠状动脉，此大动脉即为主动脉。对侧的连接关系为体循环静脉（腔静脉）与位于右侧的 RA 相连，RV 连接于形态学 LV，后者发出的大动脉有左、右 2 个分支，此大动脉即为 PA。年轻患者剑突切面更易观察这些连接及排列关系。

　　类似于剑突下冠状切面，心尖四腔心切面在诊断 CCTGA 中非常有价值。事实上，四腔心切面可以更好地显示 AV 连接不一致的关键解剖特征，也可以更好地显示房室瓣在室间隔上的附着点（图 11-3）。

当心房正位、房室连接一致时，位于 RA 与 RV 之间的房室瓣（三尖瓣）在室间隔的附着点较对侧房室瓣（二尖瓣）在室间隔的附着点更接近心尖。当心房正位 CCTGA 时，因为 AV 连接不一致，位于左侧的房室瓣的在室间隔的附着点更接近心尖。更多心尖部切面扫查可以明确房室瓣解剖特点、心室形态、AV 连接不一致及 VA 关系等（图 11-7A）。另外，还可以评价无房室瓣异常、左心室流出道梗阻（图 11-7B）及肌部室间隔缺损等。

　　当心室呈上下关系时，获取心尖四腔心切面较为困难。在这些病例中，不可能在同一切面显示两组房室瓣。这时需要调整探头方向，向下显示位于右侧的二尖瓣，向上显示位于左侧的三尖瓣。此时房室瓣在室间隔的附着点位置的判断则更为困难。对于此类患者 CCTGA 明确诊断有赖于观察显示心室的其他形态学特征。

　　当心室是并列关系时，室间隔更多呈垂直方位，大血管平行排列关系会使胸骨旁长轴切面更具迷惑性（图 11-8）。与正常心脏不同，CCTGA 患者的心脏长轴更趋垂直方位，大动脉的平行关系较易做出诊断。然而由于心室呈并列关系时，当探头置于标准的长轴切面的位置时，可以获得更多的切面，包括显示形态学 LV 和 PA 的长轴切面

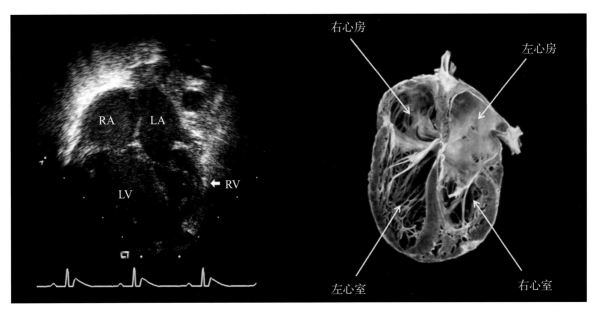

▲ 图 11-3　心尖四腔心切面显示室间隔的前后垂直关系及两侧心室的左右关系，位于左侧的心室为形态学右心室，位于右侧的心室为形态学左心室

LA. 左心房；LV. 左心室；RA. 右心房；RV. 右心室

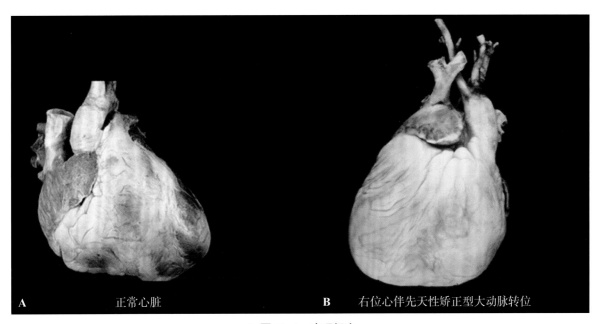

▲ 图 11-4　病理标本

A. 左位心，正常心室 - 大动脉连接关系（心室 - 大动脉连接一致）及房室连接关系（心房 - 心室连接一致）；B. 右位心伴先天性矫正型大动脉转位（引自 the Dr William Edwards collection, Mayo Clinic.）

（图 11-8A），以及显示形态学 RV 和主动脉的长轴切面（图 11-8B）。更使人迷惑的是同样在这个标准长轴切面，可能显示肺动脉瓣和左侧的房室瓣。膜部室间隔因为很薄常，偏向右侧，因此不能在此切面显示。由于上述原因，此切面可能给人错觉，显示左侧的房室瓣和位于后方的肺动脉与同一心室

连接。如存在大的 VSD 则更加增加了诊断的难度。在这种情况下，肺动脉瓣似与两组房室瓣相关，产生单一心室的假象。然而。左心室长轴切面在评价大动脉关系及判断流出道梗阻方面具有重要价值。

左心室短轴切面也非常有助于 CCTGA 的诊断。与正常心脏不同，CCTGA 患者室间隔的位置更常

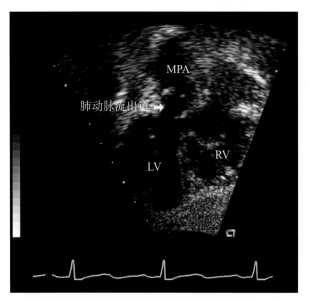

▲ 图 11-5 剑突下切面将探头向前上倾斜显示 CCTGA 独特的左心室解剖，肺动脉流出道（箭）"深深楔入"二尖瓣、三尖瓣之间

LV. 左心室；MPA. 主肺动脉；RV. 右心室

见呈水平方位（图 11-9A）。在主动脉瓣和肺动脉瓣水平可以判断大动脉的相互关系。大部分患者主动脉瓣位于肺动脉瓣的左前上方（图 11-9B）。在主动脉瓣平面轻度向上倾斜声束，即可显示冠状动脉（图 11-9C）。85% 的 CCTGA 患者左、右冠状动脉与正常相反，起源于左侧冠状窦的冠状动脉在心外膜走行分布如形态学右冠状动脉。相反，起源于右侧冠状窦在心外膜走行分布，如同形态学左冠状动脉并发出前降支和位于右侧的回旋支。单一冠状动脉是 CCTGA 患者中最常见的冠状动脉畸形。将探头声束进一步向上调整即可显示肺动脉分叉，此切面可以判断肺动脉位于主动脉的后方（图 11-9D）。

　　CCTGA 患者常常较难在标准胸骨上切面显示主动脉弓，因为升主动脉较直且位置偏左，主动脉弓部及降主动脉位于升主动脉的左后方。因此在 CCTGA 患者显示主动脉弓及动脉导管未闭，需要将探头放置于左侧高位胸骨旁，类似所谓的"动脉导管切面"。由于 18%CCTGA 患者合并右位主动脉弓，此切面有助于观察主动脉弓头臂动脉分支的类型。

二、伴发心脏畸形

　　三尖瓣畸形是 CCTGA 最常见的伴发心脏畸形，尸检发现率约 90%。在心尖四腔心切面及剑突下

冠状切面及改良的短轴切面最容易观察三尖瓣病变的特征性表现，常表现为三尖瓣发育不良，伴或不伴隔瓣和后瓣下移。大多数患者表现为轻微下移，尚不能达到 Ebstein 畸形的诊断标准（图 11-10）。CCTGA 患者伴 Ebstein 畸形，几乎不累及前瓣，而隔瓣及后瓣出现明显下移。严重下移的患者表现为明显的三尖瓣关闭不全，从而出现严重的三尖瓣反流（图 11-11）。严重 Ebstein 畸形患者会出现右心室发育不良、主动脉瓣下梗阻、主动脉缩窄，上述病变较为罕见，但常常存在三尖瓣病变伴发重度三尖瓣关闭不全，发育不良的右心室壁菲薄。室间隔完整的主动脉瓣下梗阻较为罕见，上述病变常伴发升主动脉发育不良。剑突下四腔心切面及短轴切面有助于评估右心室流出道梗阻。左侧高位胸骨旁切面有助于主动脉缩窄的诊断。其他伴发的左侧房室瓣畸形包括瓣上环、不同程度的房室瓣骑跨及跨立于 VSD 之上。

　　60% 伴 CCTGA 患者合并 VSD，通常是大的从膜部延伸至流入道的 VSD（图 11-12 和图 11-13）。由于此时 VSD 位于后方，可能会被下移的三尖瓣隔瓣或跨立于右侧的 LV 的房室瓣组织部分遮盖（图 11-14）。短轴切面、心尖四腔心切面及剑突下切面有助于这些畸形的观察。左侧房室瓣向后跨立最为常见。

　　30%～50% 的 CCTGA 患者合并左心室流出道梗阻（肺动脉瓣下狭窄），常同时伴发大的 VSD。典型的梗阻发生在瓣下水平，紧邻肺动脉瓣下的流出道，恰位于漏斗部室间隔与心室游离壁之间（图 11-15A）。膜部室间隔的纤维组织突入肺动脉瓣下区域导致梗阻（图 11-15B 和 C）。二尖瓣或三尖瓣的异常腱索附着进一步加重流出道梗阻。可能伴发肺动脉瓣发育不良。剑突下冠状切面因血流平行于声束，通过多普勒超声可以准确定量梗阻部位的压差（图 11-15D）。然而，当流出道梗阻紧邻房室瓣，并且同时伴发房室瓣畸形时，检查者必须仔细鉴别区分房室瓣反流的收缩期射流信号与左心室流出道梗阻的血流信号。

　　CCTGA 患者房室结和房室束的位置异常且易受损伤，上述结构无法在超声心动图上显示。许多患者会逐渐出现完全性房室传导阻滞（每年发生率 1%～2%），迫使患者经静脉安装起搏器导线，起

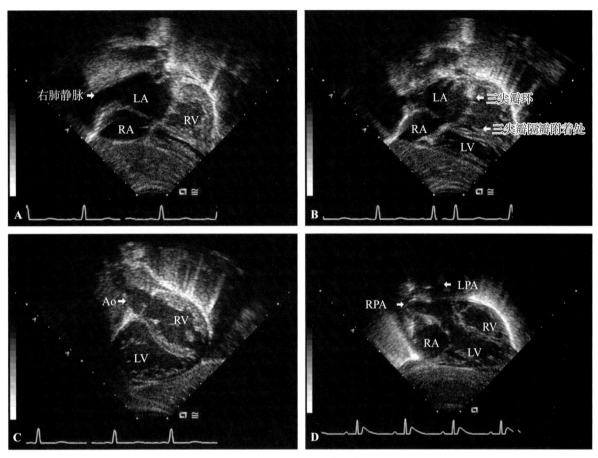

▲ 图 11-6　CCTGA 患者剑突下切面

A. 剑突下冠状切面显示 CCTGA 最常见的类型：肺静脉汇入左侧心房；B. 剑突下冠状切面向前上倾斜显示左心房（LA）与形态学右心室（RV）相连，以及位于左侧心室内的形态学三尖瓣隔瓣的附着处（箭）；C. 进一步前倾探头即可显示与该心室相连的大动脉走行为弓状，并且可见其发出冠状动脉，此乃主动脉；D. 剑突下冠状切面显示右侧心脏结构及关系：右心房与形态学左心室相连，左心室发出的大动脉有分叉（箭），此乃主肺动脉（MPA）

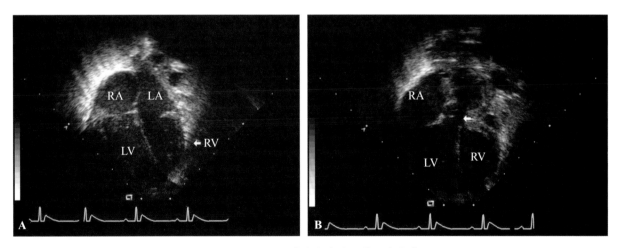

▲ 图 11-7　CCTGA 患者心尖流入道及流出道切面

A. 心尖四腔心切面显示 CCTGA 患者房室连接关系；B. 心尖四腔心切面向前向上偏转探头显示肺动脉流出道切面。LA. 左心房；LV. 左心室；RA. 右心房；RV. 右心室

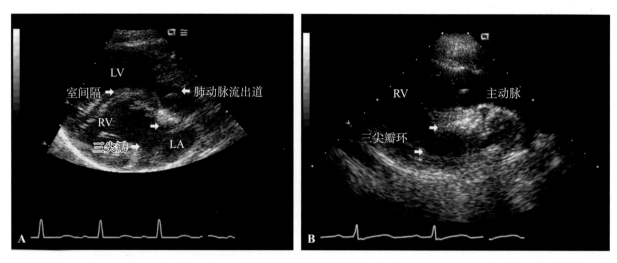

▲ 图 11-8　将探头放置在标准长轴切面成像位置即可获得胸骨旁长轴切面。通过轻微向左或向右调整探头，可以获得两个不同的胸骨旁长轴切面

A. 经形态学左心室和肺动脉的长轴切面（右侧）；B. 经形态学右心室及主动脉的长轴切面（左侧）。图中箭所指为承担体循环的右心室和肺动脉下左心室的关键解剖标志

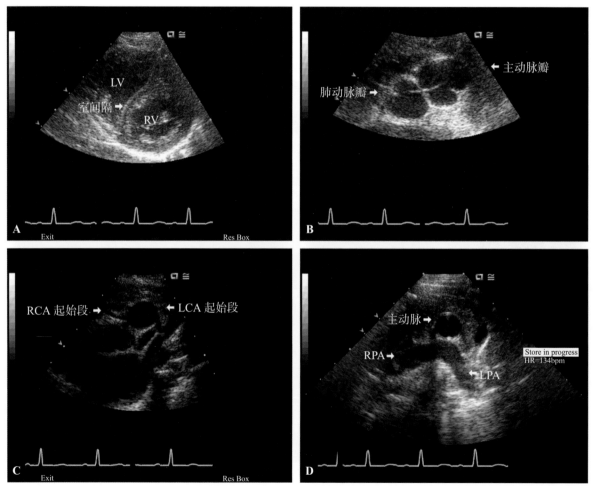

▲ 图 11-9　CCTGA 患者胸骨旁切面

A. 短轴切面显示 CCTGA 患者室间隔（箭）更趋水平位，与正常时明显不同；B. 探头前倾可以同时显示主动脉瓣与肺动脉瓣水平证实大动脉的关系（主动脉瓣位于肺动脉瓣的左前上方）；C. 在主动脉瓣水平进一步前倾探头，可以显示冠状动脉（箭）；D. 进一步前倾探头即可显示肺动脉分叉并证实肺动脉位于主动脉的后方

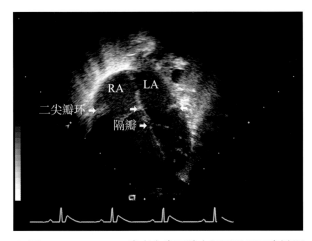

▲ 图 11-10　CCTGA 患者心尖四腔心切面显示三尖瓣隔瓣轻度下移（箭）

LA. 左心房；RA. 右心房

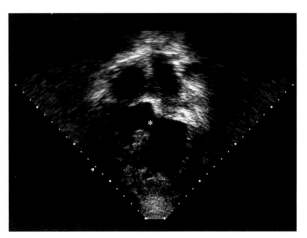

▲ 图 11-12　心尖四腔心切面显示从膜部至流入道的巨大室间隔缺损（*）

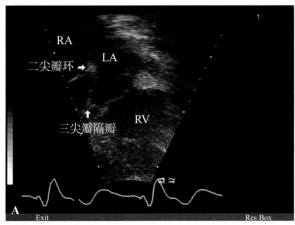

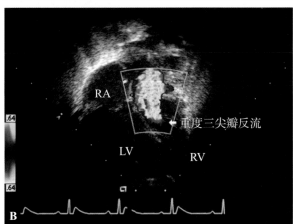

▲ 图 11-11　CCTGA 患者左侧房室瓣类似 Ebstein 畸形改变

A. 心尖四腔心切面显示瓣膜关闭时三尖瓣隔瓣明显下移（Ebstein 畸形特征改变）；B. 彩色多普勒显示重度三尖瓣反流。LA. 左心房；LV. 左心室；RA. 右心房；RV. 右心室

搏器的导线又会加重二尖瓣反流（图 11-16）。如果胎儿出现完全性房室传导阻滞，可能会导致胎儿水肿，这会引起产前超声医师的关注。尽管较为罕见，但胎儿超声心动图检查能够对胎儿完全性房室传导阻滞做出可靠的诊断。图 11-17A 所显示的是伴有完全性房室传导阻滞的胎儿心房率及明显缓慢的心室率（图 11-17B）。

三、自然病程

偶有报道，个别 CCTGA 患者直到 60—70 岁时右心室功能仍然正常或接近正常，但这种自然病程实属罕见。得克萨斯州儿童医院报道的最大系列研究，包括 121 例 CCTGA 患者，确诊的中位年龄为 1 个月（范围 28 月龄—19 岁），70% 的患儿需要在平均 1.5 岁（范围 1 日龄—19 岁）时进行外科手术治疗。此项研究显示不同年龄组临床表现不同，多数新生儿表现为发绀，婴儿和年长的儿童表现则为充血性心力衰竭和肺循环容量过度。孤立性 CCTGA 患者可无症状，仅伴小的 VSD，轻度肺动脉流出道梗阻，或通过 VSD 及肺动脉流出道梗阻使血流动力学达到了很好的平衡。幼小儿童的手术包括体 - 肺分流术、肺动脉环缩术、伴或不伴有肺动脉瓣切开术 / 切除术的 VSD 修补术、三尖瓣修补 / 置换术等。初次手术治疗后，80% 患者需要再次手术，如三尖瓣修补 / 置换术或左心室 - 肺动脉通道血管更换术。无论手术与否，进行性加重的三尖瓣反流和右心室功能障碍是影响 CCTGA 患者

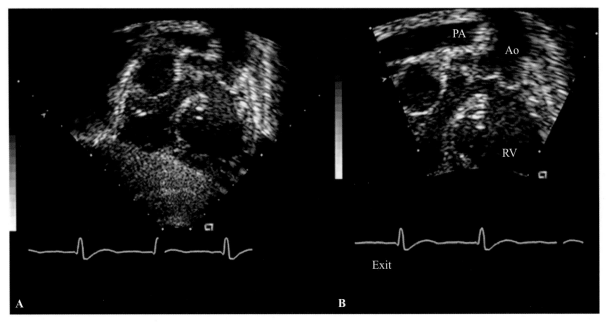

▲ 图 11-13 CCTGA 患者膜部室间隔缺损

A. 剑突下切面显示 CCTGA 合并巨大室间隔缺损（膜部累及流入道）；B. 更全面显示与图 A 相同的解剖改变。Ao. 主动脉；PA. 肺动脉；RV. 右心室

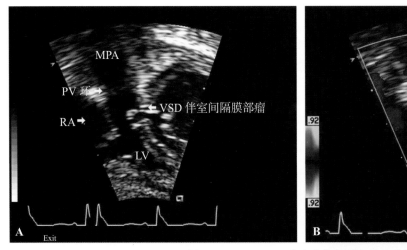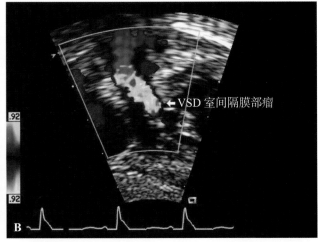

▲ 图 11-14 CCTGA 患者室间隔膜部瘤及室间隔缺损

A. 剑突下切面显示膜部室间隔组织经缺损突入肺动脉下流出道；B. 同一剑突下切面彩色多普勒显示室间隔缺损左向右分流信号进入肺动脉流出道。LV. 左心室；RA. 右心房；MPA. 主肺动脉；VSD. 室间隔缺损

发病率最主要长期风险因素。韩国的一组较大系列研究显示，仅约 19% 的患者在解剖矫正随访 20 年间不伴发体循环心室功能障碍。此研究还显示患者 20 年生存率为 48%。最近的一些小样本的研究结果证实 20 年生存率从 55% 提高到 85%，但同时也显示再次手术率高达 80%，以及较高的起搏器植入比例达 60%。

在 CCTGA 的患者中，进行性右心室功能障碍及逐渐加重的三尖瓣反流导致的长期风险促进了"解剖修复"这种概念的产生（双调转术），将形态学左心室和二尖瓣作为体循环的心室和房室瓣，这一治疗理念最早由 Ilbawi 等在 1987 年提出，解剖纠正的定义包括一系列外科手术，即心房调转术（包括了 Mustard 矫正术或 Senning 手术）对房室不一致的矫正；大血管调转术对心室 – 大动脉不一致的矫正（图 11-18），Rastelli 手术将左心室通过补片经 VSD 作为通道与主动脉相连，右心室通过带瓣管道与肺动脉相连（图 11-19A），或者通过大动

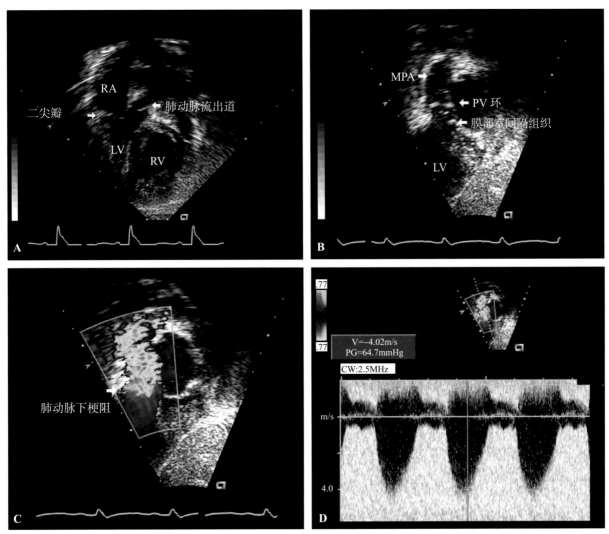

▲ 图 11-15 CCTGA 患者肺动脉流出道及肺动脉下狭窄

A. 剑突下切面显示 CCTGA 患者典型的肺动脉下流出道 "深楔" 于二尖瓣和三尖瓣之间；B. 剑突下二维图像显示膜部室间隔纤维组织突入肺动脉流出道；C. 剑突下切面彩色多普勒显示膜部室间隔组织水平肺动脉瓣下混叠血流信号；D. 同一切面连续波多普勒显示明确的严重的肺动脉下梗阻。LV. 左心室；MPA. 主肺动脉；RA. 右心房；RV. 右心室

脉根部调转术（Nikaidoh 手术）。另一种矫治手术是双向腔静脉 – 肺动脉吻合术加半 Mustard 手术（用板障将下腔静脉血流引导入左侧的三尖瓣）及动脉调转术（图 11-19B 和 C）。

对于年长的患者，必须为左心室承担体循环做准备。无肺动脉流出道梗阻的患者，需要进行肺动脉环缩术以增加左心室压力，促使左心室肥厚。超声心动图的评估在这个过程中发挥着重要的作用，包括对术中环缩的定位及术后左心室重构的评价。Hraska 等提出肺动脉环缩可以增加左心室压力达到体循环压的 50%～60%，同时提倡创建至少 10mm 大小的房间隔缺损，减轻右心室压力和增加左心室前负荷，使 $Q_p/Q_s > 1.5$。只要左心室舒张功能正常，

活动状态下心房间的分流会增加肺动脉压，进而导致间歇性左心室压升高。理论而言，可以避免持续性心室壁张力增加，可能有助于更持久的心肌再生。新创建的 ASD 可在后负荷突然增加，左心可能存在潜在损伤时发挥 "安全阀" 的作用。前负荷的增加可能促使左心室生长，并通过肺动脉环动态调节压力差，这有助于训练（压力增高）与心肌松弛期的交替来优化心肌的再生。应用这种训练技术，在 1 年以内可以使左心室压达到体循环压而不需要更换肺动脉缩环。这种方法可能的缺陷是，由于心房水平右向左的分流而产生短暂的发绀及矛盾栓塞的风险。但在大部分报道中，这并非常见的并发症。

开始进行左心室训练时的年龄是关键的影响因

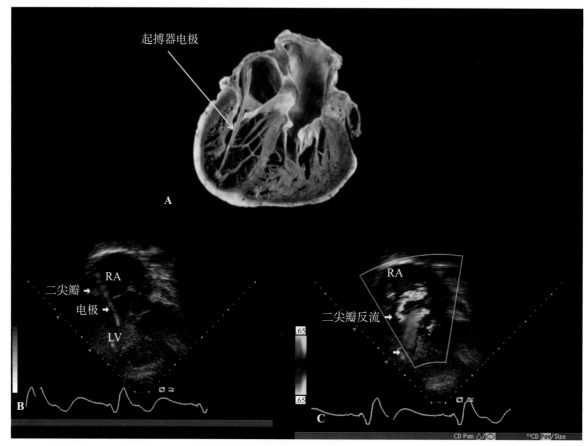

▲ 图 11-16　起搏器导致获得性右侧房室瓣（AV）反流

A. 病理标本显示起搏器电极经二尖瓣进入形态学左心室；B. 心尖四腔心切面二维超声显示起搏器电极经二尖瓣进入形态学左心室；C. 同一切面彩色多普勒显示二尖瓣反流（箭）（A. 引自 the Dr William Edwards collection, Mayo Clinic.）

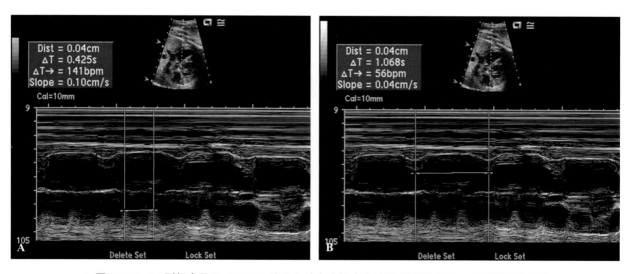

▲ 图 11-17　M 型超声显示 CCTGA 胎儿合并完全性房室传导阻滞的心房、心室壁运动曲线

A. 确定心房率：A-A 间期为 425ms，心房率为 141 次 / 分；B. 确定心室率：V-V 间期为 1068ms，提示心室率仅 56 次 / 分。心房时间间歇与心室时间明显不同，提示心房、心室活动完全不相关（完全性心脏阻滞）

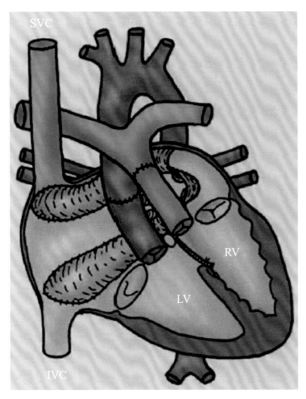

▲ 图 11–18　先天性矫正型大动脉转位（CCTGA）双调转术示意图

此手术包括心房调转术（Mustard）和大动脉调转术（Jatene）。IVC. 下腔静脉；LV. 左心室；RV. 右心室；SVC. 上腔静脉（引自 *DiBardino DJ, Heinle JS, Fraser CD. The hemi-Mustard, bidirectional Glenn, and Rastelli operations used for correction of congenitally corrected transposition, achieving a "ventricle and a half repair". Cardiol Young. 2004; 14: 330-332.*）

素。除了小婴儿外，左心室训练的效果并非像初始报道的那样持续有效。波士顿研究团队报道行双调转术的病例中，那些 2 岁以后才进行肺动脉环缩术和左心室训练的患者，后期左心衰竭的发生风险增高。Hraska 等的研究结果显示，左心室训练中位年龄也差不多 2 岁。但是他们研究的病例同时进行了肺动脉环缩术及 ASD 创建术，至青春期仍保持着非常好的效果，但对于年长的患者，其效果难于预测，因为可能伴发早期和晚期死亡率的增加。因此，他们建议 12 岁作为左心室再训练的年龄界线。

　　早期双调换术的预后是非常多变的，但有经验的医学中心的研究一直很有希望，术后早期及中期的致死率较低，长期的致死率也是在可以接受的范围内。在 Hraska 等完成的包括 63 人在内的一组研究中，15 年的存活率为 95%，71% 的患者有再次手术的机会。最常见的再次手术根据纠正心室 – 大

动脉不一致的不同方式而不同。Rastelli 手术后常采用肺动脉改道手术。在动脉调转术加 LeCompte 操作后，最常用的干预是针对肺动脉狭窄，由于这个原因，很多中心仅在大动脉是前后关系时才采取 LeCopte 操作。其他的并发症如板障的梗阻，发生率为 5%～10%，这通常累及体静脉板障，但肺静脉板障梗阻的病例也曾有报道。也可发生左心室 – 主动脉人工通道的梗阻以及心脏传导阻滞。最大的长期问题是体循环左心室衰竭，20 年的发生率为 15%～20%。双调转术后出现远期心力衰竭的危险因素包括左心室训练后、晚期发生的新主动脉瓣反流、需修复的严重的二尖瓣反流、心脏传导阻滞及术前心衰。

　　除了训练肺动脉下左心室功能，肺动脉环缩术是治疗 CCTGA 患者严重三尖瓣反流的首选方法，特别适用于重度三尖瓣反流伴右心功能明显受损的患者，除了心脏移植外患者没有其他可以适合的手术。肺动脉环缩术疗效存在较大差异（图 11–20）。理论而言，肺动脉环缩术后，增加了肺动脉瓣下左心室的压力，促使室间隔位置偏移，从而改善了三尖瓣的闭合。开展肺动脉环缩术经验有限，并且仅在极少数医学中心开展，但对于很少有其他临床治疗可选的患者而言的确是有临床应用价值的。

四、承担体循环的右心室功能的评估

　　许多 CCTGA 的患者随着时间推移会出现右心室功能障碍及三尖瓣反流，量化评估右心室功能及三尖瓣反流是超声心动图评价这些患者的关键内容。虽然对于承担体循环的右心室射血分数的正常值界定存在争议，但大多数权威学者认为大于等于 50% 是正常的。由于解剖结构复杂，评价形态学右心室功能极具挑战性。先天性心脏病患者右心室腔形态不规则、同时存在室壁运动异常增加了评估的难度。用于评估左心室功能的几何形态假设均不适合右心室。与左心室深层的环形及纵向心肌纤维排列不同，右心室大部分的心肌纤维从心尖至房室连接处呈纵向排列。心肌纤维排列的复杂性及心室形态特征决定了评价右心室功能评估较为困难，因此大部分中心采取粗略的目测法估计右心室收缩功能。

　　由于目测法评估承担体循环的右心室收缩功能存在局限性，一些新的技术已逐渐在临床工作中用于右心室功能的评估。许多方法在本书的其他章中

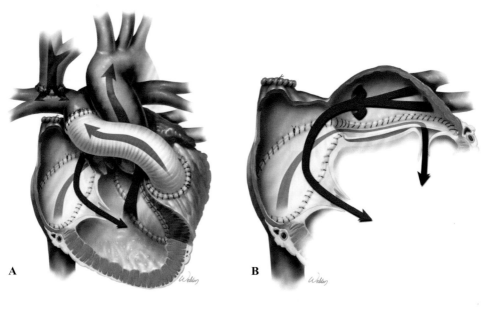

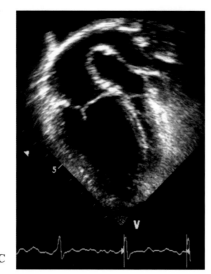

▲ 图 11-19　双调转术（**Mustard-Rastelli 术**）

A. 图示改良双调转术（Mustard-Rastelli 术）用于存在肺动脉或肺动脉下梗阻的 CCTGA 患者。血流从形态学左心室（LV）经室间隔缺损板障到主动脉。放置人工管道连接形态学右心室（RV）至肺动脉。同时行心房调转术。B. 图示改良双调转术（半 Mustard 术），只有下腔静脉（IVC）血流用板障引流至形态学右心室及三尖瓣（TV）。上腔静脉血液（SVC）经双向 Glenn 术转流进入肺动脉。肺静脉血流在下腔静脉板障后方进入二尖瓣（MV）。同时行动脉调转术。C. 行双调转术后的 CCTGA 患儿心尖四腔心切面，显示通畅的肺静脉板障（引自 *DiBardino DJ, Heinle JS, Fraser CD. The hemi-Mustard, bidirectional Glenn, and Rastelli operations used for correction of congenitally corrected transposition, achieving a "ventricle and a half repair" . Cardiol Young. 2004;14:330-332.*）

有所介绍。由学者 Tei 等最早提出的心肌做功指数可以同时评估收缩及舒张功能，从此这一指数被用于承担体循环的右心室功能的评估，理论上心肌做功指数不受几何形态假设的影响。初步研究数据显示，右心室心肌做功指数与心脏 MRI 得到的右心室射血分数之间呈明显负相关。在一个早期的研究中，正常承担体循环的右心室功能（心脏 MRI 测量射血分数≥ 50%）患者的平均心脏做功指数为 0.29 ± 0.08（范围 0.21～0.43）。这个值与承担体循环左心室的正常参考值（范围 0.34～0.40）相近。随着承担体循环的右心功能减低，心肌做功指数则增加。大部分右心功能减低伴三尖瓣反流患者的右心室心肌做功指数＞ 0.72 ± 0.17。

其他技术包括利用组织多普勒成像或者速度

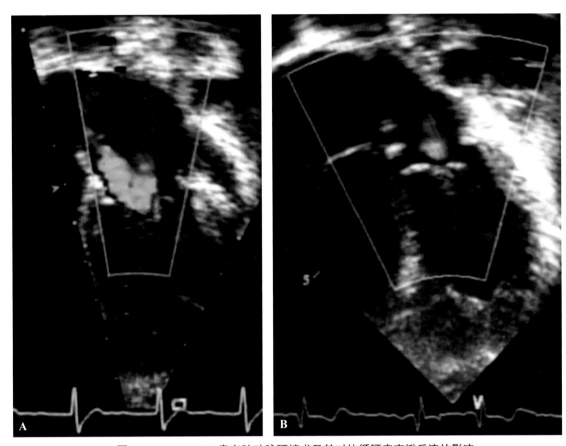

▲ 图 11-20 CCTGA 患者肺动脉环缩术及其对体循环房室瓣反流的影响

A. 肺动脉环缩术前，可见重度三尖瓣反流；B. 同一患者肺动脉环缩术后，形态左心室压增高导致室间隔向左偏移，减轻了三尖瓣反流

向量成像技术测量等容收缩期的等容心肌加速度（isovolumic myocardial acceleration，IVA），在一些小样本研究中证实 IVA 是评估右心室纵向收缩功能的可靠指标。与肺动脉下右心室和承担体循环的左心室相比，承担体循环的右心室的 IVA 减低（平均：承担体循环的右心室为 1.0±0.4；承担体循环的左心室为 1.4±0.5；肺动脉下右心室为 1.8±0.6）。与其他技术相比，IVA 优点还在于不受前负荷和后负荷变化的影响。

最后，因为大部分右心室心肌由纵向纤维构成，研究者们设法用其他一些技术评估承担体循环的右心室的纵向心肌收缩功能。最早的研究技术之一是利用 M 型超声在四腔心切面将取样线放置于二尖瓣、三尖瓣侧壁获取 RV 侧的房室瓣环的位移。与承担体循环的左心室和肺动脉瓣下右心室相比，CCTGA 患者的整体房室瓣环位移减低。近期的研究重点应用应变、应变率及心肌收缩及舒张速度定量纵向心肌功能。初步数据显示，不论是承担

体循环的右心室还是肺动脉下右心室，均以纵向心肌运动为主。在室间隔的基底段及游离壁测量最大位移、收缩及舒张速度与应变。

定量体循环中的三尖瓣反流极具挑战性，但这是患者每次随访中关键的一步。系列研究长期随访结果一致显示，存在体循环中严重三尖瓣反流是 CCTGA 患者死亡的一个明确的独立预测指标。基于这些系列研究的结果显示，随着时间推移，右心室难以承受容量负荷过重而出现功能减退，因此很多中心推荐进行及时的三尖瓣修复或置换，防止出现右心衰竭。Mayo Clinic 研究病例结果显示术前右心室射血分数（right ventricular ejection fraction，RVEF）< 40% 是患者晚期死亡率和术后 1 年承担体循环右心室功能减低最可靠的预测因素之一。

一般而言，定量二尖瓣反流的技术可以用于定量体循环中的三尖瓣反流，但是这些技术在 CCTGA 患者临床应用的相关性研究较少。彩色血流成像缩流颈是最可靠的指标，大多数重度三

尖瓣反流患者缩流颈宽度 ≥ 7mm。其他提示重度体循环三尖瓣反流的超声表现包括：①肺静脉收缩期反向血流；②彩色血流成像显示反流面积 / 左心房面积比 ≥ 40%；③瓣环扩大或瓣缘对合不良；④三尖瓣口 E 峰速度 ≥ 1.5m/s；⑤有效反流口面积 ≥ 0.40cm^2；⑥反流分数 > 55%；⑦反流量 ≥ 60ml。

最后，因为 CCTGA 患者常伴发完全性心脏传导阻滞，因此许多患者需植入经静脉起搏器。虽然放置起搏器可以避免出现心脏传导阻滞相关的并发症，但起搏器的插入可能引起室间隔位置改变，从而导致三尖瓣对合不良而加重反流，最终导致体循环心室功能下降。当经静脉植入后出现体循环右心室功能障碍时，许多中心正在尝试放置双腔起搏装置（心脏同步化治疗）。这个治疗方法的机制是双腔起搏可以帮助消除心室机械活动的不同步，从而改善三尖瓣反流和右心室功能。评估心室机械运动不同步的检测技术包括组织多普勒成像技术、速度向量成像技术、应变和应变成像技术。不幸的是，对所有先天性心脏病急性手术后患者进行心脏再同步化治疗的经验非常有限，仅局限于病例系列报道及小样本实验交叉研究。进入冠状静脉窦对于放置双腔起搏器至关重要。超声心动图常被用来协助辨认冠状静脉窦口。对于承担体循环的右心室的患者，超声心动图医师应常规评估冠状静脉窦的位置及走行。

参考文献

[1] Beauchesne LM, Warnes CA, Connolly HM, Ammash NM, Tajik AJ, Danielson GK. Outcome of the unoperated adult who presents with congenitally corrected transposition of the great arteries. *J Am Coll Cardiol*. 2002;40:285–290.

[2] Benzaquen BS, Webb GD, Colmann JM, Therrien J. Arterial switch operation after Mustard procedures in adult patients with transposition of the great arteries: is it time to revise our strategy? *Am Heart J*. 2004;147:e8.

[3] Bos JM, Hagler DJ, Silvilairat S, et al. Right ventricular function in asymptomatic individuals with a systemic right ventricle. *J Am Soc Echocardiogr*. 2006;19(8):1033–1037.

[4] Celermajer DS, Cullen S, Deanfield JE, Sullivan ID. Congenitally corrected transposition and Ebstein's anomaly of the systemic atrioventricular valve: association with aortic arch obstruction. *J Am Coll Cardiol*. 1991;18:1056–1058.

[5] Connelly MS, Liu PP, Williams WG, et al. Congenitally corrected transposition of the great arteries in the adult: functional status and complications. *J Am Coll Cardiol*. 1996;27:1238–1243.

[6] Derrick GP, Josen M, Vogel M, Henein M, Shinebourne E, Redington A. Abnormalities of right ventricular long axis function after atrial repair of transposition of the great arteries. *Heart*. 2001;86:203–206.

[7] Derrick GP, White PA, Tsang VT, et al. Pulmonary artery banding to retrain the subpulmonary ventricle: optimization by intraoperative pressure volume analysis. *Circulation*. 2000; 102:II-3164.

[8] Diller GP, Radojevic J, Kempny A, et al. Systemic right ventricular longitudinal strain is reduced in adults with transposition of the great arteries, relates to subpulmonary ventricular function, and predicts adverse clinical outcome. *Am Heart J*. 2012;163(5): 859–866.

[9] Eidem BW, O'Leary PW, Tei C, Seward JB. Usefulness of myocardial performance index for assessing right ventricular function in congenital heart disease. *Am J Cardiol*. 2000;86: 654–658.

[10] Eyskens B, Weidemann F, Kowalski M, et al. Regional right and left ventricular function after the Senning operation: an ultrasonic study of strain rate and strain. *Cardiol Young*. 2004;14:255–264.

[11] Freedom RM, Dyck JD, Atallah J. Congenitally correct transposition of the great arteries. In: Allen HD, Driscoll DJ, Shaddy RE, et al, eds. *Moss and Adam's Heart Disease in Infants, Children, and Adolescents*. Philadelphia, PA: Lippincott Williams & Wilkins; 2008:1087–1099.

[12] Freedom RM, Mawson JB, Yoo SJ, Benson LN. *Congenitally corrected transposition of the great arteries (atrioventricuar and ventriculoarterial discordance)*. In: *Congenital Heart Disease: Textbook of Angiocardiography*. Armonk, NY: Futura Publishing; 1997:1071–1111.

[13] Friedberg DZ, Nadas AS. Clinical profile of patients with congenitally corrected transposition of the great arteries. A study of 60 cases. *N Engl J Med*. 1970;282:1053–1059.

[14] Graham TP, Bernard YD, Mellen BG, et al. Long-term outcome in congenitally corrected transposition of the great arteries: a multi-institutional study. *J Am Coll Cardiol*. 2000;36:255–261.

[15] Graham TP. Congenitally corrected transposition. In: Gatzoulis MA, Webb GD, Daubeney PEF, eds. *Diagnosis and Management of Adult Congenital Heart Disease*. New York, NY: Churchill Livingstone; 2003:379–387.

[16] Hon JK, Steendijk P, Khan H, Wong K, Yacoub M. Acute effects of pulmonary artery banding in sheep on right ventricle pressure-volume relations: relevance to arterial switch operation. *Acta Physiol Scand*. 2001;172:97–106.

[17] Hornung TS, Bernard EJ, Celermajer DS, et al. Right ventricular dysfunction in congenitally corrected transposition of the great arteries. *Am J Cardiol*. 1999;84:1116–1119.

[18] Hraska V, Duncan BW, Mayer JE Jr, Freed M, del Nido PJ, Jonas RA. Long-term outcome of surgically treated patients with corrected transposition of the great arteries. *J Thorac Cardiovasc Surg*. 2005;129:182–191.

[19] Ilbawi MN, DeLeon SY, Backer CL, et al. An alternative approach to the surgical management of physiologically corrected transposition with ventricular septal defect and pulmonary stenosis or atresia. *J Thorac Cardiovasc Surg*. 1990;100:410–415.

[20] Ilbawi MN, Ocampo CB, Allen BS, et al. Intermediate results of the anatomic repair for congenitally corrected transposition. *J Thorac Cardiovasc Surg*. 2002;73:594–599.

[21] Imamura M, Drummond-Webb JJ, Murphy DJ Jr, et al. Results of the double switch operation in the current era. *Ann Thorac Surg*. 2000;70:100–105.

[22] Khairy P, Fournier A, Thibault B, Dubuc M, Therien J, Vobecky SJ. Cardiac resynchronization therapy in congenital heart disease. *Int J*

Cardiol. 2006;109:160–168.

[23] Langley SM, Winlaw DS, Stumper O, et al. Midterm results after restoration of the morphologic left ventricle to the systemic circulation in patients with congenitally corrected transposition of the great arteries. *J Thorac Cardiovasc Surg.* 2003;125:1229–1241.

[24] Lundstrom U, Bull C, Wyse RK, Somerville J. The natural and unnatural history of congenitally corrected transposition. *Am J Cardiol.* 1990;65:1222–1229.

[25] Penny DJ, Somerville J, Redington A. Echocardiographic demonstration of important abnormalities of the mitral valve in congenitally corrected transposition. *Br Heart J.* 1992;686: 498–500.

[26] Pirat B, McCulloch ML, Zoghbi WA. Evaluation of global and regional right ventricular systolic function in patients with pulmonary hypertension using a novel speckle tracking method. *Am J Cardiol.* 2006;98:699–704.

[27] Pislaru C, Abraham TP, Belohlavek M. Strain and strain rate echocardiography. *Curr Opin Cardiol.* 2002;17:443–454.

[28] Poirier NC, Mee RB. Left ventricular reconditioning and anatomical correction for systemic right ventricular dysfunction. *Semin Thorac Cardiovasc Surg.* 2000;3:198–215.

[29] Prieto LR, Hordof AJ, Secic M, Rosenbaum MS, Gersony WM. Progressive tricuspid valve disease in patients with congenitally corrected transposition of the great arteries. *Circulation.* 1998;98:997–1005.

[30] Rutledge JM, Nihill MR, Fraser CD, Smith OE, McMahon CJ, Bezold LI. Outcome of 121 patients with congenitally corrected transposition of the great arteries. *Pediatr Cardiol.* 2002;23: 137–145.

[31] Salehian O, Schwerzmann M, Merchant N, Webb GD, Siu SC, Terrien J. Assessment of systemic right ventricular function in patients with transposition of the great arteries using the myocardial performance index: comparison with cardiac magnetic resonance imaging. *Circulation.* 2004;110:3229–3233.

[32] Snider RA, Serwer GA, Ritter SB. *Abnormalities of ventriculoarterial connection.* In: *Echocardiography in Pediatric Heart Disease.* St. Louis, MO: Mosby–Year Book; 1990:317–323.

[33] Tei C, Dujardin KS, Hodge DO, et al. Doppler echocardio-graphic index for assessment of global right ventricular function. *J Am Soc*

Echocardiogr. 1996;9:838–847.

[34] Kutty S, Nugent ML, Russel DR, Frommelt PC. Assessment of regional right ventricular velocities, strain, and displacement in normal children using velocity vector imaging. *Echocardiography.* 2008;25(3):294–307.

[35] van der Zedde J, Oosterhof T, Tulevski II, Vilegen HW, Mulder BJM. Comparison of segmental and global systemic ventricular function at rest and during dobutamine stress between patients with transposition and congenitally corrected transposition. *Cardiol Young.* 2005;15:148–153.

[36] van Son JA, Danielson GK, Huhta JC, et al. Late results of systemic atrioventricular valve replacement in corrected transposition. *J Thorac Cardiovasc Surg.* 1995;109:642–652.

[37] Vogel M, Derrick G, White PA, et al. Systemic ventricular function in patients with transposition of the great arteries after atrial repair: a tissue Doppler and conductance catheter study. *J Am Coll Cardiol.* 2004;43:100–106.

[38] Warnes CA. Transposition of the great arteries. *Circulation.* 2006;114:2699–2709.

[39] Williams RV, Ritter S, Tani LY, Pagotto L, Minich L. Quantitative assessment of ventricular function in children with single ventricles using the Doppler myocardial performance index. *Am J Cardiol.* 2000;86:1106–1110.

[40] Winlaw DS, McGuirk SP, Balmer C, et al. Intention-to-treat analysis of pulmonary artery banding in conditions with a morphologic right ventricle in the systemic circulation with a view to anatomic biventricular repair. *Circulation.* 2005;111:405–411.

[41] Yeh T Jr, Connelly MS, Coles JG, et al. Atrioventricular discordance: results of repair in 127 patients. *J Thorac Cardiovasc Surg.* 1999;117:1190–1203.

[42] Hraska V, Vergnat M, Zartner P, et al. Promising outcome of anatomic correction of corrected transposition of the great arteries. *Ann Thorac Surg.* 2017;104:650–656.

[43] Mongeon FP, Connolly HM, Dearani JA, Li Z, Warnes CA. Congenitally corrected transposition of the great arteries ventricular function at the time of systemic atrioventricular valve replacement predicts long-term ventricular function. *J Am Coll Cardiol.* 2011;57:2008–2017.

第 12 章　室间隔缺损
Ventricular Septal Defects

Sarah Gelehrter　Thor Thorsson　Gregory Ensing　著

赵博文　陈　舟　译

概述

室间隔缺损是最常见的先天性心脏病，在成人和儿童的超声心动图检查中都很常见。50% 患有先天性心脏病的儿童可伴发 VSD，20% 的病例是孤立性 VSD。VSD 是先天性心脏病的重要组成部分，包括法洛四联症、永存动脉干和右心室双出口。活产儿中单独 VSD 的发病率为（1.5～53）/1000，报道的发病率差异很大。

对于大多数先天性心脏病患者而言，超声心动图已成为确立临床诊断、指导临床医疗和指导治疗干预方法的主要手段。因此，确立 VSD 的诊断并不困难。但理想的超声图像的研究及结果解读要求超声心动图医师对室间隔解剖、VSD 与其他心内结构的关系及 VSD 对心内血流动力学的影响有详细的了解。

一、室间隔解剖

正常的室间隔是一个弯曲的结构，从右下方的后室间沟延伸至肺动脉流出道和左上方的前室间沟。室间隔可分为 4 个部分：膜部、流入道部、流出道部和小梁间隔部（图 12-1）。这些部分的边界由三尖瓣、肺动脉瓣和主动脉瓣进行区分，而进一步细化分区则由右心室的肌束来决定：间隔带、壁带和节制索。这些肌束中，只有节制索是易于在标准的二维超声心动图显示。这个肌束起源于右心室侧室间隔中段近心尖 1/3 处，穿过右心室到达右心室侧壁。间隔带，又称隔缘肉柱，在超声心动图上很难识别。它是沿室间隔中部右心室面延伸的肌肉脊，从右心室节制索插入处向主动脉流出道延伸，并在此处分成前上和后下支，延伸至膜部室间隔。圆锥乳头肌（内侧乳头肌）从间隔带的后下支延伸，支撑三尖瓣的前叶与隔叶连合处。在隔束的分叉处是膜周部室间隔和肺动脉瓣下膜部室间隔。

膜部室间隔是位于心脏底部的室间隔和房室间隔的一小部分纤维组织，毗邻三尖瓣前隔联合、主动脉瓣的右后联合和二尖瓣前叶。由于三尖瓣相对于二尖瓣更靠近心尖，部分膜部室间隔，膜部房室间隔将左心室与右心房隔开。

室间隔的其他 3 个区域均系肌部室间隔，它们从膜部室间隔向外呈放射状分布。流入道部室间隔位于膜部室间隔以下的房室瓣之间，其心尖部的边界是房室瓣的腱索附着点。流出道部室间隔构成室间隔的最前部最上部，位于膜部室间隔、圆锥乳头肌和漏斗部前壁之间的假想线之上。室间隔的其余部分是小梁间隔，它是室间隔最大的部分。如图 12-2 所示，小梁间隔进一步可分为亚部：后小梁肌部室间隔（有时称为流入道肌部）、前小梁间隔、中间小梁间隔和心尖部小梁间隔。后小梁（或肌部）间隔位于三尖瓣隔瓣附着点的后方。前小梁间隔位于间隔带（或隔缘肉柱）的前面。由于超声心动图难以识别间隔带，因此前小梁间隔被认为是前部至室间隔中部，上缘达节制索水平或之上。中部肌性间隔位于间隔带的后方，节制索的上方。心尖部间隔位于节制索下方，分为前尖部或"漏斗部"心尖部和后尖部或"流入道"心尖部。

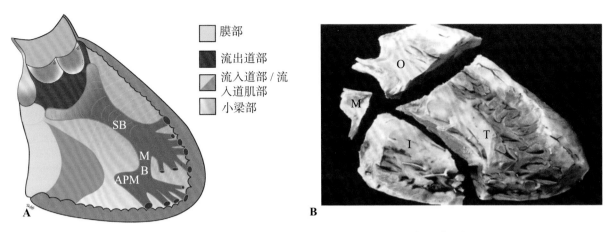

▲ 图 12-1　从右心室面观察正常室间隔结构示意图（A）和室间隔病理解剖图（B）

APM. 三尖瓣前乳头肌；I. 流入道；M. 膜部；MB. 节制索；O. 流出道；SB. 隔束；T. 小梁（B. 经许可转载，引自 *Becker A, Anderson R. Anomalies of the ventricles. In: Cardiac Pathology and Integrated Text and Color Atlas. New York, NY: Raven Press; 1983:12.2.*）

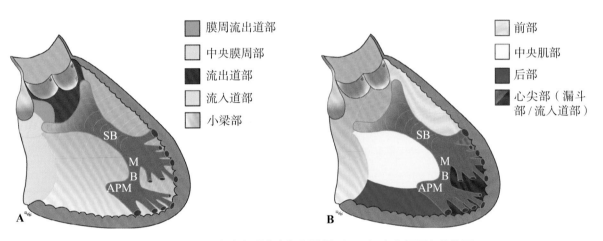

▲ 图 12-2　从右心室观察室间隔缺损（VSD）在室间隔上的位置

A. 中央膜周部 VSD、流出道部 VSD 和流入道部 VSD 的位置；B. 小梁肌部 VSD 的亚型：前小梁肌部 VSD、中间小梁肌部 VSD、后小梁肌部 VSD 和心尖部小梁肌部 VSD（包括右心室流入道心尖后部 VSD 和前漏斗部心尖部 VSD）。APM. 三尖瓣前乳头肌；MB. 节制索；SB. 隔束

二、室间隔缺损解剖

VSD 可分为 2 种基本类型。在第一种类型中，可能有足够的室间隔组织，但部分室间隔对位不良，导致"间隙"或室间隔缺损。对位不良的室间隔可以平行也可以偏移，可以斜行交叉，甚至呈相互垂直关系。VSD 的第二种基本类型是由于室间隔组织缺损引起的。这种缺陷可能是先天性的，也可以是心肌梗死或创伤后获得性的。

目前存在数种常用的描述 VSD 位置分类方法。因此，命名法可能相当混乱。经常使用的分类系统如表 12-1 所示。国际儿科和先天性心脏病命名学会（International Society for Nomenclature of Paediatric and Congenital Heart Disease，ISNPCHD）正在努力综合各种命名系统，该学会已被纳入国际疾病分类第 11 个版本（ICD-11）。在本章中，我们使用 ISNPCHD 系统，并选择了以下名称：中央膜周、出口部（包括由于出口部隔膜、出口膜周部及双动脉的排列错乱而导致的室间隔缺损）、入口部和肌小梁部。缺损可以完全发生在部分隔膜内，也可以跨越部分隔膜（如膜周部至入口部缺损）。无论使用哪种命名系统，最重要的是保持一致，这样才能实现准确和清晰的沟通。

三、超声心动图评价室间隔缺损

超声心动图系统性评估 VSD 包括详细的解剖

表 12-1　室间隔缺损的命名系统

ISNPCHD	CHS Database	Van Praagh 等	Anderson	其 他
中央膜周部	膜周部	圆锥间隔	膜周流出道部	膜部；主动脉瓣下；嵴上型；膜旁型
流出道部（包括流出道膜周部、双瓣下型、临近大动脉型和流出道肌部）	动脉干下型	圆锥间隔	临近大动脉型	漏斗部；嵴上型；肺动脉瓣下型；双瓣下型
流入道部（无共同房室联合）	流入道部	AV 通道	膜周流入道部	
小梁肌部	肌部	肌部	肌部	

AV. 房室；CHS Database. 先天性心脏外科命名与数据库项目；ISNPCHD. 国际儿科和先天性心脏病命名学会

和血流动力学描述，需要描述室间隔缺损的确切位置，需要特别关注：① VSD 与瓣膜及瓣膜附属装置的关系；②识别与室间隔缺损位置相关的复杂因素；③描述解剖缺损的大小；④评估右心室收缩期压；⑤估计整体分流量。

用于识别和观察 VSD 的成像方法包括用二维及彩色多普勒成像模式扫查整个室间隔，从心尖到心底部，从左到右，通过频谱多普勒评估室间隔过隔血流，并常常使用三维超声成像技术进行评估。二维成像应选取最佳的声窗进行，以此来显示垂直于超声束的室间隔和平行于声束的分流信号。应调节图像频率和压缩比，以优化室间隔的细节显示及室间隔心肌结构和心内膜边界。必须特别注意评估瓣膜与缺损的关系，评估与室间隔缺损临近的瓣膜和心内膜组织的累及情况，以及是否存在其他的室间隔缺损。由于室间隔的弯曲特性，最佳的室间隔显像可以从剑突下、胸骨旁、心尖部或右侧胸骨旁等切面进行观察。通常需要从多切面成像来充分检查室间隔。

三维和四维（实时三维）超声心动图技术最早的应用之一就是用于 VSD 大小和形状的评估。由于许多 VSD 形态不规则及其动态变化特点，以及室间隔缺损与许多重要心内结构的关系，可以通过三维超声得到更大程度的了解。三维超声心动图测量的缺损大小与外科测量大小的相关性优于二维超声。只有很好理解超声成像图像的物理学原理，才能合理地应用三维成像方法。超声分辨率在轴向（深度）面最好，在两个侧面的分辨率更低，并且由于金字塔的体素形状，三维分辨率随探头距离的增加而降低。图像质量与探头和感兴趣区域之间反

射体的数量成反比关系。室间隔三维成像的一个主要局限是信息的假性"余波"，它会"扩大"或"制造"缺损。因此，在轴向平面成像室间隔的感兴趣区域尤为重要，同时尽量减少位于探头和室间隔之间的超声波反射体数量，运用适当的频率和压缩比来生成一个固态样心肌和半透明血池。最佳的探头位置可以是剑突下、胸骨旁或心尖区。在图像采集之后或是采集期间，容积数据能够被"裁剪"；切除左心室和右心室游离壁的部分，可以获得整个缺损的"外科正面观"。图像通常以心脏动态活动模式显示，但如果将舒张末期的静态图像旋转几个平面进行观察，可能会更有效地多方位立体观察图像。通过在收缩末期和舒张末期的比较，可以动态显示大多数 VSD 的大小变化。

（一）室间隔缺损的部位

VSD 的确切位置可以通过超声心动图识别，并使用前面描述的分类（中央膜周部、流出道部、流入道部或小梁肌部）进行描述。图 12-3 是各种类型的缺损及其在标准二维超声心动图上的位置示意图。识别大部分缺损的位置时，应同时描述缺损延伸至室间隔的相邻部分和室间隔对位不良的方向。较大区域的缺损，如小梁部间隔，通常需要通过描述其与邻近心脏结构的关系以精准定位。还应评估和报告每个 VSD 部位是否存在与之相关的特定复杂因素。如图 12-1 所示，在室间隔右心室面绘制 VSD 的位置，可以避免在复杂缺损闭合术前因沟通交流不当而产生的模糊信息。

1. 中央膜周部室间隔缺损

中央膜周部缺损是 VSD 最常见的类型，约占 VSD 的 80%。中央膜周部 VSD 累及主动脉瓣和三

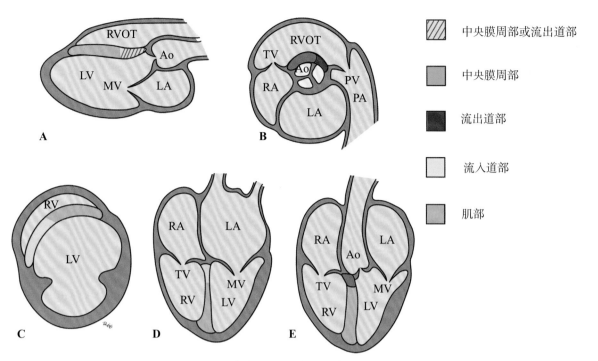

▲ 图 12-3　标准超声心动图中室间隔缺损（VSD）位置的示意图

A. 胸骨旁长轴切面显示肌部、中央膜周部和流出道部 VSD；B. 胸骨旁短轴切面显示中央膜周部和流出道部 VSD；C. 胸骨旁短轴切面（左心室乳头肌水平）显示肌部 VSD；D. 心尖四腔心切面显示流入道部和肌部 VSD；E. 心尖五腔心切面显示肌部和中央膜周 VSD。Ao. 主动脉；LA. 左心房；MV. 二尖瓣；PA. 肺动脉；PV. 肺动脉瓣；RA. 右心房；RV. 右心室；RVOT. 右心室流出道；TV. 三尖瓣

尖瓣附近的膜部室间隔和间隔带后侧的后基底部。如图 12-4 所示，可以从胸骨旁、心尖或剑突下声窗观察其紧邻三尖瓣和主动脉瓣。

由于与三尖瓣相邻，中央膜周部缺损可合并三尖瓣隔叶变形和三尖瓣反流。来自三尖瓣隔叶的附属组织，或隔叶本身的一部分，可部分或完全遮盖 VSD；这种组织有时被称为室间隔膜部瘤（图 12-5）。偶尔，血流从左心室穿过室间隔缺损，穿过膜部瘤，最后穿过三尖瓣进入右心房，导致左心室至右心房的血液分流（图 12-6A 和 B）。如果将从左心室至右心房分流产生的这种高速血流错误地解释为三尖瓣反流，可能会导致对右心室压力的错误高估。Gerbode 缺陷是一种独特的左心室至右心房分流，它是由分隔左心室和右心房的膜性室间隔部分的缺陷导致左心室至右心房之间血流的直接交通（图 12-6C 和 D）。

由于中央膜周部室间隔缺损也邻近主动脉瓣，因此主动脉瓣也可受影响。约 10% 的膜周部（包括中央膜周部和流出道膜周部）缺损患者伴发主动脉瓣脱垂，6%～8% 的患者伴发主动脉瓣反流。主动脉瓣脱入室间隔缺损处的超声心动图表现为主动脉瓣的右冠瓣或无冠瓣向室间隔缺损处突出，通常胸骨旁长轴和短轴切面是最佳观察切面。因为主动脉瓣脱垂在动脉干下型室间隔缺损中更常见，下面将详细讨论。由于主动脉瓣脱垂在主动脉瓣反流发展中的重要性，任何位于主动脉瓣附近的室间隔缺损患者均应在报告中描述是否伴发主动脉瓣脱垂。

中央膜周部室间隔缺损均可合并左心室或右心室流出道梗阻。3%～6% 的中央膜周部室间隔缺损患者伴有主动脉瓣下嵴，伴或不伴有明显的主动脉瓣下梗阻，并可随时间进程而发展。在大多数患者中，主动脉瓣下嵴或主动脉下环为纤维肌性组织，恰位于室间隔缺损的下方（即室间隔缺损位于嵴的远端）。在这些病例中，约有一半的患者伴发室间隔膜部瘤。主动脉瓣下嵴以外的血流紊乱也可能导致主动脉瓣反流。偶尔，中央膜周部室间隔缺损可能伴发"餐巾环样"右心室中腔梗阻，即双腔右心室。在这种情况下，室间隔缺损通常位于梗阻下方的右心室腔，稍后将在本章进行详细讨论。

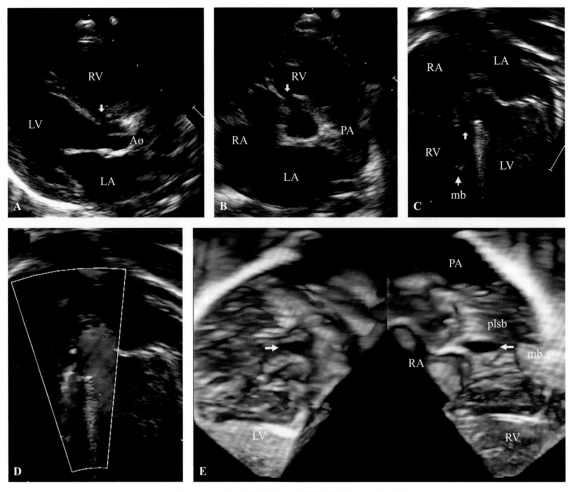

▲ 图 12-4　中央膜周部室间隔缺损（VSD）（箭）

A. 胸骨旁长轴显示主动脉瓣附近的室间隔缺损；B. 胸骨旁短轴切面显示主动脉瓣和三尖瓣之间的缺损；C 和 D. 二维超声（C）和彩色多普勒超声（D）显示心尖五腔心切面 VSD 与左心室流出道的关系；E. 3D"薄壳模式"显示室间隔左心室面及右心室面，箭指向室间隔缺损断端边缘。该缺损从隔带的后下支下方延伸至三尖瓣环。Ao. 主动脉；LA. 左心房；LV. 左心室；mb. 节制索；PA. 肺动脉；plsb. 隔带后下支；RA. 右心房；RV. 右心室

2. 流出道部室间隔缺损

流出道部室间隔缺损的命名很复杂，包括漏斗部、嵴上型、肺动脉瓣下型、双瓣下型、临近大动脉型、圆锥间隔型、圆锥内型等。ISNPCHD 命名系统将流出道部室间隔缺损定义为那些在室间隔带支之间通向右心室流出道的室间隔缺损，并将其细分为流出道膜周部缺损（通常伴发流出道室间隔对位不良），双瓣下临近大动脉型缺损和流出道肌部缺损。

3. 流出道膜周部室间隔缺损

流出道膜周部 VSD 位膜周邻近三尖瓣前叶，位于间隔带后下支的正上方，通常伴发流出道室间隔与肌性室间隔对位不良。流出道室间隔的前移或后移会引起室间隔对位不良而造成缺损。室间隔前

移会造成类似法洛四联症的室间隔缺损（图 12-7），伴发主动脉骑跨；这种对位不良的室间隔缺损也可出现在无肺动脉狭窄患者。流出道室间隔后移造成的室间隔缺损见于主动脉弓离断伴左心室流出道肌性狭窄的患者（图 12-8）。

4. 双瓣下临近大动脉的流出道型室间隔缺损

双瓣下临近大动脉的流出道型室间隔缺损占 VSD 的 5%～10%，在亚洲人群中更为常见。这些缺损位于半月瓣下方，是由圆锥间隔或流出道部室间隔的缺损造成的。超声心动图长轴切面可以显示双瓣下临近大动脉的流出道型室间隔缺损紧邻主动脉瓣下方，在短轴切面则紧贴主动脉瓣和肺动脉瓣（图 12-9）。双瓣下临近大动脉的流出道型室间隔缺损患者与半月瓣之间通常没有肌肉组织。然而，有

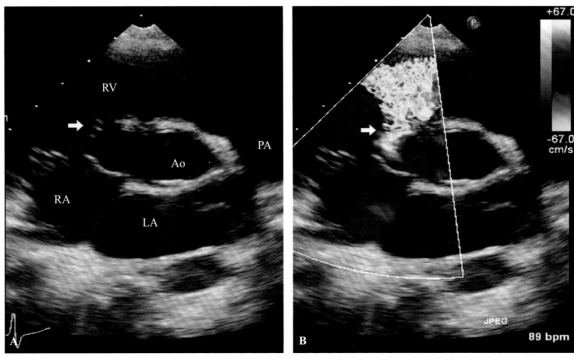

▲ 图 12-5　二维超声（A）和彩色多普勒超声（B）显示胸骨旁短轴切面室间隔膜部瘤（箭）由冗长的三尖瓣组织组成，部分遮盖了中央膜周部室间隔缺损

Ao. 主动脉；LA. 左心房；PA. 肺动脉；RA. 右心房；RV. 右心室

时缺损会被肌肉组织完全包绕。

主动脉瓣右冠窦脱入缺损口处，主动脉瓣扭曲变形，见于 60%～70% 的双瓣下临近大动脉的室间隔缺损患者。长轴和短轴切面脱垂表现为主动脉瓣右冠窦和部分窦部向右心室侧突出（图 12-9）。在收缩早期可能是轻微和短暂的，严重时整个心动周期窦部全部进入缺损口，并封闭室间隔缺损。与未累及的主动脉瓣相比，脱入室间隔缺损口的主动脉瓣呈"喙状"，并在收缩期变短。由于在多达 1/3 患者的主动脉瓣反流与主动脉瓣脱垂相关，因此当室间隔缺损紧邻主动脉瓣时，应在超声报告中对是否存在主动脉瓣脱垂进行描述。由于主动脉瓣反流的风险，一些心脏病学家主张无论室间隔缺损大小如何，应对所有双瓣下临近大动脉的室间隔缺损患者进行手术修复。然而，主动脉窦部脱垂入双瓣下临近大动脉的室间隔缺损患者的主动脉瓣反流的进展与预后并不一致。Cheung 等报道在轻中度主动脉瓣脱垂的患者中，VSD 修补术后 92% 的患者主动脉瓣反流程度无明显变化或有所改善，但均未发展为中度或重度主动脉瓣反流。相反，大多数中重度主动脉瓣脱垂患者伴发中重度主动脉瓣反流，在 VSD

修补术及主动脉瓣成形术后，主动脉瓣的反流程度不变或加重。

5. 流出道肌部室间隔缺损

流出道肌部室间隔位于漏斗圆锥的平滑肌间隔内，但与心内瓣膜间有肌肉组织分开。正因如此，与双瓣下临近大动脉的流出道型室间隔缺损不同，不会出现瓣膜脱垂和反流。

6. 流入道部室间隔

流入道部室间隔缺损位于两个房室瓣的后方，但没有如在第 8 章讨论的房室通道缺损时所见的共同房室连接。通常观察此类缺损最佳成像切面是心尖四腔心切面或胸骨旁短轴切面（图 12-10）。流入道部室间隔缺损应与后肌部室间隔缺损（又称流入道肌部）区分开来，后肌部室间隔缺损位于流入道部室间隔附近，但由肌束边缘与主动脉瓣隔开。流入道部室间隔缺损可能是由房间隔对位不良所致，并在一定程度上，导致了房室瓣膜的骑跨和并不少见的房室瓣腱索附属结构的跨立。

当房室瓣位于室间隔缺损上方并与两个心室相通时，就会发生房室瓣骑跨。房室瓣跨立发生于房室瓣的腱索附属结构穿过室间隔到对侧室间隔或对

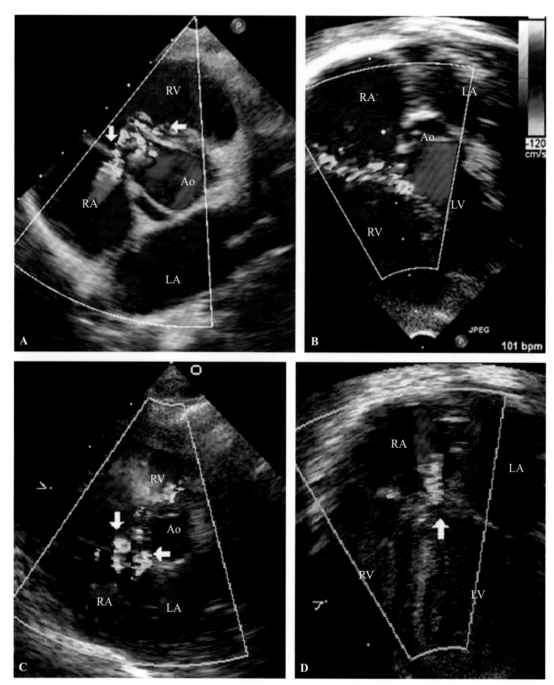

▲ 图 12-6　偶尔，血流从左心室穿过室间隔缺损，通过膜部瘤组织（左箭）和三尖瓣（下箭），进入右心房导致左心室至右心房的分流（A 和 B）。如果将此从左心室分流到右心房的高速血流误认为是三尖瓣反流，将可能导致错误的高估右心室压力。一种相关但独特的左心室至右心房分流疾病是 Gerbode 缺损，它是由分隔左心室和右心房的膜性室间隔部分缺损造成的左心室与右心房的直接血液交通（C，左箭；D，上箭）。图 C 中下箭表示一个独立的三尖瓣反流

Ao. 主动脉；LA. 左心房；LV. 左心室；RA. 右心房；RV. 右心室

侧心室壁。房室瓣可以骑跨、跨立或两者兼有。流入道部室间隔缺损患者可见三尖瓣及其附属结构跨立于室间隔的左心室侧（图 12-11）。流入道型室间隔缺损患者很少出现二尖瓣跨立，但较常见于流出道部 VSD 或中央膜周型 VSD 患者。由于腱索装置

穿过缺损会影响手术补片的放置，因此超声心动图医师应该准确识别和解读房室瓣的骑跨和跨立。

其他类型的房室瓣受累在流入道部室间隔缺损中也很常见，最常累及三尖瓣。三尖瓣本身可能存在畸形并伴三尖瓣反流。流入道部缺损可被冗长

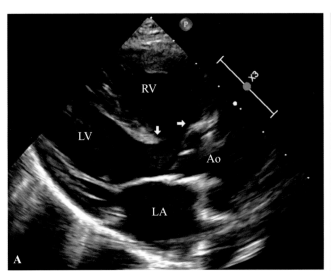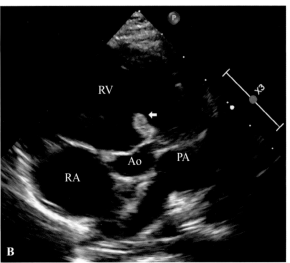

▲ 图 12-7 胸骨旁长轴切面（A）和短轴切面（B）显示流出道膜周部室间隔缺损时的前向对位不良

流出道部室间隔向前偏移和旋转（箭）导致室间隔缺损，主动脉扩张骑跨于室间隔之上，伴肺动脉瓣下流出道狭窄。Ao. 主动脉；LA. 左心房；LV. 左心室；PA. 肺动脉；RA. 右心房；RV. 右心室

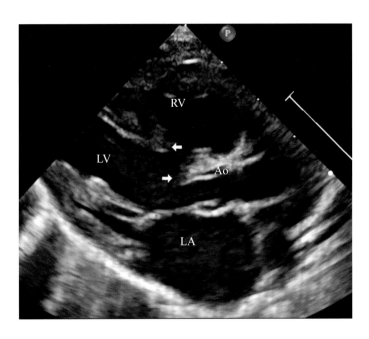

◀ 图 12-8 主动脉弓发育不良和严重主动脉缩窄患者伴发后向对位不良的流出道膜周部室间隔缺损

流出道室间隔位置后移（箭）导致室间隔缺损，左心室流出道狭窄，右心室流出道增大。Ao. 主动脉；LA. 左心房；RV. 右心室；LV. 左心室

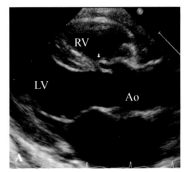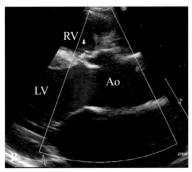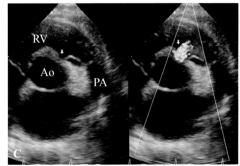

▲ 图 12-9 胸骨旁长轴（A 和 B）和胸骨旁短轴（C）显示双瓣下临近大动脉型室间隔缺损（VSD），主动脉瓣右冠窦脱入（箭）室间隔缺损，引起轻度主动脉瓣反流

双瓣下临近大动脉型室间隔缺损的特点是短轴切面无肌肉组织将肺动脉瓣与室间隔缺损分开。Ao. 主动脉；LV. 左心室；PA. 肺动脉；RV. 右心室

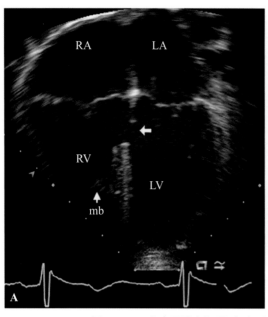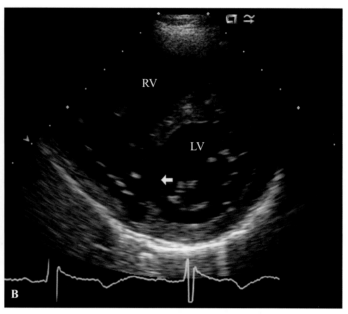

▲ 图 12-10　心尖四腔心切面（A）和胸骨旁短轴切面（B）显示流入道部室间隔缺损（箭）

LA. 左心房；LV. 左心室；mb. 节制索；RA. 右心房；RV. 右心室

的三尖瓣隔叶组织部分或完全遮盖。当室间隔缺损合并部分型房室间隔缺损（atrioventricular septal defect，AVSD）时，可伴发二尖瓣前叶裂，可能导致二尖瓣反流。与流入道部室间隔缺损相关的瓣膜异常应作为超声心动图评估的一部分。

　　7. 小梁肌部室间隔缺损

　　小梁肌部室间隔缺损占 VSD 的 5%～20%。根据位置可以分为位于肌部前方、肌部中部、肌部后方或心尖部（图 12-2）。前肌部室间隔缺损位于隔带（或隔缘肉柱）的前方，它沿着室间隔中部从节制索的插入处向室间隔膜部延伸。隔膜带分为前支和后支，环绕流出道膜部室间隔和流出道室间隔的大部分。中部肌性室间隔缺损位于间隔带的后部，三尖瓣隔瓣附着处的前部，节制索的上方。后肌部室间隔缺损位于三尖瓣隔瓣附着处后方；后流入道肌部室间隔缺损位于房室瓣正下方，有肌肉组织将其与房室瓣分开。

　　心尖部肌性室间隔缺损位于节制索下方，包括右心室流入道心尖部缺损（位于更后方）和更前面的"漏斗"心尖部室间隔缺损。右心室的这两个心尖部被密集的小梁分隔，小梁从室间隔一直延伸到右心室游离壁；左心室可与漏斗心尖部（43% 的病例）、右心室流入道心尖部（45% 的病例）相连接，或与右心室两个心尖部相连。左心室漏斗心尖部室

间隔缺损患者，室间隔右心室侧通常有多个开口。右心室顶端肥大的小梁和节制索将漏斗部心尖和室间隔缺损与右心室的其余部分分开。偶尔，通过手术或导管伞片闭合这些缺损，会导致装置或补片放置于右心室小梁之间，而不是穿过真正的室间隔缺损。这可能导致右心室的漏斗心尖部的关闭，从而使其成为左心室的生理部分。

　　肌部室间隔缺损的最佳显像平面取决于缺损在肌部室间隔的确切位置，理想平面是能够同时显示轴向切面上有良好分辨率的二维 VSD 和平行于超声束的过隔血流信号。确定肌部 VSD 的精确位置可能需要如图 12-12 所示，整合从多个成像平面获得的信息，定义肌部室间隔缺损的特定亚型可能较为困难，因为除了节制索外，用于定义肌性室间隔缺损亚型的右心室肌带可能很难或不可能通过超声心动图显示。为了清楚地了解肌部室间隔缺损的位置，建议在前方 / 后方及心尖 / 基底的位置来描述缺损，并在适当的图表中绘制。在图 12-12 所示的例子中，缺损位于右心室漏斗心尖部，位于假想的隔带顶端延伸位置的前面。图 12-12 显示了四腔心切面定位 VSD 的一个特别需要注意的问题。心尖四腔心切面在远场显示更靠后的结构，如心房和房室瓣，但在近场显示的是心尖部室间隔更靠前的结构；而短轴切面则显示此缺损的位置更靠前。

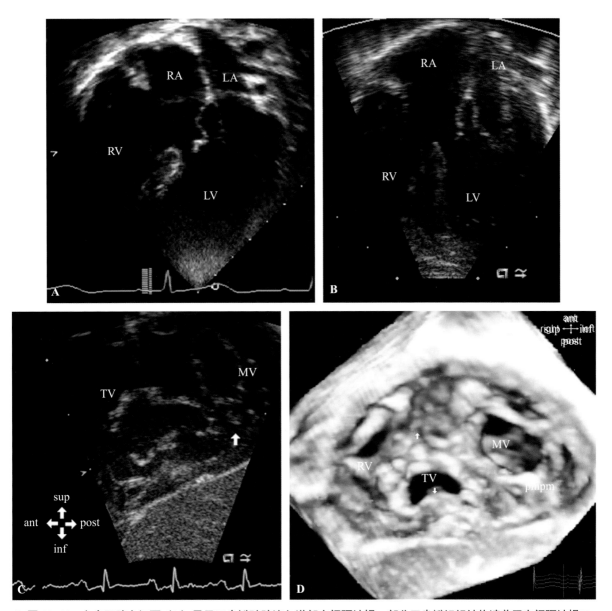

▲ 图 12-11　心尖四腔心切面（**A**）显示三尖瓣骑跨流入道部室间隔缺损，部分三尖瓣组织结构遮盖了室间隔缺损口。心尖四腔心切面（**B**）和剑突下斜矢状切面正面观（**C**）显示三尖瓣及其附属结构跨立左心室后内侧乳头肌（**C**，箭）。三维超声成像（**D**）通过裁剪后显示房室瓣和流入道型室间隔缺损的前方及后下方的边缘（箭）

ant. 前；inf. 下；LA. 左心房；MV. 二尖瓣；pmpm. 后内侧乳头肌；post. 后；RA. 右心房；RV. 右心室；sup. 上；TV. 三尖瓣

患者可能存在多发性肌部室间隔缺损，有时称为"瑞士奶酪"间隔，或如图 12-13 所示，除了室间隔其他位置的缺损外，还可能存在肌部室间隔缺损。这些缺损很容易漏诊，特别是当第一个缺损较大，并且两个心室的压力相等的情况下。

（二）特殊注意事项

1. 伴发畸形

多达 60% 的 VSD 患者伴发其他心脏病变。如果不仔细寻找，极易漏诊。VSD 常常伴发主动脉弓部病变。17%～33% 的主动脉缩窄患者伴发室间隔缺损，几乎所有主动脉弓离断患者伴发室间隔缺损。在这些病例中，近一半的室间隔缺损为于肌部室间隔，近 1/4 的主动脉弓缩窄伴室间隔缺损患者为中央膜周型 VSD。

动脉导管未闭通常伴发 VSD。当室间隔缺损较大，并伴有肺动脉收缩期高压时，主动脉和肺动脉压力接近平衡，通常会导致动脉导管内血流为层流（此时难以识别）。当室间隔缺损关闭后，肺动脉压

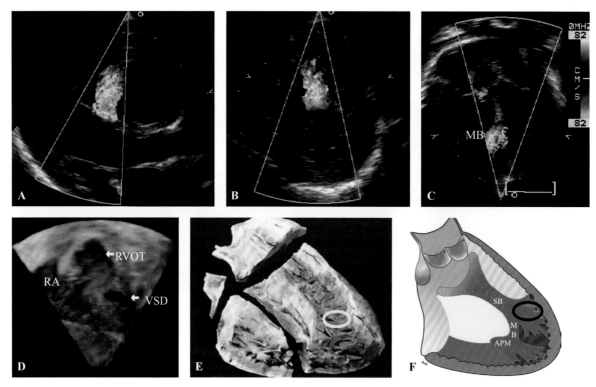

▲ 图 12-12　右心室漏斗心尖部附近的肌性室间隔缺损的位置

A 至 C. 胸骨旁长轴切面（A）、短轴切面（B）和心尖四腔心切面（C）显示肌性室间隔缺损的位置；D. 从剑突下切面获得的三维超声图像，裁剪右心室游离壁后，显示整个室间隔右心室面，其上可见位于右心室心尖漏斗部的前方尖部的室间隔缺损；E. 病理标本显示室间隔的区域划分，从右心室面观肌性室间隔缺损的位置如黄圈所示；F. 肌性室间隔缺损的亚型表现，A 至 D 中显示的室间隔缺损的位置在此图中如黑圈所示。MB. 节制索；RA. 右心房；RVOT. 右心室流出道（E. 经许可转载，改编自 Becker A, Anderson R. Anomalies of the ventricles. In: Cardiac Pathology and Integrated Text and Color Atlas. New York, NY: Raven Press; 1983:12.2, Figure 12.1.）

力降低，此时动脉导管血流就很容易识别。

主动脉瓣下狭窄与室间隔缺损之间的关系在本章中已有描述。中央膜周部室间隔缺损合并主动脉瓣下狭窄通常是由纤维肌脊或纤维环引起的，室间隔缺损位于梗阻的远端。肌性或隧道状主动脉瓣下狭窄可由圆锥间隔后部对位不良引起，特征性表现是伴发主动脉弓部病变。这些患者的室间隔缺损位于左心室流出道梗阻水平以下。

63%～90% 双腔右心室（double-chambered right ventricle, DCRV）患者伴发 VSD。在 DCRV 中，位于漏斗下方的异常肌束将右心室分为一个高压的流入腔和一个低压的流出腔（图 12-14）。异常肌束从室间隔延伸至右心室前壁，并可插入至从心尖到圆锥心室交界处的任何位置。VSD 通常位于膜周部，与右心室高压腔相通，也可以位于任何区域。异常肌束与 VSD 的相对位置决定了 VSD 连接的右心室腔部位。当 VSD 将左心室连接到右心室的低压腔时，它在生理学上就像一个孤立性的 VSD。当

VSD 将左心室连接到右心室高压腔时，在生理学上类似法洛四联症。如果右心室压力高，就会导致 VSD 的右向左分流。对 VSD 患者的病史研究显示，3%～7% 的患者会出现右心室流出道狭窄，随着时间的推移，流出道狭窄会进行性加重。分隔右心室的肌束通常见于右心室中段。当探头置于胸骨旁时，血流方向垂直于超声声束，很难显示该区域的异常血流信号。由于这些肌束位于更靠前的位置，探头置于心尖部也很难显示这些肌束，这使 DCRV 很容易在匆忙的超声检查中漏诊。探头放置于肋下会清楚地显示这些梗阻性的肌束，同时由于声束与血流平行得以良好显示血流信息。

2. 外伤性室间隔缺损

外伤性室间隔缺损最常发生在靠近心尖的小梁肌部室间隔，但研究报道显示中央膜周部室间隔缺损与三尖瓣损伤有关。也可能发生多发性创伤性 VSD。直接击打胸部是造成外伤性 VSD 最常见的原因。创伤可能在受伤即刻导致室间隔破裂，或可

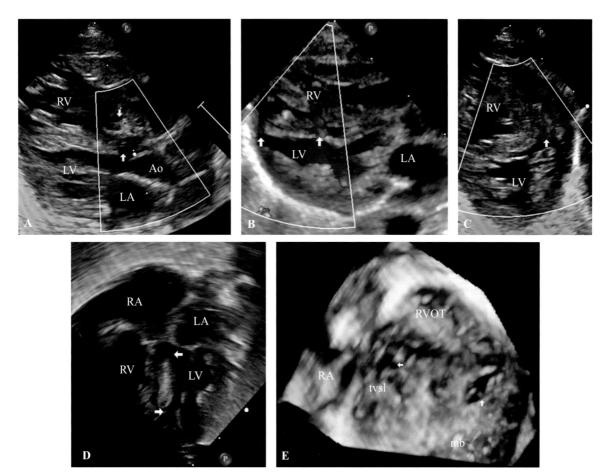

▲ 图 12-13　二维超声（**A** 至 **D**）和三维超声成像（**E**）显示多孔型室间隔缺损：**1** 个中央膜周部缺损，缺损口部分被三尖瓣隔瓣构成的瘤样组织所遮盖（**A**，下箭；**D** 和 **E**，左箭），**1** 个位于前小梁肌部的室间隔缺损（**B**、**C** 和 **E**，上箭；**D**，右箭），以及 **1** 个小的心尖小梁肌部缺损（**B**，心尖部的上箭，动态视频图）。探头置于心尖部位获得的 **3D** 图像（**E**），裁剪后从右心室面显示室间隔

Ao. 主动脉；LA. 左心房；LV. 左心室；mb. 节制索；RA. 右心房；RV. 右心室；RVOT. 右心室流出道；tvsl. 三尖瓣隔瓣

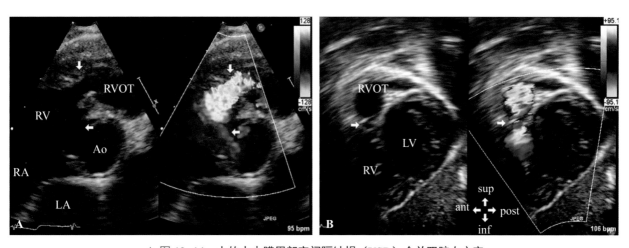

▲ 图 12-14　大的中央膜周部室间隔缺损（**VSD**）合并双腔右心室

胸骨旁短轴切面（**A**）和剑突下矢状切面（**B**）二维超声及彩色多普勒血流成像显示在 VSD（**A**，左箭）上方的环样肌束及花色紊乱的血流信号（**A**，下箭；**B**，右箭）。VSD 位于造成梗阻的肌束的高压腔。Ant. 前；Ao. 主动脉；inf. 下；LA. 左心房；LV. 左心室；post. 后；RA. 右心房；RV. 右心室；RVOT. 右心室流出道；sup. 上

能在受伤后延迟 2～6 天才出现室间隔缺损。迟发性外伤性 VSD 被认为是由于心肌挫伤引起，严重的血供阻断导致了心肌坏死和穿孔。由于创伤性室间隔缺损可在最初损伤后进展或扩展，即使在最初的检查中未发现室间隔缺损，连续的超声心动图检查至关重要。

（三）室间隔缺损大小的评估

1. 根据血流动力学评价室间隔缺损大小

过去 VSD 大小的评估以主动脉瓣环的直径作为参考，若 VSD 小于主动脉环直径的 1/3，则被认为是小的 VSD；若 VSD 的大小在主动脉环直径的 1/3～1/2，则被认为是中等大小 VSD；若 VSD 的大小在主动脉环直径的 1/2～2/3 时，则被认为是大的 VSD。通过在彩色多普勒血流成像测量的 VSD 的最大直径，已经证明与通过血管造影或手术测量的 VSD 具有非常良好的相关性。然而，室间隔缺损大小的解剖学定义可能存在局限性，因为 VSD 不是圆形的，大小通常在整个心动周期中变化。特别是肌部 VSD，可能斜行穿过室间隔，在室间隔右心室侧可能有多个开口。因此，多平面对 VSD 进行成像与观察对准确判断 VSD 大小至关重要。与磁共振成像相比，三维超声成像对于不规则形状的 VSD 特别有用，并能比 2D 超声更精确评估 VSD 的大小。

确定 VSD 的大小和意义可能比看起来要复杂得多。虽然小缺损通常在心室之间有大的多普勒测量的压力阶差，而大的缺损压力阶差小，但肺血管阻力的变化使这种关系变得复杂。肺血管阻力延迟下降的婴儿即使是小的缺损，也有可能存在很小的压力阶差，或是大的室间隔缺损却几乎不伴左心扩大。同样，中等或较大的 VSD 伴左心负荷过重患者的左向右分流程度也会随着时间的推移而改变。如果肺动脉高压进展了，左至右分流大小、左心扩张程度和缺损两侧的压力阶差均下降。艾森曼格综合征是由肺血管梗阻进展引起的，室间隔缺损口出现右向左分流和进行性发绀。因此，我们推荐对 VSD 的解剖大小及血流动力学进行独立的个体化描述。

2. 室间隔缺损的血流动力学描述

除了对室间隔缺损的详细解剖描述外，超声心动图还可以提供血流动力学或"功能"描述。中等大小和大的 VSD 与左心室扩张和（或）肺动脉高压有关，理想的"功能"评价包括估测右心压和量化通过 VSD 的分流量。

（四）右心压力的评估

只要已知肱动脉收缩压，右心室收缩压可以利用频谱多普勒测量的 VSD 的血流速度进行估算。在没有左心室流出梗阻的情况下，右心室收缩压（RVP_systolic）等于收缩压（BP_systolic）减去 4 倍的分流峰值速度的平方（V_{VSD}^2）。

$$RVP_{systolic} = BP_{systolic} - 4V_{VSD}^2$$

利用超声心动图能够在大多数患者测量 VSD 的峰值压差，特别当频谱多普勒形态呈"平台型"时。然而，如果只在收缩期部分时间出现短暂的波峰，就会导致高估左、右心室的峰值压差。出现这些频谱类型时，超声测量 VSD 的收缩期平均压差和收缩末期压差与有创测量的压差具有良好的相关性（图 12-15）。

用室间隔缺损的压力阶差估计右心室收缩压可以用三尖瓣反流峰值速度来验证。右心室收缩压等于三尖瓣反流速度平方的 4 倍（$4V_{TR}^2$）加上估测或测量的右心房 A 峰的压力（RA）：$RVP_{systolic} = 4V_{TR}^2 + RA$ 压。

由于多普勒检查角度不佳或三尖瓣反流信号不完整，可能会低估右心室压力。当左心室至右心房的分流通过了三尖瓣，或者 Gerbode 缺损分流干扰了多普勒血流信号，就会高估三尖瓣反流速度。通过 VSD 压力阶差和三尖瓣反流速度估计右心室收缩压的结果，即使不完全相同，也应该是相似的。无肺动脉狭窄时右心室收缩压与肺动脉收缩压相等。图 12-16 给出了 VSD 和三尖瓣反流速度如何用于无创评估右心压力的例子。

频谱多普勒测量的肺动脉瓣反流速度可以用来估计肺动脉平均压和舒张压。对于存在血流动力学意义大小的 VSD 患者而言，估侧肺动脉平均压和舒张压是此类患者血流动力学评估的重要佐证。舒张末期肺动脉瓣反流速度升高向超声医师提示了肺动脉舒张压的增高，而舒张末期肺动脉瓣反流速度正常则反映肺动脉舒张压无明显升高。

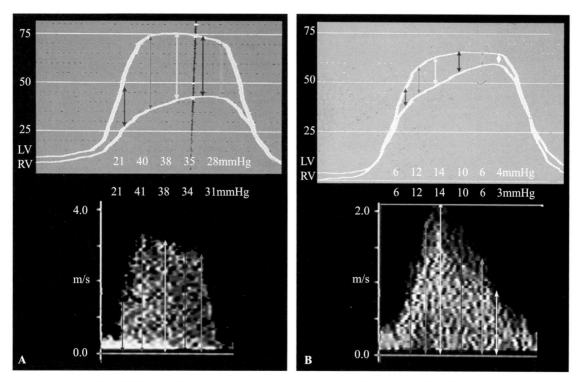

▲ 图 12-15 导管同时测量右心室（RV）和左心室（LV）的心内压力曲线，并通过频谱多普勒显示室间隔缺损（VSD）的分流速度频谱

A. VSD 分流呈"平台型"，显示了全收缩期双室间压差；B. "尖顶型"频谱形态显示了穿过 VSD 的分流信号，仅存在短暂的收缩早期室内压差

超声测量：
VSD 速度：4.6m/s
三尖瓣反流峰值速度：2.5m/s
LV 至 RA 的峰值速度：5.0m/s

其他测量：
收缩压：110mmHg

$LV_{systolic} = BP_{systolic}$

$$RVP_{systolic} = BP_{systolic} - 4V_{VSD}^2$$
$$= 110 - 4(4.6)^2$$
$$= 25mmHg$$

$$RVP_{systolic} = 4V_{TR}^2 + RA\ 压$$
$$= 4(2.5)^2 + 10$$
$$= 35mmHg$$
$$RVP_{systolic} = PA_{systolic} = 25 \sim 35mmHg$$

检查：
$$RA\ 压 = BP_{systolic} - 4V_{LV-RA}^2$$
$$= 110 - 4(5.0)^2$$
$$= 10mmHg$$

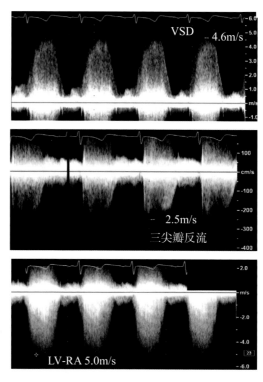

▲ 图 12-16 频谱多普勒无创评价室间隔缺损伴左心室 – 右心房分流患者的右心压力

在左侧胸骨旁声窗，获取室间隔缺损（VSD）的分流多普勒频谱，在心尖部声窗，频谱多普勒测量三尖瓣反流和左心室 – 右心房分流频谱。BP. 血压；LV. 左心室；PA. 肺动脉；RA. 右心房；RV. 右心室；TR. 三尖瓣反流；systolic. 收缩

（五）VSD 分流量的量化评估

VSD 分流量由室间隔缺损大小和肺血管阻力决定。分流量的定量评估可以用几种方法进行。左心室扩大与肺动脉与体循环血流量比值（Q_p/Q_s）大于 1.5 相关。两种基于多普勒原理的方法也可以用来定量分流量和估测 Q_p/Q_s，尽管每种方法都基于一定的假设。第一种方法是通过测量代表性的心脏瓣膜的脉冲频谱多普勒来计算肺动脉和体循环的血流量（图 12-17）。计算体循环血流量是利用脉冲波多普勒从心尖切面测量左心室流出道血流速度时间积分（velocity time integral，VTI）和二维胸骨旁长轴切面测量左心室流出道的直径来实现的。这些数值被用在下面的公式中。

血流量（L/min）= [VTI（cm/s）× 瓣膜截面积（cm^2）× 60s/min] /1000（cm^3/L）

主动脉瓣的横截面积为 π（直径 /2）^{2}。肺血流量的计算比较困难，准确测量 VTI 是假设层流穿过了病变区域；VSD 患者由于血流量增大，流经肺动脉瓣的血流往往是湍流，这可能导致在计算肺血流量时利用多普勒测量肺动脉流出道血流 VTI 的方法不可靠。在这种情况下，可以使用二尖瓣流入道血流 VTI 和二尖瓣口面积来计算肺动脉流量。若二尖瓣未出现穹窿状改变（二尖瓣狭窄），二尖瓣口面积是以四腔心切面和（或）胸骨旁长轴切面中二尖瓣环的二维测量为基础。二尖瓣流量的测量受到二尖瓣环非圆形几何形状的限制。因此在使用这种方法计算体循环和肺血流量时，需要有几个额外的假设，包括患者无明显主动脉瓣反流，没有其他分流性病变，以及测量 VTI 时采用了最佳多普勒角度。呼吸变化导致的多普勒频谱改变可以通过平均连续 3 次心动周期的测量值将其最小化。但在幼儿中，由于在测量血流区域直径时存在较大的误差比例，可能导致测量血流容积时出现更为显著的误差。当

血流量（L/min）
=（VTI × 瓣膜截面积 × 60）/1000

Qp:

RVOT 直径：1.5cm
RVOT 面积：1.77cm^2
RVOT VTl：21.2cm/s

Qp（L/min）
=（21.2cm/s × 1.77cm^2 × 60s/min）/1000cm^3/L
= 2.25L/min

Qs:

LVOT 直径：1.5cm
LVOT 面积：1.77cm^2
LVOT VTI：16.7cm/s

Qs（L/min）
=（16.7cm/s × 1.77cm^2 × 60s/min）/1000cm^3/L
=1.77L/min

Qp/Qs=1.3：1
分流容量 =0.48L/min

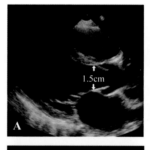
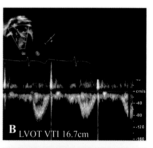
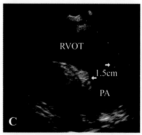
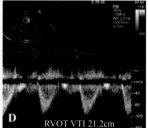
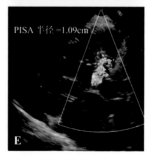

▲ 图 12-17　多普勒评估 VSD 的分流量

A 至 D. 计算 Q_p/Q_s 所需的图像和数据，包括测量左、右心室流出道直径和速度时间积分（VTI）；E. 测量从缺损处到第一个混叠速度面的距离（测量游标所示），用于 VSD 分流的近端等速表面积（PISA）计算分流量。该患者使用 PISA 方法导致了分流流量的过估，因为流向室间隔缺损的血流并没有以半球形的模式加速

采用面积计算血流容积时，直径测量及与其相关的误差将会被平方化。由于这些多重的、潜在的误差来源，对于许多患者而言，这种估测体循环和肺血流量的方法可能无法为患者的临床决策提供可较为准确的测量结果。

另一种估计分流流量的多普勒方法包括使用彩色多普勒血流成像和测量近端等速表面积法（proximal isovelocity surface area，PISA）。PISA 法的原理是，当血液流经一个流口，如瓣膜口或 VSD 时，它以一种均匀的半球形方式到达小孔时，血流速度加快。通过测量从流口到血流达到某一特定速度点的距离，就可以计算出流率。定义速度的位置可以由奈奎斯特极限和出现色彩混叠颜色的第一个等速度面决定。使用以下公式计算。

流率(ml/s)=2π(r)² × 奈奎斯特极限速度(cm/s)

其中 r 为 VSD 到第一个混叠速度面的距离。然后，通过流量乘以分流持续时间（由频谱多普勒确定），就可以计算出通过 VSD 的分流量。以下为最终的计算公式。

分流容量（L/min）= [2π（r）² × 奈奎斯特极限速度（cm/s）× 分流持续时间（s/ 心率）× 心率（次 / 分）] /1000（ml/L）

PISA 方法需要几个假设，并且有几个重要的潜在误差来源。一个假设是，流向 VSD 的血流是以半球形的方式进行加速的。第二个假设是所有进入速度混叠区域的血流都需要穿过 VSD。VSD 缺损口的精确定位是很困难的，定位不准会导致 VSD 口至第一个混叠速度点的距离（r）测量错误。最后，心脏表面运动与室间隔缺损血流方向的相对运动会进一步导致 PISA 半径（r）的测量误差。研究报道显示，PISA 法高估了通过心导管测量的 Q_p/Q_s 值，但是这种方法仍可能有助于部分患者分流量随时间变化的连续评估。

四、室间隔缺损闭合

（一）自发性闭合

随着时间的进展，许多 VSD 会自发闭合，或明显变小。较小的 VSD 更有可能自发闭合，但一些较大的没有干预也有可能闭合。Hornberger 等一项研究显示，所有完全闭合的 VSD 的初始大小（通过彩色多普勒血流成像测量）为 4mm 或更小。其

至大的 VSD 减小的概率在小于 4mm 的缺损中为 44%，在 4～6mm 的缺损中为 30%，在大于 6mm 的缺损中为 14%。中央膜周部室间隔缺损最常见的闭合机制是"膜部瘤转化"，即冗长的三尖瓣组织或三尖瓣隔叶本身可关闭 VSD（图 12-5）。主动脉瓣叶组织脱垂也可导致中央膜周型和流出道膜周型及双瓣下临近大动脉型 VSD 闭合。然而，主动脉瓣扭曲随后可能导致主动脉瓣反流及进展。肌部 VSD 闭合与肌肉的内生长和肥大密切相关；在婴儿时期，这被认为是宫内心肌层不断融合以关闭室间隔通道过程的延续。新生儿肌部 VSD 的研究报道提示，在新生儿 12 个月时自发性闭合率为 76%～89%。

（二）手术修复

由于没有任何一种手术路径可以完全显示整个室间隔，所以超声心动图必须清楚地提供 VSD 的数量、相对大小和确切位置等信息，以便获得满意的手术结果。手术路径取决于具体 VSD 的位置。典型的经心房通过三尖瓣修补的 VSD 类型包括膜周部、流入道型和隔带后方的肌部 VSD。双瓣下临近大动脉型 VSD 最佳手术路径是进过肺动脉瓣完成修补。小梁肌部 VSD 位于节制索下方和隔带前方，最好采用右心室前壁切开术完成修补；心尖部左心室切开术偶尔用于后心尖肌部 VSD（图 12-18）。每个缺损的位置都必须使用超声图像、相互能够理解的描述符，常常以相应的图表清晰地呈现给外科医师。特别有用的描述符包括与容易识别的心脏结构的距离和关系，如节制索、心脏瓣膜和室间隔沟。越详细的描述将越有助于缩短手术探查时间，减少对邻近心肌或瓣膜的损伤，并预防和减少残余心内分流的发生。

（三）经导管和混合型（杂交）经心室封堵器闭合术

近年来，经导管封堵器、手术和经导管混合治疗（杂交手术）已经发展成为外科直视补片修补 VSD 的有效替代或辅助治疗手段。目前，封堵伞片可用于膜周部 VSD 和肌部 VSD 的治疗。由于并发完全性房室传导阻滞或三尖瓣、主动脉瓣严重反流等并发症，膜周部 VSD 封堵装置的使用受到限制。

在封堵治疗之前，超声心动图除提供 VSD 的

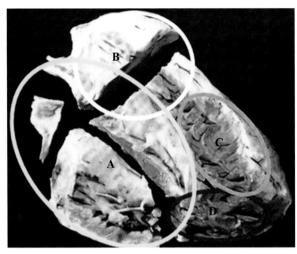

▲ 图 12–18　可能采取的修补 VSD 的手术途径

A. 膜周部、流入道部、后肌部及中肌部 VSD 通常通过心房路径进行修补；B. 双瓣下邻近大动脉型 VSD 和一些前肌部 VSD 可以通过经肺动脉瓣途径进行修补；C. 节制索以下的前肌部 VSD 可能需要右心室前壁切开术；D. 一些外科医师使用左心室心尖切开术来修补后心尖部 VSD（经许可转载，改编自 *Becker A, Anderson R. Anomalies of the ventricles. In: Cardiac Pathology and Integrated Text and Color Atlas. New York: Raven Press; 1983:12.2, Figure 12.1.*）

大小、数量和确切位置等信息，尚需对 VSD 周围边缘的大小进行描述。封堵装置通常在经食管超声心动图引导下由经皮或经心室途径植入。经食管、心外膜或经胸的三维超声成像有助于确定缺损及其边缘情况。在经皮封堵治疗时，通过 TEE 和血管造影确定缺损的位置。在舒张末期使用二维超声测量 VSD 的大小。TEE 可引导外科医师将右心室游离壁局部挤压，逐渐接近缺损处，并确定适合的位置，将引导鞘管正好置于缺损的上方，并且不受肌束的阻碍。无论是经皮途径还是经心室途径，引导鞘管都要穿过 VSD，并输送大小合适的封堵装置。图 12–19 所示为 1 例经皮途径放置 VSD 封堵器患者的经食管超声心动图所见。

对于多发性室间隔缺损患者，封堵闭合术可与手术修补结合使用；这种联合治疗方法特别适合于存在以下情况的患者，此时部分 VSD，并非所有 VSD，位于手术难以接近的位置时或小梁穿过 VSD，致使缺损的整体情况模糊不清。超声心动图可以用来确定封堵治疗的并发症，包括封堵器栓塞或移位、残余分流、瓣膜反流（特别是与三尖瓣和主动脉瓣相邻的膜周部 VSD）和心包积液。

五、室间隔缺损术后超声心动图评价

超声心动图常用于 VSD 闭合术后评估。TEE 或心外膜超声心动图可在手术室关胸前用于评估 VSD 外科修补术的疗效。心功能障碍可能在术后立即发生，也可能在术后进一步发展；可能的病因包括心室切开术后的心肌损害、左心室急性容量负荷减低和体外循环有关的原因。其他引起关注的并发症包括临近 VSD 的瓣膜反流及残余漏或发现新的 VSD。

手术牵拉或损伤邻近 VSD 的瓣膜，最常累及三尖瓣和主动脉瓣。在修复对位不良的膜周部 VSD 时，术者可将 VSD 补片缝在三尖瓣隔叶的瓣环边缘，避免损伤传导系统。在补片修补时，可能损伤三尖瓣隔叶附属组织。圆锥乳头肌从隔带后下支处的室间隔延伸，支撑三尖瓣的前间隔连合；在手术修补 VSD 时可能破坏这些结构，导致严重的三尖瓣反流。三尖瓣反流可由脱垂或瓣膜连枷引起（图 12–20A 和 B）。主动脉瓣可在封堵任何邻近它的室间隔缺损后受到影响，典型的是膜周部缺损或双瓣下临近大动脉的缺损。主动脉瓣功能不全的发生可能与主动脉瓣叶的变形有关（通常是右冠瓣），或由于 VSD 补片与主动脉瓣环连接时，缝线不慎穿过瓣叶而导致瓣叶穿孔（图 12–20C 和 D）。

术后可见残余漏或新发现的 VSD。术前未发现 VSD 的患者，多见于其明确诊断的 VSD 较大，左、右心室压力平衡，无异常血流表现的情况下。一旦大的 VSD 修补闭合，额外较小的 VSD 就极易被发现。残余漏往往出现在 VSD 补片的边缘。Yang 等报道，患者一般能良好耐受小于 3mm 的残余漏，甚至婴儿也是如此。右心室壁粗大的肌小梁结构使得完全闭合一些 VSD 非常困难，因为血流可以继续穿过缝在肌小梁上的补片边缘。

残余漏的一种亚型是"壁内"VSD，最常见于右心室双出口和永存动脉干患者复杂的室间通道 VSD 修复术，或大动脉转位 Rastelli 修复术的患者。壁内 VSD 起源于位于补片插入处和主动脉瓣之间的右心室前壁（图 12–21），穿过右心室游离壁肌小梁。当缺损分流渗透通过右心室肌小梁，很可能看上去是起源于右心室游离壁，并非来自室间隔，此时成像颇具挑战。壁内 VSD 常常较难在标准的超

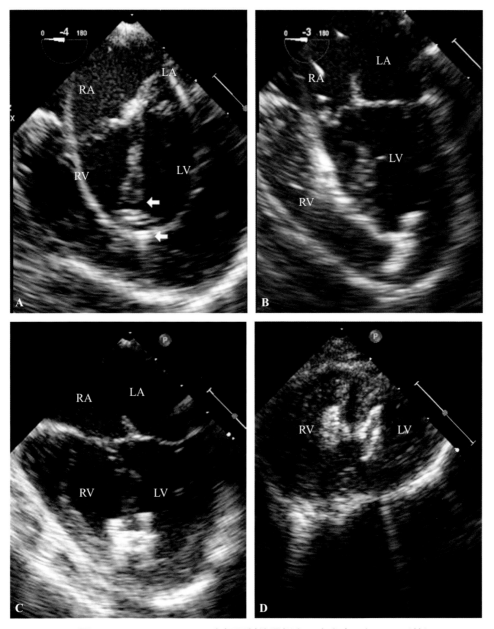

▲ 图 12-19　**AMPLATZER 室间隔封堵器闭合 2 个心尖肌部 VSD（箭）**
A. 经食管超声心动图四腔心切面显示导丝穿过一个心尖部缺损后的位置；B. 经食管超声心动图四腔心切面显示该封堵器仍附着在导丝上，左心室面伞片已经打开；C. 经食管超声心动图四腔心切面显示 AMPLATZER 间隔封堵器（AGA Medical，Inc.，Plymouth，MN）的最终位置；D. 经食管超声心动图短轴切面显示封堵器的最终位置。LA. 左心房；LV. 左心室；RA. 右心房；RV. 右心室

声心动图观察中显示，可能需要创新性的成像策略来仔细检查补片附近的右心室前壁。同样，壁内 VSD 也特别难以通过 TEE 观察。探头从经胃底位置和仔细的短轴扫描可能会较好地确定此缺陷。起初，这些缺损可能很小，但随着右心室肌小梁通道的开放，缺损随即增大，导致明显的左向右分流。壁内 VSD 很难通过手术修复，提升对这种缺损的全面认识可能有助于手术的成功修复。

VSD 闭合术的并发症也可能发生在手术修复后较晚的时间。心内膜炎常发生在残留分流的缺口紧邻人工补片的部位，此处内皮化可能受到抑制。补片开裂可发生在合并心内膜炎或由于缝线断裂而无明确心内膜炎的患者。主动脉下梗阻可发生在 VSD 手术修补或自发性愈合后。Cicini 等对术后 VSD 患者的研究显示，3.2% 的患者在术后 6 年出现主动脉下狭窄；主动脉下狭窄最常见的原因是纤维肌脊的

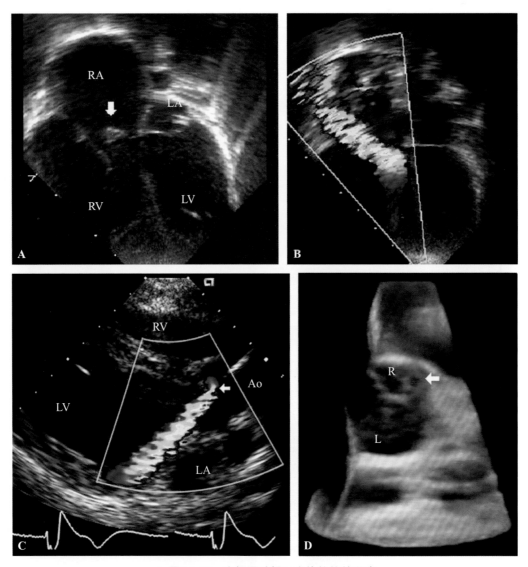

▲ 图 12-20　室间隔缺损手术修补的并发症

A 和 B. 心尖四腔心切面二维及彩色多普勒血流成像显示三尖瓣隔瓣连枷样改变（箭），原因是三尖瓣隔瓣的附属结构损伤。C 和 D. 胸骨旁长轴切面（C）和三维超声成像短轴（D）切面显示主动脉瓣右冠窦毗邻瓣环处穿孔（D，箭），导致主动脉瓣反流（C，箭）。Ao. 主动脉；L. 左侧；LA. 左心房；LV. 左心室；R. 右侧；RA. 右心房；RV. 右心室

发育或与二尖瓣附瓣相关。其他可能的并发症包括形成双腔右心室、肺动脉高压的发展、主动脉瓣或三尖瓣进行性反流。

六、胎儿室间隔缺损

　　根据筛查人群不同，胎儿 VSD 的报道的发病率差异较大（5%～84%）。中等至大的 VSD（> 4mm）最常在产前诊断。小的甚至是中等大小的 VSD 产前显示困难，小于 2mm 的 VSD 接近胎儿超声分辨率的极限。宫内左、右心室压力的平衡使得穿过 VSD 的血流仍为层流信号，难以检测识别。与经胸超声心动图检查一样，成像室间隔的最佳平面是确保室间隔垂直于超声声束，而 VSD 的穿隔血流则与超声声束平行。实现这个目标需要在孕妇腹部移动超声探头，直至找到合适的成像平面。在胎儿超声心动图上 VSD 表现为室间隔明显的回声连续性中断，缺损边缘回声明亮。如图 12-22 所示，肌部 VSD 是胎儿检查的最常见单纯性 VSD。穿过室间隔的彩色血流是双向的，除非伴流出道梗阻；穿隔血流流速较低，通常在 40～70cm/s。VSD 常在宫内自发闭合，闭合率在 5%～30%，取决于 VSD 的大小和位置。小于 3mm 的 VSD 多达一半会在宫内

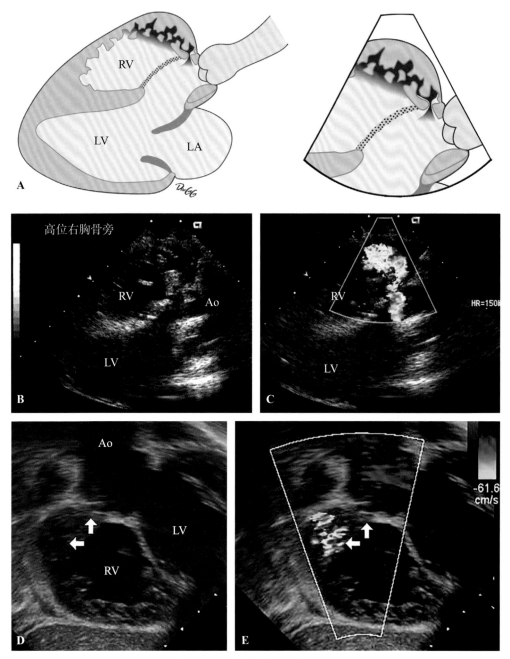

▲ 图 12-21　壁内室间隔缺损（VSD）

A. 壁内 VSD 示意图。B 和 C. 探头置于主动脉前方和右侧的高位胸骨旁超声心动图主动脉长轴切面声像图。VSD 补片附着于右心室游离壁肌小梁上，血流通过肌小梁并沿右心室游离壁渗出。D 和 E. 剑突下切面经胸二维超声及彩色多普勒血流成像显示此 VSD 的壁内走行（箭）。Ao. 主动脉；LA. 左心房；LV. 左心室；RA. 右心房；RV. 右心室

闭合，几乎所有患儿都在 3 岁内闭合。即使大的肌部 VSD 也可能会自发闭合，近 3/4 的肌部 VSD 会在出生后第 1 年内闭合。较大的中央膜周部 VSD 和对位不良的流出道部 VSD 几乎不会在宫内闭合。胎儿超声心动图对 VSD 的精准定位和大小测量，确保胎儿心脏病专家能够为家庭提供准确的预后信息。

七、经食管超声心动图评估室间隔缺损

偶尔采用经食管超声心动图对 VSD 进行术前评估，TEE 通常在术中引导和评估手术修复情况，用于协助心导管室经皮导管封堵或在手术室使用混合型（杂交）方式进行 VSD 的封堵术（图 12-19）。虽然残余漏的显示通常是非常直观的，但探头位置受

限于经食管和经胃声窗可能会导致不理想的多普勒检查角度。此外，VSD 补片和封堵器经常伴发阴影伪像，这干扰了 VSD 分流信号的显示。然而，使用标准切面和胃底切面可以对残余漏进行准确评估，包括识别需要重新体外循环手术的患者。Stevenson 等的一系列研究显示，6.4% 的手术闭合 VSD 患者根据 TEE 结果和术中血流动力学分析，再次进行体外循环下外科修补治疗。

最近，Puchalski 等发表了一份专家共识，详细推荐了经食管超声心动图在先天性心脏病的临床应用，包括 VSD。在完整的多平面经食管超声心动图

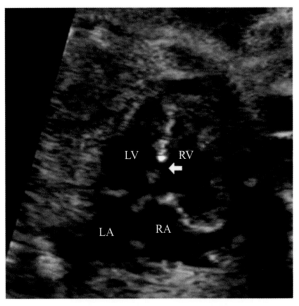

▲ 图 12-22　胎儿小梁肌部 VSD

胎儿胸廓横断面超声声像图，胎儿心尖向上，胎儿脊柱位于图像的左下方，图像显示肌部 VSD（箭）。LA. 左心房；LV. 左心室；RA. 右心房；RV. 右心室

检查中，应在短轴、四腔心和长轴切面上通过二维和彩色多普勒血流成像对室间隔进行整体扫查。系统化操作包括经胃底短轴切面从心尖开始扫查，常通过将探头轻微前屈、轻微左侧偏斜和头部旋转 20° 进行成像。探头逐渐回撤，直到超声穿过整个室间隔。当探头撤回至左心房后上方的位置时，即可获得四腔心切面的反转图像。从这个位置，前屈和后屈探头将从后侧到前室间沟扫查室间隔。然后，将探头尖端指向二尖瓣环，推进到食管低位，将探头前端旋转到长轴平面（通常为 110°）。在室间隔的长轴上扫查，从其右侧和流入道部分到室间隔的左侧前部和流出道部。最后，使用经胃纵切面从右心室侧重新成像，有助于克服补片或封堵器造成的伪影，并识别容易漏诊的壁内 VSD（图 12-21）。对于一个大小适合经食管三维超声心动图检查的 VSD 患者而言，三维超声成像可能有助于对 VSD 的更深入了解。

VSD 闭合术中，TEE 检查应提供详细的心室功能评估，残余分流包括其尺寸、机制和位置，以及是否伴发与缺损相邻的瓣膜损伤。在 VSD 修补术后，手术室中常见的小的"补片周围漏"，其意义不大，通常在术后甚至术中给予鱼精蛋白后关闭。多项研究表明，约 1/3 患者会在术中研究时发现小的 VSD 补片漏（< 3mm），其中许多会在出院前自动闭合，约 80% 在短期随访过程闭合。然而，少数术中检查未见明显缺损或残余分流的患者，可能由于局部补片裂开或壁内 VSD 进行性扩大而导致缺损明显扩大。

参考文献

[1] Allan L. Abnormalities of the ventricular septum. In: Allan L, Hornberger LK, Sharland G, eds. *Textbook of Fetal Cardiology*. London: Greenwich Medical Media; 2000:195–209.

[2] Allan LD, Sharland GK, Milburn A, et al. Prospective diagnosis of 1,006 consecutive cases of congenital heart disease in the fetus. *J Am Coll Cardiol*. 1994;23:1452–1458.

[3] Anderson R, Becker A. *Anomalies of the ventricles*. In: *Cardiac Pathology and Integrated Text and Colour Atlas*. New York, NY: Raven Press; 1983:12.2.

[4] Charakida M, Qureshi S, Simpson JM. 3D echocardiography for planning and guidance of interventional closure of VSD. *JACC Cardiovasc Imaging*. 2013;6(1):120–123.

[5] Chen FL, Hsuing MC, Nanda N, Hsieh KS, Chou MC. Real time three-dimensional echocardiograph in assessing ventricular septal defects: an echocardiographic-surgical correlative study. *Echocardiography*. 2006;23(7):562–568.

[6] Cheung YF, Chiu CS, Yung TC, Chau AK. Impact of preoperative aortic cusp prolapse on long-term outcome after surgical closure of subarterial ventricular septal defect. *Ann Thorac Surg*. 2002;73: 622–627.

[7] Cicini MP, Giannico S, Marino B, Iorio FS, Corno A, Marcelletti C. "Acquired" subvalvular aortic stenosis after repair of a ventricular septal defect. *Chest*. 1992;101:115–118.

[8] Cil E, Saraclar M, Ozkutlu S, et al. Double-chambered right

ventricle: experience with 52 cases. *Int J Cardiol.* 1995;50:19–29.

[9] Corone P, Doyon F, Gaudeau S, et al. Natural history of ventricular septal defect. A study involving 790 cases. *Circulation.* 1977;55: 908–915.

[10] Diab KA, Cao Q, Mora BN, Hijazi ZM. Device closure of muscular ventricular septal defects in infants less than one year of age using the Amplatzer device: feasibility and outcome. *Catheter Cardiovasc Interv.* 2007;70:90–97.

[11] Eroglu AG, Oztunc F, Saltik L, Dedeoğlu S, Bakari S, Ahunbay G. Aortic valve prolapse and aortic regurgitation in patients with ventricular septal defect. *Pediatr Cardiol.* 2003;24:36–39.

[12] Eroglu AG, Oztunc F, Saltik L, Bakari S, Dedeoğlu S, Ahunbay G. Evolution of ventricular septal defect with special reference to spontaneous closure rate, subaortic ridge and aortic valve prolapse. *Pediatr Cardiol.* 2003;24:31–35.

[13] Ge Z, Zhang Y, Kang W, Fan D, An F. Noninvasive evaluation of interventricular pressure gradient across ventricular septal defect: a simultaneous study of Doppler echocardiography and cardiac catheterization. *Am Heart J.* 1992;124:176–182.

[14] Hagler DJ, Edwards WD, Seward JB, Tajik AJ. Standardized nomenclature of the ventricular septum and ventricular septal defects, with applications for two-dimensional echocardiography. *Mayo Clin Proc.* 1985;60:741–752.

[15] Hijazi Z. Device closure of ventricular septal defects. *Catheter Cardiovasc Interv.* 2003;60:107–114.

[16] Hiraishi S, Agata Y, Nowatari M, et al. Incidence and natural course of trabecular ventricular septal defect: two-dimensional echocardiography and color Doppler flow imaging study. *J Pediatr.* 1992;120:409–415.

[17] Hornberger LK, Sahn DJ, Krabill KA, et al. Elucidation of the natural history of ventricular septal defects by serial Doppler color flow mapping studies. *J Am Coll Cardiol.* 1989;13: 1111–1118.

[18] Hsu JH, Wu JR, Dai ZK, Lee MH. Real-time three-dimensional echocardiography provides novel and useful anatomic insights of perimembranous ventricular septal aneurysm. *Int J Cardiol.* 2007;118:326–331.

[19] Huang SY, Chao AS, Kao CC, Lin CH, Hsieh CC. The outcome of prenatally diagnosed isolated fetal ventricular septal defect. *J Med Ultrasound.* 2017;25(2):71–75.

[20] Jacobs JP, Burke RP, Quintessenza JA, Mavroudis C. Congenital heart surgery nomenclature and database project: ventricular septal defect. *Ann Thorac Surg.* 2000;69(4 suppl):S25–S35.

[21] Jin Y, Wang A, Wang Y, Wang Y, Wang W, Hou X. Natural history of prenatal ventricular septal defects and their association with foetal echocardiographic features. *Cardiol Young.* 2012;22(3): 323–326.

[22] Kardon RE, Cao QL, Masani N, et al. New insights and observations in three-dimensional echocardiographic visualization of ventricular septal defects: experimental and clinical studies. *Circulation.* 1998;98:1307–1314.

[23] Kearney DL, Titus JL. Cardiovascular anatomy. In: Garson A, Bricker JT, Fisher DJ, et al, eds. *The Science and Practice of Pediatric Cardiology.* 2nd ed. Baltimore, MD: Williams & Wilkins; 1998:127–153.

[24] Kumar K, Lock JE, Geva T. Apical muscular ventricular septal defects between the left ventricle and the right ventricle infundibulum. Diagnostic and interventional considerations. *Circulation.* 1997;95:1207–1213.

[25] Latson LA, Prieto LR. Pulmonary stenosis. In: Allen HD, Gutgesell HP, Clark EB, et al, eds. *Moss and Adams' Heart Disease in Infants, Children, and Adolescents.* 6th ed. Philadelphia, PA: Lippincott William & Wilkins; 2001:820–844.

[26] Lopez L, Houyel L, Colan SD, et al. Classification of ventricular septal defects for the eleventh iteration of the international classification of diseases-striving for consensus: a report from the international society for nomenclature of paediatric and congenital heart disease. *Ann Thorac Surg.* 2018;106(5):1578–1589. doi:10.1016/j.athoracsur.2018.06.020.

[27] Marx GR, Allen HD, Goldberg SJ. Doppler echocardiographic estimation of systolic pulmonary artery pressure in pediatric patients with interventricular communications. *J Am Coll Cardiol.* 1985;6:1132–1137.

[28] McDaniel NL, Gutgesell HP. Ventricular septal defects. In: Allen HD, Gutgesell HP, Clark EB, et al, eds. *Moss and Adams' Heart Disease in Infants, Children, and Adolescents.* 6th ed. Philadelphia, PA: Lippincott William & Wilkins; 2001:636–651.

[29] Mercer-Rosa L, Seliem MA, Fedec A, Rome J, Rychik J, Gaynor JW. Illustration of the additional value of real-time 3–dimensional echocardiography to conventional transthoracic and transesophageal 2–dimensional echocardiography in imaging muscular ventricular septal defects: does this have any impact on individual patient treatment? *J Am Soc Echocardiogr.* 2006;19:1511–1519.

[30] Moene RJ, Gittenberger-de Groot AC, Oppenheimer-Dekker A, Bartelings MM. Anatomic characteristics of ventricular septal defect associated with coarctation of the aorta. *Am J Cardiol.* 1987;59:952–955.

[31] Moises VA, Maciel BC, Hornberger LK, et al. A new method for noninvasive estimation of ventricular septal defect shunt flow by Doppler color flow mapping: imaging of the laminar flow convergence region on the left septal surface. *J Am Coll Cardiol.* 1991;18:824–832.

[32] Mori K, Matsuoka S, Tartara K, Hayabuchi Y, Nii M, Kuroda Y. Echocardiography evaluation of the development of aortic valve prolapse in supracristal ventricular septal defect. *Eur J Pediatr.* 1995;154:176–181.

[33] Murphy DJ Jr, Ludomirsky A, Huhta JC. Continuous-wave Doppler in children with ventricular septal defect: noninvasive estimation of interventricular pressure gradient. *Am J Cardiol.* 1986;57:428–432.

[34] Ooshima A, Fukushige J, Ueda K. Incidence of structural cardiac disorders in neonates: an evaluation by color Doppler echocardiography and the results of a 1–year follow-up. *Cardiology.* 1995;86:402–406.

[35] Paladini D, Palmieri S, Lamberti A, Teodoro A, Martinelli P, Nappi C. Characterization and natural history of ventricular septal defects in the fetus. *Ultrasound Obstet Gynecol.* 2000;16:118–122.

[36] Preminger TJ, Sanders SP, van der Velde ME, et al. "Intramural" residual interventricular defects after repair of conotruncal malformations. *Circulation.* 1994;89:236–242.

[37] Puchalski MD, Lui GK, Miller-Hance WC, et al. Guidelines for performing a comprehensive transesophageal echocardia-graphic examination in children and all patients with congenital heart disease: recommendations from the American society of echocardiography. *J Am Soc Echocardiogr.* 2019;32(2):173–215.

[38] Roberson DA, Muhiudeen IA, Cahalan MK, Silverman NH, Haas G, Turley K. Intraoperative transesophageal echocar-diography of ventricular septal defect. *Echocardiography.* 1991;8:687–697.

[39] Roguin N, Du ZD, Barak M, Nasser N, Hershkowitz S, Milgram E. High prevalence of muscular ventricular septal defect in neonates. *J Am Coll Cardiol.* 1995;26:1545–1548.

[40] Rollins MD, Koehler RP, Stevens MH, et al. Traumatic ventricular septal defect: case report and review for the English literature since 1970. *J Trauma.* 2005;58:175–180.

[41] Schamberger MS, Farrell AG, Darragh RK, Cordes TM, Ensing GJ. Use of peak Doppler gradient across ventricular septal defects leads to underestimation of right-sided pressures in patients with "sloped" Doppler signals. *J Am Soc Echocardiogr.* 2001;14: 1197–1202.

[42] Simpson J, Lopez L, Acar P, et al. Three-dimensional echocardiography in congenital heart disease: an expert consensus document from the European Association of Cardiovascular Imaging and the American Society of Echocardiography. *Eur Heart J Cardiovasc Imaging.* 2016;17(10):1071–1097.

[43] Singh M, Agarwala MK, Grover A, Pathak V, Varma JS. Clinical, echocardiographic, and angiographic profile of patients with double chambered right ventricle: experience with 48 cases. *Angiology.* 1999;50:223–231.

[44] Singh M, Agarwala MK, Grover A, Pathak V, Varma JS. Clinical, echocardiographic, and angiographic profile of patients with double

chambered right ventricle: experience with 48 cases. *Angiology*. 1999;50:223–231.

[45] Snider AR, Serwer GA, Ritter SB. *Abnormalities of ventricular outflow*. In: *Echocardiography in Pediatric Heart Disease*. 2nd ed. St. Louis, MO: Mosby; 1997:408–422.

[46] Snider AR, Serwer GA, Ritter SB. *Defects in cardiac septation*. In: *Echocardiography in Pediatric Heart Disease*. 2nd ed. St. Louis, MO: Mosby; 1997:246–277.

[47] Soto B, Becker AE, Moulaert C, Lie JT, Anderson RH. Classification of ventricular septal defects. *Br Heart J*. 1980; 43:332–343.

[48] Stevenson JG, Sorensen GK, Gartman DM, Hall DG, Rittenhouse EA. Transesophageal echocardiography during repair of congenital cardiac defects: identification of residual problems necessitating reoperation. *J Am Soc Echocardiogr*. 1993;6:356–365.

[49] Tantengco MV, Bates JR, Ryan T, Caldwell R, Darragh R, Ensing GJ. Dynamic three-dimensional echocardiographic reconstruction of congenital cardiac septation defects. *Pediatr Cardiol*. 1997;18:184–190.

[50] The International Working Group for Mapping and Coding of Nomenclatures for Paediatric and Congenital Heart Disease. Available at www.ipccc.net.

[51] Tohyama K, Satomi G, Momma K. Aortic valve prolapse and aortic regurgitation associated with subpulmonic ventricular septal defect. *Am J Cardiol*. 1997;79:1285–1289.

[52] van den Bosch AE, Ten Harkel DJ, McGhie JS, et al. Feasibility and accuracy of real-time 3–dimensional echocardiographic assessment of ventricular septal defects. *J Am Soc Echocardiogr*. 2006; 19:7–13.

[53] van der Velde ME, Sanders SP, Keane JF, Perry SB, Lock JE. Transesophageal echocardiographic guidance of transcatheter ventricular septal defect closure. *J Am Coll Cardiol*. 1994;23: 1660–1665.

[54] Van Praagh R, Geva AT, Kreutzer J. Ventricular septal defects: how shall we describe, name and classify them? *J Am Coll Cardiol*. 1989;14:1298–1299.

[55] van Praagh R, Plett JA, van Praagh S. Single ventricle. Pathology, embryology, terminology and classification. *Herz*. 1979;4:113–150.

[56] Vogel M, Freedom RM, Brand A, Trusler GA, Williams WG, Rowe RD. Ventricular septal defect and subaortic stenosis: an analysis of 41 patients. *Am J Cardiol*. 1983;52:1258–1263.

[57] Weidman WH, Blount SG, DuShane JW, et al. Clinical course in ventricular septal defect. *Circulation*. 1977;56(1 suppl):I56–I69.

[58] Wienecke M, Fyfe DA, Kline CH, et al. Comparison of intraoperative transesophageal echocardiography to epicardial imaging in children undergoing ventricular septal defect repair. *J Am Soc Echocardiogr*. 1991;4:607–614.

[59] Wilson W, Taubert K, Gewitz M, et al. Prevention of infective endocarditis. guidelines from the American Heart Association: a guideline from the American Heart Association Rheumatic Fever, Endocarditis, and Kawasaki Disease Committee, Council on Cardiovascular Disease in the Young, and the Council on Clinical Cardiology, Council on Cardiovascular Surgery and Anesthesia, and the Quality of Care and Outcomes Research Interdisciplinary Working Group. *Circulation*. 2007;116(15):1736–1754.

[60] Wu MH, Wu JM, Chang CL, et al. Implication of aneurysmal transformation in isolated perimembranous ventricular septal defect. *Am J Cardiol*. 1993;72:596–601.

[61] Yang SG, Novello R, Nicolson S, et al. Evaluation of ventricular septal defect repair using intraoperative transesophageal echocardiography: frequency and significance of residual defects in infants and children. *Echocardiography*. 2000;17:681–684.

第 13 章　单室性房室连接
Univentricular Atrioventricular Connections

Shaji C. Menon　Allison K. Cabalka　著
唐　颖　朱善良　译

概述

单心室心脏是一个功能学上的概念。它的定义是：一个心脏通常有 1 个心室发育不良、不能实施双心室修复。从解剖学上讲，单心室心脏总是具有 2 个心室腔，尽管 1 个心室腔可能严重发育不良或者没有流入道，而仅仅在功能上作为 1 个"流出腔"。只有一个心室的这组患者（即"功能性单心室"，或者功能性单心室心脏）种类繁多。Fontan 手术是单心室心脏患者首选的最终姑息性治疗方法，确定患者的心室是否足以支撑体循环或肺循环依然重要。房室连接通常是决定因素。

单心室心脏的命名和分类长期以来一直是讨论和争议的话题，像"单心室""单心室心脏""单室性房室连接""心室双入口"这些名称已使用多年。Van Praagh 及同事最初给单心室心脏下的定义是：1 个心室腔，同时接纳三尖瓣和二尖瓣或者接纳共同房室瓣；而一侧房室瓣缺如的心脏（包括二尖瓣闭锁和三尖瓣闭锁）未包括在这一最初的研究中。Van Praagh 等也指出，虽然这些患者有 1 个功能性单心室心脏，但它通常具有 2 个心室腔，因此，"真正"的单心室心脏非常罕见。Anderson 及其同事引入了"单室性房室连接"这一术语，以此术语来定义房室连接（只）与一个心室相连接的心脏，并提议：主心室为形态左心室者称为"左心室型单心室"，主心室为形态右心室者称为"右心室型单心室"。心室可以根据特征进一步划分，包括 3 个区域（流入道、小梁和流出道）。以这种方式评估心室有助于确定心室是否能满足功能上的需要，即心室是否完整或者不完整。不过，3 个组成部分都具备的发育不全的心室确实存在。在最近关于命名的文献中，Jacobs 和 Anderson 简单化地提出了"功能性单心室"，此处强调的是一个或者另一个心室不足以用来支撑肺循环或者体循环。无论偏好哪种命名，超声心动图节段分析法评估在所有情况下都是必要的，确定连接和关系，为临床医师提供相关信息。在评估任何心脏的节段解剖结构时，包括功能性单心室，详尽而系统地描述房 - 室连接、心室 - 大动脉连接、瓣膜口及心腔间隔是理解和沟通心脏解剖相关信息的关键。在单室性房室连接中，或因一侧房室瓣闭锁，或因房室瓣主要与一个心室相连接（如双入口），使得（两侧）心房主要与一个心室相连接。

本章将介绍形成功能性单心室的 3 种主要类型单心室房室连接：三尖瓣闭锁、二尖瓣闭锁［或左心发育不良综合征（hypoplastic left heart syndrome, HLHS）］和左心室双入口（double-inlet LV, DILV）。本文简要回顾了左心室发育不全或二尖瓣狭窄合并多发性左侧梗阻性病变的情况。通常，所有这些情况都是 AV 连接缺失、发育不良或闭锁的结果。

所有功能性单心室患者都需要仔细的解剖评估，以计划实施分期手术，从而获得最终的姑息治疗。尽管在命名上可以有争议，但重要的是，在学术机构层面上对此类命名法应达成共识，以便临床医师相互理解，并能够就复杂先天性心脏病的本质进行清晰的沟通。对节段解剖学和生理学的完整描述本身就有助于临床应用和决策，对广大受众最为有用。

一、三尖瓣闭锁

三尖瓣闭锁是第三种最常见的发绀型先天性心脏病，患病率为 0.3%～3.7%，其特征是右心房和右心室之间缺乏直接交通（图 13-1）。在这个单心室房室连接中，主心室具有左心室形态。闭锁的解剖形态最常见的是纤维 - 肌性，较少见的是膜状、瓣状或 Ebstein 样瓣膜闭锁。在大多数患者中，右心房的底部完全是肌性的，由纤维脂肪组织与发育不良的右心室相分隔。虽然我们将"三尖瓣闭锁"一词来描述位于右心房底部、右心室上方有板样回声区域的病变，但这种回声通常不是由闭锁的三尖瓣瓣膜引起的，而是由房室沟中的纤维脂肪组织引起的。因此，三尖瓣闭锁可能是因为三尖瓣未形成，而不是三尖瓣各叶融合的结果。在 Ebstein 畸形中所见到的真正三尖瓣叶闭锁是罕见的。

历史上，三尖瓣闭锁根据大动脉的关系分为 3 种类型，然后根据室间隔缺损及肺动脉瓣的解剖进行亚类分型（表 13-1）。然而，为了避免误解，超声心动图医师应该详细描述其解剖和生理。

（一）伴发畸形

房间隔通道，无论是卵圆孔未闭还是继发孔型房间隔缺损，都是生存所必需的。有时房间隔通道是限制性的。极少数情况下，可能存在原发孔型房间隔缺损。30% 的三尖瓣闭锁患者会有其他的伴发心脏异常，包括左上腔静脉（16%）、心耳并置（更

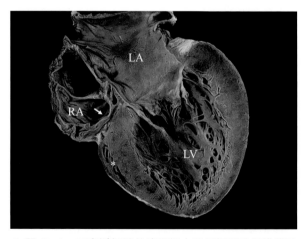

▲ 图 13-1　三尖瓣闭锁的病理标本显示闭锁的纤维脂肪性三尖瓣（箭）

左心房（LA）和左心室（LV）扩大。右心室极度发育不良呈"裂隙样"空间（*）。RA. 右心房

表 13-1　三尖瓣闭锁的分型

类　型	描　述	相对发生率（%）
I	大动脉相对关系正常	69
I A	肺动脉闭锁、室间隔缺损	9
I B	肺动脉狭窄，限制性室间隔缺损	51
I C	无肺动脉狭窄，大型室间隔缺损	9
II	d- 大动脉转位	28
II A	肺动脉闭锁，室间隔缺损	2
II B	肺动脉狭窄，室间隔缺损	8
II C	无肺动脉狭窄，室间隔缺损	18
III	l- 大动脉转位	3

常见于大动脉转位）和主动脉缩窄（8%）。相比大动脉关系正常的三尖瓣闭锁（18%），伴发心血管异常更常见于有大动脉转位者（63%）。此外，大约 20% 的患者会有心外异常，包括胃肠道和神经系统缺陷。

（二）临床病史

大多数三尖瓣闭锁患者都有发绀。大动脉关系正常（心室 - 动脉连接一致）的三尖瓣闭锁患者，肺动脉瓣或瓣下狭窄的发生率较高（肺动脉闭锁的发生率较低）。临床表现取决于肺血流量，肺血流量与室间隔缺损的大小及肺动脉瓣 / 瓣下狭窄的程度相关。如果没有明显的肺动脉狭窄或限制性的室间隔缺损，这些患者可能会在生后 4～8 周因肺血流量大而出现肺血过多的症状和体征（类似于患有大室缺的婴儿）及轻度低氧血症。如果未能及早发现，这些婴儿有可能因低氧性肺多血及血管阻力升高而出现长期并发症。在肺动脉闭锁或严重肺动脉狭窄的情况下，动脉导管的闭合会导致严重的发绀、低氧血症和酸中毒，如果不及时治疗，可能导致死亡。大动脉转位（心室 - 动脉连接不一致）患者的肺血流通常无梗阻；随着新生儿期肺血管阻力的下降，这些婴儿也可能出现充血性心力衰竭和肺水肿的症状。然而，如果存在明显的主动脉弓梗阻或严重限制性的室缺（供应体循环的心排量），一旦动脉导管关闭，就会发生心血管衰竭和休克。

（三）三尖瓣闭锁的超声心动图检查

新生儿期的超声心动图检查为三尖瓣闭锁提供了全面的诊断信息。缺乏可识别的三尖瓣是三尖瓣闭锁诊断的标志。很少需要诊断性心导管检查。仔细关注右心房 - 室连接缺失、大动脉的排列、左心室和发育不良右心室之间的交通性质，以及主动脉弓或肺动脉梗阻的存在，应为临床医师提供完整的诊断评估，从而实现精准的分期手术姑息治疗计划。

1. 剑突下切面

(1) 剑突下四腔心切面（冠状）：所有剑突下检查都是从确定患者的腹腔内脏和心房位置开始。剑突下四腔心（冠状）切面会显示右心房扩大，并且与右心室间无连接（图 13-2A）。在该切面可能会发生右心室透视缩短，短轴（矢状）切面成像有助于右心室大小的"三维"评估。房间隔从剑突下切面观察最佳，能确定房间隔缺损 / 卵圆孔的特征。可能存在凸显的欧氏瓣组织，但通常不会导致梗阻。彩色多普勒会显示从右心房到左心房的右向左分流，并且没有血流从右心房进入右心室。限制性房间隔缺损是不常见的，应使用脉冲波多普勒评估右心房至左心房的压力阶差，描记 3 个心动周期的频谱信号以确定平均压力阶差。心房间的分流是生存所必需的；限制性房间隔缺损可能会导致严重的血流动力学障碍，需要紧急的房间隔造口。多切面评估大动脉以确定心室 - 动脉连接是很重要的（图 13-2B 和 C）。扩张且分叉较早（肺动脉）与大动脉转位（心室 - 动脉不协调）相吻合（图 13-3A 和 B）。室间隔的检查可提供室间隔缺损大小和位置的信息，但需要进行正交切面检查。在三尖瓣闭锁中，室间隔缺损通常是肌部的；偶尔会是双动脉下、动脉下，本质上都是室间隔缺损流出道。二尖瓣和左心室功能可以先从剑突下四腔心切面评估。

剑突下四腔心切面扫查可显示右心耳左侧并置。两个心耳的位置都较正常时更向左移。在剑突下四腔心切面向后扫查时，当看到房间隔向左侧异常凸出或房间隔呈水平走行时，超声心动图检查人员应警惕右心耳左侧并置。探头的进一步向前抬将显示右心房与左移的右心耳相连接。不应将心耳并置与房间隔缺损相混淆。

(2) 剑突下短轴（矢状）：剑突下短轴可显示右心房底部和发育不良的右心室之间没有连接。正交切面对于评估房间隔解剖结构非常有用。此外，心房间交通充分时，右向左分流应该是不受限制的。探头右偏有助于评估右心房和发育不良的右心室之间无交通，与四腔心切面相比，剑突下短轴中更容易评估右心室的大小（图 13-2C，图 13-3C 和 D）。评估左心室和位于前方、发育不良之右心室间的室间隔缺损的大小对于记录动脉流出梗阻的部位很重要。从右到左仔细扫查对于获取全面的右心室流出道梗阻部位和程度的信息非常重要。从短轴切面评估心室 - 动脉连接关系，此外应评估肺动脉近端的分叉。大动脉平行走行提示转位（心室 - 动脉连接不一致）。如见前方较细小的主动脉，应另外从其他声窗去仔细评估有无主动脉缩窄。

2. 胸骨旁切面

(1) 胸骨旁长轴切面：胸骨旁长轴扫描通常显示一个位于前方小的右心室和一个位于后方大的后左心室（图 13-4A）。该切面还可以很好地观察室间隔。应注意室间隔缺损的大小和位置（图 13-4A）。室间隔缺损的大小从极小到较大不等。由于室间隔缺损可能呈椭圆形，在一个切面可能会显得比另一切面大些，故应该从多切面观察。三维超声心动图在准确显示室间隔缺损大小时是有价值的，可以确定大动脉的位置和起源。当存在大动脉转位时，两根大动脉自心室发出后，其近段是平行走行的，位于后方的血管（肺动脉）分叉早（图 13-5A）。大动脉转位常合并有室间隔的后移。如果室间隔缺损位于流出道，室间隔前移（常见于大动脉关系正常）可能导致肺动脉下梗阻。肌嵴或膜也可导致心室流出道阻塞，应从多个心脏切面进行评估。探头前翘朝向患者左肩，可以观察到右心室流出道。应使用多普勒和彩色多普勒评估左心室到右心室再到右心室流出道的压力阶差，以评估不同水平梗阻的程度，然后或者进入肺动脉（用于估计肺动脉的压力），或者进入大动脉转位中前置的主动脉。

在长轴切面中观察到垂直方向走行的房间隔可能提示右心耳左侧并置。扩张的冠状窦可能提醒超声心动图检查者注意左上腔静脉回流到冠状窦的可能（这对规划双向腔静脉肺动脉分流姑息术有指导意义）。

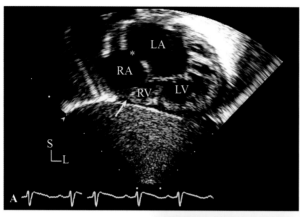
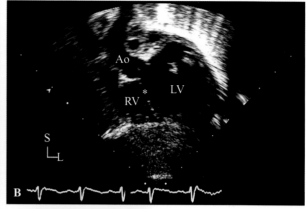
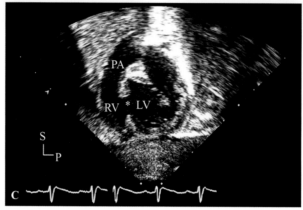

▲ 图 13-2　三尖瓣闭锁伴大动脉关系正常，剑突下切面图

A. "四腔心"（冠状）切面，显示中等大小的继发孔型房间隔缺损（＊）、三尖瓣闭锁（箭）、右心室发育不良（RV）和左心室扩张（LV）。B. 四腔心切面，声束向前扫查，显示大的室间隔缺损（＊）。主动脉（Ao）发自左心室，大动脉关系正常。C. 短轴（矢状）切面，显示右心室前部、左心室后部和肌部室间隔缺损（＊）。大动脉关系正常，肺动脉（PA）从右心室前部发出，较早分支。LA. 左心房；RA. 右心房

　　(2) 胸骨旁短轴切面：胸骨旁短轴切面有助于进一步观察发育不良的右心室、室间隔缺损及大动脉位置关系（图 13-4 和图 13-5B）。我们需要评估左心室功能。从心底部向心尖部扫查，在心室中部水平可见右心室位于占优势、增大的左心室前方（图 13-4C）。除了剑突下正交切面，还可在短轴切面评估右心室的大小和室间隔缺损的解剖情况（图 13-4C）。应通过二维成像和彩色多普勒来评估是否存在其他室间隔缺损。可应用脉冲波多普勒评估左心室和右心室之间的压力阶差，并帮助评估限制性室间隔缺损。向上朝心脏底部扫描到大动脉的水平，将再次确认它们的排列关系。如果存在大动脉转位，可同时观察到两根大血管的短轴切面，表现为一个水平面同时显示两组半月瓣图像（图 13-5B）。在大动脉转位中，我们可以评估前方的主动脉是位于右侧（右转位，更常见）还是位于左侧（左转位，比较少见）。

　　有必要在短轴切面评估右心室流出道梗阻的程度。在评估时要同时应用彩色多普勒和脉冲波多普勒。大动脉关系正常时，增宽的肺动脉提示有足够或大量的肺动脉血流。如果肺动脉很细，有必要确认从右心室到肺动脉是否存在前向血流。偶尔，肺动脉闭锁与三尖瓣闭锁共存，会导致一种导管依赖性的危重状态。应充分评估动脉导管。通常，在高位的左胸骨旁切面上可以获得导管、左肺动脉和右肺动脉的三分叉图像。

　　3. 心尖切面

　　心尖四腔心切面可以显示右侧房室连接的缺如（图 13-6A）。调整探头向后扫查可显示三尖瓣的肌性闭锁，表现为右心房底部回声致密带组织。同样，评估右心室发育不良程度及其与左心室的交通（室间隔缺损）是很重要的。右心室的大小差异很大，通常取决于室间隔缺损的大小。在心耳并置的情况下，我们可以再次看到异常的房间隔结构。从

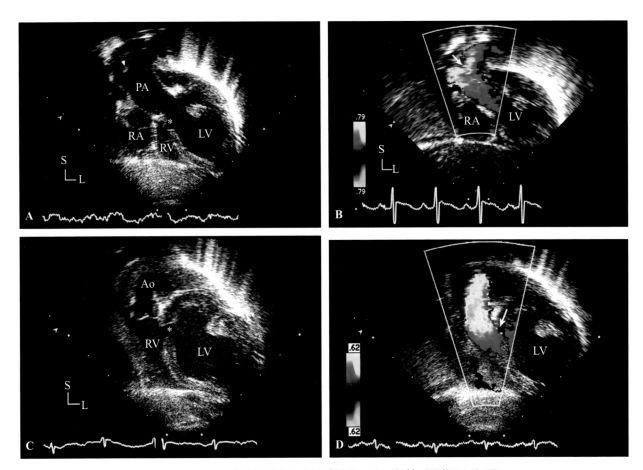

▲ 图 13-3　三尖瓣闭锁合并大动脉转位，肋下长轴（冠状面）切面

A. 左心室（LV）扩张、右心室（RV）发育不良和一个小的肌部室间隔缺损（*）。肺动脉（PA）发自左心室，早期有分叉（箭头）。B. 同一患者的彩色多普勒成像显示 PA 分叉处的血流（箭）。C. 探头稍微前抬，可以显示左心室、发育不良的右心室及限制性室间隔缺损（*）。前主动脉（Ao）发自发育不良的右心室。D. 彩色多普勒显示血流通过小的室间隔缺损（箭），顺行进入主动脉

心尖方向，可以很好地显示二尖瓣的形态和功能。继续调整探头向前扫查直至显示心尖五腔心切面，可以进一步评估流出道及可能存在的梗阻的位置（图 13-6B 和图 13-6C）。根据前述所有切面所获得的信息，可以再次评估大动脉起源、大小和位置关系及流出道。室间隔缺损的大小和任何梗阻的证据都可以通过脉冲波多普勒和血流多普勒来评估，尽量保持探头声束与室间隔缺损或流出道平行。心尖旁成像，将探头更向前扫查位于前方的大动脉，也可以更好地评估梗阻情况和压力阶差。

4. 胸骨上窝切面

从主动脉弓的长轴切面开始，仔细评估主动弓是否存在梗阻是非常重要的。在大动脉转位的情况下，主动脉缩窄比较常见，特别是当室间隔缺损是限制性的、主动脉发育细小时（图 13-7A 和 B）。新生儿严重的主动脉缩窄需要尽早识别，这样可以

在手术干预前保持动脉导管适度开放。由于导管血流会喷射入缩窄部远端，所以多普勒对于评估主动脉缩窄的压差是不可靠的（图 13-7C）。在主动脉缩窄的情况下，也可能会存在一个粗大的动脉导管弓（除了胸骨上窝切面外，还可以从多个切面显示）。先天发育细小的主动脉以"端-侧"方式插入较大的导管弓（图 13-7A）。多普勒检查通常可见导管的分流为双向：收缩期右向左分流，舒张期血流逆向进入肺动脉分支。舒张期左向右的分流量与肺血管阻力相关，肺血管阻力越低，分流量越大。在大动脉关系正常情况下，导管通常又细又长，是因为胎儿时期的血流模式主要是从肺动脉进入主动脉。如果右心室进入肺动脉的血流出现严重梗阻，则导管可能很迂曲。

胸骨上窝短轴切面显示了头臂动脉的分支模式和主动脉弓的朝向。也可以看到从短轴切面观察主

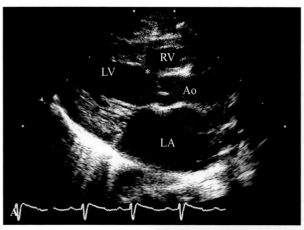
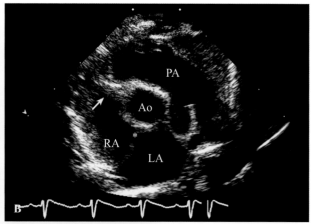
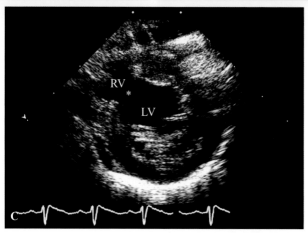

▲ 图 13–4　大动脉关系正常的三尖瓣闭锁，胸骨旁切面

A. 长轴切面显示右心室（RV）小，位于前方，左心室（LV）扩大，位于后方。有肌部室间隔缺损（＊）。B. 心底短轴切面显示大动脉关系正常、闭锁的三尖瓣结构（箭）和继发孔型房间隔缺损（＊）。C. 二尖瓣水平的短轴切面显示扩张的左心室与发育不良的右心室通过一个巨大的肌部室间隔缺损相交通（＊）。Ao. 主动脉；PA. 肺动脉；RA. 右心房

肺动脉的分叉，并测量分支的大小。无名静脉的缺失需要考虑永存左上腔静脉的可能性。正常的肺静脉回流呈典型的"螃蟹征"超声图像。

　　三尖瓣闭锁与左心室双入口比较：无论是三尖瓣闭锁还是左心室双入口，主心室腔都是左心室。然而，在左心室双入口，两个房室瓣都开口于主腔左心室，可以通过两组房室瓣连接，其中一组可能存在闭锁，又或通过一个共同的房室瓣连接，心室与大动脉连接通常不一致。在三尖瓣闭锁中，只有形态学左心房与主心腔左心室相连，并且心室与大动脉连接通常是一致的。

二、左心发育不良综合征

　　左心发育不良综合是婴儿期第四大常见的先天性心脏疾病，据报道活产儿的患病率为 0.016%～

0.036%，男孩的发病率是女孩的 2 倍。

（一）解剖结构

　　左心发育不良综合征包括了一组综合的心脏畸形，主要特征是大动脉关系正常和不同程度的左心 – 主动脉系统发育不良，可导致心脏收缩期泵血受阻和左心功能无法支撑体循环。这组异常包括二尖瓣狭窄（图 13–8A）或闭锁、左心室发育不良、主动脉狭窄或闭锁（图 13–8B）和主动脉弓发育不良。最严重的结果是二尖瓣和主动脉闭锁，伴有严重的左心室发育不良或"裂隙样"左心室。相对较好的情况下，有主动脉瓣和二尖瓣发育不良和不同程度的左心室发育不良，室间隔通常是完整的。如果存在室间隔缺损，通常很小。在罕见病例中，有大的室间隔缺损伴二尖瓣闭锁，左心室通常发育良好。

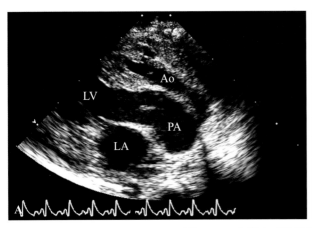
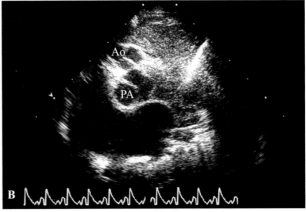

▲ 图 13-5　合并大动脉转位的三尖瓣闭锁，胸骨旁切面

A. 长轴切面表现为典型的两根大动脉近段平行走行，主动脉（Ao）位于前方；肺动脉（PA）位于后方，发自扩张的左心室（LV）。B. 心底短轴切面显示两组半月瓣横断面位于同一水平，符合大动脉转位的特征。主动脉瓣发育小，位于前方稍偏右，而肺动脉瓣增宽，位于左后方。LA. 左心房

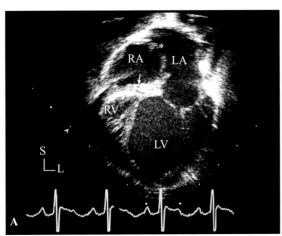
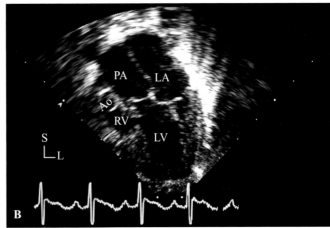
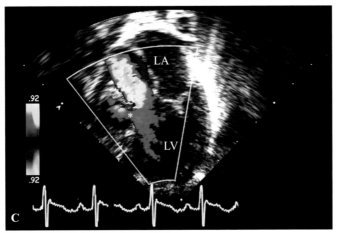

▲ 图 13-6　合并大动脉转位的三尖瓣闭锁，与图 13-4 同一患者的心尖切面图

A. 四腔心切面显示扩大的左心室（LV）、闭锁的三尖瓣（箭）和严重发育不良的右心室（RV）。存在继发孔型房间隔缺损（＊）；B. 从四腔心切面探头稍向前扫查，可显示主动脉（Ao）起源于发育不良的右心室、增宽的肺动脉（PA）起源于左心室；C. 彩色多普勒成像显示血流大部分进入肺动脉，少部分血流通过限制性室间隔缺损（＊）进入右心室。LA. 左心房

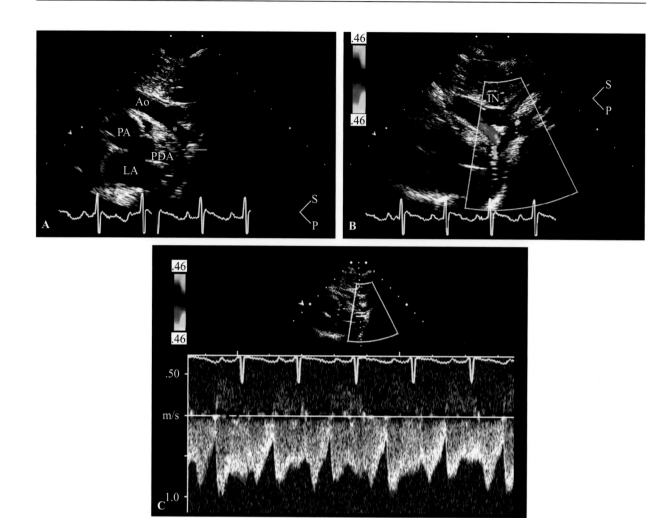

▲ 图 13-7 三尖瓣闭锁合并大动脉转位及限制性室间隔缺损，胸骨上切面

A. 与图 13-4 和图 13-5 中描述的同一患者的长轴（矢状面）切面显示主动脉弓发育不良和主动脉缩窄（黄箭）；B. 彩色多普勒成像显示了缩窄段的前向血流；C. 当存在一个大的动脉导管未闭时，脉冲波多普勒在缩窄处显示低速血流状态，在这种情况下，多普勒对于评估缩窄的程度是不可靠的，二维解剖图像评估才是可靠的。Ao. 主动脉；IN. 无名静脉；LA. 左心房；PDA. 动脉导管未闭

在左心发育不良综合征中，体循环依赖于右心室和动脉导管。主动脉弓、升主动脉和冠状动脉被肺动脉血流逆行灌注。通常存在主动脉缩窄。

房间隔完整或高度受限被认为是左心发育不良综合征患者预后不良的预测因素。约 6% 的左心发育不良综合征患者房间隔是完整，而临床上多达 22% 的患者会出现房间隔的限制性分流。在胎儿期，严重的限制性房间隔缺损可能与非免疫性胎儿期水肿和肺淋巴管扩张有关。如果同时存在完整的房间隔和二尖瓣闭锁的情况，左心房唯一的血流出口可能是左心房主静脉，这是一种肺循环 - 体循环的连接，为肺静脉血进入体静脉循环提供了另一种途径。在大多数患者中，这条静脉连接了左心房和无名静脉，也可能会引流到其他部位，包括左上腔静脉或颈静脉系统。

（二）临床表现

大多数左心发育不良综合征的胎儿能很好地耐受这种心脏的异常，大多数婴儿为足月出生，最初看起来很健康。然而，随着动脉导管关闭，会出现急性血流动力学障碍（这可能发生在从新生儿病房出院后）。如果不能及时恢复导管的通畅，全身灌注不良会导致低氧血症、酸中毒、休克，并最终死亡。婴儿体检表现为灌注不良，呼吸急促，面色苍白和脉搏减弱。可能只有一个非特异性的心脏杂音，但第三心音奔马律是非常常见的，第二心音六

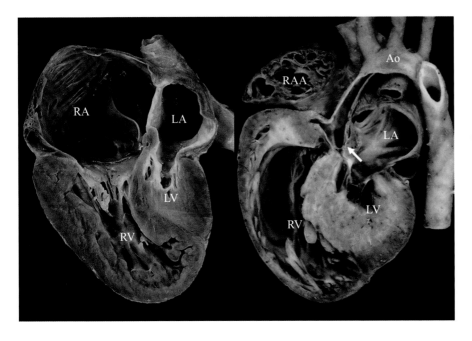

A. 四腔心切面图像显示严重的左心室（LV）发育不良、二尖瓣发育不良和左心房（LA）发育小。右心室（RV）和右心房（RA）均扩大。B. 左心室长轴流出道切面图像显示闭锁的主动脉瓣（箭）和发育不良的主动脉（Ao）。RAA. 右心耳

进而单一，通常伴有肝大。超声心动图发现左心发育不良综合时应早干预，输注前列腺素 E₁，以保持或促进动脉导管开放。

左心发育不良综合征婴儿伴几近完整的房间隔会出现更严重的肺静脉高压，甚至伴有严重的呼吸窘迫。这些患者在出生时通常出现心源性休克和严重的发绀，需要立即进行经导管房间隔造口或切割球囊扩张术才能生存到姑息性手术治疗。

（三）左心发育不良综合征的超声心动图检查

对左心发育不良综合征的影像学检查总体方法是提供完整的诊断和血流动力学信息。心导管检查只适用于需要紧急处理的患者（通常是用于房间隔缺损的扩大）。评估右心室和三尖瓣功能、动脉导管生理特点和房间隔解剖对临床治疗至关重要。

体循环和肺循环血流的比例取决于两种血管床之间的阻力差异。在低肺阻力的情况下，一个大的、非限制性的心房间交通可以促使血流优先进入肺血管床，而体循环灌注因此减少。肺血增多和肺循环与体循环血管阻力比的失衡可导致左心发育不良综合征婴儿血流动力学的不稳定。相反，在限制性房间隔缺损伴有肺动脉压力和肺阻力明显升高的情况下，会优先发生右到左的导管分流，限制了肺血流灌注，但因此降低了患儿的血液氧合。在最后的姑息手术治疗前，我们需要减轻这种严重的梗阻。因此，在左心发育不良综合征患者中，临床表现可能是不同的。在计划和进行姑息性手术之前，尽早进行超声心动图评估对患者至关重要。

1. 剑突下四腔心（冠状面）切面

剑突下四腔心切面通常可显示右心房和右心室扩大。将探头稍向后朝向左心房底部扫查，可以显示左心室非常小，或者无法识别（图 13-9A）。一见到左心室较小或呈"裂隙样"的时候，就能看出左、右心室的大小存在明显差异。一旦获取了这样的切面，超声心动图检查者应该更加仔细地评估二尖瓣和大动脉。探头稍向前扫查可显示典型的右心室流出道和主肺动脉增宽，但细小的主动脉可能难以在冠状切面中看到。超声可显示一个大的动脉导管未闭（patent ductus arteriosus，PDA），本质上作为主肺动脉（main PA，MPA）的延续成为导管弓，这在剑突下短轴切面可以更好地显示。在心血管系统崩溃时，右心室功能也可能降低，甚至会显著降低，此时常伴有三尖瓣反流。

应从剑突下切面仔细评估房间隔，评估房间隔缺损的大小、数量和位置（图 13-9A 和 B）。房间隔向右心房膨出提示左心房血流出口受阻，此外，在房间隔完整或限制性的情况下，房间隔通常很厚，肺静脉扩张（如果肺静脉连接正常），彩色多普勒可帮助显示两心房间的左向右分流（图 13-9B）。将多普勒取样线与缺损平行对齐，获得三个心动周期的血流频谱，可估计平均跨隔血流压差。

房水平的双向分流很少见，但可能会在严重的

三尖瓣反流或肺静脉连接异常时发现。超声心动图医师应注意肺静脉异常连接和引流的可能性，虽然在左心发育不良综合征患者中发生率低，但当剑突下成像看不到肺静脉回流入很小的左心房时，应考虑到这点。

2. 剑突下短轴（矢状面）切面

正交切面成像可确认心脏解剖结构。剑突下短轴切面显示房间隔更佳。应确定房水平有无交通及其位置，应用彩色多普勒血流图显示心房水平的分流。同时应评估后方发育不良的主动脉及前方扩张的肺动脉的相对大小。将探头右偏，可清楚显示扩张的主肺动脉延续为导管弓。彩色多普勒显像可能显示动脉导管内的双向分流（根据肺阻力特征，通常是收缩期右向左分流，舒张期左向右分流）。这个切面可显示主动脉弓全貌（具体细节解剖可在胸骨上窝切面显示）。探头朝向心室中部水平扫查可

显示前方增大的右心室和后方发育不良的左心室（图 13-9C），应注意评估右心室功能和三尖瓣反流情况。

3. 胸骨旁切面

(1) 胸骨旁长轴切面：胸骨旁长轴切面可明确前方扩大的右心室与后方发育小的左心室之间的大小差异（图 13-10A）。仔细探查到裂隙样、心肌僵硬的左心室，证实前方是右心室。室间隔通常是完整的，右心室收缩功能可以从长轴切面进行评估，通常需要将探头下压指向三尖瓣流入道方向。如果左心室腔可显示，左心室收缩功能通常会严重下降，在这种情况下，左心室心内膜和乳头肌回声会增强，提示存在继发于长期心内膜下缺血的心内膜弹力纤维增生。还应注意二尖瓣和主动脉瓣瓣叶活动度或有无狭窄。二尖瓣环发育不良的典型表现是二尖瓣叶及其瓣膜下结构出现异常。如果二尖瓣是

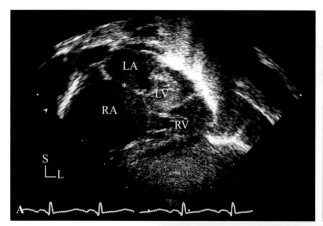
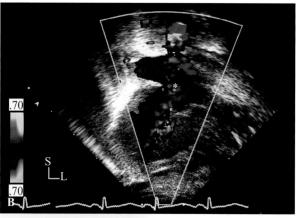
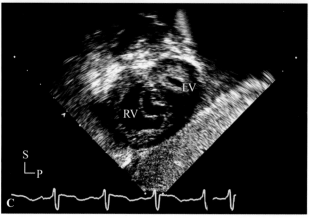

▲ 图 13-9　左心发育不良综合征（HLHS），剑突下切面

A. 长轴（冠状面）切面显示明显增大的右心房（RA）和小的左心房（LA）。房间隔缺损（*）较大呈非限制性。右心室（RV）肥大，左心室（LV）和二尖瓣严重发育不良。B. 彩色多普勒成像显示通过房间隔缺损的非限制性层流（*）。C. 同一患者的短轴（矢状面）切面，向心室中部水平扫查显示位于前方的、肥大的右心室（RV）。注意左心发育不良综合征患者左心室心内膜回声常增强

开放的，瓣叶可增厚、呈穹顶样，伴腱索缩短。也可能存在二尖瓣瓣上环。主动脉瓣通常完全闭锁，但也可能增厚、呈穹顶样。可以存在主动脉瓣下梗阻。在胸骨旁长轴切面中，发育不良的主动脉瓣环和升主动脉的大小（通常内径小于 5mm）更容易测量（图 13-10A）。

探头稍向前上扫查可评估右心室流出道、增宽的主肺动脉和导管弓。通常动脉导管内径较大。通过血流多普勒成像，收缩期动脉导管呈右向左分流，而舒张期左向右分流的量取决于肺血管阻力。将探头移到高位左侧胸骨旁声窗可以更容易显示大的导管或导管弓。在早期导管收缩时应用脉冲波多普勒评估导管压差，收缩期多普勒血流速度的增加（＞ 2.5m/s）常提示导管收缩。从胸骨旁长轴成像来看，左心房通常很小，然而，当房间隔几乎完整时，左心房可扩大。

(2) 胸骨旁短轴切面：在胸骨旁短轴切面中，可显示前方增大的右心室和后方小的左心室（图 13-10B）。这一切面也有助于评估心室功能、二尖瓣的大小和形态，以及二尖瓣乳头肌的数量和位置。二尖瓣可呈"降落伞样"，其本质就是单组乳头肌。心底短轴切面可以评估升主动脉横断面的内径，并进一步评估主动脉瓣形态。通常大动脉关系是正常的，严重发育不良的主动脉位于中间，冠状动脉正常起源于发育细小的主动脉（图 13-10C）。主肺动脉扩张伴明显的动脉导管未闭（图 13-10C）。将探头置于胸骨旁稍高位的切面，可以评估肺动脉的分支，并获得肺动脉的三分叉视图（图 13-10C）。通过彩色多普勒和脉冲波多普勒检查，PDA 血流呈现典型的双向分流。应测定收缩期压差以评估早期导管收缩（特别是在前列腺素输注尚未开始时）。

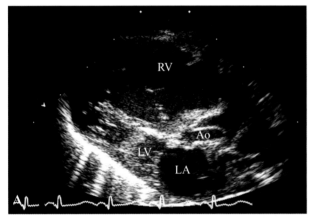
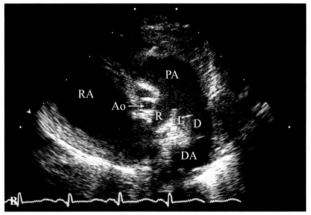
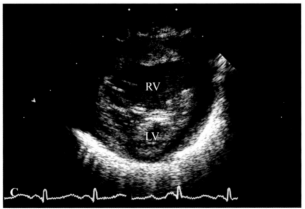

▲ 图 13-10　左心脏发育不良综合征，胸骨旁切面

A. 长轴切面显示严重发育不良的左心室（LV），严重的二尖瓣狭窄和主动脉闭锁。右心室（RV）明显扩大。升主动脉（Ao）细小，主要作为冠状动脉逆行灌注的管道。B. 心底短轴切面显示细小的升主动脉（Ao）（箭）和扩张的肺动脉（PA）及肺动脉三分叉图像：右肺动脉（R）、左肺动脉（L）和大的动脉导管（D）。导管弓延伸进入降主动脉（DA）。C. 心室中部水平短轴切面显示肥大的右心室，发育不良的左心室。LA. 左心房；RA. 右心房

4. 心尖切面

心尖四腔心切面可以用来比较心室的相对大小。右心室通常是扩张、肥大的，左心室小，室壁僵硬，不参与心尖构成（图 13-11A）。二尖瓣环通常发育不良，开口闭锁或瓣叶严重狭窄，如果有血流通过，我们应该从这个角度来评估狭窄的程度（考虑到房水平较大分流可能使压差测量偏低）。此外，当主动脉瓣存在严重狭窄或闭锁时，左心室舒张末期压力升高，二尖瓣叶活动可受限，此时跨二尖瓣血流速度压差也会减小。频谱和彩色血流多普勒可用于评估二尖瓣流入道血流、二尖瓣反流和主动脉流出道血流（如果瓣口开放）。此外，还应仔细评估三尖瓣的功能，显著的三尖瓣反流是一个不良预后的因素（图 13-11B 和 C）。探头向前至心尖四腔心切面旁将显示主肺动脉扩张，应使用彩色多普勒评估肺动脉瓣的反流。

5. 胸骨上切面

胸骨上长轴切面可以很好地观察到升主动脉、主动脉弓和上段的降主动脉。升主动脉的大小可呈现轻度到重度的发育不良（图 13-12）；然而，在无名动脉及以上水平的主动脉内径要增大很多。常见主动脉缩窄（图 13-13A）。在严重缩窄的情况下，有一个导管峰状后缘，并且左颈总动脉与左锁骨下动脉之间的距离增加。由于动脉导管明显扩张，缩窄可能被漏诊。扩张的导管进入降主动脉处常有峰状前缘。当存在严重的主动脉狭窄或闭锁时，彩色血流多普勒成像中可见主动脉弓和升主动脉的血流逆向。收缩期主动脉弓的一过性前向血流可能来自收缩期闭锁主动脉瓣的运动（图 13-13B 和 C）。也可以在此切面确认导管分流的生理变化。肺静脉异常引流到垂直静脉，或者左心房主静脉引流入肺静脉系统，需要从胸骨上窝多切面综合评估。在胸骨上窝探查到静脉系统中有朝向探头的血流，应进一步评估肺静脉的连接。

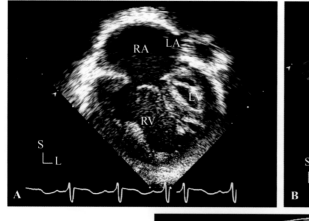
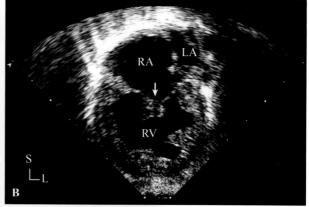
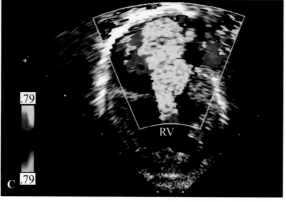

▲ 图 13-11　左心发育不良综合征心尖切面

A. 四腔心切面显示右心室（RV）和右心房（RA）增大。左心房（LA）较小，二尖瓣和左心室（LV）严重发育不良；B. 另一名患者，左心严重发育不良（黄星号），在收缩期四腔心切面显示较大的三尖瓣叶闭合不全缺口（箭）；C. 同一患者的彩色多普勒显示严重的三尖瓣反流

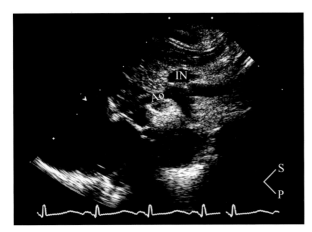

▲ 图 13-12　左心发育不良综合征，胸骨上切面
长轴切面显示升主动脉发育不良（Ao）。IN. 无名静脉

（四）三维超声心动图在左心发育不良综合征中的作用

可通过三维成像进一步评估右心室容积和功能。三维成像评估右心室容积和功能具有高度可重复性，但与心脏磁共振成像相比，三维超声可能低估了舒张末期和收缩末期容积。三维超声越来越被认为是评估三尖瓣形态和三尖瓣反流机制的首选方式。左心发育不良综合征中显著的三尖瓣反流通常与瓣叶腱索过紧（短）或脱垂有关，然而我们必须确定不是主动脉缩窄导致的。三尖瓣瓣叶的腱索过紧（短）与乳头肌的侧移有关，而三尖瓣脱垂时，瓣环的高度越大，隔叶就越小，不伴有乳头状肌移位。三维超声在评估三尖瓣反流的反流面积方面也比二维超声更准确。

三、左心发育不良综合征的右心室功能评估

评估左心发育不良综合征患者体循环右心室的收缩功能是很重要的，因为右心室收缩功能的降低与较高的死亡率或心脏移植相关。然而，与左心室相比，右心室形态不对称和肌小梁的增多使右心室功能的评估更困难。右心功能评估的方法多种多样，包括面积变化分数（fractional area change，FAC）、三尖瓣环组织多普勒位移（tissue motion annular displacement of the tricuspid，TMAD-TV）/三尖瓣环收缩期位移（tricuspid annular plane systolic excursion，TAPSE）、心肌做功指数（myocardial performance index，MPI）、三尖瓣组织多普勒 S' 峰值速度、三维超声和右心室整体纵向应变率，在许多研究中都有不同程度的应用。三维超声心动图评估的右心室容积和功能与作为"金标准"的心脏磁共振成像结果密切相关。在常规临床实践中，除了主观评估右心室收缩功能外，增加面积变化分数、三尖瓣环收缩期位移和右心室整体纵向应变率几个指标的测量，可以定量评估右心室收缩功能，并不显著增加更多的检查时间。

四、左心发育不全综合征中的心室冠状动脉连接

心室腔与冠状动脉相通（ventriculocoronary connection，VCC），也称为窦状隙，在左心发育不良综合征患者中已有了很好的描述。在二尖瓣发育不良和主动脉闭锁的左心发育不良群体中更常见，也与心内膜弹力纤维增生和主动脉内径细小（＜2mm）相关。除非窦状隙较大或连接较广泛，否则不会导致死亡率增加。

临界左心室

二尖瓣和主动脉瓣狭窄患者的关键问题之一是评估发育不良的左心室是否具备支撑体循环的能力。研究人员提出了许多超声心动图参数，可用于预测双心室或单心室修复后的结局。然而，重要的是要认识到这些指标具有病变 - 特定性，可能并不普遍适用。也就是说，左心发育不良的患者，对于主动脉瓣狭窄行单心室还是双心室修复的标准可能并不也适用于二尖瓣狭窄。

在主动脉狭窄方面，基于广泛的回顾性分析，Rhodes 等显示以下超声心动图参数与住院死亡风险增加相关：①左心室长轴与心脏长轴比小于 0.8；②主动脉根部直径指数小于 $3.5cm/m^2$；③二尖瓣面积指数小于 $4.75cm^2/m^2$；④左心室心肌质量指数小于 $35g/m^2$。作者提出了一种名为"Rhodes 评分"的评分系统。Rhodes 评分的数据是基于一小组（65 例）严重主动脉狭窄患者的回顾性数据，这些患者被预选将进行双心室修复术。评分系统基于以下公式。

Rhodes 评分 =14.0（BSA）+0.943（iROOT）+
　　　　　4.78（LAR）+0.157（iMVA）-12.03

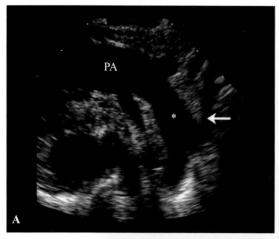
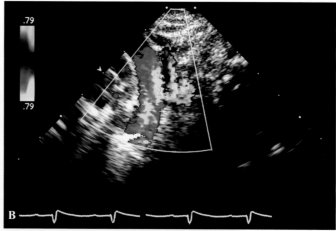
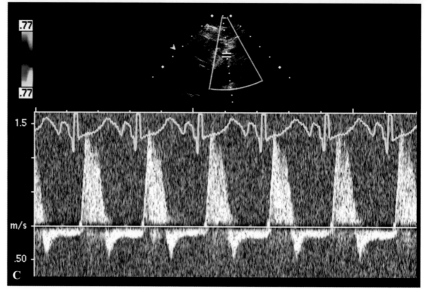

▲ 图 13-13　左心发育不良综合征，高位左胸骨旁切面

A. 短轴切面显示发育不良的主动脉弓（箭）与导管弓"端 - 侧"连接关系，以及供应降主动脉血流的增宽的动脉导管（＊）；
B. 主动脉和导管弓的特征性彩色多普勒成像表现为动脉导管右向左分流（蓝色血流代表远离探头），主动脉弓内出现逆向流动（红色血流代表朝向探头）；C. 脉冲波多普勒频谱显示主动脉弓内逆向血流信号。PA. 主肺动脉

其中 BSA 是体表面积，iROOT 是主动脉根部直径指数，LAR 是左心室长轴与心脏长轴的比值及 iMVA 是二尖瓣面积指数。评分小于 0.35 可能预示双心室修复术后的死亡。随后的报道显示，Rhodes 评分的预测能力较差，特别是在主动脉瓣狭窄以外的病变中。

其他作者提出了另外一些因素会增加左心发育不良综合征患者双心室修复术后的死亡率（表 13-2）。北美先天性心脏外科协会也提出了一种使用人口统计学和超声心动图参数的"重度主动脉瓣狭窄计算公式"。该公式旨在预测主动脉瓣狭窄患者的最佳手术方式（双心室还是单心室）。许多研究者对这些不同的形态学、人口学和超声心动图参

数进行了持续的讨论，这就表明任何死板的评估系统都存在内在缺陷。持续的手术结果回顾及超声参数评估可望在未来持续地提供更多的信息。

总之，对于患有多发性左心梗阻性病变或者临界左心室患者，目前还没有明确的指南。重要的是要记住，尝试双心室修复术后再进行单心室姑息手术（转型）死亡率可能会更高。而且，复杂的、伴明显残留病变的双心室修补可能比成功的单心室姑息治疗更糟糕。这些因素都没有考虑到远期功能和生活质量。随着手术技术的不断更新，风险因素将不断改变。一些研究中心正在使用分期左心室修复策略，包括切除顺应性差的心内膜弹力纤维增生、主动脉瓣和二尖瓣成形术，以及房水平限制性

表 13-2　导致主动脉狭窄患者双心室修复后死亡率增加的危险因子

- 心尖未由左心室构成
- 存在心内膜弹力纤维增生症
- 主动脉瓣环 Z 值低
- 升主动脉和主动脉弓无前向血流
- 早产
- 低体重出生
- 染色体异常
- 左心室舒张末期容积减少（小于正常值的 60%）
- 二尖瓣环直径＜ 9mm
- 左心室流入道直径＜ 25mm
- 心室主动脉连接处的直径＜ 5mm
- 左心室横截面积＜ 2.0cm^2
- 左心室舒张末期容积指数＜ 20ml/m^2

分流，以使轻度发育不良的临界左心室获得双心室康复。这种分期左心室修复策略的远期效果及其对肺血管阻力和左心室舒张功能的影响尚不清楚。上述参数和临床 / 外科经验的结合很可能会决定某个中心的偏好。

五、左心室双入口

左心室双入口（double-inlet left ventricle，DILV）由 Holmes 在 1824 年首次描述，由 De La Cruz 和 Miller 在 1968 年命名，占所有先天性心脏病的 1%。当两个房室瓣的大部分由同一心室腔连接时，就形成左心室双入口。如果排除二尖瓣和三尖瓣闭锁，左心室双入口是最常见的单一心室房室连接形式。这种畸形可能源于胚胎学上房室管从左到右扩张过程的部分或完全停滞，导致两个心房均与原始心室连接，原始心室后来形成左心室和发育不良的右心室。在左心室双入口中，发育不良的右心室缺乏入口部分，并呈现具有两部分（小梁囊腔和流出腔）或单一部分（小梁囊腔）的形态。左心室双入口心脏最常见的形态是不一致的心室大动脉连接，形态上发育不良的右心室在左而主动脉位于右前。通常，二尖瓣和三尖瓣均有二尖瓣形态，前叶较深，后叶较浅。两组房室瓣均位于后方与半月瓣呈纤维性连接。

（一）左心室双入口的解剖

通常，房室瓣连接到后方的主心腔左心室（图 13-14）。流入道间隔缺如，两组房室瓣紧密相邻，位于小梁间隔的后方。房室瓣发育不良或闭锁比较少见，此时必须存在房间隔缺损以供两个心房互通。

（二）左心室双入口伴大动脉转位（发育不良的主动脉下右心室）

当主心室腔为左心室、右心室发育不良时，心室大动脉连接通常不一致。在这种情况的左心室双入口中，主动脉发自发育不全的右心室或流出腔。右心室通过室间隔缺损与左心室相通，室间隔缺损是球室孔的胚胎残余。这在大约 85% 的左心室双入口病例中可见。主动脉通常位于左前，右心室流出腔左襻。或者右心室右襻，主动脉位于肺动脉的右前方。在室间隔（球室孔）水平可能存在梗阻，这可能与主动脉缩窄有关。

（三）左心室双入口伴大动脉关系正常

心室大动脉连接一致，或大动脉关系正常，在左心室双入口中少见（15%），这种排列被称为"Holmes 心脏"。室间隔缺损通常相当狭窄，并可导致肺动脉下狭窄。

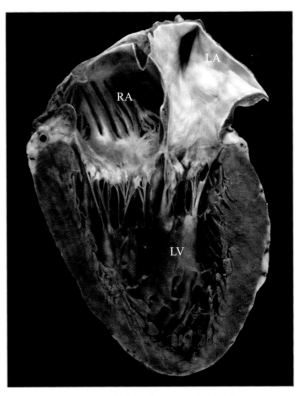

▲ 图 13-14　来自左心室双入口患者的病理标本

流入道长轴图像显示右心房（RA）和左心房（LA）均开口入左心室（LV）

（四）临床表现

患有左心室双入口的婴儿通常在出生后的最初几周内出现症状。对于那些肺血流受阻的患者，由于动脉导管收缩，将表现为发绀。严重的主动脉血流受阻（限制性室间隔缺损或主动脉弓狭窄）通常表现为外周循环灌注差，当导管收缩时表现为低心输出量的征象。在临床检查方面，肺血受阻的婴儿会出现发绀和粗糙的心前区收缩期杂音，与法洛四联症婴儿没什么不同。那些体循环心输出量受限的婴儿将出现呼吸急促、面色苍白及全身脉搏减弱。心脏检查可见心前区过度活跃，单一的第二心音、奔马律和肺血流杂音。在超声心动图确定左心双入口伴有导管依赖性生理（体循环或肺循环）后，使用前列腺素 E$_1$ 治疗可以挽救生命。

肺血流通畅且无明显主动脉瓣下梗阻的患者，几周后可能会随着肺血管阻力的下降而出现充血性心力衰竭和肺血过多的体征。肺血过多的婴儿会有明显的呼吸急促和很轻微的血氧饱和度下降（这可能只有在脉搏血氧仪上才能发现）。在这种情况下，临床检查与大的室间隔缺损患者非常相似。

（五）左心室双入口的超声心动图检查

超声心动图检查在单心室房室连接的早期诊断和治疗中起着关键作用。再次强调，评估复杂的单心室解剖和生理的关键是使用三节段分析法。心尖和剑突下四腔心切面提供了两组相邻房室瓣的最佳切面，中间没有室间隔，为超声心动图医师提供了单心室房室连接的初步印象，这初步接近了诊断。对于具体的心脏解剖结构的超声评估，应按照随后概述的三节段分析法进行。

1. 剑突下切面

（1）剑突下四腔心（冠状面）切面：该切面可用于内脏和心房位置的判定。在左心室双入口中，心房的位置大多是正常位，其次是右或左对称位。四腔心切面显示主腔左心室，两组房室瓣均进入此心腔。必须将探头向前扫查才能显示发育不良的流出腔和大动脉。应评估房间隔缺损的数量、大小和位置。在房室瓣狭窄或闭锁时，评估房间隔很重要。还应注意两条大动脉的起源和走行。心室大动脉连接通常不一致，主动脉位于肺动脉左前方，与大动脉转位的超声心动图表现相似。两条大动脉平行走

行，位于后方的肺动脉出现分叉。应在正交切面上评估的球室孔大小及左心室与流出腔之间的交通，以排除可能存在的梗阻。在球室孔呈限制性的情况下，彩色多普勒血流呈现混叠，频谱多普勒检查可见血流速度增加。

（2）剑突下短轴（矢状面）切面：剑突下短轴切面有助于显示房间隔解剖结构，显示后方的左心室接受两组房室瓣，检查球室孔，确认大动脉排列关系。两组房室瓣在短轴切面呈现两个圆圈，如果没有狭窄，当舒张期打开时，瓣叶可相互接触。前方有一个小梁囊腔，不与心房连接。这个小梁囊腔与左心室通过球室孔相通，在正交切面上可确定其大小。在最常见的大动脉转位的情况下，心底部两条大动脉段平行走行，位于后方的肺动脉出现分叉。如果大动脉关系正常，球室孔通常是很小的。

2. 胸骨旁切面

（1）胸骨旁长轴切面：左心室双入口的胸骨旁长轴图像显示后方的左心室。随着探头的左／右偏斜，可以看到两个房室瓣都进入了这个后方的左心室腔。一定要注意不要将这种解剖结构与室间隔缺损伴左心室扩大相混淆，因为在长轴上通常一次只能看到一个房室连接（旋转到胸骨旁短轴切面就显而易见了）（图 13-15A）。在左心室双入口中，一根大动脉通常发自主心室腔，另一个大动脉位于更前方，发自发育不全的流出腔。应再次从多个切面进行二维、频谱和彩色多普勒超声检查，以评估球室孔的大小和是否呈限制性。

（2）胸骨旁短轴切面：胸骨旁短轴切面显示，两组房室瓣均位于小梁间隔后（图 13-15B）的同一水平。在左心室双入口中，发育不良的右心室流出腔通常位于形态左心室的左前上方。但偶尔也可以在右前上方，需要调整探头朝向心底部成像来显示这种关系。在平行于室间隔缺损分流平面的正前方测定压差。通常，平均压差比峰值瞬时压差更准确地反映梗阻的程度，因为梗阻一般不是动力性的。

继续向心底部倾斜可显示大动脉，由于它们在大动脉转位时平行走行，我们可以在短轴切面看到两个圆圈。应注意前方主动脉位于肺动脉的左侧还是右侧。对于正常关系的大动脉，大动脉的相对关系与正常心脏相似，主动脉显示为横截面，肺动脉更偏于纵切面。还应评估肺动脉的汇合部。在左胸

骨旁高位切面可以看到大动脉关系正常的患者肺动脉呈"三分叉"图像，也显示动脉导管未闭。

(3) 心尖四腔心切面：心尖四腔心是观察心脏十字交叉最好的切面。在左心室双入口患者中，主心腔左心室心尖肌小梁细小，有两组主要的乳头肌，室隔面内膜光滑，没有腱索附着；它接受两组房室瓣。这两组独立的房室瓣守护在房室交界部，两者均具有典型的二尖瓣形态，与后方大动脉相连（图 13-16）。应在这个切面评估两组房室瓣的功能，是否有狭窄或闭锁。也可以评价心室收缩功能和房

室瓣反流情况。如果存在左侧房室瓣狭窄，可能需要房间隔造口术或房间隔切开术来缓解左心房的梗阻。

向前扫查可以评估大动脉的起源、位置关系和大小。当大动脉转位时，肺动脉通常发自左心室主腔，前方的（通常偏左侧）主动脉起自发育不全的右心室流出腔。还应在这个切面使用频谱和彩色血流多普勒来评估球室孔的大小。

3. 胸骨上切面

胸骨上长轴切面显示了主动脉弓的解剖结构、

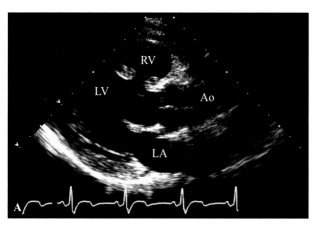
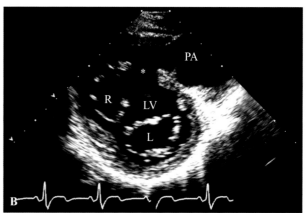

▲ 图 13-15　大动脉关系正常的左心室双入口，胸骨旁切面

A. 长轴切面显示前方发育不良右心室（RV），扩大的左心室（LV）及肌部室间隔缺损。左心室发出主动脉（Ao）；B. 房室瓣水平的短轴切面显示右（R）和左（L）房室瓣均连接于大型室间隔缺损（＊）后方的左心室的典型图像。LA. 左心房；PA. 肺动脉

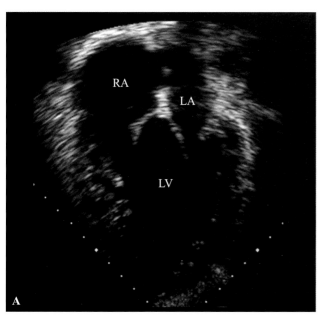
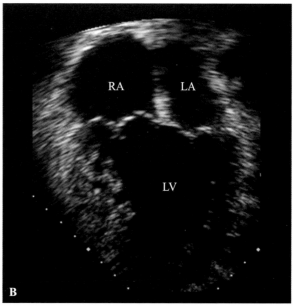

▲ 图 13-16　大动脉关系正常的左心室双入口，心尖切面

A. 舒张期显示左心房（LA）和右心房（RA）血流通过二尖瓣和三尖瓣进入左心室（LV）；B. 同一患者的收缩期图像

有无缩窄。如果有明显的球室孔狭窄，应怀疑主动脉弓的梗阻，即缩窄或主动脉弓离断。在新生儿中，可能存在动脉导管开放，如果弓严重梗阻，则需要保持导管通畅。肺动脉汇合和两侧分支的大小可以在短轴切面上进行评估，也可以评估肺静脉连接（"螃蟹征"图像）。

（六）心室大动脉不一致的左心室双入口或三尖瓣闭锁的室水平交通

许多不同的术语被用来定义单室性房室连接中的主心腔和残余心腔之间的交通口，包括"室间隔缺损""球室孔"或"流出孔"。在三尖瓣闭锁中，主心腔和残余心腔之间的交通通常被称为"室间隔缺损"，在左心室双入口中被称为"球室孔"，这意味着这两种交通在解剖学上是不同的。然而，在现实中，这两种交通通常都是室间隔缺损，并经常产生类似的临床问题：梗阻。我们更喜欢使用统一的术语"室间隔缺损"。室间隔缺损是流出道（瓣膜下）梗阻的常见部位。这个缺口不是圆形的，而往往是椭圆形的。因此，应在两个正交切面（长轴和短轴）上测量室间隔缺损的面积，然后根据体表面积指数化。该面积计算方法如下。

$$面积 = [直径（1） \times 直径（2）] \times \pi/4$$

室间隔缺损面积小于 $2cm^2/m^2$ 的患者后期发生梗阻的风险较高。另外，我们应该从多切面评估多普勒压差，以获得超声波束与血流加速方向达到最佳的对齐。应该记住，当存在一个大的动脉导管未闭或多普勒扫查角度不理想时，压差可能是不准确的。

此外，在进行 Fontan 手术前评价室间隔缺损大小，排除潜在梗阻至关重要。VSD 处的梗阻会使功能性单心室患者的病程复杂化，导致压力超负荷，从而导致心室肥大、纤维化和功能障碍（收缩和舒张功能）。这种梗阻应在手术时处理。

肺动脉环缩术是否加速室间隔缺损梗阻的进程，还是两者没有一定关系，尚存在争议。在一项对 28 例新生儿的研究中，所有患儿早期未行室间隔缺损搭桥术且室间隔缺损面积指数小于 $2cm^2/m^2$，后期均出现梗阻。有或无肺动脉环缩术的患者之间室间隔缺损狭窄的发生率没有明显差异，但小的室间隔缺损与主动脉弓的梗阻的有一定关系。

在未来，常规使用三维超声心动图可提供更准确的对左心室双入口中室间隔缺损面积的评估，鉴别由限制性缺损引起的主动脉瓣下狭窄的患者，或鉴别出那些未来有梗阻风险的患者。

六、治疗单室性房室连接患者的方法：手术计划

在所有单室性房室连接的患者中（不包括那些有 1.5 个甚至 2 个心室修复术的患者），手术姑息的最终共同途径是改良 Fontan 手术，也就是将体循环的静脉血引流入肺循环。对于所有功能性单心室生理的婴儿，手术计划的关键因素是适时地进行姑息手术，并降低后期顺利进行改良 Fontan 手术的风险。展望未来，我们要牢记，Fontan 手术最佳适应证如下：①心室功能尚可，没有显著的房室瓣反流；②低肺动脉压力和阻力；③正常肺动脉分支结构；④没有体循环梗阻；⑤非限制性的房间隔缺损。在单心室生理学患者的初始评估中，初始姑息和最终手术方式的计划应针对所有这些因素的优化。

（一）肺血过多的新生儿

对于那些有三尖瓣闭锁或左心室双入口的患者，最初的治疗是根据肺血流量和生理特点来进行的。对于大动脉关系正常的三尖瓣闭锁的患者，室间隔缺损和肺动脉流出道的受限程度将决定初始治疗方式。非限制性肺血流的婴儿通常需要在 4~8 周进行姑息性肺动脉环缩术，以保护肺血管床，避免其暴露于体循环压力之下，如果不这样做，将导致不可逆的肺动脉高压和肺血管病变。该环缩术有两个目的：降低下游肺动脉的压力，为二期和三期的手术做准备，并限制肺动脉的血流量。

肺动脉环缩术的时间将取决于婴儿的临床进程，因为束带的放置通常会延迟到肺阻力下降（表现为左向右分流量的增加），这样外科医师就可以更容易地掌握肺动脉环缩的尺度。在此期间，对大动脉关系正常的三尖瓣闭锁患者的超声心动图随访检查可能会显示肺循环过度的征象：肺动脉血流增加，左心房和左心室扩大，提示持续性肺动脉高压的室间隔缺损 / 右心室流出道的低速血流信号。

（二）肺动脉环缩术的超声心动图评价

肺动脉环缩术后的超声心动图应同时评估束带的位置和跨束带环的血流压差（图13-17A和B）。在出院前通过超声心动图确认束带环的位置、肺动脉分支的解剖和血流多普勒压差是必要的，以便在连续多次的超声心动图检查中进行比较。随着时间的推移，束带可能会向远端移位并导致肺动脉分支的变形（通常为右肺动脉）（图13-17C和D）。肺动脉环缩束带也可能使肺动脉瓣变形，导致不同程度的肺动脉瓣反流。

跨肺动脉束带环的血流压差将有助于估计远端肺动脉压力（图13-17B）。应记录瞬时峰值压差和平均压差以进行后续检查。从胸骨旁短轴或剑突下切面，能很好地将多普勒取样线与位于肺动脉中部的束带环对准。随着时间的推移，跨肺动脉束带环的血流压差应该会增加，因为束带环相对固定。如果出现跨束带环血流压差进行性下降，远端肺动脉压力升高的可能性就增加了。远端压升高可能继发于束带松动，导致远端肺动脉血管床保护不足，进而引起肺血管阻塞性疾病，也可能束带松动是由于远端压力升高（或许在束带放置时机相对晚的时候）。

在大动脉转位或主动脉下狭窄的患者中，肺动脉环缩束带可能加速室间隔缺损变窄或主动脉下狭窄的进展，导致双侧大动脉梗阻。在这种情况下，超声心动图在随访患者主动脉下狭窄的进展中起着关键作用，主动脉下狭窄会产生心室肥厚和潜在的心室功能障碍，使后期手术变得复杂。

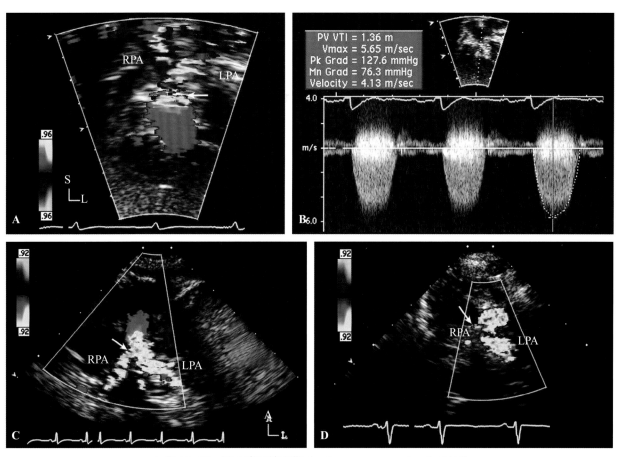

▲ 图13-17 肺动脉环缩束带（pulmonary artery band，PAB）

A. 改良的旁心尖切面，探头向前扫查显示肺动脉。通过肺动脉束带的花彩血流信号（箭）。B. 跨束带的连续波多普勒频谱显示了高速收缩期血流，最大峰值压差为127mmHg，平均压差为76mmHg。C. 不同肺动脉环缩术的患者左胸骨旁短轴图像；肺动脉分支的彩色血流显示束带可能向远端移位，进入右肺动脉（RPA）起始处血流突然变窄（箭）。注意左肺动脉（LPA）血流正常。D. 在随后的C患者随访中，进一步压迫近端右肺动脉（箭）导致几乎完全闭塞，血流很少

（三）肺血流受限的新生儿

在三尖瓣闭锁 / 大动脉关系正常、伴限制性室间隔缺损或肺动脉狭窄的婴儿，或患有大动脉关系正常的左心室双入口婴儿，通常会出现发绀症状。随着室间隔缺损越来越受限，超声心动图将显示通过室间隔缺损或肺动脉流出道的血流减少，在合适的取样角度可获得多普勒血流压差升高。在这种情况下，一种改良的 Blalock-Taussig（BT）分流术是最常用的体 – 肺分流姑息手术，以提供稳定的肺血流来源。改良的 BT 分流通常是用一个直径 3～4mm 的非带瓣聚四氟乙烯管道，连接锁骨下动脉或无名动脉至右肺动脉（图 13-18A）。术后超声心动图评估 BT 分流应包括评估分流通畅性和多普勒血流模式。胸骨上窝短轴切面可以最佳地显示 BT 分流情况。根据分流管路径和长度不同，可能需要其他离轴切面。彩色多普勒成像将有助于显示分流的途径及其汇入肺动脉的入口（图 13-18A）。必须认识到，跨 BT 分流管和其他由人工材料构成的分流管的连续波多普勒压差是不准确的，因为分流管的长管状性质干扰了其压力下降的准确评估（图 13-18B）。然而，连续的超声检查发现压差增加可能有助于确认分流管道的狭窄。超声心动图医师应评估每根肺动脉（左右）的大小和多普勒血流模式，以排除重要的分支狭窄。

（四）肺血流平衡的婴儿

患有左心双入口和肺动脉狭窄或三尖瓣闭锁和肺动脉狭窄的婴儿，将有一个平衡的循环系统和一个受保护的肺血管床（不暴露于增高的体循环压力之下），有适当的氧饱和度，没有明显的心力衰竭或过度发绀的临床症状或体征。在这种情况下，早期的新生儿姑息手术治疗可能是不必要的，最初的姑息性手术可能会推迟到双向腔肺吻合术的时间（通常在 3—6 月龄）。

（五）体循环血流受限的新生儿

对于左心发育不良综合征或伴左心室小的严重左侧梗阻的新生儿，改良 Norwood 手术是第一阶段治疗。改良 Norwood 手术首先应用于左心室双入口患者，现在已经用于以功能性单心室伴体循环流出道梗阻为特征的一组构成各异的心脏畸形，包括伴限制性室间隔缺损和主动脉弓梗阻的三尖瓣闭锁和大动脉转位患者。对于患有左心室双入口和主动脉弓阻塞的新生儿，最初的治疗可能包括改良 Norwood 或改良 Damus-Kaye-Stansel 手术。

（六）改良 Norwood 手术方式

改良 Norwood 手术的设计目标是：①使体循环输出无梗阻，包括解除主动脉弓的梗阻；②保持功能性单心室作为体循环心室；③提供稳定的肺血供来源。Norwood 手术包括重建和加宽升主动脉和主动脉弓，房间隔切开术和体 – 肺分流。初始手术治疗的重要方面包括成功解除主动脉弓梗阻和创建一个非限制性的房间隔缺损。为这些患者提供肺血流的两种方法是改良的 BT 分流或右心室 – 肺动脉管道（也称为 Sano 分流），后者可以防止舒张期流失，因而具有保持术后即刻血流状态稳定的潜在优势。然而，许多经验丰富的研究中心没有显示 Sano 分流比传统的 BT 分流有明显的优势。此外，心室切开术相关的瘢痕对右心室功能和心律失常潜在的长期影响仍有待观察。Ⅰ期 Norwood 手术的危险因素包括低出生体重、早产、合并染色体及非心脏系统的先天异常、肺静脉梗阻、三尖瓣反流、升主动脉内径细小和体外循环时间过长。

（七）杂交手术方式

在有多种并发症的高危患者，左心发育不良综合征的Ⅰ期姑息术可以作为向心脏移植或 Norwood 手术过渡的一种杂交手术来做，从而避免在神经系统易损的新生儿时期建立体外循环。在一些中心，杂交手术方式可作为所有左心发育不良综合征婴儿的最早的Ⅰ期治疗方案，或作为临界左心室患者实施双心室修复的一种过渡。Ⅰ期姑息治疗的杂交手术方式联合了外科手术和介入导管术。在杂交手术中，外科手术进行双侧肺动脉环缩术，同时使用导管进行动脉导管支架植入术和球囊扩张房间隔造口术。

（八）Ⅰ期 Norwood 手术后的超声心动图评估

除了通常的术后超声心动图评估外，接受 Norwood 手术的患者还应仔细评估房间隔缺损的限制性、残余或复发性主动脉弓梗阻、肺动脉分支狭窄或扭曲。对 BT 分流术的评估如前所述。跨房

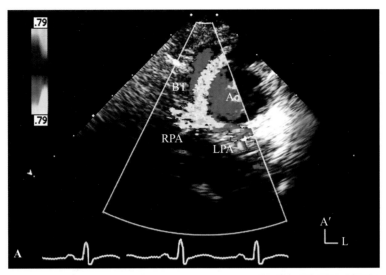

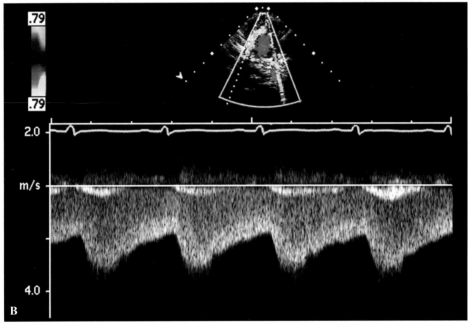

▲ 图 13-18　改良右肺动脉 Blalock-Taussig（BT）分流术

A. 胸骨上短轴切面彩色多普勒显像显示分流管内血流信号；B. 分流管内血流的连续波多普勒显示了整个心动周期的高速连续性频谱。Ao. 主动脉；LPA. 左肺动脉；RPA. 右肺动脉

间隔的压差取决于体 - 肺分流 / 管道的大小和肺血流量。如果存在限制性房间隔缺损，彩色多普勒将显示混叠血流、左心房至右心房的平均压差升高（图 13-19）。Norwood 手术术后早期加重的发绀可能是由于限制性房间隔缺损，这在剑突下矢状或冠状切面成像可得到最好的显示。

　　超声心动图在评估 Ⅰ 期 Norwood 姑息术后重建的主动脉弓情况起着关键作用（图 13-20）。左心发育不良综合征患者的体循环右心室不能耐受主动脉弓梗阻。因此，提示超声心动图医师需考虑主

动脉弓梗阻的最早线索之一是三尖瓣反流的增加和右心功能的下降。胸骨上窝是主动脉弓成像的最佳切面。由于"重建后主动脉"内径相对较大，在容易复发缩窄的部位主动脉内径也会发生变化，这使诊断具有挑战性（图 13-21A 至 C）。重建后的主动脉和原始降主动脉连接处轻度血流加速较常见，因为两个节段之间的内径存在差异（图 13-20B）。重建主动脉弓出现明显的解剖梗阻通常会发生在远端吻合口。当前向压差明显增大、局限性的后缘和相比膈肌水平的腹主动脉内径明显减小时，均提示缩

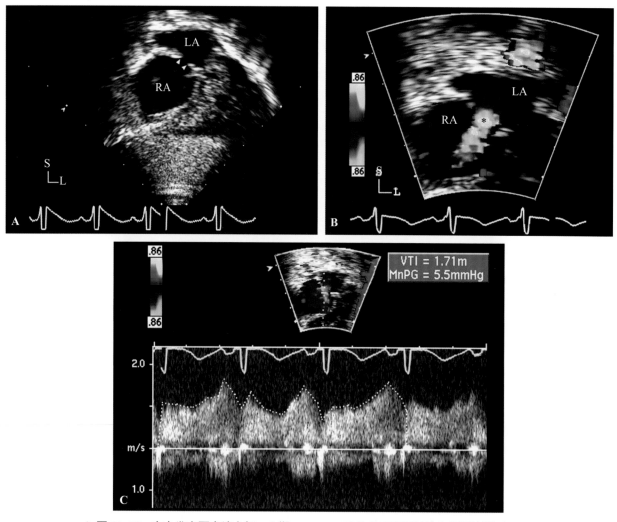

▲ 图 13-19　左心发育不良综合征，Ⅰ期 Norwood 手术术后伴限制性房间隔缺损（ASD）
A. 剑突下长轴（冠状动脉）视图显示手术产生的房间隔缺损（箭头）呈限制性和组织边缘增厚；B. 彩色多普勒显示通过狭窄的房间隔缺损的彩色血流信号（黑星号）；C. 通过描绘 2 或 3 个心动周期的连续波多普勒频谱来获得跨房间隔缺损的压差（5～6mmHg）。LA. 左心房；RA. 右心房

窄复发。异常的腹主动脉多普勒频谱：速度上升变缓，舒张期持续的正向血流（而不是一过性舒张早期反向波）也与缩窄一致（图 13-21D）。术后再缩窄很常见，几乎有 1/5 的患者会出现。大多数患者发生在手术后的前 6 个月内，通常发生在前 3 个月内。在左心发育不良综合征患者中，再缩窄已被证实会加剧三尖瓣反流和心室功能障碍，并增加死亡风险。多普勒压差可能低估了再缩窄的严重程度，可能需要二维和彩色血流多普勒显像来精准地确识再缩窄。

在进行改良 Sano 分流术的患者中，心室切开术通常位于右心室的前表面，在原肺动脉（现在的"重建后主动脉"）瓣环下方约 1cm（图 13-22A 和 B）。

随着时间的推移，右心室大动脉连接可能因肌束肥厚和动力性梗阻而出现严重的梗阻。胸骨也可以压迫前方的管道。在胸骨旁长轴切面向右扫查可以看到 Sano 管道的起始部（图 13-22A）。可使用剑突下矢状面或胸骨旁长轴切面来获得管内压差。管道也可以从剑突下切面或改良心尖切面（偏中间向前扫查）进行观察。当管道到达肺动脉时，它会突然向后成角。管道的肺动脉端最好在高位胸骨上短轴切面显示（图 13-22B 和 C）。依外科手术的不同，管道可向重建主动脉的左或右方向弯曲，连接到肺动脉分叉处，或右肺动脉、左肺动脉近端。测量远端吻合口的血流速度压差也是在胸骨上短轴切面最佳，但是与 BT 分流一样，所得压差不能可靠地确

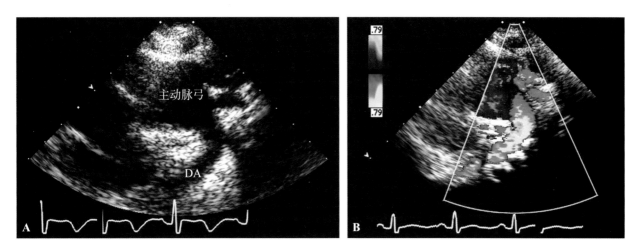

▲ 图 13-20　左心发育不良综合征，主动脉弓正常的术后评估

A. Ⅰ期 Norwood 姑息术后的胸骨上主动脉长轴成像，显示近端扩张的重建后主动脉与正常内径的降主动脉（DA）的大小存在差异；B.Norwood 手术重建后主动脉弓的彩色多普勒血流显示，由于内径大小差异，该解剖过渡区有轻微的血流加速现象

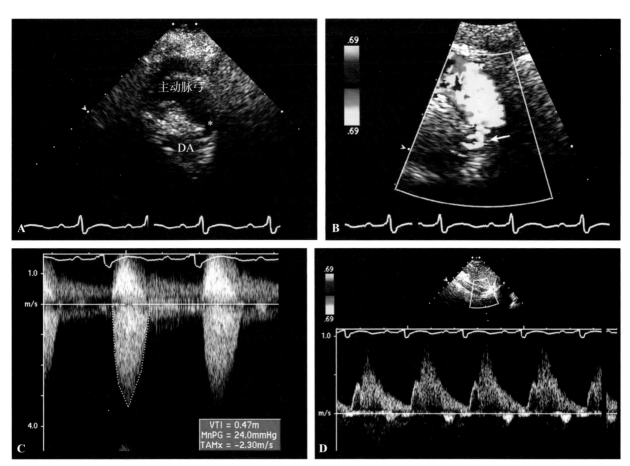

▲ 图 13-21　左心发育不良综合征，Ⅰ期 Norwood 术后复发性主动脉缩窄

A. 重建的主动脉弓胸骨上长轴切面显示重建主动脉与原始降主动脉（DA）连接处的再缩窄（ * ）。请注意比图 13-20（图 13-23A）中显示的正常主动脉弓的尺寸差异更明显。B. 主动脉弓的彩色多普勒成像显示缩窄区域（箭）。C. 使用非成像探头对主动脉弓进行连续波多普勒频谱测定，显示主动脉再缩窄，平均压差为 24mmHg。D. 对同一患者的腹主动脉进行脉冲波多普勒扫查，显示峰值延迟，以及舒张期持续性正向血流（没有舒张期血流逆转），提示再缩窄严重

定远端绝对压力。肺动脉高压是不常见的。

与 Sano 分流的右心室端一样，管道连接肺动脉段也容易发生狭窄。肺动脉的扭曲或狭窄比较常见。Sano 道管是无瓣膜的，因此存在"自由"反流，在肺动脉分支中可见舒张期多普勒血流反转。多普勒血流信号表现为收缩期较高流速的往返血流信号。舒张期速度频谱通常低而窄，并快速降至基线（图 13-22E）。与改良 BT 分流术的患者不同，主动脉内没有舒张期流失。由于血流混叠和不良的透声窗，可能难以用超声心动图对 Sano 管道的狭窄进行评估。血流速度的增加、正常锯齿波形样 Sano 多普勒信号的改变可能提示 Sano 管道狭窄。重建主动脉瓣最佳观察切面是剑突下矢状面，应评估是否有反流或狭窄。原主动脉与重建新主动脉之间的吻合部可能会狭窄，应从剑突下矢状面和冠状面进行评估。评估右心室收缩和舒张功能和三尖瓣反流应成为所有超声心动图评估的重要组成部分。在 I 期 Sano 分流姑息术后，右心室前基部的心室切开术区域通常出现运动减弱。

（九）杂交手术后的超声心动图评估

在进行杂交手术后，患者需要进行密切的定期随访。超声心动图是杂交手术后随访的主要方法。除右心室功能和三尖瓣反流外，超声心动图还应关注房间隔、肺动脉束带、导管支架和后向主动脉弓压差。房间隔最好在剑突下冠状面和矢状面进行显像。平均心房间压差 ≥ 8mmHg 被认为是限制性房间隔的表现，是球囊房间隔造口术或进一步干预的指征，如支架植入。通过动脉导管支架的血流信号是双向的，收缩期血流正向，舒张期血流逆向（图 13-23A 和 B）。术后动脉导管支架内血流压差也逐渐增加。动脉导管支架内血流峰值速度 ≥ 3m/s 可能提示支架内狭窄，需进一步评估和治疗。评估后向主动脉弓是否梗阻至关重要，因为大部分体循环心输出量和冠状动脉灌注需通过这一节段（图 13-23C 和 D）。主动脉闭锁和主动脉根部细小与后向主动脉弓梗阻密切相关。高位胸骨旁导管切面是评价后向主动脉弓的最佳切面，血流峰值速度 < 2.5m/s 被认为是正常的。超声心动图对后向主动脉梗阻的敏感性不佳。后向主动脉弓内血流峰值速度 ≥ 2.5m/s，结合二维超声结果，血流速度逐渐增加，下肢收缩

压高于上肢收缩压 20mmHg，提示需进一步评估。

双侧肺动脉分支近端带通常在高位胸骨旁短轴切面中得到最佳的显示（图 13-24A 至 C）。血流信号与 BT 分流相似。跨肺动脉束带环的血流压差应随时间的推移而逐渐增加，如压差不增加或跨环舒张期前向血流减少可能提示肺动脉束带环松动，远端梗阻（肺动脉或肺静脉狭窄）或肺血管阻力增加。

（十）双向腔肺（Glenn）分流术的超声心动图评价

单室性房室连接患者的第二阶段手术治疗是双向腔肺吻合术（或改良的双向 Glenn 分流术），其中右上腔静脉直接连接到右肺动脉。对于双侧上腔静脉的患者，同时对右侧肺动脉和左侧肺动脉进行腔肺吻合。腔肺分流术通常在 3—6 月龄进行。如果没有其他肺血来源，一旦建立了腔肺分流术，心脏的容量负荷就会显著减少，这对体循环性右心室的患者特别有益。从胸骨上短轴的角度观察右腔肺吻合术最佳。在这种切面中，可以看到整个上腔静脉的长度和与右侧肺动脉的吻合口（图 13-25A 和 B）。通过彩色多普勒频谱可显示，存在低速静脉层流（图 13-25C）。应降低奈奎斯特极限，以更好显示低速血流。多个心脏周期的多普勒频谱将随呼吸而变化。在没有任何额外血流的情况下，上腔静脉或肺动脉分支血流的脉冲波多普勒频谱将显示双相、低速正向血流，吸气期血流显著增加。血流速度轻度升高的连续性血流且不降到多普勒基线，则高度提示梗阻。如果存在，连续观察 3 个心动周期的平均压差可能会显示超过 3mmHg。在静脉系统中，这个压差在临床上可能很明显了。注意有无奇静脉扩张（如果没有手术结扎），需要仔细评估腔肺吻合口的梗阻。我们还需注意观察之前 BT 或 Sano 分流术的位置的肺动脉是否狭窄或扭曲，包括通过二维成像评估肺动脉分支的内径。胸骨旁和高位胸骨旁切面对于中央肺动脉和纵隔内肺动脉分支的显像很有帮助。在双向腔肺吻合手术前，进行无创性影像学检查代替常规心导管检查越来越受青睐。然而，仅靠超声心动图评价，即使在镇静状态下也常常不能提供肺动脉分支的详细解剖情况。在没有心导管检查的情况下，腔肺吻合术前对血管解剖情况的评

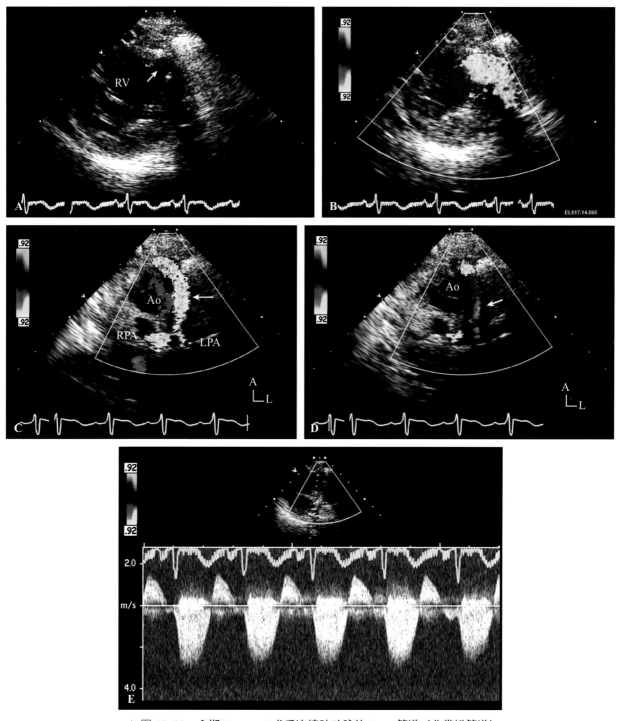

▲ 图 13-22　Ⅰ期 Norwood 术后连接肺动脉的 Sano 管道（非带瓣管道）

A. 心室中部水平的胸骨旁短轴切面显示右心室（RV）左前方的 Sano 管道开口（箭）；B. 彩色多普勒显像显示彩色血流进入近端 Sano 管道；C. 高位左胸骨旁切面的彩色多普勒成像显示 Sano 管道内收缩期正向血流（箭）；D. 舒张期可见非带瓣管道（箭）内反向血流；E.Sano 管道连续波多普勒血流频谱显示收缩期正向血流和舒张期快速逆转血流，提示不受限制的管道内反流。LPA. 左肺动脉；RPA. 右肺动脉

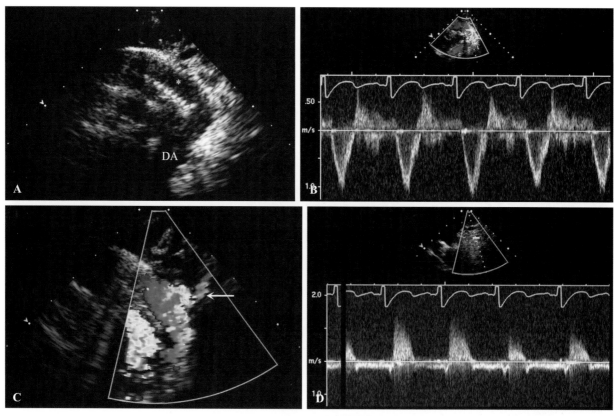

▲ 图 13-23　左心发育不良综合征杂交姑息手术后

A. 胸骨上长轴切面显示动脉导管未闭（＊）中的支架；B. 动脉导管支架中的血流多普勒频谱显示典型的前向血流通过支架进入降主动脉（基线以下），而舒张期支架内出现逆向血流（基线以上）；C. 后向主动脉弓近端彩色多普勒血流（箭）未显示明显缩窄；D. 后向主动脉弓段典型的低速多普勒血流频谱，证实从导管支架逆行流向升主动脉的血流没有明显压差。DA. 降主动脉

估常需要其他影像检查，如心脏磁共振或计算机断层扫描。

（十一）Fontan 循环的超声心动图评价

在完成改良 Fontan 手术后，对患者的评估将在本书的其他地方加以描述。

结论

总之，单室性房室连接新生儿的超声心动图评估对于早期诊断、早期治疗和计划初期姑息性手术至关重要。

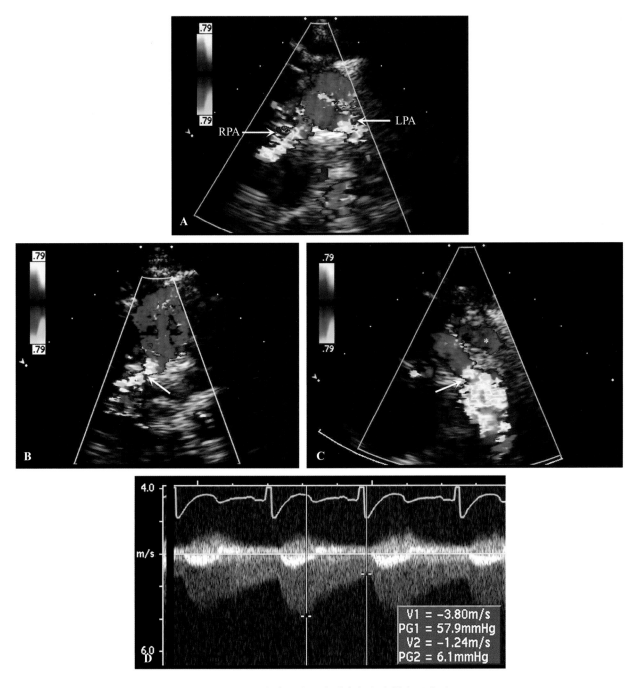

▲ 图 13-24　左心发育不良综合征杂交姑息手术后

A. 左胸骨旁短轴切面显示由于双侧肺动脉束带（箭），肺动脉分叉及其内花彩血流信号；B. 探头从高位左胸骨旁切面向右偏转，可见近端右肺动脉束带（箭）；C. 高位左胸骨旁切面显示左肺动脉近端束带（箭）和导管支架（＊）；D. 典型的肺动脉束带环近端的血流多普勒频谱，收缩速度较高和舒张期连续性前向血流。LPA. 左肺动脉；RPA. 右肺动脉

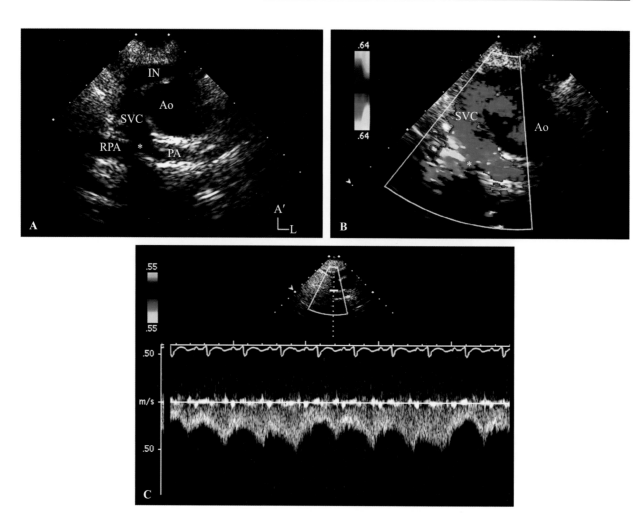

▲ 图 13-25　右侧双向 Glenn 分流术（腔肺吻合术）

A. 胸骨上短轴切面显示右上腔静脉（SVC）与右肺动脉（RPA）之间宽畅的吻合口（＊）。B. Glenn 分流（＊）的彩色多普勒血流成像显示从上腔静脉到肺动脉的低速层流。请注意，使用较低的奈奎斯特极限值来记录层流静脉血流。C. 脉冲波多普勒频谱显示在心房收缩和心室舒张期间有加速的正常的相位性血流。Ao. 主动脉；IN. 无名静脉；PA. 肺动脉

参 考 文 献

[1] Alwi M. Management algorithm in pulmonary atresia with intact ventricular septum. *Cathet Cardiovasc Interv.* 2006;67(5): 679–686.

[2] Anderson RH. Problems in nomenclature: bulboventricular foramen versus ventricular septal defect. *J Am Coll Cardiol.* 1988;11(3): 674–675.

[3] Anderson RH, Becker AE, Wilkinson JL. Proceedings: morphogenesis and nomenclature of univentricular hearts. *Br Heart J.* 1975;37(7):781–782.

[4] Baffa JM, Chen SL, Guttenberg ME, et al. Coronary artery abnormalities and right ventricular histology in hypoplastic left heart syndrome. *J Am Coll Cardiol.* 1992;20(2):350–358.

[5] Bharati S, McAllister HA Jr, Tatooles CJ, et al. Anatomic variations in underdeveloped right ventricle related to tricuspid atresia and stenosis. *J Thorac Cardiovasc Surg.* 1976;72(3):383–400.

[6] Brown DW, Gauvreau K, Powell AJ, et al. Cardiac magnetic resonance versus routine cardiac catheterization before bidirectional Glenn anastomosis: long-term follow-up of a prospective randomized trial. *J Thorac Cardiovasc Surg.* 2013;146(5):

1172–1178.

[7] Cardis BM, Fyfe DA, Ketchum D, et al. Echocardiographic features and complications of the modified Norwood operation using the right ventricle to pulmonary artery conduit. *J Am Soc Echocardiogr.* 2005;18(6):660–665.

[8] Checchia PA, McGuire JK, Morrow S, et al. A risk assessment scoring system predicts survival following the Norwood procedure. *Pediatr Cardiol.* 2006;27(1):62–66.

[9] Cook AC, Anderson RH. The anatomy of hearts with double-inlet ventricle. *Cardiol Young.* 2006;16(suppl 1):22–26.

[10] Cook AC, Anderson RH. The functionally univentricular circulation: anatomic substrates as related to function. *Cardiol Young.* 2005;15(suppl 3):7–16.

[11] Corno AF. Borderline left ventricle. *Eur J Cardio Thorac Surg.* 2005;27(1):67–73.

[12] Cua CL. Hybrid interstage care. In: Cruz EM, Ivy D, Jagger J, eds. *Pediatric and Congenital Cardiology, Cardiac Surgery and Intensive Care.* New York, NY: Springer; 2014.

[13] Daubeney PE, Wang D, Delany DJ, et al. Pulmonary atresia with

intact ventricular septum: predictors of early and medium-term outcome in a population-based study. *J Thorac Cardiovasc Surg.* 2005;130(4):1071.

[14] Daubeney PEF, Delany DJ, Anderson RH, et al. Pulmonary atresia with intact ventricular septum: range of morphology in a population-based study. *J Am Coll Cardiol.* 2002;39(10): 1670–1679.

[15] De La Cruz MV, Miller BL. Double-inlet left ventricle. *Circulation.* 1968;37:249–260.

[16] Driscoll D. Tricuspid atresia. In: Garson A, Bricker JT, McNamara DG, eds. *Science and Practice of Pediatric Cardiology.* Philadelphia, PA: Lea & Febiger; 1990:1118–1126.

[17] Edwards J, Burchell HB. Congenital tricuspid atresia; a classification. *Med Clin.* 1949;33:1177–1196.

[18] Emani SM, McElhinney DB, Tworetzky W, et al. Staged left ventricular recruitment after single-ventricle palliation in patients with borderline left heart hypoplasia. *J Am Coll Cardiol.* 2012;60:1966–1974.

[19] Fenstermaker B, Berger GE, Rowland DG, et al. Interstage echocardiographic changes in patients undergoing hybrid stage I palliation for hypoplastic left heart syndrome. *J Am Soc Echocardiogr.* 2008;21(11):1222–1228.

[20] Fraisse A, Colan SD, Jonas RA, et al. Accuracy of echocardiography for detection of aortic arch obstruction after stage I Norwood procedure. *Am Heart J.* 1998;135(2 pt 1):230–236.

[21] Freedom RM, Benson LN, Smallhorn JF, et al. Subaortic stenosis, the univentricular heart, and banding of the pulmonary artery: an analysis of the courses of 43 patients with univentricular heart palliated by pulmonary artery banding. *Circulation.* 1986;73(4):758–764.

[22] Freedom RM, Nykanen DG. Pulmonary atresia and intact ventricular septum. In: Allen HD, Gutgesell HP, Clark EB, et al, eds. *Moss and Adams' Heart Disease in Infants, Children, and Adolescents.* New York, NY: Lippincott Williams & Wilkins; 2000:845–863.

[23] Frescura C, Thiene G. The new concept of univentricular heart. *Front Pediatr.* 2014;2:62.

[24] Fyfe DA, Edwards WD, Driscoll DJ. Myocardial ischemia in patients with pulmonary atresia and intact ventricular septum. *J Am Coll Cardiol.* 1986;8(2):402–406.

[25] Fyler D. Report of the New England regional infant cardiac program. *Pediatrics.* 1980;65:375–461.

[26] Gaynor JW, Mahle WT, Cohen MI, et al. Risk factors for mortality after the Norwood procedure. *Eur J Cardio Thorac Surg.* 2002;22(1):82–89.

[27] Gewillig M, Boshoff DE, Dens J, et al. Stenting the neonatal arterial duct in duct-dependent pulmonary circulation: new techniques, better results. *J Am Coll Cardiol.* 2004;43(1): 107–112.

[28] Gundry SR, Behrendt DM. Prognostic factors in valvotomy for critical aortic stenosis in infancy. *J Thorac Cardiovasc Surg.* 1986;92(4):747–754.

[29] Hanley FL, Sade RM, Blackstone EH, et al. Outcomes in neonatal pulmonary atresia with intact ventricular septum. A multiinstitutional study. *J Thorac Cardiovasc Surg.* 1993;105(3):406–423.

[30] Hijazi ZM, Patel H, Cao QL, et al. Transcatheter retrograde radiofrequency perforation of the pulmonic valve in pulmonary atresia with intact ventricular septum, using a 2 French catheter. *Cathet Cardiovasc Diagn.* 1998;45(2):151–154.

[31] Holmes AF. Case of malformation of the heart. *Trans Med Chir Soc Edinb.* 1824;1:252–259.

[32] Humpl T, Soderberg B, McCrindle BW, et al. Percutaneous balloon valvotomy in pulmonary atresia with intact ventricular septum: impact on patient care. *Circulation.* 2003;108(7):826–832.

[33] Jacobs ML, Anderson RH. Nomenclature of the functionally univentricular heart. *Cardiol Young.* 2006;16(suppl 1):3–8.

[34] Jacobs ML, Mayer JE Jr. Congenital heart surgery nomenclature and database project: single ventricle. *Ann Thorac Surg.* 2000;69(suppl 4):S197–S204.

[35] Khairy P, Poirier N, Merrier LA. Univentricular heart. *Circulation.* 2007;115(6):800–812.

[36] Kleinman CS. The echocardiographic assessment of pulmonary atresia with intact ventricular septum. *Cathet Cardiovasc Interv.* 2006;68(1):131–135.

[37] Krupickova S, Vazquez-Garcia L, Obeidat M, et al. Accuracy of computed tomography in detection of great vessel stenosis or hypoplasia before superior bidirectional cavopulmonary connection: comparison with cardiac catheterization and surgical findings. *Arch Cardiovasc Dis.* 2019;112(1):12–21.

[38] Lofland GK, McCrindle BW, Williams WG, et al. Critical aortic stenosis in the neonate: a multi-institutional study of management, outcomes, and risk factors. Congenital Heart Surgeons Society. *J Thorac Cardiovasc Surg.* 2001;121(1):10–27.

[39] Marin-Garcia J, Tandon R, Moller JH, et al. Common (single) ventricle with normally related great vessels. *Circulation.* 1974;49(3):565–573.

[40] Marshall AC, van der Velde ME, Tworetzky W, et al. Creation of an atrial septal defect in utero for fetuses with hypoplastic left heart syndrome and intact or highly restrictive atrial septum. *Circulation.* 2004;110(3):253–258.

[41] Matitiau A, Geva T, Colan SD, et al. Bulboventricular foramen size in infants with double-inlet left ventricle or tricuspid atresia with transposed great arteries: influence on initial palliative operation and rate of growth. *J Am Coll Cardiol.* 1992;19(1):142–148.

[42] McCaffrey FM, Leatherbury L, Moore HV. Pulmonary atresia and intact ventricular septum. *J Thorac Cardiovasc Surg.* 1991;102:617–623.

[43] Meyer SL, Jongbloed MR, Ho SY, et al. Intracardiac anatomical relationships and potential for streaming in double inlet left ventricles. *PLoS One.* 2017;12(11):e0188048.

[44] Minich LL, Tani LY, Ritter S, et al. Usefulness of the preoperative tricuspid/mitral valve ratio for predicting outcome in pulmonary atresia with intact ventricular septum. *Am J Cardiol.* 2000;85(11):1325–1328.

[45] Miyaji K, Shimada M, Sekiguchi A, et al. Pulmonary atresia with intact ventricular septum: long-term results of "one and a half ventricular repair". *Ann Thorac Surg.* 1995;60(6):1762–1764.

[46] Morris CD, Outcalt J, Menashe VD. Hypoplastic left heart syndrome: natural history in a geographically defined population. *Pediatrics.* 1990;85(6):977–983.

[47] Munoz-Castellanos L, Espinola-Zavaleta N, Keirns C. Anatomoechocardiographic correlation double-inlet left ventricle. *J Am Soc Echocardiogr.* 2005;18(3):237–243.

[48] Norwood WI, Lang P, Hansen DD. Physiologic repair of aortic atresia/hypoplastic left heart syndrome. *N Engl J Med.* 1983;308(1):23–26.

[49] Nguyen T, Miller M, Gonzalez J, et al. Echocardiography of hypoplastic left heart syndrome. *Cardiol Young.* 2011;21(suppl 2):28–37.

[50] Orie JD, Anderson C, Ettedgui JA, Zuberbuhler JR, Anderson RH. Echocardiographic-morphologic correlations in tricuspid atresia. *J Am Coll Cardiol.* 1995;26(3):750–758.

[51] Pizarro C, Malee E, Maher KO, et al. Right ventricle to pulmonary artery conduit improves outcome after stage I Norwood for hypoplastic left heart syndrome. *Circulation.* 2003;108(suppl 1):II155–II160.

[52] Rao PS. A unified classification for tricuspid atresia. *Am Heart J.* 1980;99(6):799–804.

[53] Rao PS. Tricuspid atresia. *Curr Treat Options Cardiovasc Med.* 2000;2(6):507–520.

[54] Reemtsen BL, Pike NA, Starnes VA. Stage I palliation for hypoplastic left heart syndrome: Norwood versus Sano modification. *Curr Opin Cardiol.* 2007;22(2):60–65.

[55] Rhodes LA, Colan SD, Perry SB, et al. Predictors of survival in neonates with critical aortic stenosis. [Erratum appears in *Circulation.* 1995;92(7):2005.] *Circulation.* 1991;84(6):2325–2335.

[56] Rigby ML, Anderson RH, Gibson D, et al. Two-dimensional echocardiographic categorisation of the univentricular heart. Ventricular morphology, type, and mode of atrioventricular connection. *Br Heart J.* 1981;46(6):603–612.

[57] Rychik J, Gullquist SD, Jacobs ML, et al. Doppler echocardio-graphic analysis of flow in the ductus arteriosus of infants with hypoplastic left heart syndrome: relationship of flow patterns to systemic oxygenation and size of interatrial communication. *J Am Soc Echocardiogr*. 1996;9(2):166–173.

[58] Rychik J, Rome JJ, Collins MH, et al. The hypoplastic left heart syndrome with intact atrial septum: atrial morphology, pulmo-nary vascular histopathology and outcome. *J Am Coll Cardiol*. 1999;34(2):554–560.

[59] Salvin JW, McElhinney DB, Colan SD, et al. Fetal tricuspid valve size and growth as predictors of outcome in pulmonary atresia with intact ventricular septum. *Pediatrics*. 2006;118(2):e415–e420.

[60] Samanek M, Slavik Z, Zborilova B, et al. Prevalence, treatment, and outcome of heart disease in live-born children: a prospec-tive analysis of 91,823 live-born children. *Pediatr Cardiol*. 1989;10(4):205–211.

[61] Sathanandam S, Cui W, Nguyen NV, et al. Ventriculocoronary artery connections with the hypoplastic left heart: a 4–year prospective study: incidence, echocardiographic and clinical features. *Pediatr Cardiol*. 2010;31(8):1176–1185.

[62] Satou GM, Perry SB, Gauvreau K, et al. Echocardiographic predictors of coronary artery pathology in pulmonary atresia with intact ventricular septum. *Am J Cardiol*. 2000;85(11):1319–1324.

[63] Seliem MA, Chin AJ, Norwood WI. Patterns of anomalous pulmonary venous connection/drainage in hypoplastic left heart syndrome: diagnostic role of Doppler color flow mapping and surgical implications. *J Am Coll Cardiol*. 1992;19(1):135–141.

[64] Seward JB, Tajik AJ, Hagler DJ, et al. Echocardiographic spectrum of tricuspid atresia. *Mayo Clin Proc*. 1978;53(2):100–112.

[65] Simsic JM, Bradley SM, Stroud MR, et al. Risk factors for interstage death after the Norwood procedure. *Pediatr Cardiol*. 2005;26(4):400–403.

[66] Shiraishi H, Silverman NH. Echocardiographic spectrum of double-inlet ventricle: evaluation of the interventricular communication. *J Am Coll Cardiol*. 1990;15(6):1401–1408.

[67] Snider R, Serwer G, Ritter S. Ventricular hypoplasia. In: Snider R, Ritter S, eds. *Echocardiography in Pediatric Heart Disease*. 2nd ed. St. Louis, MO: Mosby; 1997:343–384.

[68] Starnes VA, Griffin ML, Pitlick PT, et al. Current approach to hypoplastic left heart syndrome. Palliation, transplantation, or both? *J Thorac Cardiovasc Surg*. 1992;104(1):189–194:discussion 94–95.

[69] Stasik CN, Gelehrter S, Goldberg CS, et al. Current outcomes and risk factors for the Norwood procedure. [Erratum appears in *J Thorac Cardiovasc Surg*. 2007;133(3):602. (note: Gelehrter, S added)]. *J Thorac Cardiovasc Surg*. 2006;131(2):412–417.

[70] Stern KW, McElhinney DB, Gauvreau K, Geva T, Brown DW. Echocardiographic evaluation before bidirectional Glenn operation in functional single-ventricle heart disease. *Circ Cardiovasc Imaging*. 2011;4(5):498–505.

[71] Tandon R, Edwards JE. Tricuspid atresia. A re-evaluation and classification. *J Thorac Cardiovasc Surg*. 1974;67(4):530–542.

[72] Ueda K, Saito A, Nakano H, et al. Absence of proximal coro-nary arteries associated with pulmonary atresia. *Am Heart J*. 1983;106(3):596–598.

[73] Van Praagh R, Ongley PA, Swan HJ. Anatomic types of single or common ventricle in man. Morphologic and geometric aspects of 60 necropsied cases. *Am J Cardiol*. 1964;13:367–386.

[74] Weinberg PM. Anatomy of tricuspid atresia and its rele-vance to current forms of surgical therapy. *Ann Thorac Surg*. 1980;29(4):306–311.

[75] Zuberbuhler JR, Anderson RH. Morphological variations in pulmonary atresia with intact ventricular septum. *Br Heart J*. 1979;41(3):281–288.

第 14 章　右心室流出道异常
Abnormalities of Right Ventricular Outflow

Erik C. Michelfelder　William L.Border　David E. Cox　著

陈　俊　译

一、肺动脉瓣狭窄

（一）背景

1. 临床表现

绝大多数肺动脉瓣狭窄是一种原发性先天性异常。在儿童中，获得性肺动脉瓣狭窄非常罕见，通常为风湿性心脏炎的后遗症。无论病因如何，肺动脉瓣狭窄的临床表现可以多变。但大多数情况下，轻度甚至中度肺动脉瓣狭窄患者并无症状。随着肺动脉瓣狭窄程度的加重，症状可能会有所不同，从轻度呼吸困难、劳累到发绀和（或）明显的右心衰竭症状。多数情况下，症状的发生是因为右心室通过狭窄的瓣膜提供心输出量的能力降低。严重肺动脉瓣狭窄患者因右心室衰竭导致中心静脉压升高，可以出现心功能不全、肝大和水肿等心力衰竭征象。低氧血症和发绀是婴幼儿重症肺动脉瓣狭窄的典型表现。偶尔情况下，右心在面对严重狭窄的瓣膜时排血受限，肺动脉瓣狭窄患者会出现劳力性晕厥。多数肺动脉瓣狭窄患者是无症状的，常因听诊发现收缩期杂音就诊。肺动脉瓣狭窄的典型杂音是收缩期喷射性杂音，在胸骨左缘上部最为清楚。杂音常放射到肺野，通常左后肺野的杂音较右后肺野更为明显。杂音常伴有轻重不等的收缩期喷射性咔喀音。心电图典型的特征是不同程度的电轴右偏和右心室肥厚。

2. 解剖和生理学

肺动脉瓣通常增厚，收缩期开放受限呈穹窿状。通常为二叶瓣。在儿童和青年人中，肺动脉瓣

环的大小通常在正常范围内，肺动脉根部、窦管交界处和主肺动脉段大小也可正常。常可见到主肺动脉狭窄后扩张。在新生儿和婴幼儿中，依肺动脉瓣狭窄严重程度的不同，可以合并肺动脉瓣环和肺动脉段的发育不良。在有些情况下，肺动脉瓣叶明显增厚、发育不良、黏液样变，可能与主肺动脉段严重狭窄和发育不良有关。

从生理学上看，右心室收缩时要对抗一个固定的梗阻，会导致右心室收缩期高压。并因此引起与流出道梗阻程度相关的右心室肥厚。随着右心室肥厚的进一步加重，可能会发生舒张功能障碍。在肥厚过程中，右心室松弛功能受损发生相对较早；随着右心室增厚，顺应性变差。右心室充盈压力增加，右心房压力可能升高。

3. 并发症

轻中度肺动脉狭窄的患者，其症状及后遗症可能微乎其微。在更严重的肺动脉狭窄，慢性的右心室压力超负荷可能会导致双心室收缩功能障碍，出现右心衰竭体征和症状。面对压力超负荷，右心室继而扩大，会导致三尖瓣反流。慢性右心室舒张功能障碍会导致右心充盈压显著升高伴右心房扩大。随之发生右心室顺应性降低和右心房压力增高。此外，当存在心房水平分流时，增高的右心房压力会引起心房水平的右向左分流，从而产生低氧血症和发绀。

（二）超声心动图解剖和成像原理

1. 二维超声心动图解剖与血流动力学

可以在多个切面上进行肺动脉瓣的二维成像。

在胸骨旁声窗，从标准长轴切面向左前扫查，可以观察肺动脉瓣。在胸骨旁短轴切面，通常可以通过将声平面向上、往心底部扫查来获得右心室流出道和肺动脉瓣图像。在心尖四腔心切面中，尤其是婴幼儿，常可以将声平面向前扫查，以显示瓣下漏斗部和肺动脉瓣。肺动脉瓣也可在剑突下冠状面和矢状面显示。

初看，狭窄的肺动脉瓣叶会出现不同程度的增厚。由于瓣叶未完全打开，瓣膜在收缩期常呈穹窿状。肺动脉根部和主肺动脉大小正常。在很多病例中，主肺动脉可出现狭窄后扩张（图 14-1）。主肺动脉扩张的程度通常与肺动脉狭窄的程度并不相关，因此，即使在轻-中度肺动脉瓣狭窄的情况下，也可以出现主肺动脉增宽。瓣下漏斗部通常是宽畅的，内径正常；尽管明显的右心室肥厚也可能会导致漏斗部轻度狭窄（图 14-2）。

在窦管交界处应仔细检查肺动脉的瓣上部分，以寻找瓣上狭窄的证据（图 14-3）。通常可以在胸骨旁长轴和短轴切面上很好地显示瓣上区域，也可以在剑突下切面和心尖切面向前扫查观察。狭窄的肺动脉瓣在窦管交界处通常呈典型的圆顶状，除非仔细检查这个区域，否则在二维图像上可能会漏诊同时存在的肺动脉瓣上狭窄。虽然肺动脉瓣环的大小通常是正常的，但通过二维成像测量肺动脉瓣环的直径常常有用。可以帮助观察肺动脉瓣上管径是否明显小于瓣环直径（图 14-3），这两个部位的大小通常是相等的。肺动脉瓣环大小通常可以在胸骨旁长轴或短轴切面测量，有时也可在剑突下切面测量。尽管单纯的肺动脉瓣下狭窄很少见，但二维和多普勒超声均可区分出漏斗部的肌性狭窄（图 14-4）和肺动脉瓣狭窄。

血流动力学评估的核心是直接评估狭窄肺动脉瓣的跨瓣压力阶差和瓣膜狭窄的后继影响。通过脉冲波和连续波多普勒超声可以对肺动脉瓣狭窄的血流进行评估（图 14-5A）。根据我们的经验，在胸骨旁短轴或剑突下切面可以将多普勒声波束与狭窄

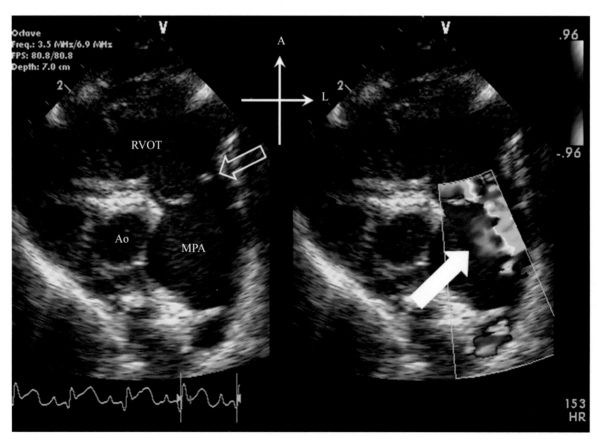

▲ 图 14-1　右心室流出道胸骨旁短轴切面

肺动脉瓣（空心箭）在收缩期呈穹窿状。扩张的主肺动脉（MPA）内可见到向前、向左方向的过狭窄口射流，伴漩涡状血流（白箭）。Ao. 主动脉；RVOT. 右心室流出道

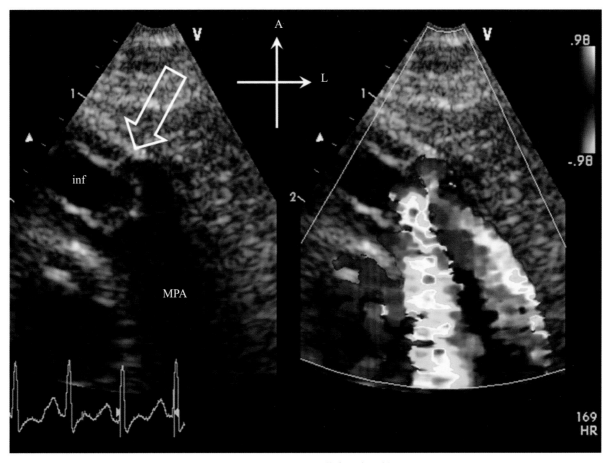

▲ 图 14-2　右心室流出道胸骨旁短轴切面

肺动脉瓣收缩期呈穹顶状，瓣环内径略小（空心箭）。漏斗部（inf）肥厚，收缩期略狭窄。注意，本例主肺动脉（MPA）内的狭窄射流是朝向后方的

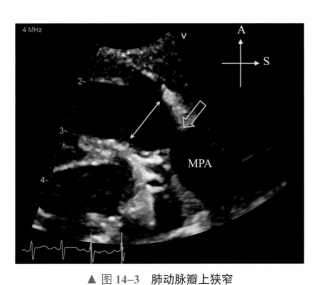

▲ 图 14-3　肺动脉瓣上狭窄

胸骨旁主肺动脉长轴切面（MPA）。窦管交界处局限性狭窄（空心箭），明显小于肺动脉瓣环（双头箭）

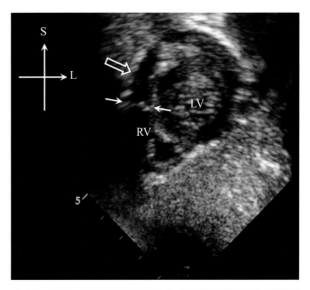

▲ 图 14-4　剑突下矢状面示右心室流出道近端局限性的瓣下隔膜（白箭）。注意隔膜与肺动脉瓣环的位置（空心箭）

LV. 左心室；RV. 右心室

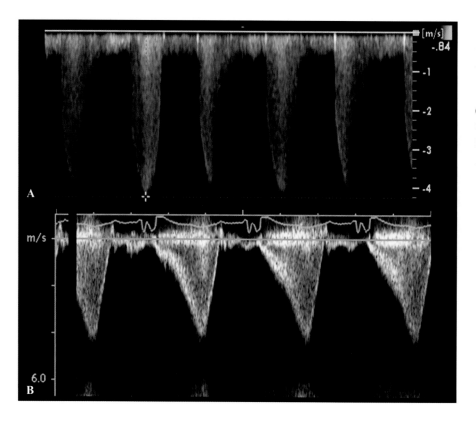

▶ 图 14-5　多普勒超声评估肺动脉瓣狭窄

A. 连续波多普勒频谱与固定的肺动脉瓣狭窄一致。在本例中，瞬时跨瓣压差峰值为：$4\times(4.25\text{m/s})^2\approx72\text{mmHg}$。B. 连续波多普勒频谱与动力性梗阻一致，预测峰值瞬时压力阶差约为 70mmHg

射流精确对准。在短轴切面上，常常会看到跨肺动脉瓣的射流要比平常的更靠前。这种反常的射流位置通常与主肺动脉狭窄后扩张部位有关（图 14-1）。因此，在这种情况下，应改变多普勒测量角度，以便更好地与射流方向对齐。肺动脉瓣狭窄的峰值跨瓣压力阶差可应用改良的伯努利方程估测。彩色血流多普勒成像还可以定位到瓣尖部的压力阶差，也可以辨别任何由于瓣膜解剖结构异常而引起的肺动脉瓣反流。

肺动脉瓣狭窄会导致不同程度的右心室高压。如果可能，应使用连续波多普勒测量三尖瓣反流射流速度来估测右心室压力。利用三尖瓣反流的流速峰值，可以通过改良的伯努利方程估测右心室 - 右心房之间的收缩期压力阶差，加上假设的中心静脉压可求得右心室压力。在进行这一定量计算时大多数实验室通常采用的中心静脉压估值为 6～10mmHg。在没有三尖瓣反流的情况下，应评估右心室高压的间接证据。右心室肥厚可量化为右心室前壁厚度（通过 M 型或 2D 成像）；然而右心室肥厚的程度与跨肺动脉瓣压力阶差并无显著相关性，尤其是术后。当右心室与左心室压力持平，室间隔会变得平坦，当右心室压力高于体循环压力

时，室间隔会偏向左心室（图 14-6）。

2. 经典解剖学的变异

(1) 危重型肺动脉瓣狭窄：在这组患者中，肺动脉瓣通常由增厚、穹顶状且常常发育不良的瓣叶组成。此外，肺动脉瓣环常有不同程度的发育不良。肺动脉瓣狭窄的程度很重。由于右心室明显肥厚，瓣下漏斗部肌肉通常较短且僵硬。此外，右心室常呈整体肥厚，腔室缩小。危重型肺动脉瓣狭窄通常在新生儿期就出现因右心室流出道严重梗阻所致的右心压力升高及经卵圆孔的右向左分流而出现低氧血症和发绀。

危重型肺动脉狭窄属于一类解剖学范畴，它包括右心室大小正常的重度肺动脉瓣狭窄、室间隔完整的肺动脉闭锁和严重的右心室发育不良。具有这种情况的患者可能有不同程度的肺动脉瓣、右心室及三尖瓣的发育不良（图 14-7）。因此，在二维超声心动图评估中，量化三尖瓣环大小、肺动脉瓣环直径及评估右心室发育不全的程度非常重要。

除三尖瓣环发育不良，还存在三尖瓣解剖结构和功能的异常。在二维图像上，重度肺动脉狭窄可伴有心内膜局部硬化的回声表现，并可累及三尖瓣乳头肌（图 14-8）。三尖瓣可因严重的反流而引起

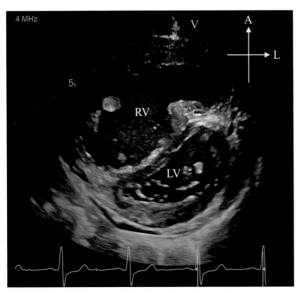

▲ 图 14-6　胸骨旁短轴显示的右心室（RV）和左心室（LV）图像，注意室间隔在收缩期晚期凸向左心室，说明右心室收缩压高于体循环压力

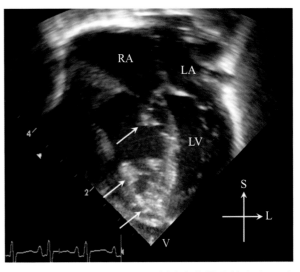

▲ 图 14-8　1 例极重度肺动脉瓣狭窄婴儿的心尖四腔心切面

注意多个回声增强的区域（箭），累及右心室心内膜、调节束和三尖瓣装置，与心内膜硬化一致。LA. 左心房；LV. 左心室；RA. 右心房

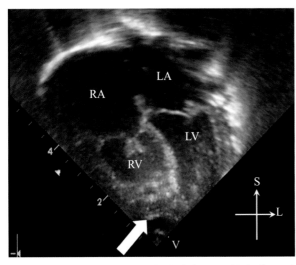

▲ 图 14-7　1 例危重肺动脉瓣狭窄婴儿的心尖四腔心切面

注意右心室（RV）轻度发育不全，未见心尖部形成（白箭）。三尖瓣瓣叶增厚，关闭不拢。LA. 左心房；LV. 左心室；RA. 右心房

功能异常（图 14-9）。反流的部分原因可能是解剖异常，涉及三尖瓣腱索和乳头肌功能异常，以及继发于严重右心室流出道梗阻的、超过体循环压力的右心室高压。除了评估三尖瓣反流的严重程度外，还可以应用伯努利方程测算三尖瓣反流流速压差获得右心室压力的估计值（图 14-9）。

应同时获取其他的生理信息包括是否存在动

脉导管未闭，过卵圆孔的分流模式（通常为右向左分流），以及是否存在肺动脉瓣的跨瓣压差。在患病的新生儿中，粗大的动脉导管及增高的肺血管阻力会导致肺动脉瓣跨瓣压差相对较低，所以不能反映真实的狭窄程度（图 14-10）。因此，无论是通过三尖瓣反流射流速度（图 14-9），还是通过胸骨旁短轴切面二维显示的室间隔明显向左心室凸出（图 14-6），都提示了右心室压力高于体循环，这通常是判断肺动脉瓣狭窄严重程度最有效的生理学证据。在肺动脉瓣闭锁的情况下，更容易出现右心室发育不全、三尖瓣发育不全和相关异常的情况。

(2) 发育不良肺动脉瓣：有时，肺动脉瓣狭窄可伴有肺动脉瓣叶的严重发育不良。最典型的见于 Noonan 综合征。在这些患者中，肺动脉瓣会呈现典型的增厚和黏液样变性（图 14-11）。通常，在二维成像上很难清晰显示正常瓣膜的运动。除瓣膜异常外，肺动脉瓣环常发育不良，主肺动脉段也通常发育很细。总体而言，Noonan 综合征中出现肺动脉瓣狭窄的概率约为 25%，而肺动脉瓣发育不良发生率约为 7%（Burch，1993）。在治疗上，球囊瓣膜成形术对这些瓣膜通常效果不佳。这是由瓣环发育差及肺动脉瓣叶的明显增厚和发育不良所致。

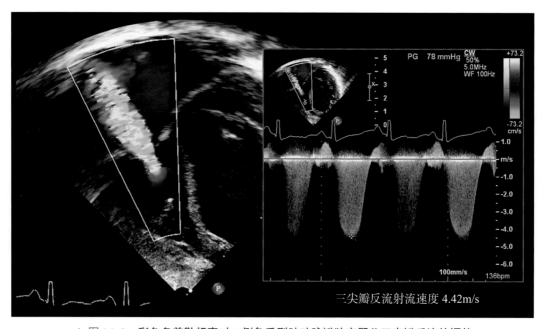

三尖瓣反流射流速度 4.42m/s

▲ 图 14-9　彩色多普勒超声对 1 例危重型肺动脉瓣狭窄婴儿三尖瓣反流的评估

有中度三尖瓣反流。连续波多普勒评价反流射流速度（4.42m/s）预测右心室压力 - 右心房压力阶差为 4×（4.42）^{2}=78mmHg。因此，估计的右心室压力为 78mmHg+ 中心静脉压，或为 82～84mmHg

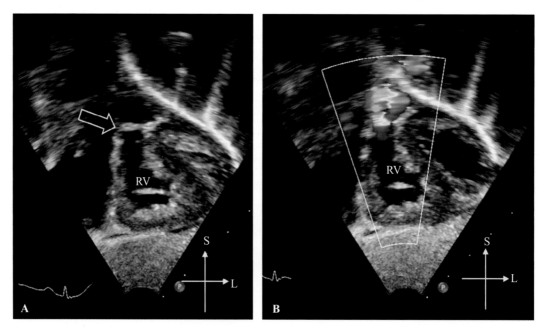

▲ 图 14-10　1 例重度肺动脉瓣狭窄的新生儿剑突下右心室（RV）的冠状切面图

A. 右心室明显肥厚扩大，肺动脉瓣增厚且呈拱形（空心箭）；B. 可见通过狭窄肺动脉瓣的射流

3. 常见相关病变 / 发现

表 14-1 总结了与肺动脉瓣狭窄相关的常见病变。

4. 介入和介入后成像

肺动脉瓣环发育较好时可以选择经导管球囊瓣膜扩张成形术，无须考虑右心室或三尖瓣发育不良。在扩张成形术后应进行超声心动图检查，以评估残余肺动脉狭窄的压力阶差和瓣膜成形术后的反流，并评估右心室的功能和压力。偶尔可见到扩张后肺动脉瓣下的狭窄。在这种情况下，即所谓的"自杀式右心室"，可以观察到典型的动态梗阻频谱（图 14-5B）。

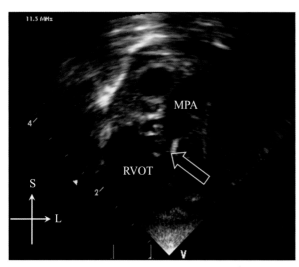

▲ 图 14-11　标准的心尖声窗向前扫查可见发育不良的肺动脉瓣（空心箭）。瓣叶增厚，粘连。也可见到肺动脉主干（MPA）狭窄后扩张

RVOT. 右心室流出道

表 14-1　与肺动脉瓣狭窄相关的常见病变 / 发现

- 主肺动脉和分支肺动脉狭窄后扩张
- 右心室肥厚
- 三尖瓣反流
- 肺动脉瓣发育不良

如今，单纯肺动脉瓣外科切开成形术已很少采用。然而，当肺动脉瓣环发育不良时，通常会采用肺动脉瓣切开术和跨瓣环右心室流出道补片，以增加右心室流出道的大小并缓解瓣膜阻塞。在经跨瓣环修补术后，除非修补的区域非常局限或植入人工肺动脉瓣，否则通常会出现中度及以上的肺动脉瓣反流。在严重肺动脉反流的情况下，通过连续的超声心动图研究跟踪右心室的大小和功能是很重要的。长期严重的肺动脉瓣反流可伴有明显的右心室扩张和功能障碍。

在重度肺动脉瓣狭窄或肺动脉瓣闭锁伴右心室发育不良的情况下，可进行单心室姑息治疗。右心室发育不良的术后评估和单心室外科姑息治疗将在其他章中讨论。

二、肺动脉瓣下狭窄

（一）背景

1. 临床表现

室间隔完整的肺动脉瓣下狭窄患者的临床表现

与单纯肺动脉瓣狭窄极为相似。右心室漏斗部异常肌束，即"双腔右心室"，常合并室间隔缺损。此时，最突出的临床表现可能来自室间隔缺损。与单纯肺动脉瓣狭窄一样，当肺动脉瓣下梗阻呈轻到中度时，大多数患者无明显症状。当梗阻严重和（或）长期存在时，可导致右心室肥厚和右心衰竭，并伴有右心衰竭的临床表现。体格检查时，瓣下狭窄的杂音通常是典型的长、全收缩期渐强 - 渐弱杂音，位于胸骨左缘上部。杂音部位常稍低于典型的单纯肺动脉狭窄。肺动脉瓣下狭窄常可沿胸骨左缘触及震颤。与听诊上同等强度杂音的肺动脉瓣狭窄相比，其肺动脉瓣区的第二心音可能比预期的更为正常。应该听不到收缩期喷射性咔喀音。典型的心电图表现为不同程度的电轴右偏和右心室肥厚，但不能凭这一点区分瓣膜狭窄或瓣下狭窄。

2. 解剖和生理学

肺动脉瓣下狭窄最常见的形式是异常肥大的肌束使右心室漏斗部近端狭窄。这种畸形也被称为"双腔右心室"。病理上，"双腔"分别包括位于梗阻肌束上游的右心室窦道和流入道部分，以及位于梗阻性肌束下游的右心室漏斗部和右心室心尖小梁部。肌束本身似乎大多由肥厚的隔 - 壁肌束组成，这些肌束从室间隔上的隔束向前延伸至右心室游离壁。有一些报道认为，肌性梗阻是由异常的、前上走行的调节束所致。肌性梗阻的性质可能会有所不同，没有单一的机制可以解释所有的病例。但在双腔右心室中有一点始终不变，即下游的心腔包括右心室漏斗和部分右心室心尖小梁部。双腔右心室常合并室间隔缺损，尽管小梁肌部和流出道的缺损也有报道，但绝大多数室间隔缺损位于膜周部。经室间隔的血流可能分流到压力较高的上游右心室腔，也可能分流到压力较低的下游右心室腔，应通过多普勒超声检查仔细区分。

原发性纤维肌性漏斗部狭窄也能引起肺动脉瓣下梗阻。然而，这些类型的梗阻比双腔右心室明显少见。在这种类型中，局限的纤维肌束将右心室主腔和漏斗部分开。或者由于漏斗壁肌肉明显肥厚造成的漏斗部狭窄，产生或短或长节段的肺动脉瓣下狭窄。

无论何种解剖类型的瓣下狭窄，其生理学基本相似。梗阻将导致右心室上游部分的压力增高。由

于这些病变通常由肌性狭窄构成，包含有动态成分，表现为心室收缩过程中梗阻进行性加重的动态变化。这种情况在运动时可能会加重。和其他类型的右心室流出道梗阻一样，右心室高压会伴有不同程度的代偿性右心肥厚。

3. 并发症

右心室流出道梗阻与肺动脉瓣狭窄的并发症难以区分。在轻 – 中度流出道梗阻时，患者的症状和心血管后遗症可能是轻微的。严重、慢性的右心室压力超负荷可导致心室收缩功能障碍，出现右心衰竭的体征和症状。右心室舒张功能不全可导致右心充盈压力明显增高，同时伴有右心房扩张。

（二）超声心动图解剖和成像原理

1. 二维超声心动图解剖与血流动力学

肺动脉瓣下狭窄通常在剑突下冠状面和矢状面的图像上最能够清楚地显示，特别是婴幼儿。但对年龄较大的儿童、青少年和成人来说，剑突下成像在技术上是有困难的。在剑突下声窗，右心室窦部和右心室流出道的成像不仅可以显示双腔右心室（图 14-12），也可以显示较少见的肺动脉瓣下纤维嵴或隔膜（图 14-13 和图 14-14）。在双腔右心室中，冠状面或矢状面成像上可以看到突出的肌束斜穿过近端的右心室流出道（图 14-12A）。该区域的彩色多普勒成像显示湍流起源于右心室肌束水平（图 14-15）。

剑突下矢状面，二维成像将再次显示漏斗部近端的右心室肌束，从前方右心室游离壁向室间隔表面走行（图 14-12B）。常用胸骨旁长轴和短轴切面右心室流出道成像来显示肺动脉瓣下梗阻。在双腔右心室中，胸骨旁透声窗也可用来筛查肺动脉瓣下梗阻通常合并的膜周部室间隔缺损。在心尖透声窗，特别是婴幼儿，声平面可向前扫查右心室流出道，利用二维和彩色多普勒诊断和定位肺动脉瓣下狭窄。

由于双腔右心室常发生于膜周流出道室间隔缺损，二维成像时必须注意区分伴有室间隔缺损的双腔右心室和存在于法洛四联症的圆锥间隔前移。在肺动脉瓣环和远端漏斗部大小近似正常的情况下，

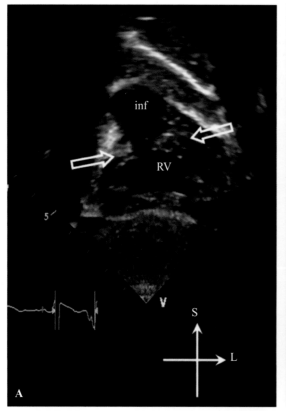
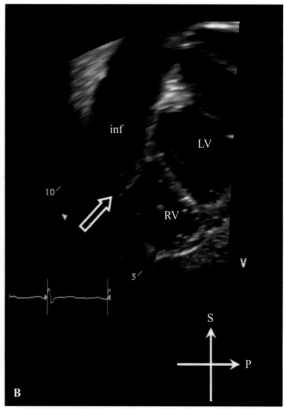

▲ 图 14-12　剑突下右心室（RV）两腔心切面

A. 冠状面图像显示右心室和漏斗部（inf）之间的斜行肌束（空心箭）；B. 矢状面图像显示该肌束（空心箭）。LV. 左心室

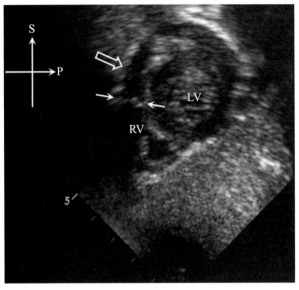

▲ 图 14-13 剑突下矢状切面显示右心室流出道近端局限性的膜性梗阻（白箭）。注意隔膜与肺动脉瓣环的相对位置（空心箭）

LV. 左心室

"轻型法洛四联症"有时很难与室间隔缺损合并双腔右心室相鉴别。主动脉瓣未骑跨在室缺上，主动脉根部大小正常，造成梗阻的前游离壁上有明显肥厚的右心室肌束，这些应有助于将双腔右心室和法洛四联症区分开来。

血流动力学应侧重于评估狭窄的程度和右心室的压力。应用脉冲波和（或）连续波多普勒对右心室流出道的血流进行检查。根据我们的经验，在剑突下或心尖切面，能最好地将多普勒取样线与瓣下射流准确对齐。同时还应注意血流的模式，以区分动态梗阻和固定梗阻（图 14-5）。通过改良的伯努利方程可估测出右心室流出道的峰值压差。

肺动脉瓣下梗阻可导致不同程度的右心室高压。条件允许的情况下，可使用连续波多普勒测量三尖瓣反流射流速度来估计右心室压力。利用三尖瓣反流射流的峰值速度，可以通过改良的伯努利方程估算右心室与右心房的收缩期压力阶差，加上假设的中心静脉压，可以估算右心室的压力。在没有三尖瓣反流的情况下，应评估右心室高压的间接证据。右心室肥厚可量化为右心室前壁厚度（M 型或二维成像）；然而，右心室肥厚的程度与跨狭窄区的压力阶差并没有很好的相关性。当右心室压力与左心室压力相等时，可以看到室间隔变平；当右心室压力高于体循环压力时，室间隔会突向左心室

（图 14-6）。

2. 经典解剖的变异

肥厚型心肌病偶尔会因室间隔肥厚突向右心室流出道而导致肺动脉瓣下梗阻。浸润性心肌疾病也可能出现这种情况，如糖原累积病。心内肿瘤，如横纹肌瘤，特别是当瘤体较大时，亦可引起肺动脉瓣下梗阻。

3. 常见相关病变 / 发现

与肺动脉瓣下狭窄相关的常见病变见总结表 14-2。

4. 介入和介入后成像

手术切除肺动脉瓣下隔膜或右心室肌束后，超声心动图评价应重点评估残余右心室流出道阻塞。当右心室明显肥厚伴有梗阻时，尽管手术充分切除，仍经常会出现一定程度的动力性右心室流出道梗阻（图 14-5）。介入治疗后右心室压力估测值也可用来量化介入成功的程度。偶尔，过度切除右心室肌束可产生冠状动脉 - 右心室瘘，彩色多普勒成像在肌肉切除区域沿室间隔的位置可以显示。

三、肺动脉瓣上狭窄

（一）背景

1. 临床表现

肺动脉瓣上狭窄的临床表现与肺动脉瓣狭窄相似，并取决于肺动脉梗阻的严重程度。与肺动脉瓣狭窄相似，轻至中度单侧或双侧肺动脉狭窄的患者通常无症状。当动脉狭窄程度更严重时，症状可能包括劳力性呼吸困难、运动不耐受、疲劳和右心衰竭。在检查中，听诊发现可有助于区分肺动脉狭窄和肺动脉瓣狭窄。没有肺动脉瓣狭窄的典型特征：收缩期喷射性喀喇音。通常伴第二心音分裂，特别是在多发严重分支狭窄的情况下，肺动脉的成分可能更响。在严重外周性梗阻时，肺野和背部可听到明显的收缩期或连续性杂音。心电图特征与肺动脉瓣狭窄类似。

2. 解剖和生理学

肺动脉瓣上狭窄有多种类型，从单纯的主肺动脉瓣上狭窄到弥漫性远端肺动脉分支狭窄。外周型肺动脉狭窄的各种类型已通过血管造影进行了分类。在大约 2/3 的病例中，肺动脉狭窄发生在肺动脉主干、分叉或左右肺动脉分支近端。外周性和肺

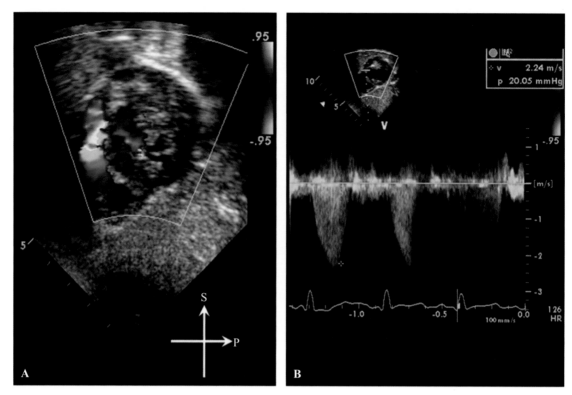

▲ 图 14-14　彩色血流多普勒评估图 14-13 所见的肺动脉瓣下隔膜
A. 注意隔膜水平局限的加速血流；B. 跨隔膜的峰值压差为 20mmHg

动脉主干狭窄通常合并于其他类型的先天性心脏病，尤其是法洛四联症（特别是伴肺动脉闭锁），以及肺动脉狭窄伴室间隔缺损。根据我们的经验，左肺动脉（LPA）近端局限性狭窄在逆向（曲折）动脉导管的情况下更为常见，后者并存于以肺动脉流出道狭窄为特征的圆锥间隔缺损。外周肺动脉狭窄也可与 Williams 综合征中常见的主动脉瓣上狭窄合并存在，也可见于 Noonan 综合征、Alagille 综合征和先天性风疹综合征。在这些情况下，通常表现为弥漫性肺动脉发育不良。除了先天性肺动脉分支狭窄外，后天性肺动脉狭窄也可存在。例如，外科手术 Waterston 分流术（右肺动脉与升主动脉吻合）、Pott 分流术（左肺动脉至降主动脉吻合）、合并室间隔缺损肺动脉闭锁的单源化手术、肺动脉吊带修复术后的左肺动脉再植入术后、完全型大动脉转位的 LeCompte 术。

　　与肺动脉瓣狭窄一样，生理学后遗症主要源于右心室高压，这是因为右心室收缩时要面对固定的下游梗阻。由此引发右心室肥厚的程度与流出道梗阻及右心室高压的程度相关。随着病变严重程度的增加，最终可导致舒张功能障碍、右心室充盈压增

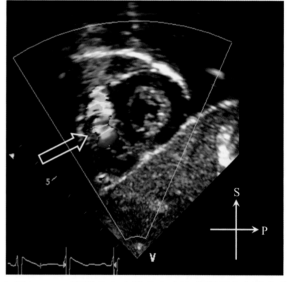

▲ 图 14-15　双腔右心室的右心室流出道彩色血流多普勒评价
注意由于右心室肌束而产生的心腔中部的血流加速（空心箭）

加和右心室衰竭。

　　3. 并发症

　　肺动脉瓣上狭窄的后遗症与肺动脉瓣狭窄相同。轻至中度的狭窄，患者无明显症状，并且心血管后遗症较少。较为严重的狭窄，慢性右心室压力

表 14-2　与肺动脉瓣下狭窄相关的常见病变 / 表现

- 室间隔缺损，通常为膜周流出道
- 主动脉瓣下隔膜（伴有室间隔缺损和双腔右心室）
- 右心室肥厚
- 三尖瓣反流

负荷过重可能导致心室收缩功能障碍和右心衰竭。压力负荷加重时，右心室扩张可导致三尖瓣反流。慢性右心室舒张功能不全可导致右心充盈压显著升高伴右心房扩大。当存在心房水平分流时，增高的右心房压力可引起心房水平的右向左分流，从而导致低氧血症和发绀。

（二）超声心动图解剖和成像原理

1. 二维超声心动图解剖与血流动力学

可以在多个成像切面上进行肺动脉主干和分支的二维成像，正常肺动脉主干和分支检查的方法在第 2 章有详细讨论。

应特别仔细检查窦管交界处的主肺动脉瓣上部分，以寻找瓣上狭窄的证据。通常在胸骨旁长轴和短轴切面上可以很好地观察瓣上区域（图 14-16 和图 14-17），也可以在剑突下和心尖部向前扫查中显示。通过比较肺动脉瓣环与窦管交界处的大小，可以发现瓣上区域是否明显小于瓣环处的大小，这两个区域的大小通常大致相等。

肺动脉分支检查的重点是观察有无狭窄。这可能表现为局灶性狭窄（图 14-18），也可能表现为肺动脉任一分支的弥漫性发育不良（图 14-19）。肺动脉近端和远端的二维测量可以与文献报道的正常值相比较。这些测量通常最好在胸骨上窝短轴（尤其是右肺动脉）或胸骨旁高位短轴图像中进行。当肺动脉分支二维成像显示困难，可利用彩色多普勒超声更清晰地显示动脉并观察有无狭窄（图 14-19 和图 14-20）。一些研究者已证明，彩色血流多普勒成像可用来量化肺动脉分支的大小，并与血管造影研究显示出良好的相关性。当超声心动图不足以显示肺动脉分支解剖结构时，特别是怀疑有更多远端狭窄时，可以选择磁共振成像。

通常肺动脉分支狭窄的压力阶差估计值与心导管测量值相关性较差。因此，在这种情况下，血流动力学评估应以右心室压力的评估为中心。局限性的肺动脉瓣上狭窄的压力阶差的评估要更可靠些。

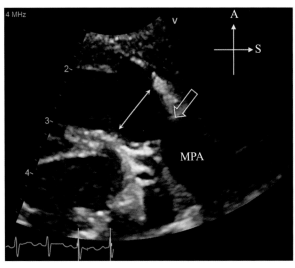

▲ 图 14-16　肺动脉瓣上狭窄

肺动脉瓣和主肺动脉（MPA）胸骨旁长轴图像。注意，相对于肺动脉瓣环的径线（双头箭），肺动脉瓣上嵴处的径线是窄的（空心箭）

通过脉冲和连续波多普勒对狭窄区域的血流进行多普勒超声检测，应尽可能地使测量角度最小。虽然不能准确估测分支肺动脉狭窄的绝对压力阶差，然而当梗阻明显时，尤其是在局限性狭窄的情况下，可以看到特征性的"锯齿"样血流模式（图 14-21）；舒张期连续的前向血流。

如有可能，应通过使用连续波多普勒测量三尖瓣反流射流速度来估测右心室压力。在没有三尖瓣反流的情况下，应评估右心室高压的间接证据。右心室肥厚可量化为右心室前壁厚度（M 型或二维成像），然而右心室肥厚的程度与瓣上狭窄的跨瓣压差没有很好的相关性。当右心室与左心室压力相等时，室间隔变得平坦；当右心室压力超过体循环压力时，室间隔将向左凸向左心室。

2. 常见的相关病变 / 结果

与肺动脉瓣上梗阻性疾病相关的常见病变见表 14-3。

3. 介入和介入后成像

当肺动脉瓣上狭窄累及肺动脉主干时，通常采用外科补片动脉成形术。对于肺动脉分支狭窄，近端狭窄也可采用外科补片技术。然而，出现更远端或多处狭窄时，通常选择基于导管的技术作为治疗方法。基于导管的技术包括球囊扩张血管成形术（在导管室或手术中）或使用球囊扩张血管内支架。最近，"切割"球囊被用来扩张处理难治性狭窄。

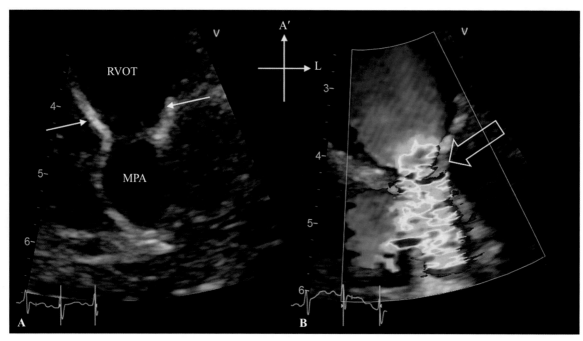

▲ 图 14-17　胸骨旁短轴切面显示肺动脉瓣上狭窄

二维图像（A），局限性瓣上狭窄。这个部位明显小于肺动脉瓣瓣环（白箭）。在彩色多普勒成像（B），在瓣上嵴有局限的血流加速（空心箭）。MPA. 主肺动脉；RVOT. 右心室流出道

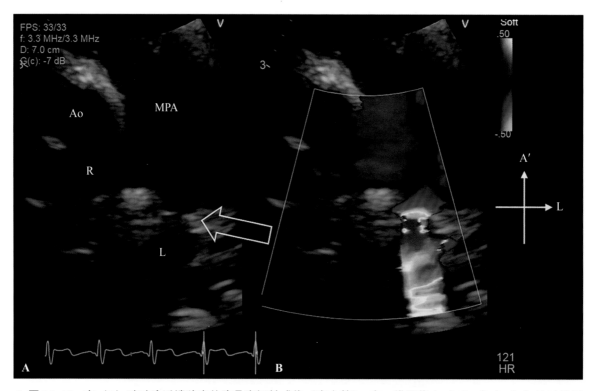

▲ 图 14-18　左（L）肺动脉近端狭窄的胸骨旁短轴成像（空心箭）。在二维图像上（A），与右（R）肺动脉近端径线相比，有局限性管腔变细。在彩色多普勒成像上（B），注意狭窄区域局限的血流加速

Ao. 主动脉；MPA. 肺动脉主干

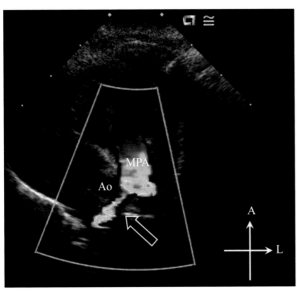

▲ 图 14–19　彩色多普勒显示右肺动脉近端发育不良（空心箭）。胸骨旁短轴切面显示心底部的升主动脉（Ao）、主肺动脉（MPA）和右肺动脉近端狭窄

　　介入治疗后，超声心动图成像用于评估疗效，以及筛查后遗症。治疗后右心室压力的评估是记录临床有效治疗最可靠的方法，无论是通过三尖瓣反流速度直接评估还是通过间接方法评估。与治疗前一样，压力阶差的估测通常是不可靠的。二维成像用于记录血管内径的改善，以及排除与介入相关的肺动脉瘤的存在。二维成像可以显示肺动脉支架的通畅性，但由于支架本身对声波的干扰，通常需要彩色血流多普勒来确认通畅性。目前出现越来越多的替代成像技术（见其他章），如 CT 血管造影正被用于肺动脉分支解剖的初步和随访评估。补片血管成形术后，尽管可以使狭窄在短期内得到充分缓解，但有时沿缝合线部位的血管收缩会引起中长期的血管管腔狭窄。

四、肺动脉瓣反流

（一）背景

1. 临床表现

　　在儿童和青年人中，常规超声心动图显示轻微至轻度的肺动脉瓣反流相对常见，约 75% 的人群会出现这种情况。儿童肺动脉瓣反流比成人更为常见可能与较高的敏感性有关，因为年幼者超声心动图图像具有较高的分辨率。有血流动力学意义的原发性肺动脉瓣反流在儿童阶段非常少见。明显的肺动

脉瓣反流在右心室流出道梗阻或肺动脉瓣狭窄介入治疗后较为常见，如法洛四联症修复术 / 右心室流出道补片或肺动脉瓣切开术后。考虑到这些因素，临床上儿童年龄组的肺动脉瓣反流通常在超声心动图检查时偶然发现的。当肺动脉瓣反流更明显的时候，可表现为舒张期渐减性杂音，在胸骨左缘上、中段听诊最为清晰。比较少见的是，肺动脉瓣反流可出现与右心室容量超负荷和右心衰竭相关的症状。这在长期肺动脉瓣反流的情况下更为常见，尤其是在右心室流出道姑息性手术后，如法洛四联症修复术。出现症状时，患者通常会表现为运动不耐受，严重时会出现右心衰竭症状，如肝大、外周水肿和呼吸困难。

2. 解剖和生理学

　　肺动脉瓣反流常合并于狭窄的瓣膜。因此，瓣膜可能表现为不同程度的增厚、在收缩期呈穹窿状并伴有瓣尖融合，少部分为肺动脉瓣二叶畸形。可见肺动脉瓣脱垂或瓣叶关闭不全。肺动脉瓣反流的程度将决定右心室的容量负荷。肺动脉瓣反流受到多种因素影响。肺动脉瓣反流口的大小将直接影响病变的严重程度。右心室舒张期顺应性将影响右心室舒张压，从而影响跨肺动脉瓣的肺动脉至右心室反流的压力阶差。肺动脉梗阻将影响肺血流前向和逆向流动。高阻力，如解剖性肺动脉瓣狭窄或肺血管高阻力，将有利于逆行的血流通过肺动脉瓣。

3. 并发症

　　肺动脉瓣反流的主要后继影响是右心室容量超负荷。在轻至中度肺动脉瓣反流中，右心室容量超负荷通常不太大，能较好地耐受。随着反流程度的加重，右心室容量超负荷加剧，发生右心室功能不全的风险也随之增加。在严重反流和残余肺动脉狭窄的情况下，右心室功能不全进展可能更快，尤其在法洛四联症修复等病变中更为常见。

（二）超声心动图解剖和成像原理

1. 二维超声心动图解剖与血流动力学

　　肺动脉瓣狭窄的讨论中概述了肺动脉瓣的成像切面和扫查方法。肺动脉瓣反流常合并狭窄，因此有必要对两者进行仔细检查。在原发性肺动脉瓣反流的情况下，二维成像应关注瓣叶脱垂或瓣叶闭合不全。肺动脉瓣环和主肺动脉可出现扩张，尤其

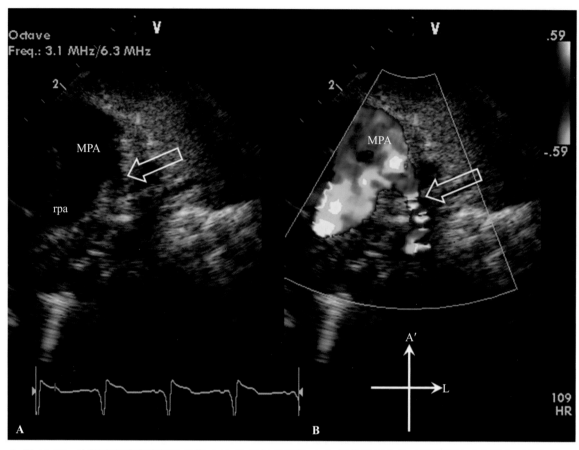

▲ 图 14-20　左侧高位胸骨旁短轴二维（A）和彩色多普勒（B）图像显示左肺动脉弥漫性发育不良（空心箭）
MPA. 肺动脉主干；rpa. 右肺动脉

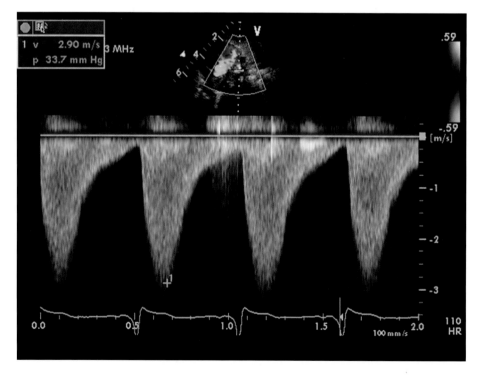

◀ 图 14-21　连续波多普勒评估左肺动脉近端狭窄
一个增高的峰值速度（2.9m/s）和连续的舒张期血流阶差产生的"锯齿"样血流模式

表 14-3　与瓣膜上肺动脉狭窄相关的常见病变 / 发现

- 右心室肥厚
- 三尖瓣反流
- 肺动脉瓣发育不良（合并 Noonan 综合征）
- 主动脉瓣上狭窄（合并 Williams 综合征，家族性弹性蛋白基因异常）
- 肺动脉瓣狭窄
- 室间隔缺损
- 动脉导管未闭
- 房间隔缺损（尤其合并先天性风疹综合征）

在结缔组织疾病中。应在二维图像上测量肺动脉瓣环、窦管交界处及主肺动脉，并与正常值进行比较。在这些测量中，瓣环的测量尤为重要，不仅对确定病理性扩大很重要，而且对谋划必要时将要实施的瓣膜置换手术也非常重要。还应对左、右肺动脉分支进行成像，以排除可能加剧反流的狭窄。长期严重的肺动脉反流可能合并明显的三尖瓣反流，这与右心室及三尖瓣环扩张相关，因此，还应进行三尖瓣反流的彩色多普勒评估。

理论上讲，用于评估主动脉瓣反流的技术可以用来量化肺动脉瓣反流的严重程度。然而，多种原因导致这些技术未能在儿科人群中应用。任何需要对右心室容积进行二维估测的方法都会受到限制，因为切面超声心动图很难可靠地估算右心室容积。此外，有血流动力学意义的单纯性肺动脉瓣反流很少见。因右心室流出道跨瓣补片而发生的严重肺动脉反流是法洛四联症术后的一个重要问题；然而，不能可靠地测量手术改变了的右心室流出道和横断的肺动脉瓣环，就很难可靠地估测跨肺血流。基于以上原因，肺动脉反流严重程度的评估主要通过以下方法：右心室大小的半定量评估（评估右心室的容量负荷程度）、彩色多普勒成像对反流射流大小的定性分析、彩色或脉冲波多普勒对肺动脉分支内逆向血流的评估。一般来说，肺动脉分支远端出现明显的逆向血流，与 3～4 级肺动脉反流一致。最近，使用多普勒方法对肺动脉反流频谱的形状特征进行重新评估表明，相对于总的舒张时间而言，肺动脉反流持续时间短可能与更重程度的肺动脉反流有关，如同血管造影术所见和 MRI 方法所估测。

值得注意的是，虽与肺动脉反流量的评估无关，但肺动脉反流频谱可用于估计肺动脉舒张末期压力。通过采用假定的右心室舒张末期压力，测量

肺动脉和右心室之间的舒张末期峰值压力阶差即可估算肺动脉舒张末期压力（PAP_{ed}）（图 14-22）。

$$PAP_{ed} = \Delta P_{PA-RV} + 10mmHg$$

其中 ΔP_{PA-RV}= 舒张末期肺动脉和右心室之间的压力阶差，10mmHg 代表假设的右心室舒张末期压力。此外，肺动脉与右心室之间的舒张期压力阶差数值与心导管测定的平均肺动脉压力有良好的相关性。

彩色多普勒成像可用于显示肺动脉反流束的宽度和肺动脉主干及分支的逆向血流。因瓣膜反流引起肺动脉主干的逆向血流，应注意与主肺动脉中"漩涡"状血流（图 14-1 和图 14-2）及经 PDA 流入肺动脉的血流相区分，两者都可产生与反流方向相同的血流。在这两种情况下，从主肺动脉远端到近端的血流都会在收缩期出现，主肺动脉的旋流血流出现在收缩晚期，而典型的 PDA 则会在收缩期和舒张期同时出现。

2. 经典解剖学的变异

如前所述，单纯性肺动脉反流比较罕见，最常见于法洛四联症修复术后的儿童或法洛四联症合并肺动脉瓣缺如的患者。单纯性肺动脉瓣发育不良很少以反流为主。肺动脉瓣发育不良 / 肺动脉瓣缺失多见于室间隔完整，常伴有三尖瓣发育异常，如膜性闭锁或 Ebstein 畸形。

3. 常见相关病变 / 发现

与肺动脉反流相关的常见病变总结见表 14-4。

4. 介入和介入后成像

肺动脉反流常见于肺动脉瓣狭窄行瓣膜切开术后。或者，当肺动脉瓣环发育不全时，通常会进行肺动脉瓣切开术和右心室流出道跨瓣环补片，如法洛四联症。无论哪一种情况，通常都可见到中度或重度的肺动脉反流。在严重肺动脉反流的情况下，应用超声心动图连续随访观察右心室的大小和功能非常重要。长期、严重的肺动脉反流可能会并发严重的右心室扩张和功能障碍。

肺动脉反流本身的治疗通常包括生物瓣膜置换术，如自体或异体（如猪肺动脉瓣）的移植。经皮导管植入肺动脉瓣是目前的另一种选择，虽然也有报道在法洛四联症修复术后在患儿原右心室流出道植入肺动脉瓣膜，但它最常用于有功能障碍的右心

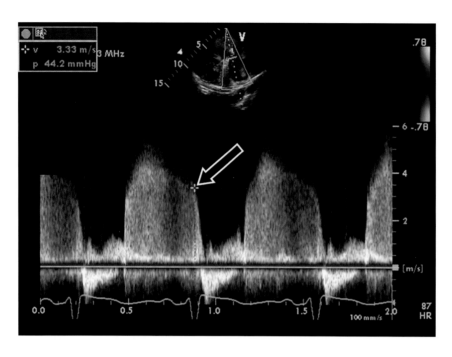

◀ 图 14-22　连续波多普勒超声评价肺动脉反流

舒张末期流速（空心箭）增高，预估肺动脉和右心室间的压力阶差为 44mmHg，与肺动脉舒张期压力增高一致

表 14-4　与肺反流相关的常见病变 / 发现

- 右心室扩张
- 右心室功能不全
- 肺动脉扩张
- 肺动脉瓣狭窄
- 法洛四联症（肺动脉瓣缺如）

室 – 肺动脉管道中。在这些情况下，超声心动图检查应侧重于评估持续的瓣膜功能和（或）植入生物瓣膜狭窄的发展情况，这通常是钙化的后果。手术植入带瓣管道也可能导致肺动脉主干远端或分支的扭曲 / 梗阻，此时应对肺动脉远端和分支进行成像检查。值得注意的是，经导管肺动脉瓣植入患者发生心内膜炎的风险升高，每患者 – 年风险为 1%～9%，发生时间的中位数为植入后 18 个月。在这种情况下，新发的、显著的瓣膜狭窄应被视为心内膜炎的强烈指标，并应进行适当的研究。

五、室间隔完整的肺动脉闭锁

（一）背景

1. 临床表现

室间隔完整型肺动脉闭锁（PA/IVS）是一种罕见的复杂先天性心脏病，每 1000 例活产儿中有 0.0045～0.085 例发生。其特征是右心室流出道完全阻塞、室间隔完整、三尖瓣和右心室发育不全。

通常，这些婴儿出生时出现发绀。临床检查通常显示单一的第二心音，常有收缩期杂音（由三尖瓣反流引起）。心电图表现为左心室优势，右心室减弱，左心室肥厚。在胸部 X 线上，肺野稀疏，心脏大小正常（除非有严重的三尖瓣反流导致右心房扩大）。

如今越来越多的婴儿在产前被检测出来。研究人员已仔细研究了多种有助于预测胎儿预后的超声测量方法。这些指标包括胎儿三尖瓣环的 Z 值、右心室 / 左心室长度比值、三尖瓣 / 二尖瓣比值、三尖瓣流入持续时间和右心室窦道是否存在。胎儿检测促进了产前咨询，并确保在分娩时进行前列腺素输注以稳定病情。

2. 解剖和生理学

PA/IVS 的特征是肺动脉瓣闭锁；然而，事实上，它反映的是一系列形态学异常，对三尖瓣、右心室、右心室流出道、肺动脉分支和冠状动脉都有不同程度的影响。

英国和爱尔兰的 PA/IVS 合作研究（Daubeney，2002）是一项基于人群的研究，描述了 183 名出生时患有 PA/IVS 的婴儿，并提供了有关各种异常患病率的有用数据。8% 的患者有明显的右心室扩张，这和所有病例都存在中度至重度三尖瓣反流有关，其中一半患者的右心室壁非常薄；在其余的病例中，右心室大小正常或发育不良，并伴有明显的心肌肥厚。在大多数情况下，右心室具有三部分（包括流入道、肌小梁和流出道部分）；然而，也能见到两部分组成的右心室和仅一个部分的右心室的病例，发生率分别为34%和8%。三尖瓣Z值的中位数为−5.2。183例患者中有18例合并Ebstein畸形。肺动脉瓣膜性闭锁占75%，肌性/漏斗性闭锁占25%。肺动脉分支通常有汇合，大小正常。

冠状动脉异常在PA/IVS中已经有了全面的描述，它们显著影响预后。心室–冠状动脉连接、冠状动脉狭窄或中断及冠状动脉起源或分布异常都有描述。也可以存在心肌窦状隙（与心室–冠状动脉瘘不同，因为它们横贯毛细血管床）。Daubeney（2002）发现54%的患者冠状动脉正常，46%的患者右心室与冠状动脉之间存在瘘管连接。10例（8%）被认为具有真正的右心室依赖性冠状动脉循环，并伴有冠状动脉狭窄、中断或严重扩张。

3. 并发症

PA/IVS新生儿的关键决策点在于是否适合双心室或单心室矫治。一般来说，当右心室存在三个部分，三尖瓣Z值足够（>−2.4），并且肺动脉瓣闭锁是膜性的，可以进行双心室治疗，因为这些条件允许在心导管室使用介入治疗进行肺动脉瓣膜的打孔和球囊扩张。然而，当出现右心室依赖性冠状动脉循环的情况，右心室减压确实会使新生儿面临心肌缺血的风险。由于存在这些潜在的冠状动脉异常，即使是单心室矫治的新生儿，也可能发生冠状动脉功能障碍。心导管检查的作用和时机仍有争议；但是，大多数临床医师赞同通过早期心导管术检测以发现存在的冠状动脉狭窄或中断（单凭超声心动图无法清晰描述）。

（二）超声心动图解剖和成像原理

1. 二维超声心动图解剖与血流动力学

对一个初诊的PA/IVS患者进行成像检查的第一个目的就是确认解剖性肺动脉闭锁，并确定是膜性闭锁（适合打孔和球囊扩张）还是肌性闭锁（不适合导管介入）。胸骨旁长轴、胸骨旁短轴和剑突下的右心室流出道成像最有帮助。在剑突下冠状面仔细向前扫查通常能清楚地显示闭锁的形态类型。在肌性闭锁中，右心室腔通常在接近肺动脉主干之前变窄并成为盲端（图14−23），而膜性闭锁常常很像正常的瓣膜（图14−24）。必须使用彩色和脉冲波多普勒来辨别瓣膜/膜性结构是否是通的。

第二个主要目的是评估其解剖和生理学是否适合双心室或单心室治疗。这包括评估右心室的大小，以及是三部分、两部分还是一部分（图14−25）。右心室容积的估测通常不准确；但是，仅有一个部分的右心室形态已被证明是这些患者死亡的独立危险因素。剑突下冠状面和矢状面有助于评估右心室是否有流入道、流出道和（或）小梁肌部。应用二维和彩色多普勒对三尖瓣进行仔细检查，评估其形态和功能。此外，应在心尖四腔心切面仔细测量三尖瓣环，并计算Z值。应比较三尖瓣和二尖瓣环的相对尺寸，因为Minich等表明三尖瓣/二尖瓣比值>0.5是双心室修复的良好预测指标。

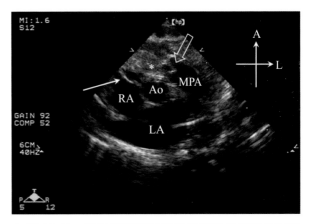

▲ 图14−23 室间隔完整型肺动脉闭锁患者胸骨旁短轴切面

肺动脉瓣闭锁（空心箭），三尖瓣（白箭）与肺动脉瓣之间右心室流出道肌肉闭锁（＊）。Ao. 主动脉；LA. 左心房；MPA. 肺动脉主干；RA. 右心房

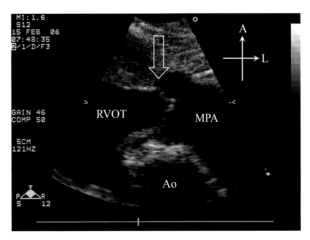

▲ 图14−24 肺动脉瓣膜性闭锁

右心室流出道（RVOT）通畅，但肺动脉瓣（空心箭）闭锁。Ao. 主动脉；MPA. 主肺动脉

第三个主要目的是评估冠状动脉，并检测是否存在明显的心室 – 冠状动脉连接，这将导致右心室依赖性冠状动脉循环。这些瘘管连接通常无法直接可见；然而，冠状动脉近端的扩张、弯曲提示它们可能存在（图 14-26 和图 14-27）。降低彩色多普勒标尺可以观察冠状动脉窦状隙（横贯毛细血管床）（图 14-28）。然而，这并不一定证实或否定右心室依赖性冠状动脉循环的存在。右心室依赖性的确定通常需要血管造影来评估潜在的右心室窃血、狭窄或右心室减压时可能发生的远端冠状动脉血流被孤

立。Satou 等研究表明三尖瓣 Z 值≤ –2.5 预测存在冠状动脉瘘具有高度的敏感性。标准冠状动脉切面（尤其是短轴）的成像有助于勾画这些异常。

最后一个目的是从右侧胸骨旁图像评估肺动脉分支的汇合和大小（通常有汇合、大小正常），观察动脉导管未闭的大小和走形（通常从胸骨上窝长轴和右胸骨旁），从剑突下切面测量房间隔缺损的大小和压力阶差，从心尖四腔心切面的三尖瓣反流速度获得右心室压力的估测值。

2. 常见相关病变 / 发现

表 14-5 概述了主要相关发现。在 Daubeney 等报道的系列研究中，PA/IVS 最常见的相关病变是三尖瓣 Ebstein 畸形（9.8%）（图 14-29）；肺动脉发育不良（8.7%）；左心室和左心室流出道异常，包括左心室致密化不全、主动脉瓣二叶畸形和二尖瓣发育不良（8.2%）、微小室间隔缺损（6.5%）和永存左上腔静脉（2.7%）。

3. 介入和介入后成像

如果只是进行了肺动脉瓣切开术，那么治疗后的成像检查要重点描述以下几方面：三尖瓣反流速度以估计右心室压力，跨肺动脉血流速度评估右心室梗阻，右心室大小和容积，三尖瓣流入速度、瓣环大小和 Z 值，以及心房水平分流的方向。如果进行了分流术，以下几方面是术后评估的重点：分流（情况），左心室和左心房大小，用以估测右心

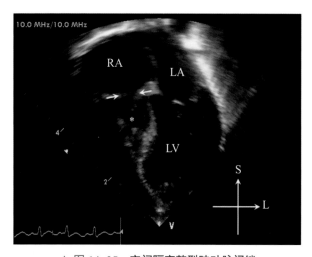

▲ 图 14-25 室间隔完整型肺动脉闭锁
心尖四腔心切面显示右心室腔严重发育不全（＊）。三尖瓣环（白箭）亦发育不良。LA. 左心房；LV. 左心室；RA. 右心房

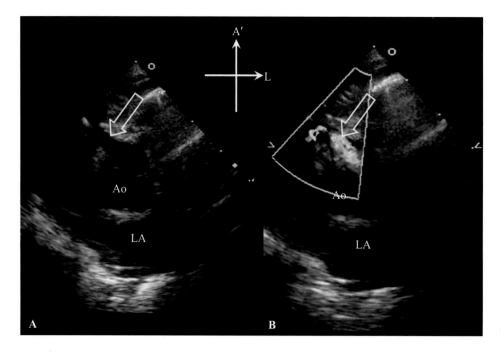

◀ 图 14-26 室间隔完整型的肺动脉闭锁的冠状动脉异常
胸骨旁短轴在二维成像上显示右冠状动脉近端扩张（空心箭）（A）。彩色多普勒成像（B）显示右冠状动脉逆行充盈（空心箭），血流向主动脉根部（Ao）汇合

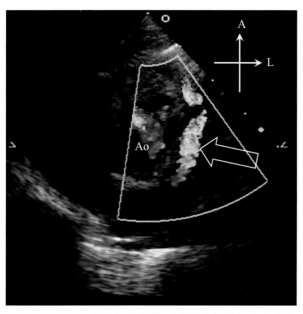

▲ 图 14–27　一个室间隔完整型肺动脉闭锁伴右心室依赖性冠状动脉循环婴儿的胸骨旁轴短轴图像，显示主动脉（Ao）根部和扩张的左冠状动脉（空心箭）。彩色多普勒显示扩张的左冠状动脉逆向充盈

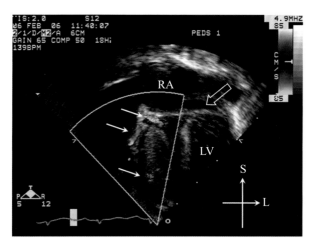

▲ 图 14–28　心尖四腔心切面在冠状静脉窦水平（空心箭）显示后部右心室和左心室（LV）。彩色多普勒血流显示右心室心肌内多个窦状隙通道（白箭）。RA. 右心房

室压力的三尖瓣反流速度，以及肺动脉大小，为双向 Glenn 手术做准备。作为主 – 肺分流术的替代方法，越来越多的中心开始将动脉导管支架置入术作为初期治疗（图 14–30）。在这些患者中，需仔细检查左肺动脉，以评估对左肺动脉受影响的程度。此外，需要对降主动脉进行评估，以确保该装置不会引起降主动脉血流的梗阻。偶尔会进行"一个半"心室修复。这是指在非体外循环或体外循环下解除

表 14–5　与室间隔完整型肺动脉闭锁相关的常见病变 / 发现

- 右心室发育不良
- 三尖瓣环发育不良
- 三尖瓣异常（如 Ebstein 畸形、发育不良）
- 三尖瓣反流
- 冠状动脉窦状隙

右心室流出道阻塞的同时进行双向 Glenn 手术。尽管在诊断和治疗方面取得了许多进展，但 PA/IVS 患者的病态率和死亡率仍然相对较高，甚至持续到成人期。

六、替代成像模式在右心室流出道异常中的潜在作用

在评估右心室流出道异常时考虑替代成像手段的主要相关原因是超声心动图图像质量的受限，或者是超声心动图获取所需生理信息的能力受限。对于右心室流出道异常，使用替代成像最常见的指征是右心室大小和功能的评估、右心室压力的定量、肺动脉反流分数的估测及肺动脉分支的成像。心脏 MRI 对右心室、肺动脉分支具有卓越的分辨率，能精准测量右心室大小和功能。在考虑放置导管支架时，心脏 CT 越来越多地用于新生儿，用以准确评估动脉导管和肺动脉分支的解剖。

（一）右心室大小和功能

通过超声心动图定量评估右心室大小和功能一直是一个长期的挑战。右心室形状不规则，尤其存在病理性解剖时，限制了基于几何模型的右心室容积估计的可靠性。此外，对于老年患者或多次手术后的患者，右心室成像通常受到声窗不足的限制。基于这些原因，应考虑使用其他影像学方法来评估右心室的大小和功能。当今，MRI 作为一种量化右心室大小和功能的方法得到越来越多的应用，主要手段是估测右心室容积和射血分数。特别是在老年患者中，MRI 成像可以在不使用镇静剂的情况下进行，并且可以通过简单的屏气和心率门控产生良好的图像质量。另外，心导管和血管造影术可以用来评估右心室的大小和功能，尤其是在需要同时获取生理信息的情况下。但心导管术具有明显的局限性，即相对有创性，并且患者要接受射线辐射和对

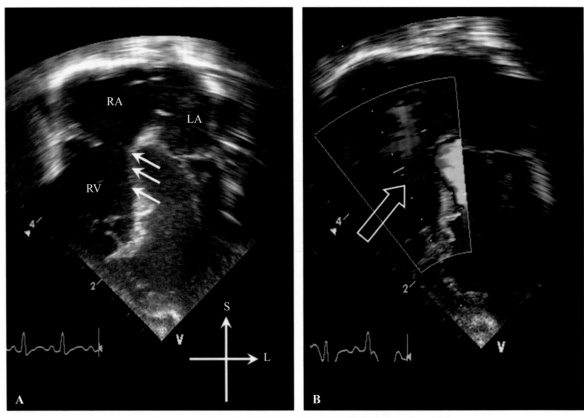

▲ 图 14-29　婴儿室间隔完整型肺动脉闭锁的心尖四腔心切面

A. 三尖瓣隔瓣组织缺失（白箭），提示重型 Ebstein 畸形。右心室（RV）腔发育不良。B. 彩色多普勒显示严重的层流型三尖瓣反流（空心箭）。LA. 左心房；LV. 左心室；RA. 右心房

比剂使用。血管造影上右心室大小和体积的估测再次受到基于双平面图像上估计右心室体积的几何模型的限制。

（二）生理测量

右心室流出道梗阻时右心室压力的测定对确定病变严重程度和治疗指征很重要。通常，由于三尖瓣反流射流的多普勒频谱不满意，无法通过超声心动图估测右心室压力。其他间接测量右心室压力超负荷的方法，如心室肥厚或室间隔位置，也不足以敏感地辨别显著的右心室高压。心导管对血流动力学评估是确定右心室压力最可靠的方法，即通过导管直接测量。心导管检查具有附加优势，如果对右心室大小、功能或分支肺动脉解剖存在疑问，可以方便地进行右心室和分支肺动脉血管造影。

利用二维和多普勒超声的方法去评估肺动脉

反流的容积存在问题。而相位对比法 MRI 很容易获得肺动脉反流。这项技术既可以估测肺动脉的前向血流，也可以估测反流，然后可以得出肺动脉反流分数。也可应用该技术确定流入各肺动脉分支的流量。

（三）肺动脉解剖成像

有几种可供选择的方法来显示主肺动脉和分支肺动脉。除了导管术中的血管造影外，MRI 和计算机断层扫描也可用于评估肺动脉分支。这两种技术都可以在多个成像平面上对肺动脉进行断层成像。此外，可以对 MR 和 CT 图像进行处理实行三维图像重建，用以补充肺动脉解剖学特征信息。在我们的中心，CT 血管造影由于其可及性、采集时间短及相对较低的辐射而得到越来越多的应用。

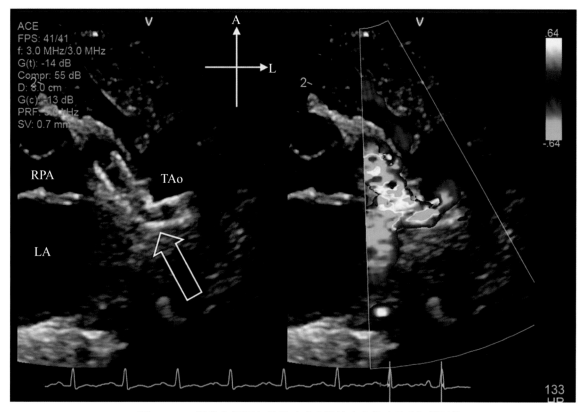

▲ 图 14–30　婴儿室间隔完整型肺动脉闭锁改良的胸骨旁短轴图像

已在动脉导管中放置支架（空心箭），以建立稳定的肺动脉血流来源。彩色多普勒（右）可以证实导管和支架间血流通畅。LA. 左心房；RPA. 右肺动脉；TAo. 横向主动脉

参 考 文 献

Valvar Pulmonary Stenosis

[1] Burch M, Sharland M, Shinebourne E, Smith G, Patton M, McKenna W. Cardiologic abnormalities in Noonan syndrome: phenotypic diagnosis and echocardiographic assessment of 118 patients. *J Am Coll Cardiol*. 1993;22:1189–1192.

[2] Lima OC, Sahn DJ, Valdes-Cruz LM, et al. Noninvasive prediction of transvalvular pressure gradient in patients with pulmonary stenosis by quantitative two-dimensional echocar-diographic Doppler studies. *Circulation*. 1983;67:866–871.

[3] Trowitzsch E, Colan SD, Sanders SP. Two-dimensional echo-cardiographic evaluation of right ventricular size and function in newborns with severe right ventricular outflow tract obstruction. *J Am Coll Cardiol*. 1985;6:388–393.

[4] Weyman AE, Hurwitz RA, Girod DA, Dillon JC, Feigenbaum H, Green D. Cross-sectional echocardiographic visualization of the stenotic pulmonary valve. *Circulation*. 1977;56:769–774.

Subvalvar Pulmonary Stenosis

[5] Alva C, Ho SY, Lincoln CR, Rigby ML, Wright A, Anderson RH. The nature of the obstructive muscular bundles in double-chambered right ventricle. *J Thorac Cardiovasc Surg*. 1999;117:1180–1189.

[6] Hubail Z, Ramaciotti C. Spatial relationship between the ventricular septal defect and the anomalous muscle bundle in a double-chambered right ventricle. *Congenit Heart Dis*. 2007;2:421–423.

[7] Wong PC, Sanders SP, Jonas RA, et al. Pulmonary valve-moderator band distance and association with development of double-chambered right ventricle. *Am J Cardiol*. 1991;68: 1681–1686.

Supravalvar Pulmonary Stenosis

[8] Frank DU, Minich LL, Shaddy RE, Tani LY. Is Doppler an accurate predictor of catheterization gradients for postop-erative branch pulmonary stenosis? *J Am Soc Echocardiogr*. 2002;15:1140–1144.

[9] Gay BB Jr, French RH, Shuford WH, Rogers JV Jr. The roent-genologic features of single and multiple coarctations of the pulmonary artery and branches. *Am J Roentgenol Radium Ther Nucl Med*. 1963;90:599–613.

[10] Hiraishi S, Misawa H, Hirota H, et al. Noninvasive quantitative evaluation of the morphology of the major pulmonary artery branches in cyanotic congenital heart disease. Angiocardiographic and echocardiographic correlative study. *Circulation*. 1994;89:1306–1316.

[11] Kim YM, Yoo SJ, Choi JY, Kim SH, Bae EJ, Lee YT. Natural course of supravalvar aortic stenosis and peripheral pulmonary arterial stenosis in Williams' syndrome. *Cardiol Young*. 1999; 9:37–41.

[12] Rein AJ, Preminger TJ, Perry SB, Lock JE, Sanders SP. Generalized arteriopathy in Williams' syndrome: an intravascular ultrasound study. *J Am Coll Cardiol*. 1993;21:1727–1730.

Pulmonary Regurgitation

[13] Lei MH, Chen JJ, Ko YL, Cheng JJ, Kuan P, Lien WP. Reappraisal of quantitative evaluation of pulmonary regurgitation and

estimation of pulmonary artery pressure by continuous-wave Doppler echocardiography. *Cardiology*. 1995;86:249–256.

[14] Li W, Davlouros PA, Kilner PJ, et al. Doppler echocardiographic assessment of pulmonary regurgitation in adults with repaired tetralogy of Fallot: comparison with cardiovascular magnetic resonance imaging. *Am Heart J*. 2004;147:165–172.

[15] Masuyama T, Kodama K, Kitabatake A, Sato H, Nanto S, Inoue M. Continuous-wave Doppler echocardiographic detection of pulmonary regurgitation and its application to noninvasive estimation of pulmonary artery pressure. *Circulation*. 1986;74: 484–492.

[16] Puchalski MD, Askovich B, Sower CT, Williams RV, Minich LL, Tani LY. Pulmonary regurgitation: determining severity by echocardiography and magnetic resonance imaging. *Congenit Heart Dis*. 2008;3:168–175.

Pulmonary Atresia with Intact Ventricular Septum

[17] Daubeney PEF, Delany DJ, Anderson RH, et al. Pulmonary atresia with intact ventricular septum: range of morphology in a population-based study. *J Am Coll Cardiol*. 2002;39:1670–1679.

[18] Daubeney PEF, Wang D, Delany DJ, et al. Pulmonary atresia with intact ventricular septum: predictors of early and medium-term outcome in a population-based study. *J Thorac Cardiovasc Surg*. 2005;130:1071–1078.

[19] John AS, Warnes CA. Clinical outcomes of adult survivors of pulmonary atresia with intact ventricular septum. *Int J Cardiol*. 2012;161(1):13–17.

[20] Minich LL, Tani LY, Ritter S, Williams RV, Shaddy RE, Hawkins JA. Usefulness of the preoperative tricuspid/mitral valve ratio for predicting outcome in pulmonary atresia with intact ventricular

septum. *Am J Cardiol*. 2000;85:1325–1328.

[21] Roman KS, Fouron JC, Nii M, Smallhorn JF, Chaturvedi R, Jaeggi ET. Determinants of outcome in fetal pulmonary valve stenosis or atresia with intact ventricular septum. *Am J Cardiol*. 2007;99: 699–703.

[22] Salvin JW, McElhinney DB, Colan SD, et al. Fetal tricuspid valve size and growth as predictors of outcome in pulmonary atresia with intact ventricular septum. *Pediatrics*. 2006;118:e415–e420.

[23] Satou GM, Perry SB, Gauvreau K, Geva T. Echocardiographic predictors of coronary artery pathology in pulmonary atresia with intact ventricular septum. *Am J Cardiol*. 2000;85:1319–1324.

[24] Zuberbuhler JR, Anderson RH. Morphologic variations in pulmonary atresia with intact ventricular septum. *Br Heart J*. 1979;41:281–288.

Alternative Imaging Modalities in Right Ventricular Outflow Tract Obstruction

[25] Greenberg SB, Crisci KL, Koenig P, Robinson B, Anisman P, Russo P. Magnetic resonance imaging compared with echocardiography in the evaluation of pulmonary artery abnormalities in children with tetralogy of Fallot following palliative and corrective surgery. *Pediatr Radiol*. 1997;27:932–935.

[26] Valente AM, Cook S, Festa P, et al. Multimodality imaging guidelines for patients with repaired tetralogy of Fallot: a report from the American Society of Echocardiography: developed in collaboration with the Society for Cardiovascular Magnetic Resonance and the Society for Pediatric Radiology. *J Am Soc Echocardiogr*. 2014;27(2):111–141.

第 15 章　左心室流出道异常
Abnormalities of Left Ventricular Outflow

Joseph Mahgerefteh　Leo Lopez　著

钱晶晶　叶菁菁　译

概述

左心室流出道的形态异常通常导致以下一种或多个病理生理状态：梗阻、反流和近端主动脉瘤样扩张。在儿童中梗阻是最常见的问题，而另外两个问题很少见。左心室流出道梗阻通常称为主动脉狭窄（aortic stenosis，AS），约每 10 000 例活产儿有 5 例发生，占所有先天性心脏病的 5%～8%，通常位最常见病变的第六或第七位。在所有左心室流出道梗阻患者中，主动脉瓣狭窄是最常见的亚组（发生率为 60%～75%），其次是主动脉瓣下狭窄（8%～30%）和主动脉瓣上狭窄（1%～2%）。此外，有狭窄或无狭窄的主动脉瓣二瓣化在普通人群中发生率高达 2%，是最常见的先天性心脏病变。

一、临床表现

左心室流出道梗阻与左心室超载有关，常伴有进行性左心室肥大和纤维化。左心室流出道梗阻的患者通常出现收缩期杂音，其频率和强度由梗阻程度决定。偶尔，在异常主动脉瓣中听到收缩期喀喇音。患有左心室流出道梗阻的儿童症状很罕见，尽管严重梗阻与晕厥、胸痛和（或）运动不耐受有关。有明显梗阻的年长儿很少会出现充血性心力衰竭的迹象，因为严重的左心室肥大会导致进行性舒张期和收缩期功能障碍。许多罕见的主动脉瓣上狭窄亚群患者也患有威廉姆斯综合征，其特征是婴儿高钙血症、发育不良、精灵样面容和智力迟钝。心电图可显示左心室高电压，ST-T 的变化与左心室肥厚一致。尽管升主动脉可能会扩张，但心脏的大小一般正常。

新生儿期明显的左心室流出道梗阻通常包括严重的左心室功能障碍、二尖瓣反流和卵圆孔从左到右分流增加，所有这些都导致心输出量受损。这些婴儿通常出现充血性心力衰竭和休克的症状。在严重 AS 时，左心室流出道的心输出量不足，必须通过注射前列腺素 E_1 保持导管通畅，以便通过导管的右到左流量增加心输出量，组织获得足够的氧气输送。心电图可能显示，随着 ST-T 波的变化，右侧和（或）左侧电压增加。胸片上显示心脏扩大，并可能出现肺水肿。

主动脉反流与左心室容积超载有关。与压力过载引起的心室肥大相比，体积过载会导致心室扩张和代偿性肥大（补偿性 AR）。心脏维持肥厚的能力最终失败（失代偿 AR），左心室壁应力增加，最终导致不可逆的心室功能障碍和收缩力差。体检通常会听到舒张期杂音。显著的 AR 通常与高动力的左心室脉冲和显著的外周脉冲有关。这些患者可能会开始出现充血性心力衰竭的迹象和症状。心电图通常会显示左侧电压随着 ST-T 波的变化而增加，并且在胸片上可以看到心脏肥大。

主动脉根和（或）升主动脉瘤样扩张通常与主动脉瓣二瓣化有关，或一种特定的遗传综合征或疾病促使临床医师进行超声心动图或另一项诊断研究。升主动脉瘤样扩张的儿科患者很少有主动脉夹层或破裂，并出现急性胸痛或腹痛、休克或猝死。偶尔，Valsalva 动脉瘤窦破裂而不会造成灾难性后果，主要导致从主动脉到右心室腔的显著左向右分流，随之而来的充血性心力衰竭。胸片通常显示主动脉根部或升主动脉增大，在显著的左到右分流时可能出现心脏偏大。

二、正常解剖

正常的左心室流出道可分为 3 个解剖段：主动脉瓣下区域、主动脉瓣和近端主动脉（图 15-1）。出生之前，圆锥或漏斗部代表将房室瓣与右心室和左心室流出道中相应的半月瓣分开的动脉下肌腔。

在正常胎儿心脏中，主动脉瓣下圆锥体退化，导致二尖瓣和主动脉瓣之间出现不同程度的纤维连续（图 15-2）。纤维连续性的区域通常被称为二尖瓣 - 主动脉瓣间纤维隔膜，起源于原始左心室漏斗部皱襞的结构，在主动脉瓣下狭窄和法洛四联症的情况下可以延长。它通常指从二尖瓣前叶根部至主动脉无冠瓣或左冠瓣基部的最短距离。在左心室流出道内，二尖瓣前叶代表主动脉下区域的后边界，肌性室间隔代表前边界（图 15-2）。

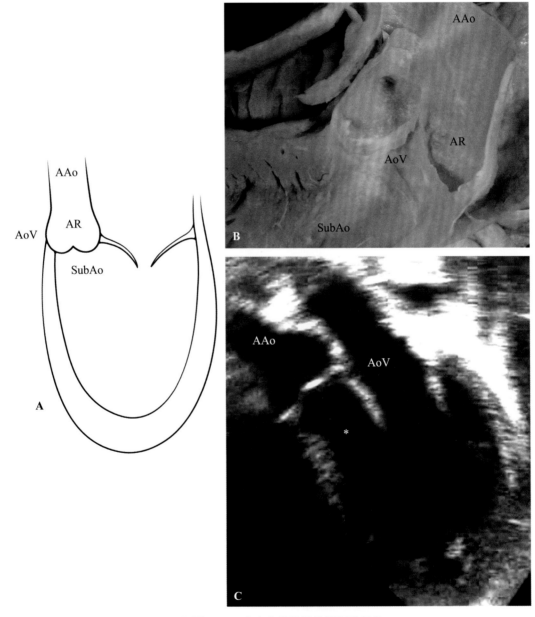

▲ 图 15-1 左心室流出道的解剖学部分

它包括主动脉瓣下区域（SubAo，*）、主动脉瓣（AoV）和升主动脉（AAo），如插图（A）、病理标本（B）和心尖长轴视图（C）所示。AR. 主动脉根部（B. 经许可转载，引自 *Prof. Robert H. Anderson, Institute of Child Health, London, United Kingdom.*）

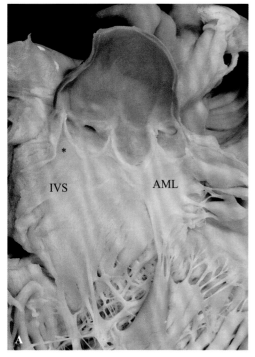
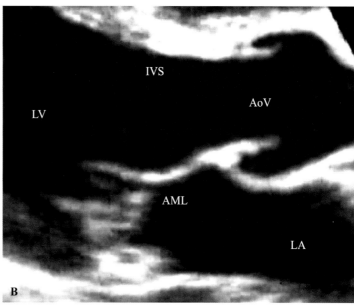

▲ 图 15-2 二尖瓣与主动脉瓣之间的纤维连续性

A. 显示解剖性心室动脉结的病理学标本（＊）；B. 胸骨旁长轴视图。AML. 二尖瓣前叶；AoV. 主动脉瓣；IVS. 室间隔；LA. 左心房；LV. 左心室（A. 经许可转载，引自 Prof. Robert H. Anderson, Institute of Child Health, London, United Kingdom.）

正常的主动脉瓣是一个三维结构，包括 3 个小叶附着在主动脉根上，以半月形或冠状方式支撑心室肌（图 15-1B 和图 15-2A）。瓣叶由 3 个连合线分隔，这些连合线是瓣叶之间从瓣膜中心延伸到外围（图 15-3），以及从心室动脉交界处到窦管交界处（主动脉根部和升主动脉近端之间的交界处）。主动脉瓣形态学中一个重要且存在疑问的问题是"主动脉瓣环"的概念，这是一种与真正解剖结构不对应的诊断结构。虽然通常可以通过病理识别解剖心室动脉连接处，但半月瓣叶的基底附着实际上超出了这个环延伸到支持的心室肌中（图 15-2），从而混淆了半月瓣叶的最近端或基底附着的使用定义"主动脉瓣环"（图 15-4）。换句话说，"主动脉瓣环"与沿 LV 流出道的解剖心室动脉连接处不同。此外，这个心室动脉环不能完全支持主动脉瓣，因为小叶附着或连接在整个主动脉根内，直到窦管结的水平。

近端主动脉的成分包括主动脉根部和升主动脉，以及在窦管交界处的结构（图 15-4）。由于窦管交接处代表主动脉根内主动脉瓣小叶最远端附件，将窦管交接处的异常标记为瓣上异常可能有点混乱，因为它通常涉及主动脉瓣的远端段。然而，主动脉根部管壁和升主动脉的壁主要由血管平滑肌细胞和细胞分泌的细胞外基质蛋白组成。主动脉壁最常见的成分是弹性蛋白，这种蛋白在动脉血管壁的形态发生和稳态中发挥了重要作用。此外，它似乎参与了血管梗阻和近端主动脉瘤样扩张的发展。

三、异常解剖学和常见疾病

（一）主动脉瓣狭窄

主动脉瓣狭窄的病因列于表 15-1。最常见的主动脉瓣形态异常是二叶式主动脉瓣，其中 3 个小叶中的 2 个融合或相邻小叶之间的联合处发育不全（也称为脊）（图 15-5）。真正的只有 2 瓣小叶的二叶式主动脉瓣是一种罕见的现象。在大多数情况下主动脉瓣二瓣化，联合小叶的大小（继发于融合或发育不良）比未受影响的小叶大，尽管它很少是未受影响的小叶的 2 倍。后一项发现表明，病变是整个瓣膜的发育问题，而不是 3 个小叶中 2 个的简单融合。在所有主动脉瓣二瓣化患者中，融合或发

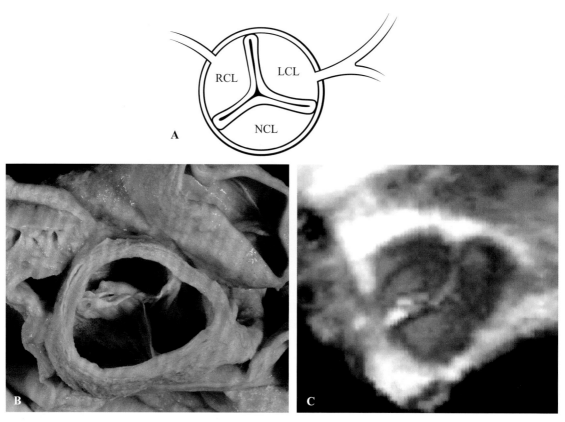

▲ 图 15-3　主动脉瓣的横截面视图，3 个小叶被 3 个连合分开，详见插图（**A**）、病理标本（**B**）和三维超声心动图图像（**C**）

LCL. 左冠瓣叶；NCL. 无冠瓣叶；RCL. 右冠瓣叶（B. 经许可转载，引自 *Prof. Robert H. Anderson, Institute of Child Health, London, United Kingdom.*）

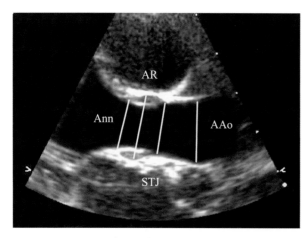

▲ 图 15-4　近端主动脉的胸骨旁左心室长轴视图

在主动脉瓣"环"（Ann）、主动脉根部（AR）、窦管交界（STJ）和升主动脉（AAo）水平测量直径（白线）

育不良最常见于左右冠状动脉窦之间的小叶连合处（频率为 70%～86%），随后是右冠瓣和无冠瓣小叶间的连合（12%～28%），以及左冠瓣和无冠瓣小叶间的连合（非常罕见）（图 15-6）。此外，冠瓣之间

表 15-1　主动脉瓣狭窄的病因

- 主动脉瓣叶和连合处形态异常
  - 二叶式主动脉瓣
  - 主动脉瓣融合单瓣畸形
  - 主动脉瓣单瓣畸形
  - 主动脉瓣四叶畸形
- 主动脉瓣三瓣发育异常，小叶增厚，活动率降低
- 主动脉瓣环发育不良

的连合存在发育不良时，AS 进展率似乎更高。与二叶式主动脉瓣相关疾病常见的包括主动脉收缩（更常发生在冠瓣连合处发育不良）或主动脉弓离断、主动脉瓣下狭窄、室间隔缺损、冠状动脉异常（如冠状动脉开口异位或左冠状动脉缩短）、特纳综合征、主动脉扩张或动脉瘤形成（主动脉夹层和破裂的风险增加）（图 15-7）和心内膜炎（图 15-8，表 15-2）。二叶式主动脉瓣且基线瓣膜功能正常的儿童病理进展缓慢。最近的一项研究表明，升主动脉根部 Z 评分平均每年增加 0.1，而主动脉根部 Z

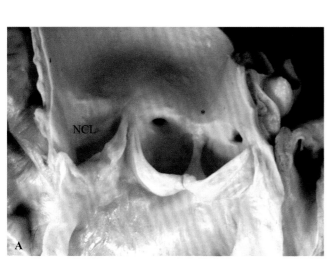

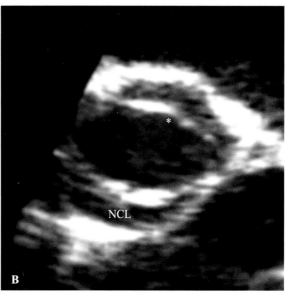

▲ 图 15-5　二叶式主动脉瓣伴有冠瓣融合或连合处发育不全（*），详见病理标本（A）和胸骨旁短轴视图（B）

NCL. 无冠瓣叶（A. 经许可转载，引自 *Prof. Robert H. Anderson, Institute of Child Health, London, United Kingdom.* ）

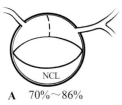

A　70%～86%

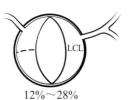

12%～28%

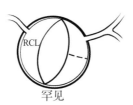

罕见

◀ 图 15-6　二叶式主动脉瓣

A. 二叶式主动脉瓣的 3 种亚型及其发生率；B. 胸骨旁短轴切面显示二叶式主动脉瓣右冠瓣和无冠瓣融合或连合处发育不良。LCL. 左冠瓣叶；NCL. 无冠瓣叶；RCL. 右冠瓣叶

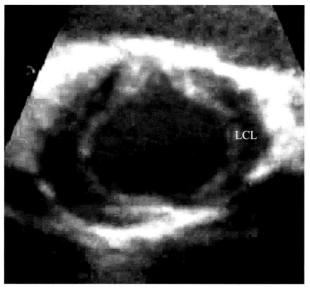

评分保持不变。在这项研究中，这些患者中有 3% 的 AS 和（或）AR 进展到轻度以上，0.3% 需要心脏干预，没有人出现严重并发症。

　　新生儿瓣膜 AS 中最常见的是主动脉瓣融合成单瓣畸形，其中唯一开放的联合位于左冠瓣和无冠瓣之间；此外，通常会看到一个小的偏心瓣口

（图 15-9）。有时，小叶变厚且发育不良，活动性降低（图 15-10）。这些病例通常并发主动脉根部和升主动脉细小。左心室可能较小而肥厚，存在心内膜弹力纤维增生症（endocardial fibroelastosis，EFE）（图 15-9E），或扩大伴有收缩功能差、二尖瓣反流和左心房扩张。

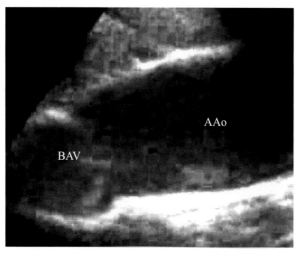

▲ 图 15-7 胸骨旁长轴视图显示二叶式主动脉瓣伴升主动脉扩张

AAo. 升主动脉；BAV. 二叶式主动脉瓣

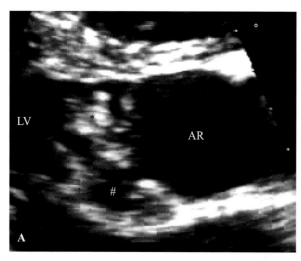

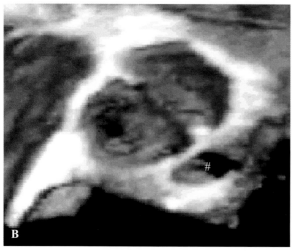

▲ 图 15-8 二叶式主动脉瓣伴心内膜炎，包括瓣膜上附着的赘生物（＊）和主动脉根部左后方脓肿（＃）。详见胸骨旁长轴视图（**A**）和三维超声心动图短轴视图（**B**）

AR. 主动脉根部；LV. 左心室

表 15-2　与二叶式主动脉瓣相关的疾病

- 主动脉缩窄或主动脉弓离断
- 主动脉瓣下狭窄
- 室间隔缺损
- 冠状动脉异常
  - 冠状动脉开口异常
  - 左冠状动脉长度缩短
- 特纳综合征
- 主动脉扩张和动脉瘤形成
- 心内膜炎

（二）主动脉瓣下狭窄

由于瓣膜下 AS 很少在子宫内或新生儿期被诊断出来，因此许多人认为这种病变是一种获得性心脏病而不是先天性心脏病。然而，它是一种进展性疾病，术后复发率高达 33%。表 15-3 列出了 Cape 及其同事建议的主动脉瓣下狭窄的发生机制。相关的 LV 流出道形态异常包括主动脉瓣环和根部细小、主动脉和室间隔夹角陡峭、异常 LV 肌束、突出的 Moulaert 前外侧肌束、二尖瓣 - 主动脉瓣间纤维部间隔凸延长、MV 病变和瘤样突出的三尖瓣瓣膜组织或膜进入 LV 流出道。主动脉瓣下狭窄可单独发生或与几种常见的疾病一起发生（表 15-4）。

在没有 VSD 或其他相关心脏病变的情况下，主动脉瓣下狭窄最常表现为紧邻主动脉瓣正下方、自室间隔延伸过来的局限性纤维或纤维肌肉突出（图 15-11）。偶尔，突出物以横膈的方式延伸到二尖瓣前叶（图 15-12）。极少情况下肌性成分如此广泛，以至于形成一个隧道样的 LV 流出道，并伴有明显的主动脉瓣下梗阻（图 15-13）。这与肥厚型心肌病相关的更弥漫性肥厚的室间隔和动力性主动脉瓣下梗阻不同。

当存在 VSD 的情况下，最典型的主动脉瓣下梗阻类型是由于圆锥间隔或流出道间隔向后偏移引起的（图 15-14）。这种病变通常与主动脉缩窄或主动脉弓离断有关。另一种伴有 VSD 的主动脉瓣下狭窄涉及肌间隔顶部存在心内膜皱襞或纤维肌嵴，通常与轻微梗阻相关（图 15-15）。最后，异常二尖瓣附着于室间隔，特别是在未修复或修复的房室间隔缺损的情况下，也会导致主动脉瓣下梗阻（图 15-16）。

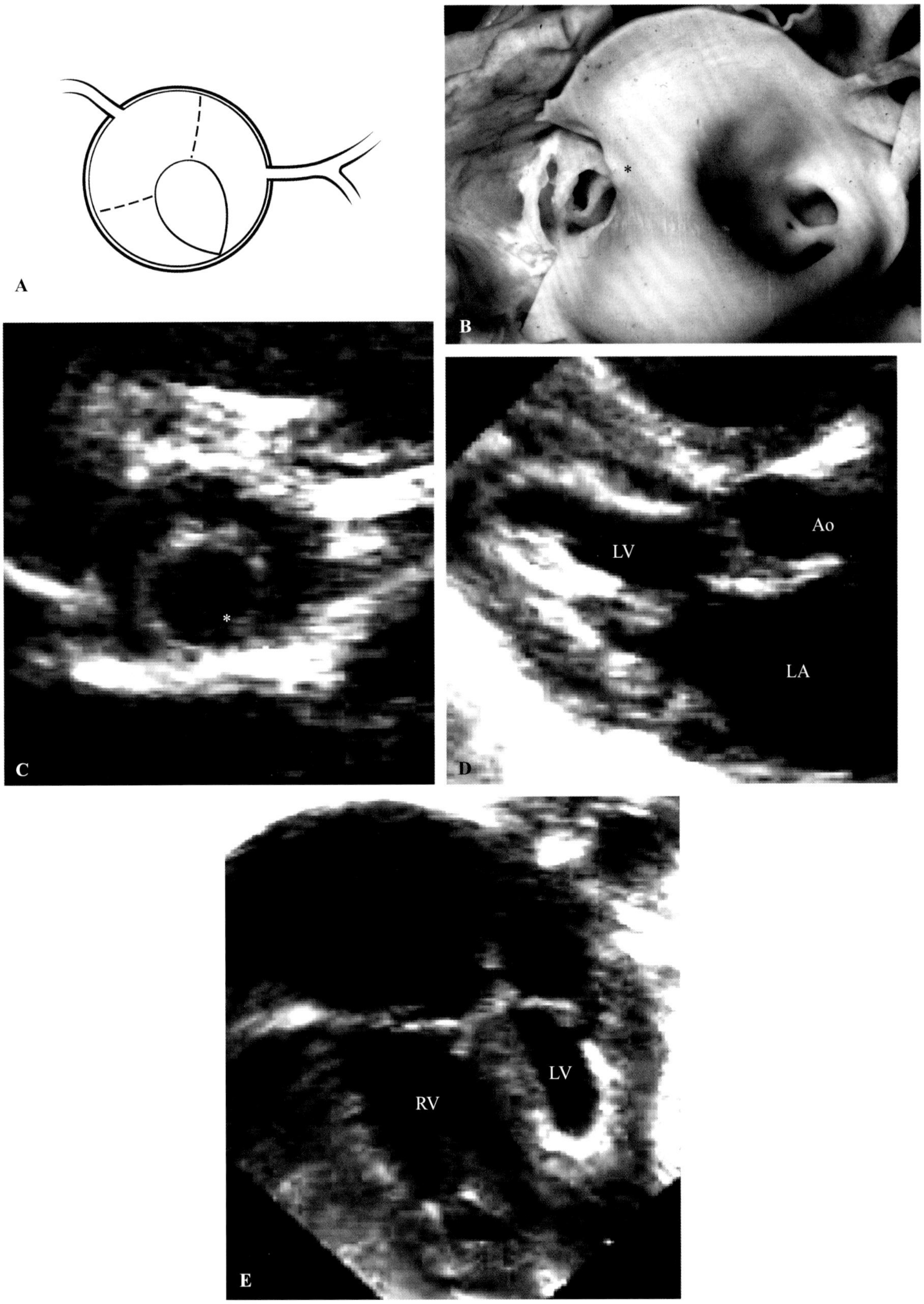

▲ 图 15–9 单叶主动脉瓣

唯一开放的连合位于左冠瓣和无冠瓣叶（＊）之间；主动脉瓣叶异常增厚；左心室小，伴有心内膜弹力纤维增生症，参见主动脉瓣横截面图（A）、病理标本（B）、胸骨旁短轴图（C）、胸骨旁长轴视图（D）和心尖四腔心视图（E）。Ao. 主动脉；LA. 左心房；LV. 左心室；RV. 右心室（B. 经许可转载，引自 *Prof. Robert H. Anderson, Institute of Child Health, London, United Kingdom.*）

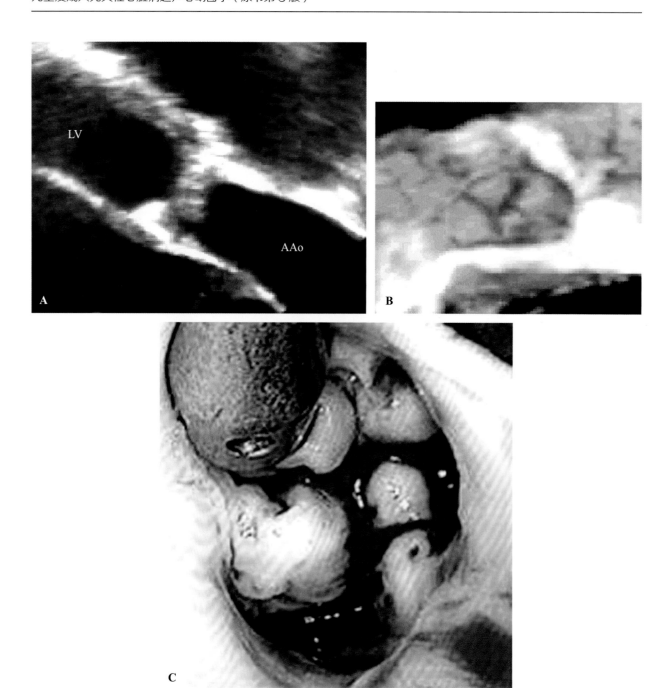

▲ 图 15-10　增厚和发育不良的主动脉瓣叶，详见经食管超声约 120° 平面图（**A**）、三维短轴视图（**B**）和术中照片（**C**）

AAo. 升主动脉；LV. 左心室

表 15-3　主动脉瓣下狭窄病因分析
• 左心室流出道形态异常
• 异常形态引起的间隔剪切应力增加
• 遗传倾向性
• 间隔剪切应力增加引起的细胞增殖

引自 Cape EG, Vanauker MD, Sigfusson G, et al. Potential role of mechanical stress in the etiology of pediatric heart disease: septal shear stress in subaortic stenosis. J Am Coll Cardiol. 1997;30: 247-254.

表 15-4　与主动脉瓣下狭窄相关的疾病
• 室间隔缺损
• 二叶式主动脉瓣
• 双腔右心室
• 主动脉缩窄或主动脉弓离断
• 房室间隔缺损

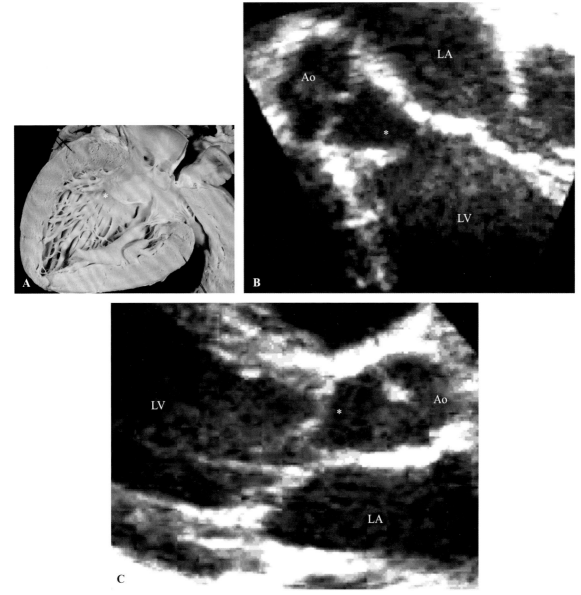

▲ 图 15-11　主动脉瓣下纤维肌脊（*），详见病理学标本（A）、心尖长轴视图（B）和（C）胸骨旁长轴视图

Ao. 主动脉；LA. 左心房；LV. 左心室（A. 经许可转载，引自 *Prof. Robert H. Anderson, Institute of Child Health, London, United Kingdom.*）

主动脉瓣下狭窄重要且常见的并发症是发生主动脉瓣反流。主动脉瓣反流在儿童期有进展，需要早期手术干预（图 15-17）。主动脉瓣反流的机制可能涉及主动脉瓣损伤，继发于通过主动脉瓣下区域的高速射流。此外，主动脉瓣下狭窄中异常的纤维肌肉组织可能与主动脉瓣的基部连续，可能会破坏主动脉瓣小叶的正常支撑。然而，值得注意的是，成人主动脉瓣下狭窄相关的主动脉瓣反流通常不是一个渐进的问题，并不一定表明需要手术干预。

（三）主动脉瓣上狭窄

虽然主动脉瓣上狭窄通常与威廉姆斯综合征有关，但它也可以作为常染色体显性病变的家庭形式出现或散发性特发性疾病出现。这实际上是一种由 7 号染色体上弹性蛋白基因的突变或缺失引起的弹性蛋白动脉病变。主动脉瓣上狭窄有 3 种解剖亚型：沙漏型是最常见的亚型，常涉及主动脉根部和狭窄远端的升主动脉扩张（图 15-18）；隔膜型（图 15-19）；管状型，非常罕见，涉及升主动脉弥

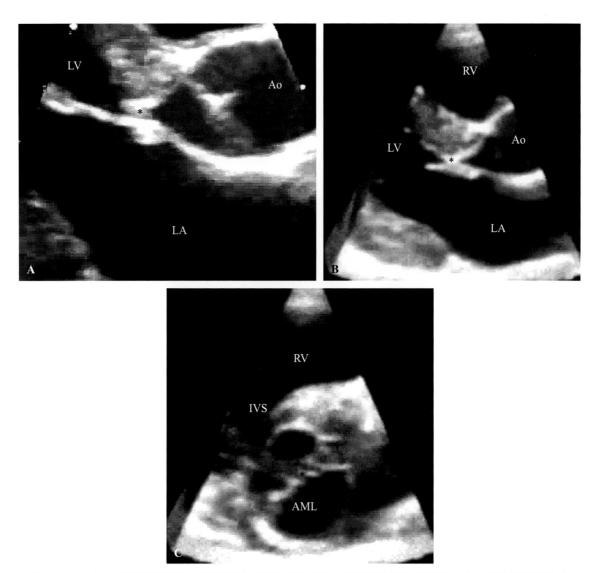

▲ 图 15-12　主动脉瓣下纤维肌肉脊延伸到二尖瓣前叶（*），详见胸骨旁长轴视图（A）、三维长轴视图（B）和三维短轴视图（C），显示与二尖瓣前叶相邻的新月形隔膜和沿主动脉瓣下区域的隔膜样阻塞
AML. 二尖瓣前叶；Ao. 主动脉；IVS. 室间隔；LA. 左心房；LV. 左心室；RV. 右心室

漫性发育不全（表 15-5）。常见合并异常包括主动脉瓣、冠状动脉（如冠状动脉扩张、冠状动脉内膜增厚和开口狭窄、闭锁或拴系的主动脉瓣夹持）（图 15-20）、主动脉弓分支和肺动脉分支（表 15-6）。

（四）主动脉瓣反流

主动脉瓣反流，定义为舒张期血流从主动脉进入左心室，在儿童时期很罕见，特别是单独发生时。功能性 AR 的先天性病因包括狭窄或非狭窄的二叶式主动脉瓣（图 15-21），主动脉瓣叶或连合形态异常，主动脉 - 左心室隧道（图 15-22），缺少一个或多个主动脉瓣叶，主动脉瓣叶与主动脉根壁之间纤维带，冠状动脉瘘，主动脉窦瘤破裂进入左心室（表 15-7）。与 AR 相关的其他疾病包括膜部 VSD 或双动脉下 VSD 伴有因文丘里现象而出现的主动脉瓣脱垂（图 15-23）、主动脉瓣下狭窄、新生儿马方综合征同时伴有主动脉根部扩张、修复后的动脉干和法洛四联症（表 15-8）。此外，AR 通常发生于主动脉瘤窦破裂，继发于主动脉根部正常主动脉瓣小叶支持结构的破坏（图 15-24）。获得的病因包括心内膜炎（图 15-25）、风湿热和主动脉瓣狭窄手术瓣膜切开术或经导管球囊瓣膜切开术后（图 15-26，表 15-9）。

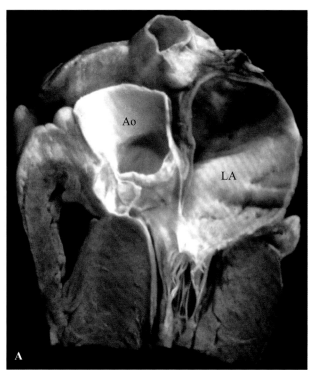

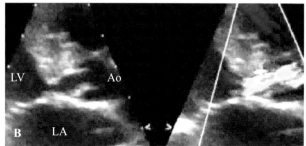

◀ 图 15-13 沿左心室流出道间隔的明显肥厚导致显著的主动脉瓣下狭窄，详见病理标本（A）和胸骨旁长轴视图（B）

Ao. 主动脉；LA. 左心房；LV. 左心室（A. 经许可转载，引自 *Prof. Robert H. Anderson, Institute of Child Health, London, United Kingdom.*）

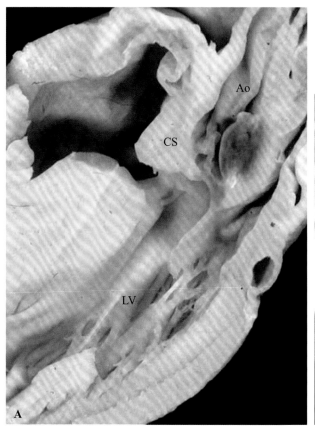

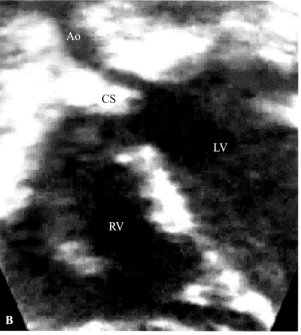

▲ 图 15-14 室间隔缺损和圆锥后间隔偏向主动脉瓣下区域，详见病理标本（A）和心尖长轴视图（B）

Ao. 主动脉；CS. 圆锥间隔；LV. 左心室；RV. 右心室（A. 经许可转载，引自 *Prof. Robert H. Anderson, Institute of Child Health, London, United Kingdom.*）

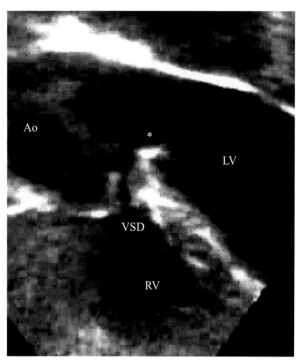

▲ 图 15-15　心尖长轴视图

室间隔缺损（VSD）位于室间隔顶部的纤维脊（*），存在显著的主动脉骑跨。Ao. 主动脉；LV. 左心室；RV. 右心室

（五）近端主动脉瘤

大多数主动脉根部瘤涉及右窦，接着是无冠窦和左窦（图 15-27）。当平滑肌细胞缺失和细胞外基质破坏导致主动脉壁结构无力和变薄时，主动脉根部形成动脉瘤和升主动脉瘤样扩张（图 15-7）。弹性蛋白的产生和维持在主动脉瘤的发展中似乎与在主动脉瓣上狭窄相关的动脉病变一样重要。例如，马方综合征是由 15 号染色体上的原纤维蛋白基因突变引起的。原纤维蛋白是形成弹性蛋白和细胞外基质的其他成分所必需的。此外，它可能会抑制细胞因子转化生长因子 –β 和内源性基质金属蛋白酶的有效性和作用，这两种酶都被认为参与了弹性蛋白和细胞外基质其他成分的降解。与近端主动脉瘤样扩张常见的相关疾病包括马方综合征、Loeys-Dietz 综合征、Ehlers-Danlos 综合征、特纳综合征、二叶式主动脉瓣、高血压和缩窄（表 15-10）。重要的是要认识到，鉴于与主动脉瓣狭窄相关的内在主动脉病变，主动脉的"狭窄后扩张"一词可能并不完全合适，尽管最近使用磁共振成像评估近端主动脉血流模式的研究表明，主动脉

瓣形态异常时的异常血流模式导致近端主动脉扩张。然而，主动脉扩张的程度通常与狭窄的严重程度无关。

四、经胸超声心动图检查方法

（一）主动脉瓣狭窄

主动脉瓣狭窄患者的经胸超声心动图必须包括对几项关键特征的评估（表 15-11）。

1. 瓣叶和连合的形态学

小叶和连合的数量和相对大小最好通过胸骨旁短轴视图中的主动脉瓣横截面视图进行评估。当主动脉瓣在舒张期处于闭合位置时，融合或发育不全的连合中缝通常难以与正常连合区分开来。然而，在收缩期主动脉瓣打开时，受影响的连合处可见，呈现为从小叶边缘到主动脉壁的回声线。有时，连合处仅部分发育不全，导致 2 个小叶之间发生分离，但未延伸至主动脉壁（图 15-28）。当二叶式主动脉瓣冠瓣间连合处发生融合或发育不全时，在胸骨旁短轴视图中收缩期主动脉瓣开口呈水平方向（图 15-5B）。相比之下，右冠瓣和无冠瓣叶的融合或发育不良导致同一视图中主动脉瓣开口的方向更偏于垂直（图 15-6B）。在单叶主动脉瓣中，开口通常在外观呈裂缝样的，几乎总是位于左冠瓣和无冠瓣小叶之间的连合处（图 15-9）。瓣交界缺如的单瓣通常有一个更中心的孔。心尖和胸骨旁长轴视图对于描述主动脉瓣小叶非常有用。它们可能会变厚，并且变厚的程度可能会随着小叶的长度而变化，边缘较厚，使其具有"块状"外观（图 15-9D 和图 15-10A）。此外，小叶通常在收缩期呈圆顶状，这一现象继发于远端对位区（位于更远端靠近窦管交界处）的连合部不能完全分离所引起的限制性横向移动。

2. 梗阻程度

跨主动脉瓣连续波多普勒测量最好在心尖、胸骨右缘和胸骨上切面进行，可以提供有关主动脉瓣跨瓣的最大瞬时压差和平均压差的信息。应尽一切努力使多普勒波束与穿过狭窄的主动脉瓣高速射流对齐。众所周知，超声心动图测量的最大瞬时压差和导管测量的峰值压差之间通常存在差异，前者的测量值几乎总是高于后者。这些差异的部分原因是一种被称为压力恢复的现象。超声心动图是在射流

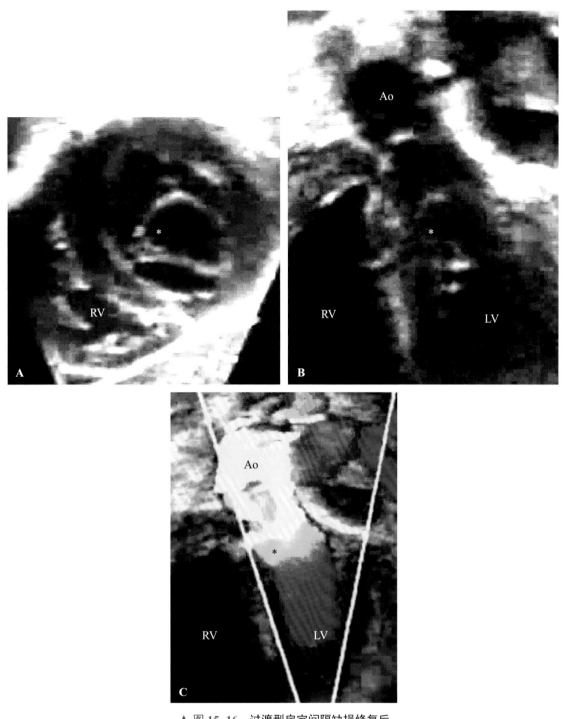

▲ 图 15–16　过渡型房室间隔缺损修复后

二尖瓣裂与主动脉瓣下狭窄继发于二尖瓣裂的间隔侧附着物（＊），详见剑突下短轴视图（ A ）、心尖长轴视图（ B ）和彩色多普勒心尖长轴视图（ C ）。Ao. 主动脉；LV. 左心室；RV. 右心室

紧缩口评估最大瞬时压差，这个部位就在刚过主动脉瓣狭窄部远端的主动脉中，此处血流速度、动能和压差最高（图 15–29）。随着动能转换回势能和压力恢复（从而降低主动脉瓣下区域和更远端升主动脉之间的压力差），流速通常会在更远的下游降低。

由于峰值压差涉及升主动脉更远端的直接压力测量，压力恢复可能会或可能不会在动脉压中发挥作用。在严重狭窄的情况下，高速射流更远地延伸到升主动脉，压力恢复影响较小；在这种情况下，差异不那么明显。相反，在轻度狭窄的升主动脉中，

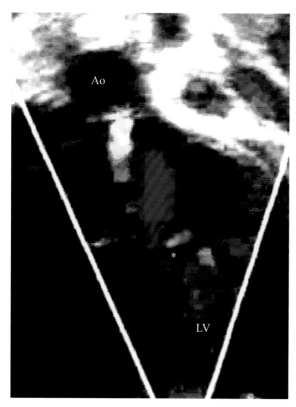

▲ 图 15-17　心尖长轴视图

图 15-16 中患者的彩色多普勒显示轻度主动脉瓣反流。可见二尖瓣裂口的间隔侧附着物（＊）。Ao. 主动脉；LV. 左心室

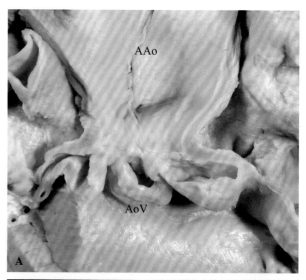

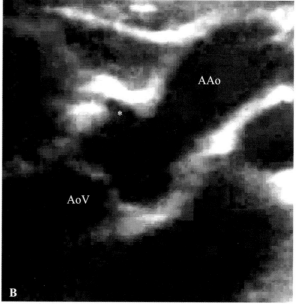

▲ 图 15-18　沙漏型主动脉瓣上狭窄

右冠状动脉高起点（＊），详见病理标本（A）和右侧胸骨旁长轴视图（B）。AAo. 升主动脉；AoV. 主动脉瓣（A. 经许可转载，引自 *Prof. Robert H. Anderson, Institute of Child Health, London, United Kingdom.*）

高速射流的范围相对较短，压力恢复更接近近端，这种情况下的差异更加明显。

　　因为瓣膜狭窄的程度和干预阈值的确定主要基于使用峰值压差法所获得的导管测量数据，这些差异困惑了超声心动图数据在这些患者的临床决策中的使用。许多人更喜欢使用多普勒平均压差来分类主动脉瓣狭窄，因为这些值与导管测算的平均压差密切相关。另一些人接受与使用最大瞬时压差相关的限制，他们使用 25～30mmHg 来区分轻度和中度狭窄，使用 50～60mmHg 来区分中度和严重狭窄。Vlahos 和他的同事最近的一项研究表明，导管测得的峰值压差被心尖和高位胸骨旁视图中最大多普勒压差高估，被平均多普勒压差低估。高位胸骨旁视图最大多普勒压差小于 55mmHg 预测无须干预，而预测需要干预的因素包括高位胸骨旁视图最大多普勒压差大于 90mmHg，心尖视图平均多普勒压差大于 50mmHg，以及两个视图的平均最大多普勒压差大于 70mmHg。研究得出结论，导管测得的压差的最佳预测因素可能是来自心尖和高位胸骨旁视图的最大多普勒压差的平均值。

　　测量的主动脉瓣压差的一个重要决定因素是跨瓣血流量。显著的主动脉瓣狭窄病例常伴有严重的左心室功能障碍，进而导致心输出量降低，跨瓣流量减少，降低了跨主动脉瓣最大瞬时压差。在这些情况下，多普勒平均压差比最大瞬时压差受到的影响更小。

3. 左心室肥大和功能障碍的程度

　　左心室肥厚提示这些患者有明显的梗阻，从

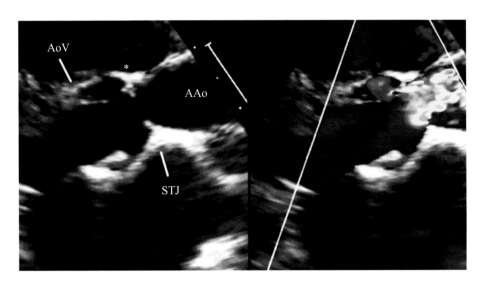

◀ 图 15-19　隔膜型主动脉瓣上狭窄（*），详见胸骨旁长轴切面二维及彩色多普勒视图所示

AAo. 升主动脉；AoV. 主动脉瓣；STJ. 窦管交界

表 15-5　主动脉瓣上狭窄的解剖亚型

- 沙漏型
- 隔膜型
- 管型

而为梗阻程度提供了一个指标。在胸骨旁短轴视图中，M 型测量的左心室室间隔厚度及游离壁厚度可以与年龄和体表面积相同的正常儿童的测值（Z 值计算）进行比较，以确定左心室肥大的程度。左心室质量通常用于确定左心室肥厚的程度，并可通过 M 型测量的左心室厚度来计算或使用各种标准的二维和三维超声心动图容积法来计算。左心室质量的增加与左心室舒张功能障碍相关。也可出现左心室收缩功能障碍，通常表现为左心室缩短或射血分数下降，但左心室应变分析可提供慢性左心室流出道阻塞患者左心室收缩功能障碍的早期指标。

4. 心内膜弹力纤维增生症

超声心动图显示 EFE 为异常明亮和较厚的左心内膜（图 15-30）。先天性心脏外科医师协会提供了一个新生儿主动脉瓣狭窄的 EFE 分级系统（表 15-12）

5. 升主动脉大小

如前所述，二叶式主动脉瓣通常与升主动脉扩张相关（图 15-7）。因此，应始终在胸骨旁长轴视图中测量主动脉瓣环和根部、窦管交界和升主动脉内径。

6. 左心房扩大

左心室舒张功能随着左心室渐进性肥厚而降

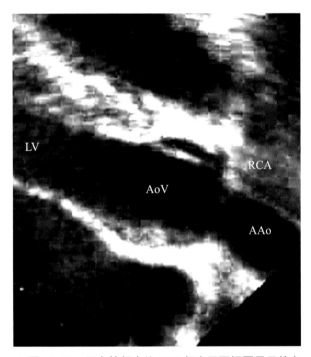

▲ 图 15-20　经食管超声约 120° 扫查平面视图显示的主动脉瓣上狭窄。右冠状动脉被主动脉瓣（AoV）夹住

AAo. 升主动脉；LV. 左心室

表 15-6　与主动脉瓣上狭窄相关的疾病

- 主动脉瓣异常
  - 冠状动脉异常
  - 冠状动脉扩张
  - 冠状动脉内膜增厚
  - 冠状动脉口狭窄
  - 冠状脉瓣闭塞或被拴系的主动脉瓣夹住
- 主动脉分支异常
- 肺动脉分支异常

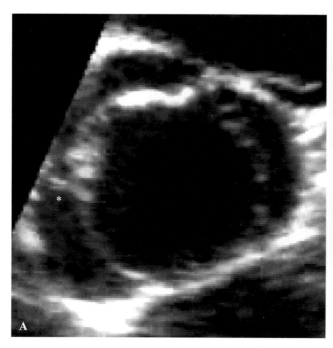

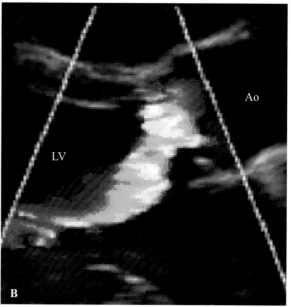

▲ 图 15–21　二叶式主动脉瓣

A. 胸骨旁短轴视图二叶式主动脉瓣右冠瓣和无冠瓣交界融合或发育不良（＊）；B. 胸骨旁长轴视图彩色多普勒显示主动脉瓣中度反流。Ao. 主动脉；LV. 左心室

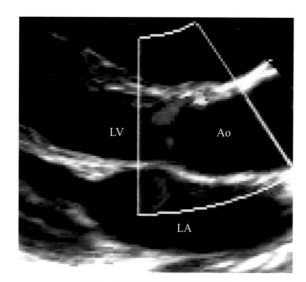

▲ 图 15–22　胸骨旁长轴视图

从主动脉（Ao）到左心室（LV）的小隧道，导致主动脉瓣轻度功能性反流。LA. 左心房

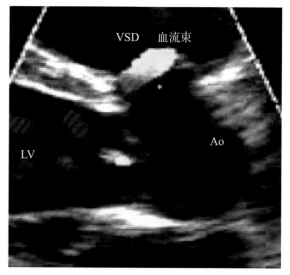

▲ 图 15–23　胸骨旁长轴视图显示主动脉瓣脱垂入室间隔缺损处（＊），显示缺损区域的主动脉瓣畸变和轻度主动脉瓣反流

Ao. 主动脉；LV. 左心室；VSD. 室间隔缺损

表 15–7　功能性主动脉瓣反流的先天性病因学

- 狭窄或非狭窄的二叶式主动脉瓣
- 主动脉瓣叶或瓣交界的其他异常
- 主动脉 – 左心室隧道
- 主动脉瓣叶缺失
- 主动脉瓣叶与主动脉根壁之间的纤维带
- 冠状动脉动脉 – 左心室瘘
- 主动脉窦瘤破入左心室

表 15–8　主动脉瓣反流常见的相关疾病

- 主动脉瓣脱垂进入膜周及双动脉瓣下型室间隔缺损
- 主动脉瓣下狭窄
- 新生儿马方综合征
- 动脉干
- 法洛四联症
- 动脉窦瘤破裂

低，左心房扩张在剑突下和心尖视图中变得更加明显。偶尔，卵圆孔未闭处出现限制性的左到右血流，与左心室舒张功能障碍所致的左心室舒张压力增加及左心房压力增加一致。

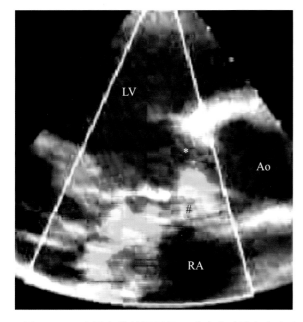

▲ 图 15-24　胸骨旁纵轴视图显示动脉瘤破裂入右心房（#），相关的主动脉瓣轻度反流（*）

Ao. 主动脉；LV. 左心室；RA. 右心房

（二）新生儿危重主动脉瓣狭窄

由于重症主动脉瓣狭窄新生儿的 LV 通常较小，因此在其管理中的一个重要早期决策涉及在双心室修复和单心室姑息治疗之间进行选择。Rhodes 及其同事于 1991 年发表的一项重要研究中，对一组患有严重主动脉瓣狭窄的新生儿进行了回顾性多变量分析，以确定双心室修复后结果的独立预测因素。在他们的分析中评估的参数包括 LV 容积、LV 质量、LV 长轴测量值、多普勒压差、主动脉瓣环直径、主动脉根部直径、横向主动脉弓直径、二尖瓣环直径和面积、三尖瓣瓣环直径和面积及射血分数。他们推导出一个公式来计算预测双心室修复后存活率的判别分数。

（14.0 × 体表面积）

+（0.943 × 以体表面积指数化的主动脉根直径）

+（4.78 × LV 长轴与心脏长轴比）

+（0.157 × 以体表面积指数化的 MV 面积）-12.03

分数低于 -0.35 预测双心室修复后死亡的准确率为 90%。他们还确定了 4 个危险因素，如果存在超过 1 个危险因素，则预测双心室修复后 100% 的死亡率。这些危险因素包括左心室长轴与心脏长

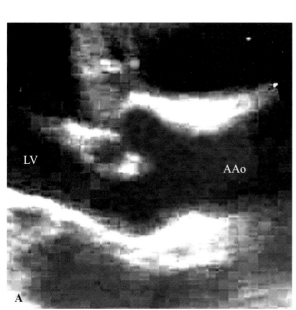
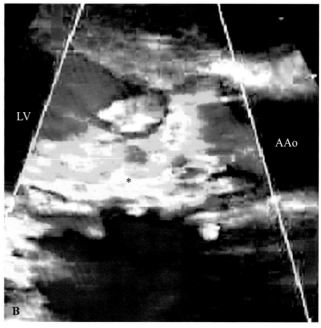

▲ 图 15-25　二叶式主动脉瓣伴心内膜炎，导致主动脉瓣呈连枷样

A. 胸骨旁长轴视图；B. 相同视图彩色多普勒显示与连枷样主动脉瓣相关的主动脉瓣明显反流（*）。AAo. 升主动脉；LV. 左心室

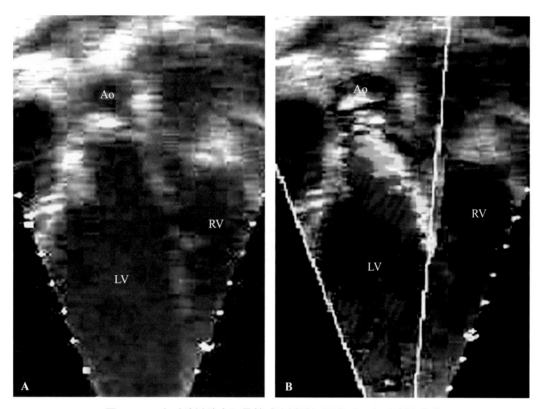

▲ 图 15-26　主动脉瓣狭窄经导管球囊瓣膜切开术后，主动脉瓣叶增厚

A. 心尖两腔心视图；B. 同样视图彩色多普勒显示中度主动脉瓣反流。Ao. 主动脉；LV. 左心室；RV. 右心室

表 15-9　获得性主动脉瓣反流的病因

- 心内膜炎
- 风湿热
- 手术或经导管球囊瓣膜切开术治疗主动脉瓣狭窄

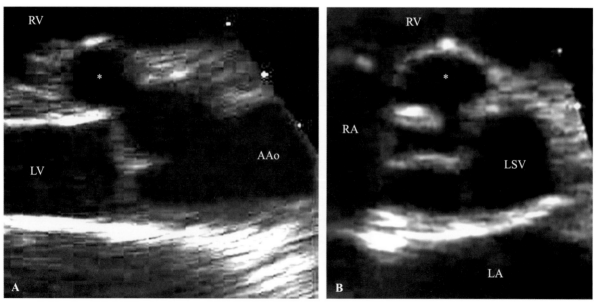

▲ 图 15-27　未破裂的主动脉右侧窦瘤凸向右心室（*）

A. 胸骨旁长轴视图；B. 胸骨旁短轴视图。AAo. 升主动脉；LA. 左心房；LSV. 左主动脉窦；LV. 左心室；RA. 右心房；RV. 右心室

表 15-10　近端主动脉扩张的常见疾病

- 马方综合征
- Loeys-Dietz 综合征
- Ehlers-Danlos 综合征
- 特纳综合征
- 二叶式主动脉瓣
- 高血压
- 主动脉缩窄

表 15-11　经胸评估主动脉瓣狭窄

- 瓣小叶与连合的形态
- 梗阻的程度
- 左心室肥大的程度
- 心内膜弹力纤维增生
- 升主动脉内径
- 左心房扩张

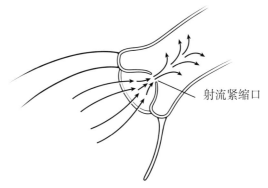

▲ 图 15-29　射流紧缩口图解，是心室收缩期间穿过主动脉瓣高速射流的最狭窄段

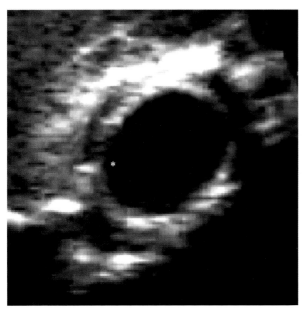

▲ 图 15-28　胸骨旁短轴视图显示右冠瓣和无冠瓣连合部分融合或发育不良（*）

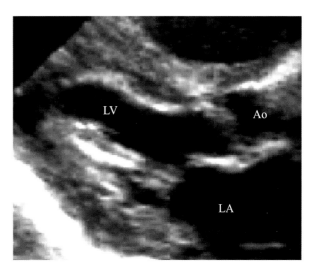

▲ 图 15-30　心内膜弹力纤维增生症胸骨旁长轴视图累及左心室乳头肌和部分心内膜（2 级）

Ao. 主动脉；LA. 左心房；LV. 左心室

表 15-12　心内膜弹力纤维增生症的分级系统

0 级	无 EFE
1 级	累及左心室乳头肌
2 级	累及左心室乳头肌和部分心内膜
3 级	累及大部分左心室心内膜

EFE. 心内膜弹力纤维增生症；LV. 左心室
引自 *CHSS, Congenital Heart Surgeons' Society*（*2001*）

轴比 ≤ 0.8（图 15-31），主动脉根直径比体表面积 3.5cm²/m² 以下（图 15-4），二尖瓣面积比体表面积 4.75cm²/m² 以下，左心室质量比体表面积 35g/m² 以下（表 15-13）。除了这组患者双心室修复术后生存的形态学预测因素外，Kovalchin 及其同事确定了一个重要的血流动力学预测因素，即通过彩色和多普勒检查确定在升主动脉和主动脉横弓中主要或全部为前向血流（图 15-32）。

2001 年，先天性心脏外科医师协会对这组患者

进行了多中心研究，确定了双心室修复 5 年后死亡率的几个危险因素，其中包括高 EFE 分级、低主动脉根直径 Z 值和就诊年龄小。单心室姑息术后 5 年死亡率的危险因素包括较小的升主动脉直径和中度

或重度三尖瓣反流。两种管理方法之间与生存率差异相关的风险因素包括上述所有因素及低左心室长度 Z 值（表 15-14）。

最近在 2006 年，Colan 和他的同事评估了 Rhodes 评分和先天性心脏外科医师学会模型对更大组接受双心室修复患者结果预测的效力。在这项分析中，Rhodes 评分仅准确地预测了 76% 的患者的术后结果。此外，先天性心脏外科医师协会的模型预测了其中 58% 的患者具有单心室姑息治疗的生存优势。然而，该组中有一半以上的人实际上在双心室修复中幸存下来，这表明该模型可能偏向于对该患者群体进行单心室姑息治疗。新的分析得出了一个方程来预测双心室修复后的存活率，其中判别分数等于（10.98× 体表面积）+（0.56× 主动脉瓣环 Z 值）+（5.89×LV 长轴与心脏长轴比）-0.79（如果 EFE 等级 ≥ 2）-6.78（表 15-13）。以 -0.65 的评分为阈值能准确预测 90% 的研究患者的结果。与最初的 Rhodes 评分不同，MV 面积在该分析中没有发挥重要作用，大概是因为所有具有严重主动脉瓣狭窄和 MV 面积 Z 值小于 -2 的患者都接受了单心室

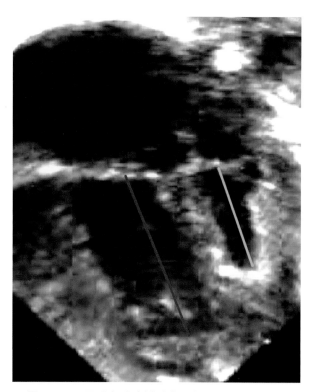

▲ 图 15-31 严重主动脉瓣狭窄和轻度左心室发育不全的心尖四腔心视图，描绘了左心室长轴长度（绿线）和心脏长轴长度（红线）

表 15-13 新生儿主动脉瓣狭窄双心室修复后死亡危险因素

Rhodes 等（1991）	• LV 长轴与心脏长轴比 • 体表面积指数化的主动脉根部直径 • 体表面积指数化的二尖瓣面积 • 体表面积指数化的左心室质量
Colan 等（2006）	• 主动脉瓣环 Z 值 • LV 长轴与心脏长轴比 • EFE 等级

EFE. 心内膜弹力纤维增生症；LV. 左心室；MV. 二尖瓣
引自 Rhodes LA, Colan SD, Perry SB, et al. Predictors of survival in neonates with critical aortic stenosis. Circulation. 1991;84:2325-2335 and Colan SD, McElhinney DB, Crawford EC, et al. Validation and re-evaluation of a discriminant model predicting anatomic suitability for biventricular repair in neonates with aortic stenosis. J Am Coll Cardiol. 2006; 47: 1858-1865.

姑息治疗，因此未包括在分析中。

针对高风险双心室修复可能优于低风险单心室姑息治疗的偏见，先天性心脏外科医师协会在 2007 年发表的一篇论文中相应地改进了他们对这组患者的处理方法。在这项新的分析中，双心室修复术后 5 年死亡的危险因素包括以体表面积指数化的最小 LV 流出道直径、左心室功能障碍、高 EFE 等级和以体表面积指数化的主动脉弓中段最小直径。单心室姑息治疗后 5 年死亡的危险因素包括中度或重度三尖瓣关闭不全、大 VSD、小 MV 环 Z 值和体表面积指数化的小的优势心室长度（表 15-14）。先天性心脏外科医师协会 2012 年的最新分析显示，接受双心室修复的危重 AS 新生儿的存活取决于初始干预的成功。本研究中死亡率的危险因素包括早期重复干预及中度或重度 EFE、左心室功能障碍、严重瓣叶增厚、功能性单瓣和瓣下梗阻。这项研究表明，具有这些危险因素的儿童早期接受单心室姑息治疗可能会获得更好的生存率。

（三）主动脉瓣下狭窄

主动脉瓣下狭窄患者的经胸超声心动图必须包括对几种关键特征的评估（表 15-15）。

1. 梗阻机制

主动脉下阻塞的机制最好在心尖和胸骨旁长轴切面进行评估，特别是如果狭窄是由纤维肌嵴（图 15-11），肌间隔顶部的心内膜皱襞（图 15-15），或沿 LV 流出道的弥漫性肌性狭窄等所引起的（图

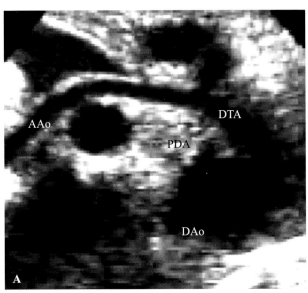
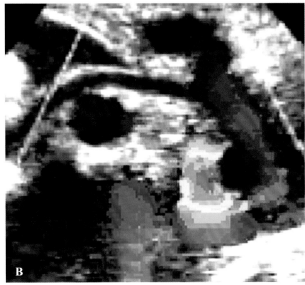

▲ 图 15-32　严重主动脉狭窄伴升主动脉发育不全和粗大的动脉导管未闭

A. 胸骨上长轴视图；B. 彩色多普勒在同一视图中描述了横向主动脉弓中血流的逆转。AAo. 升主动脉；DAo. 降主动脉；DTA. 主动脉横弓远端；PDA. 动脉导管未闭

15-13）。这些切面在圆锥间隔偏移至主动脉下区域（图 15-14）或累及 MV（图 15-16）时也很有用，尽管肋下长轴和短轴切面也提供了很大的信息量。胸骨旁短轴切面可用于观察延伸至二尖瓣前叶的纤维肌嵴，尽管三维超声心动图可以更好地呈现这种类型的主瓣下狭窄（图 15-12C）。

2. 梗阻部位

从纤维肌嵴到主动脉瓣叶的距离通常可以在胸骨旁长轴和心尖视图中测量（图 15-11）。评估纤维肌嵴和主动脉瓣叶之间的连续性尤为重要，因为手术切除可能会破坏主动脉瓣的正常支撑结构。

3. 梗阻分级

多普勒衍生的跨左心室流出道的最大瞬时压差最好在心尖、胸骨右缘和胸骨上切面测量。由于这种异常的渐进性，瓣下 AS 的手术干预阈值通常低于瓣膜 AS 的阈值。事实上，儿童主动脉瓣下区域的梗阻程度可能在短时间内迅速增加，因此一些患者需要每 6～12 个月定期进行超声心动图随访。然而，在青春期之后，轻度主动脉瓣下狭窄的患者通常不会出现梗阻恶化。

4. 主动脉瓣反流

与左心室流出道梗阻程度的进展相似，主动脉瓣下狭窄的儿童可突然出现 AR 并迅速恶化。相比之下，AR 在成人主动脉瓣下狭窄中通常不是进展

表 15-14　新生儿主动脉瓣狭窄的双心室修复或单心室姑息治疗后死亡的危险因素

Lofland 等（2001）	• 高 EFE 等级 • 低主动脉根部直径 Z 值 • 小的年龄 • 升主动脉直径小 • 中度或重度三尖瓣反流 • 左心室长径低 Z 值
Hickey 等（2007）	• 最小 LV 流出道直径指数小 • 左心室功能障碍 • 高 EFE 等级 • 主动脉弓中段直径指数小 • 中度或重度三尖瓣反流 • 大型室间隔缺损 • 二尖瓣环小 Z 值 • 优势心室长径指数小

EFE. 心内膜弹力纤维增生症；LV. 左心室；MV 二尖瓣

引自 *Lofland GK, McCrindle BW, Williams WG, et al.Critical aortic stenosis in the neonate: a multi-institutional study of management, outcomes, and risk factors.Congenital Heart Surgeons Society.J Thorac Cardiovasc Surg.2001; 121: 10-27 and Hickey EJ, Caldarone CA, Blackstone EH.Biventricular strategies for neonatal critical aortic stenosis: high mortality associated with early reintervention.J Thorac Cardiovasc Surg.2012; 144（2）: 409-417.*

性的。

5. 相关的异常

任何主动脉瓣下狭窄的患者初始超声心动图应排除 VSD、MV 异常及沿主动脉弓部分或完全梗阻的存在。因为在主动脉瓣下狭窄和 VSD 的情况下

可以发展为双腔右心室，因此这组患者在随访超声心动图时应始终评估右心室流出道。

已经发表了几份报道，确定了与主动脉瓣下狭窄的发生和进展相关的形态计量学和血流动力学参数。1993 年，Kleinert 及其同事将孤立的主动脉瓣下狭窄患者与初次就诊为 VSD 或主动脉缩窄、之后发展为主动脉瓣下狭窄的患者同正常对照人群进行了比较。在他们的分析中，确定了发生固定性主动脉瓣下狭窄的几个形态学预测因素，其中包括宽阔的二尖瓣 – 主动脉瓣分离（延长的瓣膜间纤维）、较大的主动脉骑跨（图 15-15）和陡峭的主动脉 – 室间隔夹角（图 15-33，表 15-16）。同年，Geva 及其同事专门研究了主动脉弓离断伴 VSD 的患者，这些患者的 LV 流出道通常很小。由于从左到右流经 VSD 和从右到左流经未闭动脉导管，经常会减少流经 LV 流出道的血流，尽管存在显著的主动脉瓣下狭窄，可能看不到沿该区域的湍流（图 15-34）。他们的分析显示，这些患者术后最佳预测主动脉瓣下狭窄发展的因素是左心室流出道横截面面积除以体表面积，阈值为 0.7cm²/m²。1998 年，Bezold 及其同事对单一的主动脉瓣下狭窄患者进行了多变量分析，这些患者在就诊后可进行超声心动图随访 1 年或更长时间。他们发现迅速进展的主动脉瓣下狭窄最佳预测因素包括以体表面积平方根指数化的纤维肌嵴主动脉瓣的距离、主动脉瓣前叶的受累和初始多普勒压差（表 15-17）。最近在 2007 年，Geva 及其同事确定了单独的主动脉瓣下狭窄手术切除后再次手术的几个独立预测因素，包括纤维肌嵴和主动脉瓣之间不到 6mm 的距离，最大多普勒压差大于 60mmHg，以及主动脉瓣或二尖瓣受累需要手术剥离（表 15-18）。

表 15-15 经胸主动脉瓣下狭窄的评估

- 梗阻机制
- 梗阻部位
- 梗阻分级
- 主动脉瓣反流
- 相关异常
  - 室间隔缺损
  - 二尖瓣异常
  - 主动脉缩窄或主动脉弓离断
  - 双腔右心室

（四）主动脉瓣上狭窄

在主动脉瓣上狭窄的情况下，主动脉根部和升主动脉最好在心尖、胸骨旁长轴和右胸骨旁切面进行评估（图 15-18）。主动脉瓣环、主动脉根部、窦管交界处和升主动脉水平的直径应在胸骨旁长轴切面测量（图 15-4），并应计算 Z 值。沙漏型主动脉瓣上狭窄的超声心动图评估通常显示窦管交界处和升主动脉直径之间的 Z 值差异，前者的 Z 值通常小于 –2。罕见的管状主动脉瓣上狭窄通常伴有一致的低窦管交界处和升主动脉直径 Z 值。应仔细评估主动脉瓣的形态，因为主动脉瓣疾病和升主动脉的弥漫性管状发育不全与这些患者的死亡和再手术密切相关。计算连续波多普勒沿主动脉流出道的最大瞬时压力阶差应在心尖、胸骨右缘和胸骨上切面进行。由于主动脉瓣上患者梗阻可出现在一个层面以上，应沿主动脉流出道的不同切面进行脉冲波多普勒测量。很少发生自发性改善，梗阻程度经常随着时间的推移而恶化，因此主动脉瓣上狭窄患者应该接受干预或每年进行超声心动图进行评估。

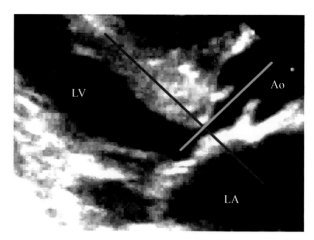

▲ 图 15-33 显著的主动脉瓣下肌性狭窄胸骨旁长轴视图描绘了一个陡峭的主动脉室间隔角度

Ao. 主动脉；LA. 左心房；LV. 左心房

表 15-16 主动脉瓣下狭窄的预测因子

- 宽二尖瓣 – 主动脉分离（瓣间纤维延长）
- 较大的主动脉瓣骑跨
- 陡峭的主动脉 – 室间隔夹角

引自 *Kleinert S, Geva T. Echocardiographic morphometry and geometry of the left ventricular outflow tract in fixed subaortic stenosis. J Am Coll Cardiol. 1993;22:1501-1508.*

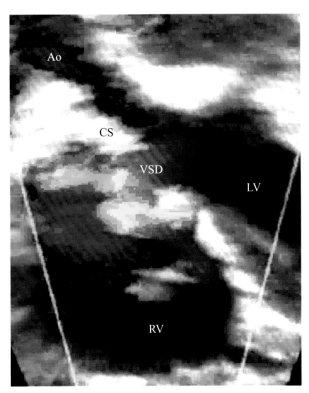

▲ 图 15-34　心尖两腔心彩色多普勒视图显示室间隔缺损和圆锥间隔向主动脉瓣下区域后偏。尽管存在明显的主动脉下梗阻，主动脉瓣下区域仍显示为层流

Ao. 主动脉；CS. 圆锥隔；LV. 左心室；RV. 右心室；VSD. 室间隔缺损

表 15-17　主动脉瓣下狭窄的进展性预测因素

- 指数化的肌性纤维嵴到主动脉瓣的距离
- 二尖瓣前叶受累
- 最初的多普勒压力阶差

引自 *Bezold LI, Smith EO, Kelly K, et al. Development and validation of an echocardiographic model for predicting progression of discrete subaortic stenosis in children. Am J Cardiol. 1998;81:314-320.*

应从胸骨旁短轴视图仔细评估冠状动脉（包括冠状动脉开口），尤其是主动脉瓣上狭窄患者冠状动脉扩张、开口狭窄和冠状动脉受夹持的发生率较高（图 15-18 和图 15-20）。应在胸骨旁长轴和短轴视图中仔细评估主动脉弓，因为可能会发生主动脉缩窄和主动脉弓分支的近端狭窄，特别是在威廉姆斯综合征中。外周肺动脉狭窄也经常出现于威廉姆斯综合征，尽管肺动脉分支的梗阻可以发生自发性改善。肺动脉分支通常在胸骨旁短轴视图中得到最佳评价，尽管偶尔胸骨上短轴和心尖视图可以描绘肺动脉分支的狭窄段。

表 15-18　离散性主动脉瓣下狭窄术后再手术的预测因子

- 纤维肌嵴与主动脉瓣之间的距离< 6mm
- 最大多普勒压差 ≥ 60mmHg
- 需要手术剥除受累主动脉瓣或二尖瓣

引自 *Geva A, McMahon CJ, Gauvreau K, et al. Risk factors for reoperation after repair of discrete subaortic stenosis in children. J Am Coll Cardiol. 2007; 50: 1498-1504.*

（五）主动脉瓣反流

当出现 AR 时，超声心动图应确定病因，并确定常见的相关疾病。主动脉瓣形态最好在胸骨旁短轴和长轴视图中进行评价。主动脉 - 左心室隧道或主动脉窦破裂最好在剑突下、心尖和胸骨旁视图中评价（图 15-22）。当主动脉瓣脱垂进入 VSD 时，这些视图也很有用，尽管胸骨旁长轴切面通常可以最好地显示 VSD 血流区域的主动脉瓣小叶畸变（图 15-23）。如前所述，主动脉瓣下狭窄最好在心尖和胸骨旁切面进行评估，彩色多普勒有时可以准确描述跨主动脉瓣下区域的高速射流如何损坏主动脉瓣（图 15-17）。

超声心动图确定 AR 的严重程度通常包括反流束的特征、多普勒的测量及 LV 大小和功能的评估（表 15-19）。

1. 反流束

以心尖视图中彩色多普勒显示的反流束的长度和面积，已被提议作为 AR 严重程度的指标。然而，这些测量值通常与 AR 的严重程度没有很好的相关性，特别是因为当反流束沿室间隔或二尖瓣前叶等表面行进时，Coanda 效应往往会改变反流束的形状和程度。与主动脉瓣狭窄一样，AR 的射流

表 15-19　经胸检查对主动脉瓣反流的评价

- 反流束
  - 流颈直径
  - 流颈直径与左心室流出道直径的比值
  - 流颈面积
- 多普勒指标
  - 腹主动脉血流的舒张期逆流
  - 舒张期逆流与收缩期顺流的比值
  - 减速率
  - 压力减半时间
- 左心室大小及功能

颈代表主动脉瓣或瓣下反流的最小区域。在成人胸骨旁长轴切面测量的射流颈宽度或直径可能与 AR 严重程度相关（图 15-35），而射流颈直径与 LV 流出道直径的比值（也在胸骨旁长轴切面测量）可能更适合儿童。根据美国超声心动图学会瓣膜反流工作组 2017 年的一份报告，流颈宽度大于 6mm 且比率大于 65% 对应于严重的 AR。其他人建议使用在胸骨旁短轴切面中测量的流颈或近端反流束的面积作为更准确的严重程度决定因素，特别是反流口通常不是圆形的。另一种使用血流汇聚法（proximal isovelocity surface area, PISA）计算有效反流口面积的方法非常复杂，因此很少用于儿科。

2. 多普勒指标

腹主动脉多普勒模式中异常舒张期逆向血流常被用作中度 AR 的简单指标，全舒张期逆向血流代表重度 AR（图 15-36）。通过计算舒张期逆流和收缩期顺流的速度时间积分的比值可以获得更准确的评估，大于 35% 的比值通常代表严重的 AR。Beroukhim 及其同事的一项研究表明，使用流颈面积和速度时间积分比的回归模型似乎是 AR 严重程度的更好指标。连续波多普勒评估的 AR 射流随时间变化的减速也为 AR 的严重程度提供了一些量化指标。最常用的指标包括减速率（计算反流峰值速度到舒张末期速度斜率）和压力减半时间（定义为从反流速度峰值到峰值一半的时间）（图 15-37）。减速速率大于 $3.5m/s^2$，压力减半时间小于 250ms 通常代表严重的 AR。然而，这两个指标都会受到异常体循环血管阻力和 LV 顺应性的显著影响。例如，相同 AR 程度的僵硬左心室与更具顺应的左心室相比，将有更高的减速率和更低的压力减半时间。此外，儿童较高的心率往往会降低这些测量的可重复性和可靠性。根据跨主动脉瓣和二尖瓣的总前向血流计算的多普勒衍生指标反流容积或反流分数也非常复杂，因此很少使用。

3. 左心室的大小和功能

根据美国心脏病学会和美国心脏协会实践指南工作组 2006 年的一份报告，对具有显著 AR 的无症状成人进行干预推荐 LV 大小的阈值为舒张末期直径 75mm，收缩末期直径 55mm。然而，没有重

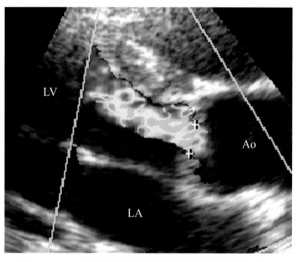

▲ 图 15-35 胸骨旁长轴视图彩色多普勒描述了中度主动脉瓣反流的流颈宽度的测量

Ao. 主动脉；LA. 左心房；LV. 左心室

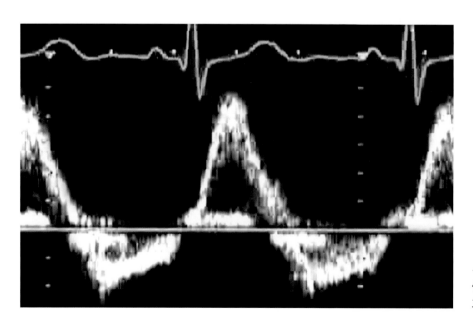

◀ 图 15-36 腹主动脉多普勒信号全舒张期逆转，表明严重主动脉瓣反流

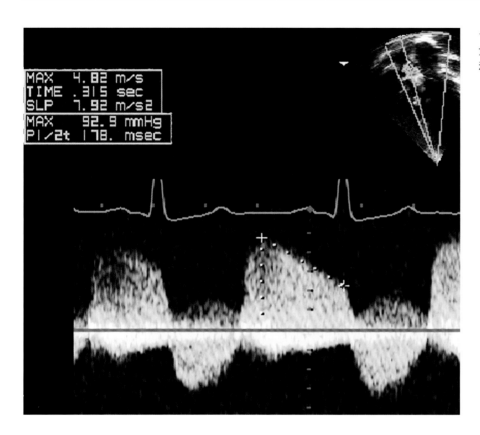

要数据表明舒张末期直径是严重 AR 患者不可逆 LV 功能障碍的独立危险因素。另一方面，术前 LV 收缩末期直径已被证明可以预测手术干预后 LV 的恢复，而 LV 收缩末期直径 Z 值大于 4.5 似乎会增加术后问题，持续性 LV 功能障碍和死亡。因为目标是在不可逆的 LV 功能障碍发生之前进行干预，对心肌力学的理解可能会为这些患者的 LV 功能障碍的发展提供一些见解。当心肌肥厚不足时，衡量后负荷的收缩期峰值和收缩末期壁应力增加，就会发生失代偿性 AR。这反过来又会影响负荷依赖的 LV 功能指标，如缩短分数和射血分数，最初对内在心肌收缩力没有任何显著影响。似乎不可逆的 LV 功能障碍发生在心肌收缩力减弱后，这表明超声心动图测量收缩力或后负荷校正的射血分数可能为干预时机提供更好的指导。

（六）近端主动脉动脉瘤

主动脉根部和升主动脉直径通常在胸骨旁长轴切面测量（图 15-4），相应的 Z 值计算提供了一个简单的指标来识别这些结构的动脉瘤扩张。偶尔，主动脉根部的动脉瘤扩张会导致其中一个 Valsalva 窦风袋样畸形，尽管 Valsalva 窦动脉瘤也可能在没有先前存在主动脉根部扩张的情况下偶发出现（图 15-27）。胸骨旁长轴和短轴图像通常是评估这些动脉瘤范围和影响的最佳视图。如果动脉瘤没有破裂，它可以延伸到右心室或左心室，有时会导致右心室流出道梗阻或三尖瓣或二尖瓣毁损等问题。大多数视图中的彩色血流多普勒将描绘与 Valsalva 动脉窦瘤破裂相关的问题（图 15-38），包括由动脉瘤破裂导致的有效的左至右分流进入右侧心腔或肺动脉，由进入左心室的动脉瘤破裂引起的功能性 AR，以及由进入左心房的动脉瘤破裂引起的连续高速射流。

罕见的是，由马方综合征、Loeys-Dietz 综合征和特纳综合征等疾病的固有主动脉病变引起的升主动脉瘤样扩张与主动脉夹层和灾难性破裂有关。最近的研究表明，主动脉弹性模量和刚度指数可能有助于预测马方综合征患儿的主动脉根部扩张。胸骨旁、胸骨右缘和胸骨上切面可显示沿升主动脉壁夹层的特征平行线，偶尔彩色多普勒可显示夹层与主动脉腔之间的连接（图 15-39）。由于夹层通常发生在超声心动图透声窗较差的青少年或成人中，因此经胸成像可能不足。此外，伪影可能错误地提示患者存在夹层的风险（图 15-40）。在这些情况下，可

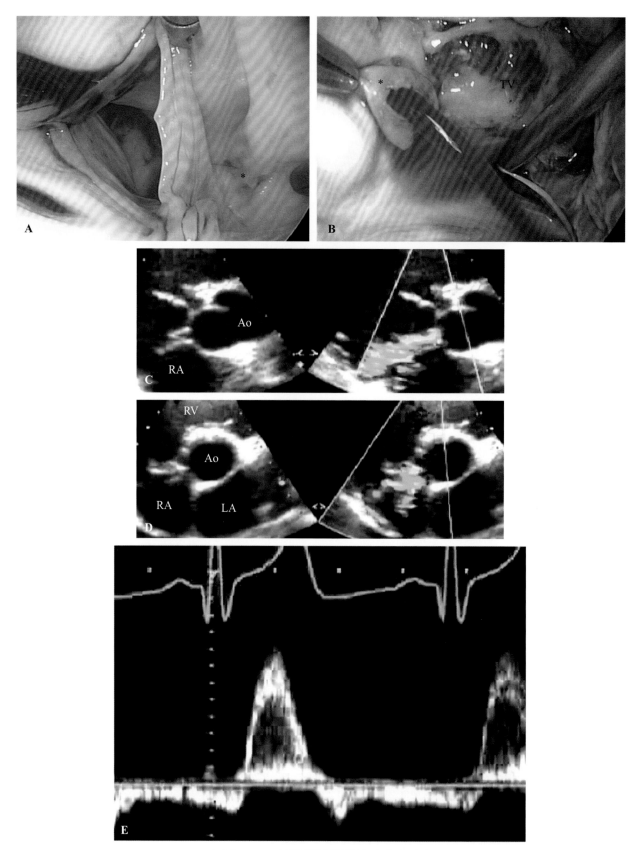

▲ 图 15-38 动脉窦瘤破裂进入右心房（*）

A. 升主动脉术中照片；B. 右心房的术中照片显示通过破裂口出来的血流束；C. 胸骨旁长轴视图；D. 胸骨旁短轴视图；E. 腹主动脉多普勒模式，全舒张期血流逆转。Ao. 主动脉；LA. 左心房；RA. 右心房；RV. 右心室；TV. 三尖瓣

能需要经食管超声心动图或计算机断层扫描来做出或确认诊断。

五、胎儿超声心动图

虽然主动脉闭锁是胎儿超声心动图中最常见的左心室流出道异常，但不会讨论这种病变，因为它通常会导致左心发育不良综合征或其他一些变异，并且需要分期单心室手术方法。在 2000 年 Sharland 和 Allan 报道的 2136 例胎儿心脏诊断中，主动脉

瓣狭窄占该组的近 3%，在最常见的诊断中排名第十一位。主动脉瓣下狭窄、瓣上狭窄和孤立性 AR 是极其罕见的诊断。偶尔，看起来有明显 AR 的胎儿实际上有一个主动脉 – 左心室隧道，这种病变通常与 LV 扩张、LV 功能障碍和主动脉根部扩张有关。

具有明显或严重主动脉瓣狭窄的胎儿超声心动图特征包括穿过未闭卵圆孔的左到右分流（与正常胎儿中常见的从右到左分流形成对比）（图 15–41），显著的二尖瓣关闭不全（图 15–42），扩张的 LV 收

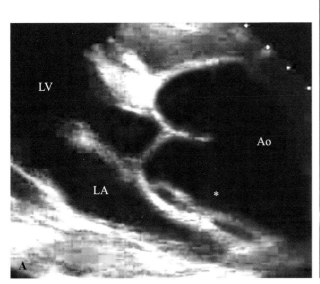
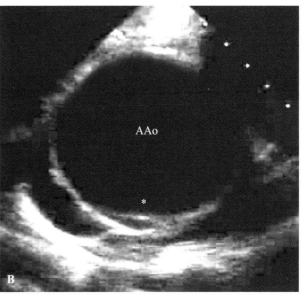

▲ 图 15–39　主动脉明显扩张的马方综合征患者沿主动脉根部和升主动脉后侧的主动脉夹层

A. 胸骨旁长轴视图；B. 胸骨旁短轴视图。AAo. 升主动脉；Ao. 主动脉；LA. 左心房；LV. 左心室

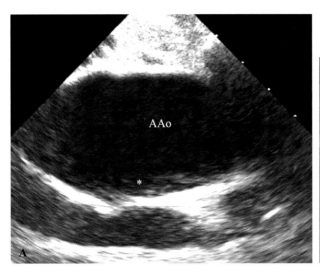
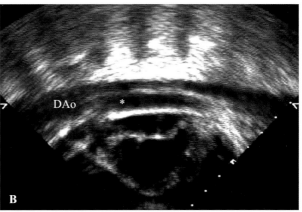

▲ 图 15–40　有明显主动脉扩张和胸痛的马方综合征患者，显示可能有夹层（＊）

A. 胸骨旁长轴视图；B. 剑突下长轴视图。计算机断层扫描未发现任何主动脉夹层。AAo. 升主动脉；DAo. 降主动脉

缩功能差（图 15-43），LV 乳头肌和心内膜回声增强，具有湍流的厚的主动脉瓣（如果 LV 功能仍然保留），升主动脉发育不全和沿主动脉弓的逆行血流（图 15-44，表 15-20）。严重左心室流出道梗阻的胎儿血流动力学改变包括流向右心房和右心室的血流异常重新分配，这反过来又会降低左心结构（如左心室和主动脉）的生长速度。因此，具有明显主动脉瓣狭窄的胎儿可能会出现左心发育不全综合征，其中 LV 无法支持体循环（图 15-45）。

几项研究试图确定严重主动脉瓣狭窄胎儿 LV 发育不全的预测因素。1995 年，Hornberger 及其同事确定了几个出生后左心室发育不全的预测因素。这些包括妊娠中期 MV 直径 Z 值、妊娠中期升主动脉直径 Z 值和左心结构的生长速度下降（表 15-21）。2002 年，Rychik 及其同事证明，LV 长度与 RV 长度之比大于 0.75 可预测出生后 LV 可足以支持双心室循环。2006 年，Mäkikallio 及其同事评估了 43 名在妊娠不到 30 周时被诊断为主动脉瓣狭窄且在就诊时 LV 大小正常的胎儿。在他们的分析中，发展为左心发育不良综合征的最佳预测因素包

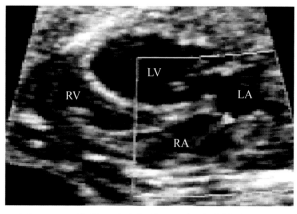

▲ 图 15-41　胎儿四腔心视图显示主动脉瓣狭窄与卵圆孔水平左到右分流

LA. 左心房；LV. 左心室；RA. 右心房；RV. 右心室

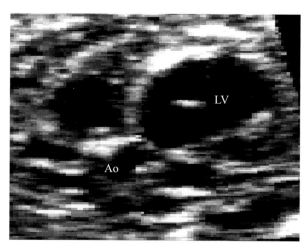

▲ 图 15-43　妊娠 22 周时胎儿主动脉狭窄的左心室流出道视图，伴有明显的左心室扩张和功能障碍

Ao. 主动脉；LV. 左心室

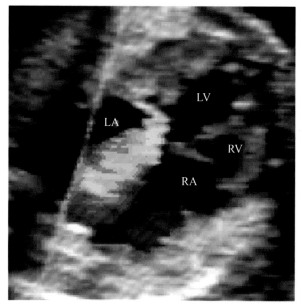

▲ 图 15-42　胎儿四腔心视图显示主动脉瓣狭窄伴显著的二尖瓣反流

LA. 左心房；LV. 左心室；RA. 右心房；RV. 右心室

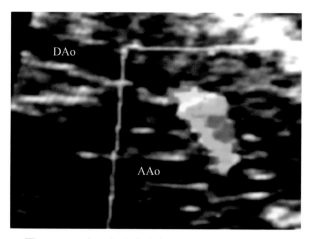

▲ 图 15-44　胎儿主动脉狭窄的弓视图显示主动脉横弓彩色多普勒的逆向血流

AAo. 升主动脉；DAo. 降主动脉

表 15-20　胎儿主动脉瓣狭窄的特征

- 卵圆孔未闭的左向右分流
- 显著的二尖瓣反流
- 左心室扩张，收缩功能较差
- 左心室乳头肌和心内膜回声增强
- 主动脉瓣叶增厚，伴有湍流
- 升主动脉发育不良
- 沿主动脉弓逆行血流

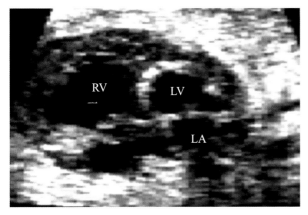

▲ 图 15-45　主动脉瓣狭窄与图 15-42 所示相同胎儿，妊娠 33 周时的四腔心切面，显示左心室发育不全

LA. 左心房；LV. 左心室；RV. 右心室

括沿主动脉弓的逆向血流、卵圆孔未闭的左向右分流、MV 血流呈单峰和 LV 功能障碍（表 15-21）。这些研究与所采取的胎儿心脏干预措施尤其相关，如胎儿主动脉瓣狭窄的经导管球囊主动脉瓣切开术。该策略目的在子宫内解除 LV 流出道梗阻，以恢复左右心脏之间接近正常的血液分布，从而防止 LV 生长迟缓和发展为左心发育不良综合征。2004 年，Tworetzky 及其同事报道了 20 名患有主动脉瓣狭窄并有发生左心室发育不全的潜在风险的胎儿，其中有 14 名成功进行了球囊瓣膜切开术。2007 年，Tierney 及其同事报道了成功的球囊瓣膜切开术改善了 LV 收缩功能和左心多普勒指数。

六、经食管超声心动图

左心室流出道异常患者较少在婴儿期或幼儿期接受手术干预，术中经胸视窗有限，但经食管超声心动图可以进一步描述与左心室流出道梗阻性病变、AR 或其功能变异、主动脉根部和升主动脉疾病相关的异常解剖，从而为外科医师和心脏病专家提供更多的术中信息。表 15-22 列出了经食管超声

心动图可以提供改进图像的一些解剖特征。尽管在经食管超声心动图检查时应使用多个胃食管位置和图像平面来评估这些特征，但有几个视图对于 LV 流出道异常的患者特别有用：水平面（0°）的高位和中位经食管切面可以提供有关主动脉瓣形态的有用信息；水平面上的低位经食管和经胃切面可以提供有关 MV 形态的信息，对手术前后 LV 功能的变化作出评估；大约 120° 图像平面的中位经食管视图通常提供主动脉瓣下区域及其与主动脉关系的长轴图像，类似于经胸成像中的胸骨旁长轴视图（图 15-10A 和图 15-20）；垂直面（90°）的经胃切面或水平面的深胃切面通常提供一种通过连续波多普勒测量 LV 流出道梗阻程度的准确方法（图 15-46）。

七、术后和介入后超声心动图

术后和介入后超声心动图的技术与术前方法相

表 15-21　左心发育不全综合征的胎儿预测因素

Hornberger（1995）	• 妊娠中期二尖瓣直径低 Z 值 • 妊娠中期升主动脉直径低 Z 值 • 左心结构的生长速度降低
Rychik（2002）	• 左心室长度与右心室长度比≤ 0.75
mäkikallio（2006）	• 沿主动脉弓逆行血流 • 卵圆孔未闭左向右分流 • 二尖瓣血流呈单峰 • 左心室功能障碍

表 15-22　经食管超声心动图在左心室流出道异常中的应用

- 主动脉瓣形态
- 瓣膜狭窄或反流的机制
- 瓣下梗阻的位置及机制
- 主动脉瓣上狭窄的发病机制
- 继发于主动脉瓣脱垂入室间隔缺损的主动脉瓣变形
- Valsalva 窦瘤破裂
- 主动脉根部脓肿形成
- 沿升主动脉的剥离
- 近端冠状动脉异常
- 二尖瓣形态异常
- 术前和术后左心室功能
- 人工主动脉瓣的术后功能

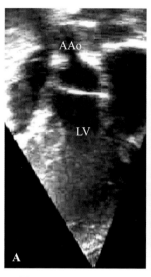
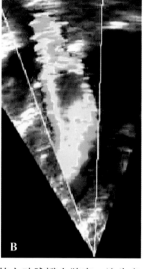

▲ 图 15-46　经胃长轴视图的主动脉瓣上狭窄。这为多普勒提供了一个可接受的角度，以评估梗阻程度

AAo. 升主动脉；LV. 左心室

似，应包括对以下参数的评估（表 15-23）。

（一）残余左心室流出道梗阻

主动脉瓣狭窄，特别是当它出现在出生后的第 1 年时，是一个长期问题，通常需要在这个人的一生中进行多次"姑息性"干预。手术或经导管瓣膜切开术后即刻不存在残余压差并不一定排除将来残余主动脉瓣狭窄的复发和进展。因此，应对这些患者进行连续超声心动图随访。主动脉瓣下狭窄是一种进行性疾病，手术切除后的复发也很常见，特别是因为切除术可能无法纠正 LV 流出道形态的内在异常，也无法解决被认为会导致主动脉瓣下狭窄的遗传易感性。无论术后是否存在主动脉瓣下梗阻，这些患者也应进行超声心动图系列随访。

（二）残留的或干预后的主动脉瓣反流

AR 在接受过手术或经导管瓣膜切开术的患者中很常见，这些患者应接受超声心动图连续随访。在 Pasquali 及其同事 2007 年的一份报道中，接受 Ross 手术的主动脉瓣狭窄患者（包括用患者的自体肺动脉瓣和根部置换主动脉瓣和根部，并从右心室到肺动脉放置同种移植物）有发生进行性新发 AR 的风险，特别是如果患者之前接受过 VSD 修复或主动脉瓣置换。如果主动脉瓣已被与瓣下 AS 相关的高速射流严重损坏或由于慢性脱垂入 VSD，术后

表 15-23　左心室流出道异常的术后和介入后评估
• 残留的左心室流出道梗阻
• 主动脉瓣关闭不全
• 左心室大小和功能
• 近端主动脉大小
• 人工主动脉瓣功能

可能会出现明显的残余 AR，未来干预的临床和超声心动图指南适用于这些患者。

（三）左心室的大小和功能

主动脉瓣狭窄手术或经导管瓣膜切开术后 LV 肥厚可能持续存在，特别是存在残留的 LV 流出道梗阻。如前所述，AR 手术干预后左心室功能障碍可能改善也可能不改善，这取决于干预是否在发生不可逆转的心肌损伤之前进行。因此，评估 LV 大小和功能的常用方法应包括在所有接受 AS 或 AR 干预的患者的随访方案中。

（四）近端主动脉的大小

即使在近端主动脉折叠或缩小后也可能发生主动脉扩张，因为在许多情况下，病因是一种内在的主动脉病变，可影响手术后任何剩余的主动脉组织。因此，这些患者还应进行连续超声心动图随访。此外，Pasquali 及其同事在 2007 年发表的关于 Ross 手术后中期随访的论文也报道称，这些患者的新主动脉根部大小显著增加，与体细胞生长不成比例。

（五）人工主动脉瓣功能

有时，对具有严重 LV 流出道梗阻或 AR 的患者的干预涉及用人工主动脉瓣替换。许多中心最常用的人工主动脉瓣是 St Jude 瓣膜，这是一个金属瓣环，在环的等分线的两端铰接有 2 个瓣叶（血液流经该等分线两侧的环）。超声心动图随访通常很困难，因为患者通常年龄较大，经胸超声心动图窗口较差。此外，来自人工瓣环的干扰可能会掩盖对瓣叶及瓣环另一侧的任何结构的评估。然而，应尽一切努力确认人工瓣叶是否完全对称性活动。如果经胸超声心动图提供的信息有限（图 15-47），有时可能会使用经食管超声心动图。对穿过人工瓣膜血流的多普勒测量几乎总是使用最大瞬时压差，该梯度高估了在导管中测量的峰值压差，因为压力恢复

效应在人工瓣膜的情况下显著增加，尤其是用于较小的儿童。例如，通过连续波多普勒在距离 St Jude 假体 19mm 处主动脉的正常最大瞬时压差可能高达 30～50mmHg，而没有明显的假体瓣膜阻塞。彩色血流图通常会显示与瓣叶相关的微小 AR，这是 St Jude 人工瓣膜的正常表现（图 15-48）。超声心动图评估应将此表现与病理性瓣周漏相区别，后者位于人工瓣环外，通常代表人工瓣环与周围组织之间正常连接的破坏。

（六）替代成像方式

由于年长儿童和青壮年的超声心动图窗口较差，计算机断层扫描和磁共振成像可用于评估主动脉根部、升主动脉及冠状动脉的口径。此外，当怀疑是主动脉夹层时，这些模式是相当有价值的。磁共振成像也提供了一种准确的方法来量化左心室的

大小和功能。当怀疑人工瓣膜功能障碍时，由于前面讨论的图像模糊问题，透视通常可以提供无法从超声心动图收集到的信息。

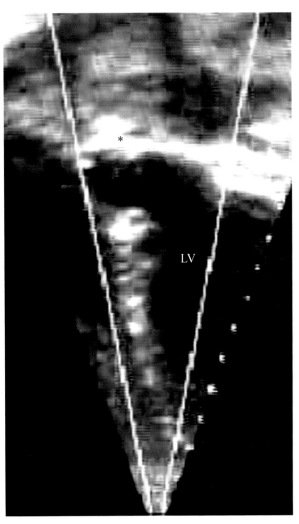

▲ 图 15-48　经胃长轴切面彩色多普勒显示人工主动脉瓣的正常微小的瓣膜内反流（*），不位于人工瓣环外

LV. 左心室

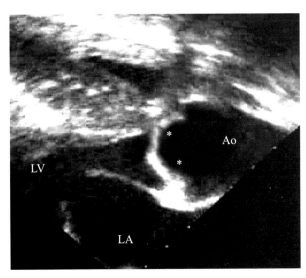

▲ 图 15-47　经食管长轴显示人工主动脉瓣瓣叶对称（*）

Ao. 主动脉；LA. 左心房；LV. 左心室

参考文献

[1] Beroukhim RS, Graham DA, Margossian R, et al. An echocardiographic model predicting severity of aortic regurgitation in congenital heart disease. *Circ Cardiovasc Imaging*. 2010;3(5):542–549.

[2] Bezold LI, Smith EO, Kelly K, et al. Development and validation of an echocardiographic model for predicting progression of discrete subaortic stenosis in children. *Am J Cardiol*. 1998;81:314–320.

[3] Bissell MM, Hess AT, Biasiolli L, et al. Aortic dilation in bicuspid aortic valve disease: flow pattern is a major contributor and differs with valve fusion type. *Circ Cardiovasc Imaging*. 2013;6(4):499–

507. doi:10.1161/CIRCIMAGING.113.000528.

[4] Bonow RO, Carabello BA, Chatterjee K, et al. ACC/AHA 2006 guidelines for the management of patients with valvular heart disease: a report of the American College of Cardiology/American Heart Association Task Force on Practice Guidelines (writing committee to revise the 1998 guidelines for the man-agement of patients with valvular heart disease). *J Am Coll Cardiol*. 2006;48:e1–e148.

[5] Cape EG, Vanauker MD, Sigfusson G, et al. Potential role of mechanical stress in the etiology of pediatric heart disease: septal shear stress in subaortic stenosis. *J Am Coll Cardiol*. 1997;30:247–254.

[6] Colan SD, McElhinney DB, Crawford EC, et al. Validation and re-evaluation of a discriminant model predicting anatomic suitability for biventricular repair in neonates with aortic stenosis. *J Am Coll Cardiol*. 2006;47:1858–1865.

[7] Fedak PWM, David TE, Borger M, et al. Bicuspid aortic valve disease: recent insights in pathophysiology and treatment. *Expert Rev Cardiovasc Ther*. 2005;3:295–308.

[8] Fernandes SM, Sanders SP, Khairy P, et al. Morphology of bicuspid aortic valve in children and adolescents. *J Am Coll Cardiol*. 2004;44:1648–1651.

[9] Freedom RM, Yoo SJ, Mikailian H, et al, eds. *The Natural and Modified History of Congenital Heart Disease*. Toronto: Blackwell Publishing, Futura Division; 2004.

[10] Freedom RM, Yoo SJ, Russell J, et al. Thoughts about fixed subaortic stenosis in man and dog. *Cardiol Young*. 2005;15:186–205.

[11] Friedman KG, McElhinney DB, Rhodes J, et al. Left ventricular diastolic function in children and young adults with congenital aortic valve disease. *Am J Cardiol*. 2013;111(2):243–249.

[12] Geva A, McMahon CJ, Gauvreau K, et al. Risk factors for reoperation after repair of discrete subaortic stenosis in children. *J Am Coll Cardiol*. 2007;50:1498–1504.

[13] Hickey EJ, Caldarone CA, Blackstone EH, et al. Critical left ventricular outflow tract obstruction: the disproportionate impact of biventricular repair in borderline cases. *J Thorac Cardiovasc Surg*. 2007;134:1429–1436.

[14] Hickey EJ, Caldarone CA, Blackstone EH. Biventricular strategies for neonatal critical aortic stenosis: high mortality associated with early reintervention. *J Thorac Cardiovasc Surg*. 2012;144(2):409–417.

[15] Kleinert S, Geva T. Echocardiographic morphometry and geometry of the left ventricular outflow tract in fixed subaortic stenosis. *J Am Coll Cardiol*. 1993;22:1501–1508.

[16] Lacro RV, Dietz HC, Wruck LM, et al. Rationale and design of a randomized clinical trial of beta-blocker therapy (atenolol) versus angiotensin II receptor blocker therapy (losartan) in individuals with Marfan syndrome. *Am Heart J*. 2007;154:624–631.

[17] Lofland GK, McCrindle BW, Williams WG, et al. Critical aortic stenosis in the neonate: a multi-institutional study of management, outcomes, and risk factors. Congenital Heart Surgeons Society. *J Thorac Cardiovasc Surg*. 2001;121:10–27.

[18] Mäkikallio K, McElhinney DB, Levine JC, et al. Fetal aortic valve stenosis and the evolution of hypoplastic left heart syn-drome: patient selection for fetal intervention. *Circulation*. 2006;113:1401–1405.

[19] Pasquali SK, Cohen MS, Shera D, et al. The relationship between neo-aortic root dilation, insufficiency, and reinter-vention following the Ross procedure in infants, children, and young adults. *J Am Coll Cardiol*. 2007;49:1806–1812.

[20] Rhodes LA, Colan SD, Perry SB, et al. Predictors of survival in neonates with critical aortic stenosis. *Circulation*. 1991;84:2325–2335.

[21] Sharland G. Aortic valve abnormalities. In: Allan L, Hornberger L, Sharland G, eds. *Textbook of Fetal Cardiology*. London: Greenwich Medical Media; 2000:213–232.

[22] Selamet Tierney ES, Levine JC, Sleeper LA, et al. Influence of aortic stiffness on aortic-root growth rate and outcome in patients with the Marfan syndrome. *Am J Cardiol*. 2018;121:1094–1101.

[23] Tworetzky W, Wilkins-Haug L, Jennings RW, et al. Balloon dilation of severe aortic stenosis in the fetus: potential for prevention of hypoplastic left heart syndrome: candidate selection, technique, and results of successful intervention. *Circulation*. 2004;110:2125–2131.

[24] Van der Ende J, Vázquez Antona CA, Erdmenger Orellana J, et al. Left ventricular longitudinal strain measured by speckle tracking as a predictor of the decrease in left ventricular deformation in children with congenital stenosis of the aorta or coarctation of the aorta. *Ultrasound Med Biol*. 2013;39(7):1207–1214.

[25] Vlahos AP, Marx GR, McElhinney DB, et al. Clinical utility of Doppler echocardiography in assessing aortic stenosis severity and predicting need for intervention in children. *Pediatr Cardiol*. 2008;29(3):507–514.

[26] Wilcox BR, Cook AC, Anderson RH. *Surgical Anatomy of the Heart*. 3rd ed. Cambridge: Cambridge University Press; 2004.

[27] Yamauchi MSW, Puchalski MD, Weng HT, et al. Disease progression and variation in clinical practice for isolated bicuspid aortic valve in children. *Congenit Heart Dis*. 2018;13:432–439.

[28] Zoghbi WA, Adams D, Bonow RO, et al. Recommendations for noninvasive evaluation of native valvular regurgitation: a report from the American Society of Echocardiography developed in collaboration with the Society for Cardiovascular Magnetic Resonance. *J Am Soc Echocardiogr*. 2017;30:303–371.

第 16 章　法洛四联症
Tetralogy of Fallot

Himesh V. Vyas　　Jennifer A. Johnson　　Benjamin W. Eidem　著

夏梦宁　朱善良　译

概述

法洛四联症是一种形态学诊断,其基本特征包括大型非限制性室间隔缺损、右心室流出道梗阻、主动脉骑跨和右心室肥厚(RV hypertrophy,RVH)(图 16-1)。这四种特征看似迥然不同,但该综合征实际上是由一种单一的形态学异常,即圆锥间隔向前偏移或对位不良所引起。法洛四联症的四种基本特征都是该对位不良的表现。Stensen 早在 1672 年便首次对此种畸形进行了描述,但直至 1888 年,Fallot 才将该畸形的临床和病理结合起来,并将其命名为蓝色的疾病(la maladie belue)。

法洛四联症的临床特征多种多样,取决于右心室流出道梗阻的程度。本章将详细描述该畸形的超声心动图形态及术后检查的主要特点。本章还将描述法洛四联症合并肺动脉瓣缺如综合征的形态学特征。

在描述法洛四联症解剖和超声心动图形态时,应采用节段分析法。

一、静脉连接

大多数法洛四联症患者是内脏正位。约有 10% 的患者存在左上腔静脉,其通过冠状静脉窦引流至右心房,可以在多个超声心动图切面上显示。胸骨旁长轴切面通常可显示扩张的冠状静脉窦,此时超声医师应考虑患者是否存在左上腔静脉。但要指出,并不是所有的左上腔静脉患者都有冠状静脉窦扩张的表现,特别是存在以下情况时。

• 小型左上腔静脉伴明显的无名静脉桥接。

• 左心房压力升高,例如存在明显左向右分流("粉色四联症")的患者。

• 左上腔静脉终止于左心房而非冠状静脉窦。

胸骨旁短轴切面显示左肺动脉前方有明显的静脉结构。顺时针方向稍微旋转探头,通常可从长轴方向上显示全段左上腔静脉,并沿心脏后部引流入冠状静脉窦。彩色血流图和脉冲波多普勒证实该血管为静脉,并显示低速、相位性、收缩期和舒张期流向心脏的血流。该区域中可能与左上腔静脉混淆的其他血管结构如下。

• 上行垂直静脉:(肺静脉连接异常)其内静脉血流方向为离心的。

• 左上肺静脉:因其走行跨越左肺动脉,可能被错认为左上腔静脉,尤其在看到长段该血管的时候(在婴儿中多见)。但这根静脉可以向远端追踪至左肺门,从而确定它的起源。

• 左心房主静脉:该静脉从左心房连接到体静脉,血流经此血管流出心脏。几乎所有左心房主静脉病例都与左心梗阻性病变有关,尤其是左心房出口梗阻。该静脉一般在左肺动脉后方走行(与前方走行的左上腔静脉不同)。

二、房间隔

未经治疗的法洛四联症患者中大约有 1/3 存在房间隔缺损,还有许多患者存在小的开放卵圆孔。观察房间隔缺损的最佳切面是剑突下切面,因为房间隔与该平面垂直。可以从剑突下正交切面(冠状切面和矢状切面)观察房间隔,能最佳地界定房间隔缺损。剑突下矢状切面(短轴)能很好地显示下腔静脉与上

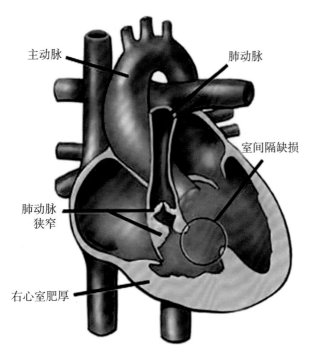

▲ 图 16-1　法洛四联症的解剖学组成

前向对位不良型室间隔缺损（VSD）、肺动脉狭窄 / 右心室流出道（RVOT）梗阻、主动脉骑跨和右心室肥厚

主动脉

肺动脉

室间隔缺损

肺动脉
狭窄

右心室肥厚

腔静脉的连接和房间隔缺损。无明显右心室肥厚和无严重右心室流出道梗阻的患者房水平主要是左向右分流。相反，有明显右心室肥厚或右心室流出道梗阻的患者，房水平有双向分流或以右向左分流为主。

需要牢记的一点是：在进行彩色血流成像观察房水平右向左分流时，为更好地显示分流情况，奈奎斯特频率极限值必须降至 30～50cm/s。房水平右向左为主的分流通常被认为是法洛四联症患者需要外科干预的指征。

三、房室连接

大多数 TOF 患者房室连接一致，三尖瓣和二尖瓣通常结构正常，严重的房室瓣病变并不常见。然而，大约 2% 的 TOF 患者存在完全性房室间隔缺损，在唐氏综合征患者中尤甚。在该情况下，标准的心尖四腔心切面可显示一个较大的原发孔房间隔缺损和一个较大的流入道室间隔缺损。这种共同房室瓣多为 Rastelli C 型（房室瓣自由漂浮，前桥瓣与室间隔之间无腱索附着）。

四、室间隔缺损

TOF 患者典型的室间隔缺损表现为前向对位不

良型流出道室间隔缺损。圆锥间隔 / 漏斗隔向前偏离肌部间隔（图 16-2）。该种单一畸形会导致右心室流出道梗阻（侵犯右心室流出道）、右心室肥厚（继发于 RVOT 梗阻）和主动脉骑跨（由于圆锥间隔对位不良）（图 16-3）。换言之，TOF 的四个组分实际是单一畸形的结果，即圆锥间隔的前向对位不良。

这种前向对位不良型 VSD 发生在绝大多数法洛四联症患者中，但其他解剖类型的室间隔缺损也有可能发生。

• 前向对位不良型 VSD（74%）：是一种较大的主动脉瓣下缺损，从上方主动脉瓣的右冠瓣和无冠瓣延伸到下方的室间隔膜部。从胸骨旁长轴切面可以清楚地看到缺损（图 16-4）。从该角度也可以明显看到圆锥间隔前向对位不良，合并主动脉骑跨。然而该图像并非法洛四联症的特异性表现，因为这种对位不良型 VSD 合并主动脉骑跨也可能见于合并 VSD 的肺动脉闭锁患者以及共同动脉干患者。因此，明确肺动脉瓣和 RVOT 的形态至关重要。

顺时针旋转探头可显示心底部的胸骨旁短轴切面，从该切面可清楚地观察到室间隔缺损的范围自室间隔膜部向上延伸至室上嵴（胸骨旁短轴切面的 12 点钟位置）（图 16-5）。在该切面上通常可观察到前向对位不良的圆锥间隔形成一个突出的"指节"，指向漏斗部，右心室流出道梗阻通常始发于此（图 16-6）。该切面还可显示有前向血流通过的

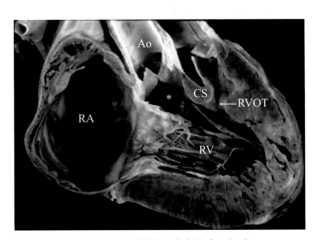

▲ 图 16-2　法洛四联症的病理标本

圆锥间隔（CS）向前偏移至右心室流出道（RVOT），导致大型室间隔缺损（*）伴主动脉骑跨（Ao），合并明显的 RVOT 梗阻和右心室肥厚。RA. 右心房；RV. 右心室（图片由 *Dr.William Edwards* 提供）

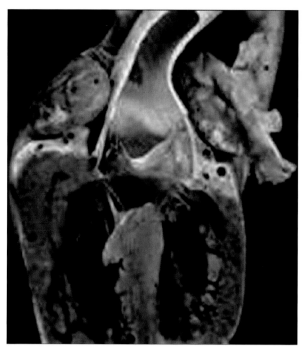

▲ 图 16-3 法洛四联症的病理标本

解剖四腔心切面显示大型室间隔缺损合并主动脉骑跨（图片由 Dr.William Edwards 提供）

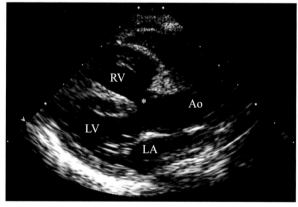

▲ 图 16-4 法洛四联症的胸骨旁长轴切面

可观察到大型室间隔缺损（VSD）（*），约 50% 的大型室间隔缺损伴有主动脉骑跨（Ao）

肺动脉瓣，依此可排除合并 VSD 的肺动脉闭锁和共同动脉干。

除脉冲波多普勒和连续波多普勒外，还可应用彩色血流多普勒显示 VSD 的分流方向。轻至中度的 RVOT 梗阻以左向右分流为主，而较严重的 RVOT 梗阻常导致双向分流，随后进展为右向左为主的分流。

• 膜周型 VSD、无主动脉瓣 - 三尖瓣纤维连接（因为有肌性边缘）（18%）。

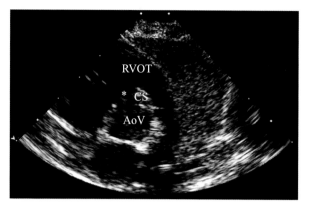

▲ 图 16-5 法洛四联症的胸骨旁短轴切面

可观察到大型室间隔缺损（*），圆锥间隔（CS）向前偏移至右心室流出道（RVOT）。AoV. 主动脉瓣

• 房室隔缺损合并主动脉瓣下缺损（2%）。

• 流入道 VSD 伴三尖瓣骑跨（1%）。

• 双动脉干下缺损（5%）：此时圆锥间隔完全缺如。在胸骨旁短轴切面上可见 VSD 从室上嵴（12 点钟位置）向上延伸至肺动脉瓣。此种 VSD 通常有一个肌缘与三尖瓣隔开。RVOT 梗阻最常见的原因是肺动脉瓣狭窄和伴发的瓣环发育不良，而并非漏斗部狭窄。

一般来说，TOF 中存在的以上类型的 VSD 都是非限制性的。限制性 VSD 在 TOF 中少见，但也可能会发生（概率约为 1%）。VSD 内的附属三尖瓣组织是导致限制性的常见原因。在极少数情况下，肥厚的室间隔隔束也可能导致限制性 VSD。

（一）生理评估

室间隔缺损的频谱多普勒分析和彩色血流图能提供丰富的生理信息。轻度右心室流出道梗阻患者，室间隔缺损的分流主要是左向右。这类患者的生理特征与大型室间隔缺损患者一致，有发生充血性心力衰竭和肺动脉高压的风险。这些患者通常被称为患有"粉色四联症"。随着右心室流出道梗阻程度的增加，室间隔缺损的分流可能变为双向分流（图 16-7）。最终，当右心室流出道梗阻严重时，心室水平分流方向变为右向左为主的分流。这些患者表现有发绀，有发生缺氧发作的风险。在非限制性 VSD 中，通过缺损处的血流几乎都是层流。

（二）心室动脉连接

TOF 患者的心室动脉连接通常是一致的。主动

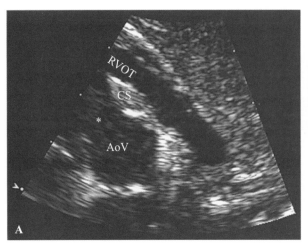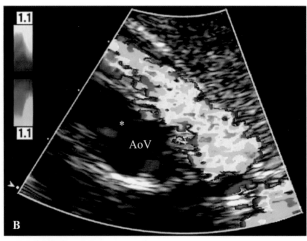

▲ 图 16-6　法洛四联症的胸骨旁短轴切面

A. 可观察到圆锥间隔（CS）向右心室流出道（RVOT）明显偏移，导致显著狭窄；B. 彩色多普勒成像。彩色血流多普勒信号中的花彩血流表示梗阻所在，梗阻始于 RVOT 内，并延伸至肺动脉。*. 室间隔缺损；AoV. 主动脉瓣

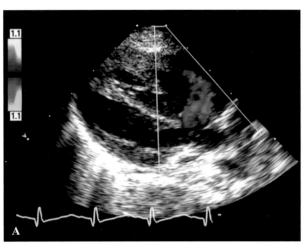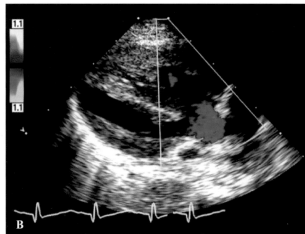

▲ 图 16-7　法洛四联症的胸骨旁长轴切面

彩色多普勒显示收缩期（A）的左向右分流（红色）和舒张期（B）的右向左分流（蓝色）

脉骑跨在室间隔上是 TOF 的特征性表现。胸骨旁长轴切面（图 16-4）是显示主动脉骑跨的最佳切面，其他切面亦能清楚显示，包括心尖四腔心切面（图 16-8）等。必须指出，即使是正常人也可能存在一定程度的主动脉骑跨。主动脉骑跨这种异常存在一个系列，从骑跨小于 50% 的 TOF，到大于 50% 的右心室双出口（主动脉大多发自右心室）。探头在胸壁上的位置会影响主动脉骑跨的视觉效果，认识到这一点也很重要。

（三）右心室流出道

评估 RVOT 情况对 TOF 患者来说至关重要。圆锥间隔向前部和头侧偏移形成了特征性 RVOT 狭

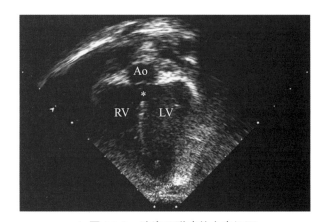

▲ 图 16-8　法洛四联症的心尖切面

可观察到室间隔缺损（*）上的主动脉骑跨（Ao）。LV. 左心室；RV. 右心室

窄。这种肌性梗阻通常始于室上嵴，并延伸至肺动脉瓣环。RVOT 可以在多个超声心动图切面上显示。剑突下四腔心（冠状位）和短轴（矢状位）切面有助于显示 RVOT 形态和确定梗阻性异常肌束（图16-9）。胸骨旁短轴切面有助于 TOF 和其他先天性心脏病变的鉴别，包括共同动脉干和合并 VSD 的肺动脉闭锁，它们在胸骨旁长轴切面与 TOF 有相似的超声心动图表现（图 16-4），而在 TOF 中，胸骨旁短轴切面可显示开放的 RVOT 和肺动脉瓣（图 16-5 和图 16-6）。

（四）肺动脉瓣

肺动脉瓣环常常是发育不良的，肺动脉瓣可呈缺如、单瓣、双瓣或三瓣合并增厚 / 发育不良（图16-10）。准确测量肺动脉瓣环很重要，如果存在明显的发育不良，就有必要进行跨瓣环补片手术。应记录肺动脉瓣环的 Z 值评分。一般来说，评分小于 –2 可能是需要进行跨瓣环手术干预的指征。在极端情况下，肺动脉瓣可能完全闭锁。由于合并 VSD 的肺动脉闭锁的临床和外科处理及解剖变异与TOF 差别很大，故应作为单独病种考虑。另外，也应关注肺动脉瓣反流及其严重程度（图 16-11）。

（五）大动脉

主肺动脉常存在瓣上狭窄。通常情况下，狭窄部位位于收缩期开放的肺动脉瓣瓣尖，瓣膜可能在此区附着。瓣上狭窄的辨认相当重要，因为这意味着在进行外科手术修复时，可能需要同时对主肺动脉进行补片成形术以解除梗阻。高位左侧旁矢状切面可清晰显示该结构异常。确定肺动脉分支的解剖

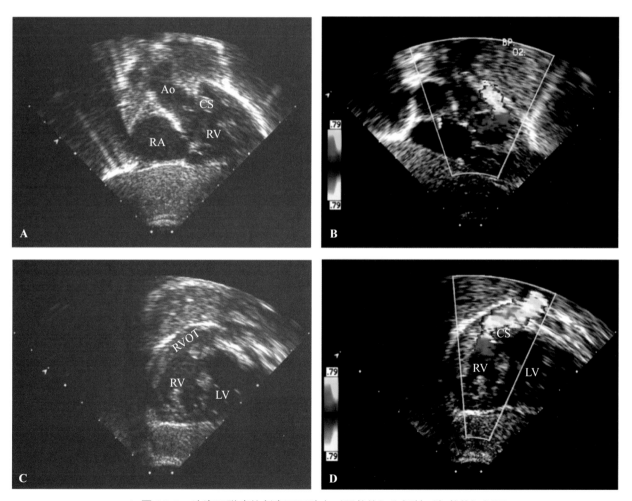

▲ 图 16-9 法洛四联症的剑突下四腔心（冠状位）和短轴（矢状位）切面

A. 剑突下四腔心切面显示，圆锥间隔（CS）向右心室流出道（RVOT）明显偏移；B. 剑突下四腔心切面显示，彩色血流多普勒存在色彩混叠，提示 RVOT 内梗阻；C. 剑突下短轴切面显示，CS 向 RVOT 偏移；D. 剑突下短轴切面显示，彩色血流多普勒存在色彩混叠，提示 RVOT 内梗阻。Ao. 主动脉；LV. 左心室；RA. 右心房；RV. 右心室；RVOT. 右心室流出道

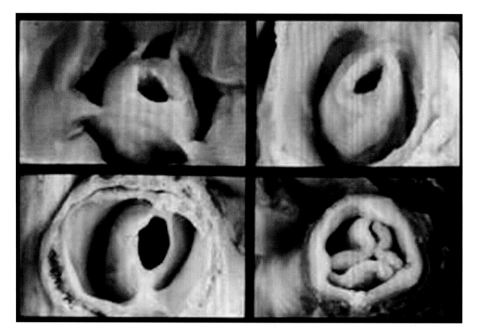

◀ 图 16-10 法洛四联症肺动脉瓣的病理标本

肺动脉瓣可呈缺如、单瓣、双瓣或发育异常的三瓣（图片由 *Dr.William Edwards* 提供）

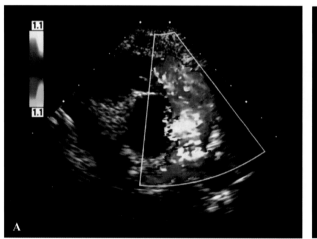
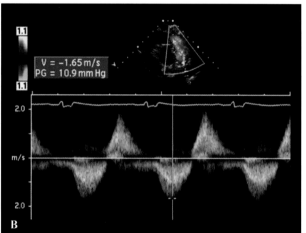

▲ 图 16-11 法洛四联症术后严重的肺动脉瓣反流

A. 彩色血流多普勒显示来自肺动脉分支的宽束反流；B. 连续波多普勒显示，肺动脉瓣反流信号回复到基线水平，这与右心室（RV）压力与肺动脉压力相等是一致的。收缩期流速为 1.6m/s，说明右心室流出道（RVOT）畅通，无明显残余梗阻

情况也非常重要，这些分支在胸骨旁短轴切面、高位左胸骨旁切面和胸骨上窝短轴切面显示效果最好（图 16-12）。实际上，与胸骨旁切面相比，从胸骨上窝短轴切面得到的右肺动脉测量结果与血管造影结果的相关性更好。应计算肺动脉分支的 Z 评分，并确定是否存在局灶性狭窄。对严重的肺动脉分支发育不良进行完全修复可能比较困难，可能需要分期姑息治疗，一期就是体 – 肺动脉分流。

记录肺动脉的其他供血来源也很重要。肺动脉供血可以完全来自过肺动脉瓣的前向血流，也可来自动脉导管（有时是双侧导管动脉）或多个主 – 肺侧支血管。对于左位主动脉弓，动脉导管一般起源于降主动脉上部，而对于右位主动脉弓，动脉导管仍然位于左侧，但起源于（左）无名动脉的根部。动脉导管在高位左侧旁矢状切面和胸骨上窝长轴切面显示最佳（图 16-13）。彩色血流图和多普勒超声评估对准确了解导管生理有非常重要的价值。右心室流出道在没有看到明显前向血流的时候，连续性左向右导管分流提示严重的 RVOT 梗阻。多弯道、连续性体 – 肺动脉血流是体 – 肺侧支循环的典型表

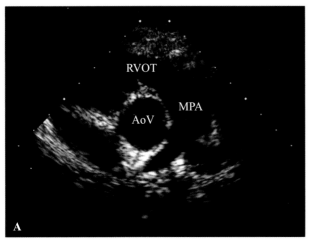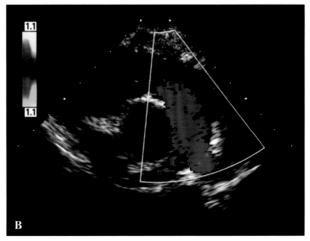

▲ 图 16-12　法洛四联症（TOF）的肺动脉分支

A. 胸骨旁短轴切面显示 TOF 修复术后的右心室流出道（RVOT）、主肺动脉（MPA）和肺动脉分支；B. 经过 RVOT 进入肺动脉的彩色多普勒层流。AoV. 主动脉瓣

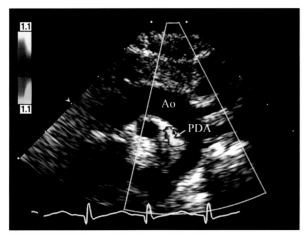

▲ 图 16-13　胸骨上长轴切面显示法洛四联症患者发自近端降主动脉的动脉导管未闭（PDA）。该患者为左位主动脉弓

Ao. 主动脉

现，相比于 TOF，该征象在合并 VSD 的肺动脉闭锁中更为常见。

　　评估 RVOT 的梗阻程度需要综合的超声心动图手段，包括解剖特征二维评价、彩色血流图和频谱多普勒分析。在彩色血流图上可以见到瓣下区域的花彩血流（图 16-14）。脉冲波多普勒有助于显示梗阻最重区域，而连续波多普勒应被用于测定最大瞬时压差和平均收缩压差（图 16-15）。虽然 RVOT 最大瞬时压差常作为报告指标，但平均压差与心导管术测量所得的峰间压差的相关性更好。为避免低估 RVOT 压差，要记得使用低频探头，特别是在进行高质量多普勒分析时应使用非成像探头。还应注意

到，当存在较大动脉导管未闭的情况下，RVOT 压差值可能会被低估。同样，在新生儿期，虽然"下游"肺小动脉阻力升高导致了明显的梗阻，但压差值有时仍较低。

　　最后，应确认主动脉弓的位置。多达 25%～30% 的 TOF 患者存在右位主动脉弓，并通常伴有镜像分支。随着 RVOT 梗阻程度的增加，右位主动脉弓的发生率也随之增加。胸骨上窝短轴切面对此异常结构的显示效果最好。在右位主动脉弓的患者中，可见第一头臂分支向左走行，分为左颈总动脉和左锁骨下动脉（如果存在镜像分支）。此外，通常可以识别气管气柱，能观察到主动脉弓延伸到气管的右侧。

（六）冠状动脉

　　多达 10% 的 TOF 患者存在冠状动脉异常，这可能会影响手术治疗。重要的冠状动脉异常都有一个共同的特征，即冠状动脉横跨 RVOT（图 16-16）。常可见到供应漏斗部的右冠状动脉发出突出的圆锥动脉。更为重要的是，冠状动脉前降支也可能发自右冠状动脉。也可以存在成对的冠状动脉前降支，其中一支来自右冠状动脉，另一支来自左冠状动脉。突出的圆锥支终止于漏斗部，而前降支占据室间沟，可以依此将圆锥支与前降支区分开。

五、法洛四联症合并肺动脉瓣缺如综合征

　　有一小部分 TOF 患者合并肺动脉瓣缺如，肺动

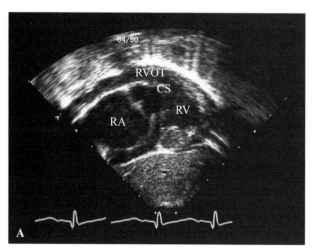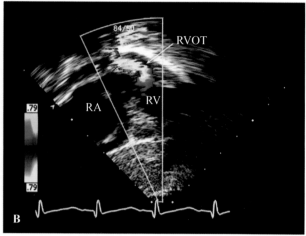

▲ 图 16-14　法洛四联症的改良剑突下四腔心切面

A. 圆锥间隔（CS）向前偏移至右心室流出道（RVOT）；B. 彩色多普勒显示 RVOT 内存在色彩混叠。RA. 右心房；RV. 右心室

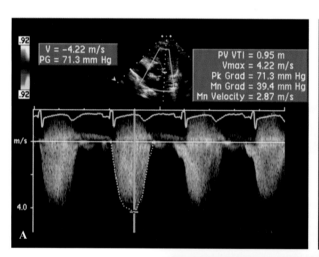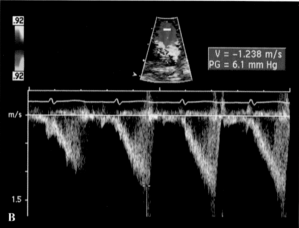

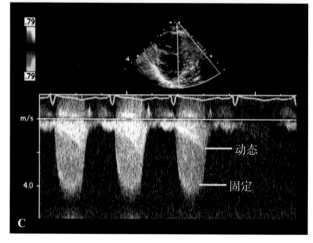

▲ 图 16-15　法洛四联症右心室流出道（RVOT）梗阻的评估

A. 从胸骨旁短轴方向对 RVOT 和肺动脉进行连续波多普勒探查，评估最大瞬时压差和平均收缩压差；B. 对肺动脉瓣近端的 RVOT 进行脉冲波多普勒探查，显示较晚出现的峰值，提示轻度动态 RVOT 梗阻；C. 连续波多普勒可同时显示动态和固定 RVOT 梗阻

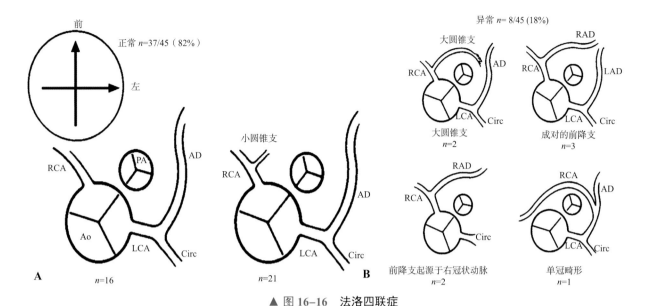

▲ 图 16–16　法洛四联症

A. 法洛四联症患者正常的冠状动脉形态；B. 法洛四联症患者主要的冠状动脉畸形。RCA. 右冠状动脉；PA. 肺动脉；Ao. 主动脉；AD. 前降支；LCA. 左冠状动脉；Circ. 回旋支；RAD. 右前降支；LAD. 左前降支（经许可转载，改编自 *Jureidini SB, Appleton RS, Nouri S. Detection of coronary artery abnormalities in tetralogy of Fallot by two-dimensional echocardiography. J Am Coll Cardiol. 1989;14:960-967.*）

脉瓣环呈现为发育不良的组织。这种发育不良的组织通常会造成梗阻，也总会引起反流。即使在胎儿中也可能发生严重的肺动脉瓣反流，从而导致右心室扩张，肺动脉呈特征性瘤样扩张，这常常对胎儿肺的发育造成负面影响。动脉导管缺如也较常见。有人假设，妊娠期间，在没有正常肺动脉瓣的情况下，从主动脉瓣流出的血液会通过动脉导管重新回到右心室，再通过 VSD 回到左心室，从而造成类似的严重的主动脉瓣反流。这种"循环分流"对胎儿来说可能是致死性的。临床上，这样的胎儿出生后呼吸道症状往往比心脏症状更为严重。超声心动图可显示与 TOF 合并肺动脉狭窄非常相似的心内解剖结构，但此时肺动脉瓣环表现为残留的发育不良组织，并且可见肺动脉主干和分支严重扩张。在进行外科手术治疗时，可使用带瓣管道（通常来自同种异体肺移植）重建肺动脉瓣功能，并对肺动脉行动脉成形术。

六、肺动脉闭锁合并室间隔缺损

肺动脉闭锁合并室间隔缺损（PA-VSD）被认为是极重型 TOF。然而，PA-VSD 的肺动脉流出道及其分支解剖结构的复杂性和变异性使之有别于 TOF，确定具体解剖结构对于采取正确的手术措施

来说不可或缺。

超声心动图有助于 PA-VSD 患者的诊断，并有助于与 TOF 或共同动脉干患者鉴别。由于 PA-VSD 患者的肺动脉血供模式复杂，常需进行心导管检查或心脏 MR 或 CT 等多模态成像。从二维图像上看，PA-VSD 患者的心内解剖结构与 TOF 患者相似。在胸骨旁长轴切面上，可见骑跨的主动脉和前向对位不良型 VSD。在胸骨旁短轴切面上，PA-VSD 患者在右心室和主肺动脉之间常有一个完好的肌壁，造成肺动脉闭锁，没有流出道通向肺动脉。胸骨旁短轴切面还有助于确定是否存在中央肺动脉汇合，以及评估主肺动脉及其分支发育不良的程度。

确定肺动脉血供是外科治疗的一个关键因素，超声心动图和心导管检查均可应用。由于主肺侧支位置多变、走行复杂，利用超声心动图识别主肺动脉侧支较为困难。主 – 肺侧支主要发自降主动脉，其次是锁骨下动脉，发自腹主动脉最为少见。肺动脉血供可分为三种主要类型，第一种类型是动脉导管供应分支肺动脉汇合。在这种类型中，若没有侧支血管，通常不需要行心导管术。而当有多根主 – 肺动脉侧支伴或不伴中央肺动脉汇合时，则需要进行心导管术。

超声心动图还可用于确定与 PA-VSD 相关的其

他解剖异常，如前向对位不良型 VSD、其他 VSD、ASD 和冠状动脉畸形。由于右位主动脉弓在 TOF 患者中的发生率很高，因此也应该确定主动脉弓的位置和分支情况。

七、法洛四联症的外科治疗

TOF 是最先接受外科手术矫正的先天性心脏病之一。据报道，在开启外科手术治疗 TOF 时代的早期，手术死亡率很高，其相关因素众多，包括不成熟的体外循环技术。因此，当时普遍选择分两阶段对 TOF 进行修复，包括在婴儿期早期进行的姑息性体 – 肺动脉分流术，以及随后在婴儿期晚期或儿童期进行的根治手术。体肺动脉分流术（如 1945 年首次实施的 Blalock-Taussig 分流术）的设计初衷是为重症患者提供姑息性治疗。后来，Potts（1946）和 Waterston（1962）分流术被引入进来，但随后发现这两种分流术引发肺动脉高压和肺动脉扭曲的风险较高。之后，经典的 Blalock-Taussig 分流术逐渐被改良的 Blalock-Taussig 分流术取代，后者采用了 Gore-Tex 插入式移植物，这种移植物限制性较好，因此有利于维持肺动脉血流稳定，降低肺动脉扭曲风险。

TOF 根治术仍在不断发展。最初的 TOF 心内修补手术由 Lillehei 和他的同事在 1954 年通过可控式交叉循环技术进行，而第一次使用心肺机成功的 TOF 心内修补手术则由 Kirklin 和他的同事在 1955 年完成。随着手术效果的提高，根治术的适用年龄逐渐降低，目前在婴儿早期即可行根治术。早期外科手术强调的重点是完全解除 RVOT 梗阻，甚至不惜以造成严重的肺动脉瓣反流为代价。现在已有共识，长远来看严重的肺动脉瓣反流不易被耐受。肺动脉瓣反流和右心室扩张程度越重，心律失常、右心室功能不全、三尖瓣关闭不全、心源性猝死等术后晚期后遗症发生率越高。因此，手术治疗的重点已经从完全解除 RVOT 梗阻转变为尽可能保留功能正常的肺动脉瓣，甚至不惜以残存轻度 RVOT 梗阻为代价。

虽然可能存在将复杂手术决策过度简单化之嫌，总的来说，外科手术的主要目标仍然保持一致，即关闭 VSD，解除 RVOT 梗阻，并尽可能保留肺动脉瓣功能。有时术中可能会故意遗留未闭的卵圆孔或小型 ASD，以作为右心室的"压力安全阀

门"，特别是在有明显右心室肥厚的情况下。此法尽管会造成动脉血氧饱和度的轻度下降，但可通过增加流入体循环的心输出量改善术后情况。如果存在动脉导管，则会将其结扎。

八、法洛四联症的外科修复

（一）体 – 肺动脉分流术

改良的 Blalock-Taussig 分流术既可以通过左胸切口进行，也可以通过胸骨正中切口进行。由于目前婴儿期 TOF 根治手术效果良好，这种分期姑息术已不常用。然而，如果新生儿是早产儿或低体重儿，有明显的发绀或缺氧发作，则可以考虑行姑息性的 Blalock-Taussig 分流术。存在体外循环禁忌证的患者也可以考虑姑息性体 – 肺分流术。存在冠状动脉畸形的患者在放置右心室 – 肺动脉管道之前，可以考虑先行一期分流手术，以容许后期放置更大的右心室 – 肺动脉管道。

（二）右心室流出道补片

对肺动脉瓣环大小合适的患者，可行关闭 VSD，然后切除 RVOT 内多余的肌肉组织。也可以使用 RVOT 补片加固，此时无须切开肺动脉瓣环（保护其功能）。同时可行肺动脉瓣切开术以解除瓣膜狭窄。当肺动脉瓣环 Z 评分大于 –2SD 时，通常采取这样的手术方式。

（三）跨瓣环 RVOT 补片

明显肺动脉瓣环发育不良的患者可能需要植入跨瓣环 RVOT 扩大补片。该手术需要同时切开 RVOT 和肺动脉瓣环，放置一个在线补片。此法通常能有效解除 RVOT 梗阻，但会使患者出现严重的肺动脉瓣反流，将来可能需要进行肺动脉瓣置换术。该种手术方式通常用于肺动脉瓣环 Z 评分为 –2SD 或更低的患者。近年，有人主张在跨瓣环补片外放置一个单尖瓣膜（一种很薄的 Gore-Tex 补片），以起到临时瓣膜的作用。尽管这种单尖瓣膜在术后早期即会趋于退变，但因其能避免术后发生严重的肺动脉瓣反流而被认为有助于术后短期内的恢复。

（四）右心室 – 肺动脉管道修复

通常来说，对解剖结构简单的 TOF，很少行右心室 – 肺动脉管道修复术，除非存在跨越漏斗部的

异常冠状动脉，导致无法对 RVOT 进行切开时才会使用。复杂的多水平梗阻很少会发生，包括腱索附着异常或复杂的瓣下狭窄，此时放置右心室 – 肺动脉管道是最佳的手术处理方式。

九、术后超声心动图检查

随着 TOF 修复手术效果的不断提升，接受术后评估的患者越来越多。术后需要重点关注的方面包括心内残余分流情况评估（图 16–17）（心房或心室水平）、心包积液情况评估（术后早期检查）、详细的 RVOT 解剖学评估及心室大小和功能的连续定量评估。

（一）残余分流

VSD 补片的边缘常残留室间隔缺损，但除非缺损较大，否则仅用二维成像无法清楚显示缺损。彩色多普勒成像通常显示左向右分流（因为 RVOT 梗阻已基本解除）。在收缩晚期对 VSD 缺损口进行连续波多普勒探查，可估测左右心室压力阶差。由于术后存在右束支传导阻滞，右心室激活延迟，收缩早期的压差通常不可信。数月后随着补片发生内皮化，这些小的补片缺口问题通常会解决。需要认识到，有些肌部缺损可能在 VSD 关闭术后才被首次发现。由于手术修复前两室压力相等，这些小

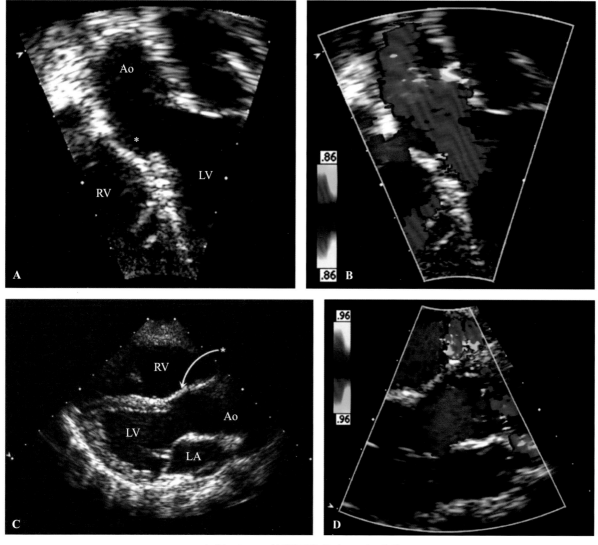

▲ 图 16–17 法洛四联症（TOF）术后

A. 心尖四腔心切面探查 TOF 患者室间隔缺损（VSD）补片（＊）修复；B. 彩色多普勒探查显示 VSD 补片完整，心内无残余分流；C. 同一患者的胸骨旁长轴切面显示 VSD 补片修复（箭）；D. 彩色多普勒探查再次显示 VSD 补片周围无残余分流。Ao. 主动脉；LV. 左心室；RV. 右心室

的肌部缺损常常被遗漏。胸骨旁长轴和短轴切面及心尖五腔心切面是多普勒成像的最佳切面，有助于识别这些残留的缺损。RVOT 肌肉切除后也可能发生冠状动脉瘘，其特征是进入右心室的连续性或以舒张期为主的多普勒血流信号。还应探查房间隔情况，以确认是否存在心房水平分流及其分流方向。

（二）右心室流出道评估

TOF 修复手术后也可能存在持续性 RVOT 梗阻。在瓣下、瓣膜或瓣上水平清晰地确定梗阻的位置很重要。应使用连续波多普勒对流出道压差的峰值和均值进行评估。如果存在一定程度的三尖瓣反流，右心室收缩压的估值可用来验证 RVOT 压差测量值（图 16-18）。应该牢记，在两者不一致的情况下，由三尖瓣反流得出的右心室压力估值通常更准确。

因为可能存在肺动脉远端狭窄，所以对肺动脉分支进行评估同样重要。尽管对老年术后患者进行肺动脉分支解剖的可视化评估较为不易，但联合使用胸骨旁短轴、左右高位胸骨旁和胸骨上切面有可能对这一解剖结构进行充分的无创性评估。对于超声心动图仅能提供有限信息的术后患者，现各医院已越来越多地使用计算机断层扫描或磁共振成像来更准确地显示远端肺动脉分支梗阻情况和严重程度。

对肺动脉瓣反流情况的评估是 TOF 术后患者连续无创性评估中的关键部分（图 16-11）。严重肺动脉瓣反流超声心动图的重要特征如下。

- 彩色多普勒显示反流为低速层流。
- 肺动脉分支存在舒张期反流（图 16-11A）。
- 肺动脉瓣反流的脉冲波多普勒信号会迅速恢复到基线水平（图 16-11B）。从生理学角度分析，这意味着肺动脉压在舒张早期就与右心室压相等。

排除"下游"梗阻（如肺动脉分支狭窄）非常重要，这会进一步加重肺动脉瓣反流。发生严重肺动脉瓣反流时，右心室搏出量增加却没有因此而产生梗阻的情况下，经过 RVOT 和肺动脉瓣处的收缩期血流的多普勒速度通常会增加。一般来说，该流速不会超过 2.5m/s。

（三）右心室收缩功能评估

长期严重肺动脉瓣反流的解剖学和血流动力学后果包括右心室扩大（图 16-19）、肥厚和功能障碍。准确评估右心室大小和功能非常重要，尤其是考虑到 TOF 修复术后进行肺动脉瓣置换的指征就包括右心室功能障碍或进行性右心室扩张。然而，与左心室不同的是，使用二维超声心动图评估右心室本身就存在诸多局限性，包括以下几个方面。

- 右心室形状复杂，这使得用于计算左心室收缩功能的几何假设不适用于右心室。
- 由于右心室靠近前胸壁，图像分辨率受到近场效应的限制，有限的分辨率尤其会影响对右心室前壁的评估。

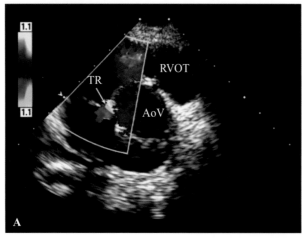
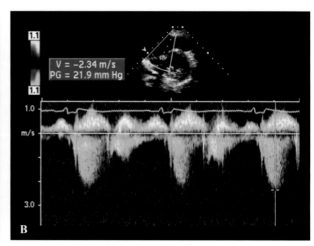

▲ 图 16-18　法洛四联症（TOF）术后的三尖瓣反流

A. 胸骨旁短轴切面显示沿着室间隔缺损（VSD）修补部位的偏心性三尖瓣反流（TR）（箭）。注意勿将 TR 与心内残余分流混淆。B. 使用连续波多普勒探查 TR，估测 TOF 修复术后正常的右心室压（22mmHg+ 右心房压）。AoV. 主动脉瓣；RVOT. 右心室流出道

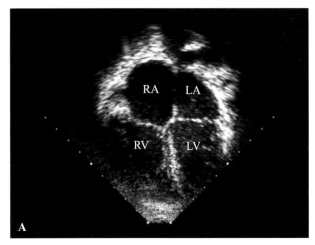

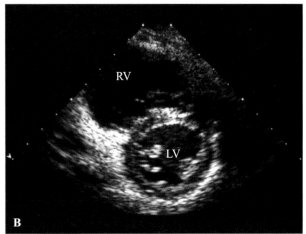

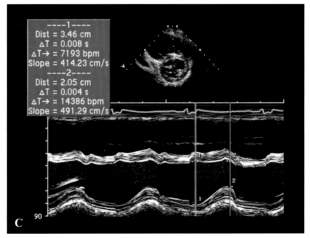

▲ 图 16-19　法洛四联症修复术后的右心室（RV）扩张

A. 心尖四腔心切面显示 RV 明显增大；B. 胸骨旁短轴切面显示 RV 扩大；C. M 型超声显示继发于 RV 容量超负荷的室间隔矛盾运动。LA. 左心房；LV. 左心室；RA. 右心房；RV. 右心室

• 右心室的三个部分，即流入道、窦部和流出道（漏斗部），通常无法在单个超声心动图切面上同时成像。因此，右心室的二维评估必须包括多个超声心动图切面，这在术后患者和老年患者身上不易实现。

　　鉴于以上考虑，目前已提出使用多种参数量化右心室的收缩功能，包括以下方面。

（四）面积变化分数

　　面积变化分数通常在心尖四腔心切面通过测量右心室面积获得。FAC 已被证明与 MRI 测量的射血分数具有相关性。这种测量方法的局限性包括以下几个方面。它需要显示整个心内膜边界，这在一些患者中可能较难实现；FAC 未纳入对右心室漏斗部区域的功能评估；胸骨旁短轴切面上的 FAC 有效性尚未得到充分验证；该方法可重复性有限，因为

不同研究和不同检查人员测量 FAC 时选定的成像水平可能不同；FAC 的计算建立在整个右心室功能一致的假设上，但实际情况可能并非如此；另外，在心尖四腔心切面与在胸骨旁短轴切面计算的 FAC 结果不一致的情况并不少见，因为这两种切面显示的是不同超声平面上的心脏收缩情况。心尖四腔心切面 FAC 的正常变化范围为 32%~60%。

（五）三尖瓣环收缩期位移

　　由于右心室的肌纤维主要呈纵向分布（不像左心室，以环状纤维为主），右心室的收缩期缩短主要发生在心室长轴上。三尖瓣环收缩期位移（tricuspid annular systolic plane excursion，TAPSE）已被用作评估右心室功能的指标。成人 M 型超声测定的正常 TAPSE 值＞ 2.0cm。研究显示，小儿患者的 TAPSE 与年龄、心脏大小和体表面积相关。

（六）心肌做功指数

心肌做功指数（myocardial performance index，MPI），又称 Tei 指数，是一种测量收缩期和舒张期心室功能的多普勒超声衍生指标。即使右心室的解剖二维图像显示情况不理想，也可计算这一指标。MPI 的计算公式如下。

$$MPI=（ICT+IRT）/ET$$

其中 ICT 为等容收缩时间，IRT 为等容舒张时间，ET 为射血时间。

在实际应用中，ICT+IRT+ET 等于房室瓣从关闭到开放的时间，可以根据脉冲波多普勒流入信号（血流通过三尖瓣流入右心室，通过二尖瓣流入左心室）测量得到。根据通过半月瓣（右心室为肺动脉瓣，左心室为主动脉瓣）的脉冲波多普勒血流信号可测量射血时间。计算方程式可简化如下。

$$MPI=（房室瓣从关闭到开放的时间 - 射血时间）/射血时间$$

一般情况下，对于左右心室，如果 MPI 值大于 0.35 ± 0.05，提示存在异常。

（七）组织多普勒成像

组织多普勒超声心动图包括测量心动周期中不同时期的心肌运动速度。在该测量方法中，来自血流的信号会被过滤掉，只分析来自心肌运动的信号。一般会识别三种不同的波，即收缩波（s'）、舒张早期波（e'）和舒张晚期波（a'）。心肌运动速度越快一般提示心室功能越好。目前已确定了分别适用于儿童和成人的心肌运动速度正常值。此外，用等容期峰值速度除以加速时间可以计算得到等容期心肌加速度（IVA）。IVA 被认为是一种相对不依赖负荷的心室功能指标，可用于左右心室功能的评估。

（八）应变和应变率成像

应变和应变率成像可以测量心肌形变情况。应变是指物体（如心肌）相对于其原始长度的长度变化，其变化率称为应变率，可用来衡量局部心肌功能。应变可以通过多普勒技术和斑点追踪技术测量获得，后者的优点是不依赖于测量角度（不同于多普勒技术）。已有规模相对较小的研究确定了适用于儿童和青少年的应变和应变率的正常值。在 TOF 手术修复后的患者中也能观察到应变和应变率的异常。

（九）三维超声心动图

三维超声心动图在评估右心室容积和功能方面的应用已得到证实。研究表明，三维超声测量的射血分数与心脏 MRI 具有良好的相关性。现在已有商用的右心室容积分析软件。

在临床实践中，超声心动图医师往往使用多种方法确定右心室的大小和功能。心脏 MRI 和 CT 已被证实能对右心室容积和功能进行准确的定量评估。这些评估通常在手术计划之前进行，可作为超声心动图结果的验证。MRI 和 CT 没有内在局限性，如差的超声心动图声窗，计算心室容积和功能时也不依赖于几何假设。

（十）右心室舒张功能评估

使用超声心动图定量评估 TOF 患者的右心室舒张功能具有一定挑战性。右心室流出道和近端主肺动脉内的脉冲波多普勒检查可以显示右心室充盈受限（图 16-20）。右心室"僵硬"、缺乏顺应性的多普勒特征是：心房收缩时有前向血流进入主肺动脉。组织多普勒超声心动图也可用于显示 TOF 修复术后患者右心室的舒张功能异常。

结论

TOF 是最常见的发绀型先天性心脏病之一。在手术修复前必须进行准确的解剖学和生理学检查，高质量的超声心动图评估可以在很大程度上避免血管造影术和心导管检查的需求。TOF 修复后需要进行仔细的术后监测。在术后晚期进行肺动脉瓣置换术的时机存在争议，将在其他章中进行讨论。

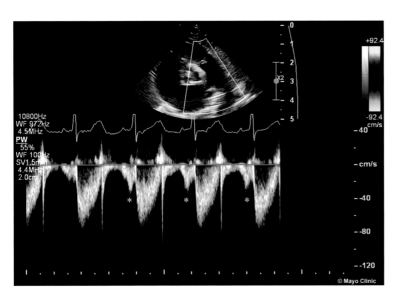

© Mayo Clinic

◀ 图 16-20 法洛四联症术后的右心室（RV）充盈受限

在胸骨旁短轴切面使用脉冲波多普勒探查主肺动脉，可观察到心房收缩时流入肺动脉的前向血流（＊），提示 RV 顺应性降低

参考文献

[1] Anderson RH, Weinberg PM. The clinical anatomy of tetralogy of Fallot. *Cardiol Young*. 2005;15(suppl 1):38–47.

[2] Berry JM Jr, Einzig S, Krabill KA, Bass JL. Evaluation of coronary artery anatomy in patients with tetralogy of Fallot by two-dimensional echocardiography. *Circulation*. 1988;78:149–156.

[3] Blalock A, Taussig HB. The surgical treatment of malformations of the heart in which there is pulmonary stenosis or pulmonary atresia. *J Am Med Assoc*. 1945;128:189–202.

[4] Dabizzi RP, Caprioli G, Aiazzi L, et al. Distribution and anomalies of coronary arteries in tetralogy of Fallot. *Circulation*. 1980;61:95–102.

[5] D'Hooge J, Heimdal A, Jamal F, et al. Regional strain and strain rate measurements by cardiac ultrasound: principles, implementation and limitations. *Eur J Echocardiogr*. 2000;1:154–170.

[6] Eidem BW, McMahon CJ, Cohen RR, et al. Impact of cardiac growth on Doppler tissue imaging velocities: a study in healthy children. *J Am Soc Echocardiogr*. 2004;17:212–221.

[7] Ettedgui JA, Sharland GK, Chita SK, Cook A, Fagg N, Allan LD. Absent pulmonary valve syndrome with ventricular septal defect: role of the arterial duct. *Am J Cardiol*. 1990;66:233–234.

[8] Fellows KE, Freed MD, Keane JF, Praagh R, Bernhard WF, Castaneda AC. Results of routine preoperative coronary angiography in tetralogy of Fallot. *Circulation*. 1975;51:561–566.

[9] Gatzoulis MA, Balaji S, Webber SA, et al. Risk factors for arrhythmia and sudden cardiac death late after repair of tetralogy of Fallot: a multicentre study. *Lancet*. 2000;356:975–981.

[10] Gladman G, McCrindle BW, Williams WG, Freedom RM, Benson LN. The modified Blalock-Taussig shunt: clinical impact and morbidity in Fallot's tetralogy in the current era. *J Thorac Cardiovasc Surg*. 1997;114:25–30.

[11] Harada K, Toyono M, Yamamoto F. Assessment of right ventricular function during exercise with quantitative Doppler tissue imaging in children late after repair of tetralogy of Fallot. *J Am Soc Echocardiogr*. 2004;17:863–869.

[12] Hui W, Abd El Rahman MY, Dsebissowa F, et al. Comparison of modified short-axis view and apical four chamber view in evaluating right ventricular function after repair of tetralogy of Fallot. *Int J Cardiol*. 2005;105:256–261.

[13] Jonas RA. Tetralogy of Fallot with pulmonary stenosis. In: Jonas RA, ed. *Comprehensive Surgical Management of Congenital Heart Disease*. London: Arnold; 2004:279–300.

[14] Kirklin JW, Blackstone EH, Pacifico AD, Brown RN, Bargeron LM Jr. Routine primary repair vs two-stage repair of tetralogy of Fallot. *Circulation*. 1979;60:373–386.

[15] Kirklin JW, DuShane JW, Patrick RT, et al. Intracardiac surgery with the aid of a mechanical pump-oxygenator system (gibbon type): report of eight cases. *Proc Staff Meet Mayo Clin*. 1955;30:201–206.

[16] Lang RM, Bierig M, Devereux RB, et al. Recommendations for chamber quantification: a report from the American Society of Echocardiography's Guidelines and Standards Committee and the Chamber Quantification Writing Group, developed in conjunction with the European Association of Echocardiography, a branch of the European Society of Cardiology. *J Am Soc Echocardiogr*. 2005;18:1440–1463.

[17] Lillehei CW, Cohen M, Warden HE, et al. Direct vision intracardiac surgical correction of the tetralogy of Fallot, pentalogy of Fallot, and pulmonary atresia defects; report of first ten cases. *Ann Surg*. 1955;142:418–442.

[18] Morris DC, Felner JM, Schlant RC, Franch RH. Echocardiographic diagnosis of tetralogy of Fallot. *Am J Cardiol*. 1975;36:908–913.

[19] Murphy JG, Gersh BJ, Mair DD, et al. Long-term outcome in patients undergoing surgical repair of tetralogy of Fallot. *N Engl J Med*. 1993;329:593–599.

[20] Papavassiliou DP, Parks WJ, Hopkins KL, Fyfe DA. Three-dimensional echocardiographic measurement of right ventricular volume in children with congenital heart disease validated by magnetic resonance imaging. *J Am Soc Echocardiogr*. 1998;11:770–777.

[21] Pigula FA, Khalil PN, Mayer JE, del Nido PJ, Jonas RA. Repair of tetralogy of Fallot in neonates and young infants. *Circulation*. 1999;100(19 suppl):II157–II161.

[22] Potts WJ, Smith S, Gibson S. Anastomosis of the ascending aorta to a pulmonary artery; certain types in congenital heart disease. *J Am Med Assoc*. 1946;132:627–631.

[23] Reddy VM, Liddicoat JR, McElhinney DB, Brook MM, Stanger P, Hanley FL. Routine primary repair of tetralogy of Fallot in neonates and infants less than three months of age. *Ann Thorac Surg*. 1995;60(6 suppl):S592–S596.

[24] Schwerzmann M, Samman AM, Salehian O, et al. Comparison of echocardiographic and cardiac magnetic resonance imaging for

assessing right ventricular function in adults with repaired tetralogy of Fallot. *Am J Cardiol.* 2007;99:1593–1597.

[25] Silvilairat S, Cabalka AK, Cetta F, Hagler DJ, O'Leary PW. Echocardiographic assessment of isolated pulmonary valve stenosis: which outpatient Doppler gradient has the most clinical validity? *J Am Soc Echocardiogr.* 2005;18:1137–1142.

[26] Silvilairat S, Cabalka AK, Cetta F, Hagler DJ, O'Leary PW. Outpatient echocardiographic assessment of complex pulmonary outflow stenosis: Doppler mean gradient is superior to the maximum instantaneous gradient. *J Am Soc Echocardiogr.* 2005;18:1143–1148.

[27] Siwik ES, Patel CR, Zahka KG. Epidemiology and genetics [by Goldmuntz E]. In: Allen HD, Gutgesell HP, Clark EB, et al, eds. *Heart Disease in Infants, Children and Adolescents.* 6th ed. Philadelphia, PA: Lippincott Williams & Wilkins; 2001: 880–902.

[28] Snider RA, Serwer GA, Ritter SB. *Echocardiography in Pediatric Heart Disease.* 2nd ed. St. Louis, MO: Mosby; 1997.

[29] Therrien J, Provost Y, Merchant N, Williams W, Colman J, Webb G. Optimal timing for pulmonary valve replacement in adults after tetralogy of Fallot repair. *Am J Cardiol.* 2005;95:779–782.

[30] Uretzky G, Puga FJ, Danielson GK, et al. Complete atrioventricular canal associated with tetralogy of Fallot. Morphologic and surgical considerations. *J Thorac Cardiovasc Surg.* 1984;87: 756–766.

[31] van Straten A, Vliegen HW, Lamb HJ, et al. Time course of diastolic and systolic function improvement after pulmonary valve replacement in adult patients with tetralogy of Fallot. *J Am Coll Cardiol.* 2005;46:1559–1564.

[32] Vick GW III, Serwer GA. Echocardiographic evaluation of the postoperative tetralogy of Fallot patient. *Circulation.* 1978;58: 842–849.

[33] Vogel M, Cheung MM, Li J, et al. Noninvasive assessment of left ventricular force-frequency relationships using tissue Doppler-derived isovolumic acceleration: validation in an animal model. *Circulation.* 2003;107:1647–1652.

[34] Waterston DJ, Stark J, Ashcraft KW. Ascending aorta-to-right pulmonary artery shunts: experience with 100 patients. *Surgery.* 1972;72:897–904.

[35] Weidemann F, Eyskens B, Jamal F, et al. Quantification of regional left and right ventricular radial and longitudinal function in healthy children using ultrasound-based strain rate and strain imaging. *J Am Soc Echocardiogr.* 2002;15:20–28.

[36] Weidemann F, Eyskens B, Mertens L, et al. Quantification of regional right and left ventricular function by ultrasonic strain rate and strain indexes after surgical repair of tetralogy of Fallot. *Am J Cardiol.* 2002;90:133–138.

[37] Zilberman MV, Khoury PR, Kimball RT. Two-dimensional echocardiographic valve measurements in healthy children: gender-specific differences. *Pediatr Cardiol.* 2005;26:356–360.

第17章 完全性大动脉转位
d-Transposition of the Great Arteries

Amy H. Schultz   Brian D. Soriano   著

傅行鹏   叶菁菁   译

一、临床表现

完全性大动脉转位（*d*-transposition of the great arteries，*d*-TGA）是两种最常见的发绀型先天性心脏病之一，与法洛四联症的发病率相当。在以人口为基础的系列研究中，*d*-TGA 的发病率为每 10 万活产婴儿中有 20～22 例。通常，*d*-TGA 新生儿在出生的第 1 天或第 2 天出现发绀，没有明显的呼吸窘迫。通常没有心脏杂音的存在，特别是在没有室间隔缺损的情况下。心电图和胸片常为正常。如果存在 VSD 或流出道梗阻，可能存在这些相关病变的杂音特征。

临床代偿性状态的维持取决于肺和体循环之间的充分混合。房间隔完整或卵圆孔未闭严重受限的新生儿可出现严重的发绀，其结果与产房低心输出量一致。如果最初动脉导管未闭增加了循环间混合，则随着动脉导管收缩，会出现更严重的发绀和低心输出量。不常见的是，*d*-TGA 患儿在出生后的最初几天内循环混合良好，未引起注意，但随后可能出现心力衰竭症状，通常伴有左心室流出道或室间隔缺损血流过多引起的杂音。

产前和产后筛查方法都用于识别 *d*-TGA。如果检查流出道，产前心脏超声筛查可以检测出 *d*-TGA；仅检查心腔的数量和大小则可能漏诊这种异常。然后，患者可以转诊进行明确的胎儿超声心动图检查（图 17-1 至图 17-4）。*d*-TGA 的产前诊断率差异很大，在已发表的文献中为 20%～50%。自 2013 年产科超声指南纳入流出道常规评估以来，很少对产前诊断率进行评估，但有限的文献表明产

前诊断率仍不理想，约为 50%。因此，2011 年美国首次推荐的通过脉搏血氧饱和度仪对严重先天性心脏病进行常规产后筛查，在识别出生 24～48h 仍未确诊的 *d*-TGA 新生儿方面起着至关重要的作用。*d*-TGA 通常在 80s 内很容易通过氧饱和度诊断仪识别。

二、解剖学与生理学

在 *d*-TGA 中，心房位置正常、房室连接一致。TGA 存在，即主动脉起源于右心室，而肺动脉起源于左心室（图 17-5）。英文名称中的 *d* 是指主动脉

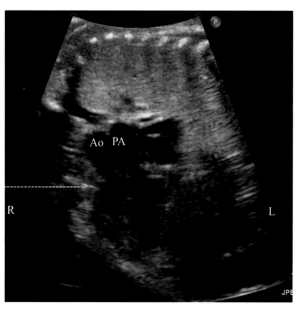

▲ 图 17-1　妊娠 20 周的胎儿超声心动图检查

四腔心切面（箭）显示了大动脉的平行性质。大血管呈对称性，半月瓣正下方有一个较大的流出道型室间隔缺损。Ao. 主动脉；PA. 肺动脉；R. 右；L. 左

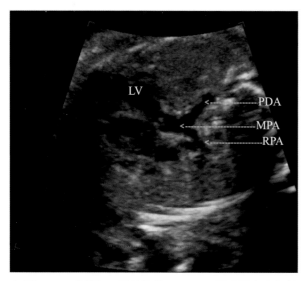

▲ 图 17–2　妊娠 20 周时胎儿 *d*-TGA，显示发育良好的肺动脉从后方的左心室发出（箭）。动脉导管未闭位置偏后指向脊柱，右肺动脉分支也可见

LV. 左心室；RV. 左心室；AO. 主肺动脉；PDA. 动脉导管未闭；RPA. 右肺动脉

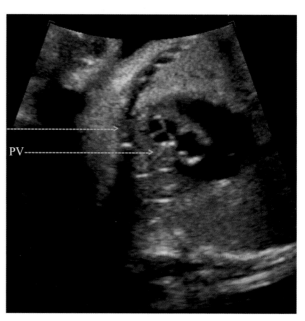

▲ 图 17–4　*d*-TGA 胎儿半月瓣的短轴视图

主动脉瓣呈三叶形，位于肺动脉瓣右前方（箭）。PV. 肺静脉

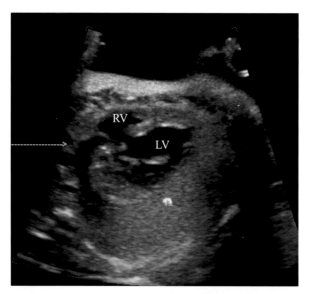

▲ 图 17–3　妊娠 20 周的胎儿往前方扫查，前方的主动脉起源于右心室（箭）。有两条头颈血管起源于主动脉横弓，证实这是真正的主动脉弓。室间隔缺损位于流出道区域

LV. 左心室；RV. 右心室

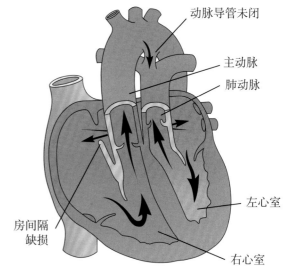

▲ 图 17–5　*d*-TGA 示意图

引自 *Lippincott's Nursing Advisor 2012*. 详见 *www.Lippincott-Solutions.com*

瓣和肺动脉瓣的相对位置；*d*-（右旋 –）表示主动脉瓣位于肺动脉瓣的右侧（通常位于肺动脉瓣的前部），符合 Van Praagh 制订的惯例。可能还有其他相关畸形，最常见的是 VSD，35%～40% 的病例发生 VSD，并且可能有各种解剖类型。

这些解剖关系的生理结果是建立了两个平行循环。体静脉血返回右心房，然后从右心房进入右心室和主动脉，进入体循环，并且血液无氧合。肺静脉血返回左心房，然后进入左心室、肺动脉和肺循环，没有任何机会输送氧气。这种方式只有在存在某种循环间混合（双向分流）的情况下才能维持生命。混合可以通过房间隔的分流（PFO 或 ASD）、VSD 或 PDA 发生，但在 ASD 中最有效。

三、介入治疗和外科治疗

了解 *d*-TGA 的经导管和手术治疗方式对超声心动图医师至关重要，以便进行全面成像以支持患者管理。如上所述，循环间混合在 ASD 中最为有效。如果房间隔完整或缺损大小受限，可以通过经导管球囊房间隔造口术（Rashkind 手术）扩大房间隔缺损，从而在等待最终手术的同时改善氧饱和度。通过股静脉或脐静脉获得静脉通路，球囊导管穿过房间隔进入左心房。然后球囊充气，并通过快速推动球囊穿过房间隔进入右心房，撕裂房间隔（图 17-6）。该程序的超声心动图指南是标准的。超声心动图医师通过确保球囊位于左心房，远离肺静脉和二尖瓣来协助介入医师。此外，还可以评估新创建的心房通路的恰当性（图 17-7）。多个经胸超声心动图声窗可用于此评估，包括肋下、心尖和胸骨旁短轴。另外，经食管超声心动图可用于指导已插管和服用镇静药的患者的这一手术。

自 20 世纪 80 年代末以来，治疗 *d*-TGA 的首选手术方法是大动脉调转手术（arterial switch operation，ASO）。因此，超声心动图对任何使 ASO 手术变得困难或不可能的解剖特征的描述都是重要的。在该手术中，切断两条大血管，将肺动脉分

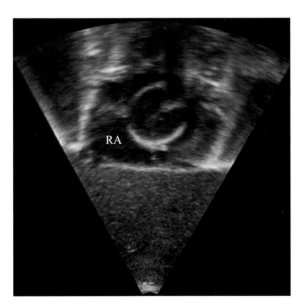

▲ 图 17-6　床旁球囊房间隔造口术中右心房和左心房的肋下长轴切面

超声心动图引导和确保进行房间隔造口术前导管和球囊的最佳位置。术前，球囊紧靠房间隔，远离肺静脉和二尖瓣装置。RA. 右心房

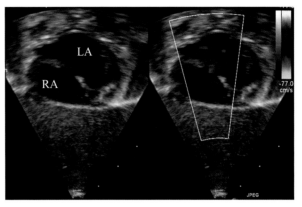

▲ 图 17-7　球囊房间隔造口术后的肋下长轴切面证实扩大的房间隔缺损不受限制，并伴随着氧饱和度的迅速改善

LA. 左心房；RA. 右心房

支置于新主动脉根部之前（LeCompte 手法），将冠状动脉从原主动脉根部转移到新主动脉根部，并在"切换"位置将大血管吻合（图 17-8）。任何重要的 ASD 或 VSD 均已关闭。流出道梗阻、肺动脉瓣异常（ASO 后起到肺动脉瓣承担主动脉瓣的作用）、某些冠状动脉类型、半月瓣对合不良及三尖瓣通过 VSD 跨立都是可能使 ASO 复杂化的解剖特征的因素。多个肌部室间隔缺损可能难以闭合，从而影响管理策略。主动脉弓梗阻虽然不常见，但需要确定，以便在手术中适当处理。

在 ASO 时代之前，患者接受心房水平"转换"治疗，使用 Senning 或 Mustard 技术。这两种技术包括通过心房内板障将体静脉引流至二尖瓣和肺静脉改道引流至三尖瓣。循环在生理上是"纠正"的，但右心室承担体循环，而左心室承担肺循环。由于手术的非生理性质，以及发生晚期房性心律失常和进行性右心室体循环功能障碍的高风险，这类手术不再受欢迎。虽然这一手术不再是 *d*-TGA 新生儿的标准治疗方法，但超声心动图医师仍需要熟悉这些技术及其成像策略。具体而言，这一知识有助于：① 30 多岁或更大年龄的 *d*-TGA 成人心房转换术后的成像；②在"双 - 转换"手术后的先天性矫正型 TGA 的患者；③合并心房转换手术的异位综合征和复杂双心室修复患者。

对于伴有 VSD 和严重肺动脉狭窄的 *d*-TGA 这类患儿，可以采用 Rastelli 手术或 Nikaidoh 手术。Rastelli 手术需要关闭 VSD，并放置右心室至肺动

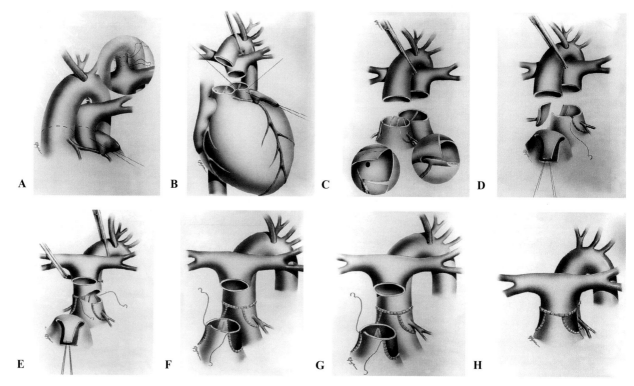

▲ 图 17-8 大动脉调转术的外科技术图谱

A. 动脉导管被缝合线结扎，肺动脉分支被分离到肺门，为前移位提供足够的活动度；B. 大动脉横断术，彻底检查左心室流出道、新主动脉瓣和冠状动脉；C. 从主动脉游离缘至主动脉窦底部切除冠状动脉扣；D. 冠状动脉纽扣与主动脉上的 V 形切除吻合；E. 肺动脉位于主动脉前方（LeCompte 手法），显示近端新主动脉的吻合；F. 冠状动脉供体部位用自体心包贴片补充，可以使用两个单独的补片（F）或一个 U 形补片（G）；G. 近端新肺动脉和远端肺动脉吻合术；H. 近端新肺动脉和远端肺动脉完全吻合（经许可转载，引自 *Wernovsky G. Transposition of the great arteries. In: Allen HD, Driscoll DJ, Shaddy RE, et al, eds. Moss and Adams' Heart Disease in Infants, Children, and Adolescents. 7th ed. Philadelphia, PA: Lippincott Williams & Wilkins; 2008:1038-1087. 经许可引自 Sabiston DC Jr, Spencer FC, eds. Surgery of the Chest. Philadelphia, PA: WB Saunders; 1990:1435-1446.*）

脉导管。最近，Nikaidoh 手术得到了推广，它包括肺动脉瓣环和圆锥间隔的分离，从而扩大室间隔缺损，主动脉向后移位，关闭室间隔缺损，并重建右心室流出道至肺动脉。这种更复杂方法的目的是减少左心室流出道梗阻的可能。

四、超声心动图解剖学和影像学检查的基础知识

d-TGA 的诊断是通过显示正常的心房位置、房室连接一致，以及心室 – 大动脉连接不一致性来确定的。主动脉起源于右心室，而肺动脉起源于左心室。在大多数情况下，主动脉瓣位于肺动脉瓣的右前方，肺动脉瓣和二尖瓣之间具有典型的纤维连续性。有了这一基础解剖结构，超声医师可以继续评估其他关键解剖特征，如 VSD 的存在或不存在、冠状动脉类型、流出道和半月瓣解剖及主动脉弓解剖。

从二维剑突下长轴（正面）扫描开始，超声医师可以确定内脏和心房位置、房室连接和心室襻情况（图 17-9）。当扫描延伸到流出道和大血管时，从左心室引出与肺动脉相一致的分叉大血管。偏前面的大血管来自右心室，不分叉，与主动脉一致。这一初始扫描还可以让超声医师获得关于房间隔交通的大小，以及是否存在室间隔缺损的初步信息。二维剑突下短轴扫描为评估房间隔、室间隔和心室形态及观察大血管的平行方向提供了进一步的机会（图 17-10）。应测量任何心房间交通或 VSD 的大小。冠状动脉可以从不同的剑突下切面显示。特别是，当冠状动脉回旋支起源于右冠状动脉且经过肺动脉后方，剑突下扫查是有用的，这是 *d*-TGA 中第二常见的冠状动脉走形（图 17-11）。在这种情况下，由于其垂直于声波平面的方向，通常容易出现伪像。由于位于二尖瓣环之前，又居肺动脉瓣之后，

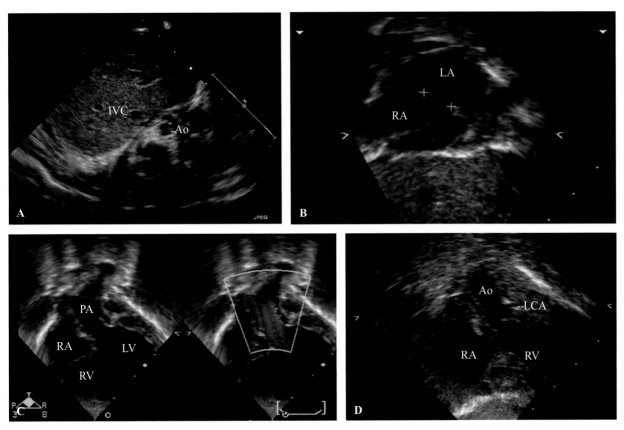

▲ 图 17-9 剑突下四腔心切面

A. 肝脏横切面显示正常内脏位置，下腔静脉和主动脉位置正常。Ao. 主动脉；IVC. 下腔静脉。B. 心房切面显示心房位置和房间隔缺损。在本例中，证实了球囊房间隔造口术后的巨大交通。LA. 左心房；RA. 右心房。C. 随着持续向前观察，可见左心室及发出的肺动脉，肺动脉分为右肺动脉支和左肺动脉支。LV. 左心室；PA. 肺动脉；RA. 右心房；RV. 右心室。D. 在最前方可见右心室及发出的主动脉向上延伸，无分叉。Ao. 主动脉；LCA. 左冠状动脉；RA. 右心房；RV. 右心室

通过适当的调整探头角度，相当长的冠状动脉回旋支可以出现一个"火车轨道"样影像。从剑突下切面获得的冠状动脉解剖信息通常与胸骨旁短轴切面的信息互补。剑突下切面的彩色多普勒评估进一步明确了心房交通或室间隔缺损的分流，并提供了有关房室瓣和半月瓣功能的信息（图 17-12）。PFO 或 ASD 的频谱多普勒信息（平均梯度）应通过剑突下切面或短轴切面的流出道和半月瓣的频谱多普勒信息获得。

从胸骨旁长轴切面开始检查，两条大血管平行发出的特征很明显（图 17-13），尽管该切面不能像剑突下切面那样提供对解剖学其他方面的正常评估。肺动脉 – 二尖瓣纤维连续性通常出现在该切面中。从胸骨旁长轴切面看，主动脉瓣环和肺动脉瓣环应在收缩期测量，肺动脉瓣环通常略大于主动脉瓣环。应注意半月瓣结构或功能的任何异常情况。流出道梗阻或对位不良型室间隔缺损应很明显。应

对所有四个心脏瓣膜进行彩色多普勒评估。

胸骨旁短轴切面，应注意主动脉瓣和肺动脉瓣的相对位置（图 17-14）。通常，主动脉瓣位于肺动脉瓣环的前部，略偏右，虽然沿着主动脉瓣和肺动脉瓣的位置连续形成两支并排的大血管（主动脉瓣在右侧），但在少数病例甚至出现主动脉瓣位于左前位置。应注意主动脉瓣或肺动脉瓣的任何结构异常。主动脉瓣的冠状动脉联合处通常与肺动脉瓣的联合处直接对齐（图 17-14A）。如果情况并非如此（图 17-14B），应将该发现告知外科医师，因为这可能使冠状动脉移植复杂化。

胸骨旁短轴切面也是确定冠状动脉类型的主要切面。这些信息对于手术计划至关重要，因为某些冠状动脉类型可能会大大增加手术的技术难度（参见下文）。已经发明了几种命名方案来描述 d-TGA 中的冠状动脉类型，最常用的术语是 Leiden 分类标准（表 17-1）和波士顿儿童医院推广的描述性方

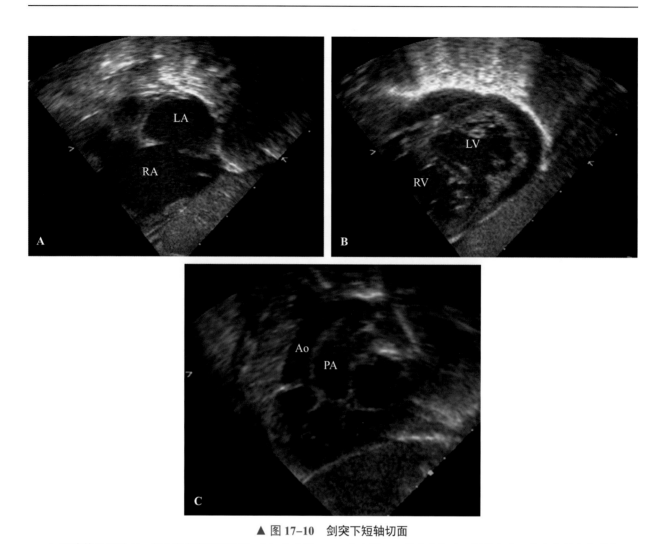

▲ 图 17-10　剑突下短轴切面

A. 可清楚地显示左、右心房和房间隔缺损。LA. 左心房；RA. 右心房。B. 往心尖扫查，可见心室。左心室具有典型光滑的间隔面，两个二尖瓣乳头肌。注意有一肌性室间隔缺损。LV. 左心室；RV. 右心室。C. 一大血管与主动脉平行，起源于右心室。Ao. 主动脉；PA. 肺动脉

法（表 17-2，图 17-15）。Yacoub 和 Radley Smith 在 20 世纪 70 年代也发明了一个命名方案（A 型到 F 型），但该方案并不全面，本文也没有进一步描述。最常见的冠状动脉类型如图 17-15 至图 17-17 所示。表 17-3 给出了最常见冠状动脉类型的相对发生率。如果冠状动脉解剖难以确定，从通常的胸骨旁短轴切面向上移动 1 或 2 个肋间隙可能会有所帮助（"胸骨旁高"切面）。应使用可用的最高频率探头。降低动态速度设置和帧频最大化可能有助于观察冠状动脉。胸骨旁长轴切面、心尖切面和剑突下切面通常会添加有价值的补充信息（图 17-11 和图 17-18）。新生儿半月瓣附近的线性无回声区域（通常是正常横窦的一部分）很容易与真正的冠状动脉混淆。应使用低流速（通常为 15～30cm/s）的

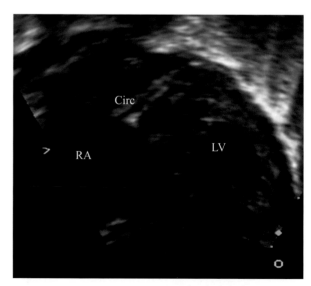

▲ 图 17-11　剑突下四腔心切面可见冠状动脉回旋支（Circ）。通过观察整个切面图像，可确定回旋支在肺动脉后方

LV. 左心室；RA. 右心房

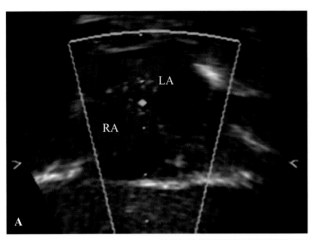

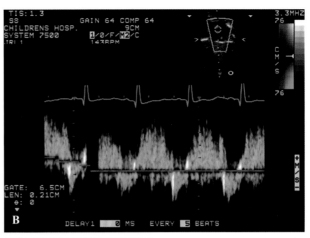

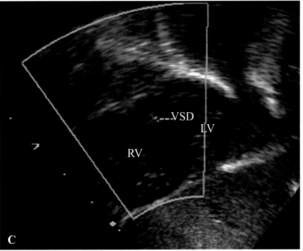

▲ 图 17–12　剑突下彩色多普勒切面

A. 剑突下四腔心切面显示通过房间隔缺损（ASD）的彩色多普勒血流方向，此时分流方向是从左到右。LA. 左心房；RA. 右心房。B. ASD 的频谱多普勒检查显示低速双向分流。C. 剑突下短轴切面显示彩色多普勒从肌部的小室间隔缺损穿过。LV. 左心室；RV. 右心室；VSD. 室间隔缺损

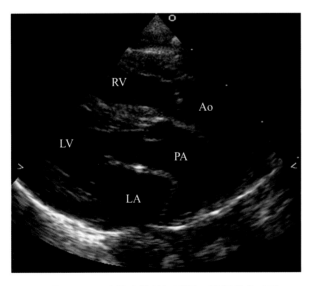

▲ 图 17–13　胸骨旁长轴切面显示平行的大动脉

Ao. 主动脉；LA. 左心房；LV. 左心室；PA. 肺动脉；RV. 右心室

彩色多普勒来确认冠状动脉结构内的正确血流方向。如果冠状动脉高于正常水平（在窦管交界处或以上），在预期的胸骨旁短轴切面中将很难显示，但可以通过对胸骨旁短轴切面或胸骨旁长轴、剑突下或心尖切面的更仔细扫查来识别（图 17–19）。

在胸骨旁短轴切面（图 17–10B 和图 17–20）中，通过二维成像仔细检查整个室间隔是否存在室间隔缺损。如果存在一个或多个 VSD，则确定其大小和解剖类型。对室间隔进行彩色多普勒检查，确认存在室间隔缺损及血流方向，在患有 d-TGA 的新生儿中，血流方向通常是双向的。由于新生儿的右心室和左心室收缩压非常相近，使用低奈奎斯特极限（60cm/s 或更低）将有助于检测低速心室水平分流。如果存在室间隔缺损，频谱多普勒测量室间隔缺损射流可以估计跨心室压力梯度。

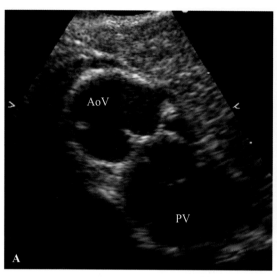 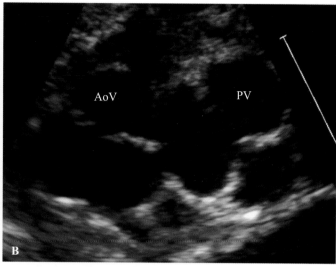

▲ 图 17–14　胸骨旁短轴切面

A. 主动脉瓣和肺动脉瓣经典的相对位置，主动脉瓣向前、略向右。注意这两个瓣膜的连合面已对齐。AoV. 主动脉瓣；PV. 肺动脉瓣。B. 在该患者中，半月瓣的连合面没有对齐。AoV. 主动脉瓣；PV. 肺静脉

表 17–1　*d*-TGA 的冠状动脉解剖 Leiden 分类标准

- 使用数字、字母和符号表示
- 从外科医生的角度看，从主动脉到肺动脉对主动脉窦进行编号
  - 窦 1：靠近观察者右侧的肺动脉
  - 窦 2：靠近观察者左侧的肺动脉
  - 注意，超声图像是一种诊断投影，头部位于屏幕平面内。更容易记住的是，窦 1 更向左和（或）向前，而窦 2 更向右和（或）向后
- 主要冠状动脉分支缩写如下
  - 右冠状动脉（R）
  - 前降支（AD）
  - 回旋支（Cx）
- 区分缩写的符号
  - 逗号：主要分支起源于共同血管
  - 分号：分开起源
- 补充术语也用于描述心外膜走形和异常起源
  - 前面：穿过主动脉前部的冠状动脉分支
  - 后面：穿过肺动脉后方的冠状动脉分支
  - 中间：穿过大动脉（通常为壁内）的冠状动脉分支
  - 连合：主动脉连合附近的冠状动脉起源
  - 分离：从同一主动脉窦分离出两条冠状动脉分支
  - 远端或远处：回旋动脉和后降支的起源为右冠状动脉远端分支
- 示例：最常见的冠状动脉模式表示为（1AD, Cx；2R）

改编自 *Scheule AM, Jonas RA. Management of transposition of the great arteries with single coronary artery. Semin Thorac Cardiovasc Surg Pediatr Card Surg Annu. 2001;4:34-57.*

表 17–2　波士顿儿童医院推广的 *d*-TGA 术中冠状动脉解剖的描述性分类

- 窦是用文字而不是数字来描述的
  - 首先描述主动脉和肺动脉的相对位置
  - 描述窦。最常见的冠状动脉起源于的地方
    - □ 右向和后向窦
    - □ 左向和前向窦
- 已对 9 种最常见的变体制订了简要名称，以便在研究中进行分类（图 17–13）
  - 普通
  - 来自 RCA 的回旋支
  - 单一的 LCA
  - 单一的 RCA
  - 颠倒
  - 反向 RCA 和回旋支
  - 壁内 LCA
  - 壁内 LAD
  - 壁内 RCA
- 对于更复杂的模式，请提供详细的文字描述

LAD. 冠状动脉左前降支；LCA. 左冠状动脉；RCA. 右冠状动脉

多普勒成像进行评估。心尖切面也可以增加一些关于冠状动脉解剖的确定性信息，特别是在冠状动脉变异中，其中冠状动脉回旋支起源于右冠状动脉，并经过肺动脉根部后方。从后到前的心尖扫描可以看到冠状动脉回旋支的这一过程。

胸骨上长轴切面是观察动脉导管的最佳切面，通过二维成像评估其通畅性和大小（图 17–22）。此外，应仔细检查主动脉弓，排除弓横部发育不良或缩窄。彩色多普勒显示导管血流方向和主动脉弓血

心尖切面在 *d*-TGA 评估瓣膜功能和确定正常心室大小方面最为有用（图 17–21）。从左心室发出的大血管可观察到分叉，表明它是肺动脉。房室瓣和半月瓣的结构和功能通过二维、彩色多普勒和频谱

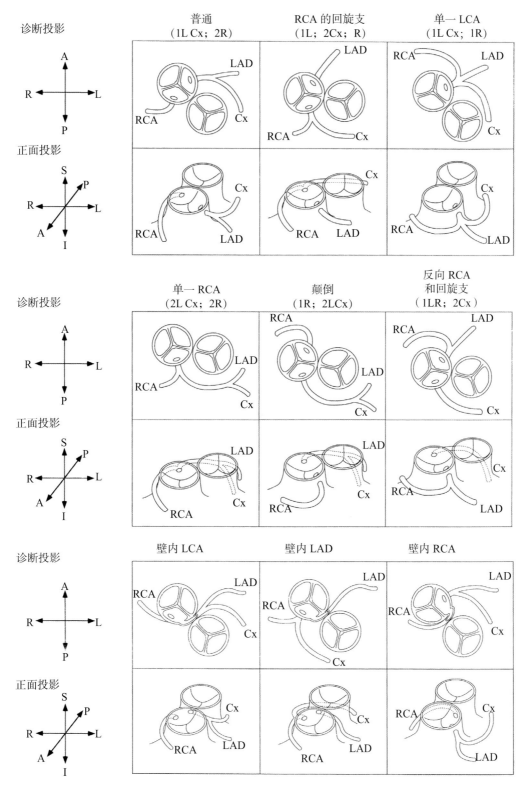

▲ 图 17-15 *d*-TGA 中的冠状动脉类型。每组图像中给出了每种类型的命名法（波士顿儿童医院和 **Leiden** 分类标准）

顶部：诊断投影，二维超声心动图和向后倾斜的主动脉造影显示的冠状动脉起源和近端走行图。底部：冠状动脉分布与前方相同（外科医师视角，正面投影）。注意，当大动脉处于并排关系时，冠状动脉回旋支，甚至整个左冠状动脉系统，更常见位于肺动脉后方走行。A. 前；L. 左；I. 下；P. 后；R. 右；S. 上（经许可转载，引自 *Wernovsky G. Transposition of the great arteries. In: Allen HD, Driscoll DJ, Shaddy RE, et al, eds. Moss and Adams' Heart Disease in Infants, Children, and Adolescents. 8th ed. Philadelphia, PA: Lippincott Williams & Wilkins; 2012:1097-1046.*经许可引自 *Wernovsky G, Sanders SP. Coronary artery anatomy and transposition of the great arteries. Coron Artery Dis. 1993;4:148-157.*）

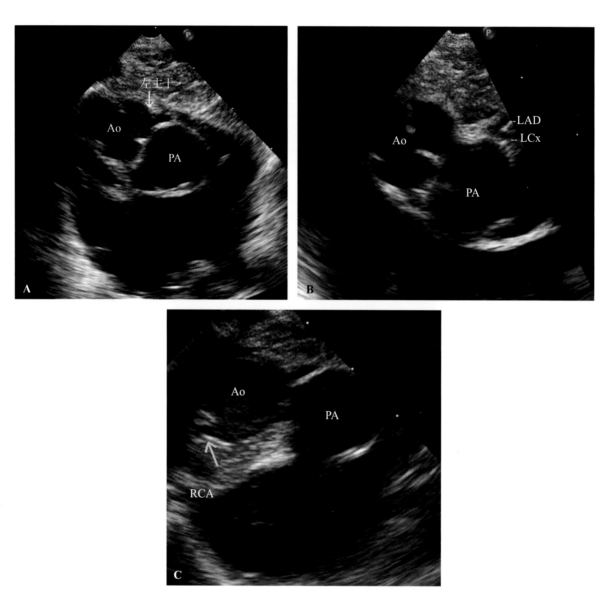

▲ 图 17–16　胸骨旁短轴二维切面显示的最常见冠状动脉类型，称为"普通"或 Leiden 分类标准（1AD, Cx；2R）

A. 左冠状动脉起源于左窦，该窦与肺动脉瓣相邻或"面向"肺动脉瓣。可能需要稍微偏离标准胸骨旁短轴切面，以显示血管的起源。Ao. 主动脉；PA. 肺动脉。B. 左冠状动脉分叉不能在与起源相同的静止切面中显示，但在这里可以清楚地看到。Ao. 主动脉；LAD. 左冠状动脉前降支；PA. 肺动脉。C. 右冠状动脉起源于右窦，右窦"面对"肺动脉瓣。Ao. 主动脉；PA. 肺动脉；RCA. 右冠状动脉

流方向。动脉导管内的脉冲波谱多普勒检查进一步说明了其分流模式，通常主要是从主动脉到肺动脉。胸骨上短轴切面可能有助于显示冠状动脉解剖结构。

五、改变临床治疗的常见相关病变和发现

治疗 d-TGA 的基本方法包括考虑球囊房间隔造口术，这取决于血流混合的有效性，然后是动脉调转手术。以下是一系列可能改变这种治疗方法的解剖学发现，因此超声心动图检查至关重要（表 17–4）。

1. 限制性 PFO。超声心动鉴定房间隔缺损受限，结合氧饱和度降低的临床表现，提示行球囊房间造孔术。房间隔受限通过超声心动图 2D 成像为一个小孔确定，彩色和频谱多普勒（计算平均梯度）提供了支持性信息。相反，在新生儿氧饱和度足够好的情况下，足够大的先天性 ASD 或较大的 VSD 可能促使治疗团队决定不进行球囊房间隔造孔术，而直接进行手术。房间隔造孔术通常在上文所述的超声心动图指导下进行（图 17–6 和图 17–7）。

2. VSD。在 d-TGA 检查中，常见的是膜周部或

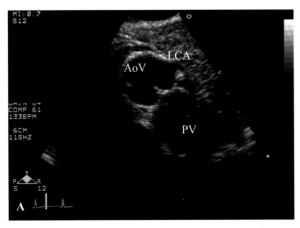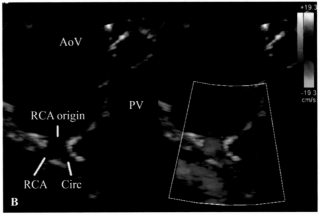

▲ 图 17-17　胸骨旁短轴切面：第二常见的冠状动脉类型，称为"右旋"或根据 Leiden 分类标准（1AD；2R，Cx）

左冠状动脉起源于左前窦，仅起源左前降支。右冠状动脉起源于右后窦，形成右冠状动脉和冠状动脉回旋支。回旋支走行于肺动脉根部后方。A. 左冠状动脉的起源可见。AoV. 主动脉瓣；LCA. 左冠状动脉；PV. 肺动脉瓣。B. 在这张彩色对比图中，右冠状动脉的起源是从后窦看到的。冠状动脉分叉为右冠状动脉和回旋支。回旋支走行于肺动脉瓣后方。注意对于观察冠状动脉内彩色血流所需的低奈奎斯特极限。AoV. 主动脉瓣；Circ. 冠状动脉回旋支；PV. 肺动脉瓣；RCA. 右冠状动脉

表 17-3　*d*-TGA 中冠状动脉类型的发生率分布

冠状动脉类型	病例百分比（%）
普通	66.9
来自 RCA 的回旋支	16.1
单一的 RCA	3.9
单一的 LCA	1.7
颠倒	2.4
反向 RCA 和回旋支	4.2
壁内 LCA	2.1
壁内 LAD	0.1
壁内 RCA	1.0
其他	1.6

LAD. 冠状动脉左前降支；LCA. 左冠状动脉；RCA. 右冠状动脉
引自 *Wernovsky G. Transposition of the great arteries. In: Allen HD, Driscoll DJ, Shaddy RE, et al, eds. Moss and Adams' Heart Disease in Infants, Children, and Adolescents. 7th ed. Philadelphia, PA: Lippincott Williams & Wilkins; 2008:1038-1087.*

对位不良型 VSD。这些类型的 VSD 在行 ASO 手术期间可以直接关闭。然而，偶尔也会发现肌部或心尖部室间隔缺损。如果 VSD 被认为具有血流动力学意义，手术方法通常是在大动脉调转术中尝试一期闭合。有些室间隔缺损可能是外科无法手术的。在新生儿中，这可能促使其他治疗策略，如肺动脉环缩术。如果在去除环缩束带时，VSD 被认为在

血流动力学上很重要，那么可以考虑同时进行经皮 VSD 封堵或外科闭合。

3. 肺动脉瓣狭窄或肺动脉瓣下狭窄。有许多不同的解剖因素可导致左心室流出道梗阻。最常见的情况是，在后对位不良室间隔缺损的情况下，由于圆锥间隔偏斜，以及可能二叶式肺动脉瓣发育不良，会出现瓣下梗阻。二叶式肺动脉瓣也可以单独看到有不同程度的狭窄。评估流出道梗阻或半月瓣狭窄的程度对外科治疗方案至关重要。然而，多普勒对梗阻严重程度的评估也可能具有误导性。存在大型 PDA 时，大血管压力被平衡，流出道或半月瓣的多普勒测量可能低估梗阻的程度。在肺血管阻力下降且具有有效的循环血混合（肺血流量显著大于体静脉血流量）的较大婴儿或儿童中，多普勒梯度可能高估左心室流出道梗阻或肺动脉瓣狭窄的程度。在这两种情况下，仔细的二维成像都可以增加关于梗阻程度的有价值信息。在存在肺流出道梗阻的情况下（图 17-23），可以考虑多种手术方法。如果瓣膜狭窄程度较轻或认为可以修复，并且半月形瓣膜大小相似，则可以进行大动脉调转术。也可以考虑切除瓣下圆锥组织，尽管大动脉调转后残留的左心室流出道狭窄可能导致系统性梗阻。如果大动脉调转的这些改变被认为具有不可接受的风险，并且存在较大的 VSD，则可以考虑采用 Rastelli 或 Nikaidoh 手术（见上文）。如果没有室间隔缺损，

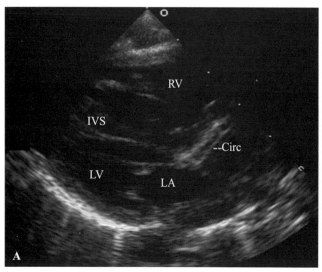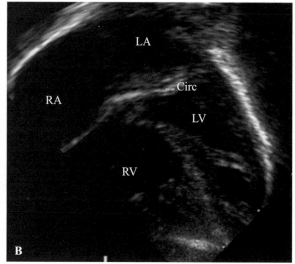

▲ 图 17-18　补充的冠状动脉切面：1 例患者回旋支从右冠状动脉发出（另见图 17-9）

A. 胸骨旁长轴切面的冠状动脉回旋支。扫查心脏时，冠状动脉回旋支很清楚地出现在肺动脉根部的后方位置。IVS. 室间隔；LA. 左心房；LV. 左心室；RV. 右心室。B. 显示冠状动脉回旋支走行的心尖四腔心切面，前后扫查可显示其位于肺动脉根部后方。LA. 左心房；RA. 右心房；LV. 左心室；RV. 右心室

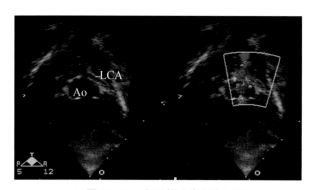

▲ 图 17-19　左冠状动脉高位起源

从剑突下正向切面，主动脉窦到主动脉流出道，可以看到左冠状动脉起源于窦管交界处上方。彩色多普勒分析证实了这一观察结果。Ao. 主动脉；LCA. 左冠状动脉

则可选择左心室 - 肺动脉导管的心房转换或单心室姑息治疗。

4. 主动脉瓣狭窄或主动脉瓣下狭窄。右心室流出道梗阻通常与前对位不良 VSD 相关。如果不严重，这种解剖变异比肺流出道梗阻耐受性更好，因为大动脉调转将导致术后新的肺流出道梗阻。根据 RVOT 梗阻的严重程度，可通过瓣膜修复、瓣膜下肌肉切除、跨环补片或肺导管置入来减轻该病变。如上所述，当大血管压力相等时，在存在大动脉导管未闭的情况下，流出道梗阻严重程度的多普勒评估可能会产生误导。仔细的二维成像对于评估存在梗阻的可能性至关重要。

5. 主动脉缩窄。在单纯的 *d*-TGA 上主动脉缩窄是一种罕见的存在。然而，由于这些儿童经常接受前列腺素 E₁ 治疗，并且存在较大的动脉导管未闭，因此可能很难在出生后早期确定。在最初的超声心动图评估中，次要特征可能提示潜在的主动脉弓梗阻。这些发现可能包括：①二叶式主动脉瓣；②前对位不良型室间隔缺损；③主动脉弓发育不全的二维图像显示；④后支架的存在；⑤从左颈总动脉到左锁骨下动脉的距离异常延长（通常大于 1cm）；⑥降主动脉顺行血流减弱，伴有舒张性逆流；⑦主要为右向左的动脉导管分流。在这些新生儿中，前列腺素被停用，动脉导管在大动脉调转之前被关闭，主动脉弓梗阻应该被提示。如果发现缩窄，通常在动脉 switch 手术时修复。

6. 冠状动脉异常。本章前面回顾了冠状动脉解剖变异。这些变异几乎总是通过超声心动图评估确定的，但偶尔可能需要心导管或其他成像方式。两种最常见的模式，"普通"和右冠状动脉发出的回旋支，都很容易在 switch 手术中纠正。有几篇文章和教科书明确指出不存在不被纠正的冠状动脉模式。也就是说，单支和壁内冠状动脉会增加 ASO 的手术风险。在这些情况下，可以考虑其他手术策略，包括 Damus-Kaye-Stansel 手术，该手术不需要再次植入冠状动脉。

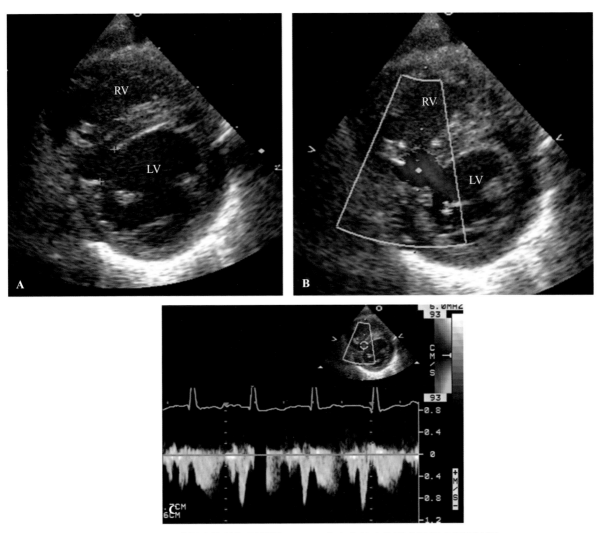

▲ 图 17–20　胸骨旁短轴切面显示 **d**-TGA 中存在较大的后方肌部室间隔缺损

A. 二维成像。LV. 左心室；RV. 右心室。B. 彩色血流显像显示右心室至左心室分流。C. 频谱多普勒显示证明为右心室 - 左心室低速分流血流。LV. 左心室；RV. 右心室

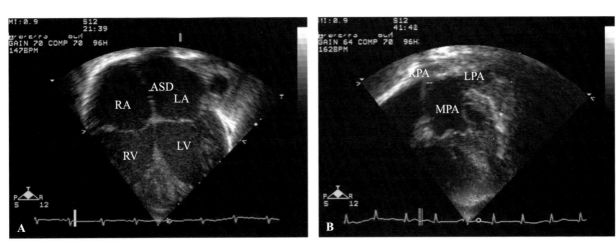

▲ 图 17–21　心尖切面

A. 以前做过球囊房间隔造孔术患者的心尖四腔心切面图。四腔心切面显示正常的心腔形态和大小。ASD. 房间隔缺损；LA. 左心房；LV. 左心室；RA. 右心房；RV. 右心室。B. 心尖四腔心切面的前角显示左心室的肺动脉。LPA. 左肺动脉；MPA. 主肺动脉；RPA. 右肺动脉

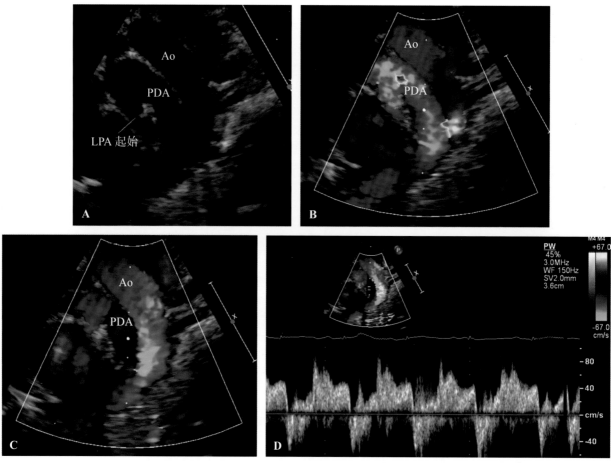

▲ 图 17-22　在 *d*-TGA 中，胸骨上长轴切面可以最好地显示动脉导管未闭

A. 二维成像。Ao. 主动脉；LPA. 左肺动脉；PDA. 动脉导管未闭。B. 收缩期彩色血流显像显示肺动脉 - 主动脉分流。注意，在本例中可以看到一些逆流进入主动脉弓。Ao. 主动脉；PDA. 动脉导管未闭。C. 舒张期彩色血流显像显示主动脉 - 肺动脉分流。Ao. 主动脉；PDA. 动脉导管未闭。D. 频谱多普勒显示 *d*-TGA 伴动脉导管未闭的新生儿中典型的双向分流模式

表 17-4　*d*-TGA：相关心脏发现

普通相关	不典型相关
出口对合不良的室间隔缺损	右心室流出道梗阻
膜周室间隔缺损	主动脉瓣下和主动脉瓣狭窄或发育不全
动脉导管未闭	主动脉缩窄
继发孔型房间隔缺损	肌部室间隔缺损
冠状动脉异常	左心室流出道梗阻
	肺动脉瓣下和肺动脉瓣狭窄或发育不全
	二尖瓣 - 肺动脉不连续（即右心室双出口）
	左心室或右心室发育不全
	心房或内脏位置异常（即异位综合征）

7. 诊断延迟或手术延迟的并发症。*d*-TGA 诊断延迟超过生后数周或存在非心脏疾病（如早产、感染、非心脏器官功能障碍）可能会妨碍及时的大动脉调转手术。对于此类患者的适宜手术时机存在着重大争议，可能的方案包括早期延迟 ASO、2 期 ASO（初始肺动脉环缩，经常伴有主肺分流以维持足够的氧饱和度，随后在一定时间间隔后进行 ASO），或者对于极为延迟的现象，使用心房水平转换。这种争论通常发生在没有足够大小的室间隔缺损以维持影响全身的左心室压力的新生儿身上。尽管超声参数已被提出用于评估 ASO 的风险和肺动脉结扎引起的增厚变化，但这些参数尚未显示出对预后的预测作用。事实上，Foran 及其同事通过回声显示术前左心室几何结构与早期延迟 ASO 后的预后之间没有关系。由于左心室的新月形，使用

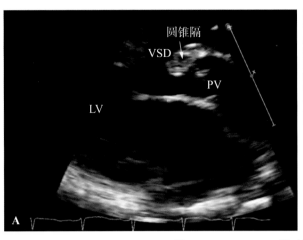
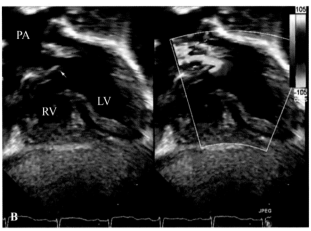

▲ 图 17–23　*d*-TGA、后对位不良 VSD 和肺动脉瓣下狭窄

A. 胸骨旁长轴二维成像显示后移对位不良的圆锥隔（箭）造成肺动脉瓣下梗阻。VSD. 室间隔缺损；PV. 肺动脉瓣；LV. 左心室。B. 剑突下正面彩色成像显示肺动脉瓣下梗阻，彩色多普勒显示血流混叠。LV. 左心室；PA. 肺动脉；RV. 右心室

标准公式计算左心室质量存在问题。

8. 并列的心耳。这是一种罕见的情况，左侧和右侧心耳位于大动脉的同一侧（右侧或左侧）。识别这种情况，尤其是左并列的附属物，在进行球囊房间隔造孔术时尤为重要。在这种状态下，右心耳可能被误认为是左心房，球囊的位置可能被误认为是穿过房间隔。

六、介入和介入后成像

（一）术前心导管检查

在未经手术的 *d*-TGA 新生儿中，TTE 与心导管联合使用最常见的情况是如上所述的指导球囊房间隔造口术。在很少情况下，如果 TTE 不能完全确定冠状动脉类型，则需要血管造影补充。对这种级别的定义的需求具有外科特异性，但由于缺乏对特定高风险模式的识别，常与较不理想的手术结果相关。

（二）术中成像

许多儿科中心目前在所有 *d*-TGA 手术病例中使用 TEE。术前成像通常需要对解剖学和生理学进行全面的重新评估。这包括评估大动脉关系、室间隔缺损、心房交通（原始的或创建）、瓣膜解剖和功能、冠状动脉解剖、流出道梗阻、体静脉和肺静脉解剖、心室腔大小和收缩力。ASO 需要结扎动脉导管，切断两条大血管，关闭任何心房交通或 VSD，

重新定位升主动脉前的肺动脉分支（"LeCompte 手法"），将冠状动脉纽扣从原主动脉根部转移到"新主动脉"（原肺动脉）根部，两条大血管在新位置上重新吻合。术后评估在升温期间开始，以评估是否存在心肌或心内气泡。在脱离体外循环后，进行彻底评估以确保修复是可接受的，包括以下重要部分：①确定心房、心室和导管分流的解决；②确定再植入冠状动脉的血流流入；③记录流出道梗阻的缓解或进展；④评估瓣膜功能；⑤排除在吻合口处的主动脉瓣上或肺动脉狭窄；⑥估计肺动脉压力；⑦评估心室收缩力，排除局部室壁运动异常；⑧通过二维成像、彩色和脉冲波多普勒检查评估双侧肺动脉分支的解剖和血流。如果这些结构难以通过 TEE 评估，则可以进行心外膜成像，对于评估肺动脉分支和主动脉弓可能特别有用。

（三）大动脉调转手术的术后影像学

超声心动图在评估接受过 *d*-TGA 手术的患者方面具有重要作用，其检查可根据该修复术的已知并发症进行定制。在短期内，重要的术后问题包括大血管吻合口狭窄（肺动脉瓣上狭窄比主动脉瓣上狭窄更常见：5%～30% vs. 2%～5%），肺动脉分支狭窄，残余 ASD 或 VSD，3%～14% 的患者冠状动脉闭塞（有症状或无症状），以及罕见的具有临床意义的肺支气管侧支血管。新生儿期接受 ASO 的患者很少出现肺动脉高压，这种现象的病因尚不清

楚。因此，TTE 应检查包括上述术中检查所列出的所有要素。

肺动脉瓣上吻合处可从胸骨旁短轴切面或剑突下短轴切面进行评估（图 17-24）。LeCompte 手法处理后，肺动脉分支横跨主动脉。从胸骨旁高位短轴切面可以很容易地完成术后肺动脉分支的二维、彩色和频谱多普勒评估（图 17-25）。通常，轻微的血流加速（≤ 2.5m/s）没有问题。为了确保多普勒角度最佳，可能需要剑突下切面，特别是通过近端主肺动脉的右心室流出道方向比正常心脏的方向更垂直。

冠状动脉通常从胸骨旁短轴切面成像，通过彩色多普勒成像辅助（图 17-26）。如果在低奈奎斯特极限下发现混叠彩色血流，则可使用频谱多普勒检查。在术后声窗不佳或老年患者中，冠状动脉可能难以或无法观察。虽然超声心动图评估可以提示冠状动脉的扭曲或冠状动脉内异常加速的血流，但超声心动图很少用于评估这些方面，即使有这些情况，对于外科医师来说，仅考虑根据这些无创数据进行修复（图 17-26C 和 D）。血管造影通常由超声心动图检查结果提示后进行（图 17-26E）。左心扩大和腹主动脉舒张血流逆流提示存在明显的肺支气管侧支血管。

ASO 晚期并发症的范围仍在确定。20 世纪80 年代末，ASO 成为大多数机构的主要手术策略，因此，可获得公布的最长纵向随访数据为 ASO后 15~25 年。随着这些数据的出现，人们开始关

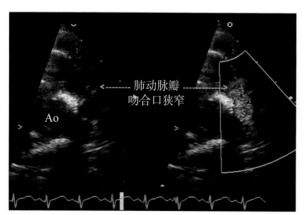

▲ 图 17-24　胸骨旁短轴切面显示大动脉调转术后肺动脉瓣吻合口狭窄（箭）。彩色多普勒检查可确定远离瓣叶的梗阻部位

Ao. 主动脉

注新主动脉（原肺动脉）根部和瓣膜的长期寿命（图 17-27）。目前的数据表明，新主动脉根部扩张约占 50%，临床意义上的新主动脉瓣关闭不全发生率较低（轻微至轻度，约 30%；中度至重度，1%~7%）。Marino 及其同事报道，在平均随访时间为 8.8 年的患者中，严重主动脉瓣关闭不全的发生率为 3.7%，但 46% 的主动脉瓣关闭不全受试者自首次术后超声心动图检查以来病情进展。主动脉扩张与伴有室间隔缺损的 d-TGA 相关而不是与室间隔完整的 d-TGA 相关。因此，每次随访时应评估新主动脉瓣功能和新主动脉根部尺寸。

（四）心房转换手术的术后影像学（Mustard 或 Senning 手术）

心房转换后常规进行超声心动图检查。心室具有特征性外观，右心室扩张肥大，左心室受压薄壁（图 17-28）。最重要的是评估体静脉和肺静脉挡板（图 17-29 至图 17-33）。心房转换手术的体静脉和肺静脉挡板可能导致狭窄。这些通路的经胸成像可识别脉冲波多普勒静脉的低速血流、检测彩色多普勒的湍流、心房收缩至下腔静脉或上腔静脉的逆行血流，或解剖性挡板狭窄的二维成像。考虑到在 d-TGA 患者中心房转换手术作为常见的外科手术，已经有几十年的历史，这些患者中的许多人现在都是成年人，通常具有较差的经胸窗口。在这些患者中，TEE 可能是描述梗阻过程所必需的。此外，随后基于导管的干预以改善梗阻通常最好通过相关的TEE 引导来完成。

心房转换手术后也可能发生挡板残漏（图17-34 和图 17-35）。这也可以通过超声心动图检测，通过彩色和脉冲波多普勒检查确定体静脉挡板和右心房之间或肺静脉挡板和左心房之间的残漏。体静脉挡板残漏也可通过生理盐水对比剂注射轻易识别。如果对比剂注射到外周臂静脉穿过挡板进入右心房的非挡板部分或右心室，这为体静脉挡板残漏提供了良好的证据。然后，可以使用带有血管造影和 TEE 的联合成像将封堵装置或覆膜支架放置在挡板残漏处（图 17-35）。

（五）Rastelli 和 Nikaidoh 手术的术后影像学检查

Rastelli 或 Nikaidoh 手术均可用于 d-TGA、VSD和左心室流出道梗阻（见上文）。Rastelli 手术包

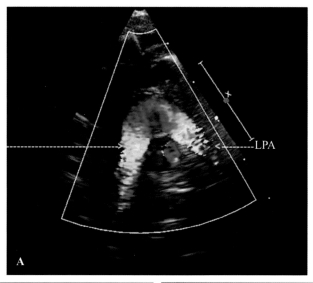

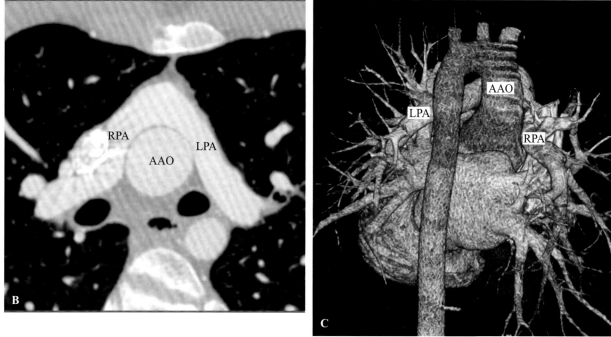

▲ 图 17-25　LeCompte 术式大动脉调转术后肺动脉分支的解剖。肺动脉分支横跨主动脉根部

A. 高位胸骨旁短轴切面彩色多普勒显像（箭）。LPA. 左肺动脉。B. CT 血管造影显示肺动脉分支横跨升主动脉。AAO. 升主动脉；LPA. 左肺动脉；RPA. 右肺动脉。C. 患者 CTA 血管造影的 3D 重建，从患者背部观察，显示 LeCompte 手术方法。AAO. 升主动脉；LPA. 左肺动脉；RPA. 右肺动脉

括干下型 VSD 的修补和右心室 - 肺动脉导管的放置。Rastelli 手术后的超声心动图成像需要二维、彩色和脉冲波多普勒检查。从左心室到主动脉的路径可以从几个成像声窗看到，需经过仔细评估（图 17-36A）。

右心室至肺动脉导管最好从胸骨旁或剑突下成像（图 17-37）。然而，多普勒检查可能无法准确预测狭窄程度，因为改良的伯努利方程在长段阻塞过程中无效。同时，考虑合并肺动脉分支狭窄的影响

也是至关重要的。所以，只要有可能，右心室压力应通过评估三尖瓣反流速度来估计。还应评估右心室的大小、肥厚和收缩力。

与 Rastelli 手术相比，Nikaidoh 手术使用频率较低，它是一种重建更正常的左心室流出道的手术方法。这通常涉及主动脉根部向后的外科移位（见上文）。在接受 Rastelli 或 Nikaidoh 手术的患者中，左心室流出道的检查策略相似（图 17-36B）。右心室流出道的 Nikaidoh 重建技术可能有所不同，包括

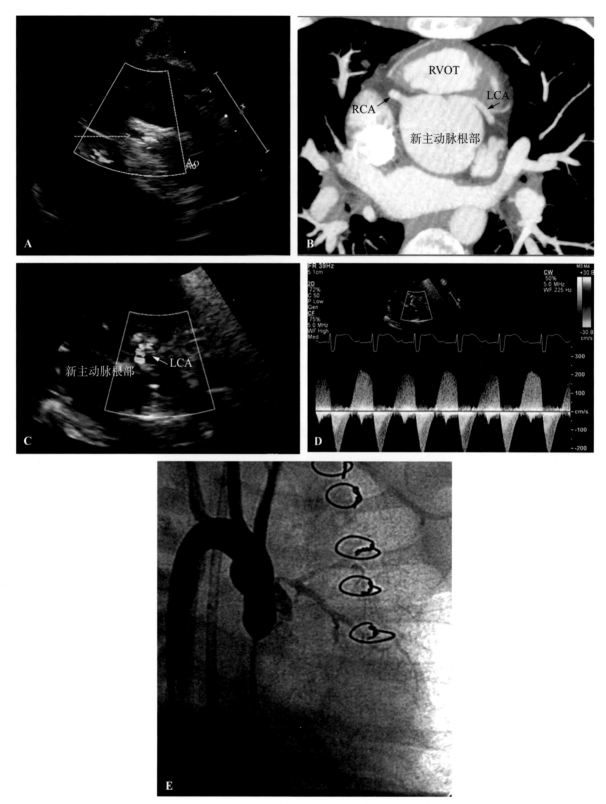

▲ 图 17-26　采用多种方式检查 ASO 术后的冠状动脉

图 C 至 E 来自同一名左冠状动脉狭窄患者。A. 胸骨旁主动脉短轴切面，彩色多普勒显示进入再植的右冠状动脉内的血流（箭）。Ao. 主动脉。B.CT 血管造影显示重新植入的原肺动脉（新主动脉）根部窦部的冠状动脉。注意这个根部是如何位于右心室流出道的正后方的。LCA. 左冠状动脉；RCA. 右冠状动脉；RVOT. 右心室流出道。C. 胸骨旁新主动脉根部短轴切面，彩色多普勒成像显示重新植入的左冠状动脉出现混叠血流（箭）。LCA. 左冠状动脉。D. 左冠状动脉起始处的频谱多普勒检查显示双向分流，顺行流速明显加快（2.4m/s）。E. 血管造影（经心导管插入主动脉根部）显示左冠状动脉主干中度狭窄

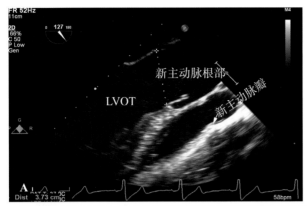

◀ 图 17–27　**ASO 术后新主动脉根部扩张和新主动脉瓣关闭不全**

A. 食管中段经食管超声心动图长轴切面显示新主动脉瓣（箭）（瓣环 3.7cm）和根部（离线测量 4.5cm）明显扩张。相比之下，新肺动脉瓣看起来很小。
B. 舒张期彩色血流图显示新主动脉瓣关闭不全的广泛反流，其他图像量化检查确定为严重反流。LVOT. 左心室流出道

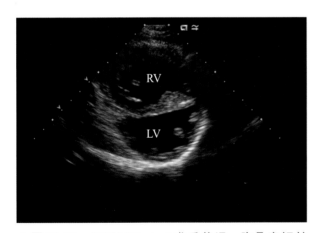

▲ 图 17–28　*d*-TGA Mustard 术后状况。胸骨旁短轴切面显示室间隔因右心室系统压力而变平。右心室扩张肥大

LV. 左心室；RV. 右心室

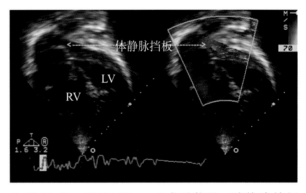

▲ 图 17–29　*d*-TGA Mustard 术后状况。肺静脉挡板前方的心尖四腔心切面显示了体静脉挡板的位置，该挡板将血液从下腔静脉和上腔静脉引导至左心室（左箭）。彩色多普勒显示朝向二尖瓣通畅的全身静脉血流模式（右箭）

LV. 左心室；RV. 右心室

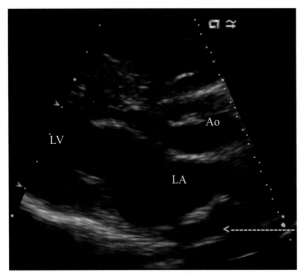

▲ 图 17-30 胸骨旁长轴切面显示了 *d*-TGA Mustard 手术后患者左心房内体静脉挡板状况

Ao. 主动脉；LA. 左心房；LV. 左心室

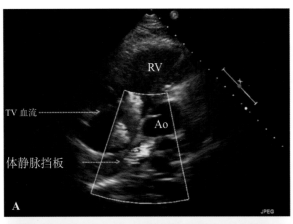

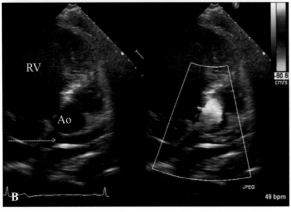

▲ 图 17-31 胸骨旁短轴切面显示 *d*-TGA Mustard 术后患者状况

A. 静脉血流通过体静脉挡板进入左心室（箭）。Ao. 主动脉；RV. 右心室。B. 体静脉挡板位于主动脉根部正后方。Ao. 主动脉；RV. 右心室

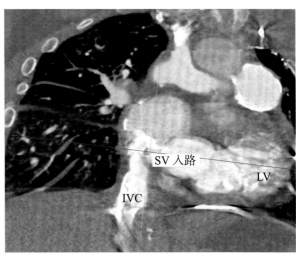

▲ 图 17-32 CT 血管造影显示从下腔静脉（IVC）经心房挡板进入形态学左心室的静脉造影过程

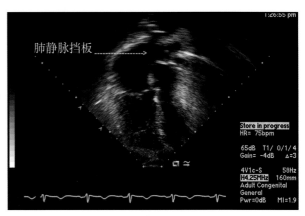

▲ 图 17-33 *d*-TGA Mustard 术后状况（箭）。心尖四腔心切面，向后方显示肺静脉挡板。右心室扩张肥大

肺动脉与右心室直接吻合并伴有相关的反流（REV 手术）或放置导管。无论采用何种技术，都可能出现某种程度的狭窄或反流。应使用 2D、彩色和频谱多普勒对重建结构和肺动脉分支进行详细评估。对右心室大小、肥厚、收缩力和压力的评估是标准的评估方法。

七、其他成像方式的潜在作用

超声心动图仍然是评价绝大多数 *d*-TGA 患者心脏解剖和生理学的主要方法。其他方式，如导管、心脏磁共振成像和心脏计算机断层扫描可以提供增量和有用的信息。关于这些方式的指南在其他地方发布，并将在此处进行总结（表 17-5）。关于接受心房或 ASO 的成人评估的更多信息，请参见第 41 章。

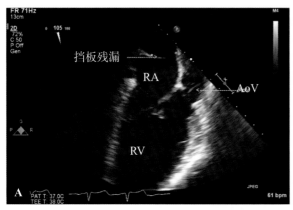
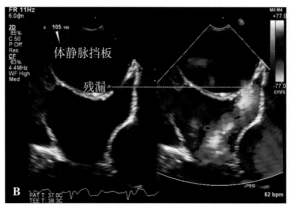
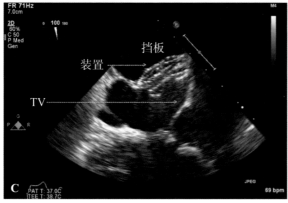

▲ 图 17-34 *d*-TGA Mustard 术后状况

A. 经食管超声心动图（TEE）右心成像显示体静脉挡板残漏（箭）。RA. 右心房；RV. 右心室。B. 通过这个大的挡板残漏，可以观察到彩色血流从体静脉挡板流出。C. TEE 引导放置 AMPLATZER 房间隔缺损封堵装置穿过体静脉挡板缺损。装置的左心房和右心房位置良好，静脉通道通畅，三尖瓣组织功能得以保留

（一）术前评估

当存在患者解剖结构细节的不确定时，如冠状动脉起源和走形，传统做法总是下一步做心导管检查。最近，随着使用频率的增加，CT 和 MRI 被用来代替心导管检查。新一代 CT 扫描仪，如 64 排或双源扫描仪，能够评估最小到新生儿的患儿冠状动脉解剖。然而，它们的相对效用将取决于当地的专业知识和设备。

三维超声心动图成像可能会提供帮助，尤其是当基础解剖结构复杂时。当存在复杂的流出道异常时，就是三维成像可能会有帮助的具体实例。这可以让外科医师更好地理解复杂的解剖关系和成功重建的潜在路径，而这很难通过二维成像来确定。此外，三维成像可能有助于心室腔的容积再现。

（二）术后评估

对于 ASO 术后的患者，如前所述，由于这些

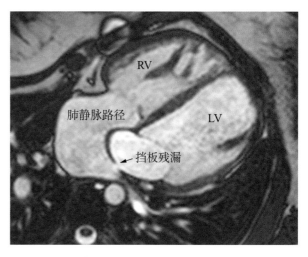

▲ 图 17-35 心脏 MRI 显示存在房间隔挡板的残漏（箭）。心房水平的曲线代表挡板材料，而不是房间隔

LV. 左心室；RV. 右心室

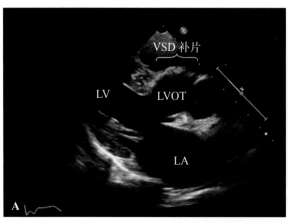
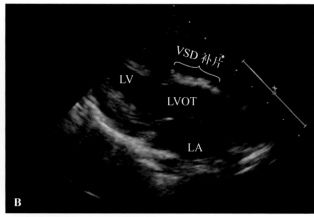

▲ 图 17-36　A.胸骨旁长轴切面显示 Rastelli 术后左心室流出道状况。可见室间隔缺损补片，左心室流出道内径充足。请注意，为了穿过半月瓣，离开左心室的血液必须进行两次近乎直角的旋转。LA. 左心房；LV. 左心室；LVOT. 左心室流出道；VSD. 室间隔缺损。B. 胸骨旁长轴切面显示 Nikaidoh 术后左心室流出道状况。注意与 Rastelli 手术后的外观相比，流出道的轮廓更平滑

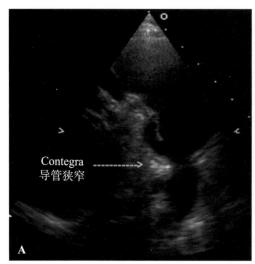
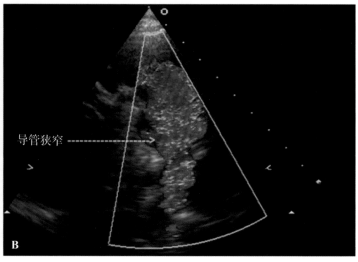

▲ 图 17-37　胸骨旁短轴切面：患有 *d*-TGA 伴左心室流出道梗阻患者，使用 Contegra 牛颈静脉导管修复右心室（RV）- 肺动脉（PA）的 Rastelli 术后状况

A. RV 至 PA 导管在近 PA 分支处的远端部位狭窄；B. 彩色多普勒显示狭窄部位的梗阻

再植入血管的扭结或与其基础解剖结构相关的并发症，症状的产生或发现可能引起对冠状动脉循环通畅的担忧。与术前检查类似，心导管（图 17-26E）和计算机断层血管造影可提供弥补部位的详细信息，包括冠状动脉起源和分支。计算机后处理软件可以利用原始图像数据，重建无限数量的横截面或三维渲染图像。在儿科患者中表现的较高心率限制了旧一代 CT 扫描仪的图像清晰度，但在较新的容积式或双源扫描仪上问题较少。心脏 MRI 也可以定义和评估再植入冠状动脉的起源，但在典型的临床实践中，空间分辨率则低于 CT（图 17-26B）。

虽然在静息状态下可能存在足够的冠状动脉循环，但在一些修复术后病例中，心肌需求增加时可能出现心肌缺血。在这种情况下，应力成像用于描绘心肌灌注的充分性和分布。例如，许多成人中心和一些儿科中心都使用了负荷超声心动图。核闪烁扫描和灌注成像包括单光子发射计算机断层扫描（SPECT）和最近的正电子发射断层扫描（PET）等技术。两者都涉及电离辐射，尽管一般来说 PET 剂量低于 SPECT。也可以使用运动或药物（如多巴酚丁胺、腺苷或热加腺苷）进行心脏 MRI 应力和心肌灌注成像。与所有这些技术相关的挑战范围广

泛，而且在许多儿科中心，数据解释方面的专业知识往往相对缺乏。这一因素，加上遗传异常或先前手术干预等共病，可能使数据解释和预测值复杂化。

表 17–5　*d*-TGA 多模态评估中影像学检查方法实用性的全面比较

特　征	超声心动图	心脏磁共振成像	CT 血管造影	核闪烁显像
可用性	++++	++	++	+
便捷性	++++	−	−	−
辐射暴露	−	−	+++	++++
带起搏器的安全	++++	+	+++	+++
冠状动脉解剖	++	+++	+++	
主动脉肺侧支血管	+	++++	++	
主动脉瓣上狭窄（ASO）	++++	++++	++++	
肺动脉瓣上狭窄（ASO）	++++	++++	++++	
肺动脉分支狭窄（ASO）	++	++++	++++	
新主动脉根部扩张（ASO）	++++	++++	++++	
新主动脉瓣反流（严重程度）（ASO）	++	++++	−	
冠状动脉狭窄（ASO）	+	+++	++++	++
心肌缺血（ASO）	+	+++	−	++++
体静脉挡板梗阻（AtrSO）	++	+++	+++	−
肺静脉挡板梗阻（AtrSO）	++	+++	+++	−
挡板残漏（AtrSO）	++	++	−	+
右心室功能障碍（AtrSO）	++	++++	+++	
VSD 残漏（Rastelli/Nikaidoh）	++++	+++	+	
主动脉瓣下梗阻（Rastelli/Nikaidoh）	++++	++++	+++	
管道梗阻（Rastelli/Nikaidoh）	+++	+++	+++	
管道反流（Rastelli/Nikaidoh）	++	++++	−	

ASO. 动脉转换手术；VSD. 室间隔缺损
引自 *Cohen MS, Eidem BW, Cetta F, et al. Multimodality imaging guidelines of patients with transposition of the great arteries: a report from the American Society of Echocardiography developed in collaboration with the Society for Cardiac Magnetic Resonance and the Society of Cardiovascular Computed Tomography. J Am Soc Echocardiogr. 2016;29:571-621.*

参 考 文 献

[1] Chin AJ, Yeager SB, Sanders SP, et al. Accuracy of prospective two-dimensional echocardiographic evaluation of the left ventricular outflow tract in complete transposition of the great arteries. *Am J Cardiol*. 1985;55:759–764.

[2] Cohen MS, Eidem BW, Cetta F, et al. Multimodality imaging guidelines of patients with transposition of the great arteries: a report from the American Society of Echocardiography developed in collaboration with the Society for Cardiac Magnetic Resonance and the Society of Cardiovascular Computed Tomography. *J Am Soc Echocardiogr*. 2016;29:571–621.

[3] Foran JP, Sullivan ID, Elliott MJ, de Leval MR. Primary arterial switch operation for transposition of the great arteries with intact ventricular septum in infants older than 21 days. *J Am Coll Cardiol*. 1998;31(4):883–889.

[4] Gittenberger-de Groot AC, Sauer U, Quaegebeur J. Aortic intramural coronary artery in three hearts with transposition of the great arteries. *J Thorac Cardiovasc Surg*. 1986;91:566–571.

[5] Gottlieb D, Schwartz ML, Bischoff K, Gauvreau K, Mayer JE Jr. Predictors of outcome of arterial switch operation for complex D-transposition. *Ann Thorac Surg*. 2008;85:1698–1702.

[6] Hutter P, Thomeer BJ, Jansen P, et al. Fate of the aortic root after arterial switch operation. *Eur J Cardiothorac Surg*. 2001;20:82–88.

[7] Iyer KS, Sharma R, Kumar K, et al. Serial echocardiography for decision making in rapid two-stage arterial switch operation. *Ann Thorac Surg*. 1995;60:658–664.

[8] Lacour-Gayet F. Complexity stratification of the arterial switch operation: a second learning curve. *Cardiol Young*. 2012;22:739–744.

[9] Losay J, Touchot A, Serraf A, et al. Late outcome after arterial switch operation for transposition of the great arteries. *Circulation*. 2001;18(12 suppl 1):I121–I126.

[10] Marino BS, Wernovsky G, McIlhenny DB, et al. Neo-aortic valve function after the arterial switch. *Cardiol Young*. 2006;16:481–489.

[11] Pasquini L, Parness IA, Colan SD, Wernovsky G, Mayer JE, Sanders SP. Diagnosis of intramural coronary artery in transposition of the great arteries using two-dimensional echocardiography. *Circulation*. 1993;88:1136–1141.

[12] Pasquini L, Sanders SP, Parness IA, et al. Coronary echocardiography in 406 patients with d-loop transposition of the great arteries. *J Am Coll Cardiol*. 1994;24:763–768.

[13] Poerner TC, Goebel B, Figulla HR, et al. Diastolic biventricular impairment at long-term follow-up after atrial switch operation for complete transposition of the great arteries: an exercise tissue Doppler echocardiography study. *J Am Soc Echocardiogr*. 2007;20:1285–1293.

[14] Prifti E, Crucean A, Bonacchi M, et al. Early and long term outcome of the arterial switch operation for transposition of the great arteries: predictors and functional evaluation. *Eur J Cardiothorac Surg*. 2002;22:864–873.

[15] Scheule AM, Jonas RA. Management of transposition of the great arteries with single coronary artery. *Semin Thorac Cardiovasc Surg Pediatr Card Surg Annu*. 2001;4:34–57.

[16] Takeuchi D, Nakanishi T, Tomimatsu H, Nakazawa M. Evaluation of right ventricular performance long after the atrial switch operation for transposition of the great arteries using the Doppler Tei index. *Pediatr Cardiol*. 2006;27:78–83.

[17] Wernovsky G, Sanders SP. Coronary artery anatomy and transposition of the great arteries. *Coron Artery Dis*. 1993;4:148–157.

[18] Wong D, Golding F, Hess L, et al. Intraoperative coronary artery pulse Doppler patterns in patients with complete transposition of the great arteries undergoing the arterial switch operation. *Am Heart J*. 2008;156:466–472.

[19] Yacoub MH, Radley-Smith R. Anatomy of the coronary arteries in transposition of the great arteries and methods for their transfer in anatomical correction. *Thorax*. 1978;33:418–424.

第 18 章　右心室双出口和左心室双出口
Double-Outlet Right and Left Ventricles

Donald J. Hagler　著

赵博文　潘　美　译

一、术语

当每条大动脉的 50% 以上起源于一个心室时，心室动脉连接定义为"心室双出口"。两条大动脉均起源于右心室，称为右心室双出口（double-outlet right ventricle，DORV）。相反，两条大动脉均起源于左心室，称为左心室双出口（double-outlet left ventricle，DOLV）。

许多法洛四联症患者的主动脉骑跨率可能超过 50%，但并不代表 DORV 的真正解剖学形式。

二、右心室双出口

两条大动脉均起源于形态学 RV，则诊断为右心室双出口，DORV 包含多种血流动力学特征，包括：①肺动脉血流量过多的单纯室间隔缺损；②由于肺动脉狭窄导致的肺动脉血流减少的法洛四联症；③伴随体循环低氧饱和度和肺循环血流过多的大动脉转位。这种先天畸形是一种罕见的畸形。据报道，其发生率约为每 1000 例新生儿 0.09 例，占先天性心脏病患者的 1%～1.5%，没有明显的种族 / 民族或性别倾向。

根据大动脉关系及 VSD 的位置，DORV 可能存在 16 种类型。图 18-1 显示了这些类型，但临床上仅能观察到 9 种类型。然而，该系列仅包括具有心房和内脏正位、房室连接一致，2 个心室和房室瓣发育良好的病例。VSD 的位置被描述为主动脉瓣下型、肺动脉瓣下型、双瓣下型（在两条大动脉下方）、远离大动脉型（图 18-2）。此外，根据不同的大动脉位置关系，室间隔完整型（非常罕见）可以

有 4 种 DORV 类型，如果还包括内脏反位和不定位、房室连接不一致和房室瓣闭锁，则有多种其他变化和组合可能。

主动脉瓣下型 VSD、大动脉平行排列的右心室双出口

这代表了最常见和最典型的 DORV 类型，双侧圆锥将两个半月瓣与两个房室瓣分开，VSD 是 LV 的唯一出口，主动脉圆锥是主动脉瓣和二尖瓣前叶之间的肌性结构。图 18-3 显示此类 DORV 的病理表现，切开 RV，显示两条大动脉均起源于 RV。图 18-4 显示主动脉瓣下型 VSD、大动脉平行排列的 DORV 的血管造影结果。

二维超声心动图诊断 DORV 声像图特征已有研究报道，包括三个诊断特征：①两条大动脉均起源于位于前方的 RV；②二尖瓣 - 半月瓣不连续；③除 VSD 外没有左心室流出道。一项采用二维超声心动图对 36 名患者的系列研究显示，两条大动脉主要起源于位于前方的 RV。如果一条大动脉骑跨于 VSD 之上，则需要进一步鉴别骑跨的大动脉与 RV 的关系是完全不连接还是几乎完全起源于 RV。此外，大多数情况下，常常会有圆锥组织将半月瓣与二尖瓣分开，形成二尖瓣 - 半月瓣不连续。图 18-5 至图 18-7 显示了最常见的 DORV 的几种类型，包括大血管平行排列、正常排列、右前主动脉和左前主动脉排列等。此外，图 18-7 显示大动脉左侧双心耳的超声心动图表现。图 18-8 显示了右前主动脉及肺动脉瓣下 VSD 患者的病理特征。大多数 DORV 患者心房和内脏正位，但也可能存在

大动脉关系	VSD 位置（%）				总计
	主动脉瓣下型	肺动脉瓣下型	双瓣下型	远离型	
正常	3%	0%	0%	0%	3%
平行	46%	8%	3%	7%	64%
d-MGA	10%	10%	0%	0%	20%
l-MGA	3%	4%	0%	0%	7%
总计	62%	22%	3%	7%	

▲ 图 18-1　70 例右心室双出口（DORV）患者大动脉与室间隔缺损（VSD）的位置关系的研究结果

A. 主动脉；d-MGA. 右位大动脉错位；l-MGA. 左位大动脉错位；P. 肺动脉（经许可转载，引自 *Hagler DJ, Tajik AJ, Seward JB, et al. Double-outlet right ventricle: wide-angle two-dimensional echocardiographic observations. Circulation. 1981;63:419-428.*）

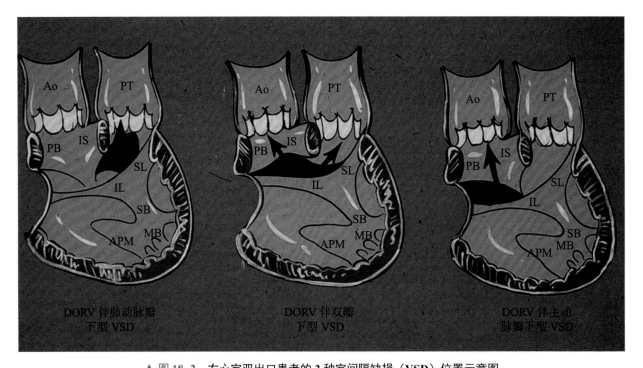

▲ 图 18-2　右心室双出口患者的 3 种室间隔缺损（VSD）位置示意图

Ao. 主动脉；APM. 心尖乳头肌；IL. 下束；IS. 圆锥间隔；MB. 节制索；PB. 壁束；PT. 肺动脉；SB. 间隔束；SL. 上束

右侧异构或左侧异构、内脏不定位等情况。大多数DORV患者房室连接一致，但较少见的房室连接不一致的情况也可能存在。

三、影像学特征

（一）大动脉位置

在2/3的病例中，可以观察到两条大动脉同时起源于位于前方的RV。在剑突下矢状切面，可能无法同时显示两个半月瓣。但每个半月瓣都可以通过探头轻微左侧倾斜或右侧倾斜加以显示。由于半月瓣下方存在圆锥肌性组织，半月瓣则位于心室其他部分更前上的位置。在短轴切面，非常重要的是从心尖向心底进行连续扫描，以观察每条大动脉与右心室腔的连接关系（图18-9）。通过对心底短轴切面扫查，能够显示两大动脉"双环征"，提示大动脉呈平行排列关系。高位短轴切面能够显示肺动脉分叉。

胸骨旁长轴切面通常是从左胸骨边缘稍向上的位置扫查获得，该切面显示了大动脉起源的平行排列关系（图18-6、图18-7和图18-10）。如短轴切面（图18-10）或剑突下切面扫查所示，肺动脉可通过其向后走行至肺及存在左、右肺动脉分支进行

识别。位于前上方的大动脉则为主动脉。

胸骨旁长轴切面显示二尖瓣–半月瓣连续性消失，被圆锥肌性结构分开（图18-5、图18-6和图18-10）。二尖瓣–半月瓣连续性中断在二维超声心动图显示为致密回声（纤维肌性组织），或圆锥

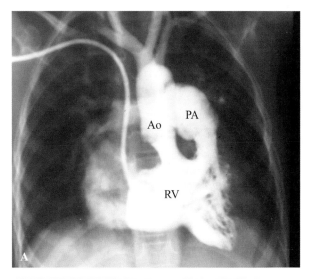

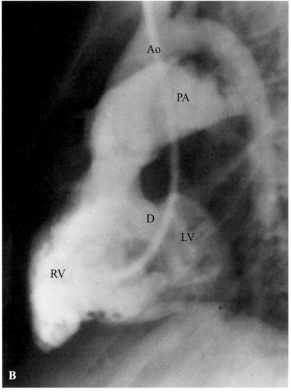

▲ 图18-4 右心室双出口患者（DORV）右心室（RV）造影图

正面和侧面视图显示了DORV的特征：主动脉瓣下室间隔缺损（VSD）及大动脉平行排列。两个半月瓣显示在同一水平，呈平行关系。在侧面观，VSD（D）位于圆锥下方，左心室（LV）部分充盈。Ao. 主动脉；PA. 肺动脉

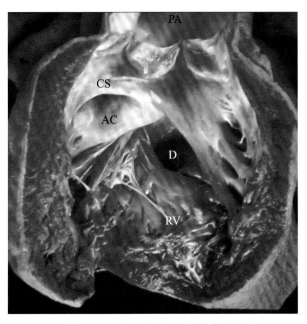

▲ 图18-3 右心室双出口患者病理标本

右心室（RV）已被打开，展示了两条大动脉起源于RV。AC. 主动脉圆锥；CS. 圆锥间隔；D. 室间隔缺损；PA. 肺动脉

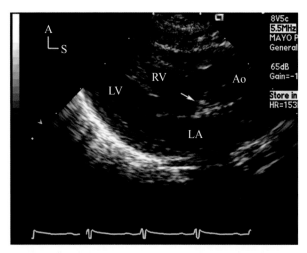

▲ 图 18-5　右心室双出口新生儿的胸骨旁长轴切面显示大动脉平行排列和主动脉瓣下室间隔缺损（VSD）

因主动脉（Ao）向右前移，主动脉为此切面显示的唯一大动脉。箭所示主动脉下圆锥将主动脉瓣与二尖瓣分开。LA. 左心房；LV. 左心室；RV. 右心室

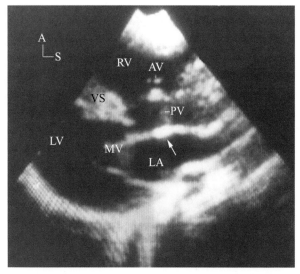

▲ 图 18-6　右心室双出口患者的胸骨旁长轴切面显示，主动脉位于肺动脉右前方，伴有肺动脉瓣下室间隔缺损（VSD）

有较少量的圆锥组织（箭）将肺动脉瓣（PV）与二尖瓣（MV）分开。两条大动脉完全起源于右心室（RV）。LA. 左心房；LV. 左心室

肌性组织将上述两个瓣分开。如图 18-4 所示，二尖瓣 - 半月瓣的连续性分隔程度不一，但随着高分辨率成像探头（7MHz 和 10MHz）的使用，即使大小为 2～3mm 的圆锥分隔也可以显示。

（二）室间隔缺损的位置

二维超声心动图可准确评估 VSD 和大动脉的

位置关系。在大多数患者中，胸骨旁和剑突下扫查（图 18-5、图 18-6、图 18-7 和图 18-10）可以显示典型的主动脉瓣下或肺动脉瓣下 VSD。双瓣下 VSD 同时临近两个大动脉瓣下。远离或无关型 VSD 包括肌性 VSD 或完全性房室间隔缺损。图 18-11 显示 DORV 患者远离大动脉瓣位于后部的肌性 VSD。两条大动脉均与 VSD 不相关。同样，在心尖四腔心切面或剑突下切面可以很好识别完全性房室间隔缺损（图 18-12）。

多普勒超声心动图和彩色多普勒血流成像有助于观察与显示这些异常包括肌性 VSD。对于限制性 VSD，连续波多普勒检查可以检测到 LV 至 RV 之间的压力梯度所致的高速血流信号。虽然一些伴发肌性 VSD 能够通过彩色血流成像来识别，但如果怀疑有多个肌性（"瑞士奶酪型室间隔"）VSD，许多中心建议进行完整的心血管造影进行评估。

DORV 可能伴发多种房室瓣畸形，包括完全性房室间隔缺损、孤立的二尖瓣前叶裂和骑跨（心

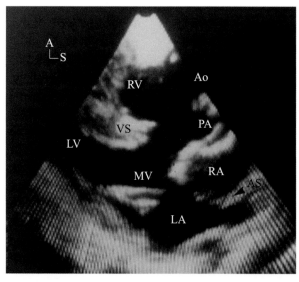

▲ 图 18-7　右心室双出口患者的胸骨旁长轴切面显示，主动脉（Ao）位于肺动脉（PA）的左前方

两条大动脉完全平行起源于右心室（RV）。在这个标准长轴切面中，同时显示四个心腔和两个大动脉。此例还显示了大动脉左侧双右心耳，右心耳位于大动脉后方，紧邻左心耳。肺动脉瓣轻度增厚，实时超声显示收缩期瓣膜呈穹窿样，提示肺动脉瓣狭窄。二尖瓣（MV）与半月瓣明显分离。AS. 房间隔；LA. 左心房；LV. 左心室；TV. 三尖瓣；VS. 室间隔（经许可转载，引自 Hagler DJ, Tajik AJ, Seward JB, et al.Double-outlet right ventricle：wide-angle two-dimensional echocardiographic observations.Circulation.1981; 63: 419-428）

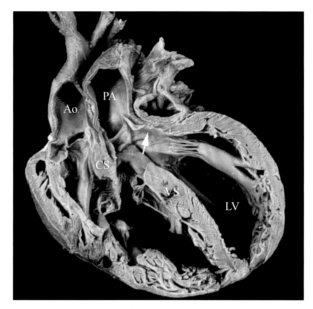

▲ 图 18-8　右心室双出口（DORV）患者病理标本显示伴肺动脉瓣下 VSD

此为矢状观显示右心室双出口（DORV）患者肺动脉瓣下室间隔缺损（VSD）。圆锥间隔（CS）与低位室间隔（VS）对位不良。左心室（LV）的流出道直接连接肺动脉（PA），主动脉（Ao）位于右前方

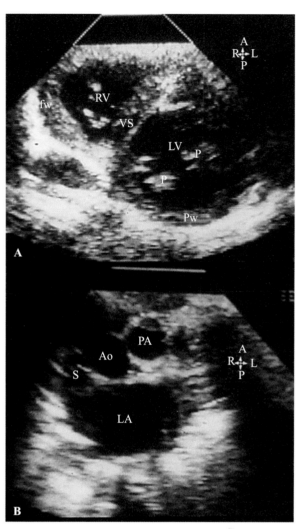

▲ 图 18-9　右心室双出口患者从心尖（顶部）到心底（底部）短轴的心脏扫查

A. 心室中部水平短轴扫查声像图，显示室间隔缺损（VSD）水平下方的室间隔（VS）平面声像图。B. 大动脉水平短轴的扫查声像图，显示大动脉关系正常，上腔静脉（S）位于主动脉（Ao）的右侧，肺动脉（PA）位于左前方。因此，VSD 位于心底部主动脉瓣下（经许可转载，引自 *Hagler DJ, Tajik AJ, Seward JB, et al. Double-outlet right ventricle: wide-angle two-dimensional echocardiographic observations. Circulation. 1981;63:419-428.*）

房和室间隔对位不良），以及左侧或右侧房室瓣跨立等。心尖、剑突下四腔心切面和短轴切面可很好显示这些位于心脏"十字交叉"部位的房室瓣畸形。准确观察与显示房室瓣及腱索装置的位置和插入点尤为重要。三尖瓣腱索装置插入圆锥室间隔异常时，外科医师将无法进行把 LVOT 向前引导至主动脉的手术。孤立的二尖瓣前叶裂通常存在腱索附着于室间隔或跨立室间隔进入右心室面附着。图 18-13 中，DORV 患者病理标本显示肺动脉瓣下 VSD 和二尖瓣跨立。DORV 伴发畸形还包括大动脉左侧双心耳（图 18-7）、房间隔缺损、体静脉连接异常（左位上腔静脉汇入冠状静脉窦）和肺静脉异位引流，以及存在主动脉缩窄。必须使用多个扫查平面来排除这些伴发畸形。

四、冠状动脉畸形

DORV 中的冠状动脉主要有 3 种类型：正常；异常，如 TOF 型；异常，如 TGA 型。TOF 型可能存在左冠状动脉前降支异常起源于右冠状动脉。TGA 型可能存在右冠状动脉起源于右后主动脉窦和左冠状动脉起源于左后主动脉窦。因此，应仔细评估 DORV 患者的冠状动脉。

五、生理学改变

DORV 患者的生理状况取决于 4 个 VSD 的位置和大动脉的关系，它还受其他伴发病变的影响，最显著的是 PS、肺血管阻塞性疾病的存在、ASD，以及 VSD 的大小。

图 18-14 显示了 Sridaromont 等研究报道的 62 例 DORV 患者的数据，包括 3 种类型患者：①肺动脉血氧饱和度大于体循环动脉血氧饱和度；②肺动脉

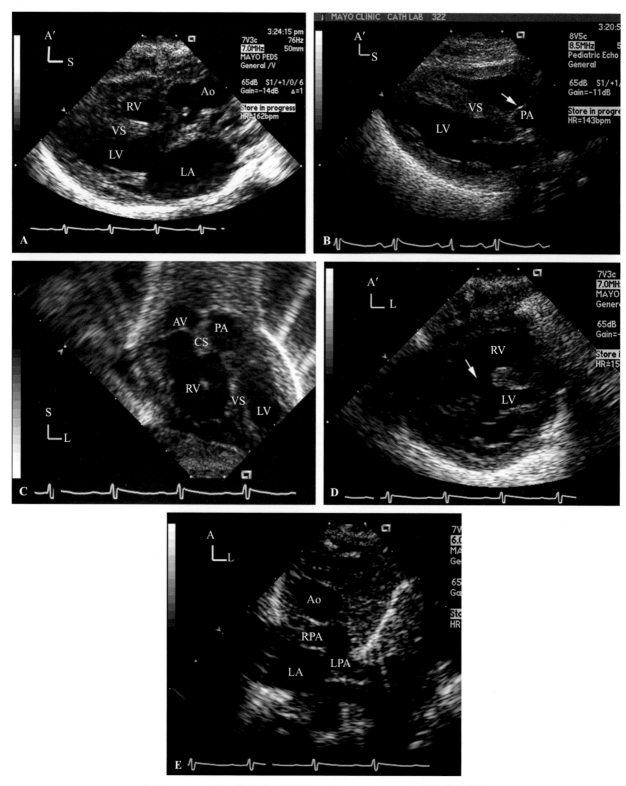

▲ 图 18-10　主动脉位于右前右心室双出口（DORV）新生儿声像图

A. 新生儿胸骨旁长轴切面，扫查显示主动脉（Ao）与右心室（RV）连接，二尖瓣 - 主动脉连接中断。室间隔缺损（VSD）位于主动脉瓣下，主动脉（Ao）直接向上走行。B. 同一患者的胸骨旁长轴切面显示肺动脉起源于右心室，但远离 VSD 且不与左心室连接。C. 同一新生儿的剑突下切面扫查，显示主动脉位于前方及清晰显示两条大动脉均起源于右心室（RV）。清晰显示圆锥间隔（CS）分隔两条大动脉，并与其余室间隔（VS）对位不良。存在肺动脉瓣下狭窄。室间隔缺损位于主动脉瓣下。D. 同一新生儿的胸骨旁短轴图像，显示主动脉瓣下室间隔缺损（箭）。E. 高位胸骨旁短轴切面显示两条大血管，主动脉（Ao）位于肺动脉的右前方，通过肺动脉分为右肺动脉（RPA）和左肺动脉（LPA）来识别肺动脉。AV. 主动脉瓣；LV. 左心室；PA. 肺动脉

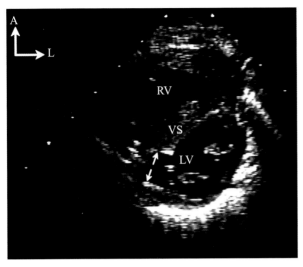

▲ 图 18-11 右心室双出口（DORV）

另一位 DORV 患者的胸骨旁短轴切面，室间隔缺损（VSD）为远离或不相关型，位于后位（箭）。两条大动脉均不能通过 VSD 于左心室（LV）连接。A. 前部；L. 左；RV. 右心室；VS. 室间隔

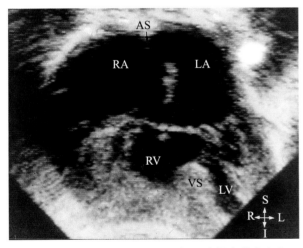

▲ 图 18-12 完全性房室（AV）间隔缺损合并右心室双出口（DORV）患者心尖四腔心切面

部分患者存在共同房室瓣不均衡，与其中一个或另一个心室腔连接较多。在圆锥干畸形中，房室瓣通常未分离，并且呈游离飘动状态，如 C 型完全性房室间隔缺损。完全性房室间隔缺损患者由于缺损非常靠后，远离大动脉，故不能通过补片使血液从左心室（LV）引流到其中一条大动脉。AS. 房间隔；I. 下；L. 左；LA. 左心房；R. 右；RA. 右心房；RV. 右心室；S. 上

血氧饱和度小于体循环动脉血氧饱和度；③体循环和肺动脉血氧饱和度相等。从这些数据可以得出结论，无论是否伴发 PS 或肺血管阻塞性疾病，全身动脉血氧饱和度高于肺动脉血氧饱和度的患者不会伴发肺动脉下 VSD。

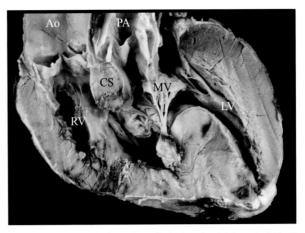

▲ 图 18-13 右心室双出口患者病理标本显示肺动脉下室间隔缺损（VSD）和二尖瓣跨立

主动脉（Ao）位于肺动脉（PA）的右前方。来自二尖瓣（MV）的腱索（箭）穿过 VSD 附着在右心室（RV）腔低位室间隔上。CS. 圆锥间隔；LV. 左心室

六、手术治疗

由于修复这些心内畸形的复杂性，对在出生后第 1 年出现症状的婴儿和幼儿有必要进行姑息治疗。简单类型的 DORV 合并主动脉瓣下 VSD 者可在婴儿期成功修复。对于 DORV 合并肺动脉瓣下 VSD 患者，动脉调转手术是首选手术，可以在新生儿期进行。不合并 PS 的 DORV 中的肺动脉环缩术将减少肺流量，并保护肺小动脉免受阻塞性动脉病的影响，但可能由于主动脉瓣下圆锥的肥大而诱发或加重主动脉瓣下狭窄。肺动脉环缩术可能适用于 DORV 合并多发肌性 VSD 或远离大动脉瓣口 VSD 的患者。相反，对于 DORV 合并 PS 患者，可能需要增加肺血流量。体循环 - 肺动脉分流将增加肺流量，并减少 PS 和伴发复杂心脏畸形患者的发绀。存在大 VSD 或 TOF 型血流动力学改变的 DORV 患者可以在婴儿期完成纠正手术。

DORV 的完全矫正取决于心内解剖结构的复杂性。在 DORV 的手术矫正中，VSD 的位置及其与大血管的关系至关重要。经典的修复方式仅适用于主动脉瓣下 VSD 型患者。对更复杂的解剖结构的患者而言，理想的做法是在患儿大约 2 岁时或预先建立了心外血管通道的情况下尝试手术。手术目的如下。

1. 建立 LV 到主动脉的血流交通

一般来说，这是通过在 VSD 和主动脉下流出道

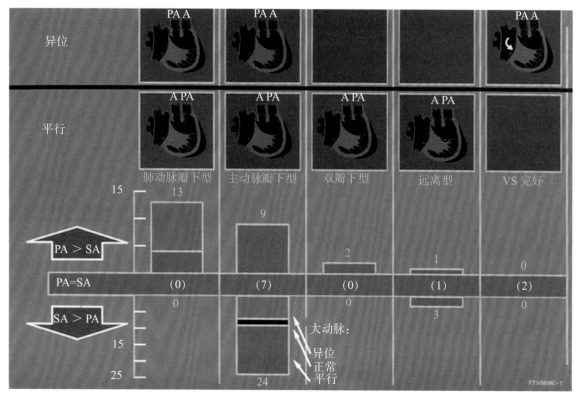

▲ 图 18-14　血流动力学数据

Sridaromont 等报道的 62 例右心室双出口患者血流动力学数据示意图。DORV 患者分为 3 类：①肺动脉（PA）血氧饱和度大于体循环动脉（SA）血氧饱和度；②体循环动脉血氧饱和度大于肺动脉血氧饱和度；③肺动脉血氧饱和度等于体循环动脉血氧饱和度

之间通过补片创建隧道来实现的，必须小心操作以防发生梗阻。一些患者的 VSD 可能需要扩大以避免 LVOT 阻塞，并且需要谨慎操作避免损伤传导组织。

2. 建立 RV 到肺动脉的血流交通

适合简单类型 DORV 患者，如内脏正位，房室连接一致，并且不合并 PS，手术时需要小心防止主动脉下隧道影响肺动脉下流出道。但是，对于合并 PS 患者，需要进行肺动脉瓣膜切开术、漏斗部切除术、RV 流出道的补片扩大或插入带瓣的心外管道使 RV 与肺动脉相通。

3. 复杂型 DORV 的修复

(1) 肺动脉瓣下 VSD：当 VSD 远离主动脉下流出道、位于后部肌性室间隔或肺动脉下流出道时，建立从 VSD 到主动脉流出道的通道是不可能的。在这些情况下，需要进行其他手术方案。肺动脉瓣下 VSD 患者，可以通过修补 VSD，并将 LV 血液引流到肺动脉形成类似 TGA 样改变，然后再通过流入道手术方式（Mustard 手术或 Senning 手术）或流出道手术方式（Jatene 手术、Kaye-Damus-Stansel

手术、Aubert 手术、Nikaido 手术）进一步进行矫正。在左前主动脉的 DORV 患者，LV 血液应分流至主动脉下流出道，并建立 RV 至肺动脉的血流交通。

(2) 房室瓣跨立：这使 VSD 的解剖结构复杂化，如果不更换跨立的房室瓣，则可能无法进行分隔。或者，如果肺动脉压和阻力低，可以行姑息手术（与矫正术相反），通过闭塞右侧房室瓣和关闭 ASD、中断心室与肺动脉的血流交通和建立腔静脉 - 肺动脉的分流通道（双向 Glenn 手术和改良 Fontan 手术）。

(3) 房室连接不一致的 DORV：可以通过关闭 VSD、横断肺动脉和建立形态学 LV 到肺动脉的心外血流通道来纠正。这些患者的 RV 是承担体循环的心室。Kiser 等报道了右位心、房室连接不一致、VSD 的 DORV 患者的修复治疗经验。最近，有研究通过 VSD 建立形态学 LV 和升主动脉之间的血流通道，这可发挥 LV 作为体循环心室的生理功能。然而，这个手术同时需要进行心房调转术引导肺静脉血进入形态学 LV。Gomes 等报道了 18 例患者无

PS 的 DORV 患者完全修复的结果，总手术死亡率高达 22%；肺动脉阻力升高和伴发心脏畸形，特别是房室间隔缺损患者的死亡率更高。这些研究结果提示，无 PS 的 DORV 患者应该在严重阻塞性肺动脉病发作之前就进行早期手术。同一研究团队报道 22 例合并 PS 的 DORV 患者接受完全修复的结果，其总体死亡率为 32%，但在 1960 年后进行手术的患者中，死亡率降至 16%。最近关于新生儿期修复的研究显示，手术死亡率为 4%～8%。合并冠状动脉分布异常、多发性 VSD 或残留 PS 的患者手术风险较高。在复杂解剖结构畸形的患者，可能需要使用心外通道。

七、左心室双出口

DOLV 是一种非常罕见的异常，准确的定义为主动脉和肺动脉均主要起源于形态学 LV 的畸形。作为圆锥干畸形，它的特征与在 DORV 中观察到的特征非常相似。与 DORV 一样，DOLV 描述的临床和病理特征也包括多种特征：大的 VSD、TOF 型或完全 TGA 型。DOLV 的发生率远低于 DORV。

Van Praagh 等根据尸检材料、个人交流和文献综述对 109 例 DOLV 进行了全面回顾分析。此综述指出了与 DOLV 相关的各种解剖情况，并尝试对 DOLV 的解剖类型进行分类，包括相关的心血管和非心血管畸形。与 DORV 分类相似，DOLV 患者 VSD（如果存在）与大动脉的关系至关重要。相伴发畸形包括 PS、主动脉瓣下狭窄和房室瓣病变。

DOLV 伴主动脉瓣下 VSD 最常见，见于 108 例中的 52 例（48%）患者和内脏正位及房室连接一致患者的 73%。主动脉瓣下 VSD 型 DOLV 患者，根据大动脉位置关系可以进一步分为右前主动脉或左前主动脉。图 18-15 显示了最常见的 DOLV 类型，为主动脉瓣下 VSD 和右 / 前主动脉。DOLV 第二种常见类型是主动脉瓣下 VSD、左 / 前主动脉伴 PS。

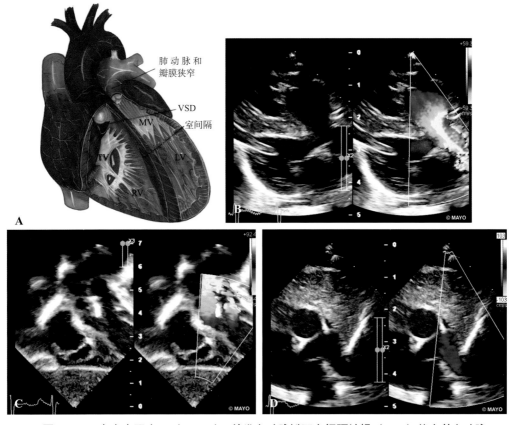

▲ 图 18-15　左心室双出口（DOLV），并发主动脉瓣下室间隔缺损（VSD）伴右前主动脉
A. VSD 和大动脉位置关系示意图。B. 胸骨旁长轴扫描显示主动脉及主动脉骑跨。VSD 累及膜部及流出道室间隔。半月瓣和二尖瓣之间存在纤维连续。主动脉瓣下 VSD 的 DOLV 患者右前主动脉（83%）常常伴发肺动脉狭窄。C. 主动脉瓣下 VSD 的 DOLV 新生儿剑突下声像图。两条大动脉均与 LV 连接，并直接从 LV 接收血流。D. 同一患者的胸骨旁短轴切面声像图显示主动脉位于右前方，并可见正常的肺动脉分叉。LV. 左心室；MV. 二尖瓣；RV. 右心室；TV. 三尖瓣

Van Praagh 等的系列研究显示的第三种最常见的 DOLV 类型是 11 例肺动脉瓣下 VSD（图 18-16）。这种类型 VSD 属于典型的高位、前位嵴上型，累及流出道和室间隔圆锥组织，肺动脉骑跨于室间隔之上，与 RV 和 LV 腔有不同程度的连接关系。由于 VSD 累及室间隔圆锥组织，肺动脉瓣下圆锥相对发育不良。肺动脉瓣下 VSD 的 DOLV 患者的大动脉关系正常或呈右 / 前主动脉（图 18-17）。

主动脉和肺动脉下圆锥间隔与室间隔圆锥的对位不良通常会导致流出道狭窄，并伴有主动脉瓣发育不良和狭窄（图 18-18）。这些患者也可能伴发主动脉弓部发育不全和主动脉缩窄。肺动脉下圆锥发育不良伴发无 PS 的嵴上型 VSD 患者，其典型的临床或血流动力学表现类似大 VSD 患者。双瓣下 VSD 的 DOLV 非常罕见。与在 DORV 患者和双瓣膜下 VSD 患者中观察到明显发育良好的圆锥组织不同，DOLV 患者和双瓣膜下 VSD 患者动脉下圆锥明显发育不良，这使得主动脉 – 二尖瓣和肺动脉 – 二尖瓣存在纤维连接。与 Van Praagh 等在 DOLV 的胚胎发育研究中提出解释一致，DOLV 患者动脉下圆锥间隔发育不良。无动脉下圆锥间隔的患者几乎均不伴发 PS。与 DORV 不同，在 DOLV 患者中，很少伴发远离大动脉瓣或对位不良的 VSD。在 Van Praagh 等的系列研究中，无 DOLV 合并完全性房室间隔缺损，也无 DOLV 合并肌部 VSD 的报道。

正如 Van Praagh 等对 DOLV 的系列研究所示，绝大多数 DOLV 患者心房和内脏正位，房室连接一致。但是，与 DORV 类似，DOLV 患者可以出现内脏反位和房室连接不一致。对 20 例 DOLV 患者的研究结果显示，DOLV 患者更常见的伴发畸形包括三尖瓣闭锁或狭窄伴 RV 发育不良。这些患者伴

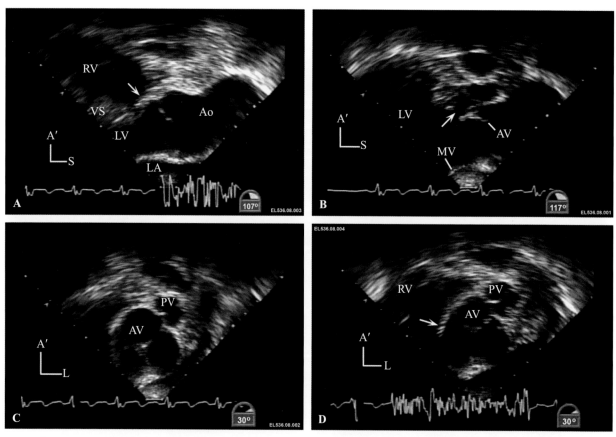

▲ 图 18-16　经食管超声心动图显示左心室双出口（DOLV）患者主动脉瓣下室间隔缺损（VSD）和正常的大动脉位置关系

A. 左心室长轴扫描显示主动脉 – 二尖瓣存在连续和补片（箭）闭合大的 VSD。Ao. 主动脉；LA. 左心房；LV. 左心室；RV. 右心室；VS. 室间隔。B. 轻微向左旋转扫描显示位于前方的肺动脉流出道（箭）也与左心室（LV）连接。AV. 主动脉瓣；MV. 二尖瓣。C. 短轴扫描显示大动脉关系为主动脉位于右后。主动脉瓣（AV）和肺动脉瓣（PV）处于同一水平。D. 稍低的短轴扫描也证实 VSD 补片（箭）位于膜部至流出道的室间隔与主动脉瓣（AV）之间

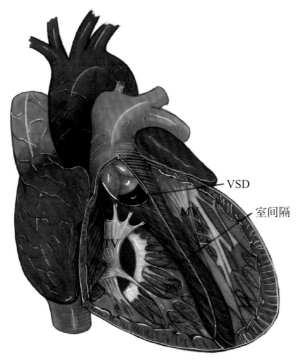

▲ 图 18-17　肺动脉瓣下室间隔缺损（**VSD**）和右后位主动脉（通常大动脉关系正常）的左心室双出口（**DOLV**）患者示意图

VSD 位于前上或嵴上，并累及圆锥间隔。肺动脉骑跨 VSD，但主要起源于左心室。若不伴肺动脉狭窄，很显然这种畸形在血流动力学上类似于肺灌注过度的大 VSD。MV. 二尖瓣；RV. 右心室；TV. 三尖瓣

发主动脉瓣下 VSD。3 例 DOLV 合并 VSD 患者伴有 Ebstein 畸形。DOLV 很少伴发以下畸形：二尖瓣闭锁、LV 双入口、心房不定位或"十字交叉心"房室关系，以及双瓣下累及流入道和流出道较大的 VSD。

左心室双出口的外科矫正

Sakakibara 和 Pacifico 等早期报道 DOLV 矫正手术，强调对于两个心室发育良好的患者，通过闭合 VSD 和放置 RV 到肺动脉的管道进行矫正手术。大多数内脏正位并且有两个心室的 DOLV 患者，应该能够进行"双心室"修复术。与 DORV 不同，DOLV 合并 VSD 患者可能会简单地关闭 VSD，而不考虑其与大动脉的关系。但不适合位于前部肺动脉下累及圆锥间隔的 VSD 患者。这种情况下，所有患者的主动脉均位于右侧或右前，因此，通过 VSD 补片闭合阻断从 LV 到肺动脉的血流，这种手术是此类患者最简单和最直接的修复方式。然而，

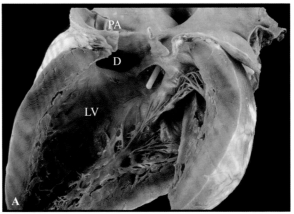

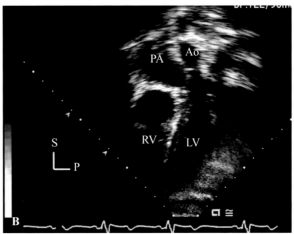

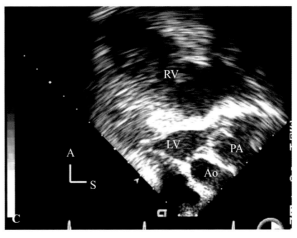

▲ 图 18-18　左心室双出口（**DOLV**）伴主动脉瓣狭窄

A.DOLV 的病理标本显示肺动脉瓣下室间隔缺损（VSD）伴主动脉瓣狭窄和主动脉瓣环发育不全，白色探针显示主动脉，两个流出道均与左心室连接。B. 一名 12 岁患儿的经胸超声心动图（TTE）图像，其特征提示 DOLV 伴主动脉瓣狭窄。尽管此剑突下切面声像图显示肺动脉骑跨于室间隔，但清晰显示主动脉流出道与中度发育不良的 LV 连接。C. 同一患者在 RV 血管通道更换时的典型 TEE 长轴切面图像。同样显示肺动脉骑跨于室间隔之上，但主动脉流出道与 LV 相连接，二尖瓣 - 主动脉存在连续。存在严重的主动脉发育不良和主动脉瓣下狭窄。根据上述超声表现，可以提示此 DOLV 患者大动脉关系正常但伴发 AS。Ao. 主动脉；D. 缺损；LV. 左心室；PA. 肺动脉；RV. 右心室

这也可能因患者存在主动脉狭窄或主动脉瓣狭窄而改变。如果手术切除不能缓解严重的主动脉下狭窄，闭合 VSD，保留 LV 至肺动脉血流交通，创建主 - 肺动脉窗，并放置 RV 至肺动脉管道，这可能是修复可选的手术方式。Pacifico 等和其他学者的研究表明，其他类型的 DOLV 可以通过闭合 VSD 进行修复，但大多数还需要阻断原本存在的 LV 至肺动脉流出道血流交通，并放置 RV 至肺动脉的通道。DeLeon 等研究报道肺动脉根部移位可以作为 DOLV 双心室修复的替代方法。功能性单心室或房室瓣闭锁的更复杂形式的 DOLV 患者需要接受 Fontan 姑息手术。

参 考 文 献

[1] Ciaravella JM Jr, McGoon DC, Hagler DJ, et al. Caplike double-horned double-outlet right ventricle: report of two cases. *J Thorac Cardiovasc Surg*. 1979;77:536–542.

[2] Davachi F, Möller JH, Edwards JF. Origin of both great vessels from right ventricle with intact ventricular septum. *Am Heart J*. 1968;75:790–794.

[3] DeLeon SY, Ow EP, Chiemmongkoltip P, et al. Alternatives in biventricular repair of double-outlet left ventricle. *Ann Thorac Surg*. 1995;60:213–216.

[4] Gomes MMR, Weidman WH, McGoon DC, Danielson GK. Double-outlet right ventricle with pulmonic stenosis: surgical considerations and results of operation. *Circulation*. 1971;43:131–136.

[5] Gomes MMR, Weidman WH, McGoon DC, et al. Doubleoutlet right ventricle with pulmonic stenosis: surgical considerations and results of operation. *Circulation*. 1971;43:889–894.

[6] Goor DA, Edwards JE. The spectrum of transposition of the great arteries: with specific reference to developmental anatomy of the conus. *Circulation*. 1973;48:406–415.

[7] Grant RP. The morphogenesis of transposition of the great vessels. *Circulation*. 1962;26:819–840.

[8] Hagler DJ, Tajik AJ, Seward JB, et al. Double-outlet right ventricle: wide-angle two-dimensional echocardiographic observations. *Circulation*. 1981;63:419–428.

[9] Hagler DJ, Tajik AJ, Seward JB, et al. Wide-angle two-dimensional echocardiographic profiles of conotruncal abnormalities. *Mayo Clin Proc*. 1980;55:73–82.

[10] Judson JP, Danielson GK, Ritter DG, et al. Successful repair of co-existing double-outlet right ventricle and two-chamber right ventricle. *J Thorac Cardiovasc Surg*. 1982;84:113–121.

[11] Kiser JC, Ongley PA, Kirklin JW, et al. Surgical treatment of dextrocardia with inversion of ventricles and double-outlet right ventricle. *J Thorac Cardiovasc Surg*. 1968;55:6–15.

[12] Kleinert S, Sano T, Weintraub RB, et al. Anatomic features and surgical strategies in double-outlet right ventricle. *Circulation*. 1997;96:1233–1239.

[13] Lev M, Bharati S, Meng L, et al. A concept of double-outlet right ventricle. *J Thorac Cardiovasc Surg*. 1972;64:271–281.

[14] Manner J, Seidl W, Steding G. Embryological observations on the morphogenesis of double-outlet right ventricle with subaortic ventricular septal defect and normal arrangement of the great arteries. *Thorac Cardiovasc Surg*. 1995;43:307–312.

[15] Mitchell SC, Korones SB, Berendes HW. Congenital heart disease in 56, 109 births: incidence and natural history. *Circulation*. 1971;43:323–332.

[16] Neufeld HN, DuShane JW, Edwards JE. Origin of both great vessels from the right ventricle. II: With pulmonary stenosis. *Circulation*. 1961;23:603.

[17] Pacifico AD, Kirklin JW, Bargeron LM Jr. Complex congenital malformations: surgical treatment of double-outlet right ventricle and double-outlet left ventricle. In: Kirklin JW, ed. *Advanced Cardiovascular Surgery*. New York, NY: Grune & Stratton; 1973:57.

[18] Pacifico AD, Kirklin JW, Bargeron LM, et al. Surgical treatment of double-outlet LV. report of four cases. *Circulation*. 1973;48(suppl III):III19–III23.

[19] Paul MH, Sinha SN, Muster AJ, et al. Double-outlet left ventricle with an intact ventricular septum: clinical and autopsy diagnosis and developmental implications. *Circulation*. 1970;41:129–139.

[20] Ruttenberg HD, Anderson RC, Elliott LP, et al. Origin of both great vessels from the arterial ventricle: a complex with ventricular inversion. *Br Heart J*. 1964;26:631–641.

[21] Sagray E, Qureshi MY, Foley TA, Hagler DJ, O'Leary PW, Cetta F. Double-outlet left ventricle: the importance of echocardiographic and computed tomographic assessment. *CASE (Phila)*. 2019:141–144.

[22] Sakakibara S, Takao A, Arai T, et al. Both great vessels arising from the left ventricle (double-outlet left ventricle) (origin of both great vessels from the left ventricle). *Bull Heart Inst Jpn*. 1967:66.

[23] Sridaromont S, Feldt RH, Ritter DG, et al. Double-outlet right ventricle: hemodynamic and anatomic correlations. *Am J Cardiol*. 1976;38:85–94.

[24] Sridaromont S, Ritter DG, Feldt RH, et al. Double-outlet right ventricle: anatomic and angiocardiographic correlations. *Mayo Clin Proc*. 1978;53:555–577.

[25] Stellin G, Ho SY, Anderson RH, et al. The surgical anatomy of double-outlet right ventricle with concordant atrioventricular connection and noncommitted ventricular septal defect. *J Thorac Cardiovasc Surg*. 1991;102:849–855.

[26] Taussig HB, Bing RJ. Complete transposition of the aorta and a levoposition of the pulmonary artery: clinical, physiological and pathological findings. *Am Heart J*. 1949;37:551–559.

[27] Uemura H, Yagihara T, Kawashima Y, et al. Coronary arterial anatomy in double-outlet right ventricle with subpulmonary VSD. *Ann Thorac Surg*. 1995;59:591–597.

[28] Van Mierop LHS, Wiglesworth FW. Pathogenesis of transposition complexes. II: anomalies due to faulty transfer of the posterior great artery. *Am J Cardiol*. 1963;12:226–232.

[29] Van Praagh R, Weinberg PM, Srebro JP. Double-outlet left ventricle. In: Adams FH, Emmanouilides GC, Riemenschneider JA, eds. *Moss' Heart Disease in Infants, Children, and Adolescents*, 4th ed. Baltimore, MD: Williams & Wilkins; 1989:461–485.

[30] Van Praagh S, Davidoff A, Chin A, et al. Double-outlet right ventricle: anatomic types and developmental implications based on a study of 101 cases. *Coeur (Paris)*. 1982;12:389–439.

[31] Vierordt H. Die angeborenen herzkrankheiten (In: Nothnagel's Spez). *Path Therapie*. 1898;15:244.

[32] Wilcox BR, Ho SY, Macartney FJ, et al. Surgical anatomy of double-outlet right ventricle with situs solitus and atrioventricular concordance. *J Thorac Cardiovasc Surg*. 1981;82:405–417.

第 19 章　永存动脉干
Truncus Arteriosus

Bernadette Richards　　Frederick D. Jones　　John P. Kovalchin　著

赵博文　楼海亚　译

概述

永存动脉干是一种罕见的先天性心脏病，表现为主动脉弓、肺动脉和冠状动脉起源于心底部的共同大动脉。其发生率占所有先天性心脏病的 1%～4%。永存动脉干对于未经手术干预的早期幼儿而言通常是致命的；然而，大多数患儿经过手术治疗后可以存活下来。因为大多数病例仅根据超声心动图诊断评估就进行手术，因此，准确的无创影像学检查对于确定这些患者的心脏解剖结构、指导合适的外科治疗及长期随访至关重要。

一、发育与解剖

永存动脉干发生在胚胎发育的第 3～4 周，如果主-肺动脉间隔无法在胚胎动脉干内形成和螺旋，则阻止了两条大动脉的分隔。永存动脉干的解剖学特点包括一个流出道室间隔缺损、一组半月瓣和一个骑跨于 VSD 的共同大动脉。Collett 和 Edwards 首先根据肺动脉的起源将永存动脉干分为 4 种不同的解剖类型（图 19-1）。Ⅰ型，主肺动脉起源于动脉干根部，再分支为右肺动脉和左肺动脉。Ⅱ型，左、右肺动脉分别独立起源于动脉干根部的后壁。Ⅲ型，左、右肺动脉独立起源于动脉干根部的两侧壁。Ⅳ型，没有真正的肺动脉，肺血流通过主-肺动脉侧支血管供应。这种类型的永存动脉干被认为是肺动脉闭锁伴室间隔缺损的一种形式。Van Praagh 后来根据是否伴有室间隔缺损（A 组）和不伴有室间隔缺损［B 组（非常罕见）］将永存动脉干进行了分类。在 A 组和 B 组中，4 个亚组的分型

与 Collett 和 Edwards 分型相同（图 19-1）。在 Van Praagh 分类系统中，Ⅲ型永存动脉干包括只有 1 条肺动脉起源于永存动脉干的患者。在这部分患者中，另一条肺动脉血供通过动脉导管或主肺侧支血管供应。在 Van Praagh 分类系统中，Ⅳ型永存动脉干包括主动脉弓离断，降主动脉血流由未闭的动脉导管供应的患者。在主动脉弓离断的情况下，B 型是最常见的离断形式。最近提出了一种基于肺动脉或主动脉优势的简化分类（图 19-2）。这种简化的分类方法强调了决定手术预后的主要形态学因素，较常见的主动脉优势型患者（图 19-2B）的生存率高于不常见的肺动脉优势型患者（图 19-2A）。

永存动脉干的瓣膜通常骑跨两个心室，但可能更偏向于其中一个心室。独自发自一个心室的永存动脉干起源于右心室比来自左心室更常见。永存动脉干的瓣膜有数量不等瓣叶（1～6 个），它们通常形态上存在增厚和发育不良。大约 2/3 的瓣膜有 3 个瓣叶，近 1/4 是 4 个瓣叶，不到 10% 是 2 个瓣叶。永存动脉干的瓣膜可能功能正常，但由于瓣膜形态异常，更常见的是瓣膜反流和（或）瓣膜狭窄。

二、临床表现

胎儿超声心动图可以在产前诊断永存动脉干，但是单凭传统产科筛查超声的四腔心切面是很难做出诊断的。胎儿永存动脉干诊断的关键之一是从主动脉后部正确识别肺动脉的起源。产前未能诊断出的永存动脉干患儿通常在婴儿早期出现呼吸急促、喂养困难、发育不良或其他与肺血管阻力下降而致肺循环过度相关的症状和体征。永存动脉干和

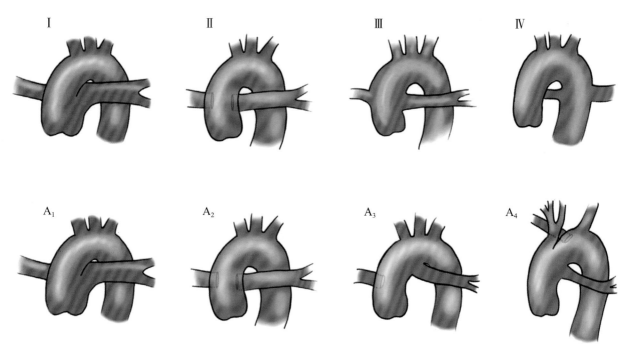

▲ 图 19-1　永存动脉干分类

引自 *Frank L, Dillman JR, Parish V, et al. Cardiovascular MR imaging of conotruncal anomalies. Radiographics. 2010;30(4):1069-1094.*

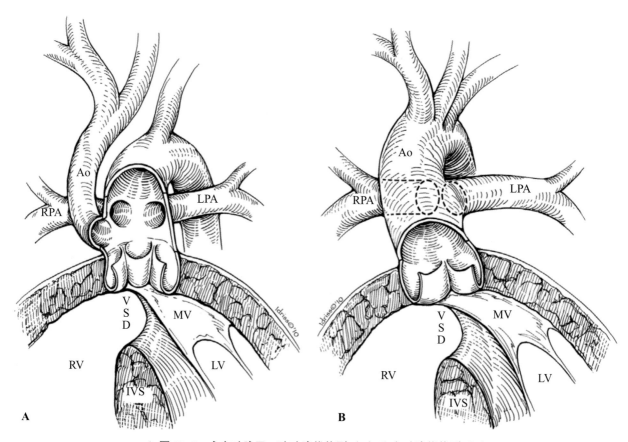

▲ 图 19-2　永存动脉干：肺动脉优势型（**A**）和主动脉优势型（**B**）

Ao. 主动脉；IVS. 室间隔；LPA. 左肺动脉；LV. 左心室；MV. 二尖瓣；RV. 右心室；RPA. 右肺动脉；VSD. 室间隔缺损（经许可转载，引自 *Russell HM, Jacobs ML, Anderson RH, et al. A simplified categorization for common arterial trunk. J Thorac Cardiovasc Surg. 2011; 141: 645-653.*）

主动脉弓离断的患儿因为循环灌注减少通常症状出现较早。永存动脉干患者的心脏检查通常显示心前区心搏亢进和脉压增大。听诊的特征表现第二心音亢进，伴有较响的收缩期杂音。常可闻及患儿有来自永存动脉干瓣膜的喀喇音，如果存在明显的瓣膜反流，则可能闻及舒张性杂音。胸片显示，由于肺血流量增加，心脏增大，肺血管增多。1/3 的患者伴有右位主动脉弓。心电图通常显示双心室肥大。

三、伴发畸形

永存动脉干通常伴发的心脏畸形包括：①冠状动脉异常，其中单支冠状动脉和冠状动脉壁内走行具有最重要的外科意义；②右位主动脉弓；③继发孔型房间隔缺损；④左上腔静脉引流到冠状静脉窦；⑤主动脉弓离断（表 19-1）。除永存动脉干伴发主动脉弓离断以外，永存动脉干通常伴有动脉导管缺失或闭锁。心外畸形包括肾脏、骨骼、肠道和系统性缺陷。永存动脉干与 DiGeorge 综合征和 22 号染色体缺失的关系已得到充分认识，高达 35% 的永存动脉干患者伴发 DiGeorge 综合征。

表 19-1　伴发畸形

所见畸形	患者比例
冠状动脉畸形	30%～50%
右位主动脉弓	30%～40%
房间隔缺损	10%～20%
主动脉弓离断	10%～20%
左上腔静脉引流到冠状静脉窦	5%～15%
心外畸形	≤30%
DiGeorge 综合征	≤35%

四、超声心动图特征

（一）二维超声心动图检查

超声心动图已发展成为诊断永存动脉干多种解剖变异的首选方式。从二维和多普勒超声心动图获得的解剖信息通常足以使患者接受外科修复，而无须其他进一步检查。

在胸骨旁长轴切面中，永存动脉干的诊断特点

是一条扩张的单一大动脉，该大动脉与二尖瓣相连续，起源于心脏基底部，骑跨于室间隔之上，并伴有对位不良的 VSD（图 19-3）。Ⅰ型永存动脉干患者，经常可以看到短的主肺动脉从永存动脉干血管的后壁和左侧壁发出。部分永存动脉干患者，沿长轴从右到左扫查，显示其缺乏独立的肺动脉瓣，以及肺动脉动脉起源于永存动脉干。

心脏底部胸骨旁短轴切面是确定永存动脉干瓣膜形态和瓣叶数量的首选切面（图 19-4）。这是一个很好的观察流出道室间隔缺损的窗口。肺动脉瓣、主肺动脉和分支在其常规位置不能显示。观察到肺动脉起源于永存动脉干是区分这种异常与肺动脉闭锁伴室间隔缺损的一个关键点。胸骨旁短轴切面通常是观察冠状动脉起源及其近端走行的最好切面。能够显示右冠状动脉起源于动脉干根部的前外壁，而左冠状动脉则起源于动脉干根部的左后壁。Ⅰ型永存动脉干患者，在横切面上可以观察到短的主肺动脉起源于动脉干的侧壁，并发出左、右肺动脉分支。Ⅱ型永存动脉干患者，可以观察到左、右肺动脉分支从动脉干根部向后伸出，起源临近但相互独立的两个开口（图 19-5）。Ⅲ型永存动脉干（Collett 和 Edwards）患者，很少能在胸骨旁短轴切面中同时显示两支肺动脉，因为两支肺动脉是独立的从动脉干根部相隔较远的部位发出。

心尖四腔心切面和剑突下切面可以评估 VSD、永存动脉干的骑跨程度、心室大小及主肺动脉和

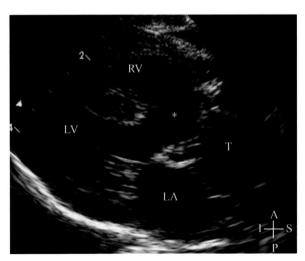

▲ 图 19-3　胸骨旁长轴切面，显示永存动脉干（T）骑跨于大的室间隔缺损之上（黄星号）

LA. 左心房；LV. 左心室；RV. 右心室

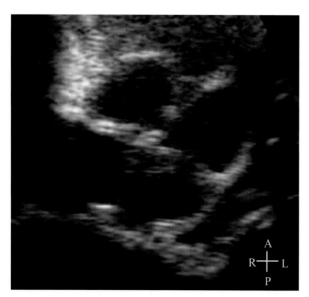

▲ 图 19-4　胸骨旁短轴切面显示永存动脉干及四个瓣叶

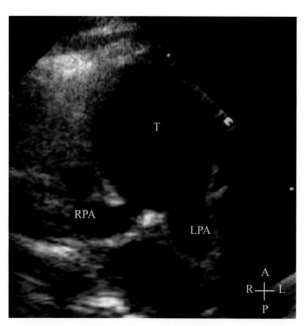

▲ 图 19-5　Ⅱ型永存动脉干患者的高位胸骨旁短轴切面，显示左、右肺动脉分支的独立起源

LPA. 左肺动脉；RPA. 右肺动脉；T. 永存动脉干

（或）分支的起源（图 19-6）。Ⅰ型永存动脉干患者，在心尖四腔心切面的基础上向前倾斜扫查平面，可以显示源于动脉干根部后壁的主肺动脉和肺动脉分支。也可从心尖四腔心切面和剑突下切面评估永存动脉干瓣膜发育不良的程度，并且在这些切面可以对动脉干瓣膜进行很好的多普勒评估。永存动脉干通常存在房间隔缺损，能够通过剑突下切面获取最佳观察。

胸骨上窝切面对确定主动脉弓侧向性及肺动脉分支的解剖和分布很有价值。主动脉弓异常在永存动脉干患者中很常见，其中右位主动脉弓最为常见。永存动脉干主动脉弓离断的患者高达 20%，胸骨上窝切面是最佳的诊断切面。从超声心动图的角度而言，由于解剖结构的复杂性和潜在的外科意义，永存动脉干伴主动脉弓离断是一个独特的挑战。准确观察显示主动脉弓分支模式和头颈分支血管情况对于正确定义其解剖结构至关重要（图 19-7）。

（二）多普勒超声心动图检查

永存动脉干的多普勒检查应主要关注那些对血流动力学状态影响最大的因素，即动脉干瓣膜狭窄 / 反流和肺动脉血流等。彩色多普勒血流成像可对永存动脉干瓣膜关闭不全进行定性评估，以及识别动脉干瓣膜狭窄患者瓣膜水平的混叠血流信号（图 19-8）。大多数存在中度或以上永存动脉干瓣膜反流和动脉干四叶瓣的患者需要进行永存动脉干瓣膜手术。连续波多普勒超声和伯努利方程可以用于评估动脉干瓣膜跨瓣峰值压差和平均压差。彩色多普勒血流成像在显示肺动脉解剖结构及判断肺动脉血流复杂来源方面非常有价值，特别是当肺血流通过主 - 肺动脉侧支血管供应时。频谱多普勒在检测肺动脉是否存在狭窄时非常有用，狭窄可能发生在任何水平，但最常见于其在动脉干根部起源处。

此外，彩色多普勒超声有助于确定冠状动脉

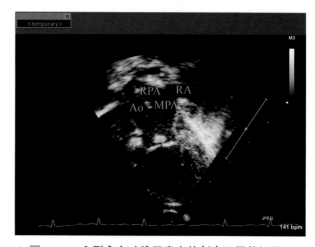

▲ 图 19-6　Ⅰ型永存动脉干患者的剑突下冠状切面，可见从永存动脉干发出的主肺动脉（MPA）

Ao. 主动脉；RA. 右心房；RPA. 右肺动脉

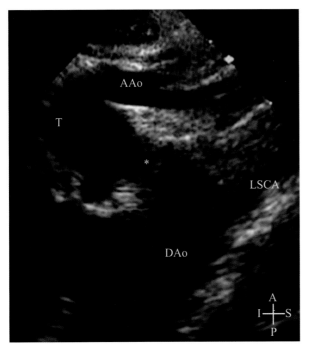

▲ 图 19-7　永存动脉干伴主动脉弓离断患者的胸骨上窝切面

AAo. 升主动脉；DAo. 降主动脉；LSCA. 左锁骨下动脉；T. 动脉干；黄星号. 动脉导管未闭

的起源和解剖模式。永存动脉干伴主动脉弓离断患者，彩色多普勒超声可以极大地帮助诊断和识别主动脉弓部血管解剖。另外，二维超声心动图不易发现的室间隔缺损，可通过彩色多普勒血流成像得以识别。

（三）永存动脉干术前超声心动图评价

准确的永存动脉干术前评估对临床和外科治疗产生深远的影响。术前二维和多普勒超声心动图评估应包括以下方面的准确描述。

1. 永存动脉干的类型。

2. 肺动脉位置及大小。

3. VSD 大小和位置。

4. 冠状动脉解剖及分布。

5. 永存动脉干瓣膜形态和动脉干骑跨程度。

• 通过多普勒峰值压差和平均压差梯度估计永存动脉干瓣膜狭窄的严重程度。

• 根据反流射流特征和多普勒速度 – 压差半降时间评估永存动脉干瓣膜反流的严重程度。

6. 伴发心脏畸形。

• 右位主动脉弓。

• 房间隔缺损。

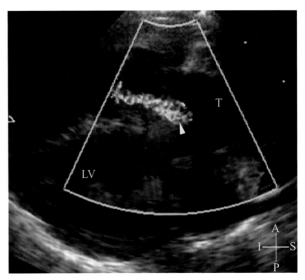

▲ 图 19-8　胸骨旁长轴切面彩色多普勒显示永存动脉干瓣膜反流信号（黄箭头）

LV. 左心室；T. 永存动脉干

• VSD。

• 永存左上腔静脉引流至冠状静脉窦。

• 动脉导管缺失。

• 主动脉弓离断。

（四）永存动脉干术后超声心动图评价

永存动脉干的外科修复包括从动脉干根部切除肺动脉，通过补片闭合 VSD，以及通常在右心室和肺动脉之间放置带瓣管道（图 19-9）。当永存动脉干瓣膜明显反流或狭窄时，通常采用同种瓣膜进行修复或替换。术中经食管超声心动图来评估心脏修复情况。术后对患者进行长期随访，以确定右心室至肺动脉管道是否出现狭窄和（或）反流，因为随着时间的推移和患者的成长进行通常需要介入治疗或更换（图 19-10 和图 19-11）。患者可能会出现肺动脉分支的狭窄，有些患者需要介入治疗，如肺动脉支架植入术（图 19-12 至图 19-14）。应持续监测动脉干（新主动脉）瓣膜反流情况，一些患者可能需要瓣膜成形术或瓣膜置换术。当仅靠超声心动图不能提供足够信息时，可使用其他成像技术，包括心脏磁共振、计算机辅助断层扫描或心导管造影术。

术后二维和多普勒超声心动图应包括以下方面的准确评估。

1. VSD 补片周围的残余分流。

2. 右心室至肺动脉管道的狭窄程度，包括峰值和平均压差。

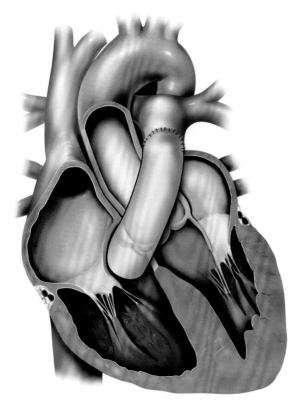

▲ 图 19–9　示意图显示补片闭合室间隔缺损、右心室 – 肺动脉管道连接

经许可转载，引自 Gaca AM, Jaggers JJ, Dudley LT, et al. *Repair of congenital heart disease: A primer—Part 2. Radiology.* 2008;248:44-60.

3．肺动脉瓣反流程度。

4．肺动脉分支的大小和是否存在狭窄。

5．动脉干瓣膜狭窄和反流。

6．左心室流出道通畅度。

7．如果存在残余 VSD 分流或三尖瓣反流，评估基于其多普勒峰值流速计算的右心室收缩压。

8．主动脉弓的评估。

9．左、右心室的大小和功能。

结论

永存动脉干是一种罕见的先天性心脏病，有几种不同的分类。超声心动图是术前评估心脏解剖结构和确定手术方式的主要工具。术后患者应持续接受超声心动图检查，以监测可能随时间发展的潜在问题。随着这些患者年龄的增长，仅超声心动图成像可能并不能提供足够的信息，其他无创心脏成像技术包括 MRI 或 CT 变得越来越重要。

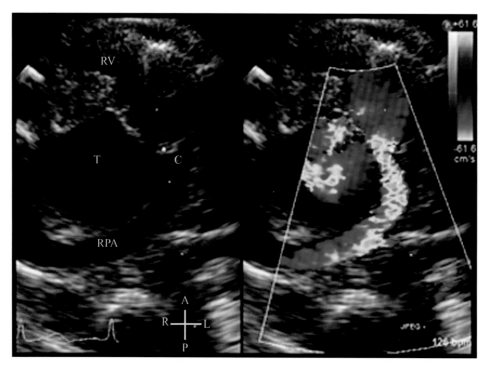

◀ 图 19–10　胸骨旁短轴切面显示手术修复后右心室（**RV**）至肺动脉的管道（**C**）。多普勒血流显示狭窄管道内的湍流信号

RPA. 右肺动脉；T. 动脉干

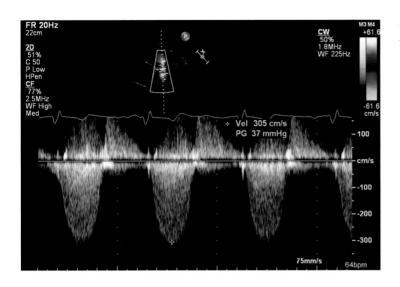

◀ 图 19-11 连续波多普勒超声显示管道狭窄

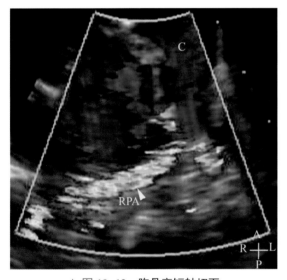

▲ 图 19-12 胸骨旁短轴切面

彩色多普勒血流成像显示动脉干修复后严重右肺动脉（RPA）狭窄（黄箭头）。C. 管道

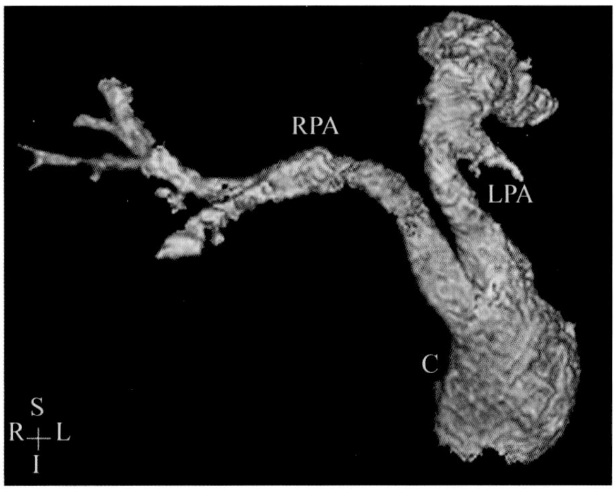

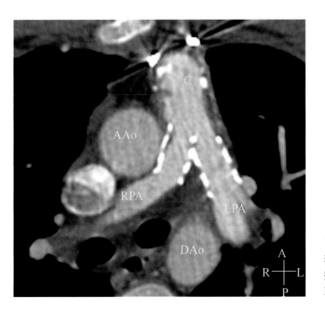

▲ 图 19-13 心脏 CT 检查

三维重建显示手术修复后肺动脉分支的弥漫性狭窄。C. 导管；LPA. 左肺动脉；RPA. 右肺动脉

◀ 图 19-14 心脏 CT 扫描

轴位图像显示动脉干修复后双侧肺动脉支架置入治疗严重肺动脉分支狭窄。AAo. 升主动脉；C. 导管；DAo. 降主动脉；LPA. 左肺动脉；RPA. 右肺动脉

参 考 文 献

[1] Cabalka AK, Edwards WD, Dearani JA. Truncus arteriosus. In: Allen HD, Driscoll DJ, Shaddy RE, Feltes TF, eds. *Moss and Adams' Heart Disease in Infants, Children and Adolescents: Including the Fetus and Young Adult*. 7th ed. Philadelphia, PA: Lippincott Williams & Wilkins; 2008.

[2] Collett RW, Edwards JE. Persistent truncus arteriosus: a classification according to anatomic types. *Surg Clin North Am*. 1949;29:1245–1270.

[3] Konstantinov IE, Karamlou T, Blackstone EH, et al. Truncus arteriosus associated with interrupted aortic arch in 50 neonates: a Congenital Heart Surgeons Society study. *Ann Thorac Surg*. 2006;81(1):214–222.

[4] Nguyen T, John JB, Nardell K, et al. Echocardiography of common arterial trunk. *Cardiol Young*. 2012;22:655–663.

[5] Russell HM, Jacobs ML, Anderson RH, et al. A simplified categorization for common arterial trunk. *J Thorac Cardiovasc Surg*. 2011;141:645–653.

[6] Slesnick TC, Kovalchin JP. Truncus arteriosus. In: McMilan JA, ed. *Oski's Pediatrics*. 4th ed. Philadelphia, PA: Lippincott Williams & Wilkins; 2006:1540–1543.

[7] Van Praagh R, Van Praagh S. The anatomy of common aorticopulmonary trunk (truncus arteriosus communis) and its embryological implications. A study of 57 necropsy cases. *Am J Cardiol*. 1965;16:406–425.

[8] Naimo PS, Fricke TA, d'Udekem Y, et al. Impact of truncal valve surgery on the outcomes of the truncus arteriosus repair. *Eur J Cardiothorac Surg*. 2018;54:524–531.

第 20 章 动脉导管未闭与主肺动脉窗
Patent Ductus Arteriosus and Aortopulmonary Window

Shae Anderson　Ritu Sachdeva **著**

吴道珠　翁晓春 **译**

一、动脉导管未闭

动脉导管是正常的胎儿心脏结构,将肺动脉连接到降主动脉。正常情况下,在胚胎学上动脉导管由左侧远端第六主动脉鳃弓发育而来,在出生后第 1 天功能性关闭。动脉导管未闭可作为一个孤立病变存在,也可与其他心血管畸形合并存在。动脉导管未闭在早产儿中常见,它的闭合取决于成熟程度。动脉导管未闭(patent ductus arteriosus,PDA)的临床症状取决于分流量和方向。超声心动图可用于确定 PDA 的形态特征、对心脏血流动力学的影响及 PDA 的分流。

(一)二维超声心动图

PDA 是一个管状结构,一端连接主肺动脉与左肺动脉交界处,另一端连于降主动脉近端(超出左锁骨下动脉起始部)腹侧处。这是最常见的肺动脉和主动脉连接方式,但确切的 PDA 起始部和插入部位存在差异。从胸骨旁短轴、高位左胸骨旁短轴和胸骨上长轴切面可以最好地观察 PDA。

在胸骨旁短轴切面中,可以看到 PDA 连接主肺动脉和降主动脉。将探头向上和向左转向肺动脉分叉处,可看到 PDA 图像(图 20-1)。标准的胸骨旁短轴切面中,主肺动脉和降主动脉间可能出现回声失落。

高位胸骨旁切面可以避免视觉受限或回声失落,从而获得最佳的 PDA 成像,也称为"导管视图"。为了获得该视图,将探头置于胸骨上切迹与左侧锁骨下的标准胸骨旁切面之间的区域,探头平

面的方向类似于左肺动脉的胸骨上长轴视图。在这个切面中可以看到左肺动脉起始部和降主动脉之间的 PDA(图 20-2)。通过轻微旋转探头可以获得主动脉的长轴视图,看到完整的 PDA。然而小的 PDA 垂直与扫描平面,图像显示可能不明显,需要在探头的侧向分辨率显示。极少数情况下导管位于右侧(降主动脉连接到右肺动脉),胸骨右缘的高胸骨旁切面可获得类似的图像。

胸骨上长轴切面,在肺动脉分叉处略微向前和向左成角,可以看到 PDA 将主肺动脉与左肺动脉交界处连于降主动脉超出左锁骨下动脉起始部处。

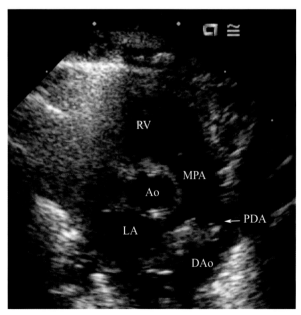

▲ 图 20-1 **胸骨旁短轴切面**

显示连接主肺动脉(MPA)和降主动脉(DAo)之间的动脉导管未闭(PDA)(箭)。Ao. 主动脉;LA. 左心房;RV. 右心室

在这个切面上将成像平面进一步向左肺动脉倾斜，可以获得更好的 PDA 成像，看到 PDA 位于左肺动脉起始部和降主动脉之间（图 20-3）。

在胸骨旁长轴视图中直接观察 PDA 是困难的，探头向左上方倾斜，朝向右心室流出道和主肺动脉方向，可以看到从 PDA 朝向探头左向右分流的彩色血流。

（二）动脉导管未闭的形态变异

左位主动脉弓的 PDA 由主动脉峡部连于主肺动脉和左肺动脉交汇处。Philip 等在传统的 Krichenko PDA 分类上增加了"胎儿型"，提出了新的分类方式来描述早产儿中常见的 PDA（图 20-4）。右位主动脉弓的 PDA 常位于左侧（在无名动脉或左锁骨下动脉与左肺动脉之间），但也可以位于右侧（在

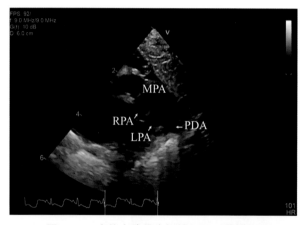

▲ 图 20-2　高位左胸骨旁短轴切面（导管视图）

插入主动脉（MPA）和左肺动脉（LPA）交界处附近的大动脉导管未闭（PDA）。图像从右到左显示了右肺动脉（RPA）、LPA 和 PDA（箭）

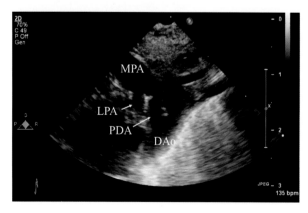

▲ 图 20-3　胸骨上长轴切面

显示左肺动脉（LPA）起点和降主动脉（DAo）之间的动脉导管未闭（PDA）。MPA. 主肺动脉

降主动脉和右肺动脉之间）或双侧。右主动脉弓通常会伴随左侧动脉导管和迷走左锁骨下动脉。双侧 PDA 极少出现，通常一个导管位于常见的位置，另一个可能起始于对侧锁骨下动脉或无名动脉的基部。

将探头从胸骨上或高位胸骨旁旋转到冠状面，做主动脉短轴和右肺动脉长轴切面，可以探查到从无名动脉根部发出的 PDA 成像。在这个位置基础上根据主动脉弓方向向右或向左调整角度，可以看到无名动脉分叉到锁骨下动脉和颈动脉、PDA 起始部位置。

正常心脏 PDA 呈斜向走行，与降主动脉形成钝角。在与右心室流出道阻塞相关的先天性心脏病中（如法洛四联症和肺动脉闭锁），PDA 在远端主动脉弓和肺动脉之间几乎垂直，因此与降主动脉成锐角，通常被称为反向导管。此类 PDA 通常又长又曲折，很难在一个切面中完整呈现（图 20-5）。在左心发育不良综合征及主动脉弓离断的情况下，出生后不久 PDA 多数很大，并且与降主动脉呈钝角。在主动脉弓离断的情况下，应记住真正的主动脉弓位于由肺动脉、PDA 和降主动脉形成连接的上方。

（三）肺动脉的动脉导管起源和导管组织延续至分支肺动脉

在一些患者中，主肺动脉和两个分支肺动脉不连续，其中一条肺动脉起源于同侧动脉导管，而对侧肺动脉通常源自主肺动脉。在导管自然闭合后，由导管供应的肺动脉由于血流供应中断而变得孤立，这导致该侧的肺动脉和肺发育不全。这些患者需要在术前输注前列腺素防止导管组织收缩、肺动脉隔离，维持异常起源的肺动脉血流。患者可以行一期手术，切除导管组织并同时建立汇合的肺动脉分支；手术也可以分两期进行，初始植入临时导管支架或行外科体－肺动脉分流术以保障肺动脉分支和主干发育，之后再创建肺动脉分支的汇合。建立临时导管支架或体－肺动脉分流后，该侧肺动脉压力会升高。

超声心动图有助于诊断肺动脉分支起源于动脉导管。肺动脉分叉最好在胸骨旁短轴切面（前向左成角）或胸骨上窝短轴切面（冠状平面成角）中探

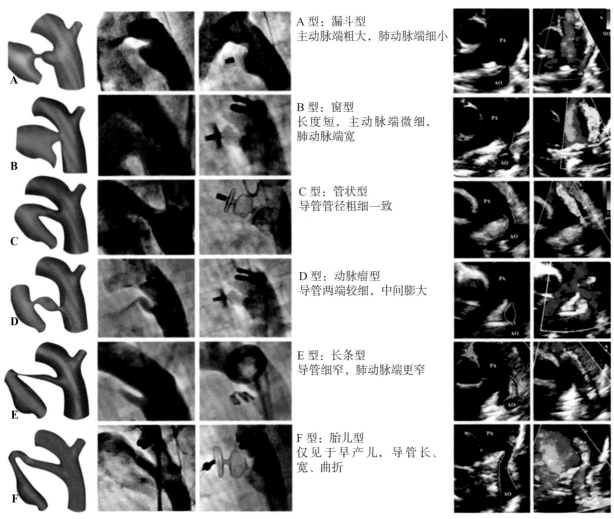

A 型：漏斗型
主动脉端粗大，肺动脉端细小

B 型：窗型
长度短，主动脉端微细，
肺动脉端宽

C 型：管状型
导管管径粗细一致

D 型：动脉瘤型
导管两端较细，中间膨大

E 型：长条型
导管细窄，肺动脉端更窄

F 型：胎儿型
仅见于早产儿，导管长、
宽、曲折

▲ 图 20-4　2016 年 Philip 等提出动脉导管未闭（PDA）的形态学分类，包含传统的 Krichenko 分类，并添加了"胎儿型"来描述早产儿中常见的 PDA

引自 *Philip R, Rush Waller B, Agrawal V, et al. Morphologic characterization of the patent ductus arteriosus in the premature infant and the choice of transcatheter occlusion device. Catheter Cardiovasc Interv. 2016;87(2):310-317.*

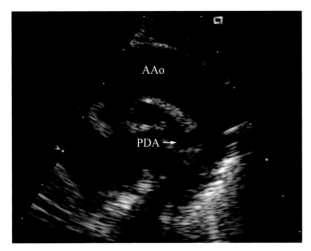

▲ 图 20-5　胸骨上主动脉弓长轴切面
肺动脉闭锁患者曲折的动脉导管未闭（PDA）。AAo. 升主动脉

查。肺动脉单侧导管起源的第一个线索是识别不连续的肺动脉，只有一个肺动脉分支与主肺动脉连续（图 20-6）。在这种情况下，需使用前面的扫查方式从起始部到插入部追踪导管，评估单侧或双侧动脉导管的存在。在肺动脉单侧导管起源的情况下，将有一个动脉导管供应该侧肺动脉的分支，另外一侧与主肺动脉相连（图 20-7）。

　　与上述肺动脉导管起源相比，主肺动脉和分支肺动脉可能存在更微妙的连接方式。主肺动脉和分支肺动脉交界处 PDA 插入区域可能由导管组织构成，而不是正常的动脉组织。分支肺动脉可能出现融合；在导管闭合时，可能会出现肺动脉分支近端狭窄和肺动脉隔离。为了保障血管的连续性，有

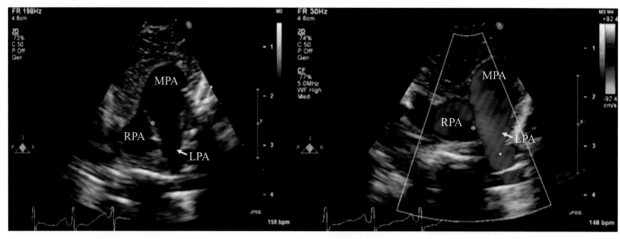

▲ 图 20-6　胸骨上短轴切面

显示主肺动脉（MPA）到左肺动脉（LPA）的二维和彩色多普勒图像，MPA 和右肺动脉（RPA）之间不连续（＊）。图像来自 RPA 动脉导管起源的患者

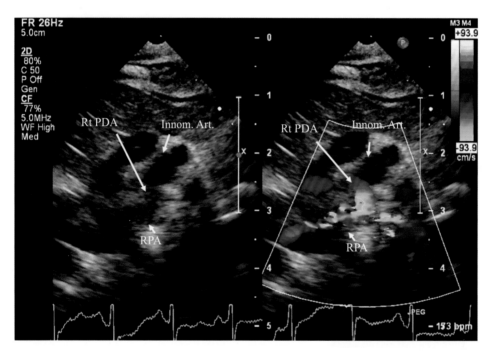

◀ 图 20-7　胸骨上长轴切面向右上方成角度

显示右侧动脉导管未闭（Rt PDA）起源于无名动脉（Innom. Art.），右肺动脉（RPA）与主肺动脉不连续。来自 RPA 导管起源患者的图像

导管组织的患者需要手术切除导管组织，并行肺动脉成形术。超声心动图可以在诊断困难时提供一些线索。出生后几天连续使用超声心动图评估导管闭合前肺动脉结构的变化，重点要仔细检查导管插入区域的主肺动脉和分支肺动脉的情况。如果导管插入部位附近的主肺动脉或分支肺动脉的内径发生改变，可以怀疑分支肺动脉组织由导管组织连续（图 20-8）。

（四）动脉导管未闭的血流动力学变化

PDA 大量的左向右分流使得左心容量超负荷，从而导致左心房和左心室扩张。在引入二维和多普勒超声心动图之前，M 型检查中的左心房与主动脉根部（LA/Ao）比值常用于间接量化 PDA 大小。据报道，在 PDA 左向右分流量较大的新生儿中，LA/Ao 比值大于 1.15（平均为 1.38±0.19），需要手术结扎。这种 M 型评估需从胸骨旁短轴切面测量左心房前后经。使用这种单一切面对左心房的测量可能不准确，单独使用 LA/Ao 比值对诊断较粗导管的特异性较低。随着二维和多普勒超声心动图的出现，这一比值的实用性已经降低。现在不仅可以评估 PDA 的大小和流量，还可以直接看到左心扩大、房间隔向右心房凸出。左心室收缩功能通常是高动

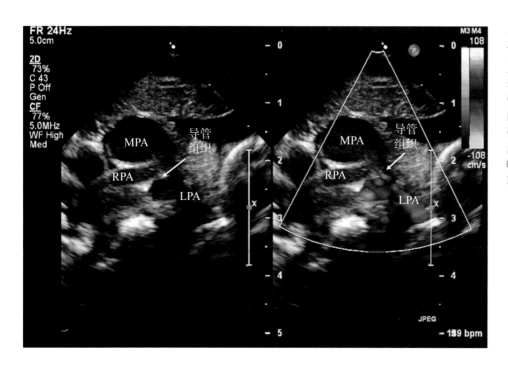

◀ 图 20-8　胸骨上短轴切面向前倾斜

显示法洛四联症患者的肺动脉分支和左肺动脉的导管延续。注意动脉导管未闭（PDA）上从左到右的微小分流（箭）是主肺动脉（MPA）和左肺动脉（LPA）之间的唯一连接。RPA. 右肺动脉

力的，大量血液在舒张期流向肺动脉，导致脉压差增宽，因此在剑突下切面可以看到降主动脉搏动增加。

（五）多普勒检查

彩色多普勒超声心动图提供有关通过 PDA 的分流方向和分流量的信息。彩色多普勒显著提高了超声心动图识别 PDA 的能力，尤其是在很小的情况下。彩色多普勒还指导频谱多普勒波束的最佳对准。此外，PDA 的频谱多普勒提供了整个心动周期的分流方向和压力梯度的变化信息。

对于肺动脉压力正常、左到右大量非限制性分流的孤立性 PDA，彩色多普勒看到从主动脉进入肺动脉的连续红色血流（图 20-9）。肺动脉压力正常、限制性左向右分流的孤立 PDA，将有一个高速湍流经过直到肺动脉侧壁，混叠造成彩色马赛克（图 20-10）。脉冲波多普勒信号显示，靠近肺动脉瓣的主肺动脉内，导管左向右分流束被收缩期穿过肺动脉瓣的前向血流影响。在舒张期间，随着肺动脉瓣关闭，来自导管分流的从左到右的信号出现在基线上方。当 PDA 射流撞击关闭的肺动脉瓣并沿肺动脉内壁偏转时，主肺动脉中部的脉冲波多普勒信号可能显示基线以下的前向舒张期血流（图 20-11）。当导管非常大时，从左到右的分流可能会充满肺动脉，上述的肺动脉继发血流模式就不会发生。其他多种情况也可在肺动脉中产生舒张期血流，包括肺

动脉瓣关闭不全、冠状动脉瘘、冠状动脉异常起源于肺动脉、主肺动脉窗（aortopulmonary window，APW）及手术造成的体 – 肺动脉分流，这可能与 PDA 混淆。

肺动脉压力正常、限制性左向右分流的 PDA，频谱多普勒表现为基线以上的连续血流，在收缩晚期出现峰值（图 20-12）。从左到右大量非限制性分流的 PDA 频谱多普勒表现为搏动血流模式，收缩末期速度最高，舒张末期峰值速度较低。这是因为在粗的 PDA 中，舒张末期的相对肺动脉压和主动脉压相等（图 20-13）。

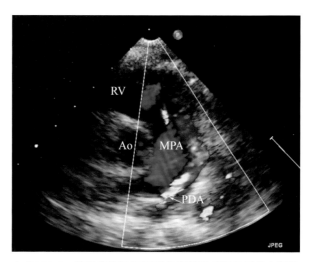

▲ 图 20-9　胸骨旁短轴切面彩色多普勒成像显示从未闭的动脉导管（PDA）进入主肺动脉（MPA）的连续血流（红色）

Ao. 主动脉；RV. 右心室

根据修正的伯努利方程，可以用收缩晚期峰值速度计算整个 PDA 的峰值压差，这与导管插入时主动脉和肺动脉之间的瞬时峰值压差密切相关。在进行 PDA 多普勒检查的同时获得全身动脉收缩压，则可以通过收缩压减去 PDA 峰值压差来推导出肺动脉收缩压。测量跨 PDA 的峰值流速获得压差时要记住，对于从左到右的分流，取样框应位于 PDA 的肺端。相反，对于从右到左的分流，取样框应位于 PDA 的主动脉端。通过多普勒评估 PDA 分流估测肺动脉压力可能并不总是准确的，受到取样框位置的限制，来自邻近结构（如左肺动脉）的信号干扰，以及 PDA 特殊的形状、弯曲度和大小影响。

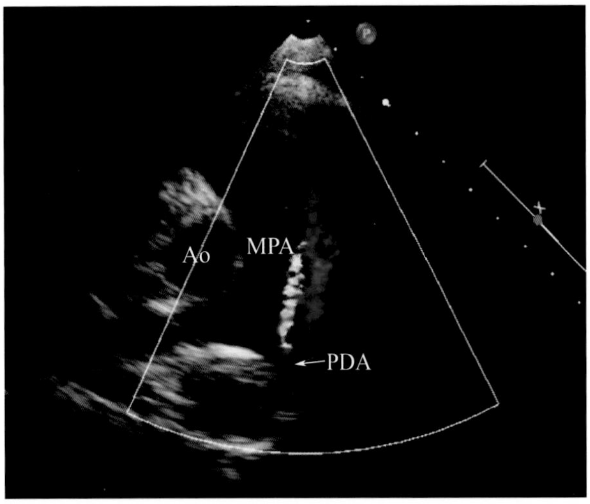

存在严重肺动脉高压或体循环系统依赖于 PDA 的先天性心脏畸形（即严重主动脉瓣狭窄、严重主动脉缩窄、左心发育不良综合征、主动脉弓离断）时，PDA 为右至左分流。彩色多普勒将显示 PDA 中的蓝色血流，代表血流从肺动脉流入降主动脉。这种 PDA 的频谱多普勒图显示在基线以下的多普勒基线，在收缩早期达到峰值。

在正常新生儿中，出后最初几个小时内会出现 PDA 双向分流，但在功能性关闭前会迅速变为连续的从左向右分流。在肺动脉高压中，PDA 存在双向分流。彩色多普勒表现为收缩期从右到左的分流（蓝色血流）和舒张期从左到右的分流（红色血流）。在频谱多普勒上，右至左分流束产生的负向血流表示在收缩期中期至晚期从肺动脉到主动脉的血流，而从左至右分流束产生的正向血流表示在收缩期晚期从主动脉到肺动脉的血流，并延伸至舒张晚期（图 20-14）。应谨慎区分右向左导管分流的负向血流与左肺动脉内血流引起的负向血流。来自左肺动脉的频谱多普勒在收缩开始时开始并较早达到峰值，而跨 PDA 的右向左分流在收缩后期开始并在收缩中后期达到峰值。

脉冲波多普勒可以评估 PDA 任一侧的血流变化。在左至右分流较大的 PDA 中，左肺动脉舒张期前向血流增加，导管后降主动脉舒张期逆行血流增加。在舒张早期和心房收缩时出现峰值，这些舒张期血流信号呈 M 形（图 20-15）。这些发现是

▲ 图 20-10　胸骨旁短轴切面彩色多普勒成像

在肺动脉压正常的患者中，高速湍流射流穿过小动脉导管未闭（PDA）进入主肺动脉（MPA）。这种高速多普勒血流表明主动脉和肺动脉之间存在较大的压力梯度。Ao. 主动脉

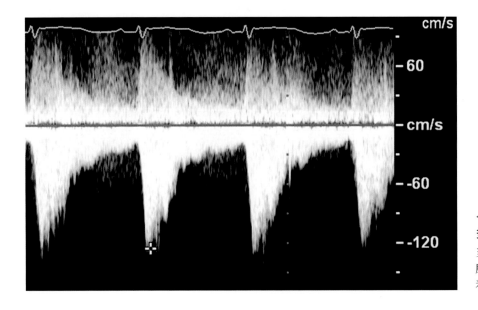

▲ 图 20-11　主肺动脉连续波多普勒

当动脉导管未闭的射流从闭合的肺动脉瓣流向主动脉时，可以看到在舒张期连续前向血流

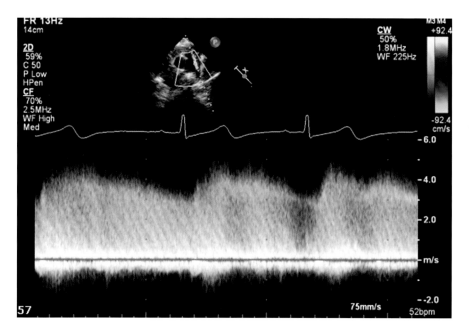

◀ 图 20-12　肺动脉压力正常、限制性左向右分流的 PDA 患者，胸骨旁短轴切面获得连续波多普勒描记图

收缩期和舒张期连续的左向右分流，在收缩晚期获得峰值流速。跨 PDA 峰值流速 4m/s，表明肺动脉压力正常

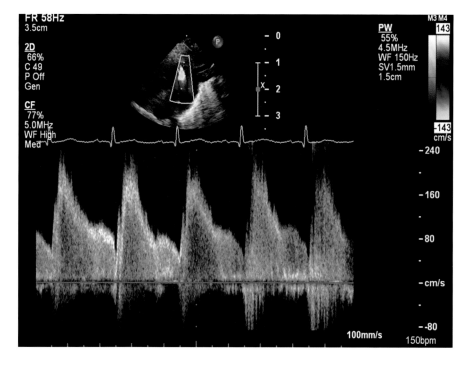

◀ 图 20-13　从左到右大量非限制性分流的 PDA

舒张末期肺动脉压和主动脉压几乎相等，收缩末期流速最高而舒张末期峰值流速最低

整个 PDA 血流动力学显著分流的有用标志。在存在大的从左到右的导管分流时，其他全身动脉也可能存在反向舒张血流，包括肱动脉、股动脉、颈动脉和脑动脉。但在降主动脉中发现逆行血流并不是 PDA 特有的，显著的主动脉瓣关闭不全、体 – 肺动脉分流、异常肺动脉起源于升主动脉、主肺动脉窗、Valsalva 动脉瘤窦破裂或脑动静脉畸形也可以有。

单独通过 PDA 的分流流量可以计算肺血流量和体循环血流量之间的差异。因为分流发生在肺动脉瓣的远端，通过肺动脉瓣的流量计算为体循环血流量，而不是肺循环血流量，肺循环血流量是体循环血流和导管分流流量的总和。因此，穿过主动脉瓣的流量代表实际的肺循环血流量。在患有 PDA 的儿童中，心导管与多普勒估测的肺循环与体循环血流比相关性较密切。然而在新生儿中，因为小血管测量可能存在误差，多普勒估测不太可靠。

（六）经食管超声心动图

在青少年或成年患者中，由于经胸超声心动图

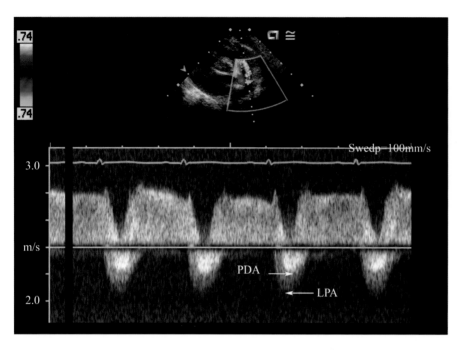

◀ 图 20-14　肺动脉高压的新生儿连续波多普勒图像
PDA 中有一个双向分流，收缩晚期开始到舒张晚期从主动脉到肺动脉的左向右分流；收缩中期至晚期出现从肺动脉到主动脉的右向左分流。左肺动脉（LPA）内血流引起的负向血流可能会干扰右向左导管分流的负向血流。这些信号的区别在于，来自 LPA 的多普勒血流开始于收缩期早期并较早达到峰值，而跨 PDA 的从右到左分流在收缩期后期开始，在收缩期中后期达到峰值

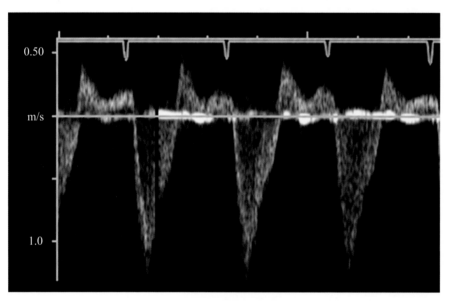

◀ 图 20-15　胸骨上切面，降主动脉内的脉冲波多普勒图像
患者有一个大的从左到右的导管分流，取样点位于动脉导管未闭（PDA）的起点。舒张期的正偏转（M 形信号）反映了从降主动脉进入 PDA 的逆行血流，在舒张早期和心房收缩后达到峰值。负偏转由收缩期间降主动脉中的向前流动引起

透声较差，PDA 成像相对困难。由于 PDA 和食管内探头之间的空间关系更紧密，因此这种情况下，经食管超声心动图可以改善 PDA 及其分流血流的成像质量。

（七）导管动脉瘤

据报道，导管动脉瘤主要发生在胎儿、新生儿和婴儿中，但也可能发生在年龄较大的儿童和成人中。这些动脉瘤可能会自发消退，也可能存在并发症，包括邻近结构受压、血栓栓塞、感染和破裂。在胸骨旁短轴切面中，导管动脉瘤为靠近主肺动脉左侧、向上纵隔延伸的囊状扩张，一般很少变

得巨大（图 20-16）。动脉瘤的最大内径在主动脉端。彩色多普勒检查可以看到动脉瘤内的漩涡状血流。动脉瘤通常在肺端闭合，但在某些情况下导管可能仍然是开放的，可以通过彩色多普勒识别。在胸骨旁短轴切面上，偶尔可以看到导管动脉瘤内血栓形成，并延伸到肺动脉分支。正常情况下，PDA 首先在肺端收缩，沿主动脉弓后下方可见一个小的锥形凸起，即导管憩室，不应被误认为是导管动脉瘤。

（八）超声心动图在动脉导管未闭成像的局限性

当 PDA 的管腔小于探头的横向分辨率时，则不

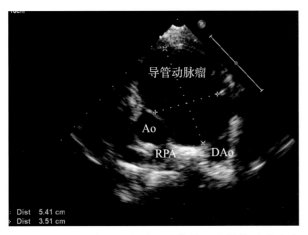

▲ 图 20-16　一名 4 岁女孩无症状的巨大导管动脉瘤胸骨旁短轴切面

动脉瘤与降主动脉（DAo）相通，可见受压的近端右肺动脉（RPA）。Ao. 主动脉

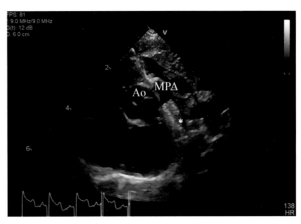

▲ 图 20-17　高胸骨旁短轴切面

主肺动脉（MPA）和左肺动脉交界处导管支架（*）突出。该患者的胸骨旁短轴视图显示导管支架放置后肺动脉闭锁。尽管肺动脉明显受到阻塞，彩色和脉冲波多普勒仍可以显示小且紊乱肺动脉血流。Ao. 主动脉

能直接看到 PDA，多普勒成像可以克服这个限制。对于极端体型的患者及非常小的早产儿，尤其是伴有肺部疾病或使用呼吸机的早产儿，可能难以获得最佳图像。同样，年龄较大的儿童和成人，导管成像更难以获得。回声失落伪影可能类似于 PDA，不应仅在主动脉或肺末端探查，但可以通过显示整个 PDA 长度避免这种错误。

（九）导管支架置入后的超声心动图评估

肺动脉血供依赖动脉导管的患者可能需要导管支架植入，在最终手术修复之前提供稳定的肺血流来源。超声心动图不仅可以来评估导管支架的通畅性，而且可用来诊断支架置入后是分支肺动脉或是降主动脉堵塞。通常可以通过胸骨上长轴二维和彩色多普勒成像看到整个支架，应该有持续的血流通过导管支架进入双侧肺动脉分支。导管支架可导致主动脉或肺动脉末端的血流受阻，因此在放置导管支架后需要细致的二维和彩色多普勒评估。虽然二维成像可显示支架突出到相邻血管中，可用彩色和脉冲波多普勒来确定阻塞程度，因为二维外观可能给人的印象比实际存在的阻塞更严重（图 20-17）。

（十）动脉导管未闭封堵或手术结扎后的超声心动图评估

近几十年来，介入治疗在导管闭合方面取得了重大进展。包括 Portsmann 栓塞、Rashkind 装置、Gianturco 栓塞线圈及最近的 Amplatzer 导管封堵器在内的各种装置已用于经皮 PDA 封堵（图 20-18）。经皮闭合或手术结扎后，可能会出现跨 PDA 的残余分流。彩色多普勒检测残余导管分流较为敏感。当导管封堵手术使用 Rashkind 装置时，残余分流通常出现在装置的上缘；而使用 Amplatzer 导管封堵器时，残余分流通常位于装置的中心。经皮 PDA 闭合或手术结扎后应进行彩色和频谱多普勒，因为这两种方法都存在堵塞部分左肺动脉和降主动脉的风险。在美国的一项多中心 Amplatzer PDA 封堵器试验中，433 名患者中有 89% 在手术后的第 2 天 PDA 完全闭合，在 1 年的随访后，这一比例为 99.7%。在这份报道中，2 名患者出现左肺动脉部分阻塞，峰值压差大于 20mmHg。在一项单中心研究中，对 50 名患者放置 Amplatzer II 导管封堵器，Masri 等发现 16% 的患者主动脉盘的顶部边缘突出到主动脉中，导致在这组患者中胸降主动脉的中位速度为 1.5m/s。装置进一步往主动脉内突起，特别在 Krichenko PDA 分类中的管状或细长型 PDA 比圆锥形 PDA 患者更容易发生降主动脉流速增快。小婴儿或早产儿可能会在 PDA 手术中无意结扎左肺动脉。

二、主肺动脉窗

主肺动脉窗是升主动脉和半月瓣上方肺动脉之间的通道。Mori 等提出了 3 种主肺动脉连接类型。

- Ⅰ 型，近端缺损——这是最常见的，并且直接位于半月瓣上方。

- Ⅱ 型，远端缺损——这是升主动脉左后壁与

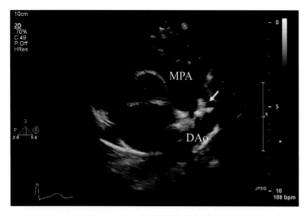

▲ 图 20-18　高位胸骨旁短轴切面

显示主肺动脉（MPA）与左肺动脉交界处及降主动脉（DAo）之间的位置良好的 Amplatzer 封堵器（箭）

右肺动脉和主肺动脉交汇处之间的交通。这种类型常与右肺动脉主动脉起源有关。

- Ⅲ 型，完全缺损——这是一个非常大的缺损，涉及从半月瓣正上方到肺分叉和右肺动脉近端部分的整个肺干长度。

Backer 和 Mavroudis 描述了第四种"中间型"，这是一个小的中央缺损，位于半月瓣和肺分叉的中间，被胸外科医师协会先天性心脏外科数据库委员会推荐为分类系统的一部分（图 20-19）。

大约一半的 APW 患者伴随其他异常，包括主动脉弓的 A 型离断、右肺动脉异常起源于主动脉（特别是在远端或完全缺损的患者中）、来自肺动脉的一个或两个冠状动脉异常起源、法洛四联症、右主动脉弓、室间隔缺损和大动脉转位。

（一）二维超声心动图

APW 是升主动脉和肺动脉之间的缺损，可以从胸骨旁短轴、肋下和胸骨上切面探查。胸骨旁短轴切面向前上角稍成角，一直到肺动脉分叉处的缺损可被探查到，包括右肺动脉异常起源于主动脉（图 20-20 和图 20-21）。这种缺损在胸骨旁长轴切面中通常看不到。在肋下冠状位视图中，探头应逆时针旋转到一个位置，在升主动脉的长轴上可以看到肺动脉干穿过升主动脉（图 20-22）。在这个视图中，

主 - 肺动脉间隔与超声声束方向走行近乎平行，易于出现回声失落，而误认为 APW。缺陷边缘的"T"形伪影有助于区分实际缺陷和回声失落。肋下切面对于确定缺损与左冠状动脉起点的接近程度特别有用。在胸骨上长轴切面上，升主动脉的下缘向上追踪，主肺动脉不是圆形图案，APW 为半圆形。

APW 的继发改变是左向右大分流造成的，左心房和左心室扩张，肺动脉也扩张，右心室偶尔可能肥大。

（二）多普勒超声心动图

在大 APW 中，来自主动脉的血流垂直于肺动脉长轴进入肺动脉，然后迅速扩张。在小型限制性 APW 中，彩色多普勒显示从主动脉到肺动脉的连续高速湍流射流。在肺动脉压力正常的较大缺损中，由于从主动脉到肺动脉大的左向右分流，在 APW 远端的肺动脉中可以看到连续的顺行血流（图 20-23）。舒张期间降主动脉出现异常舒张期逆向血流，这是由从主动脉流入肺动脉引起的。远端主肺动脉和分支肺动脉的前向血流将 APW 与 PDA 区分开来。存在肺动脉高压的情况下，APW 将出现低速双向流动。尽管这是一种极为罕见的心脏缺陷，但通过超声心动图可以进行诊断。

经食管超声心动图

在食管中段短轴切面中，稍微向上拉探头显示短轴上的升主动脉和主肺动脉、右肺动脉，可以很好地观察 APW（图 20-24）。也可以通过向右旋转探头，在主动脉食管中段长轴可以看到穿过主动脉的肺动脉。这些切面也有助于术后评估任何残留缺陷。

（三）主肺动脉窗关闭后的超声心动图评估

缺损较大的 APW 通过外科手术使用补片闭合。小的 APW 或残留的手术缺损可以导管介入闭合。升主动脉或肺动脉的狭窄或残留缺损都会使 APW 手术变得复杂化。二维和多普勒超声心动图可以较好地定位 APW 进行术前评估。

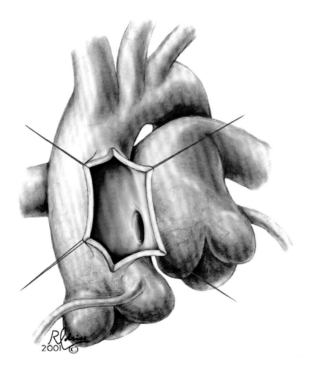

I 型——近端缺损

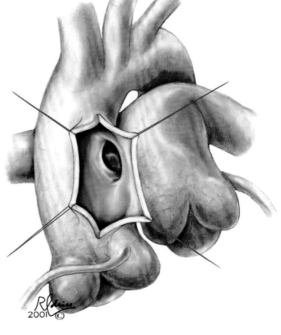

II 型——远端缺损

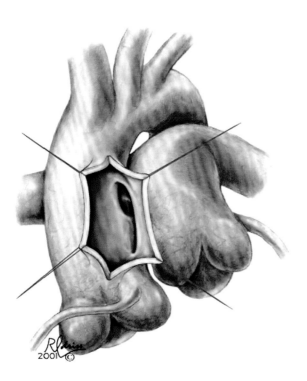

III 型——完全缺损

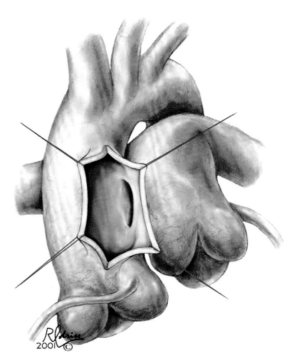

IV 型——中间缺损

▲ 图 20-19　胸外科医师协会先天性心脏外科数据库委员会推荐的主肺动脉窗（APW）分类方案

I 型是位于 Valsalva 窦正上方、半月瓣上方几毫米处的近端 APW。APW 下缘与半月瓣非常贴近。II 型是位于升主动脉最上部的远端 APW，对应于 Richardson 的 2 型缺损，其中缺损覆盖部分右肺动脉。远端缺损具有清晰的下缘，上缘分界不清。III 型是累及大部分升主动脉的完全缺损。IV 型是中间缺损，这种缺损具有明确的上边缘和下边缘，适合置入封堵器（引自 *Backer CL, Mavroudis C. Surgical management of aortopulmonary window: a 40-year experience. Eur J Cardiothorac Surg. 2002;21:773-779.*）

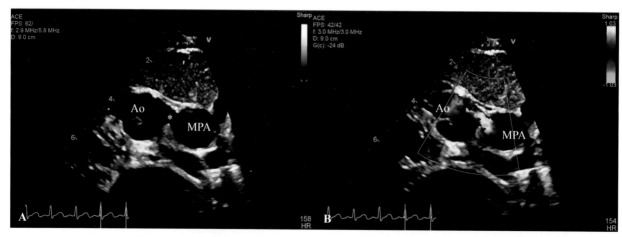

▲ 图 20-20　胸骨上窝短轴二维主肺动脉窗（A，*）和彩色多普勒（B）切面
彩色多普勒显示从右向左分流。Ao. 主动脉；MPA. 主肺动脉

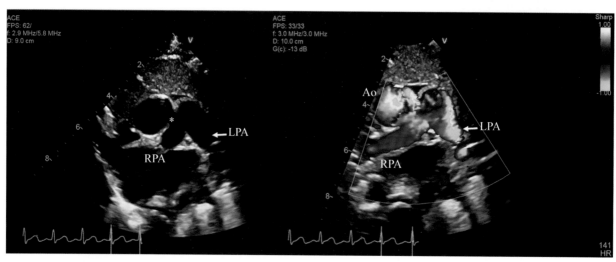

▲ 图 20-21　二维和彩色多普勒胸骨上窝短轴切面显示主肺动脉窗（*）和肺动脉分支起始部
图像来自累及 RPA 的 Ⅱ 型主肺动脉窗患者。Ao. 主动脉；LPA. 左肺动脉；RPA. 右肺动脉

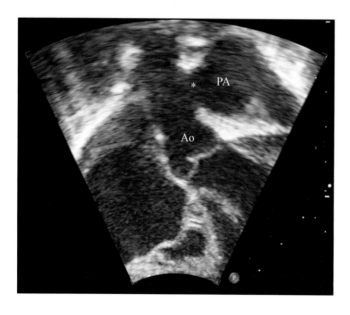

◀ 图 20-22　肋下冠状面观
在主动脉（Ao）和主肺动脉（PA）之间可以看到一个大的主肺动脉窗（*）

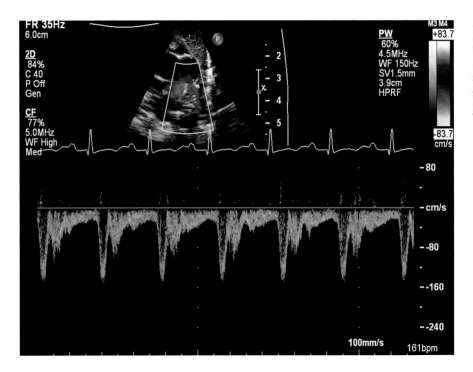

◀ 图 20-23　主肺动脉窗内分支肺动脉的脉冲波多普勒成像

由于从主动脉到肺动脉的收缩期和舒张期左向右分流，连续的分流频谱可以在主肺动脉窗的肺动脉远端出现

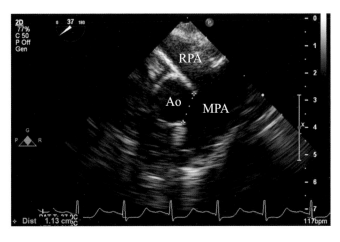

◀ 图 20-24　经食管成像显示大主肺动脉窗（虚线）

Ao. 主动脉；MPA. 主肺动脉；RPA. 右肺动脉

参 考 文 献

[1] Agrawal H, Petit CJ, Miro J, Miranda CD, Kenny D, Justino H. Contralateral pulmonary hypertension following resuscitation of unilateral ductal origin of a pulmonary artery: a multi-insti-tutional review. *Pediatr Cardiol.* 2018;39:71–78.

[2] Ali Khan MA, al Yousef S, Mullins CE, et al. Experience with 205 procedures of transcatheter closure of ductus arteriosus in 182 patients, with special reference to residual shunts and long-term follow-up. *J Thorac Cardiovasc Surg.* 1992;104:1721–1727.

[3] Allen HD, Goldberg SJ, Valdes-Cruz LM, et al. Use of echocardiography in newborns with patent ductus arteriosus: a review. *Pediatr Cardiol.* 1982;3:65–70.

[4] Alverson DC, Eldridge M, Aldrich M, et al. Effect of patent ductus arteriosus on lower extremity blood flow velocity patterns in preterm infants. *Am J Perinatol.* 1984;1:216–222.

[5] Backer CL, Mavroudis C. Surgical management of aortopulmonary window: a 40–year experience. *Eur J Cardiothorac Surg.* 2002;21:773–779.

[6] Balaji S, Burch M, Sullivan ID. Accuracy of cross-sectional echocardiography in diagnosis of aortopulmonary window. *Am J Cardiol.* 1991;67:650–653.

[7] Cloez JL, Isaaz K, Pernot C. Pulsed Doppler flow characteristics of ductus arteriosus in infants with associated congenital anomalies of the heart or great arteries. *Am J Cardiol.* 1986;57:845–851.

[8] Dyamenahalli U, Smallhorn JF, Geva T, et al. Isolated ductus arteriosus aneurysm in the fetus and infant: a multi-institutional experience. *J Am Coll Cardiol.* 2000;36:262–269.

[9] Ellison RC, Peckham GJ, Lang P, et al. Evaluation of the preterm infant for patent ductus arteriosus. *Pediatrics.* 1983;71:364–372.

[10] Feldtman RW, Andrassy RJ, Alexander JA, et al. Doppler ultrasonic flow detection as an adjunct in the diagnosis of patent ductus arteriosus in premature infants. *J Thorac Cardiovasc Surg.* 1976;72:288–290.

[11] Freedom RM, Moes CA, Pelech A, et al. Bilateral ductus arteriosus (or remnant): an analysis of 27 patients. *Am J Cardiol.* 1984;53:884–891.

[12] Hiraishi S, Horiguchi Y, Misawa H, et al. Noninvasive Doppler echocardiographic evaluation of shunt flow dynamics of the ductus arteriosus. *Circulation.* 1987;75:1146–1153.

[13] Huhta JC, Cohen M, Gutgesell HP. Patency of the ductus arteriosus in normal neonates: two-dimensional echocardiography versus Doppler assessment. *J Am Coll Cardiol.* 1984;4:561–564.

[14] Krauss D, Weinert L, Lang RM. The role of multiplane transesophageal echocardiography in diagnosing PDA in an adult. *Echocardiography.* 1996;13:95–98.

[15] Liao PK, Su WJ, Hung JS. Doppler echocardiographic flow characteristics of isolated patent ductus arteriosus: better delineation by Doppler color flow mapping. *J Am Coll Cardiol.* 1988;12:1285–1291.

[16] Lund JT, Jensen MB, Hjelms E. Aneurysm of the ductus arteriosus. A review of the literature and the surgical implications. *Eur J Cardiothorac Surg.* 1991;5:566–570.

[17] Mahle WT, Kreeger J, Silverman NH. Echocardiography of the aortopulmonary window, aorto-ventricular tunnels, and aneurysm of the sinuses of Valsalva. *Cardiol Young.* 2010;20(suppl 3):100–106.

[18] Martin CG, Snider AR, Katz SM, et al. Abnormal cerebral blood flow patterns in preterm infants with a large patent ductus arteriosus. *J Pediatr.* 1982;101:587–593.

[19] Masri S, El Rassi I, Arabi M, Tabbakh A, Bitar F. Percutaneous closure of patent ductus arteriosus in children using Amplatzer Duct Occluder II: relationship between PDA type and risk of device protrusion into the descending aorta. *Cathet Cardiovasc Interv.* 2015;86:E66–E72.

[20] Mori K, Ando M, Takao A, et al. Distal type of aortopulmonary window. Report of 4 cases. *Br Heart J.* 1978;40:681–689.

[21] Musewe NN, Benson LN, Smallhorn JF, et al. Two-dimensional echocardiographic and color flow Doppler evaluation of ductal occlusion with the Rashkind prosthesis. *Circulation.* 1989;80:1706–1710.

[22] Musewe NN, Poppe D, Smallhorn JF, et al. Doppler echocardiographic measurement of pulmonary artery pressure from ductal Doppler velocities in the newborn. *J Am Coll Cardiol.* 1990;15:446–456.

[23] Musewe NN, Smallhorn JF, Benson LN, et al. Validation of Doppler-derived pulmonary arterial pressure in patients with ductus arteriosus under different hemodynamic states. *Circulation.* 1987;76:1081–1091.

[24] Naik GD, Chandra VS, Shenoy A, et al. Transcatheter closure of aortopulmonary window using Amplatzer device. *Cathet Cardiovasc Interv.* 2003;59:402–405.

[25] Pass RH, Hijazi Z, Hsu DT, et al. Multicenter USA Amplatzer patent ductus arteriosus occlusion device trial: initial and one-year results. *J Am Coll Cardiol.* 2004;44:513–519.

[26] Philip R, Rush Waller B, Agrawal V, et al. Morphologic characterization of the patent ductus arteriosus in the premature infant and the choice of transcatheter occlusion device. *Cathet Cardiovasc Interv.* 2016;87(2):310–317.

[27] Perlman JM, Hill A, Volpe JJ. The effect of patent ductus arteriosus on flow velocity in the anterior cerebral arteries: ductal steal in the premature newborn infant. *J Pediatr.* 1981;99:767–771.

[28] Sahn DJ, Allen HD. Real-time cross-sectional echocardio-graphic imaging and measurement of the patent ductus arteriosus in infants and children. *Circulation.* 1978;58:343–354.

[29] Santos MA, Moll JN, Drumond C, et al. Development of the ductus arteriosus in right ventricular outflow tract obstruction. *Circulation.* 1980;62:818–822.

[30] Seward JB, Khandheria BK, Freeman WK, et al. Multiplane transesophageal echocardiography: image orientation, examination technique, anatomic correlations, and clinical applications. *Mayo Clin Proc.* 1993;68:523–551.

[31] Shiraishi H, Yanagisawa M. Bidirectional flow through the ductus arteriosus in normal newborns: evaluation by Doppler color flow imaging. *Pediatr Cardiol.* 1991;12:201–205.

[32] Shyu KG, Lai LP, Lin SC, Chang H, Chen JJ. Diagnostic accuracy of transesophageal echocardiography for detecting patent ductus arteriosus in adolescents and adults. *Chest.* 1995;108:1201–1205.

[33] Silverman NH, Lewis AB, Heymann MA, et al. Echocardiographic assessment of ductus arteriosus shunt in premature infants. *Circulation.* 1974;50:821–825.

[34] Smallhorn JF, Anderson RH, Macartney FJ. Two dimensional echocardiographic assessment of communications between ascending aorta and pulmonary trunk or individual pulmonary arteries. *Br Heart J.* 1982;47:563–572.

[35] Snider AR. The ductus arteriosus: a window for assessment of pulmonary artery pressures? *J Am Coll Cardiol.* 1990;15:457–458.

[36] Sorensen KE, Kristensen B, Hansen OK. Frequency of occur-rence of residual ductal flow after surgical ligation by colorflow mapping. *Am J Cardiol.* 1991;67:653–654.

[37] Stamato T, Benson LN, Smallhorn JF, Freedom RM. Transcatheter closure of an aortopulmonary window with a modified double umbrella occluder system. *Cathet Cardiovasc Diagn.* 1995;35:165–167.

[38] Stevenson JG, Kawabori I, Guntheroth WG. Noninvasive detection of pulmonary hypertension in patent ductus arteriosus by pulsed Doppler echocardiography. *Circulation.* 1979;60:355–359.

[39] Swensson RE, Valdes-Cruz LM, Sahn DJ, et al. Real-time Doppler color flow mapping for detection of patent ductus arteriosus. *J Am Coll Cardiol.* 1986;8:1105–1112.

[40] Vargas Barron J, Sahn DJ, Valdes-Cruz LM, et al. Clinical utility of two-dimensional Doppler echocardiographic techniques for estimating pulmonary to systemic blood flow ratios in children with left to right shunting atrial septal defect, ventricular septal defect or patent ductus arteriosus. *J Am Coll Cardiol.* 1984;3:169–178.

第 21 章 主动脉弓异常
Abnormalities of the Aortic Arch

Angira Patel　Matthew Cornicelli　Luciana T. Young　著

吴道珠　吴景露　译

概述

主动脉弓异常是可单独出现或合并其他心脏畸形的一组病变。在本章中，我们将主动脉弓异常作为一组单独出现的病变进行介绍，它与其他心脏畸形的重要联系也将一并阐述。本章讨论的主动脉弓异常包括：①头臂动脉分支和血管环（包括肺动脉吊带）；②主动脉缩窄；③主动脉弓离断（interrupted aortic arch，IAA）。

一、头臂动脉分支异常

在正常胚胎发育过程中，6 对动脉弓形成原始的背侧主动脉和腹侧主动脉（图 21-1）。大部分胚胎的第 1 对、第 2 对动脉弓退化消失。第 5 对动脉弓是否存在一直存在争议，但当它出现的时候，也基本上已经退化了。颈动脉是由第 3 对动脉弓发育而来的。肺动脉是由第 6 对动脉弓的腹侧部分发育形成的。当左侧第 6 对背主动脉发育成动脉导管时，右侧的第 6 对背主动脉退化消失。锁骨下动脉是由第 7 对体节间动脉发育形成的。如果右侧的第 4 对动脉弓退化，则形成正常的左位主动脉弓；如果左侧第 4 对动脉弓退化，则形成右位主动脉弓。

主动脉弓的超声心动图评估

获取主动脉弓的最佳超声心动图图像是在胸骨上窝切面。而恰当的体位对主动脉弓的最佳显示也尤为重要，一般情况下可以在受检者肩部下方放置枕头使颈部得以伸展。在左位主动脉弓的患者中，通过胸骨上窝长轴切面（即探头扇形切面指向右侧乳头与左侧肩胛骨连线的方向），我们可以看到升主动脉、主动脉弓横部、主动脉弓降部及 3 条主动脉弓分支的起始部（图 21-2）。如果在这个切面上没有看到降主动脉，顺时针微调角度向右侧转动探头，就能发现右位主动脉弓。

在胸骨上窝短轴切面能获取主动脉弓横部横切的图像。向前上方倾斜探头，可以显示动脉弓发出的第一个分支头臂动脉，即无名动脉。这支血管向头侧的走行方向对确定主动脉弓的方向具有决定性的作用。当无名动脉向右侧走行（图 21-3）、主动脉向左侧下降时，为左位主动脉弓；当无名动脉向左侧走行（图 21-4）、主动脉弓向右侧下降时，则为右位主动脉弓。无名动脉随即分叉在形成颈动脉和锁骨下动脉。当超声心动图显示左位或者右位主动脉弓的第一分支头臂干出现了分叉，则提示没有血管环。如果左位主动脉弓的无名动脉没有分叉，往往提示是迷走右锁骨下动脉。迷走右锁骨下动脉是一种常见的血管异常，占总人数的 0.5%，即便有，它的临床意义也很小（图 21-5）。另一方面，如果右位主动脉弓的无名动脉没有分叉，则提示是迷走左锁骨下动脉，该动脉可能经食管后方走行，当存在左侧动脉导管韧带或动脉导管未闭时，可能会形成血管环。彩色多普勒超声有助于确定头臂动脉的分叉。

在胸骨上窝短轴切面上向后下方倾斜可以判断主动脉在胸腔下行时是否仍位于脊柱的同侧。在剑突下短轴切面也有助于判断降主动脉穿过膈肌时位于脊柱的哪一侧。

最常见的动脉弓变异是"牛型主动脉弓"或共

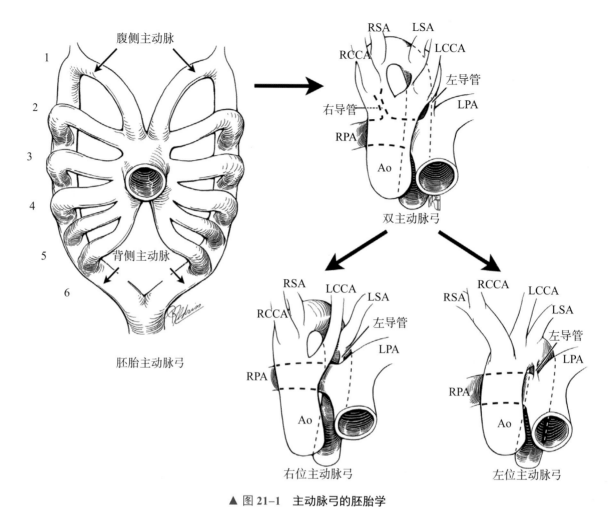

▲ 图 21-1　主动脉弓的胚胎学

Ao. 主动脉；LCCA. 左颈总动脉；LPA. 左肺动脉；LSA. 左锁骨下动脉；RCCA. 右颈总动脉；RPA. 右肺动脉；RSA. 右锁骨下动脉（引自 *Mavroudis C, Backer CL, eds. Pediatric Cardiac Surgery. 3rd ed. New York, NY: Mosby; 2003.*）

同头臂动脉，即右侧头臂动脉和左侧颈总动脉共干（图 21-6）。这种变异在普通人群中约占 15%，而该变异很少与临床症状相关。然而在进行头颈部手术的情况下，识别这个变异也是非常重要的，因为该变异可能会给手术带来损伤和（或）并发症的风险。

另一个值得一提的弓动脉变异是颈位主动脉弓。颈位主动脉弓是由第 4 对原始主动脉弓闭锁形成，它比正常的动脉弓要更深入颈部，并且常表现为一个搏动性的颈部包块。在胸骨上窝长轴切面上将探头从胸骨上窝移向颈部能最好地识别颈位主动脉弓。

二、血管环

血管环是一组可引起气管和（或）食管压迫的血管异常。血管环的形成取决于原始胚胎主动脉弓特定部分的保留或缺失，部分可能由未闭的动脉导管或动脉韧带形成（图 21-7）。

大多数有血管环的儿童在早期（通常在出生后几周到几个月）就会出现症状，包括呼吸困难、喘息、喘鸣、咳嗽、反复呼吸道感染和（或）吞咽困难。临床表现的严重程度主要取决于异常血管对气管、支气管或食管的压迫程度。呼吸道症状通常较轻，在新生儿期可能表现得不明显。婴儿早期能耐受液体配方奶，所以在刚出生时体重也会正常增长。然而，一旦他们开始进食固体类食物，症状会变得更加明显，包括呼吸暂停或发绀。双主动脉弓的患者往往会比其他类型的血管环患者更早出现症状。当患儿哭泣、剧烈活动或出现呼吸道感染时，症状会加重。

（一）左位主动脉弓伴迷走右锁骨下动脉

当位于锁骨下动脉和颈动脉之间的右侧第 4 对动脉弓退化，则形成左位主动脉弓伴迷走右锁骨下动脉。在大多数情况下，左位主动脉弓合并迷走右

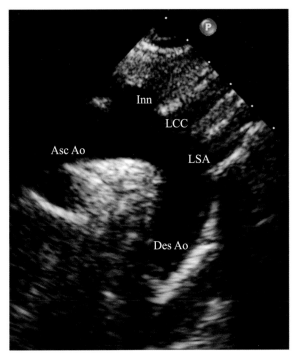

▲ 图 21-2　胸骨上窝长轴切面上左位主动脉弓的正常头臂干分支

Asc Ao. 升主动脉；Des Ao. 降主动脉；Inn. 无名动脉；LCC. 左颈总动脉；LSA. 左锁骨下动脉

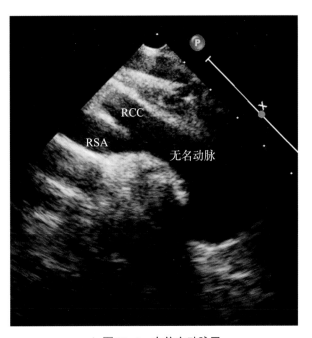

▲ 图 21-3　左位主动脉弓

无名动脉分叉成右颈总动脉（RCC）及右锁骨下动脉（RSA）。当无名动脉向右侧走行时，可以确定是左位主动脉弓

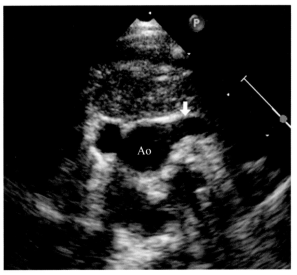

▲ 图 21-4　右位主动脉弓

主动脉弓的第一分支头臂干向左侧走行（箭）

锁骨下动脉并不被认为是具有临床意义的发现。然而，当合并有未闭的右位动脉导管或动脉韧带，则可形成完整的血管环。如果不能显示左位主动脉弓起源的右侧无名动脉的分叉，则提示存在左位主动脉弓合并迷走右锁骨下动脉（图 21-8）。从胸骨上窝长轴和短轴视图对主动脉弓进行完整扫描，可显示迷走右锁骨下动脉起源于降主动脉的上部。其他的影像学检查应侧重于明确是否存在右位动脉导管。

（二）右位主动脉弓伴迷走左锁骨下动脉

胚胎时期左侧第 4 对动脉弓退化会导致右位主动脉弓形成。当右侧第 4 对动脉弓持续存在、左锁骨下动脉和背主动脉之间的左侧动脉弓消失时，就会出现镜像分支，大概有 35% 的右位主动脉弓患者存在镜像分支。当动脉韧带起源于降主动脉时则会形成血管环。

超声心动图胸骨上窝短轴切面显示第一头臂动脉向左上走行，则证明存在右位主动脉弓。彩色多普勒有助于评估左侧无名动脉的分叉。如果右位主动脉弓的患者左侧无名动脉没有分叉，则提示存在

迷走左锁骨下动脉（图 21-9）。这时可能需要运用其他的影像学检查来确认是否存在左侧动脉韧带。

（三）右位主动脉弓伴绕食管后方及左降主动脉

胚胎时期右侧第 4 对动脉弓持续存在，而左侧颈动脉和左锁骨下动脉之间的左侧动脉弓退化消失，会导致绕食管后方走行的右位主动脉弓及迷失左锁骨下动脉（图 21-7）。大概有 65% 右位主动

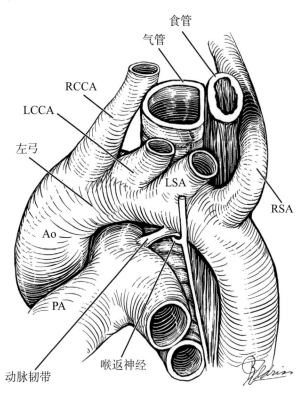

▲ 图 21-5　从降主动脉发出迷走右锁骨下动脉的左位主动脉弓

Ao. 主动脉；LCCA. 左颈总动脉；LSA. 左锁骨下动脉；PA. 肺动脉；RCCA. 右颈总动脉（引自 *Mavroudis C, Backer CL, eds. Pediatric Cardiac Surgery. 3rd ed. New York, NY: Mosby; 2003.*）

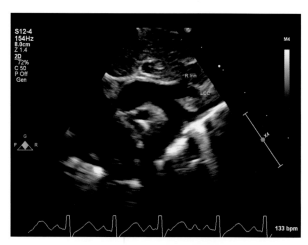

▲ 图 21-6　共同头臂动脉

右无名动脉和左颈总动脉共同起源

脉弓患者的左锁骨下动脉起源于降主动脉，并向左侧走行至食管后方。在这种情况下，当动脉韧带从降主动脉延伸到左肺动脉时，可能会形成血管环。

在胸骨上窝长轴切面上，超声心动图很难识别这种弓的异常。因为尽管主动脉弓是右位的，但降主动脉却在脊柱左侧下降。这种异常通常伴有颈位主动脉弓，并且呈发夹状。这时，我们可能需要将探头移动到颈部，以准确显示主动脉弓的分支。当第一分支头臂干向左上走行时，可以明确诊断为右位主动脉弓。

（四）双主动脉弓

当左右主动脉弓持续存在时，便会出现双主动脉弓。左、右主动脉弓起源于升主动脉并包绕气管和食管形成一个环。后方的动脉弓向右侧行走，并且 75% 的病例中右弓为优势弓，并发出右侧颈动脉和锁骨下动脉。前方的左位主动脉弓通常比较小

且发出左侧颈动脉和锁骨下动脉。在 20% 的病例中，左弓可能是优势弓，而在 5% 的病例中，两侧弓的大小可能相同。约 20% 的双主动脉弓患者伴有先天性心脏病，包括法洛四联症、室间隔缺损、主动脉缩窄、动脉导管未闭、大动脉转位和永存动脉干。

剑突下左心室流出道切面可能显示主动脉分叉成两个独立的弓，这通常是双主动脉弓存在的第一个线索。在胸骨上窝长轴切面，逆时针旋转探头能显示双侧主动脉弓（图 21-10）。彩色多普勒有助于证实这些发现及确定弓血管的起源。

（五）肺动脉吊带

在这种罕见的血管畸形中，左肺动脉起源于右肺动脉，并在食管和气管间走向行至左侧肺门（图 21-11）。该疾病的症状通常与气管受压有关，包括呼吸窘迫、喘鸣、发绀、哮喘和喘憋。该疾病通常合并其他心脏畸形，包括动脉导管未闭、房间隔缺损、室间隔缺损、肺动脉闭锁、左上腔静脉和单心室。也可合并其他常见的心脏之外的疾病，如气管狭窄、完全性气管环和气管食管瘘。

虽然剑突下和胸骨旁短轴切面都可能提示左肺动脉起源异常，但胸骨上窝短轴切面为肺动脉吊带图像提供了最佳的声窗。左肺动脉起源于右肺动脉，并向左侧走行，经气管后方行至左肺（图 21-12）。彩色和频谱多普勒有助于区分左肺动脉及其他可能被误认为左肺动脉的结构，如动脉导管未闭或左心耳。

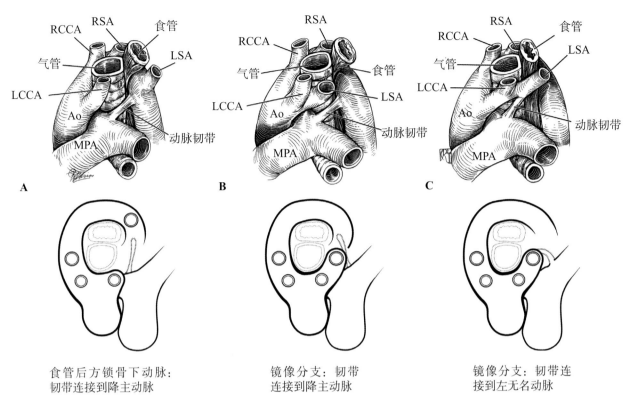

食管后方锁骨下动脉：
韧带连接到降主动脉

镜像分支：韧带
连接到降主动脉

镜像分支：韧带连
接到左无名动脉

▲ 图 21-7　右位主动脉弓

A. 右位主动脉弓合并起源于降主动脉的迷走左锁骨下动脉（LSA）；B. 右位主动脉弓合并连接于降主动脉的左侧韧带；
C. 右位主动脉弓合并连接于左锁骨下动脉（LSA）的左侧韧带。LCCA. 左颈总动脉；RCCA. 右颈总动脉；RSA. 右锁骨
下动脉（引自 *Mavroudis C, Backer CL, eds. Pediatric Cardiac Surgery. 3rd ed. New York, NY: Mosby; 2003.*）

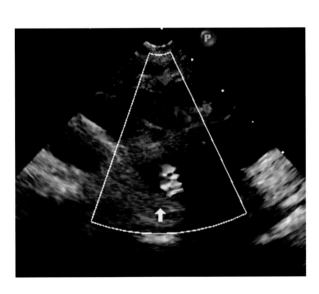

▲ 图 21-8　左位主动脉弓合并迷走右锁骨下动脉

胸骨上窝切面显示无名动脉向右侧走行可确定为左位主动脉
弓，但无名动脉没有分叉（红箭），提示是迷走右锁骨下动
脉（黄箭）

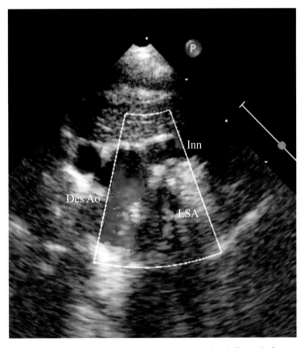

▲ 图 21-9　右位主动脉弓合并迷走左锁骨下动脉

胸骨上切面显示无名动脉 Inn 向左侧走行可确认为右位主
动脉弓，但无名动脉没有分叉提示是迷走左锁骨下动脉
（LSA）。主动脉向右侧向下走行。Des Ao. 降主动脉

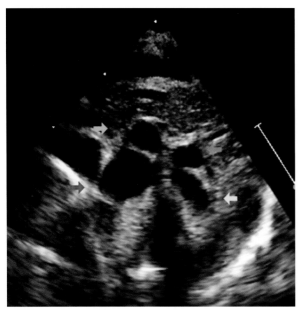

▲ 图 21-10　双主动脉弓

胸骨上窝切面显示右主动脉弓向右侧下降（红箭），较细的左主动脉弓向左侧下降（黄箭），并分别发出右侧（绿箭）和左侧（橘箭）无名动脉，进而分叉形成颈总动脉和锁骨下动脉

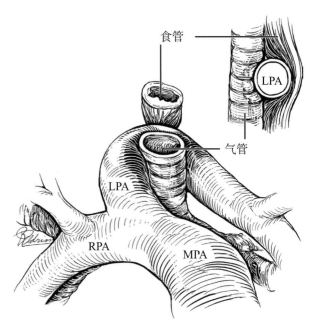

▲ 图 21-11　肺动脉吊带的示意图

左肺动脉（LPA）起源于右肺动脉（RPA），而不是从主肺动脉（MPA）正常分叉〔引自 *Mavroudis C, Backer CL, eds. Pediatric Cardiac Surgery. 3rd ed. New York, NY: Mosby; 2003.*〕

（六）其他的成像模式

主动脉弓异常（如血管环）通常可以通过超声心动图进行诊断。然而，由于声窗受限，心脏超声可能并不是最佳的成像方式。对疑有血管环的患者通常需要运用胸片进行初步评估，判断主动脉弓的方向和主动脉弓与气管的关系。当主动脉弓的方向不明显时，因怀疑是否存在双主动脉弓。在右位主动脉弓和双主动脉弓患者的侧位平片中可能可以看到气管狭窄（图 21-13）。右肺单侧的过度膨胀提示存在肺动脉吊带。

食管钡餐造影历来被用于血管环的诊断。异常的弓形血管会对充满钡剂的食管产生压迹，从而使每种病变产生特征性的图案（图 21-14）。当怀疑有血管环导致患儿呼吸困难时，支气管镜有一定的明确诊断的作用。存在双主动脉弓和右位主动脉弓合并左侧动脉韧带时，可以看到气管受压。支气管镜可用于排除其他引起呼吸受限的疾病，如气管环和肺动脉吊带。

近年来，一些其他的成像模式，包括计算机断层扫描（computed tomography，CT）和磁共振成像（magnetic resonance imaging，MRI），也能为主动脉

弓异常（如血管环）提供准确的诊断。因为并不是所有的血管环都是由开放的血管结构形成的（例如有些是由动脉韧带和闭锁的小动脉弓形成的），识别动脉分支结构、动脉弓的方向和气道狭窄仍然是建立正确诊断的重要线索。CT 扫描通常作为首选，因为它可以在低辐射剂量下快速执行，并且不需要镇静。CT 和 MRI 基本上已经代替了传统的血管环诊断模式，如食管造影、气管造影和心导管检查（图 21-15 至图 21-17）。

三、主动脉缩窄

主动脉缩窄是一种先天性的主动脉狭窄，最常发生在左锁骨下动脉远端和动脉导管连接处附近。5%～8% 的先天性心脏病患者合并有主动脉缩窄，并且男性稍多于女性。主动脉缩窄常合并的心脏畸形有动脉导管未闭、二叶式主动脉瓣、室间隔缺损和二尖瓣异常。主动脉缩窄也可合并一些更复杂的心脏畸形，如 Shone 综合征、左心发育不良综合征、三尖瓣闭锁合并大动脉转位及其他形式的转位，其中合并主动脉下狭窄可能会发展为主动脉弓梗阻。其他的动脉异常，如左锁骨下动脉起始部狭窄和右锁骨下动脉异常起源于缩窄弓的远端也是有被报道过的。

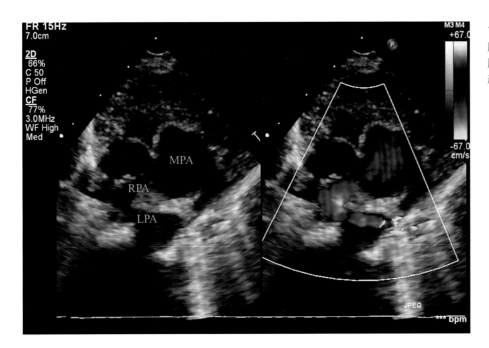

◀ 图 21-12　肺动脉吊带
胸骨旁短轴切面显示主肺动脉（MPA）和左肺动脉（LPA）起源于右肺动脉（RPA）

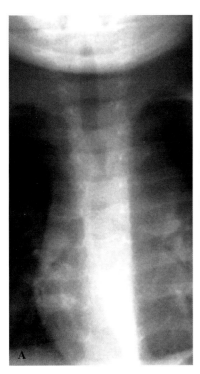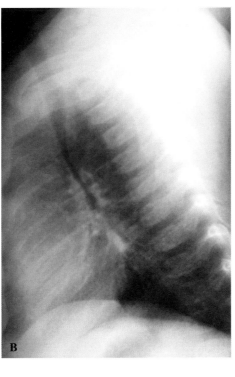

◀ 图 21-13　A. X 线正位片显示气管狭窄，与双主动脉弓相符；B. 侧位片显示气管狭窄，与右位主动脉弓或双主动脉弓相符
图片由 Cynthia Rigsby, MD 提供

主动脉缩窄的临床表现是多样的，这主要取决于患者的年龄、病变的严重程度、狭窄的位置、合并的其他心脏畸形及其严重程度。顾名思义，导管依赖型或危重的主动脉缩窄通常在新生儿早期动脉导管时即出现心功能衰竭。严重主动脉缩窄的临床表现可能被延迟至婴儿晚期，其中包括充血性心力衰竭的症状，如呼吸窘迫、苍白和喂养困难。主动脉缩窄不太严重的儿童可能在老年时期才出现临床

症状，可能会表现为高血压和股动脉搏动消失或减弱。

（一）主动脉缩窄的二维成像

虽然主动脉缩窄的最佳显像是在胸骨上窝切面，但结合一些心脏的表现也可提示主动脉缩窄，包括左心室梗阻、无明显病因的右或左心室肥厚和（或）功能障碍及腹主动脉搏动减弱或消失。

剑突下切面有助于显示主动脉穿过横膈的位

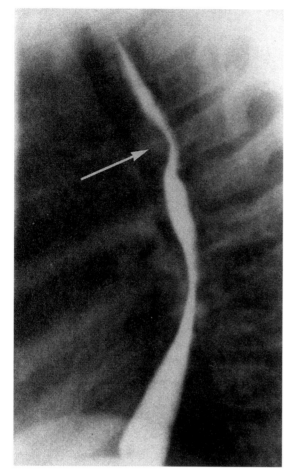

▲ 图 21-14　食管钡剂造影的充盈缺损（白箭），肺动脉吊带的特征性表现

图片由 *Cynthia Rigsby*, *MD* 提供

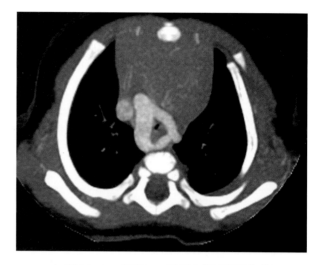

▲ 图 21-15　胸部 CT 显示血管环压迫气管

图片由 *Cynthia Rigsby*, *MD* 提供

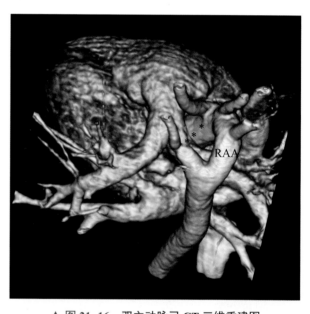

▲ 图 21-16　双主动脉弓 CT 三维重建图

优势右位主动脉弓（RAA）和左弓闭锁（***）（图片由 *Sujatha Buddhe*, *MBBS* 提供）

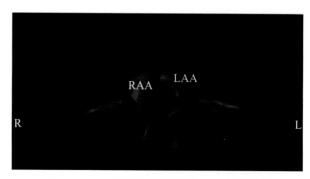

▲ 图 21-17　完整双主动脉弓的 CT 三维重建图

优势的右位主动脉弓（RAA）和较小但开放的左位主动脉弓（LAA）

置。将探头放置于剑突的正下方，在短轴切面上使声束平面朝向冠状切面。在此基础上，向左侧或者右侧 90° 旋转探头（这取决于腹主动脉在腹腔的位置），在矢状切面上显示降主动脉和腹主动脉。对于小婴儿，在这个切面向头部方向扫查可以显示整个主动脉。左心房增大、右心室增大及肺动脉扩张可能会非常明显。当出现心室功能障碍时，应仔细评估左右心室流出道是否存在潜在性的梗阻。

　　在主动脉缩窄的新生儿中，胸骨旁长轴切面可能会显示右心室扩张和肥厚。左心室也可能因收缩功能减弱而出现扩张。向前方侧动探头可显示扩张的肺动脉和动脉导管（如果存在的话）。在左或右胸骨旁高位切面上向左肩部侧动探头，也可显示主动脉缩窄的位置。胸骨旁短轴切面可显示相关的二叶式主动脉瓣或心室扩张。M 型可以帮助量化左心室壁厚度、心室尺寸、左心室质量和收缩功能。

心尖切面可以显示房室增大和室壁肥厚，并可进一步评估流出道。通过计算左心室射血分数可以进一步量化左心室功能。

胸骨上窝切面被认为是主动脉弓成像的理想切面。在胸骨上窝长轴切面上，主动脉弓通常可以完整显像。典型的主动脉缩窄通常位于左锁骨下动脉区域，最常见的特征是主动脉后壁出现回声密集的"隔膜"组织（图 21-18）。重要的是不要将可能位于动脉导管壶腹前方的隔膜误认为是主动脉缩窄。有时会出现一长段的主动脉狭窄，或者狭窄段可能位于主动脉远端，因此，必须对主动脉进行完整显像，以免遗漏这个重要的诊断。在新生儿的主动脉缩窄中，可能伴随着主动脉横弓部发育不良，并可能导致术后残留梗阻。主动脉狭窄的其他特征包括左颈总动脉和左锁骨下动脉间的距离增加、主动脉峡部的直径小于降主动脉的 2/3。在胸骨上窝短轴切面上可以确定弓的方向和分支，这对主动脉缩窄患者的术前评估来说也是非常重要的。如果不能充分显示主动脉和主动脉弓部分，或者存在较大的动脉导管，那么在术前可能需要运用其他的显像模式（如 CT 和 MRI）来更好地确定弓的解剖结构。

（二）主动脉缩窄的多普勒特征

彩色多普勒显示主动脉狭窄段近端有血流加速区域，从而确定主动脉缩窄的诊断（图 21-18）。在严重的主动脉缩窄中，Nyquist 极限以上的血流射流经常出现混叠，表现为收缩期和舒张期全期的持续性血流。彩色射流束的宽度已被证实与血管造影测量的狭窄直径具有很好的相关性。

剑突下切面腹主动脉正常的多普勒频谱显示为收缩期搏动性血流，而舒张期没有血流（图 21-19）。在主动脉明显缩窄的情况下，剑突下切面腹主动脉频谱多普勒显示为收缩期血流衰减，舒张期低速血流持续存在、达峰时间延迟及平均加速度减小（图 21-20）。

在胸骨上窝切面将脉冲波多普勒的取样点平行于缩窄处近端，显示血流流速增加，并且通常超过 Nyquist 极限。因此，必须使用指向式和非指向式连续波多普勒。多普勒血流图像表现为"锯齿状"，前向血流延伸至舒张期。通常可以看到两股重叠的血流束：高流速的外层代表穿过缩窄部位的血流（V_2），低流速的内层代表靠近缩窄位置的血流（V_1）（图 21-21）。因为主动脉缩窄的患者可能会合并其

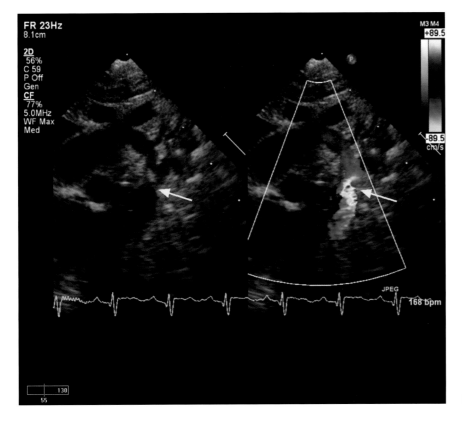

◀ 图 21-18　主动脉缩窄
二维成像（左）和彩色多普勒（右）对比显示伴有后壁隔膜的孤立性主动脉缩窄（箭）。彩色多普勒（右）显示梗阻部位有混叠的血流

他左心梗阻的病变，缩窄处近端的血流速可能会增加。如果缩窄近端血流速大于 1m/s，则应使用修正的伯努利方程来计算穿过狭窄处的最大瞬时压差。由于收缩期峰值血流速度可能会高估真实的血流压差，因此平均压差能更好地反映实际的压差。

用多普勒评估主动脉缩窄压差具有一定的局限性。值得注意的是，当主动脉缩窄合并大的动脉导管或明显的侧支血管时，降主动脉的频谱可能是正常的。如果多普勒的取样线没有跟血流束平行，缩窄的压差可能会被低估。当合并低心排时梗阻的严重性也可能会被掩盖。

主动脉弓明显狭窄时可能会使左心室后负荷增加，进而导致左心室肥厚。这可能会导致左心室舒张功能障碍，表现为与左心室舒张功能受损类似的二尖瓣多普勒充盈模式异常，并且在术后仍会持续存在。

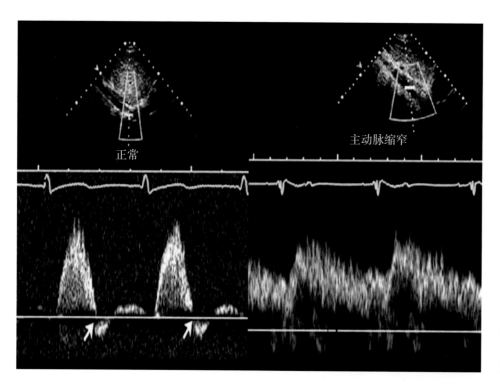

▲ 图 21-19　正常腹主动脉血流频谱图

脉冲波多普勒显示横膈处腹主动脉快速上升和下降

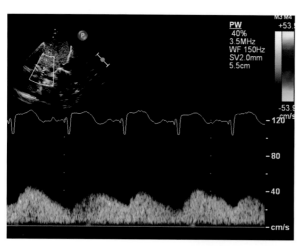

▲ 图 21-20　主动脉缩窄的腹主动脉血流频谱图

横膈处腹主动脉的脉冲波多普勒显示上行和下降延迟并持续至舒张期

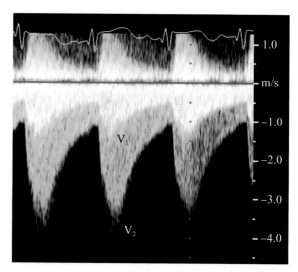

▲ 图 21-21　连续波多普勒（CW）评估主动脉缩窄

该连续波多普勒图像是在胸骨上窝切面上获取的。频谱中有两股血流：靠近缩窄处的血流（V_1）和穿过缩窄处的高速血流（V_2）

（三）主动脉缩窄术后的影像学检查

主动脉弓缩窄成功修复后且没有残留动脉弓梗阻时，仍有可能在手术修复部位检测到收缩期峰值流速增加的情况。但多普勒频谱形态在其他方面是正常的，舒张期没有持续的血流信号。当存在残余梗阻时，多普勒频谱形态与术前类似，血流加速延迟，并且舒张期存在持续的血流信号。腹主动脉搏动可能会减弱。彩色多普勒有助于识别残留梗阻的部位。

即使是在成功的主动脉缩窄修复术后，左心室收缩和舒张功能障碍仍会持续存在。在长期的随访中发现，尽管没有残余动脉弓梗阻，二尖瓣血流舒张晚期充盈代偿性增加（E 峰＜ A 峰）、缩短分数减小、左心室心肌质量指数增加及左心室壁应力降低。

主动脉缩窄常合并二叶式主动脉瓣、室间隔缺损和多处的左心梗阻性病变。在主动脉缩窄修复术后，这些病变的血流动力学严重程度可能会进一步加重或变得更加明显。因此，在主动脉缩窄术后的超声心动图检查中应仔细评估心脏的解剖和功能。

四、主动脉弓离断

主动脉弓离断是主动脉缩窄最严重的一种形式。这种罕见的异常约占所有先天性心脏异常的 1.5%。它常合并其他的心脏畸形，包括动脉导管未闭、室间隔缺损、圆锥隔后移对位不良引起的主动脉瓣下狭窄、二叶式主动脉瓣伴主动脉瓣环发育不良和房间隔缺损。不常见的心脏异常包括永存动脉干和主肺动脉窗。对心脏内的解剖进行完整的超声心动图评估是识别其他异常的保证。

主动脉弓离断可能发生在 3 个部位（图 21-22）。在 A 型中，离断部位位于左锁骨下动脉和降主动脉的峡部水平。B 型最为常见，离断部位位于左颈总动脉和左锁骨下动脉之间。在该类型中，80% 的病例存在室间隔缺损，右锁骨下动脉异常起源也常与该类型有关。C 型最不常见，它离断的部位位于无名动脉和左颈总动脉之间。

主动脉弓离断的婴儿通常表现为心功能衰竭和动脉导管关闭时出现明显的酸中毒。心肌损伤表现为心输出量不足。下半身血液灌注不足会引起肝脏、肠道和肾脏的缺血性损伤。严重的全身性酸中毒最终会造成大脑损伤。

（一）主动脉弓中断的二维图像

跟主动脉缩窄一样，IAA 的理想切面是胸骨上窝短轴切面。在这个切面上，主动脉的上升部分看起来要比降主动脉细。如果不能显示升主动脉和降主动脉之间的连续性，则证实了主动脉弓离断这一诊断。从外科的角度来看，提示近端与远端部分之间距离的长短并准确判断哪些血管起源于近端主动脉和远端主动脉是非常重要的。

IAA 的分型是由主动脉弓离断的相对位置决定的。锁骨下动脉起源于远端降主动脉时提示为 B 型主动脉弓离断（离断部位位于左颈总动脉和左锁骨下动脉之间）。该类型的最佳显示切面是在胸骨上窝长轴切面将声束平面向左侧倾斜（图 21-23）。在 A 型离断（离断部位位于左锁骨下动脉和降主动脉之间）中，所有头颈部血管均起源于近端主动脉。C 型离断罕见，其离断部位位于无名动脉和左锁骨下动脉之间。

（二）主动脉弓离断的多普勒特征

当未闭动脉导管的内径较大时，降主动脉彩色多普勒血流图可能是正常的，频谱多普勒形态也可能是正常的。当动脉导管关闭时，降主动脉会出现与主动脉缩窄类似的高速射流彩色多普勒图像。

（三）主动脉弓离断术后的影像学检查

IAA 术后的超声心动图检查应侧重于评估吻合部位是否存在残余梗阻。通过多普勒技术，可早期判断残余梗阻的严重程度，而且也可评估腹主动脉的搏动性及血流通过残余梗阻部位的峰值压差和平均压差。在存在残余梗阻的情况下，多普勒图像与残余主动脉缩窄类似，均表现为上升延迟和舒张期存在持续的血流信号。

致谢

作者对 Carl Backer 博士、Constantine Mavroudis 博士、Cynthia Rigsby 博士和 Sujatha Buddhe 博士的付出表示衷心的感谢。

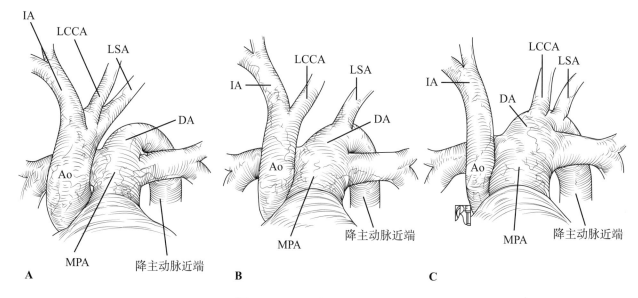

▲ 图 21-22　主动脉弓离断的三种类型

A. 离断部位位于左锁骨下动脉（LSA）和降主动脉之间；B. 离断部位位于左颈总动脉（LCCA）和 LSA 之间；C. 离断部位位于无名动脉（IA）和左颈总动脉之间。DA. 动脉导管；MPA. 主肺动脉（引自 *Mavroudis C, Backer CL, eds. Pediatric Cardiac Surgery. 3rd ed. New York, NY: Mosby; 2003.*）

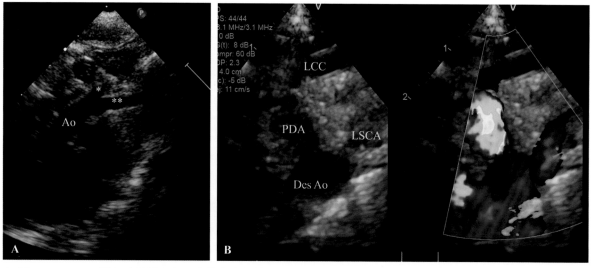

▲ 图 21-23　**A. B** 型主动脉弓离断。胸骨上窝长轴切面显示无名动脉（*）和左颈总动脉（**）起源于主动脉弓。左锁骨下动脉起源于断端远侧的降主动脉。**B.** 彩色多普勒检查显示左颈总动脉（**LCC**）和左锁骨下动脉（**LSCA**）之间失去连续性，未闭的动脉导管（**PDA**）为降主动脉（**Des Ao**）供血

要　点

• 动脉弓胚胎时的异常导致动脉弓分支异常，并形成血管环，几乎所有的这些异常都可以通过超声心动图进行识别。

• 主动脉弓及相关的异常最好在胸骨上窝进行多个切面的扫查。

• 主动脉缩窄在其他先天性心脏畸形的患者中很常见，通过超声心动图正确识别主动脉缩窄能有效预防其长期损害所导致的后果。

• 主动脉弓离断虽然很少见，但升主动脉和降主动脉间缺乏连续性即可诊断。

参 考 文 献

[1] Abbott ME. *Atlas of Congenital Cardiac Disease.* New York, NY: American Heart Association; 1936:110.

[2] Anderson R, Bamforth S, Gupta S. Fifth arch artery – a case of mistaken identity? *Cardiol Young.* 2018;28(2):182–184. doi:10.1017/S1047951117002049.

[3] Backer CL, Ilbawi MN, Idriss FS, DeLeon SY. Vascular anomalies causing tracheoesophageal compression. Review of experience in children. *J Thorac Cardiovasc Surg.* 1989;97:725–731.

[4] Backer CB, Mavroudis C. Vascular rings and pulmonary artery sling. In: Mavroudis C, Backer CL, eds. *Pediatric Cardiac Surgery.* 3rd ed. Philadelphia, PA: Mosby; 2003:234–250.

[5] Bayford D. Account of singular case of obstructed deglutition. *Mem Med Soc Lond.* 1787;2:275–286.

[6] Beabout JW, Steward JR, Kincaid OW. Aberrant right subclavian artery, dispute of commonly accepted concepts. *Am J Roentgenol Radium Ther Nucl Med.* 1964;92:855–864.

[7] Bonnard A, Auber F, Fourcade L, Marchac V, Emond S, Révillon Y. Vascular ring abnormalities: a retrospective study of 62 cases. *J Pediatr Surg.* 2003;38:539–543.

[8] Celano V, Pieroni DR, Gingell RL, Roland JM. Two-dimensional echocardiographic recognition of the right aortic arch. *Am J Cardiol.* 1983;51:1507–1512.

[9] Collins-Nakai RI, Dick M, Parisi-Buckley L, Fyler DC, Castaneda AR. Interrupted aortic arch in infancy. *J Pediatr.* 1976;88:959–962.

[10] Edwards JE. Congenital cardiovascular causes of tracheobronchial and/or esophageal obstruction. In: Tucker BL, Lindesmith GC, eds. *First Clinical Conference on Congenital Heart Disease.* New York, NY: Grune & Stratton; 1979:66–69.

[11] Felson B, Palayew MJ. The two types of right aortic arch. *Radiology.* 1963;81:745–759.

[12] Hollinger LD. Diagnostic endoscopy of the pediatric airway. *Laryngoscope.* 1989;99:346–348.

[13] Huhta JC, Gutgesell HP, Latson LA, Huffines FD. Two-dimensional echocardiographic assessment of the aorta in infants and children with congenital heart disease. *Circulation.* 1984;70:417–424.

[14] Jonas RA. Vascular rings and pulmonary artery sling. In: Mavroudis C, Backer CL, eds. *Pediatric Cardiac Surgery.* 3rd ed. Philadelphia, PA: Mosby; 2003:273–282.

[15] Kersting-Sommerhoff BA, Sechtem UP, Fisher MR, Higgins CB. MR imaging of congenital anomalies of the aortic arch. *AJR Am J Roentgenol.* 1987;149:9–13.

[16] Kveselis DA, Snider AR, Dick M II, Rocchini AP. Echocardiographic diagnosis of right aortic arch with a retro-esophageal segment and left descending aorta. *Am J Cardiol.* 1986;57:1198–1199.

[17] Lu CW, Wang JK, Chang CI, et al. Noninvasive diagnosis of aortic coarctation in neonates with patent ductus arteriosus. *J Pediatr.* 2006;148:217–221.

[18] Marx GR, Allen HD. Accuracy and pitfalls of Doppler evaluation of the pressure gradient in aortic coarctation. *J Am Coll Cardiol.* 1986;7:1379–1385.

[19] McLoughlin MJ, Weisbrod G, Wise DJ, Yeung HP. Computed tomography in congenital anomalies of the aortic arch and great vessels. *Radiology.* 1981;138:399–403.

[20] Meliones JN, Snider AR, Serwer GA, et al. Pulsed Doppler assessment of left ventricular diastolic filling in children with left ventricular outflow obstruction before and after balloon angioplasty. *Am J Cardiol.* 1989;63:231–236.

[21] Moes CAF. Vascular rings and related conditions. In: Freedom RM, Mawson JB, Yoo SJ, et al, eds. *Congenital Heart Disease: Textbook of Angiography.* Armonk, NY: Futura; 1997:947–983.

[22] Morriss MJ, McNamara DG. Coarctation of the aorta and interrupted aortic arch. In: Garson A Jr, Bricker JT, Fisher DJ, et al, eds. *The Science and Practice of Pediatric Cardiology.* 2nd ed. Baltimore, MD: Williams & Wilkins; 1998:1317–1346.

[23] Moskowitz WB, Schieken RM, Mosteller M, et al. Altered systolic and diastolic function in children after "successful" repair of coarctation of the aorta. *Am Heart J.* 1990;120:103–109.

[24] Osborn AG. *The aortic arch and great vessels.* In: *Diagnostic Cerebral Angiography.* 2nd ed. Philadelphia, PA: Lippincott Williams and Wilkins; 1999:3–29.

[25] Parikh SR, Ensing GJ, Darragh RK, Caldwell RL. Rings, slings and such things: diagnosis and management with special emphasis on the role of echocardiography. *J Am Soc Echocardiogr.* 1993;6:1–11.

[26] Pickhardt PJ, Siegel MJ, Gutierrez FR. Vascular rings in symptomatic children: frequency of chest radiographic findings. *Radiology.* 1997;203:423–426.

[27] Powell AJ, Mandell VS. Vascular rings and slings. In: Keane JF, Lock JE, Fyler DC, eds. *Nadas' Pediatric Cardiology.* 2nd ed. Philadelphia, PA: Saunders Elsevier; 2006:811–823.

[28] Riggs TW, Berry TE, Aziz KU, Paul MH. Two-dimensional echocardiographic features of interruption of the aortic arch. *Am J Cardiol.* 1982;50:1385–1290.

[29] Sell JE, Jonas RA, Mayer JE, Blackstone EH, Kirklin JW, Castaneda AR. The results of a surgical program for inter-rupted aortic arch. *J Thorac Cardiovasc Surg.* 1988;96:864–877.

[30] Shaddy RE, Snider AR, Silverman NH, et al. Pulsed Doppler findings in patients with coarctation of the aorta. *Circulation.* 1986;73:82–88.

[31] Shrivastava S, Berry JM, Einzig S, Bass JL. Parasternal cross-sectional echocardiographic determination of aortic arch situs: a new approach. *Am J Cardiol.* 1985;55:1236–1238.

[32] Silverman NH. *Pediatric Echocardiography.* Baltimore, MD: Lippincott Williams and Wilkins; 1993:1–628.

[33] Simpson IA, Sahn DJ, Valdes-Cruz LM, Chung KJ, Sherman FS, Swensson RE. Color Doppler flow mapping in patients with coarctation of the aorta: new observations and improved evaluation with color flow diameter and proximal acceleration as predictors of severity. *Circulation.* 1988;77:736–744.

[34] Smallhorn JT, Huhta JC, Adams PA, Anderson RH, Wilkinson JL, Macartney FJ. Cross-sectional echocardiographic assessment of coarctation in the sick neonate and infant. *Br Heart J.* 1983;50: 349–361.

[35] Snider AR, Serwer GA, Ritter SB, eds. *Echocardiography in Pediatric Heart Disease.* 2nd ed. St. Louis, MO: Mosby-Year Book; 1997:476–483.

[36] Snider AR, Silverman NH. Suprasternal notch echocardiography: a two-dimensional technique for evaluating congenital heart disease. *Circulation.* 1981;64:165–173.

[37] Stark J, Roesler M, Chrispin A, de Leval M. The diagnosis of airway obstruction in children. *J Pediatr.* 1985;20:113–117.

[38] Tawes RL Jr, Aberdeen E, Waterston DJ, Carter RE. Coarctation of the aorta in infants and children. A review of 333 operative cases, including 179 infants. *Circulation.* 1969;39(5): I173–I184.

[39] Van Son JAM, Julsrud PR, Hagler DJ, et al. Imaging strategies for vascular rings. *Ann Thorac Surg.* 1994;57:604–610.

[40] Yeager SB, Chin AJ, Sanders SP. Two-dimensional echocardiographic diagnosis of pulmonary artery sling in infancy. *J Am Coll Cardiol.* 1986;7:625–629.

[41] Zapata H, Edwards JE, Titus JL. Aberrant right subclavian artery with left aortic arch: associated cardiac anomalies. *Pediatr Cardiol.* 1993;14:150–161.

第22章 马方综合征：主动脉瘤及夹层
Marfan Syndrome: Aortic Aneurysm and Dissection

Crystal R. Bonnichsen　　Heidi M. Connolly　著

吴道珠　叶金敏　译

概述

马方综合征（Marfan syndrome，MFS）患者发病和死亡的主要原因与主动脉瘤形成和相关夹层的倾向有关。无创心血管造影有助于提高当前 MFS 患者的生存率。通常情况下，我们很容易通过经胸超声心动图和经食管超声心动图发现升主动脉扩张。超声心动图在 MFS 患者的诊断和治疗中是一个非常重要的影像学工具。此外，计算机断层扫描血管造影和磁共振成像在 MFS 和其他胸主动脉疾病的诊断、处理和手术计划中都发挥着重要作用。

MFS 是一种常染色体显性遗传多系统疾病，是最常见的全身性结缔组织病之一，人群中发病率（2～3）/10 000。大多数患者会出现心血管并发症。经典的 MFS 是由 15q21 染色体上的 fibrillin-1 基因（*FBN1*）突变引起的。*FBN1* 基因突变增加原纤维蛋白（fibrillin）（一种结构蛋白，是微原纤维体外水解片段）的敏感性。主动脉中层弹性纤维的断裂是 MFS 的组织学特征，即所谓的内侧变性化。转化生长因子 –β（TGF-β）是一种调控蛋白，已被证明可与微原纤维中的原纤维蛋白结合。MFS 中原纤维蛋白的蛋白水解导致 TGF-β 的生物利用度增加，这反过来导致过量的信号传导，最终使主动脉比正常情况下更硬，更不容易扩张。

到目前为止，已经鉴定出近 2000 种涉及 *FBN1* 基因的不同突变，原纤维蛋白突变的外显率很高。然而，目前尚未发现 *FBN1* 突变的具体类型与临床表型之间的相关性。在大约 75% 的病例中，MFS 患者多遗传自患病父母，剩下的 25% 来自新生突变（自发突变）。在初步评估或诊断时，应该提供遗传咨询，也应该向潜在的父母提供咨询。

修订的 Ghent 诊断标准最近一次更新是在 2010 年（表 22-1）。这些标准更重视 MFS 的主要特征，包括主动脉根部动脉瘤或夹层和晶状体异位。它们还为基因检测的使用确立了更为突出的地位。当患者不符合基于主动脉疾病、晶状体异位、家族史或 *FBN1* 突变的标准时，参与其他器官系统有助于"系统评分"（表 22-2）。MFS 诊断的确认需要完整的个人和家族病史，以及包括遗传学、心脏学、眼科和某些病例的骨科会诊和各种诊断测试的综合多学科方法。

一、心脏病变的解剖学和生理学

MFS 的心血管特征最初由 McKusick 等报道。升主动脉在主动脉窦（又称主动脉根部）水平扩张，是 MFS 最常见和最具特色的心血管表现（图 22-1）。约 50% 的成年和儿童 MFS 患者存在进行性主动脉窦增宽。

MFS 的升主动脉瘤一般累及主动脉根部，大多数患者 TTE 均可检出。通常可以进行系列 TTE 研究来监测扩张的升主动脉的大小。采用 CTA（图 22-2）或 MRI（图 22-3）等替代影像学方式确认 TTE 测量的升主动脉直径，完整评估远端升主动脉、主动脉弓、胸降主动脉、腹主动脉，这些在 TTE 上是不能完全显示。TEE（图 22-4）很少被用于连续评估主动脉尺寸，因为它需要镇静，并且尺寸的测量比较具有挑战性。

主动脉夹层（图 22-5）或破裂是 MFS 患者早期

表 22-1　用于马方综合征及相关疾病诊断的修订 Ghent 标准总结

马方综合征（MFS）
- 在没有家族史的情况下，如果满足以下任何一个条件，则诊断为 MFS
  - 主动脉直径 Z 评分 ≥ 2 分或主动脉夹层，并且晶状体异位
  - 主动脉直径 Z 评分 ≥ 2 分或主动脉夹层，并且存在致病性 *FBN1* 突变
  - 主动脉直径 Z 评分 ≥ 2 分或主动脉夹层，系统评分 ≥ 7 分[a]
  - 晶状体异位，并且存在主动脉瘤相关的 *FBN1* 突变
- 在有家族史的情况下，如果满足以下任何一个条件，就可以诊断为 MFS
  - 晶状体异位及 MFS 家族史
  - 系统评分 ≥ 7 分，有 MFS 家族史[a]
  - 主动脉根部 Z 评分 ≥ 2 分（20 岁以上）或 Z 评分 ≥ 3 分（20 岁以下），有 MFS 家族史

晶状体异位综合征
- 无论系统评分 ≥ 7 分与否，晶状体异位伴随与主动脉疾病无关的 *FBN1* 突变，或晶状体异位不伴 *FBN1* 突变

MASS 表型（近视、二尖瓣脱垂、交界性和非进行性主动脉根部扩张、骨骼表现和异常皮纹）
- 主动脉 Z 评分 < 2 分，系统评分 ≥ 5 分，至少有一个骨骼特征，没有晶状体异位

二尖瓣脱垂综合征
- 二尖瓣脱垂，主动脉 Z 评分 < 2 分，全身 Z 评分 < 5 分

经 *TGFBR1/2* 和 *COL3A1* 基因检测，排除 Shprintzen-Goldberg 综合征、Loeys-Dietz 综合征、血管 Ehlers-Danlos 综合征等类似疾病
FBN1. fibrillin-1 基因; *TGFBR*. 转化生长因子受体; *COL3A1*. 编码 α-1 胶原蛋白的基因

表 22-2　系统评分

腕征和指征，同时出现	3
腕或拇指征	1
鸡胸	2
漏斗胸或胸部不对称	1
足跟畸形	2
扁平足	1
气胸	2
硬脊膜膨出	2
髋臼前突	2
上肢 / 下肢比值降低，手臂长 / 身高比值增加，无严重脊柱侧凸	1
脊柱侧弯或胸腰椎后凸	1
肘部外展受限	1
面部特征（3/5）：长头畸形，眼球内陷，睑裂下斜，颧骨发育不全，缩颌	1
异常皮纹	1
近视 > 300 度	1
二尖瓣脱垂	1

最高总分 =20 分

死亡的主要原因。在过去的 30 年中，MFS 患者的预期寿命显著提高。这种预后的改变主要是由于 MFS 的早期诊断、药物治疗的开始，以及连续的主动脉显像以识别主动脉瘤疾病和预防性主动脉根部置换。因此，对于所有确诊或疑似 MFS 的患者，考虑诊断和进行一系列心血管影像学研究是至关重要的。

主动脉夹层资料显示，40 岁以下的主动脉夹层患者中，有 50% 存在 MFS。MFS 的主动脉夹层形成的危险因素包括：①主动脉窦扩张；②主动脉扩张延伸超出了 Valsalva 窦；③主动脉内径每年增加 5% 以上的儿童，或每年增加超过 5mm 的成年人；④主动脉夹层的家族病史。采用 TTE 多水平测量主动脉内径，并与基于年龄和体表面积（Z 评分）的正常值进行比较。主动脉根部直径随着年龄的增长而增大，男性比女性更明显（图 22-6）。不同的测量方法表明，当 TTE 不能充分评估主动脉时，通常可用 CTA 或 MRI 替代成像。

MFS 患者易发生降主动脉扩张或夹层，尽管这

比升主动脉受累少。成人 TTE 对远端升主动脉、主动脉弓、胸降主动脉的完整评估往往具有挑战性，CTA 或 MRI 对整个主动脉的评估起着重要作用（图 22-7）。胸降主动脉扩张或夹层是公认的 MFS 心血管并发症，可以通过 CTA（图 22-8）、TEE（图 22-9）或 MRI 进行评估。然而，整个主动脉的终身成像对于 MFS 患者的最佳管理是至关重要的。

MFS 中除主动脉扩张外的重要心血管表现已经被确认。大约 60% 的 MFS 患者发生二尖瓣脱垂（图 22-10）。与非 MFS 患者的二尖瓣脱垂相比，MFS 患者的二尖瓣瓣叶较长、较薄，后叶脱垂较少，前叶或双瓣叶脱垂较多。此外，二尖瓣脱垂的 MFS 患者，导致二尖瓣重度反流，与非 MFS 患者相比，接受手术的年龄更小。MFS 较少见的心血管并发症包括二尖瓣环钙化、三尖瓣脱垂和无肺动脉瓣疾病时的肺动脉扩张。随着主动脉的增大，瓣环增大导致中心性主动脉瓣反流（图 22-11）。有报道

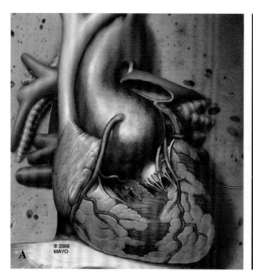
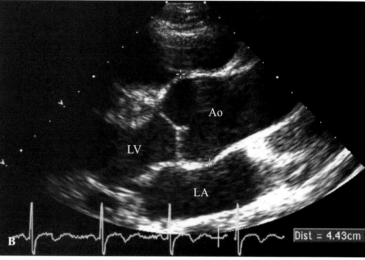

▲ 图 22-1　马方综合征主动脉扩张

A. 马方综合征典型主动脉扩张示意图，图示主动脉窦水平的近端主动脉扩张；B. 胸骨旁长轴二维超声心动图显示升主动脉在主动脉窦水平扩张。使用前缘到前缘的方法经线测量升主动脉。Ao. 主动脉；LA. 左心房；LV. 左心室

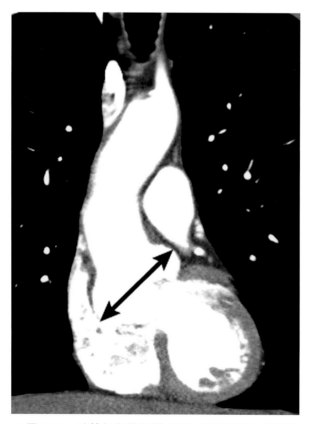

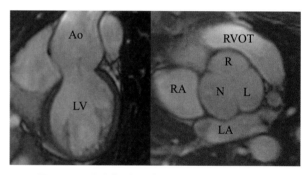

▲ 图 22-3　心电门控、稳态游离旋进的磁共振成像

冠状位（左）和穿过 Valsalva 窦的双斜位（右）显示主动脉根部和三个主动脉瓣。Ao. 主动脉；LV. 左心室；L. 左冠状动脉尖；LA. 左心房；N. 无冠瓣；R. 右冠瓣；RA. 右心房；RVOT. 右心室流出道

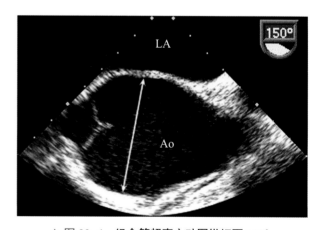

▲ 图 22-2　计算机断层扫描（CT）胸部检查，使用双源 CT 扫描仪和静脉对比剂

马方综合征患者冠状面重构显示主动脉窦水平（双头箭）明显扩张。注意主动脉的其余部分接近正常口径

▲ 图 22-4　经食管超声心动图纵切面 150°

升主动脉在主动脉窦水平处扩张（双头箭）。Ao. 主动脉；LA. 左心房

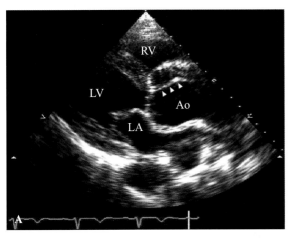
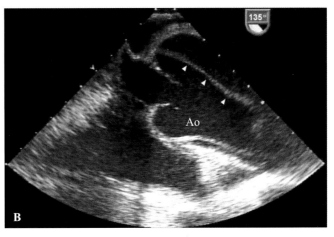

▲ 图 22-5　主动脉夹层

A. 胸骨旁长轴二维超声心动图显示升主动脉扩张和近端主动脉夹层（箭头）；B. 经食管超声心动图纵向图像显示升主动脉扩张和近端主动脉夹层（箭头）。手术修复前在手术室行经食管超声心动图检查。Ao. 主动脉；LA. 左心房；LV. 左心室；RV. 右心室

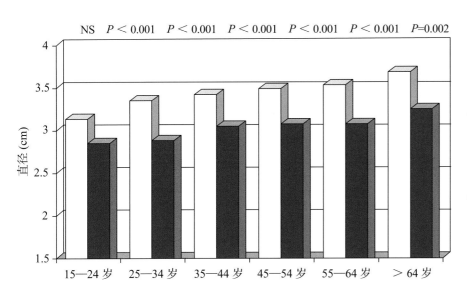

◀ 图 22-6　按 10 岁男性（白色柱形）和女性（黑色柱形）体表面积调整的主动脉根部平均直径

引自 Devereux RB, de Simone G, Arnett DK, et al. Normal limits in relation to age, body size and gender of two-dimensional echocardiographic aortic root dimensions in persons ≥ 15 years of age. Am J Cardiol. 2012;110(8):1189-1194.

称，不管是否存在瓣膜反流，MFS 患者存在左心室扩张和收缩功能不全。

二、临床表现

尽管 MFS 患者的管理有了进步，医疗保健系统也日趋完善，但 MFS 患者仍在疾病确诊前死于主动脉夹层。回顾过去，这些患者中有许多具有身体特征或 MFS 家族史，本应在主动脉病变前进行心血管筛查。

大多数 MFS 患者有该疾病的家族史，并在常规家庭筛查中被确定。骨骼、眼部和偶尔肺的特征可提示患者及其家属进行心血管筛查。当患者最初诊断为 MFS 时，建议对所有一级亲属进行筛查。

当在患者中发现基因突变时，建议家庭基因检测筛查。当怀疑是 MFS，但尚未发现基因突变时，建议用 TTE 筛查，以识别心血管疾病，最重要的是主动脉瘤性疾病。

儿童马方综合征

修订的 Ghent 诊断标准解决了儿童 MFS 诊断的问题。以前，这是一个挑战，因为这些特征在生命早期可能是微妙的，并随着年龄的增长而发展。根据修订后的标准，如果一个 < 20 岁的疑似 MFS 患者不符合表 22-1 所述的诊断标准，将根据现有的发现提出具体的建议。当系统评分 < 7 和（或）无 FBN1 突变和无家族史的患者出现交界性主动脉根

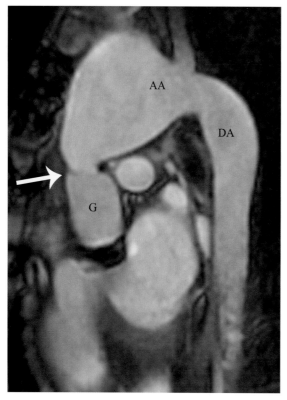

▲ 图 22-7　马方综合征合并复合根部置换术患者的磁共振成像

斜矢状位稳态自由进动成像显示原升主动脉远端显著扩张，弓从之前的主动脉根置换手术的远端吻合口开始（箭）。近端胸降主动脉也轻度扩张。AA. 主动脉弓；DA. 降主动脉；G. 移植体 / 人工血管

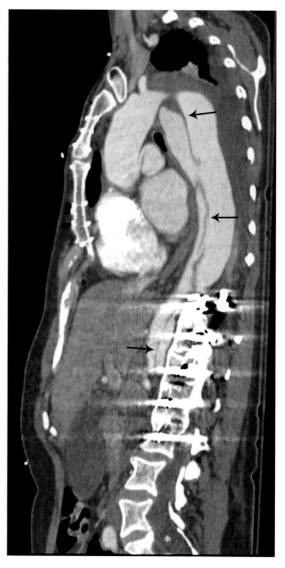

▲ 图 22-8　马方综合征合并复合根部置换术患者的胸降主动脉夹层

斜矢状面计算机断层血管造影显示夹层起源于弓并延伸至腹主动脉（黑箭）。注意之前的脊柱侧弯修复和骶骨硬膜膨出引起的胸椎伪影（白色星号）

部增宽（Z 评分＜ 3）时，在随访评估中显示主动脉根部 Z 评分≥ 3 之前，建议使用"非特异性结缔组织疾病"一词。如果在 Z 评分＜ 3 的年轻患者中发现 *FBN1* 突变，则使用"潜在 MFS"一词，直到主动脉根部 Z 评分≥ 3。疑似 MFS 的儿童在学龄前、青春期前、18 岁时应进行综合评价，因为 MFS 的一些临床表现随着时间的推移而变得明显。对于患有 MFS 或主动脉扩张的儿童，无论诊断标准如何，建议每年进行主动脉影像学随访。

　　大多数 MFS 患者在 18 岁之前表现为主动脉根部扩张、二尖瓣脱垂或两者皆有。重要的是要做出诊断，并开始适当的药物治疗和系列筛查，以努力防止或减缓主动脉扩大，从而推迟主动脉手术干预。

　　β 受体拮抗药和血管紧张素受体拮抗药已被证明可显著降低儿童和年轻人的主动脉根部扩张率。因此，无论是在确诊的时候还是在主动脉增宽的时候，应给予处方。氟喹诺酮类抗生素已被证明会增

加主动脉疾病患者发生主动脉夹层和破裂的风险，因此除非没有其他治疗方案，否则应避免使用。钙通道阻滞药也是 MFS 患者通常需要避免使用的药物，因为初步的动物和人类数据表明，这些药物可能增加主动脉并发症的风险。

　　新生儿 MFS 是 MFS 的一种严重类型，预后不良。主动脉扩张伴重度主动脉瓣反流是普遍存在。此外，进行性二尖瓣和（或）三尖瓣脱垂伴反流导致充血性心力衰竭是常见的，影响治疗和患者生存。典型的非心脏特征包括婴儿肺气肿、晶状体异位、蜘蛛指（趾）、关节挛缩和皮肤松弛。

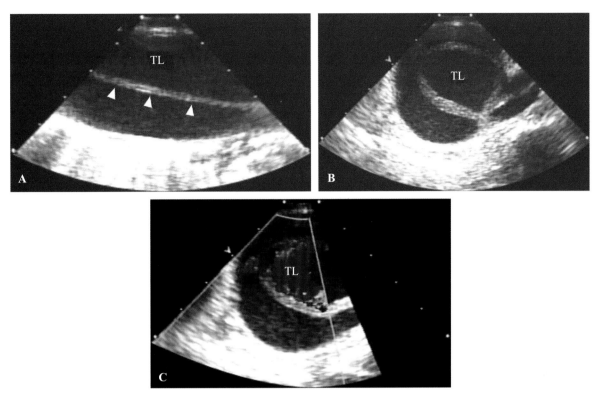

▲ 图 22-9 经食管影像显示胸降主动脉夹层

A. 胸降主动脉纵切面显示夹层（箭头），真腔和假腔；B. 胸降主动脉横切面显示夹层、真腔和假腔；C. 横切面彩色血流显像显示胸降主动脉夹层内的初级血流

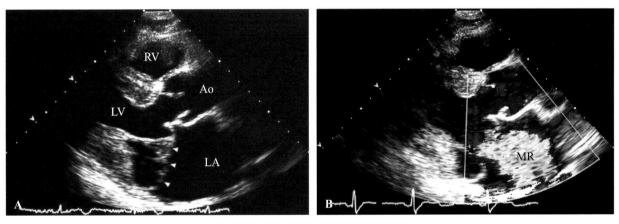

▲ 图 22-10 马方综合征二尖瓣脱垂

A. 马方综合征患者胸骨旁长轴位二维超声心动图显示二尖瓣二叶脱垂（箭头）；B. 彩色血流显像显示二尖瓣重度反流。注意左心房和主动脉窦增宽。Ao. 主动脉；LA. 左心房；LV. 左心室；MR. 二尖瓣反流；RV. 右心室

三、马方综合征的心脏并发症

MFS 中最重要、最危及生命的心血管并发症是主动脉夹层（图 22-8 和图 22-9）或破裂。最常累及升主动脉，但也可累及胸降主动脉。其他心血管并发症包括进行性瓣膜反流，如瓣环扩大引起的主动脉瓣反流或瓣叶脱垂和（或）连枷节引起的二尖瓣或三尖瓣反流。

预防性药物的 β 受体拮抗药或 ARB 已被证明，在给予足够剂量时，能有效减缓主动脉扩张的速度和减少主动脉并发症的发生。这些药物通常推荐用于 MFS 患者。对于受体拮抗药不耐受的 MFS 患者，ARB 应被考虑作为一种替代药物选择。

建议所有 MFS 患者进行遗传咨询。由于该疾

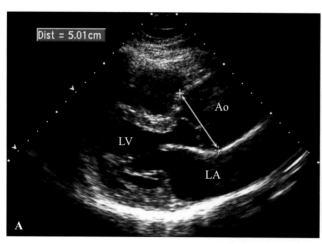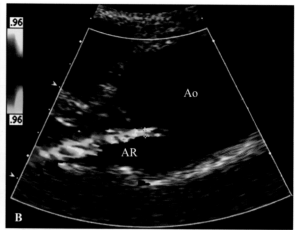

▲ 图 22-11　主动脉坏状扩张和反流

A. 胸骨旁长轴经胸超声心动图显示升主动脉动脉瘤样增大（箭）；B. 彩色血流显像显示环状扩张引起主动脉瓣反流。
Ao. 主动脉；AR. 主动脉瓣反流；LA. 左心房；LV. 左心室

病的常染色体显性，马方综合征患者的每一个后代都有 50% 的机会继承该基因突变。在组建家庭之前，应该讨论传给胎儿的风险。

（一）心脏外科手术

当 MFS 患者根部或升主动脉直径达到 5cm 或以上时，由于主动脉夹层或破裂的风险增加，建议进行主动脉根和升主动脉置换术。主动脉尺寸小于 5cm 的患者进行选择性主动脉根部和升主动脉置换术，这些患者包括有主动脉夹层家族史的患者，主动脉扩张速度快的患者（儿童每年大于 5%，成人每年超过 5mm），主动脉尺寸大于 4cm 的未来准备妊娠的患者，以及准备对保留主动脉瓣的主动脉根置换术的患者（图 22-13）。或者，如果升主动脉或根部的最大横截面积（以平方厘米计算）除以患者的身高（以米计算）超过 10，则建议预防性手术，因为体型较小的患者在主动脉直径小于 5cm 时可能会出现并发症。升主动脉动脉瘤测量小于 5cm 且无高危特征的患者需要连续的随访研究来测量主动脉尺寸并决定适当的干预时机。手术选择包括 Bentall 复合主动脉瓣和升主动脉置换术（图 22-12）或保留主动脉瓣根部置换术（图 22-13）。升主动脉置换术的范围取决于患者的特点和手术选择。通常移植物延伸到主动脉弓的下表面，称为半弓置换术。

心血管手术也可以安全地在 MFS 儿童中进行。儿童人群的手术干预指征包括：①升主动脉生长速度较快（每年大于 5%）；②进行性主动脉瓣反流；③主动脉明显增宽的患者，需要二尖瓣手术。手术选择与成人相同，包括复合移植修复（图 22-12）或瓣膜保留术（图 22-13）。这两种手术在较大的儿童和成人预防性更换扩大的主动脉根部方面都显示了良好的结果。

（二）MFS 患者的妊娠

MFS 患者发生妊娠相关主动脉夹层的风险增加了 8 倍，产后风险最高。对 MFS 诊断知识的缺乏是一个主要的促成因素。这种风险是已存在的主动脉内侧病变与主动脉胶原蛋白和弹性蛋白沉积的激素叠加抑制及妊娠高动力、高容量循环状态的综合结果。据报道，MFS 患者与妊娠相关的并发症发生率为 11%，主要与主动脉破裂和心内膜炎有关。MFS 患者在妊娠期间或妊娠后早期的总死亡风险约为 1%。

如果升主动脉超过 40mm，建议 MFS 患者不要继续妊娠，这取决于伴随的危险因素，包括主动脉夹层的个人或家族病史，以及主动脉快速扩张。MFS 患者在妊娠初期主动脉根部直径超过 40mm 时，妊娠期间或妊娠后发生主动脉并发症的风险增加，妊娠期间主动脉扩张则进一步增加并发症的风险。据报道，MFS 患者妊娠期间主动脉扩张的风险在前 3 个月最低，在后 3 个月及在分娩和产后早期最大。β 受体拮抗药治疗应在整个妊娠期持续进行，患者应进行连续的超声心动图随访，以评估妊娠期

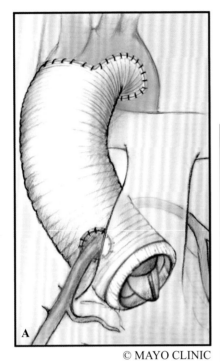

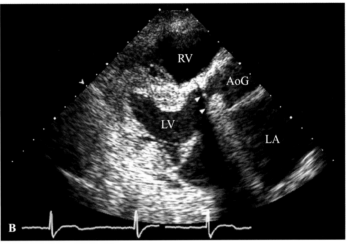

© MAYO CLINIC

▲ 图 22-12 Bentall 手术

A.Bentall 手术的示意图。在这个手术过程中，近端主动脉被带瓣膜人工血管取代，冠状动脉被重新植入。图示为机械瓣膜假体。也可以使用生物瓣。B.Bentall 术后马方综合征患者的经胸超声心动图。主动脉瓣和近端升主动脉分别用机械瓣膜假体（箭头）和主动脉人工血管代替。AoG. 主动脉人工血管；LA. 左心房；LV. 左心室；RV. 右心室

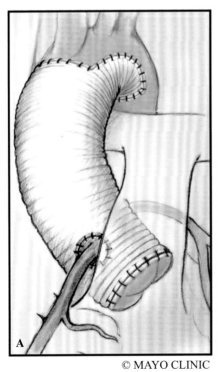

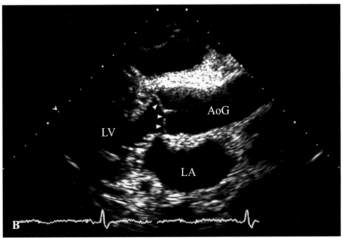

© MAYO CLINIC

▲ 图 22-13 保留主动脉瓣的主动脉根部置换

A. 保留主动脉瓣的主动脉根部置换术示意图。用人工血管替换升主动脉，保留原有的主动脉瓣，重新植入冠状动脉。B. 保留主动脉瓣的主动脉根部置换术后经胸超声心动图。保留原主动脉瓣（箭头，保留原主动脉瓣），近端升主动脉人工血管。AoG. 主动脉人工血管；LA. 左心房；LV. 左心室

主动脉大小的变化。由于致畸作用，妊娠期间不应使用 ARB。主动脉显像的频率应该是个性化的，但通常每 3 个月至少进行一次。只有在 MFS 患者妊娠期，伴有进行性主动脉扩张或有主动脉夹层记录时，才应考虑主动脉根部置换。

MFS 患者如果主动脉根部直径小于 45mm，妊娠期间主动脉未见改变，并且无严重心血管疾病，可考虑辅助阴道分娩。对于具有高危特征的 MFS 患者，计划剖宫产可能是首选的分娩方式。对于曾进行过根部和瓣膜修复或置换手术或既往有心内膜炎病史的患者，在分娩前后给予抗生素预防是合适的。在产后早期发生主动脉夹层的风险最高，因此应在产后对这些患者进行监测。

四、超声心动图解剖学和成像基础

（一）二维超声心动图解剖与血流动力学

全面的 TTE 检查通常会显示受累患者 MFS 的心血管特征，部分病例尽管确诊 MFS，但超声表现可能是正常或接近正常。

主动脉的超声心动图包括胸骨旁长轴切面，以测量主动脉窦、窦管交界处和升主动脉的尺寸。成人患者采用前缘到前缘的技术测量升主动脉，儿科患者采用内缘到内缘的技术。系列研究应该使用相同的测量格式。非轴向胸骨旁图像也显示许多患者的胸降主动脉（图 22-14）。主动脉弓和胸降主动脉采用胸骨上窝窗成像（图 22-15），腹主动脉采用肋下成像（图 22-16）。主动脉尺寸应与正常患者年龄和体表面积进行比较（图 22-6）。

据报道，主动脉扩张性是渐进性主动脉扩张的独立预测因素，因此 MFS 患者的风险评估和监测可能最终不仅包括系列评估主动脉直径，也评估主动脉僵硬度。M 型超声心动图和多普勒组织成像评估主动脉壁力学和硬度已被报道。收缩压、主动脉僵硬指数、最大壁扩张速度和应变已被证明是主动脉扩张的预测因子。主动脉应变降低、最大壁扩张速度降低和硬度指数增加也被发现是主动脉夹层的预测因素。这些测量的临床效用还有待确定。

通过彩色血流显像和多普勒评估，胸骨旁长轴（图 22-11）、短轴、心尖和肋下图像可发现主动脉瓣反流。严重程度是根据美国超声心动图协会的建议进行评估。同样，二尖瓣、三尖瓣和肺动脉瓣脱垂和反流也被识别，反流程度也被评估。

采用标准的 TTE 成像技术，通过胸骨旁长、短轴和心尖成像，评估左心室收缩和舒张功能。

（二）超声心动图评估主动脉夹层

TTE 是一种可有效显示近端主动脉夹层的初步成像方法。阳性预测值较高，但阴性的患者不能排除主动脉夹层。多数 TTE 主动脉夹层患者存在主动脉扩张；然而，小于 80% 的病例可见内膜隔膜（图 22-5）。在使用 TTE 的患者中，主动脉夹层的假阳性诊断不到 10%。关于 TTE 在主动脉显像中的另一个问题是，许多患者的降主动脉不完全可见。因此，TTE 是一种快速筛查主动脉夹层的工具，但显示阴性时或 TTE 作为次优检查时需要进一步的诊断评估。

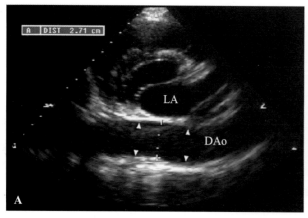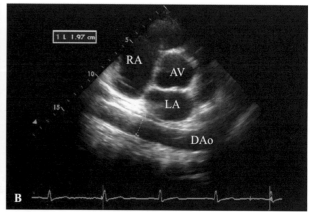

▲ 图 22-14 二维超声心动图显示胸降主动脉的离轴成像

A. 改良胸骨旁长轴窗；B. 改良胸骨旁短轴窗。AV. 主动脉瓣；DAo. 降主动脉；LA. 左心房；RA. 右心房

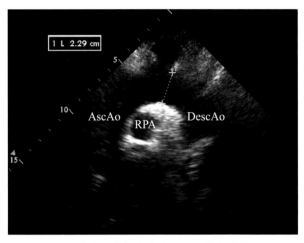

▲ 图 22-15　胸骨上窝超声心动图显示升主动脉（AscAo）、主动脉弓和近端胸降主动脉

DescAo. 降主动脉；RPA. 右肺动脉

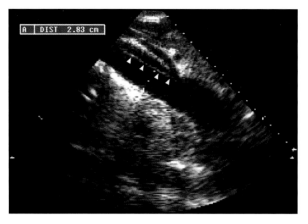

▲ 图 22-16　肋下二维超声心动图显示腹主动脉纵切面，可以进行测量。注意腹主动脉夹层的内膜片（箭头）

由于食管与胸主动脉之间的解剖关系，通常可以通过多平面 TEE 显示整个胸主动脉。在 TEE 水平视角时插入气管，升主动脉的远端部分和主动脉弓的近端可能难以显示。但是，这个盲区通常可以用纵切面充分地显示出来（图 22-5）。连续 TEE 图像与主动脉尺寸的比较具有挑战性，因此通过 TTE 对主动脉评估不完全的患者通常会随后进行 CTA 或 MRI。

国际急性主动脉夹层注册中心（International Registry of Acute Aortic Dissection, IRAD）成立于 1996 年，旨在评估急性主动脉夹层的表现、处理和预后。对来自 13 个国际医疗中心的 628 例急性主动脉夹层患者进行了回顾性研究，评估用于诊断的成像方式。基于这些数据，TEE 和 CTA 是诊断主动脉夹层最常见的初始影像学检查。2/3 的 IRAD 患者有 2 个或更多的影像学研究来证实诊断。

欧洲多中心合作研究首次证实，TEE 在主动脉夹层诊断方面至少与 CTA 和主动脉造影敏感性相等（敏感性 99%）。随后的研究加强了 TEE 对主动脉夹层的诊断准确性。与 CTA（93%）相比，TEE 临床有效性的提高，降低了 IRAD 的诊断敏感性（88%）。目前，对于怀疑为主动脉夹层的患者，首选的诊断方法是 CTA。虽然 MRI 在主动脉夹层诊断的准确性很好，其临床作用受限于检查时间比 CT 长，难以在过程中监测患者，以及成像设备距离急诊科较远。

（三）如何获得合适的超声心动图和多普勒图像

标准的 TTE 成像窗通常足以评估 MFS 患者的升主动脉和心脏瓣膜。非标准成像窗常用于测量胸升、降主动脉，如左胸骨旁高位窗或右胸骨旁高位窗。此外，与 MFS 相关的胸部畸形 / 修复或脊柱侧弯等骨骼异常患者可能需要特殊的成像窗口。CTA、MRI、TEE 可作为 TTE 评估 MFS 患者主动脉的补充。

五、病例分析与鉴别诊断

病例 1：MFS 患者的主动脉根部扩张

患者，男性，25 岁，有 MFS 家族史，TTE 显示升主动脉在主动脉窦水平扩张（图 22-1）。主动脉根部扩张和 MFS 家族史证实了该患者的 MFS 诊断。MRI 证实了 TTE 测量的主动脉窦，排除了累及主动脉其他节段的动脉瘤性疾病。建议使用受体拮抗药治疗，定期进行临床和 TTE 监测。本病例强调超声心动图在 MFS 患者诊断和治疗中的临床重要性。

病例 2：MFS 患者二尖瓣脱垂和二尖瓣反流

患者，男性，27 岁，诊断为 MFS，表现为劳力性呼吸困难。他的 TTE 显示主动脉根部扩张（47mm）和二尖瓣前后叶脱垂伴严重二尖瓣反流（图 22-10）。对于严重症状性二尖瓣反流的患者，建议手术介入二尖瓣修补术。考虑到主动脉扩张的程度和进行性扩张的倾向，保留主动脉瓣根部置换术也被推荐。对所有 MFS 患者推荐个体化的药物和手术治疗。该患者想避免华法林抗凝。为该患者提供了二尖瓣修复和保留主动脉瓣根部置换术。

病例 3：MFS 患者主动脉根部和瓣膜置换术后的影像学

患者，女性，85 岁，有 MFS 的个人和家族病史。她接受了 Bentall 手术（主动脉瓣和升主动脉复合置换术）（图 22-12）。患者有二尖瓣脱垂伴中度二尖瓣反流，持续性房颤，并伴有双房增大。两个儿子患有 MFS，2 例均行保留主动脉瓣根部升主动脉瘤置换手术（图 22-13）。本病例突出了 MFS 术后的一些心血管特征，需要继续监测，表明了家庭筛查的重要性，以及 MFS 患者的潜在寿命。

（一）鉴别诊断

MFS 的鉴别诊断包括涉及心脏、骨骼或眼科表现的疾病。通常确认 MFS 的临床诊断是具有挑战性的，特别是没有家族史的儿童或青少年。分子基因检测是一种非常有用的诊断工具；然而，临床和影像学随访可能是鉴别 MFS 与其他一些疾病的唯一方法。

1. 先天性二叶主动脉瓣疾病并伴有主动脉病变。在伴有主动脉病变的二叶主动脉病变患者中，升主动脉的扩张最常见于升主动脉中段（图 22-17A 和 B），而不是主动脉窦（图 22-17C 和 D），尽管二叶主动脉瓣相关主动脉病变与 MFS 在组织学上相似。二叶主动脉瓣的存在是进行性主动脉扩张、动脉瘤形成和夹层的独立危险因素。二叶主动脉瓣与主动脉中膜变性有关。已经发现主动脉中膜的局灶性异常，如基质破坏和平滑肌细胞丢失，表明退行性过程导致主动脉壁结构薄弱。二叶主动脉瓣患者的血管并发症不被认为是继发于瓣膜功能障碍，因为发现无明显主动脉瓣疾病的患者或用假体瓣膜替换原有的二叶主动脉瓣的患者。有 50% 以上二叶主动脉

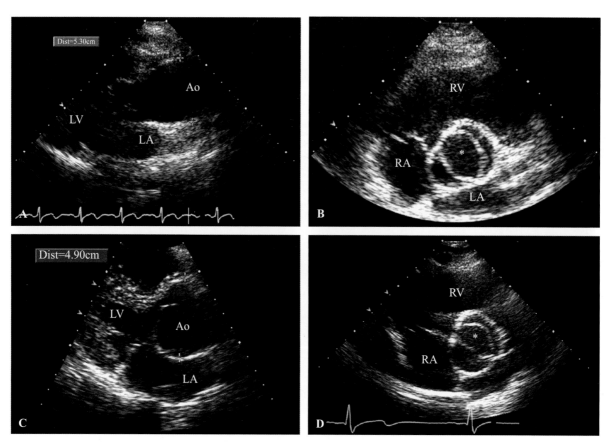

▲ 图 22-17 二叶主动脉瓣

胸骨旁长轴切面二维经胸超声心动图（A）显示二叶主动脉瓣患者中升主动脉扩张。前缘 - 前缘法用于升主动脉测量。短轴图像（B）证实了二叶主动脉瓣（*）。未见主动脉瓣狭窄或反流。胸骨旁长轴切面二维超声心动图（C）显示二叶主动脉瓣患者升主动脉在主动脉窦水平扩张。前缘 - 前缘法用于升主动脉测量。二叶主动脉瓣（*）功能正常（D）。Ao. 主动脉；LA. 左心房；LV. 左心室；RA. 右心房；RV. 右心室

瓣的年轻患者中出现升主动脉增宽。这种疾病也以常染色体显性方式遗传，外显率降低，主动脉扩张的年龄可变。受影响个体的家庭成员可能表现为主动脉扩张而没有瓣膜异常。推荐超声心动图筛查二叶主动脉瓣患者的一级亲属是否存在主动脉病变。MFS 和其他基因触发的主动脉疾病患者都可存在二叶瓣膜；因此，在选择二叶主动脉瓣的主动脉病变患者时，应考虑进行基因检测。

2. 主动脉缩窄可能与升、降主动脉瘤的形成和主动脉夹层的风险增加有关。50% 以上的主动脉缩窄患者也有二叶主动脉瓣。主动脉缩窄患者的动脉瘤形成倾向尚不完全清楚，但可能与神经嵴发育不良引起的动脉系统普遍结构异常有关。神经嵴发育不良导致肌性动脉的形成。

3. Loeys-Dietz 综合征是一组以动脉弯曲和动脉瘤为特征的疾病，通常发生在小动脉，整个动脉树的夹层风险增加。其他特征包括无晶状体异位的眼距过远和宽大或裂成两半的悬雍垂（图 22–18）。Loeys-Dietz 综合征可能是由于存在 *TGFBR1/2*、*SMAD3*、*TGFB2* 和 *TGFB3* 的突变。建议对整个血管进行常规成像。由于致命的主动脉并发症的高风险，积极的手术已经被推荐在这些患者。

4. Ehlers-Danlos 综合征，血管型（以前的 IV 型），包括皮肤松弛、瘢痕萎缩、皮肤薄且易擦伤，以及动脉扩张和夹层倾向。这是由编码 III 型胶原蛋白的基因 *COL3A1* 的突变引起的。

5. 家族性胸主动脉瘤或主动脉病变是一种具有家族性的胸主动脉、腹主动脉和脑循环动脉扩张和夹层倾向的疾病。患有这种疾病的个体，没有任何 MFS 系统性的表现。它可能以常染色体显性方式遗传，外显率降低和不同年龄的主动脉扩张。家族性胸主动脉瘤的生长速度可能快于其他主动脉疾病，说明其具有侵袭性。*FBN1*、*TGFBR1/2*、*MYH11* 和 *ACTA2* 中已经发现了基因突变。

6. MASS 表型是一种家族性疾病，其特征类似于 MFS，包括二尖瓣脱垂、主动脉扩张，以及非特异性的皮肤和骨骼特征。主动脉扩张特征通常是轻度和非进展性的。

7. 除二尖瓣脱垂外，同型半胱氨酸尿症具有 MFS 的一些骨骼和眼部特征。主动脉扩张在这种疾病中并不常见。同型半胱氨酸尿症是一种常染色体隐性疾病，其特征是尿同型半胱氨酸排泄升高，可以通过测量血浆总同型半胱氨酸进行诊断。患者通常智力低于正常水平，易患血栓栓塞和冠状动脉疾病。

8. Stickler 综合征的特征是视网膜脱离而不是晶状体异位，其他特征包括腭裂和听力损失。

9. 先天性关节挛缩性蜘蛛指或 Beals 综合征是一种常染色体显性遗传病，表现为关节挛缩、脊柱侧弯曲和耳皱缩畸形，除了马方综合征的外观。*FBN2* 基因突变已在先天性挛缩性蜘蛛指中被确认。

10. Valsalva 动脉窦瘤是由于主动脉壁中膜的局部缺失导致 Valsalva 其中一个窦的动脉瘤扩张而引起的，通常表现为风袋状。虽然 Valsalva 动脉窦瘤可能是偶然发现的，但它可以引起相邻结构受压或破裂进入相邻心室，最常见的是右心房或右心室，

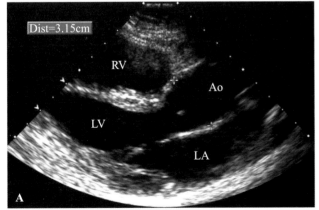
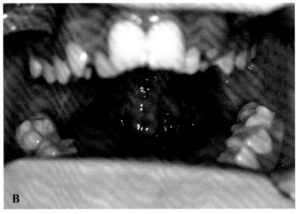

▲ 图 22–18　12 岁的 Loeys-Dietz 综合征患者

A. 胸骨旁长轴切面二维超声心动图定向显示升主动脉在主动脉窦处扩张 3.15cm（Z 评分 3.1 分）。Ao. 主动脉；LA. 左心房；LV. 左心室；RV. 右心室。B. 悬雍垂的照片。注意悬雍垂是宽的，分为两部分

或进入室间隔。通过全面的 TTE 和 TEE 检查，这些动脉瘤可以在主动脉窦的水平与主动脉动脉瘤相鉴别。

11. 大动脉炎是指由感染引起的主动脉壁的炎症，如梅毒或真菌受累、巨细胞动脉炎、高康病、强直性脊柱炎、类风湿性关节炎或复发性多软骨炎。主动脉受累通常是潜在血管炎或疾病全身性的表现。

（二）潜在的成像缺陷

TTE 和 TEE 均可漏诊主动脉夹层。当临床怀疑主动脉夹层增大或升主动脉 TTE 图像异常时，应及时进行进一步其他影像检查。在大多数患者中，当 TTE 不能充分显示降主动脉时，就不能排除降主动脉的动脉瘤或夹层。因此，当怀疑有降主动脉或夹层时，建议采用其他影像学方法。

大多数患者的升主动脉都可以通过 TTE 清楚的显示，以及进行可靠的测量。在初始评估时，合理的方法是确认 TTE 测量的升主动脉的大小，并使用其他的影像学方法排除其他动脉瘤性主动脉疾病。重要的是，由于某些患者的影像难以显示，或者由于降主动脉或腹主动脉的动脉瘤性疾病，扩张的主动脉可能无法完全显示；因此，所有 MFS 患者均建议采用 CTA 或 MRI 进行定期的主动脉影像检查。

主动脉显像在既往有主动脉根部置换术的 MFS 患者中是有限的。虽然常规 TTE 用于评估 MFS 患者的心室和瓣膜功能，但建议定期使用 CTA 或 MRI 进行主动脉显像，以评估主动脉人工血管、冠状动脉吻合、主动脉弓和胸主动脉、降主动脉。

（三）经典解剖学的变异

确诊 MFS 的患者可能有正常的超声心动图；另外，疑似 MFS 的超声心动图特征患者可能不符合 Ghent 诊断标准。正常的主动脉大小范围与年龄和体表面积有关（图 22-6）。

升主动脉窦部水平的增宽是 MFS 患者的典型特征，然而，主动脉扩大和夹层会影响主动脉的其他部分。

（四）常见的相关病变和表现

修订后的 Ghent MFS 标准代表了临床特征可疑时，应进一步诊断。TTE 图像显示主动脉窦扩张、二尖瓣脱垂或 MFS 的其他心血管特征（表 22-1）。

（五）改变临床管理的关键发现

1. 升主动脉明显扩张（图 22-1）。
2. 升主动脉夹层（图 22-5）。
3. 二尖瓣脱垂伴反流（图 22-10）。
4. 主动脉瓣反流（图 22-11）。
5. 降主动脉动脉瘤或夹层（图 22-8）。

（六）介入和介入后成像

术中 TEE 是 MFS 患者手术介入的常规操作，对于接受保留主动脉瓣的主动脉根部置换的患者尤为重要（图 22-13）。术后对主动脉瓣功能的立即术旁评估，将影响患者的治疗。当保留瓣膜手术后，出现主动脉瓣轻度以上反流，或非中央 / 吻合口处的喷射性反流时，通常进行修补或瓣膜置换术。人工瓣膜置换术后，立即评估主动脉瓣功能，以确定人工瓣膜压差。MFS 患者应用主动脉瓣复合材料，不允许出现瓣周反流；因此，术中超声成像聚焦于人工瓣膜功能、压差、心室和天然瓣膜功能的检查。

在保留主动脉瓣的主动脉根部置换术后（图 22-13），MFS 患者需要定期重新评估主动脉和主动脉瓣功能。要认识到保留主动脉瓣的主动脉根部置换术后存在进行性主动脉瓣反流的风险。一项由国际马方基金会资助的多中心研究正在进行中，以确定保留瓣膜与瓣膜置换手术在接受主动脉根部置换的 MFS 患者中的耐久性。

在 Bentall 手术后（图 22-12），建议术后早期对主动脉瓣假体和人工血管进行全面 TTE 评估，为未来评估假体瓣膜和主动脉功能提供参照。虽然升主动脉已经被替换，但剩余的主动脉节段仍然容易发生主动脉扩张、夹层或破裂，需要定期重新评估主动脉。

主动脉假性动脉瘤是由于主动脉壁撕裂或穿孔，随后血液从主动脉渗出进入包含的动脉瘤腔。它通常是由以前的手术、感染或创伤引起的，并且有报道出现在 Bentall 手术后。因为假性动脉瘤容易破裂，所以通常推荐修复。假性动脉瘤的外观与真正的动脉瘤不同，其破裂部位有明显的界线，主动脉和假性动脉瘤之间存在沟通（图 22-19）。根据动脉瘤的位置和方向，TTE 或 TEE 可以鉴别假性动脉瘤。CTA 或 MRI 均可用于进一步诊断。人工瓣膜置换手术和瓣膜保留手术的另一个不常见的晚期并发症是冠状动脉瘤的发展（图 22-20）。这些动脉瘤发生在冠状动脉再植术部位，这是由术后拉伸冠状动脉口周围薄弱的组织引起，可以通过 TTE、TEE、CTA、MRI 和标准的主动脉造影观察到。很少推荐手术干预，除非出现进展性扩张或在另一次手术干预时进行。

（七）替代成像模式的潜在作用

MRI 和 CTA 可以显示和评估整个胸腹主动脉，因此为 TTE 和 TEE 评估 MFS 患者和相关疾病提供重要的补充信息。在初步评估时，应进行 MRI 或 CTA 检查，以确定胸主动脉扩大的大小和范围，并确定其他病理检查，术后定期检查。放射影像学和 TEE 对主动脉夹层的诊断具有较高的敏感性和特异性。然而，由于危重患者的安全考虑、成像时间较长、可用性较低，MRI 在急性情况下的应用较少。

因为在多个层面上精确地重新评估主动脉大小和与以前的影像学研究进行比较的重要性，TEE 很少用于胸降主动脉的连续成像，CTA 或 MRI 是随访降主动脉夹层或动脉瘤患者的首选方法，因为 CTA 或 MRI 能够在一段时间内对特定水平的主动

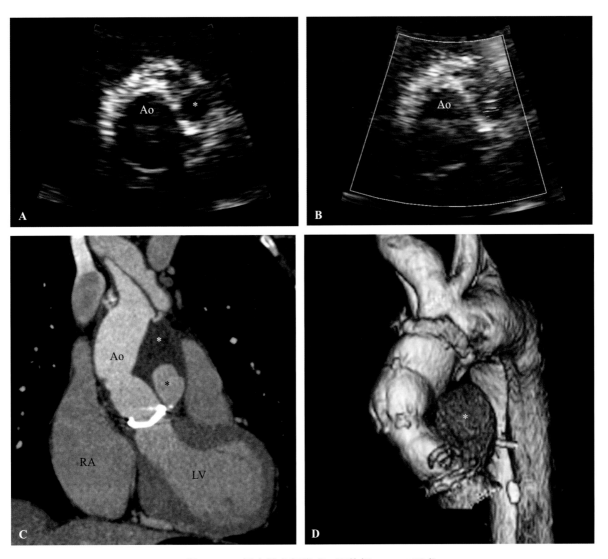

▲ 图 22-19　马方综合征患者，既往行 Bentall 手术

A. 主动脉瓣水平经胸胸骨旁短轴超声心动图显示人工血管旁无回声空间（＊）；B. 在同一幅图像上增加彩色多普勒显示血流进入了那个空间；C. 斜冠状面心电门控计算机断层血管成像（CTA）显示假动脉瘤（黑色星号）出现在人工主动脉瓣上方，内有大量血栓（白色星号）；D. 三维容积图显示假动脉瘤（白色星号）的大小和位置，以及胸降主动脉残留的夹层。
Ao. 主动脉；RA. 右心房；LV. 左心室

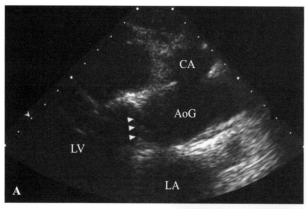
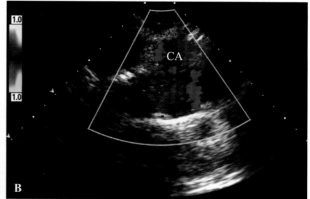
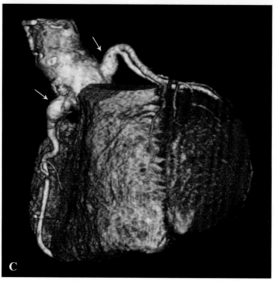

▲ 图 22-20　一名 43 岁的马方综合征患者在本影像学研究前 15 年接受了 Bentall 手术。患者随后进行胸降主动脉置换术治疗动脉瘤

A 和 B. 常规经胸超声心动图显示带瓣人工血管替代升主动脉（Bentall 手术）与正常功能的主动脉机械瓣（箭头）和右冠状动脉在人工主动脉吻合口（CA）处的呈动脉瘤样扩张［二维（A）和彩色血流成像（B）］。AoG. 人工升主动脉；CA. 冠状动脉；LA. 左心房；LV. 左心室。C. 心电门控计算机断层成像血管造影显示再植冠状动脉的动脉瘤样扩张（箭）

脉进行多次连续测量。

有主动脉手术史的 MFS 患者需要通过 MRI 或 CTA 定期监测降主动脉和腹主动脉。由于需要对主动脉进行终身监测，许多医师和患者在可行的情况下首选 MRI，以避免与 CTA 相关的重复辐射暴露。然而，CTA 在某些情况下提供了一些优势，新的扫描技术已经允许降低辐射剂量，甚至可以带 ECG 检查。推荐个体化成像策略。

结论

MFS 是一种多系统遗传性结缔组织疾病。与普通人群相比，未接受治疗的 MFS 患者的预期寿命明显下降，早期研究报道的平均寿命约为 32 年。

然而，随着对 MFS 病因理解的进步，及时准确的诊断和适当的预防治疗，已经显著降低了与该疾病相关的死亡率和发病率。在当代，平均累积生存率已增加到 72 岁以上。

对于疑似 MFS 的心血管特征患者，TTE 是推荐的筛查工具，通过 TTE 诊断的心血管疾病特征结合其他特征可以确诊 MFS。超声心动图成像被推荐用于 MFS 患者的连续随访，以帮助确定主动脉干预的适当时机。成人通常在术前进行额外的 CTA 或 MRI 成像，以计划适当的干预。术中 TEE 在确定手术成功和潜在的修补需要方面起着关键作用。最后，TTE 结合 CTA/MRI 对心血管系统进行综合终身随访。

参考文献

[1] Abd E, Rahman M, Haase D, et al. Left ventricular systolic dysfunction in asymptomatic Marfan syndrome patients is related to the severity of gene mutation: insights from the novel three dimensional speckle tracking echocardiography. *PLoS ONE*. 2015;10(4):e0124112.

[2] Albornoz G, Coady M, Roberts M, et al. Familial thoracic aortic aneurysms and dissections – incidence, modes of inheritance, and phenotypic patterns. *Ann Thorac Surg*. 2006;82:1400–1405.

[3] Angiolillo D, Moreno R, Macaya C. Isolated distal coronary dissection in Marfan syndrome. *Ital Heart J*. 2004;5:305–306.

[4] Anton E. Cerebral infarction in a young adult with Marfan syndrome. *Int J Cardiol*. 2006;112:378–379.

[5] Banerjee S, Jagasia D. Unruptured sinus of Valsalva aneu-rysm in an asymptomatic patient. *J Am Soc Echocardiogr*. 2002;15:668–670.

[6] Baumgartner C, Matyas G, Steinmann B, et al. A bioinformatics framework for genotype-phenotype correlation in humans with Marfan's syndrome caused by FBN1 gene mutations. *J Biomed Inform*. 2006;39:171–183.

[7] Beroukhim R, Roosevelt G, Yetman A. Comparison of the pattern of aortic dilation in children with the Marfan's syndrome versus children with a bicuspid aortic valve. *Am J Cardiol*. 2006;98: 1094–1095.

[8] Brooke B, Habashi J, Judge D, et al. Angiotensin II blockade and aortic root dilatation in Marfan's syndrome. *N Engl J Med*. 2008;358(26):1787–1795.

[9] Cameron D, Vricella L. Valve-sparing aortic root replacement in Marfan syndrome. *Ann Cardiothorac Surg*. 2005;8:103–111.

[10] Cerqueira M, Weissman N, Dilsizian V, et al. Standardized myocardial segmentation and nomenclature for tomographic imaging of the heart. A statement for healthcare professionals from the Cardiac Imaging Committee of the Council on Clinical Cardiology of the American Heart Association. *Circulation*. 2002;105:539–542.

[11] De Backer J, Devos D, Segers P, et al. Primary impairment of left ventricular function in Marfan syndrome. *Int J Cardiol*. 2006;112:353–358.

[12] De Paepe A, Devereux R, Dietz H, et al. Revised diagnostic criteria for the Marfan syndrome. *Am J Med Genet*. 1996;62:417–426.

[13] Devereux R, de Simone G, Arnett D, et al. Normal limits in relation to age, body size and gender of two-dimensional echo-cardiographic aortic root dimensions in persons ≥ 15 years of age. *Am J Cardiol*. 2012;110(8):1189–1194.

[14] Dietz H, Cutting G, Pyeritz R, et al. Marfan syndrome caused by a recurrent do novo missense mutation in the fibrillin gene. *Lett Nat*. 1991;352:337–339.

[15] Doyle JJ, Doyle AJ, Wilson NK, et al. A deleterious gene-by-gene environment interaction imposed by calcium channel blockers in Marfan syndrome. *Elife*. 2015;4:e08648.

[16] Elefteriades J. Natural history of thoracic aortic aneurysms: indications for surgery and surgical versus nonsurgical risks. *Ann Thorac Surg*. 2002;74:S1877–S1880.

[17] Engelfriet P, Boersma E, Tijssen J, et al. Beyond the root: dilatation of the distal aorta in Marfan's syndrome. *Heart*. 2006;92: 1238–1243.

[18] Espinola-Zavaleta N, Casanova-Garces J, Munoz Castellanos L, et al. Echocardiometric evaluation of cardiovascular abnormalities in Marfan syndrome. *Arch Cardiol Mex*. 2005;75:133–140.

[19] Evangelista A, Isselbacher E, Bossone E. Insights from the international registry of acute aortic dissection. *Circulation*. 2018;127:1846–1860.

[20] Goldstein S, Evangelista A, Abbara S, et al. Multimodality imaging of diseases of the thoracic aorta in adults: from the American Society of Echocardiography and the European Association of Cardiovascular Imaging endorsed by the Society of Cardiovascular Computed Tomography and Society for Cardiovascular Magnetic Resonance. *J Am Soc Echocardiogr*. 2015;28:119–182.

[21] Gott V, Greene P, Alejo D, et al. Replacement of the aortic root in patients with Marfan's syndrome. *N Engl J Med*. 1999;340: 1307–1313.

[22] Groenink M, den Hartog AW, Franken R, et al. Losartan reduces aortic dilatation rate in adults with Marfan syndrome: a randomized controlled trial. *Eur Heart J*. 2013;34:3491–3500.

[23] Habashi J, Judge D, Holm T, et al. Losartan, an AT1 antagonist, prevents aortic aneurysm in a mouse model of Marfan syndrome. *Science*. 2006;312:36–37.

[24] Harrer J, Sasse A, Klotzsch C. Intimal flap in a common carotid artery in a patient with Marfan's syndrome. *Ultraschall der Med*. 2006;27:487–488.

[25] Helder MR, Schaff HV, Dearani JA, et al. Management of mitral regurgitation in Marfan syndrome: outcomes of valve repair versus replacement and comparison with myxomatous mitral valve disease. *J Thorac Cardiovasc Surg*. 2014;148:1020–1024.

[26] Hentzer R, Siegel G, Delmo Walter EM. Cardiomyopathy in Marfan syndrome. *Eur J Cardio Thorac Surg*. 2016;46:561–568.

[27] Hiratzka L, Bakris G, Beckman J, et al. 2010 ACCF/AHA/AATS/ ACR/ASA/SCA/SCAI/SIR/STS/SVM Guidelines for the diagnosis and management of patients with thoracic aortic disease. *J Am Coll Cardiol*. 2010;55(14):e27–e129.

[28] Januzzi J, Isselbacher E, Fattori R, et al. Characterizing the young patient with aortic dissection: results from the International Registry of Aortic Dissection (IRAD). *J Am Coll Cardiol*. 2004;43:665–669.

[29] Januzzi J, Marayati F, Mehta R, et al. Comparison of aortic dissection in patient with and without Marfan's syndrome (results from the International Registry of Aortic Dissection). *Am J Cardiol*. 2004;94:400–402.

[30] Judge D, Biery N, Dietz H. Characterization of microsatellite markers flanking FBN1: utility in the diagnostic evaluation for Marfan syndrome. *Am J Med Genet*. 2001;99:39–47.

[31] Judge D, Dietz H. Marfan's syndrome. *Lancet*. 2005;366: 1965–1976.

[32] Kunkala MR, Schaff HV, Li Z, et al. Mitral valve disease in patients with Marfan syndrome undergoing aortic root replacement. *Circulation*. 2013;128:S243–S247.

[33] Lacro R, Dietz H, Sleeper L, et al. Atenolol versus Losartan in children and young adults with Marfan's syndrome. *J Engl J Med*. 2014;371:2061–2071.

[34] Loeys B, Chen J, Neptune E, et al. A syndrome of altered cardiovascular, craniofacial, neurocognitive and skeletal development caused by mutations in TGFBR1 or TGFBR2. *Nat Genet*. 2005;37:275–281.

[35] Loeys B, Dietz H, Braverman A, et al. The revised Ghent nosology for the Marfan syndrome. *J Med Genet*. 2010;47(7):476–485.

[36] Lopez L, Colan S, Frommelt P, et al. Recommendations for quantification methods during the performance of a pediatric echocardiogram: a report from the Pediatric Measurements Writing Group of the American Society of Echocardiography Pediatric and Congenital Heart Disease Council. *J Am Soc Echocardiogr*. 2010;23:465–495.

[37] McKusick V. The cardiovascular aspects of Marfan's syndrome: a heritable disorder of connective tissue. *Circulation*. 1955;11(3):321–342.

[38] Meijboom L, Drenthen W, Pieper P, et al. Obstetric complications in Marfan syndrome. *Int J Cardiol*. 2006;110:53–59.

[39] Meijboom L, Vos F, Timmermans J, et al. Pregnancy and aortic root growth in the Marfan syndrome: a prospective study. *Eur Heart J*. 2005;26:914–920.

[40] Milewicz D, Dietz H, Miller D. Treatment of aortic disease in patients with Marfan syndrome. *Circulation*. 2005;111:e150–e157.

[41] Moore A, Eagle K, Bruckman D, et al. Choice of computed tomography, transesophageal echocardiography, magnetic res-

onance imaging, and aortography in acute aortic dissection: International Registry of Acute Aortic Dissection (IRAD). *Am J Cardiol*. 2002;89:1235–1238.

[42] Neptune E, Frischmeyer P, Arking D, et al. Dysregulation of TGF-beta activation contributes to pathogenesis in Marfan syndrome. *Nat Genet*. 2003;33:407–411.

[43] Nollen G, Groenink M, Tijssen J, et al. Aortic stiffness and diameter predict progressive aortic dilatation in patients with Marfan syndrome. *Eur Heart J*. 2004;25:1146–1152.

[44] Robinson P, Arteaga-Solis E, Baldock C, et al. The molecular genetics of Marfan syndrome and related disorders. *J Med Genet*. 2006;43:769–787.

[45] Regitz-Zagrosek V, Roos-Hesselink JW, Bauersachs J, et al. 2018 ESC Guidelines for the management of cardiovascular diseases during pregnancy. *Eur Heart J*. 2018;39(24):3165–3241.

[46] Roman MJ, Pugh NL, Hendershot TP, et al. Aortic complications associated with pregnancy in Marfan Syndrome: the NHLBI national registry of genetically triggered thoracic aortic aneurysms and cardiovascular complications (GenTAC). *J Am Heart Assoc*. 2016;5(8):e004052.

[47] Rossiter J, Repke J, Morales A, et al. A prospective longitudinal evaluation of pregnancy in the Marfan syndrome. *Am J Obstet Gynecol*. 1995;173:1599–1606.

[48] Shores J, Berger K, Murphy E, et al. Progression of aortic dilatation and the benefit of long-term ß-adrenergic blockade in Marfan's syndrome. *N Engl J Med*. 1994;330:1335–1341.

[49] Silverman D, Burton K, Gray J, et al. Life expectancy in the Marfan syndrome. *Am J Cardiol*. 1995;75:157–160.

[50] Teixido-Tura G, Forteza A, Rodriguez-Palomares J. Losartan versus atenolol for prevention of aortic dilation in patients with Marfan syndrome. *J Am Coll Cardiol*. 2018;72(14):1613–1618.

[51] Vignon P. Hemodynamic assessment of critically ill patients using echocardiography Doppler. *Curr Opin Crit Care*. 2005;11:227–234.

[52] Volguina I, Miller D, LeMaire S, et al. Valve-sparing and valve-replacing techniques for aortic root replacement in patients with Marfan syndrome: analysis of early outcome. *J Thorac Cardiovasc Surg*. 2009;137(5):1124–1132.

[53] Webb G, David T, eds. *Marfan Syndrome: A Cardiovascular Perspective*. Philadelphia, PA: Churchill Livingstone; 2003.

[54] Williams J, Loeys B, Nwakanma L, et al. Early surgical experience with Loeys-Dietz: a new syndrome of aggressive thoracic aortic aneurysm disease. *Ann Thorac Surg*. 2007;83:S757–S763.

[55] Zoghbi W, Adams D, Bonow R, et al. Recommendations for noninvasive evaluation of native valvular regurgitation. *J Am Soc Echocardiogr*. 2017;4:303–371.

[56] Ayoub C, Kumar G, Smith CY, et al. Reference values for mid-ascending aorta diameters by transthoracic echocar-diography in adults. *Am J Cardiol*. 2018;122(6):1068–1073. doi:10.1016/j.amjcard.2018.06.006.

第23章　肥厚型心肌病
Hypertrophic Cardiomyopathy

Patrick W. O'Leary　著

吴道珠　王　亮　译

概述

　　肥厚型心肌病是一种以心脏受累表现为主的遗传性疾病。事实上，它是最常见的遗传性心血管疾病，每 500 个人中就有 1 个人发病。从分子学的角度来看，肥厚型心肌病是由构成心肌节的 10 种蛋白质中的至少 1 种蛋白基因突变所致。虽然我们对这种复杂疾病分子层面病因的认识越来越深，但是临床诊断肥厚型心肌病仍然要借助超声心动图。肥厚型心肌病最常见的表现是左心室流出道梗阻，舒张性心力衰竭和二尖瓣反流也很常见；在所有年龄段的患者中，这些表现的特征都可以用超声心动图技术来进行评估。

　　本章首先回顾了肥厚型心脏病患者常见的超声心动图特征性表现；然后，我们将概述疾病分类和检查策略，这样不仅可以检测疾病的存在，而且可以帮助规划药物使用和手术治疗；最后，我们将介绍与肥厚型心肌病相关的术中和术后超声心动图面临的挑战。

一、肥厚型心肌病的诊断和分类系统

　　当检测到不是由其他疾病（如高血压或主动脉瓣狭窄）引起的室壁明显增厚时，即可考虑为肥厚型心肌病。肥厚型心肌病最常见的表现为不对称性的室间隔增厚（图 23-1）。室间隔基底段增厚使左心室流出道变窄，加速血流在狭窄的左心室流出道内产生文丘里效应，将二尖瓣叶及支撑其的腱索向前拉入主动脉下区域，这种二尖瓣收缩期前向运动被称为"SAM"现象。这种异常组合导致了动态性左心室流出道阻塞，为该疾病的一个特征性表现（图 23-2 和图 23-3）。二尖瓣叶的收缩期形变会导致明显的二尖瓣关闭不全（图 23-2 和图 23-3），从而加重患者的症状。

　　超声心动图不仅在诊断肥厚型心肌病方面起着重要作用，而且在排除引起继发性心肌肥厚的原因方面也起着重要作用，如主动脉缩窄、先天性主动脉瓣或主动脉瓣下狭窄等疾病，这些疾病在常规超声心动图检查中都能明确诊断。在经过常年高强度运动训练的年长患者中，也可能会出现类似于肥厚型心肌病的二维超声心动图表现。表 23-1 总结了运动员心脏与肥厚型心肌病的鉴别要点。除超声心动图以外，我们还需要进行其他临床检查来排除高血压、嗜铬细胞瘤、肾动脉狭窄和（或）其他形式的肾脏疾病。此外，仅凭超声心动图标准，更难以排除的疾病包括代谢和贮积病（图 23-4）；与这些疾病相关的室壁增厚不是由真正的心肌细胞肥大引起，而是由心肌细胞内异常分子的累积引起，这些疾病需要临床相关信息和适当的代谢筛查才能准确诊断。

　　对于收缩力正常且左心室壁增厚的患者，分析心肌形变非常有帮助。肥厚型心肌病患者通常会在最显著的心肌增厚区域（见第 4 章）（图 23-5）显示收缩纵向纤维缩短减少（"较小的负值"纵向应变值）。相反，由于其他疾病或运动训练而导致继发性肥厚且收缩功能正常的患者，即使在增厚的节段中也会表现出正常的应变值。一般认为与肥厚型心肌病相关的肌纤维紊乱是造成这种偏离正常形变模式的原因。

　　在正常心脏中，室间隔和左心室后壁具有相

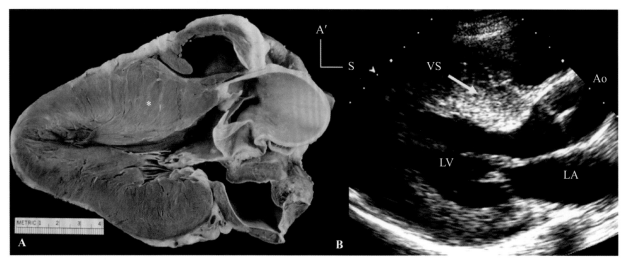

▲ 图 23-1　肥厚型心肌病典型的长轴解剖结构

A. 解剖标本显示左心室壁厚度显著增加，而心肌质量的增加最突出地显示在室间隔（*）；B. 超声心动图显示相似的解剖结构。心肌厚度的增加没有解剖示例中那么明显，但室间隔基底段（黄箭）相对于左心室后壁仍然呈不对称地增厚。A′. 前部；Ao. 主动脉；LA. 左心房；LV. 左心室；S. 上；VS. 室间隔

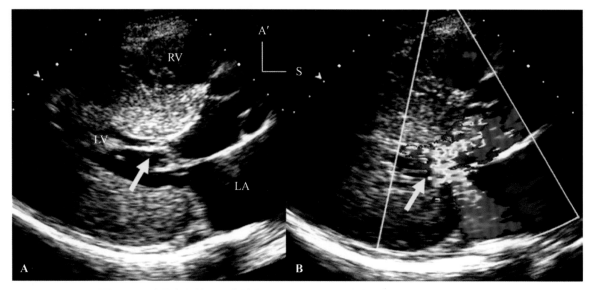

▲ 图 23-2　胸骨旁长轴切面收缩期显示肥厚型心肌病患者的左心室流入道和流出道

A. 二维图像显示二尖瓣腱索（黄箭）的收缩期前移运动（SAM）。腱索和室间隔之间的接触时间很长，从收缩中期开始一直延续到左心室射血结束。B. 彩色多普勒血流图不仅显示了左心室流出道中的湍流（动态性梗阻导致），而且还显示了偏心的、偏向后方的二尖瓣反流（黄箭）。二尖瓣的关闭不全与图 A 显示的 SAM 现象引起的瓣叶变形有关。A′. 前部；LA. 左心房；LV. 左心室；RV. 右心室；S. 上

近的厚度。相对于左心室腔，正常的室间隔具有曲度，这种曲度在肥厚型心肌病的患者会发生改变。我们可以根据室间隔曲度（图 23-6）或左心室肥厚节段的分布（图 23-7）对肥厚型心肌病患者进行分类，这两种分类都是被认可的。存在的室间隔曲度类型似乎与可识别的基因突变的发生有关。了解肥厚的类型，可以帮助我们识别可能患有或发展为梗

阻的患者，以及选择最佳手术方式。经典的非对称性室间隔肥厚（基底段和弥漫性）和中段肥厚通常表现出扭转的室间隔曲度和动态性流出道梗阻，这可以通过经主动脉肌肉切除术和肌肉切开术来治疗。部分室间隔呈乙状弯曲的患者也有典型的动态性流出道梗阻，这部分患者通过手术干预可得到有效治疗。室间隔弯曲最严重的患者会出现双心室流

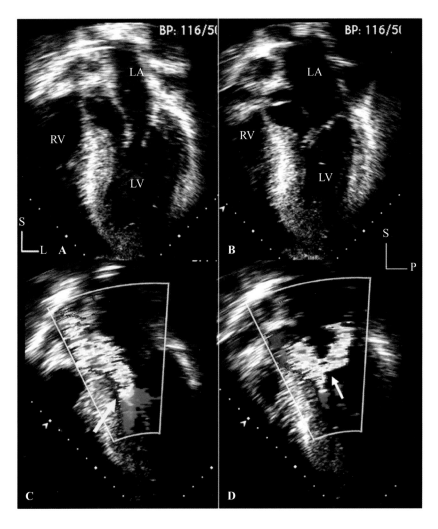

◀ 图 23-3 肥厚型心肌病：来自心尖切面的图像

A 和 C. 以四腔心切面为基准，但声束平面向前倾斜，从而可以看到左心室流出道。B 和 D. 图像以心尖长轴切面为基准，也显示了左心室流入和流出道。A. 舒张期，显示肥厚型心肌病常见的不对称性室间隔基底段增厚。B. 收缩期，显示二尖瓣装置的收缩期前移，并与室间隔接触，表明存在明显的梗阻。C 和 D. 两幅彩色多普勒血流图像展示了这种疾病的主要病理生理后果。收缩早期（C）显示肥厚的室间隔和移位的二尖瓣装置之间的左心室流出道变窄（黄箭）。彩色血流信号显示湍流和混叠的范围，即代表流出道梗阻延伸的长度。收缩晚期图像（D）：与收缩期前移相关的二尖瓣形变导致二尖瓣闭合不足及收缩晚期的反流。这一系列事件被称为"射血、梗阻、渗漏"现象，几乎可以在所有梗阻性肥厚型心肌病患者中看到。L. 左；LA. 左心房；LV. 左心室；P. 后；RV. 右心室；S. 上

表 23-1 肥厚型心肌病和运动员心脏的超声心动图鉴别要点

肥厚型心肌病	运动员心脏
• 非对称性肥厚	• 室壁对称性增厚
• 室壁明显增厚（> 17mm）	• 室壁轻度增厚（< 17mm）
• 左心室内径和舒张容积缩小	• 左心室直径、舒张容积和每搏输出量增加
• 心肌松弛性异常	
• 舒张期多普勒超声异常	• 心室舒张功能和充盈正常
• 组织多普勒和应变率异常	• 组织多普勒和应变率正常
• 静息心率正常	• 静息心率减低（窦性心动过缓）

出道梗阻，而双心室流出道压力梯度显著升高的患者出现猝死和意外死亡的风险最大。

弥漫性肥厚、向心性肥厚或左心室游离壁肥厚的病例，其室间隔通常呈中性曲度而不表现出梗阻。这些病例往往存在舒张功能不全和肺静脉充血的症状。因此，手术治疗几乎没有什么作用，而药物治疗才是这些患者的主要治疗方法。

心尖肥厚型心肌病的患者具有多变的室间隔曲度，表现出腔内压力梯度升高，但不会发展为真正的流出道梗阻。舒张功能不全通常是他们的主要临床问题。当心尖肥厚的严重程度影响到"功能性"左心室腔的大小时，患者就需要进行心尖肥厚心肌切除术来增加左心室腔大小（从而增加舒张充盈），这样做可以减轻这部分患者的症状。

二、肥厚型心肌病的超声心动图表现

肥厚型心肌病患者完整的经胸超声心动图评估应包括以下描述：①心肌增厚的类型和严重程度；②左心室和（或）右心室流出道是否存在梗阻；③二尖瓣形变和由此产生反流的严重程度；④左心房的大小（与临床疾病负荷相关）；⑤左心室舒张充盈情况；⑥肺动脉压情况。

梗阻性肥厚型心肌病的典型解剖结构通常在胸骨旁长轴切面中最容易识别。室间隔基底段的明显

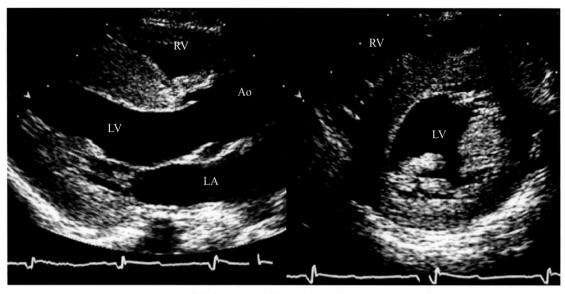

▲ 图 23-4 胸骨旁左心室长轴和短轴切面显示心肌弥漫性增厚

检查的患者是一名没有心肌病家族史的新生儿。这些图像类似于弥漫性、非梗阻性肥厚型心肌病的图像。然而，在这例患者中，心肌增厚并不是由心肌肥大引起的，而是继发于心肌细胞内糖原的累积。这个孩子最终被诊断为患有 Ⅱ 型糖原累积病（庞贝病）。这种类型的病例提醒人们，超声心动图检测到的室壁增厚不一定是真正的心肌肥厚，只有在排除其他导致心肌增厚的原因后才能诊断为肥厚型心肌病。Ao. 主动脉；LA. 左心房；LV. 左心室；RV. 右心室

隆起，以及二尖瓣支撑结构的形变，在胸骨旁切面很容易被发现（图 23-1 和图 23-2）。心尖四腔心和心尖长轴切面不仅可以显示相同的二维超声结果（图 23-3），而且更适合多普勒超声的检查。室间隔增厚的程度与猝死的发生率有关，室间隔舒张期厚度大于 30mm 的患者发生猝死的风险增加，而如果间隔厚度小于 19mm，则此类猝死事件很少发生。最好使用胸骨旁切面扫描的二维图像来测量室间隔厚度（图 23-1），这能使检查者确定室间隔舒张期最大厚度的测量点，并避免在测量中包含右心室乳头肌。在肥厚型心肌病患者中，收缩期心室的收缩力通常是正常或高动态的。心室收缩功能不全仅见于肥厚型心肌病的终末期，是由长期的流出道梗阻和进行性心肌纤维化所导致。相反，几乎所有肥厚型心肌病患者都存在舒张功能不全，左心房和左心室舒张压的相应升高对患者的症状有显著影响。

胸骨旁长轴切面还为制订手术计划提供了独特的视角。当存在流出道梗阻时，检查者应确定解剖主动脉瓣环与二尖瓣装置和室间隔接触点之间的最远距离。这个距离代表应该进行间隔肌肉切除术的最小范围（图 23-8）。由 Morrow 首次提出的早期手术治疗，通过切除部分肥厚的间隔肌，而形

成一个水槽样的无梗阻的射血通道（图 23-9）。在许多患者中，梗阻涉及乳头肌本身，在这些情况下，需要扩大间隔肌切除术以提供足够宽的流出道（图 23-10）。对于主动脉瓣环小或梗阻深入心室（超过乳头肌水平）的患者，可能需要结合经主动脉和经心尖的心肌切除术（图 23-11）。

弥漫性、非梗阻性和心尖肥厚型心肌病需要多个成像平面才能可靠识别。在非梗阻性肥厚型心肌病中，室壁通常呈向心性增厚，收缩期无加速彩色血流多普勒信号探及，并且二尖瓣活动正常。与该类型心肌病相关的显著舒张功能不全，通常会导致左心房明显增大。

胸骨旁切面通常无法显示心尖肥厚型心肌病患者的心肌增厚段（图 23-12）。心尖四腔心和心尖长轴切面可以显示心尖部肥厚的心肌对左心室心腔的占位效应（图 23-13）。左心室心尖部可探及高速血流信号，这种收缩期血流加速可达左心室中段，而左心室流出道通常是通畅的。在这些患者中，潜在的左心室舒张容积往往是减低的，这进一步加重了心肌病相关的舒张功能不全。在部分患者中，经心尖切除内层心肌术可以增加患者潜在的舒张期心室每搏输出量，从而起到治疗作用。

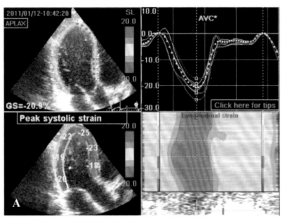

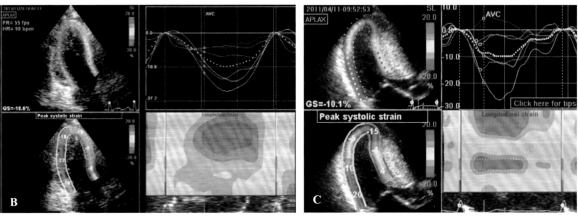

▲ 图 23-5　这是来自于 3 名左心室心肌质量增加的青少年的心尖长轴心肌应变曲线图

A. 是在对一名 17 岁的学生运动员进行体育资格参与考试时采集的。尽管他的室壁厚度比预期的要厚，但在所有心肌节段中观察到的形变模式是正常的，这是长期持续的运动训练（不是心肌病）所导致的心肌质量增加。B. 是在对一名有肥厚型心肌病家族史的 14 岁女孩进行筛查时采集的。尽管她没有流出道梗阻，但她室间隔的形变或应变（蓝色曲线、红色曲线和淡紫色曲线）显著减低，这表明心肌异常，并且与非梗阻性肥厚型心肌病的诊断相符。随后发现她携带了与她的亲属相同的肥厚型心肌病相关基因突变。C. 是在一名患有严重肥厚型心肌病的 15 岁男孩准备进行室间隔心肌切除术和除颤器放置时采集的。请注意，在这种情况下，室间隔基底段形变模式实际上是"矛盾"的。换句话说，紧邻主动脉瓣环（红色曲线）的隔膜在收缩期实际上正在延长（正应变值），只有下段（与二尖瓣环相邻）显示正常应变模式（黄色曲线），所有其他节段都显示与肥厚型心肌病相关的形变减低（缩短）。AVC. 主动脉瓣关闭

越来越多的研究认为，左心房大小是多种成人心脏疾病导致心脏负荷加重的准确晴雨表。研究还表明，左心房容积与儿童及青少年肥厚型心肌病的疾病严重程度也有一定的相关性。这并不奇怪，因为肥厚型心肌病相关的梗阻和舒张功能不全会导致左心室舒张压升高和二尖瓣关闭不全，这两者都是引起左心房扩张的刺激因素。

三、多普勒超声心动图

多普勒超声心动图在肥厚型心肌病患者的评估中起着重要作用。彩色血流多普勒显示并定位与动态性流出道梗阻相关的湍流（图 23-2 和图 23-3）。如前所述，二尖瓣反流可被检测和量化。连续波多普勒可以对梗阻相关湍流的流速进行定量测量，并可确定房室之间的压差，而脉冲波多普勒和组织多普勒技术可以对左心室充盈异常进行评估。

左心室流出道动态性梗阻是肥厚型心肌病的生理特征。与室间隔肥厚和二尖瓣收缩期前向运动相关的左心室流出道狭窄，导致主动脉跨瓣压差和多普勒血流信号频谱的峰值后移。连续波多普勒可以方便地测量压差，与流出道梗阻相关的多普勒频谱往往是通过心尖切面来进行测量的。此外，右侧胸骨旁和胸骨上窝切面也可以提供良好的声窗来进行测量。

动态性左心室流出道梗阻的多普勒频谱显示出特征性的"匕首形"轮廓（图 23-14）。频谱弯曲的上升支是由于流出道间隔逐渐增厚和二尖瓣收缩期

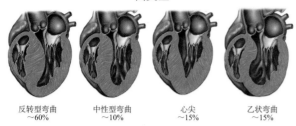

< 25 岁 HCM 患者的室间隔弯
曲类型

反转型弯曲　　中性型弯曲　　心尖　　　乙状弯曲
～60%　　　　～10%　　　～15%　　　～15%

▲ 图 23-6　肥厚型心肌病患者中存在的各种室间隔弯
曲类型

到目前为止，儿童时期最常见的形态是反转型的室间隔曲线。这些类型中的任何一种都可能与流出道梗阻有关。舒张功能不全也发生在所有这些组中，但在中性型室间隔弯曲或心尖肥厚型心肌病（HCM）患者中往往最为严重

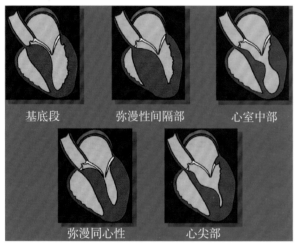

基底段　　　弥漫性间隔部　　　心室中部

弥漫同心性　　　心尖部

▲ 图 23-7　肥厚型心肌病患者室间隔的形态图

上排图：具有这几种室间隔几何形态的患者通常会出现明显的动态性流出道梗阻。这 3 种形态导致的梗阻，可以通过经主动脉室间隔肌肉扩大切除术而得到有效治疗。下排图：当出现弥漫性肥厚时，可能需要结合经主动脉和经心尖入路手术来进行治疗。在心尖肥厚导致心室舒张充盈受限的罕见患者中，经心尖心肌切除术可以增加心室舒张充盈的潜力

前移引起的梗阻程度逐渐增加的结果。这种梗阻引起的峰值后移导致左心室和主动脉压力几乎同时达到最大值。因此，多普勒测量的最大瞬时压差通常与心导管术中测量的峰值压差密切相关。这种情况与固定的梗阻原因（如主动脉瓣狭窄）中看到的情况明显不同，多普勒测量的平均压差最能反映后者瓣膜狭窄的跨瓣压力情况。

二尖瓣的评估有助于确定疾病导致的临床负担程度。如果二尖瓣保持相对功能，即使是严重流出道梗阻的患者也常常没有症状。但是，当二尖瓣明显扭曲时，就会发生二尖瓣关闭不全。随着反流量

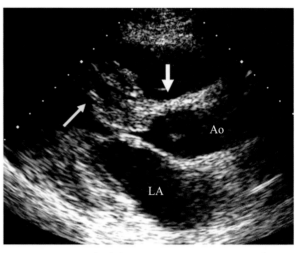

▲ 图 23-8　超声心动图对制订手术计划的影响

这张胸骨旁长轴图像显示了肥厚的室间隔基底段与主动脉瓣之间的关系。白箭所指为主动脉瓣环平面。黄箭所指为室间隔厚度减少点。该点超出了二尖瓣装置和室间隔的接触点，大致位于乳头肌水平。这种形态和空间关系应在术前超声心动图上确定。主动脉瓣环和黄箭之间的距离约为 4cm，该信息帮助外科医师计划适当的室间隔肌切除术的"深度"，并决定是否可以通过标准的经主动脉入路达到这样的深度。这些评估应在术前经胸超声心动图检查和手术室经食管超声心动图检查中进行。Ao. 主动脉；LA. 左心房

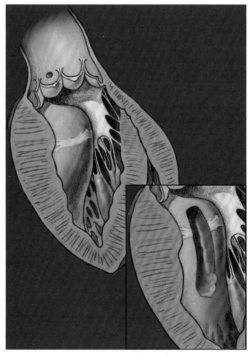

▲ 图 23-9　典型基底段肥厚的梗阻性肥厚型心肌病的左心室流出道解剖关系

室间隔上的白色水平线代表与二尖瓣收缩期前移接触相关的纤维化病变。右下插图为早期室间隔肌切除术的示例。其本质是在室间隔心肌中形成了一个长槽样通道，使左心室射血通过这个槽样通道，而左心室流出道的主体部分仍然没有改变

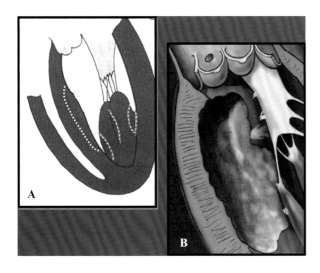

▲ 图 23-10　肥厚型心肌病扩大间隔心肌切除术的目标区域

A. 虚线代表切除心肌的范围，切除该部分心肌来增加左心室流出道可用的区域。B. 扩大心肌切除术后的室间隔。与最初使用的技术（图 23-8）相比，这种方法更有可能完全缓解左心室流出道梗阻，并且后期梗阻的复发率要低得多

的增加，左心房的大小也会增加。二尖瓣关闭不全增加左心房和肺静脉压力，这些变化与运动耐量降低和劳力性呼吸困难有关。

在典型的动态性左心室流出道梗阻患者中，由收缩期前移引起的二尖瓣形变会产生偏向后方的反流束。与伴有二尖瓣关闭不全的许多其他疾病不同，在该病中，胸骨旁长轴切面通常为二尖瓣关闭不全的多普勒超声检查提供平行视角（图 23-2）。因此，该切面为二尖瓣关闭不全的多普勒超声检查提供了很好的声窗，可用来进行 PISA 分析或测量连续波多普勒的最大反流速度。

在一些患者中，左心室流出道的多普勒频谱很难与二尖瓣反流频谱区分。在这种情况下，可以通过使用二尖瓣最大反流速度来确定左心室压力峰值来估计左心室流出道的压差（图 23-15）。反流速度通过简化的伯努利方程（$4V^2$）转换为左心室 – 左心房压力差，然后可以将该压差减去患者的收缩压，从而得到左心室 – 主动脉的压差值（图 23-16）。如果将左心房压的估计值添加到多普勒预测的左心室 – 左心房压力差中，则用这种方法确定压差的准

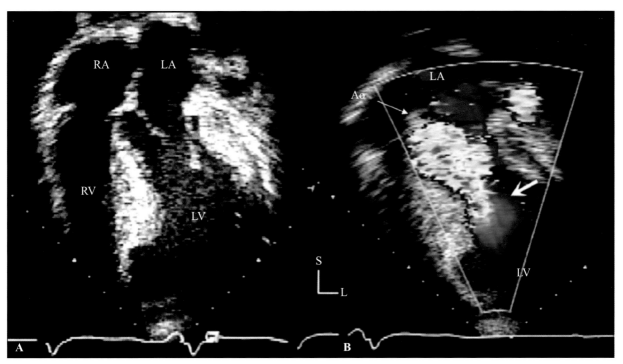

▲ 图 23-11　1 例肥厚型心肌病患者的经心尖超声心动图图像，该患者的室间隔基底段、中段明显增厚。增厚的室间隔（**A**）超过了乳头肌的中点，梗阻位于左心室腔中部（**B**，白箭）。在这种情况下，可能需要联合经主动脉和经心尖入路以充分解除梗阻

Ao. 主动脉；L. 左；LA. 左心房；LV. 左心室；RA. 右心房；RV. 右心室；S. 上

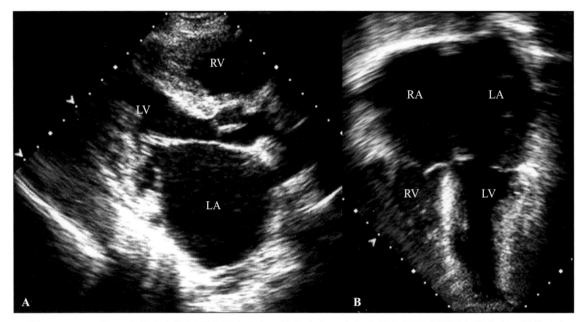

▲ 图 23-12　一位 15 岁的心尖肥厚型心肌病患者，该患者左、右心室都有舒张功能不全的表现，图片中左、右心房显著增大也证明了这一点

A. 胸骨旁左心室长轴切面显示室壁未见明显增厚；B. 经典的心尖四腔心切面显示心尖部室壁突出，心室腔呈锥形。这些图像说明诊断心尖肥厚型心肌病是比较困难的。当诊断特别具有挑战性时，超声造影可以帮助提高心尖部的图像清晰度来诊断疾病。LA. 左心房；LV. 左心室；RA. 右心房；RV. 右心室

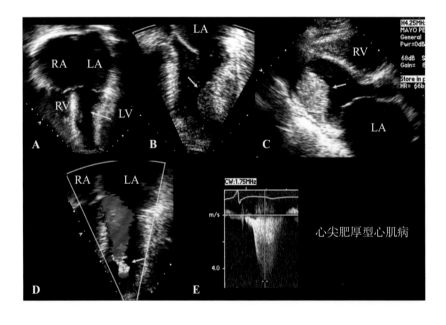

◀ 图 23-13　为图 23-12 所示同一患者

A. 心尖四腔心切面显示了心尖肥厚型心肌病所致的心尖室腔缩小。B. 在心尖长轴切面局部放大后，可见心尖明显肥厚，特别是后壁（上面 3 幅图中的黄箭所示）。D. 向心尖倾斜的胸骨旁长轴切面，与图 23-12 中的标准长轴切面不同，该切面显示了显著肥厚的心尖部心肌，为该疾病的特征性表现。彩色血流显像和连续波多普勒（D 和 E）记录了这种病变的心腔内压差改变，收缩期的湍流仅限于心尖部（D，黄箭）。尽管心尖湍流速度接近 5m/s，但其余大部分左心室腔在收缩期未出现梗阻，这是因为流出道室间隔厚度正常，并且不存在二尖瓣收缩期前移。LA. 左心房；LV. 左心室；RA. 右心房；RV. 右心室

确性会增加。或者，可以从替代的其他切面获得左心室流出道的多普勒频谱，如胸骨上窝切面或高位的右侧胸骨旁切面（图 23-16）。

四、舒张功能不全的评估

肥厚型心肌病患者心脏的心肌松弛性明显受损。主动脉瓣关闭后左心室压力下降更慢，表现为等容舒张期时间延长和跨二尖瓣早期充盈速度降低。尽管左心室顺应性还比较正常，但是心房收缩会产生明显的舒张充盈增强（图 23-17A）。随着心肌纤维化的进展，左心房压力升高，二尖瓣口舒张期多普勒频谱将变为更具限制性的形态（图 23-17B，右上）。这些变化也反映在肺静脉血流频谱信号中（图 23-17B，右下）。心房收缩后肺

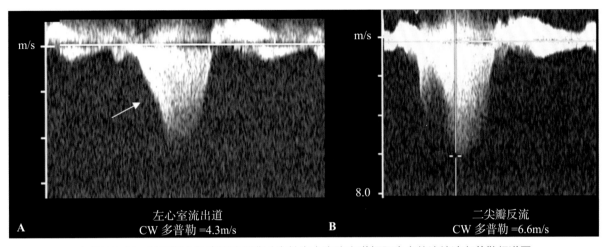

▲ 图 23-14　肥厚型心肌病所致经典动态性左心室流出道梗阻患者的连续波多普勒频谱图

A. 峰值后移的 "匕首形" 频谱（箭）。收缩期上升支向左凹，这是高动态性收缩引起左心室流出道逐渐变窄的表现。B. 二尖瓣反流频谱峰值流速达 6.6m/s。有时，这两种频谱在空间上很难区分开来。这并不奇怪，因为梗阻和反流都起源于室间隔和二尖瓣之间的接触点。当无法记录完全分离的频谱时，可以通过测量二尖瓣最大反流速度来估算左心室流出道的压差。该速度可以通过伯努利方程（$4V^2$）转换为左心室 - 左心房最大压差。图 23-13 中的示例表明患者的左心室 - 左心房的压差为 172mmHg，同时因为该患者左心房增大及舒张功能异常，所以我们取左心房压为 15mmHg，据此估测左心室最大收缩压为 187mmHg。此外，用袖带测量患者的血压为 105mmHg。根据这两个数值，估算该患者左心室流出道压差为 82mmHg，这与流出道多普勒频谱的速度相关性相对较好。在这例患者中，可以将左心室流出道频谱与反流频谱区分开来。左心室流出道最大流速达 4.3m/s，表明左心室和主动脉之间的最大瞬时压差为 74mmHg。CW. 连续波；LV. 左心室

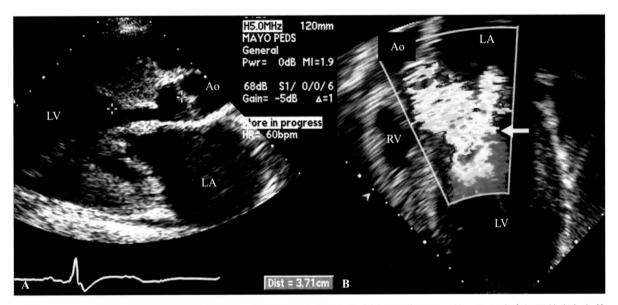

▲ 图 23-15　A. 显示 1 例肥厚型心肌病患者，其梗阻区延伸至主动脉瓣环下方 3.7cm 处；B. 经心尖切面的彩色多普勒血流图像显示：左心室流出道的多普勒信号和二尖瓣反流的多普勒信号（B，黄箭）通过多普勒显像很难区分开来。在这种情况下，需要使用图 23-14 中描述的方法来确定左心室流出道的压差（图 23-16）

Ao. 主动脉；LA. 左心房；LV. 左心室；RV. 右心室

静脉内逆流的数量和持续时间是舒张充盈压升高的非常敏感的标志，即使在儿童中也是如此。大多数肥厚型心肌病患者的舒张早期二尖瓣环组织多普勒速度降低。脉冲波多普勒测得的二尖瓣口舒张早期充盈速度与组织多普勒测得的二尖瓣环舒张早期速度的比值（E/E'）提供了对肺毛细血管楔压和运动耐量的非侵入性评估手段，该比值越大则表明疾病导致的舒张功能受损越严重。

五、超声心动图在手术干预期间和之后的作用

药物和仪器治疗是肥厚型心肌病患者治疗策略的重要组成部分。然而，对于严重梗阻的年轻患者，则需要进行室间隔肌切除术和肌切开术来进行治疗。通过手术充分缓解梗阻、减少流出道压差可降低患者猝死风险，也可消除二尖瓣关闭不全（通常无须瓣膜修复或置换），并可显著改善患者临床症状。超声心动图检查应该作为这些患者术中和术后评估的常规组成部分。无论检查是在手术室刚完成手术时进行还是术后一段时间再进行，肥厚型心肌病患者的术后评估都需要包括左心室流出道是否存在梗阻、心室舒张期充盈情况、二尖瓣关闭不全及室间隔肌切除术的意外并发症（如果有的话）。这些意外并发症包括主动脉瓣关闭不全、医源性室间隔缺损或二尖瓣穿孔。在室间隔心肌切除术区域常可见异常的血流，这些血流通常来自于主动脉瓣下切除术中切开的小的冠状动脉间隔支。这些小冠状动脉与左心室的交通是没有关系的，可以通过其血流模式与室间隔缺损区分开来。室间隔缺损处为高速且以收缩期为主的血流，而小冠状动脉与左心室的交通处常为舒张期血流。

术中超声心动图必须要明确术后二尖瓣装置没

有收缩期前移，这一点非常重要。如果仍存在二尖瓣收缩期前移，则左心室流出道梗阻尚未解除。压差可能不高，但当收缩期前移持续存在时，则需要进行额外的干预措施以确保手术预后良好。

不幸的是，该疾病会出现复发性、有症状的左心室流出道梗阻，是由该病侵袭性的本质所致。然而，不完全或过于保守的心肌切除术也可能导致梗阻再次发生。明确梗阻的范围和导致梗阻的机制，对于再次干预的计划制订和成功执行至关重要。

图 23-18 至图 23-20 中所示的 10 岁女孩病例报告为此类完整病例的管理提供了一个很好的参照。该病例明显存在广泛的间隔肥厚（见图 23-18），不幸的是，手术治疗的第一次尝试仅切除了一小部分基底段心肌（图 23-18），而室间隔显著增厚部分的位置，是在主动脉瓣环下方延伸近 6.5cm 处。图 23-19 显示了典型的左心室流出道多普勒频谱峰值后移，由重度流出道梗阻所致。彩色血流多普勒在心室深处出现混叠现象，远远超出之前心肌切除术的范围。经胸超声图像显示，通过患者相对较小但正常的主动脉瓣环（14mm）的手术入路，无法成功接近肥厚间隔几何形状的所有范围。这些发现预测，需要结合经主动脉和经心尖入路来充分解除该儿童存在的梗阻，这种方法的结果如图 23-20 和图 23-21 所示。

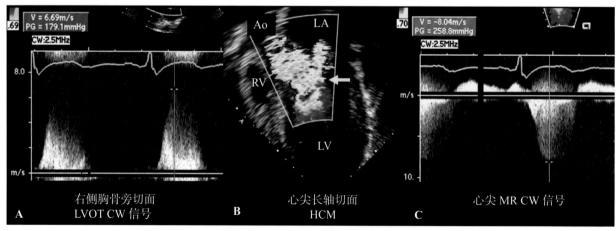

▲ 图 23-16　为图 23-15 所示同一患者

心尖长轴切面（B）示左心室流出道梗阻和二尖瓣反流的彩色血流混叠（黄箭）。通过心尖切面，无法区分开梗阻信号和反流信号。因此，检查者将注意力集中在二尖瓣反流信号（A）上，测得最大反流速度为 8m/s，根据伯努利方程估算左心室收缩压比左心房压高 260mmHg。患者血压的收缩压为 90mmHg，据此估测左心室和主动脉之间的压差约为170mmHg。在接下来的检查中，右侧胸骨旁切面可以单独评估流出道血流（C），测得流出道最大流速为 6.7m/s，计算峰值压差为 180mmHg，证实了该患者存在极其严重的流出道梗阻。Ao. 主动脉；CW. 连续波；HCM. 肥厚型心肌病；LA. 左心房；LV. 左心室；LVOT. 左心室流出道；MR. 二尖瓣反流；RV. 右心室

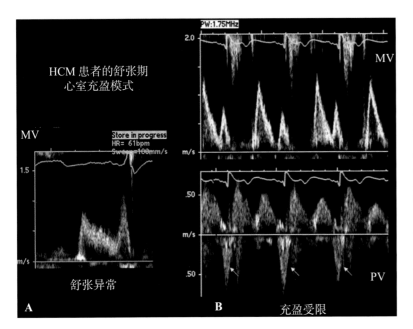

◀ 图 23-17　脉冲波多普勒描记显示肥厚型心肌病患者舒张期充盈模式的频谱

A. 二尖瓣舒张期频谱记录了一种典型的舒张异常模式，即舒张早期速度和舒张晚期心房充盈速度之比＜1，舒张中期减速时间延长（260ms），以及等容舒张时间（未显示）延长；B. 左心室充盈受限患者的二尖瓣舒张期频谱（上图）和肺静脉多普勒频谱表明：舒张期左心室压显著升高，二尖瓣舒张早期充盈占优势，减速时间和心房充盈时间变短，以及肺静脉反向 Ar 波速度和持续时间明显增加（黄箭）。HCM. 肥厚型心肌病；MV. 二尖瓣；PV. 肺静脉

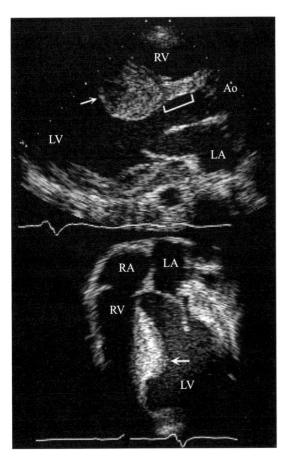

▲ 图 23-18　10 岁肥厚型心肌病患者出现"复发性"左心室流出道梗阻，既往有主动脉下心肌手术切除史

胸骨旁长轴切面（上图）可见由白色中括号勾勒出的既往肌切除术范围。不幸的是，肥厚心肌延伸到了左心室深处，间隔接触点位于两幅图像中白箭指示的点。该患者在第一次手术后压差开始下降；然而，心肌肥厚的范围比进行的肌切除术所能解决的范围要广泛得多。Ao. 主动脉；LA. 左心房；LV. 左心室；RA. 右心房；RV. 右心室

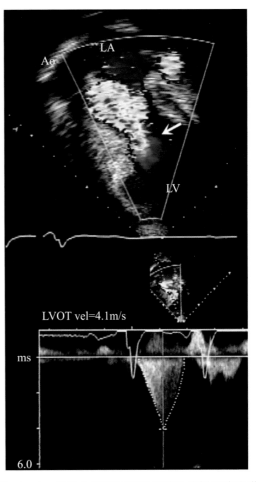

▲ 图 23-19　彩色血流和连续波多普勒均提示流出道存在严重的动态性梗阻

彩色血流多普勒在心室深处，即中段至乳头肌水平出现混叠（白箭），远超出之前的肌切除术水平。连续波多普勒频谱可见典型的峰值后移，估测峰值压差为 66mmHg。LA. 左心房；LV. 左心室；LVOT. 左心室流出道；vel. 速度

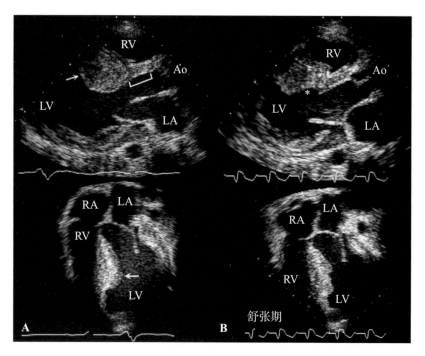

◀ 图 23-20　图 23-18 和图 23-19 中描述患者的术前（A，与图 23-18 相同，参见其随附图例）和术后（B）解剖结果的比较

再次对该患者进行了广泛的肌切除术，使左心室腔和主动脉之间的通道（*）畅通无阻。尽管切除了大量肥厚心肌，但室间隔仍然很厚。Ao. 主动脉；LA. 左心房；LV. 左心室；RA. 右心房；RV. 右心室

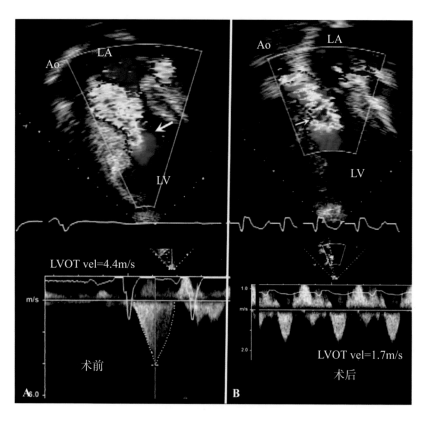

◀ 图 23-21　图 23-18 和图 23-19 中描述的患者术前（A，与图 23-19 相同，参见其随附图例）和术后（B）生理的比较

左心室流出道中的彩色血流"波前"仍然存在混叠（箭，右上图），但收缩期最大流速仅达到正常值上限（1.7m/s），这可能是由患者的术后高动力循环状态引起的，而不是残余梗阻所致。注意：流出道频谱没有出现峰值后移，也没有出现术前向左凹的上升支。Ao. 主动脉；LA. 左心房；LV. 左心室；LVOT. 左心室流出道；vel. 速度

参 考 文 献

[1] Ackerman MJ, Van Driest SL, Ommen SR, et al. Prevalence and age-dependence of malignant mutations in the beta-myosin heavy chain and troponin T genes in hypertrophic cardio-myopathy: a comprehensive outpatient perspective. *J Am Coll Cardiol.* 2002;39:2042–2048.

[2] Arad M, Maron BJ, Gorham JM, et al. Glycogen storage diseases presenting as hypertrophic cardiomyopathy. *N Engl J Med.* 2005;352:362–372.

[3] Binder J, Ommen SR, Gersh BJ, et al. Echocardiography-guided genetic testing in hypertrophic cardiomyopathy: septal morphological features predict the presence of myofilament mutations. *Mayo Clin Proc.* 2006;81:459–467.

[4] Comparato C, Pipitone S, Sperandeo V, et al. Clinical profile and prognosis of hypertrophic cardiomyopathy when first diagnosed in infancy as opposed to childhood. *Cardiol Young.* 1997;7: 410–416.

[5] Dearani JA, Ommen SR, Gersh BJ, Schaff HV, Danielson GK. Surgery insight: septal myectomy for obstructive hypertrophic cardiomyopathy – the Mayo Clinic experience. *Nat Clin Pract Cardiovasc Med.* 2007;4:503–512.

[6] Klues HG, Roberts WC, Maron BJ. Morphologic determinants of echocardiographic patterns of mitral valve systolic anterior motion in obstructive hypertrophic cardiomyopathy. *Circulation.* 1993;87:1570–1579.

[7] Klues HG, Schiffers A, Maron EJ. Phenotypic spectrum and patterns of left ventricular hypertrophy in hypertrophic cardiomyopathy: morphologic observations and significance as assessed by two-dimensional echocardiography in 600 patients. *J Am Coll Cardiol.* 1995;26:1699–1708.

[8] Maron BJ. Hypertrophic cardiomyopathy in childhood. *Pediatr Clin.* 2004;51:1305–1346.

[9] Maron BJ, Henry WL, Clark CE, Redwood DR, Roberts WC, Epstein SE. Asymmetric septal hypertrophy in childhood. *Circulation.* 1976;53:9–19.

[10] Maron BJ, McIntosh CL, Klues HG, et al. Morphologic basis for obstruction to right ventricular outflow in hypertrophic cardiomyopathy. *Am J Cardiol.* 1993;71:1089–1094.

[11] Maron BJ, Pelliccia A. Athlete's heart, sudden death and related cardiovascular issues. *Circulation.* 2006;114:1633–1644.

[12] Maron BJ, Pelliccia A, Spirito P. Cardiac disease in young trained athletes: insights into methods for distinguishing athlete's heart from structural heart disease with particular emphasis on hypertrophic cardiomyopathy. *Circulation.* 1995;91:1596–1601.

[13] McCully RB, Nishimura RA, Bailey KR, Schaff HV, Danielson GK, Tajik AJ. Hypertrophic obstructive cardiomyopathy: preoperative echocardiographic predictors of outcome after septal myectomy. *J Am Coll Cardiol.* 1996;27:1491–1496.

[14] McKenna W, Deanfield J, Faruqui A, England D, Oakley C, Goodwin J. Prognosis in hypertrophic cardiomyopathy: role of age and clinical, electrocardiographic and hemodynamic features. *Am J Cardiol.* 1981;47:532–538.

[15] McMahon CJ, Nagueh SF, Pignatelli RH, et al. Characterization of left ventricular diastolic function by tissue Doppler imaging and clinical status in children with hypertrophic cardiomyopathy. *Circulation.* 2004;109:1756–1762.

[16] Menon SC, Ackerman MJ, Ommen SR, et al. Impact of septal myectomy on left atrial volume and left ventricular diastolic filling patterns: an echocardiographic study of young patients with obstructive hypertrophic cardiomyopathy. *J Am Soc Echocardiogr.* 2008;21:684–688.

[17] Minakata K, Dearani JA, Nishimura RA, Maron BJ, Danielson GK. Extended septal myectomy for hypertrophic obstructive cardiomyopathy with anomalous mitral papillary muscles or chordae. *J Thorac Cardiovasc Surg.* 2004;127:481–489.

[18] Minakata K, Dearani JA, O'Leary PW, Danielson GK. Septal myectomy for obstructive hypertrophic cardiomyopathy in pediatric patients: early and late results. *Ann Thorac Surg.* 2005;80: 1424–1430.

[19] Minakata K, Dearani JA, Schaff HV, O'Leary PW, Ommen SR, Danielson GK. Mechanisms for recurrent left ventricular outflow tract obstruction after septal myectomy for obstructive hypertrophic cardiomyopathy. *Ann Thorac Surg.* 2005;80: 851–856.

[20] Mohr R, Schaff HV, Danielson GK, Puga FJ, Pluth JR, Tajik AJ. The outcome of surgical treatment of hypertrophic obstructive cardiomyopathy. Experience over 15 years. *J Thorac Cardiovasc Surg.* 1989;97:666–674.

[21] Mohr R, Schaff HV, Puga FJ, Danielson GK. Results of operation for hypertrophic obstructive cardiomyopathy in children and adults less than 40 years of age. *Circulation.* 1989;80:1191–1196.

[22] Nishimura RA, Appleton CP, Redfield MM, et al. Noninvasive Doppler echocardiographic evaluation of left ventricular filling pressures in patients with cardiomyopathies: a simultaneous Doppler echocardiographic and cardiac catheterization study. *J Am Coll Cardiol.* 1996;28(5):1226–1233.

[23] Nishimura RA, Tajik AJ, Reeder GS, Reeder GS, Seward JB. Evaluation of hypertrophic cardiomyopathy by Doppler color flow imaging: initial observations. *Mayo Clin Proc.* 1986;61:631–639.

[24] Ommen SR, Maron BJ, Olivotto I, et al. Long-term effects of surgical septal myectomy on survival in patients with obstructive hypertrophic cardiomyopathy. *J Am Coll Cardiol.* 2005;46: 470–476.

[25] Sasson Z, Yock PG, Hatle LK, Alderman EL, Popp RL. Doppler echocardiographic determination of the pressure gradient in hypertrophic cardiomyopathy. *J Am Coll Cardiol.* 1988;11: 752–756.

[26] Sorajja P, Nishimura RA, Ommen SR, Ackerman MJ, Taijk AJ, Gerch BJ. Use of echocardiography in patients with hypertrophic cardiomyopathy: clinical implications of massive hypertrophy. *J Am Soc Echocardiogr.* 2006;19:788–795.

[27] Suda K, Kohl T, Kovalchin JP, Silverman NH. Echocardiographic predictors of poor outcome in infants with hypertrophic cardiomyopathy. *Am J Cardiol.* 1997;80:595–600.

[28] Theodoro DA, Danielson GK, Feldt RH, Anderson BJ. Hypertrophic obstructive cardiomyopathy in pediatric patients: results of surgical treatment. *J Thorac Cardiovasc Surg.* 1996;112:1589–1599.

[29] Wigle ED, Rakowski H, Kimbal BP, Williams WG. Hypertrophic cardiomyopathy. Clinical spectrum and treatment. *Circulation.* 1995;92:1680–1692.

[30] Woo A, Williams WG, Choi R, et al. Clinical and echocardiographic determinants of long-term survival after surgical myectomy in obstructive hypertrophic cardiomyopathy. *Circulation.* 2005;111:2033–2041.

第24章 其他类型心肌病
Additional Cardiomyopathies

Colin J. McMahon　Ricardo H. Pignatelli　著

吴道珠　王　亮　译

概述

心肌病是一种心肌本身收缩和舒张功能异常的疾病。这种疾病不论在儿童还是在成年人都意味着高发病率和死亡率。这个术语是在1957年被首次提出的，包含了一组以心肌异常为特点的疾病，但是要排除冠状动脉疾病、高血压或心脏瓣膜性病引起的心肌异常。随着我们对潜在分子机制的不断理解和心肌病的遗传机制的不断研究，为包括基因编辑概念在内的创新治疗干预措施提供了可能。尽管成人和儿童的疾病过程可能相似，但儿童仍然是一个特殊的群体，有关于儿童组不良临床结果预测因子的数据与成人组相比尽管已经增加但仍然非常缺乏。儿童心肌病的超声心动图评估通常是一线诊断手段，正确的评估对于确定诊断，采取适当的治疗策略并提供更多的患者预后信息都至关重要。本章旨在讨论除肥厚型心肌病之外的所有形式的心肌病的超声心动图评估。

一、心肌病的分类

心肌病有多种分类系统，有些协会甚至提倡采用分子机制来进行分类。一项来自澳大利亚有关心肌病的研究分析了1987—1996年该国的所有病例，报道称10岁以下儿童的年发病率为1.24/100 000。最常见的心肌病类型包括扩张型心肌病（dilated cardiomyopathy，DCM）（58.6%）、肥厚型心肌病（hypertrophic cardiomyopathy，HCM）（25.5%）、限制性心肌病（restrictive cardiom-yopathy，RCM）（2.5%）和左心室非致密性心肌病（left ventricular

noncompaction cardiomyopathy，LVNC）（9.2%）。在研究人群中，62例DCM中有25例（40%）存在淋巴细胞性心肌炎，11例（3.5%）发生心源性猝死（sudden cardiac death，SCD）。对美国东北和南方进行的北美心肌病研究报道的结果与澳大利亚研究报道的结果相似。

二、儿童心肌病遗传学

不同类型的心肌病存在特征性种族和遗传因素倾向。对于每种类型的心肌病，已经有特定的突变基因被确定，它们负责编码构成细胞骨架结构的蛋白质。细胞骨架结构的破坏会转化为这些儿童的表型缺陷。某些人群也可能有心肌病的倾向。致心律失常性右心室心肌病（arrhythmogenic RV cardiomyopathy，ARVD）现在称为致心律失常性心肌病，反映双心室受累在意大利人口中的患病率显著增加，有报道称患HCM的风险在北美人、西欧人和日本人中明显增加。

三、心肌病的特征

心肌病可分为以下几类。

1. 扩张型心肌病。

2. 肥厚型心肌病（将在单独的章中讨论）。

3. 限制性心肌病。

4. 左心室致密化不全心肌病。

5. 致心律失常性右心室发育不良/心肌病。

6. 神经肌肉疾病和储存障碍诱发性的心肌病。

7. Takotsubo心肌病。

8. 其他包括心律失常引起的和蒽环类药物引起

的心肌病。

四、扩张型心肌病

扩张型心肌病是心肌病最常见的类型，表现为扩张而且收缩功能减低的左心室，特别是左心室射血分数（LV ejection fraction，LVEF）＜40%，左心室舒张末期容积（LV end-diastolic dimension，LVEDD）Z 评分＞2。这些患者由于左心室和（或）右心室收缩功能障碍而发展为充血性心力衰竭。该疾病的病因包括多种遗传和代谢疾病（表24-1）。其与心肌炎相鉴别很重要，因为在后一种情况下，病毒减少后，左心室收缩力可能会明显改善。

表 24-1　扩张型心肌病的病因

- 特发性
- 急性和慢性心肌炎
  - 病毒
    - 肠道病毒（柯萨奇 A 病毒、柯萨奇 B 病毒、埃可病毒、脊髓灰质炎病毒）
    - 腺病毒
    - 巨细胞病毒
    - 细小病毒
    - 流感病毒
    - EB 病毒
    - 腮腺炎病毒
    - 麻疹病毒
  - 非病毒
    - 佝偻病
    - 细菌
    - 原生动物
- 胶原血管病
- 药物
- 内分泌
- 遗传（AD、AR、X 连锁、线粒体）
- 先天性代谢异常
- 缺血性（川崎病、动脉粥样硬化、ALCAPA）
- 肌肉萎缩症
- 营养缺乏（硒、肉碱、硫胺素）
- 围产期
- 结构性心脏病
- 中毒（铅、钴）

五、DCM 的病因和患病率

大约 50% 的病例是特发性的，总体患病率为 36.5/10 万（表 24-2）。大多数 DCM 病例往往在 40 岁左右发病，虽然在童年时就可以发现该病。

表 24-2　成年患者的缩窄性心包炎和限制性心肌病的鉴别

	缩窄性心包炎	限制性心肌病
二尖瓣 E/A	升高（＞2）	升高（＞2）
减速时间	下降	下降
Ea	正常	下降
肺动脉高压	少见	常见
MR/TR	少见	常见
IVRT	变化	稳定
二尖瓣 Vp	升高	下降
心包	增厚	正常
心房	稍增大	增大

引自 *Feigenbaum's Echocardiography, Chapter 9, p. 266.*

六、心脏细胞骨架

心肌作为机械合胞体，耦合单个心肌细胞提供协调一致的心肌收缩。力是由肌动蛋白 - 肌球蛋白相互作用产生的，这种能量被传递到 Z 盘上的相邻肌节和插入盘上的肌细胞之间。有一个广泛的蛋白质网络连接这些结构。抗肌萎缩蛋白和肌动蛋白代表在这个过程中 2 种必需的蛋白质（图 24-1），这些组件的突变导致力传递缺陷，伴随着进行性左心室扩张和收缩功能减低（当超过 Frank-Starling 曲线时）。左心室的逐渐扩张导致室壁应力增加（拉普拉斯定律）和心肌氧供需失衡。随着持续的心室重构和心力衰竭，心脏成纤维细胞增殖，机械稳定的胶原蛋白被降解，金属蛋白酶和过量的低交联胶原在间质内积聚，导致心肌质量增加、心室扩张和室壁变薄。最终，心脏细胞在非炎症性程序中凋亡。

七、DCM 的遗传学

已经确定了几个基因位点与 DCM 相关。X 染色体相关心肌病是最早的检测到 DCM 的基因，突出了抗肌萎缩蛋白在维持细胞骨架完整性中的关键作用。其他基因座包括 1p1-1q1、1q32、2q31、3p22-p25、9q13-q22、10q21-23 和 15q14。最近，LMNA 突变也被证实与 DCM 的不良预后有关。

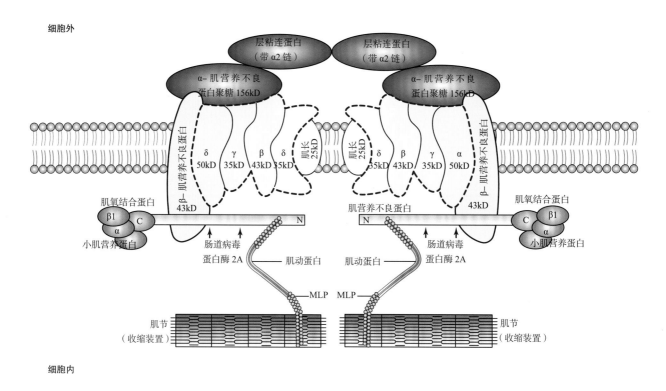

细胞外

▲ 图 24-1　心脏细胞骨架显示肌营养不良蛋白相关糖蛋白肌动蛋白和肌球蛋白的复杂连接

八、DCM 的临床特征

最常见的症状是呼吸困难、成长缓慢，以及大龄儿童的端坐呼吸。体格检查将显示心动过速、颈静脉搏动增强和心尖搏动伴奔马律。如果房室瓣明显扩张或左心室舒张末期压升高，可能会出现二尖瓣或三尖瓣反流杂音。肝大很常见，但与成人相比，外周水肿在儿童少见。胸片显示心脏肥大和肺静脉充血增加。

九、二维超声心动图 DCM 的评估

超声心动图可诊断 DCM，显示扩张的左心室和左心收缩功能下降。当 LVEDD Z 评分 > 2 和 LVEF < 40% 时，被定义为 DCM（图 24-2）。在 DCM 中左心室呈球形而不是正常的椭圆体。在正常心脏中，左心室长轴与短轴之比超过 1.6。但在 DCM 患者中，这种"球形指数"比率下降到 1.5，甚至接近 1.0。左心室舒张末期容积逐渐增加，二尖瓣环扩张，这导致二尖瓣前叶和后叶对合错位，引起二尖瓣反流（图 24-3）。LV 舒张末期压力升高会加剧二尖瓣反流。随着进行性二尖瓣关闭不全，心房扩大，血液逆行流入肺静脉，导致肺静脉和动

脉高压。一些研究表明，生存率与二尖瓣关闭不全严重程度之间存在相关性。

M 型超声心动图对 LV 舒张末期和收缩末期容积有很好的分辨率和计算力，从而推导出 LV 缩短分数（图 24-4）。使用 Simpson 法，测量 LV 收缩期和舒张期的容积，可以确定 LV 射血分数（图 24-5）。使用 Simpson 法计算 DCM 的 LVEF 的局限是 LV 扩张导致在四腔心切面和两腔心切面对心尖进行成像变得困难，通常显示不完全。使用对比剂可以改善左心室心尖区的心肌回声失落。肺动脉高压是否存在，应从三尖瓣反流速度进行评估［伯努利方程：右心室收缩压 =（三尖瓣反流速度）^{2}+ 右心房压］。在成年患者中，DCM 的一个特征性表现时在 M 型超声心动图中 E 峰至间隔距离（E-point to septal separation，EPSS）增加，这表明 LVEF 降低。EPSS 是二尖瓣前叶快速充盈期最大开放时至前间隔的距离，通常以毫米为单位（图 24-6）。LV 大小与 LV 舒张末容积成正比，而二尖瓣舒张期最大位移和二尖瓣搏出量呈正相关，因此左心室射血分数下降和二尖瓣开放幅度减少也会增大 E 峰到室间隔的距离。在正常成年人中，EPSS 大约为 6mm。此外，随着 LVEF 的降低，在 M 型超声心动

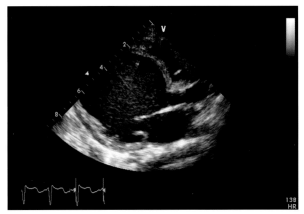

▲ 图 24-2　左心室长轴切面显示左心室（LV）扩张，左心室收缩功能低下

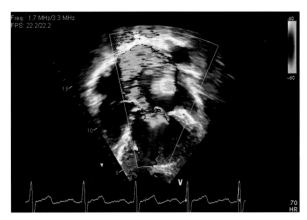

▲ 图 24-3　扩张型心肌病患者中度二尖瓣反流

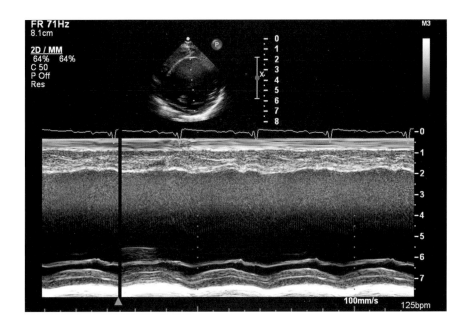

◀ 图 24-4　M 型超声心动图显示扩张型心肌病左心室缩短分数降低

图上的主动脉瓣开口点变得圆钝，而正常功能心脏显示清晰的盒状图案（图 24-7）。

利用多普勒超声评价 DCM 的患者可以得到更多关于收缩和舒展功能的参数。每搏输出量和心输出量可以从左心室流出道的时间速度积分（time velocity integral，TVI）计算出来。心输出量等于每搏输出量和心率乘积。每搏输出量等于时间速度积分与左心室流出道截面积的乘积（左心室流出道的横截面积为 πr^2，r = 左心室流出道半径）（图 24-8）。因此，LV 流出道半径的测量误差会以指数方式导致误差，因为该测量值在计算横截面积时是平方的。

二尖瓣流入道和肺静脉多普勒超声在评估 LV 舒张压功能时非常重要。二尖瓣的流入模式包括正常的二尖瓣充盈、异常的松弛和左心室顺应性降低（图 24-9）。松弛异常，早期流入（E 波）速度降低，A 波速度增加，E 波减速时间延长。肺静脉通常表现为收缩期血流为主的血流信号，但在松弛异常时变成舒张期血流占主导地位。反向 Ar 波存在通常是正常的。在顺应性减低的一些状态下存在 E/A 比值的假性正常现象，但是肺静脉血流变成舒张期血流为主，Ar 波流速和持续时间延长，侧壁二尖瓣环处的组织多普勒 Ea 速度降低。随着 LV 顺应性的进一步降低，E/A 比值增加，舒张期肺静脉充盈占主导地位，Ea 和 Aa 组织多普勒速度进一步降低。终末期（4 级）舒张功能障碍的特点是高 E/A 比值，舒张早期肺静脉充盈，二尖瓣侧壁瓣环的组织多普勒 Ea 和 Aa 速度严重降低，即便进行药物治疗，这些改变仍是不可逆的。一个

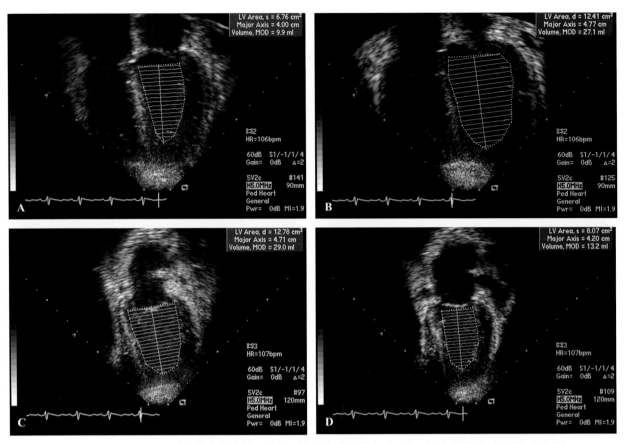

▲ 图 24-5 Simpson 法计算左心室射血分数，使用心尖四腔心（**A** 和 **B**）和两腔心（**C** 和 **D**）切面

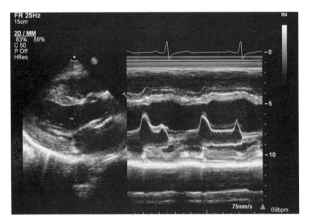

▲ 图 24-6 **M** 型超声心动图中 **E** 峰到室间隔的距离

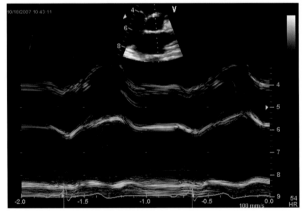

▲ 图 24-7 扩张型心肌病 **M** 型显示主动脉瓣开口呈圆形

报道称，二尖瓣和肺静脉多普勒在对患有心肌病的儿童舒张功能障碍程度进行分类方面的应用是有限的。

十、DCM 患者组织多普勒成像

左心室心底至心尖的扫查可提供 LV 收缩功能的非容量评估。组织多普勒成像能测量侧壁和室间隔

二尖瓣环处的松弛速度（Ea 和 Aa 速度）和收缩力（Sa 速度）（图 24-10）。这些是相对独立的收缩和舒张功能的参数。S' 和 E' 速度在 DCM 患者中均降低，而在 HCM 的患者中 E' 下降幅度明显大于 S'。二尖瓣 E 波速度和侧壁二尖瓣环 Ea 速度作为一个比值（E/Ea 比值）可间接反映左心室充盈压（图 24-11）。在成年患者中，这个比值已显示出与 LV 舒张末期压

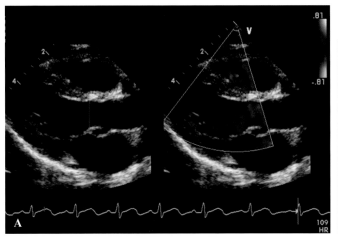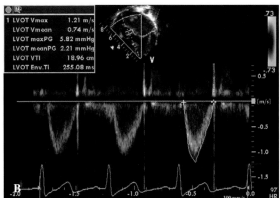

▲ 图 24-8 LVOT 横截面积的心输出量（A）和多普勒时间速度积分（B）

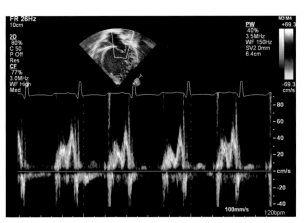

▲ 图 24-9 左心室舒张受损患者的二尖瓣血流模式

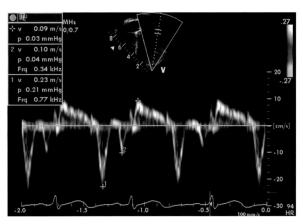

▲ 图 24-10 正常情况下的组织多普勒成像速度，注意 Ea、Aa 和 Sa 速度

有良好的相关性 [r=0.86，PCWP=1.55+1.47（E/Ea）]（图 24-12）。Nagueh 等在正常窦性心律或窦性心动过速的成年患者中，用 E/Ea 比值 > 10 预测 LVEDP > 15mmHg 的敏感性为 85%，特异性为 93%。准确获取组织多普勒速度需要对被检查的心肌区域进行一致的垂直探查。探查角度的变化将导致数值差异很大。彩色组织多普勒成像可用于评估整个 LV 壁的不同心肌速度，然后使用离线分析进行分析。

十一、心肌做功指数（TEI 指数）

在 20 世纪 90 年代，一种新的将收缩和舒张功能联合的心肌做功指数在几个心功能异常的患者队列中进行了研究。该比值为等容舒张时间和等容收缩时间的总和除以 LV 射血时间（图 24-13）。

尽管 TEI 指数已在成人研究中显示出一些临床效用，但它在为患有 DCM 的儿童提供预后信息方面的效用仍然存在争议。

十二、dP/dt 测量和血流传播速度

二尖瓣关闭不全患者的 LV 收缩功能的其他指标包括利用连续波多普勒来分析二尖瓣关闭不全射流的 dP/dt（图 24-14）。高质量的多普勒信号要求高的扫描速度，因为这个数据是 1～3m/s 的速度变化，这种变化发生在毫秒里。这表示 LV 腔内压力变化 32mmHg 所需的时间。然后计算 dP/dt=32÷时间（ms）。不论是正向还是负向 dP/dt，如果显著减少都与预后不良有关。

彩色血流传播速度（Vp）是联合使用彩色多普勒和 M 型超声心动图获得的。二尖瓣血流的传播速度是从 LV 心尖测得的（图 24-15）。LV 充盈速度减低使 LV 充盈延迟，彩色 M 型超声信号的斜率降低（图 24-16）。随着进行性 LV 功能障碍，传播

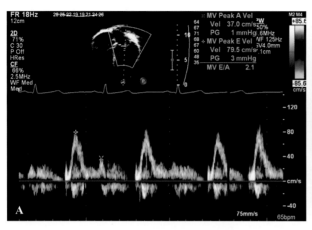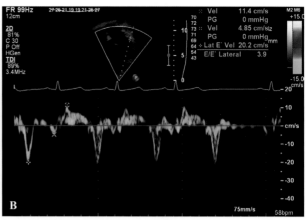

▲ 图 24-11　二尖瓣 E/Ea 作为左心室舒张末压（LVEDP）的预测指标

A. 二尖瓣 E 峰和 A 峰的血流频谱；B. 相应的组织多普勒 Ea 和 Aa 速度

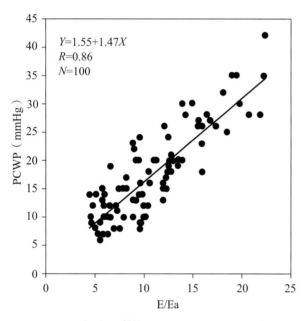

▲ 图 24-12　肺毛细血管楔压（PCWP）和 E/Ea 的相关性

引自 *Nagueh SF, Mikati I, Kopelen HA, et al. Doppler estimation of left ventricular filling pressure in sinus tachycardia. A new application of tissue Doppler imaging. Circulation. 1998;98:1644-1650.*

速度下降，意味着传播到心尖的 LV 血流速度降低。传播速度减少的程度与 LV 舒张功能障碍相关。尽管血流传播速度在成人左心室功能障碍患者中有很好的相关性，但其在儿科患者中的作用似乎非常有限，大概是由于这一年轻人群中传播距离（左心室腔）的大小有限。

十三、DCM 中的应变率成像

　　应变率用于有高分辨率的图像中分析 LV 功能。应变率被定义为 2 个点速度的瞬时变化率除以 2 个

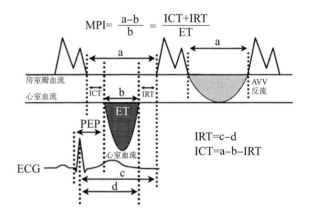

▲ 图 24-13　心肌性能指标的推导（MPI）

AVV. 房室瓣；ET. 射血时间；ICT. 等容收缩时间；IRT. 等容弛豫时间；PEP. 射血前期；V. 心室

点之间的瞬时距离（图 24-17）。负值表示活动性心肌舒张，正值表示心肌主动收缩。作为节段性运动障碍的早期敏感指标，应变率已被证明比其他几种方法更可靠。由于其出色的空间和时间分辨率，使用该技术可以检测到心室节段性收缩和舒张功能的细微变化。

　　三维斑点跟踪已被证明是评估非缺血性 DCM 患者纵向、周向和径向应变的有用工具。

十四、DCM 的治疗

　　药物治疗主要包括利尿药、强心苷和血管紧张素转换酶抑制药（后负荷降低），前提是患者要耐受。β 受体拮抗药（卡维地洛、美托洛尔）越来越多地用于支持衰竭的心肌，因为它们可以减少心肌

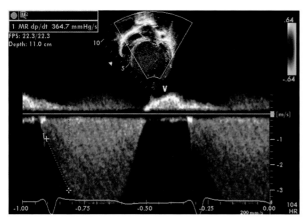

▲ 图 24-14 测量 **d*P*/d*t***

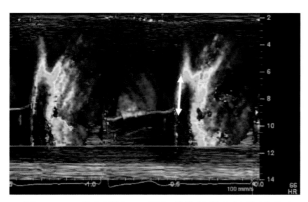

▲ 图 24-15 使用彩色 **M** 型多普勒计算血流传播速度。白双箭代表彩色 **M** 超声信号的斜率

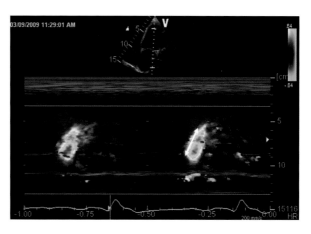

▲ 图 24-16 左心室收缩和舒张功能降低患者的 **Vp** 曲线减低。白双箭表示彩色 **M** 型超声信号的斜率

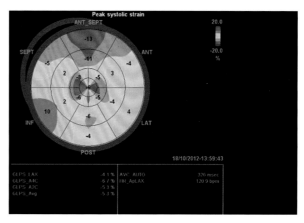

▲ 图 24-17 扩张型心肌病患者的应变率成像

壁压力和心肌耗氧量。卡维地洛是一种特别有效的药物,因为它具有 β 受体拮抗药和血管舒张药的双重作用。心源性休克患者可能需要正性肌力药物的支持。多巴酚丁胺和米力农(磷酸二酯酶抑制药)是最合适的正性肌力药物。肾上腺素与充血性心力衰竭成年患者较差的预后相关,并可能导致细胞骨架的进一步损伤。优化前负荷和最小化后负荷似乎是支持心肌的最佳方法。偶尔,持续显示终末器官衰竭的高肌力支持患者需要使用体外膜式氧合器支持或心室辅助装置支持心肌。

重度二尖瓣关闭不全患者,房室瓣的手术修复与 NYHA 等级的改善和左心体积的减小有关。Vatta 等已经证实,心肌静息会导致 DCM 患者的抗肌营养不良蛋白重塑(图 24-18)。

Giessen 团队提倡将肺动脉结扎作为改善 DCM 患者 RV 和 LV 收缩功能的一种手段。在招募对肺动脉结扎策略有良好反应的患者时,患者的选择似乎至关重要。DCM 儿童的 / 年平均存活率为 63%～90%,5 年平均存活率为 20%～80%。

十五、心肌机械运动不同步和 DCM

Friedberg 等报道了有较长的收缩期和较短的舒张期的心力衰竭患者。他们还研究了特发性 DCM 儿童的心肌不同步及其与临床状态的关系。每个 DCM 儿童记录 12 个月、12 个左心室节段的 SD(测量 QRS 到收缩峰值速度的间隔),作为不同步指数 (dyssynchrony index,DI)。使用 32.6ms 的分界点将 IDC 患者分为"不同步"或"同步"。DCM 患者 DI 高于对照组。DI > 32.6ms 时,65% 患者心肌不同步。尽管同步患者从诊断时起的存活率较差,但死亡或心脏移植的概率在同步和不同步患者中是相似的。LV 运动不同步在 DCM 中普遍存在,但以 QRS 持续时间来定义儿童 DCM 中的不同步似乎是不够的,将成人 DI > 32.6ms 沿用到儿童似乎是有用的。然而,在这项研究中,机械不同步的存在与较差的预后无关。

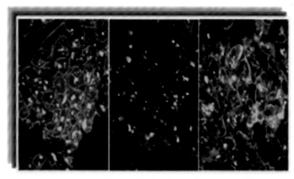

▲ 图 24-18　扩张型心肌病患者的肌营养不良蛋白重塑

后来的一项研究表明舒张不同步指数在 DCM 儿童中显著高于对照组，阈值为 17ms，表明 DCM 儿童存在舒张不同步。死亡或接受移植的患者有更大的舒张不同步，而且舒张不同步的 DCM 患者的无移植生存率低于同步 DCM 患者。心脏再同步治疗可能在有不同步证据的患者中发挥作用，尤其是那些在超声心动图上有室间隔跳跃的患者。尽管在儿科人群中可能有一个亚组对 CRT 有反应，但 CRT 的疗效可能因个体患者的解剖和病理生理基础而有很大差异。

十六、超声心动图预测 DCM 儿童患者的结局

多项研究评估了超声心动图参数与预后不良有关。包括就诊时年龄较大（> 2 岁）、LVEDP 升高 > 20mmHg、存在附壁血栓、共存心房或室性心律失常、心内膜弹性纤维变性的组织学证据、RV 衰竭（除 LV 功能障碍外）和心脏顺应性减低。超声心动图预测因素包括较低的 LVEF、中重度 MR、二尖瓣后叶 Ea 速度降低和 LV 壁变薄。

十七、心肌炎

在急性 DCM 患者中，病毒性病因或心肌炎占 40%。区分是遗传性 DCM 还是病毒介导的细胞骨架破坏至关重要，因为这对药物治疗和预后具有重大意义。病毒性心肌炎患者，细胞骨架具有重塑的潜力，让心肌休息可能会使心肌细胞功能完全恢复。如果可能的话，人们会推迟对这部分患者进行心脏移植。目前，超声心动图无法区分心肌炎和遗传性 DCM。心肌炎超声心动图表现与 DCM 相似，但心肌炎早期不会表现为 LV 扩张。节段性室壁运动异常很常见，但弥漫性收缩减低更常见。心肌炎也常表现为心包积液。

未来，组织多普勒成像和应变率成像可能有助于区分这些疾病。心脏磁共振成像延迟对比增强已被用于确定病毒肌细胞浸润的心肌。可将其用于靶向心内膜心肌活检，再使用聚合酶链反应（polymerase chain reaction，PCR）确定病毒。引起心肌炎的病毒因子概述于表 24-1。

十八、限制性心肌病

限制性心肌病的特征是舒张期松弛受损，心室顺应性异常，以及左心室和右心室舒张末期压力升高。尽管后面的这些指标只能在心导管检查中量化，但是超声心动图可以显示特定的二尖瓣流入特征，例如 E/A 比值升高和 E 峰减速时间（deceleration time，DT）延长。后期发现包括严重的双心房扩大。在某些情况下，心房容积实际上可能超过心室容积（图 24-19）。

RCM 的表现类似于缩窄性心包炎（表 24-2）。心室容积减少，并且伴随着舒张功能受损，两个心房进行性扩大。限制性心肌病在儿童中相对罕见。斑点追踪可能有助于区分慢性缩窄性心包炎和 RCM。最近的证据表明，一旦儿童出现症状，预后特别差，某些机构提倡早期移植，尤其是在急性腹痛或胸痛的情况下，这与心源性猝死有关。结蛋白的突变与 RCM 的发展有关。基因工程确定 RBM20 是 DCM 的一个剪接因子，这可能也适用于 RCM。据报道，组织多普勒成像也可用于识别 RCM 儿童

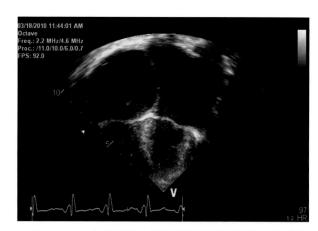

▲ 图 24-19　心尖四腔心切面显示严重限制性心肌病的双心房扩大

的亚临床心室功能障碍。限制性心肌病与缩窄性心包炎的鉴别可能具有挑战性，尽管最近机器学习分类法的发展对此有所帮助。

十九、左心室致密化不全心肌病

心室心肌的非致密化也称为 LV 心肌致密化不全（LV noncompaction, LVNC）代表心肌正常致密化过程中的停滞，导致多个突出的心室小梁和小梁间深隐窝的持续存在。这种疾病直到最近才被认为是一种特殊形式的心肌病。它以前被称为"海绵状心肌"，但是该术语已被放弃，因为它强调了以下假设：胚胎中心肌纤维松散交织网的正常压实停止才导致形态异常。它通常涉及 LV，尽管有报道涉及 RV。临床表现包括收缩和舒张功能降低、全身性栓塞、室性快速性心律失常，在成人和儿童人群都可以发生。患有 LVNC 的儿童的表现可能是波动的，最初表现为 DCM 然后会发展为 HCM。LVNC 的医疗管理取决于临床表型。迄今为止，已确定少数患者在 G4.5（taffazin 基因）和 CYPHER/ZASP 中发生突变，但在大多数情况下，没有确定的基因位点。少数患者也可能出现 Barth 综合征，其特征是表型扩张、中性粒细胞减少和 3，5- 甲基葡萄糖酸尿症升高。NOTCH 通路调节因子 MIB1 的突变也有报道。

二十、LVNC 的超声心动图特征

特征包括多个心尖小梁（ > 3），小梁之间深陷，非致密性：致密性心肌比率超过 2：1（图 24-20）。小梁的位置可能从心尖到 LV 游离壁、间隔和 LV 后壁。经二尖瓣血流流入模式表现为限制性模式，E 波速度增加，A 波速度降低，E/A 比增加，E 波减速时间缩短。二尖瓣 E/Ea 比值经常增加，反映了 LVEDP 升高。彩色多普勒成像可以评估进入小梁之间隐窝的血流。

与年龄和性别匹配的对照组相比，LVNC 儿童的组织多普勒速度降低（图 24-21）。一项针对 LVNC 儿童的研究表明，射血分数和二尖瓣 Ea 速度降低有助于预测死亡、移植和住院风险。

有趣的是，最近的一项研究表明，与 DCM 相比，LVNC 的基底段也发生变形，这表明所有 LV 节段的应变和应变率值都均匀降低。

二十一、致心律失常性右心室心肌病

ARVD 是一种高度致命的疾病和公认心源性猝死的常见病因。这种疾病在意大利人群中的患病率很高，其特征是 RV 局部室壁运动异常、纤维脂肪浸润替代右心室心肌，以及 RV 和右心房扩张。心脏 MRI 的脂肪抑制序列是显示这些变化的最好手段。该病的家族聚集性很好地说明了该病为常染色体显性遗传，并且通过连锁分析确定了染色体上的 4 个特定位点 14q23-q24（ARVD1）、1q42-q43（ARVD2）、14q12-q22（ARVD3）和 2q32.1-q32.3（ARVD4）与该病有关。与这种疾病相关的 VT 具有 LBBB 形态，表明其起源于右心室。RV 和 LV 都发生改变重新定义了该病，ARVD 是全心改变，而不仅仅是孤立于 RV。

儿童 ARVD 的超声心动图评估具有挑战性，心

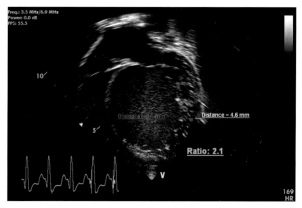

▲ 图 24-20 心尖四腔心切面显示左心室致密化不全（LVNC）的特征性表现，多个心尖小梁及隐窝深凹，非致密性与致密性心肌比超过 2：1

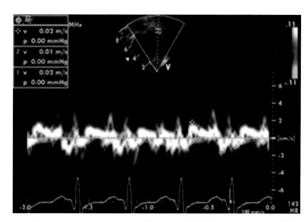

▲ 图 24-21 患者的二尖瓣 Ea 速度降低，左心室致密化不全（LVNC）需要住院治疗心力衰竭

脏 MRI 在检测 RV 扩张、局部 RV 收缩 / 舒张异常和 RV 流出道的纤维脂肪浸润方面更敏感。虽然在常规 2D 超声心动图上可能会发现右心房和右心室扩张，但是对这种情况的完整评估确实需要心脏磁共振成像。已有研究显示静息和压力下使用斑点跟踪成像技术有可能量化 ARVD 的早期 RV 功能障碍。

ARVD 的风险分层包括评估电不稳定性、室性期前收缩频率和持续性室性快速性心律失常，先证者状态，结构性疾病，心脏晕厥，男性，*TMEM43* 突变或突变的流行率，是否遵守运动限制。

循环 miRNA 已显示出与心律失常风险的相关性。明确的 ARVD VA 患者的血浆 miR-144-3p、miR145-5p、miR185-5p 和 miR-494 水平显著升高。在确定的 ARVD 患者中，miR-494 的血浆水平升高与消融后 VA 的复发有关。

二十二、扩张型心肌病相关杜氏肌营养不良症

杜氏肌营养不良症由位于 Xp21 的肌营养不良蛋白基因突变引起。这会导致细胞骨架破坏和力传递受损，从而导致进行性 LV 扩张和 LV 收缩功能障碍。超声心动图结果与 DCM 一致。开始恶化的超声心动图标志是在长轴视图中观察到的典型的基底节段膨胀或"膨胀"外观（图 24-22）。DCM 的早期检测发现可使这些患者在早期得到治疗。一些研究人员坚持认为，对这种疾病的早期医疗干预可能会延迟 LV 收缩功能障碍的进展，尽管这仍然存在争议。基因组编辑（CRISPR Cas 9）已证明小鼠模型中肌营养不良蛋白的表达和功能恢复，潜在应用正在扩展到人类受试者。

二十三、储备功能障碍的心肌病

几种储备功能障碍可能导致心肌病，大多数与肥厚型心肌病有关，这将在后面的章中讨论。庞贝病（酸性麦芽糖酶缺乏症）、德龙病（溶酶体相关蛋白 2 突变）、法布里病（α- 半乳糖苷酶 A 缺乏症）是与肥大表型相关的最常见代谢疾病。线粒体疾病通常也与心肌病有关，表现为扩张或肥大表型。

二十四、恰加斯病

这种情况类似于感染克氏锥虫后的心肌炎。有

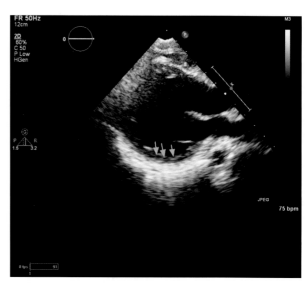

▲ 图 24-22 杜氏肌营养不良症患者的长轴切面，左心室后壁呈典型的气球样改变（箭）

累及 LV 心尖段的倾向，甚至可能导致动脉瘤形成。虽然这种情况是南美洲特有的，但在美国或欧洲偶尔遇到。

二十五、产后心肌病

这种情况的病因仍然知之甚少，一些女性在妊娠晚期或分娩后早期患上心肌病。表现与 DCM 相似，LV 逐渐扩张，LV 收缩功能下降和二尖瓣关闭不全。潜在原因可能与先兆子痫、病毒病因或特发性有关。预后是可变的，一些女性完全康复，而另一些女性则长期存在左心室功能障碍。

二十六、蒽环类药物引起的心肌病

不论在儿童还是成人的心脏病学文献中，化疗引起的心脏毒性（chemotherapy-induced cardio-toxicity，CIC）越来越引起人们的兴趣。及时检测心脏功能障碍的能力对于开始适当的治疗和防止进一步恶化至关重要。蒽环类（anthracycline，AC）损伤是通过氧自由基介导的。累积剂量越高，心脏功能障碍的风险就越大，这可能会在注射后多年发生。使用氧自由基清除剂（右瑞佐烷）可能会降低患心肌病的风险，它们正在进行临床试验。及时、早期发现 CIC 应该是主要目标，因为这样做有更好的治疗和康复机会。在最终模型中，可以在心室功能障碍恶化之前检测到 CIC，并且现代多成像模式（回声应变、MRI）研究已经集中，主要是为了

这个目标。挑战在于心肌损伤是否可以避免，以及不良反应何时开始出现导致心肌病。

二十七、心律失常诱发的心肌病

顽固性房性或室性快速性心律失常可能诱发 LV 和（或）RV 功能障碍。这种情况下最常见的心动过速是异位房性心动过速。可能很难证明是心动过速还是心肌病是最初病因。超声心动图参数与 DCM 相似。终止心律失常和药物治疗（如 β 受体拮抗药）、后负荷减少和强心苷常帮助心室正常化功能。

二十八、Takotsubo 心肌病

近年来，人们发现在没有冠状动脉疾病的情况下却会出现胸痛、ST 段改变、短暂的 LV 心尖气球样变心脏病。罕见的 LV 流出道阻塞可能与二尖瓣收缩期前移有关。这通常是一个良性且可逆的过程。应与急性冠状动脉综合征的鉴别，因为正性肌力支持可能会加剧病情。超声心动图结果可能包括 LV 心尖扩张和继发于 SAM 的 LV 流出道阻塞。

二十九、扩张型心肌病对协助设备的反应

使用心室辅助装置接受机械支持的 DCM 患者的超声心动图评估表明，LV 指数和收缩功能有所改善。接受机械辅助的患者中肌营养不良蛋白的再生证实了这一点。

三十、胎儿超声心动图诊断心肌病

可以在产前诊断出多种形式的心肌病。通常是继发于细小病毒感染的 DCM，这可能与心包和胸腔积液及胎儿水肿有关。

结论

超声心动图，包括二维成像、M 型超声心动图、彩色多普勒、组织多普勒成像及应变和应变率成像，对于儿童心肌病的完整评估至关重要。需要进一步的研究来阐明预后因素，这些因素将允许将患者分为需要更密切评估和可能更积极干预的高风险组。心脏再同步治疗和心室辅助装置的应用将大大改善这组患者的预后。

参考文献

[1] Towbin JA. Cardiomyopathies. In: Moller JH, Hoffman JIE, eds. *Pediatric Cardiovascular Medicine*. 2nd ed. Wiley and Blackwell; 2012:826–849:chap 58.

[2] Thiene G, Corrado D, Basso C. Cardiomyopathies: is it time for a molecular classification? *Eur Heart J*. 2004;25:1772–1775.

[3] Nugent AW, Daubeney PE, Chondros P, et al. National Australian Childhood Cardiomyopathy study. *N Engl J Med*. 2003;348: 1639–1646.

[4] Lipschultz SE, Sleeper LA, Towbin JA, et al. The incidence of pediatric cardiomyopathy in two regions of the United States. *N Engl J Med*. 2003;348:1647–1655.

[5] Fontaine G, Fontaliran F, Frank R. Arrhythmogenic right ventricular cardiomyopathies: clinical forms and main differential diagnoses. *Circulation*. 1998;97:1532–1535.

[6] Maron BJ. Hypertrophic cardiomyopathy. In: Allen HG, Gutgesell HP, Clark EB, Driscoll DJ, eds. *Moss and Adams Heart Disease in Infants, Children and Adolescents*. Baltimore, MD: Lippincott, Williams and Wilkins; 2001:chap 56

[7] Schwartz ML, Cox GF, Lin AE, et al. Clinical approach to genetic cardiomyopathy in children. *Circulation*. 1996;94: 2021–2038.

[8] Manolio TA, Baughman KL, Rodeheffer R, et al. Prevalence and etiology of idiopathic dilated cardiomyopathy (summary of a National Heart, Lung and Blood Institute workshop). *Am J Cardiol*. 1992;69:1458–1466.

[9] Gunja-Smith Z, Morales AR, Romanelli R, et al. Remodeling of human myocardial collagen in idiopathic dilated cardio-myopathy. Role of metalloproteinases and pyridinoline crosslinks. *Am J Pathol*. 1996;148:1639–1648.

[10] Narula J, Haider N, Virmani R, et al. Apoptosis in myocytes in end-stage heart failure. *N Engl J Med*. 1996;335:1182–1189.

[11] Towbin JA, Hejtmancik JF, Brink P, et al. X-linked dilated cardiomyopathy: molecular genetic evidence of linkage to the Duchenne muscular dystrophy (dystrophin) gene at the Xp21 locus. *Circulation*. 1993;87(6):1854–1865.

[12] Jefferies JL, Towbin JA. Dilated cardiomyopathy. *Lancet*. 2010;375(9716):752–756.

[13] Durand J-B, Bachinski LL, Bieling LC, et al. Localization of a gene responsible for familial dilated cardiomyopathy to chromosome 1q32. *Circulation*. 1995;92:3387–3389.

[14] Siu BL, Nimura H, Osborne JA, et al. Familial dilated cardiomyopathy locus maps to chromosome 2q31. *Circulation*. 1999;99:1022–1026.

[15] Bowles KR, Gajarski R, Porter R, et al. Gene mapping of familial autosomal dominant dilated cardiomyopathy to chromo-some 10q21–23. *J Clin Invest*. 1996;98:1355–1360.

[16] Kass S, MacRae AC, Graber HL, et al. A gene defect that causes conduction system disease and dilated cardiomyopathy maps to chromosome 1p1–1q1. *Nat Genet*. 1994;7:546–551.

[17] Muntoni F, Cau M, Ganau A, et al. Brief report: deletion of the dystrophin muscle-promoter region associated with X-linked dilated cardiomyopathy. *N Engl J Med*. 1993;329:921–925.

[18] Saj M, Bilinska ZT, Tarnowska A, et al. LMNA mutations in Polish patients with dilated cardiomyopathy: prevalence, clinical characteristics, and in vitro studies. *BMC Med Genet*. 2013;14:55.

[19] Tani LY, Minich LL, Williams RV, Shaddy RE. Ventricular

remodeling in children with left ventricular dysfunction secondary to various cardiomyopathies. *Am J Cardiol*. 2005;96(8):1157–1161.

[20] Abramson SV, Burke JF, Kelly JJ Jr, et al. Pulmonary hypertension predicts mortality and morbidity in patients with dilated cardiomyopathy. *Ann Intern Med*. 1992;116(11):888–895.

[21] Fernandes FP, Manlhiot C, McCrindle BW, Mertens L, Kantor PF, Friedberg MK. Usefulness of mitral regurgitation as a marker of increased risk for death or cardiac transplantation in idiopathic dilated cardiomyopathy in children. *Am J Cardiol*. 2001;107(10):1517–1521.

[22] Corya BC, Rasmussen S, Knoebel SB, Feigenbaum H. M-mode echocardiography in evaluating left ventricular function and surgical risk in patients with coronary artery disease. *Chest*. 1977;72(2):181–185.

[23] Wahr DW, Wang YS, Schiller NB. Left ventricular volumes determined by two-dimensional echocardiography in a normal adult population. *J Am Coll Cardiol*. 1983;1(3):863–868.

[24] DeGroff CG, Shandas R, Kwon J, Valdes-Cruz L. Accuracy of the Bernoulli equation for estimation of pressure gradient across stenotic Blalock-Taussig shunts: an in vitro and numerical study. *Pediatr Cardiol*. 2000;21(5):439–447.

[25] Silverstein JR, Laffely NH, Rifkin RD. Quantitative estimation of left ventricular ejection fraction from mitral valve E-point to septal separation and comparison to magnetic resonance imaging. *Am J Cardiol*. 2006;97(1):137–140.

[26] Snider AR, Ritter SB. Doppler echocardiography. In: Allen HG, Gutgesell HP, Clark EB, Driscoll DJ, eds. *Moss and Adams Heart Disease in Infants, Children and Adolescents*. 6th ed. Baltimore, MD: Lipincott, Williams and Wilkins; 2001:257–259:chap 14.

[27] Wierzbowska-Drabik K, Drozdz J, Plewka M, Kurpesa M, Krzeminska-Pakula M, Kasprzak JD. Assessment of mitral inflow during standardized Valsalva maneuver in stratification of diastolic dysfunction. *Echocardiography*. 2007;24(5):464–471.

[28] Dragulescu A, Mertens L, Friedberg MK. Interpretation of left ventricular diastolic dysfunction in children with cardiomy-opathy by echocardiography: problems and limitations. *Circ Cardiovasc Imaging*. 2013;6(2):254–261.

[29] Jin SM, Noh CI, Bae EJ, Choi JY, Yun YS. Decreased left ventricular torsion and untwisting in children with dilated cardiomyopathy. *J Korean Med Sci*. 2007;22(4):633–640.

[30] Eidem BW, McMahon CJ, Cohen RR, et al. Impact of cardiac growth on Doppler tissue imaging velocity: a study in healthy children. *J Am Soc Echocardiogr*. 2004;17(3):212–221.

[31] Mohammed A, Mertens L, Friedberg MK. Relations between systolic and diastolic function in children with dilated and hypertrophic cardiomyopathy as assessed by tissue Doppler imaging. *J Am Soc Echocardiogr*. 2009;22(2):145–151.

[32] Nagueh SF, Mikati I, Kopelen HA, Middleton KJ, Quinones MA, Zoghbi WA. Doppler estimation of left ventricular filling pressure in sinus tachycardia. A new application of tissue Doppler imaging. *Circulation*. 1998;98(16):1644–1650.

[33] Ogunyankin KO. Color and spectral modes of tissue Doppler imaging have similar diagnostic utility but different numerical values. *J Am Soc Echocardiogr*. 2006;19(11):1411–1412.

[34] Harada K, Tamura M, Toyono M, Yasuoka K. Comparison of the right ventricular Tei index by tissue Doppler imaging to that obtained by pulsed Doppler in children without heart disease. *Am J Cardiol*. 2002;90(5):566–569.

[35] Williams RV, Ritter S, Tani LY, Pagoto LT, Minich LL. Quantitative assessment of ventricular function in children with single ventricles using the Doppler myocardial performance index. *Am J Cardiol*. 2000;86(10):1106–1110.

[36] Eidem BW, Tei C, O'Leary PW, Cetta F, Seward JB. Nongeometric quantitative assessment of right and left ventricular function: myocardial performance index in normal children and patients with Ebstein anomaly. *J Am Soc Echocardiogr*. 1998;11(9):849–856.

[37] Dujardin KS, Tei C, Yeo TC, et al. Doppler index combining systolic and diastolic performance in idiopathic dilated cardiomyopathy. *Am J Cardiol*. 1998;82:1071–1076.

[38] Garcia-Rubira JC, Cobos MA, Fernandez-Ortiz AI. Calculation of left ventricular flow velocity propagation from M-mode echocardiography. *Eur J Echocardiogr*. 2004;5(5):405–406.

[39] Palecek T, Linhart A, Bultas J, Aschermann M. Comparison of early diastolic mitral annular velocity and flow propagation velocity in detection of mild to moderate left ventricular diastolic dysfunction. *Eur J Echocardiogr*. 2004;5(3):196–204.

[40] Border WL, Michelfelder EC, Glascock BJ, et al. Color M-mode and Doppler tissue evaluation of diastolic function in children: simultaneous correlation with invasive indices. *J Am Soc Echocardiogr*. 2003;16(9):988–994.

[41] Parthenakis FI, Patrianakos AP, Tzerakis PG, Kambouraki DM, Chrysostomakis SI, Vardas PE. Late left ventricular diastolic flow propagation velocity determined by color M-mode Doppler in the assessment of diastolic dysfunction. *J Am Soc Echocardiogr*. 2004;17(2):139–145.

[42] Weidemann F, Eyskens B, Jamal F, et al. Quantification of regional left and right ventricular radial and longitudinal function in healthy children using ultrasound based strain rate and strain imaging. *J Am Soc Echocardiogr*. 2002;15(1):20–28.

[43] Yildirim A, Soylu O, Dagdeviren B, Zor U, Tezel T. Correlation between Doppler derived dP/dt and left ventricular asyn-chrony in patients with dilated cardiomyopathy: a combined study using strain rate imaging and conventional Doppler echocardiography. *Echocardiography*. 2007;24(5):508–514.

[44] Vicario ML, Caso P, Martiniello AR, et al. Effects of volume loading on strain rate and tissue Doppler velocity imaging in patients with idiopathic dilated cardiomyopathy. *J Cardiovasc Med*. 2006;7(12):852–858.

[45] Ogata H, Nakatani S, Ishikawa Y, Negishi A, Kobayashi M, Ishikawa Y, Minami R. Myocardial strain changes in Duchenne muscular dystrophy without overt cardiomyopathy. *Int J Cardiol*. 2007;115(2):190–195.

[46] Duan F, Xie M, Wang X, et al. Preliminary clinical study of left ventricular myocardial strain in patients with non-ischemic dilated cardiomyopathy by three-dimensional speckle tracking imaging. *Cardiovasc Ultrasound*. 2012;10:8.

[47] Azeka E, Ramires JA, Ebaid M, Bocchi E. Clinical outcome after starting carvedilol in infants and children with severe dilated cardiomyopathy candidatesfor heart transplantation. *J Heart Lung Transpl*. 2001;20:222.

[48] Brecker SJ, Xiao HB, Mbaissouroum M, Gibson DG. Effects of intravenous milrinone on left ventricular function in ischemic and idiopathic dilated cardiomyopathy. *Am J Cardiol*. 1993;71(2):203–239.

[49] Breinholt JP, Fraser CD, Dreyer WJ, et al. The efficacy of mitral valve surgery in children with dilated cardiomyopathy and severe mitral regurgitation. *Pediatr Cardiol*. 2008;29(1):13–18.

[50] Vatta M, Stetson SJ, Perez-Verdia A, et al. Molecular remodeling of dystrophin in patients with end-stage cardiomyopathies and reversal in patients on assistance-device therapy. *Lancet*. 2002;359:936–941.

[51] Latus H, Hachmann P, Gummel K, et al. Biventricular response to pulmonary artery banding in children with dilated cardio-myopathy. *J Heart Lung Transpl*. 2016;35(7):934–938.

[52] Akagi T, Benson LN, Lightfoot NE, et al. Natural history of dilated cardiomyopathy. *Am Heart J*. 1991;121:1502–1506.

[53] Friedberg MK, Silverman NH. Cardiac ventricular diastolic and systolic duration in children with heart failure secondary to idiopathic dilated cardiomyopathy. *Am J Cardiol*. 2006;97:101–105.

[54] Friedberg MK, Roche SL, Balasingam M, et al. Evaluation of mechanical dyssynchrony in children with idiopathic dilated cardiomyopathy and associated clinical outcomes. *Am J Cardiol*. 2008;101(8):1191–1195.

[55] Friedberg MK, Roche SL, Mohammed AF, Balasingam M, Atenafu EG, Kantor PF. Left ventricular diastolic mechanical dyssynchrony and associated clinical outcomes in children with dilated cardiomyopathy. *Circ Cardiovasc Imaging*. 2008;1(1):50–57.

[56] Friedberg MK, Silverman NH, Dubin AM, Rosenthal DN. Mechanical dyssynchrony in children with systolic dysfunction secondary to cardiomyopathy: a Doppler tissue and vector velocity

imaging study. *J Am Soc Echocardiogr.* 2007;20(6):756–763.

[57] Forsha D, Slorach C, Chen CK, et al. Classic-pattern dyssynchrony and electrical activation delays in pediatric dilated cardiomyopathy. *J Am Soc Echocardiogr.* 2014;27(9):956–964.

[58] Janousek J, Gebauer RA, Abdul-Khaliq H, et al. Cardiac resynchronisation therapy in paediatric and congenital heart disease: differential effects in various anatomical and functional substrates. *Heart.* 2009;95(14):1165–1171.

[59] Nugent AW, Davis AM, Kleinert S, et al. Clinical, electrocardiographic, and histological correlations in children with dilated cardiomyopathy. *J Heart Lung Transpl.* 2001;20:1152–1157.

[60] Burch M, Siddiqi SA, Celermajer DS, et al. Dilated cardiomyopathy in children: determinants of outcome. *Br Heart J.* 1994;72:246–250.

[61] Arola A, Tuominen J, Ruuskanen O, Jokinen E. Idiopathic dilated cardiomyopathy in children: prognostic indicators and outcome. *Pediatrics.* 1998;101:369–376.

[62] Karakurt C, Aytemir K, Karademir S, et al. Prognostic value of heart rate turbulence and heart rate variability in children with dilated cardiomyopathy. *Acta Cardiol.* 2007;62(1):31–37.

[63] Lewis AB. Late recovery of ventricular function in children with idiopathic dilated cardiomyopathy. *Am Heart J.* 1999;138:334–338.

[64] Towbin JA, Lowe AM, Colan SD, et al. Incidence, causes and outcomes of dilated cardiomyopathy in children. *J Am Med Assoc.* 2006;296(15):1867–1876.

[65] Ciszewski A, Bilinska ZT, Lubiszewska B, et al. Dilated cardiomyopathy in children: clinical course and prognosis. *Pediatr Cardiol.* 1994;15(3):121–126.

[66] McMahon CJ, Nagueh SF, Eapen RS, et al. Echocardiographic predictors of adverse clinical events in children with dilated cardiomyopathy: a prospective clinical study. *Heart.* 2004;90: 908–915.

[67] Carvalho JS, Silva CM, Shinebourne EA, Redington AN. Prognostic value of posterior wall thickness in childhood dilated cardiomyopathy and myocarditis. *Eur Heart J.* 1996;17(8): 1233–1238.

[68] Pauschinger M, Chandrasekharan K, Schultheiss HP. Myocardial remodeling in viral heart disease: possible interactions between inflammatory mediators and MMP-TIMP system. *Heart Fail Rev.* 2004;9(1):21–31.

[69] Friedrich MG, Strohm O, Schulz-Menger J, Marciniak H, Luft FC, Dietz R. Contrast media-enhanced magnetic resonance imaging visualizes myocardial changes in the course of viral myocarditis. *Circulation.* 1998;97(18):1802–1809.

[70] Muchtar E, Blauwet LA, Gertz MA. Restrictive cardiomyopathy: genetics, pathogenesis, clinical manifestations, diagnosis, and therapy. *Circ Res.* 2017;121(7):819–837.

[71] Russo LM, Webber SA. Idiopathic restrictive cardiomyopathy in children. *Heart.* 2005;91:1199–1202.

[72] Liu S, Ren W, Zhang J, et al. Incremental value of the tissue motion of annular displacement derived from speckle-tracking echocardiography for differentiating chronic constrictive pericarditis from restrictive cardiomyopathy. *J Ultrasound Med.* 2018;37(11):2637–2645.

[73] Rivenes SM, Kearney DL, Smith EO, Towbin JA, Denfield SW. Sudden death and cardiovascular collapse in children with restrictive cardiomyopathy. *Circulation.* 2000;102:876–882.

[74] Weller RJ, Weintraub R, Addonizio LJ, Chrisant MR, Gersony WM, Hsu DT. Outcome of idiopathic restrictive cardiomyopathy. *Am J Cardiol.* 2002;90:501–506.

[75] Denfield SW, Webber SA. Restrictive cardiomyopathy in childhood. *Heart Fail Clin.* 2010;6(4):445–452.

[76] Kimberling MT, Balzer DT, Hirsch R, Mendeloff E, Huddleston CB, Canter CE. Cardiac transplantation for pediatric restrictive cardiomyopathy: presentation, evaluation, and short-term outcome. *J Heart Lung Transpl.* 2002;21:455–459.

[77] Arbustini E, Morbini P, Grasso M, et al. Restrictive cardiomyopathy, atrioventricular block and mild to subclinical myopathy in patients with desmin-immunoreactive material deposits. *J Am Coll Cardiol.* 1998;31(1):645–653.

[78] Rindler TN, Hinton RB, Salomonis N, Ware SM. Molecular characterization of pediatric restrictive cardiomyopathy from integrative genomics. *Sci Rep.* 2017;7:39276.

[79] Sasaki N, Garcia M, Lytrivi I, et al. Utility of Doppler tissue imaging-derived indices in identifying subclinical systolic ventricular dysfunction in children with restrictive cardiomyopathy. *Pediatr Cardiol.* 2011;32(5):646–651.

[80] Sengupta PP, Huang YM, Bansal M, et al. Cognitive machine-learning algorithm for cardiac imaging: a pilot study for differentiating constrictive pericarditis from restrictive cardiomyopathy. *Circ Cardiovasc Imaging.* 2016;9(6):e004330.

[81] Chin TK, Perloff JK, Williams RG, et al. Isolated noncompaction of the left ventricular myocardium. A study of eight cases. *Circulation.* 1990;82:507–513.

[82] Finsterer J, Stollberger C, Towbin JA. Left ventricular non-copmaction cardiomyopathy: cardiac, neuromuscular, and genetic factors. *Nat Rev Cardiol.* 2017;14(4):224–237.

[83] Towbin JA, Lorts A, Jefferies JL. Left ventricular noncompaction cardiomyopathy. *Lancet.* 2015;386:813–825.

[84] Jefferies JL, Wilkinson JD, Sleeper LA, et al; Pediatric Cardiomyopathy Registry Investigators. Cardiomyopathy phenotypes and outcomes for children with left ventricular myocardial noncompaction: results from the pediatric cardiomyopathy registry. *J Card Fail.* 2015;21(11):877–884.

[85] Towbin JA, Jefferies JL. Cardiomyopathies due to left ventricular noncompaction, mitochondrial and storage diseases, and inborn errors of metabolism. *Circ Res.* 2017;121(7):838–854.

[86] Oechslin EN, Attenhofer JCH, Rojas JR, et al. Long-term follow-up of 34 adults with isolated left ventriculara noncom-paction: a distinct cardiomyopathy with poor prognosis. *J Am Coll Cardiol.* 2000;36:493–500.

[87] Pignatelli RH, McMahon CJ, Dreyer WJ, et al. Clinical characterization of left ventricular noncompaction in children: a relatively common form of cardiomyopathy. *Circulation.* 2003;108:2672–2678.

[88] Vatta M, Mohapatra B, Jimenez S, et al. Mutations in Cypher/ZASP in patients with dilated cardiomyopathy and left ventricular non-compaction. *J Am Coll Cardiol.* 2003;42:2014–2027.

[89] Ichida F, Tsubata S, Bowles KR, et al. Novel gene mutations in patients with left ventricular noncompaction or Barth syndrome. *Circulation.* 2001;103:1256–1263.

[90] Luxan G, Casanova JC, Martinez-Poveda B, et al. Mutations in the NOTCH pathway regulator MIB1 cause left ventricular noncompaction cardiomyopathy. *Nat Med.* 2013;19(2):193–201.

[91] Biagini E, Ragni L, Ferlito M, et al. Different types of cardiomyopathy associated with isolated ventricular noncompaction. *Am J Cardiol.* 2006;98(6):821–824.

[92] McMahon CJ, Pignatelli RH, Nagueh SF, et al. Left ventricular noncompaction cardiomyopathy in children: characterization of clinical status using tissue Doppler derived indices of left ventricular diastolic relaxation. *Heart.* 2007;93(6):676–681.

[93] Niemann M, Liu D, Hu K, et al. Echocardiographic quantification of regional deformation helps to distinguish isolated left ventricular non-compaction from dilated cardiomyopathy. *Eur J Heart Fail.* 2012;14(2):155–161.

[94] Naccarella F, Naccarelli G, Fattori R, et al. Arrhythmogenic right ventricular dysplasia cardiomyopathy: current opinions on diagnostic and therapeautic aspects. *Curr Opin Cardiol.* 2001; 16:8–16.

[95] Bennett RG, Haqqani HM, Berruezo A, et al. Arrhythmogenic cardiomyopathy in 2018–2019: ARVC/ALVC or both? *Heart Lung Circ.* 2019;28(1):164–177.

[96] Abbara S, Migrino RQ, Sosnovik DE, et al. Value of fat suppression in the MRI evaluation of suspected arrhythmogenic right ventricular dysplasia. *AJR Am J Roentgenol.* 2004;182:587–591.

[97] Towbin JA, Vatta M, Li H. Genetics of Brugada, long QT, and arrhythmogenic right ventricular dysplasia. *J Electrocardiol.* 2000;33:11–22.

[98] Marcus FI, Fontaine G. Arrhythmogenic right ventricular dysplasia/cardiomyopathy: a review. *Pacing Clin Electrophysiol.*

1995;18:1298–1314.

[99] Vitarelli A, Cortes Morichetti M, Capotosto L, et al. Utility of strain echocardiography at rest and after stress testing in arrhythmogenic right ventricular dysplasia. *Am J Cardiol*. 2013;111:1344–1350.

[100] Calkins H, Corrado D, Marcus F. Risk stratification in arrhythmogenic right ventricular cardiomyopathy. *Circulation*. 2017;136(21):2068–2082.

[101] Yamada S, Hsiao YW, Chang SL, et al. Circulating microR-NAs in arrhythmogenic right ventricular cardiomyopathy with ventricular arrhythmia. *Europace*. 2018;20(FI1):f37–f45.

[102] Jefferies JL, Eidem BW, Belmont JW, et al. Genetic predictors and remodeling of dilated cardiomyopathy in muscular dystrophy. *Circulation*. 2005;112(18):2799–2804.

[103] El Refaey M, Xu L, Gao Y, et al. Vivo Genome editing restores dystrophin expression and cardiac function in dystrophic mice. *Circ Res*. 2017;121(8):923–929.

[104] Gussenhoven WJ, Busch HF, Kleijer WJ, de Villeneuve VH. Echocardiographic features in the cardiac type of glycogen storage disease II. *Eur Heart J*. 1983;4(1):41–43.

[105] Yang Z, McMahon CJ, Smith LR, et al. Danon disease as an underrecognized cuase of hypertrophic cardioymopathy. *Circulation*. 2005;112(11):1612–1617.

[106] Sachdev B, Takenaka T, Teraguchi H, et al. Prevalence of Anderson-Fabry disease in male patients with late onset hypertrophic cardiomyopathy. *Circulation*. 2002;105(12):1407–1411.

[107] Scaglia F, Towbin JA, Craigen WJ, et al. Clinical spectrum, morbidity, and mortality in 113 patients with mitochondrial disease. *Pediatrics*. 2004;114(4):925–931.

[108] Bestetti RB, Muccillo G. Clinical course of Chagas' heart disease: a comparison with dilated cardiomyopathy. *Int J Cardiol*. 1997;60(2):187–193.

[109] Marin Huerta E, Erice A, Fernandez Espino R, Navascues I, Martin de Dois R. Postpartum cardiomyopathy and acute myocarditis. *Am Heart J*. 1985;110(5):1079–1081.

[110] Loar R, Noel C, Tunuguntla H, Colquitt J, Pignatelli R. State of the art review: chemotherapy-induced cardiotoxicity in children *Congenit Heart Dis*. 2018;13(1):5–15.

[111] Hellmann K. Preventing the cardiotoxicity of anthracyclines by dexrazoxane. *BMJ*. 1999;319:1085–1086.

[112] Pignatelli RH, Ghazi P, Chandra-Bose Reddy S, et al. Abnormal myocardial strain indices in children receiving anthracycline chemotherapy. *Pediatr Cardiol*. 2015;36:1610–1616.

[113] Anselme F, Boyle N, Josephson M. Incessant fascicular tachycardia: a cause of arrhythmia induced cardiomyopathy. *Pacing Clin Electrophysiol*. 1998;21:760–763.

[114] Gianni M, Dentali F, Grandi AM, Sumner G, Hiralal R, Lonn E. Apical ballooning syndrome or takotsubo cardio-myopathy: a systematic review. *Eur Heart J*. 2006;27(13):1523–1529.

[115] Brunetti ND, Ieva R, Rossi G, et al. Ventricular outflow tract obstruction, systolic anterior motion and acute mitral regurgitation in Tako-Tsubo syndrome. *Int J Cardiol*. 2008;127:e152–e157.

[116] Van Doorn C, Karimova A, Burch M, Goldman A. Sequential use of extracorporeal membrane oxygenation and the Berlin heart left ventricular assist device for 106–day bridge to transplant in a two-year-old child. *ASAIO J*. 2005;51:668–669.

[117] Humpl T, Furness S, Gruenwald C, Hyslop C, Van Arsdell G. The Berlin Heart EXCOR Pediatrics-the SickKids experience 2004–2008. *Artif Organs*. 2010;34:1082–1086.

[118] Zimmerman H, Covington D, Smith R, Ihnat C, Barber B, Copeland J. Recovery of dilated cardiomyopathies in infants and children using left ventricular assist devices. *ASAIO J*. 2010;56:364–368.

[119] Yinon Y, Yagel S, Hegesh J, et al. Fetal cardiomyopathy – in utero evaluation and clinical significance. *Prenat Diagn*. 2007;27(1):23–28.

[120] Hoedemaekers YM, Cohen-Overbeek TE, Frohn-Mulder IM, Dooijes D, Majoor-Krakauer DF. Prenatal ultrasound diagnosis of MYH7 non-compaction cardiomyopathy. *Ultrasound Obstet Gynecol*. 2013;41:336–339.

[121] Gardiner H, Holder S, Karatza A. Re: prenatal diagnosis of fetal left ventricular non-compaction cardiomyopathy. *Ultrasound Obstet Gynecol*. 2012;40:730–731.

[122] Marton T, Martin WL, Whittle MJ. Hydrops fetalis and neonatal death from human parvovirus B19: an unusual complication. *Prenat Diagn*. 2005;25(7):543–545.

第25章 心包疾病
Pericardial Disorders

S. Allen Luis　Martha Grogan　Jae K. Oh　著

吕　晴　戴丽雅　陈方红　译

概述

　　心包疾病的评估在先天性心脏病患者的诊治中显得越来越重要，25% 的缩窄性心包炎与既往手术相关，诊断具有相当的挑战性，尤其是对先天性心脏病合并心肌功能障碍的患者。本章将概述心包疾病的超声心动图评价，包括缩窄性心包炎和限制性心肌病的区别。

　　正常的心包由外层的纤维心包和内层的浆膜心包组成。浆膜心包的脏层，或称心外膜，覆盖心脏和近端大血管。反折形成壁层心包，内衬纤维心包（图 25-1）。心包为心脏提供机械保护和润滑，以减少心脏和周围结构之间的摩擦。正常心包组织，在某心腔的影响下发生形变，吸气时，体静脉回心血流增加，导致右心腔生理性扩张；呼气时，肺静脉流量增加，这也导致左心腔生理性扩张。心包有助于两个心室之间的舒张耦合，从而由一个心室的扩张到另一个心室的充盈。心包异常，如心脏压塞或缩窄性心包炎，可限制心包的扩张，从而导致心室相互依赖。心包异常的表现包括由心包炎引起的胸膜炎性疼痛到明显的心力衰竭，以及因心脏压塞所致的死亡。

　　超声心动图是诊断和治疗各种心包疾病最重要的临床工具。二维超声心动图对心包积液、心脏压塞、心包囊肿和心包缺失等问题很容易诊断。单靠二维超声心动图确诊缩窄性心包炎并不容易，二尖瓣血流和肝静脉血流的多普勒流速随呼吸而改变的特征及二尖瓣环组织多普勒的速度变化增加了缩窄性心包炎无创诊断的可靠性。经食管超声心动图有

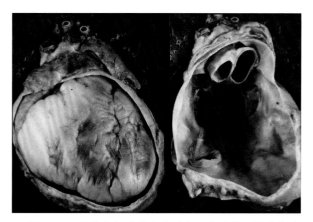

▲ 图 25-1　纤维心包腔内有心脏和无心脏的双层心包病理标本

图片由 *William Edwards*，*MD* 提供

助于测量心包厚度，通过肺静脉评估左心室的舒张功能、局限性心包积液（pericardial effusion，PE）的定位或其他心包的结构异常。本章阐述了超声心动图在心包疾病评估中的各种应用。

一、先天性心包缺失

　　先天性心包缺失常累及左侧心包，右侧心包完全缺失非常罕见。该疾病多见于男性，通常无症状，也可能出现胸痛、呼吸困难或晕厥。由于心包缺失，心脏运动过度，尤其是左心室后壁。整个心脏结构向左移动；因此，标准胸骨旁切面右心室腔扩大，相当于超声心动图上的 RV 容量超负荷模式。胸骨旁切面右心室增大并位于心尖切面图像的中心时，应考虑心包缺失（图 25-2A）。该疾病与高发病率的房间隔缺损、二叶式主动脉瓣畸形和支气管囊肿有关。由于其典型的二维超声心动图特征，诊

断较简单，并且可以通过计算机断层扫描或磁共振成像确诊（图 25-2B）。

二、心包囊肿

心包囊肿多为心包的良性结构异常，常在胸片或超声心动图体检时偶然检出（图 25-3A）。心包囊肿最常见于右肋膈角，但也可能出现在左肋膈角、肺门和上纵隔。心包囊肿需与恶性肿瘤、心腔扩大、膈疝相鉴别。二维超声心动图可区分心包囊肿与其他实性结构，因为囊肿常表现为无回声结构。CT 或 MRI 也具有典型特征（图 25-3B）。

三、心包积液 / 心脏压塞

当潜在的心包腔充满液体或血液时，超声心动图可检测到无回声暗区。少量 PE 可能仅在收缩期的左心室后壁检测出无回声区；当积液量大于 25ml 时，无回声区在整个心动周期中持续存在。并且，随着心包积液的增加，壁层心包的运动减少。当 PE 量很大时，心脏可在心包腔内发生"摆动"样运动（图 25-4A），此时，心电图表现为"电交替"（图 25-4B）。如果 PE 发生迅速，少量心包积液亦可发生心脏压塞。一个病例为，患者在急性心肌梗死后植入起搏器期间发生心肌穿孔。其超声心动图提示右心室舒张早期塌陷、舒张晚期右心房（RA）塌陷、室间隔运动异常、心室大小随呼吸变化（图

25-5），下腔静脉内径随呼吸变化率降低。这些特征所反映的血流动力学改变提示心脏压塞。右心房和右心室舒张期塌陷与心包内压高于心内压有关，而室间隔运动异常与心室充盈随呼吸变化的改变也有关。如果右心压力升高，可能不会发生右心舒张期塌陷。在急性心肌破裂或近端主动脉夹层的情况下，可在心包腔内看到凝结的血液，提示心包积血（图 25-6）。当由于食管穿孔导致心包腔中有空气（气心包）时，心脏成像（TTE 和 TEE）困难较大，这主要是因为超声波不能很好地穿透空气。

在检测 PE 时，多普勒超声心动图特征比二维超声心动图更灵敏。心脏压塞的多普勒检查特征大多基于呼吸变化对胸腔内和心内血流动力学的影响（图 25-7）。正常情况下，心包内压（左心房和左心室舒张压）和胸腔内压（肺毛细血管楔压）在吸气时下降的程度相同，但心脏压塞时，心包内压（和心内压）的下降幅度远小于胸腔内压。因此，左心室充盈压梯度［从肺毛细血管楔压到左心室舒张压（图 25-7，阴影区域）］随着吸气而降低。同时，二尖瓣开放延迟，从而延长等容舒张时间，二尖瓣 E 速度降低。在心脏压塞中，心室的容积相对固定，右心室充盈的程度取决于左心室，因此，右心腔也会发生相应变化（图 25-8）。吸气时右心室静脉回流增加也可加强心室的相互依赖性。

呼吸运动时二尖瓣和三尖瓣的流速变化也

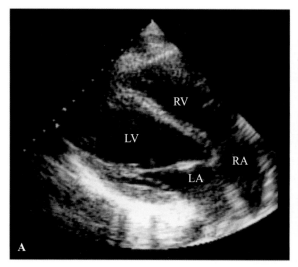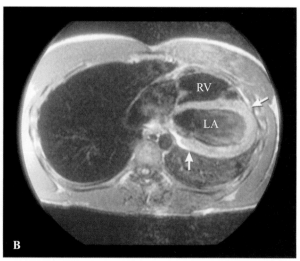

▲ 图 25-2　先天性心包缺失的患者

A. 从正常心尖位置获得的二维静息图像。由于心脏向左移动，右心室（RV）位于心尖图像的中心；这通常与 RV 容量过载相混淆。在其他地方进行了心导管检查评估房间隔缺损，评估之前没有发现明显分流。RA. 右心房；LA. 左心房。B. 胸部磁共振图像显示心脏明显向胸部左侧移动，因为左侧心包部分缺失。箭表示心包缺失部位

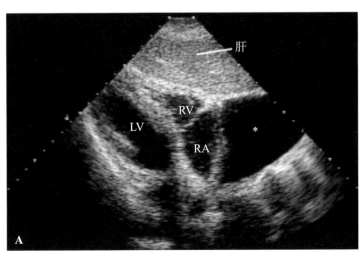
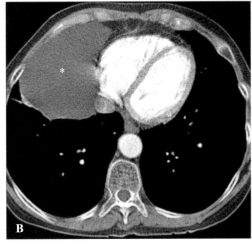

▲ 图 25-3　心包囊肿

A. 肋下切面显示与右心房（RA）相邻的心包大囊肿（*）。典型的无回声暗区和光滑的边界。LV. 左心室；RV. 右心室。B. 与磁共振成像（A）为同一患者，巨大的心包囊肿（*）

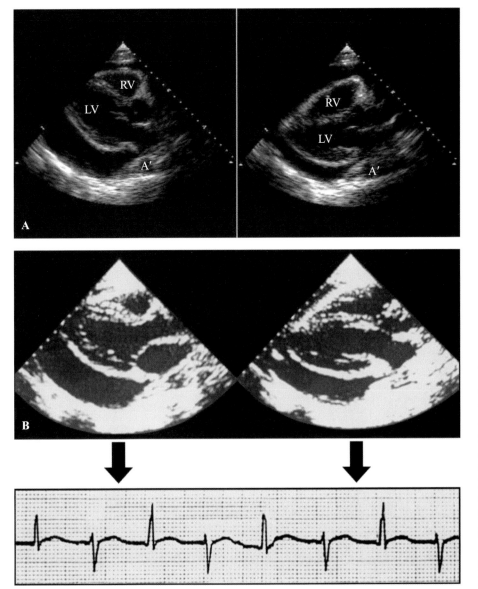

◀ 图 25-4　心包积液

A. 胸骨旁长轴切面显示大量心包积液伴心脏钟摆样运动。应注意降主动脉与前方积液的关系，这是与降主动脉后方胸腔积液鉴别的重要解剖特征。A′. 降主动脉；LV. 左心室。B. 有大量心包积液，心脏钟摆样运动，是心脏压塞的预兆。当左心室腔靠近体表（左）时，心电图上的 QRS 电压增加；但当 LV 钟摆样运动远离体表（右）时，它会降低，产生电交替

心包积液伴压塞

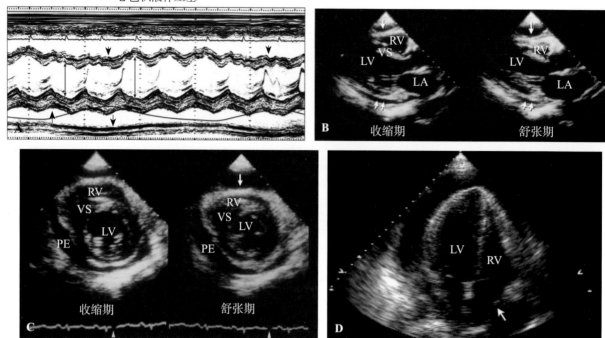

▲ 图 25-5　心包积液伴心脏压塞

A. 大量心包积液（PE）、心脏压塞患者的胸骨旁切面 M 超声心动图。M 型与底部的呼吸计跟踪同时记录（向上的箭表示吸气开始，向下的箭表示呼气开始）。吸气时左心室（LV）的大小（EDi）小于呼气时（EDe）的大小。右心室（RV）发生相反的变化。室间隔（箭头）在吸气时向 LV 移动，在呼气时向 RV 移动，解释了心脏压塞患者的室间隔异常。B 和 C. 收缩期和舒张期压塞患者的胸骨旁长轴（B）和短轴（C）切面。心包积液（B，双箭；C，PE）在收缩期长轴显示为少量而在短轴显示为中量；在舒张早期，RV 游离壁塌陷（顶部箭）。VS. 室间隔。D. 心尖四腔心切面显示舒张晚期（心电图上的箭头）右心房（RA）壁（箭）的塌陷。该征象敏感性高，但特异性低。当 RA 塌陷持续时间超过 RR 间期的 1/3 时，表明心包积液显著影响血流动力学，具有特异性

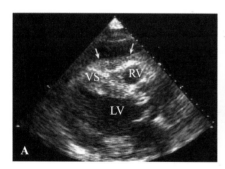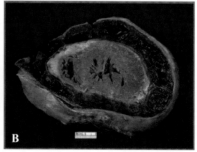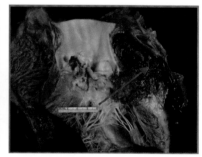

▲ 图 25-6　心包积血

A. 73 岁男性（轻度链球菌感染并伴有低血压）的超声心动图。右心室（RV）前方中等量心包积液，软组织密度（箭），是血凝块填塞或心包积血的征象。B. 患者死于超声心动图检查后不久。病理：心包积血（左），近端主动脉穿孔（箭）伴主动脉瓣心内膜炎（右）

分别反映在肺静脉和肝静脉流速中，表现为吸气时肺静脉舒张期前向流速减少和呼气时增加，呼气时肝静脉前向流量减少和呼气时反向流量增加（图 25-9）。

（一）心包积液与胸腔积液

　　PE 通常是环绕的，如仅在前方有无回声区，则可能是心外膜脂肪垫。增加 2D 增益后有助于区分心外膜脂肪和 PE，心外膜脂肪内可见组织纹理，而持续无回声提示积液。后方，PE 位于胸主动脉前部，而胸腔积液位于降主动脉后方（图 25-10）。同时，胸腔积液的二维超声成像也有助于胸腔穿刺术（术中用于定位穿刺最佳部位）。并且，左侧的胸腔积

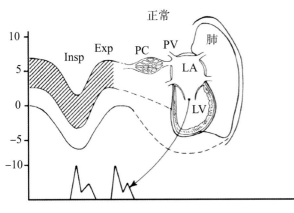

正常

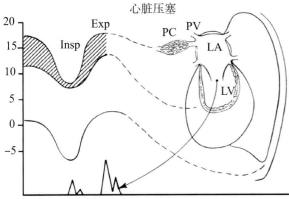

心脏压塞

▲ 图 25-7 正常心包和心脏压塞生理学中胸腔内和心腔内压力随呼吸的变化图

阴影区域表示左心室（LV）充盈压力梯度（肺毛细血管楔压和 LV 舒张压之间的差异）。在每幅图的底部是二尖瓣流入多普勒速度图，反映了 LV 舒张期充盈。在压塞中，由于心包和 LV 腔的压降小于肺毛细血管（PC）的压降，吸气后 LV 充盈（Insp）减少。呼气（Exp）后 LV 充盈恢复。PV. 肺静脉（改编自 Sharp JT, Bunnell IL, Holland JF, et al. Hemodynamics during induced cardiac tamponade in man. Am J Med. 1960;29:640-646.）

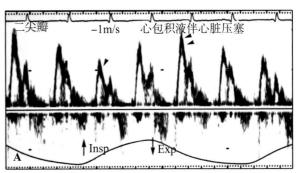

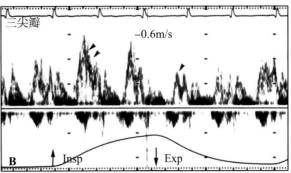

▲ 图 25-8 用鼻呼吸计记录心脏压塞的典型脉冲波多普勒模式

A. 二尖瓣流速在吸气（Insp）后降低（单箭头），在呼气（Exp）后增加（双箭头）；B. 三尖瓣流入速度有相反的变化。三尖瓣流速 E 在吸气后增加（双箭头），在呼气后减少（单箭头）（引自 Oh JK, Hatle LK, Mulvagh SL, Tajik AJ.Transient constrictive pericarditis: diagnosis by two-dimensional Doppler echocardiography.Mayo Clin Proc.1993; 68: 1158-1164.）

液可从背部进行心脏成像（图 25-11）。

（二）超声心动图引导的心包穿刺术

心脏压塞最有效的治疗方法是去除心包积液。尽管心包穿刺术可以挽救生命，但未经检查就进行经皮穿刺尝试可能会引发多种并发症，如气胸、心脏穿孔或死亡。二维超声心动图可定位穿刺的最佳部位（图 25-12），确定 PE 的深度，穿刺到积液的距离，以及监测心包穿刺的结果（通常从肋下切面）来指导心包穿刺。另外，心包穿刺针的位置可通过注射震荡的生理盐水进行成像检查。图 25-13 展示了心包腔内的对比（箭）。一般情况下，在心包腔内引入一根猪尾（6F 或 7F）导管并留置数天，间歇引流（每 4～6 小时一次），直到 24h 内心包引

流量 < 50ml，可以显著降低复发率和硬化剂的使用频率。目前，多数心包穿刺术是在二维超声心动图的指导下进行的。进针最常见的位置是在胸骨旁区域，但这取决于二维超声心动图的结果。在我们 1127 次一系列的超声引导心包穿刺中，恶性积液是最常见的病因（34%），其次是术后（25%）和基于导管的手术并发症（10%）（图 25-14）。手术成功率为 97%，并发症发生率为 4.4%，大部分是轻微的。主要并发症是死亡（1 名患者）、心脏撕裂伤（5 名患者）、血管撕裂伤（1 名患者）、气胸（5 名患者）、感染（1 名患者）和持续性室性心动过速（1 名患者）。

步骤

1. 在胸部或肋下区域找到一个可以观察到最多 PE 的区域，并标记它（图 25-12A 至 C）。

2. 确定标记位置的积液深度和最佳角度。

3. 无菌消毒和局麻后，进行心包穿刺术（图 25-12D）。

4. 心包穿刺针的位置应通过针头注射振荡的生理盐水并从远处成像，以确认气泡位于心包腔，然后再扩张和引入猪尾导管。取出的心包液应进行实验室分析，包括细胞计数、培养和细胞学检查，并根据临床病史和引流的心包液大体外观进行其他的实验室检查。

5. 超声心动图监测心包穿刺全过程。

6. 在心包腔内放置 6F 或 7F 猪尾导管，尽量减少液体的再增加（图 25-12E）。

7. 用 10ml 无菌生理盐水冲洗导管，每 4～6 小时排出经猪尾导管重新增多的残留液体。如果心包积液没有再增多，或者净引流排出量 < 50ml/24h，并且超声心动图显示无残留积液，则可以移除猪尾导管。

四、缩窄性心包炎

缩窄性心包炎是由限制心脏舒张的增厚、发炎、黏附或钙化的心包病变引起（图 25-15）。缩窄性心包炎并不少见，但临床上易漏诊，没有一项单独的检查可以对缩窄性心包炎进行明确诊断。由于收缩性心包炎是一种可治愈的导致严重心力衰竭的疾病，因此所有心力衰竭患者都要先排除缩窄性心包炎，特别是在收缩功能正常和（或）存在易感因素时。目前，既往心脏手术是导致缩窄性心包炎的最常见原因，其次是心包炎、PE 和放射治疗。图 25-16 显示了自 1985 年以来，在 Mago Clinic 接受了心包切除术的 1000 多名患者心包缩窄的潜在病因。缩窄性心包炎患者的表现多为呼吸困难、外

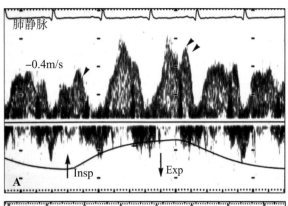
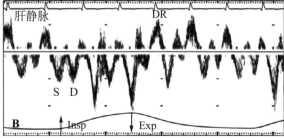

▲ 图 25-9 心脏压塞的肺静脉和肝静脉多普勒模式

A. 舒张期前向肺静脉流量在吸气（Insp）后减少（单箭头），在呼气（Esp）后增加（双箭头）；B. 呼气后，肝静脉舒张期前向血流显著减少，舒张期逆转（DR）增加。D. 舒张期血流；S. 收缩期血流 引自 *Oh JK, Hatle LK, Mulvagh SL, Tajik AJ. Transient constrictive pericarditis: diagnosis by two-dimensional Doppler echocardiography. Mayo Clin Proc. 1993;68:1158-1164.*

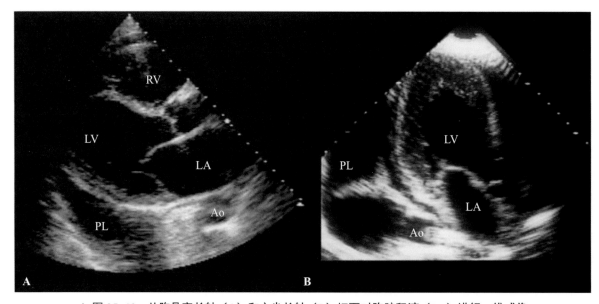

▲ 图 25-10 从胸骨旁长轴（A）和心尖长轴（B）切面对胸腔积液（PL）进行二维成像

心包积液位于降主动脉和左心室后壁之间，而胸腔积液位于降主动脉后方。Ao. 主动脉；LA. 左心房；LV. 左心室；RV. 右心室

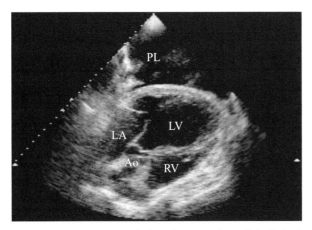

▲ 图 25-11　从背部经胸腔积液（PL）行二维超声心动图检查

这种独特的视图可能是某些患者唯一可用的心脏超声窗口。Ao. 主动脉；LA. 左心房；LV. 左心室；RV. 右心室

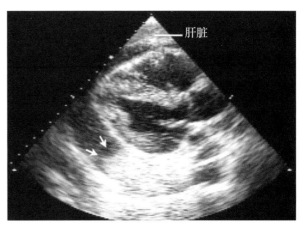

▲ 图 25-13　心包腔中出现搅动的生理盐水（箭）

如果在任何一个心腔中看到振荡生理盐水，在尝试移除心包穿刺针或导管之前，应立即进行外科会诊

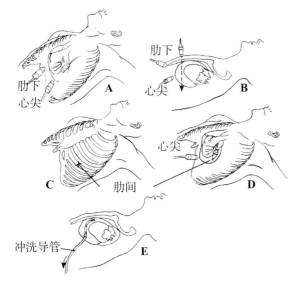

▲ 图 25-12　超声心动图引导的心包穿刺术

周水肿、腹水、胸腔积液、疲劳或全身水肿。此外，结果表明，患者的颈静脉压几乎都具有典型的快速 y 形改变（图 25-17）。Kussmaul 征和心包敲击征是它典型的体征。由于腹部症状和肝静脉淤血导致的肝酶升高，许多患者被误诊为肝脏或胃肠道疾病，并进行非心脏手术，如肝活检、内镜等检查。对于手术或未手术的先天性心脏病患者，由于病变和心肌功能障碍共存，心包缩窄的诊断更加困难。在许多先天性心脏病和心包缩窄患者中，临床表现可能还与存在的限制型心肌病和血流动力学异常相关。

虽然胸片上的心包钙化可帮助诊断，但仅 23%

的病例出现该特征（图 25-18）。心包增厚虽然常见，但约 20% 以上的病例可能是正常的。心包厚度可以通过超声心动图（TEE 最准确）及 CT 和 MRI 进行评估。对于先天性心脏病和单心室生理疾病的患者，鉴于无法评估心室间血流动力学，评估心包厚度对于疑似缩窄性心包炎的诊断尤为重要。传统的侵入性血流动力学特征确实与限制性心肌病或其他心肌疾病中的特征有很大的重叠。对缩窄性心包炎发病机制的新见解，使我们能够利用包括二维、多普勒和组织多普勒成像在内的综合超声心动图，制订更为可靠的诊断标准。

缩窄性心包炎的 M 型（图 25-19）和 2D 超声心动图的特征包括心包增厚、室间隔运动异常、舒张期左心室后壁变平、心室大小随呼吸变化和下腔静脉扩张等，但这些特征并不敏感或特异较差。Hatle 等描述了典型的缩窄性心包炎的多普勒特征。尽管根本的病理机制与心脏压塞不同，但在 LV 和 RV 充盈随呼吸变化方面，两者相似。为了确定缩窄性心包炎的诊断，需要通过二维 / 多普勒超声心动图或心导管术证明以下 2 个血流动力学特征。

1. 胸内压和心内压之间的分离。

2. 夸大的心室相互依赖。

增厚或发炎的心包会阻止呼吸时发生的胸腔内压力变化完全传递到心包和心腔内，从而导致左侧充盈压力梯度（肺静脉和左心房之间的压力差）的呼吸变化。吸气时，胸内压力下降（通常为

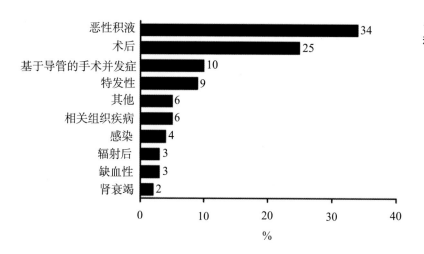

◀ 图 25-14　需要心包穿刺术的心包积液潜在病因分布

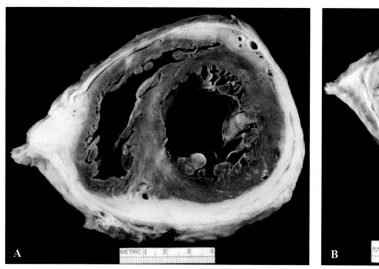
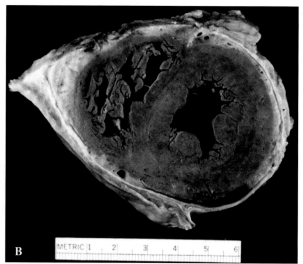

▲ 图 25-15　2 名死于缩窄性心包炎患者的心脏标本

A. 心包增厚钙化；B. 心包厚度尚正常，但与心外膜粘连。两种情况下，左右心腔的舒张充盈均显著减少

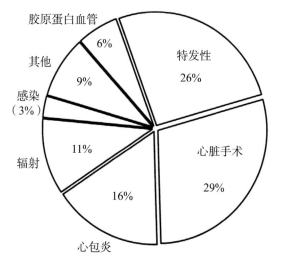

▲ 图 25-16　缩窄性心包炎潜在病因的分布。自 1985 年以来，Mayo Clinic 只有 1 名结核病患者

3～5mmHg），其他胸内结构（肺静脉、肺毛细血管）的压力也下降到类似的程度。这种吸气压力变化并没有完全传递到心包内和心腔内。因此，LV 充盈的驱动压力梯度在吸气后立即降低，并随着呼气而增加。左心室和肺毛细血管同时记录的压力及二尖瓣流入速度最能说明这种特征性的血流动力学模式（图 25-20）。

左心室和右心室的舒张充盈相互依赖，因为在增厚或顺应性差（黏附）的心包内，心室容积相对固定。因此，左心室和右心室的充盈会发生相反的呼吸变化。吸气时，左心室充盈减少，右心室充盈增加。结果，室间隔向左移动，三尖瓣流入 E 速度和肝静脉舒张期前向流速增加（图 25-21）。呼气时，LV 充盈增加，导致室间隔向右移动，从而限制了

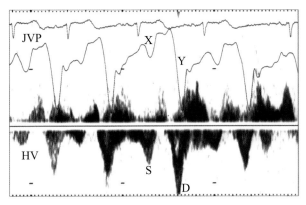

▲ 图 25-17　与颈静脉压（JVP）同步的肝静脉（HV）多普勒血流频谱的记录，有特征的 Y 形下降

D. 舒张期血流；S. 收缩期血流；X 和 Y. 颈静脉压力波形

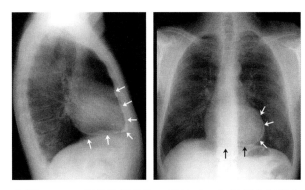

▲ 图 25-18　侧位和后前位 X 线片（PA）显示心包钙化（箭）。这种钙化最常见于心包膈肌部分

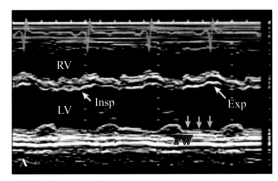

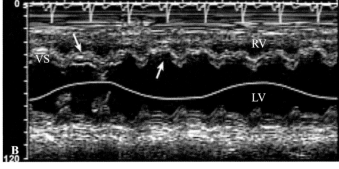

▲ 图 25-19　缩窄性心包炎的典型 M 型超声心电图

A. 室间隔运动存在典型的呼吸偏移，吸气时（Insp）向左心室（LV）移动，呼气时（Exp）向右心室（RV）移动。这是室间依赖性增加的结果。后壁（PW）在早期舒张期后很快变平（箭）。B. 对于心动过速，不能很好地证明后壁变平，但有典型的随呼吸改变的室间隔移位（向下的箭表示吸气，向上的箭表示呼气）

RV 充盈。结果，三尖瓣流入减少，肝静脉舒张期前向流动减少，舒张期出现明显的血流逆转。通常，肝静脉舒张期正向流速高于收缩期正向流速，分别对应于体静脉压的 Y 波和 X 波。需要强调的是，心室充盈的呼吸变化是从左侧开始的，这从左右心室的同步压力轨迹可以看出。

　　理想情况下，二尖瓣流入 E 速度的呼吸变异为 25% 或更大，并且随着呼气在肝静脉中舒张期逆流增加，可诊断缩窄性心包炎（图 25-22）。然而，进一步的临床观察表明，多达 50% 的缩窄性心包炎患者的二尖瓣流速的呼吸变异小于 25%。这可能与收缩和限制同时具备、心房压力显著增加、更多使用二维多普勒超声心动图诊断缩窄性心包炎的临床经验有关。如果 LA 压力显著增加，二尖瓣打开发生在 LV 压力曲线的陡峭部分，此时呼吸变化对二尖瓣压力梯度的影响很小。因此，二尖瓣流入速度没

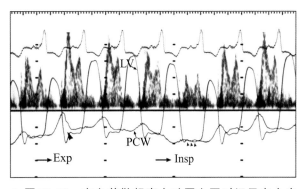

▲ 图 25-20　在多普勒超声心动图上同时记录左心室（LV）和肺毛细血管楔的压力及二尖瓣血流速度

随着呼气的开始，肺毛细血管楔压（PCW）的增加远超过 LV 舒张压，从而产生较大的驱动压力梯度（大箭头）。然而，随着吸气，PCW 的下降幅度远大于 LV 舒张压，驱动压力梯度变得很小（3 个小箭头）。多普勒超声心动图记录的二尖瓣血流速度变化很好地反映了 LV 充盈压梯度随呼吸运动的变化。Exp. 呼气；Insp. 吸气

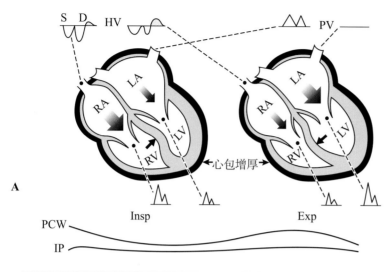

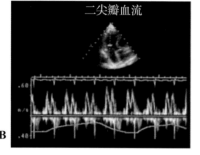

二尖瓣血流

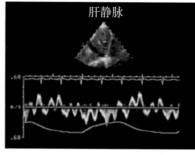

肝静脉

◀ 图 25-21　收缩时的血流动力学充盈模式

A. 心包增厚的心脏示意图，说明心室充盈的呼吸变化，以及二尖瓣、三尖瓣、肺静脉（PV）和肝静脉（HV）的相应多普勒特征。这些变化与胸腔血管的压力变化不一致有关，如肺毛细血管楔压（PCW）、心包内压（IP）和心内压。曲线下的阴影区域表示血流反向。较粗的箭表示血流增多。D. 舒张期血流；S. 收缩期血流。

B. 缩窄性心包炎典型的二尖瓣血流和肝静脉脉冲波多普勒血流记录，同时同步记录呼吸运动（向上偏转时吸气开始，向下偏转时呼气开始）。左图：第 1 次二尖瓣血流是在吸气开始时，第 4 次二尖瓣血流是在呼气开始后不久。二尖瓣血流的 E 峰速度随吸气而降低（第 1 次和第 6 次心跳）。右图：呼气时，肝静脉出现明显的舒张期血流逆转（箭）（呼吸计记录向下偏转后不久的第 6 次心跳）。Insp. 吸气；Exp. 呼气

有呼吸变异，也不应该排除缩窄性心包炎的诊断。应寻找其他缩窄的特征，例如肝静脉速度变化或二尖瓣瓣环速度大于 7cm/s，特别是当二尖瓣流入速度显示充盈受限或充盈压高时（即 E/A 比值为 1.5 与减速时间小于 160ms）。组织多普勒成像检测的二尖瓣环速度已成为区分缩窄性心包炎和限制性心肌病有价值的参数（图 25-23）。在心肌疾病中，二尖瓣环早期舒张速度（e'）降低（低于 7cm/s），这是因为心肌舒张异常，但在缩窄性心包炎中，二尖瓣环 e' 速度，尤其是室间隔处 e' 速度相对正常甚至增加（图 25-23A）。这是因为缩窄性心包限制了心室横向充盈，而大部分心室充盈是通过心脏的纵向运动完成的。除非心肌同时受累，否则缩窄性心包炎的心肌功能相对完好。纵向运动，也就是二尖瓣环速度，随着收缩的加剧而增加，这与限制性心肌疾病中的变化相矛盾。因此，E/e' 与缩窄性心包炎时的肺毛细血管楔压成负相关，与限制性心肌疾病的肺毛细血管楔压呈正相关。通常，外侧二尖瓣环 e' 速度高于内侧二尖瓣环 e' 速度。限制性心肌病亦是如此，但其 e' 速度较正常值降低。然而，在缩窄性心包炎的患者中，80% 病例的外侧二尖瓣环 e'

缩窄性心包炎的二尖瓣流入 E 峰的呼吸变异

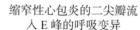

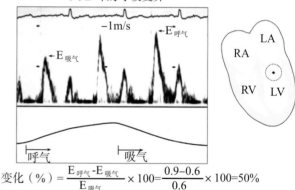

▲ 图 25-22　二尖瓣流入 E 峰的呼吸变异程度计算示图

呼吸变化百分比计算为呼气时峰值 E 速度（E呼气）与吸气时峰值 E 速度（E吸气）之差除以 E吸气。在本例中，E呼气为 0.9m/s，E吸气为 0.6m/s。因此，E 速度的差异为 0.3m/s，或 E吸气的 50%。RA. 右心房；RV. 右心室；LA. 左心房；LV. 左心室

$$变化（\%）= \frac{E_{呼气} - E_{吸气}}{E_{吸气}} \times 100 = \frac{0.9 - 0.6}{0.6} \times 100 = 50\%$$

速度低于内侧二尖瓣环 e' 速度，因为外侧环受限于心包。

（一）注意事项

其他临床疾病也可出现类似的二尖瓣流入速

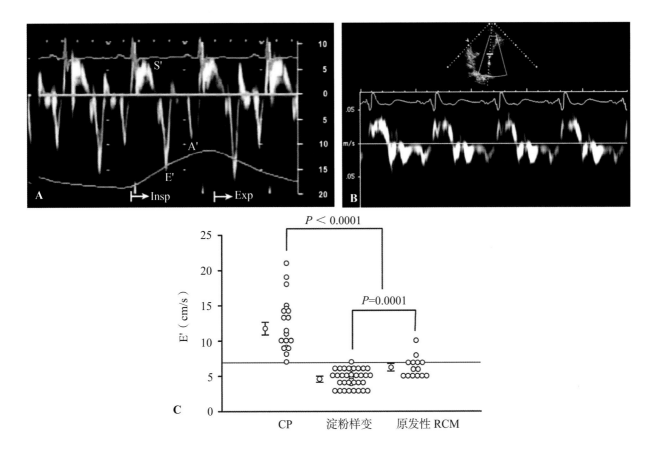

▲ 图 25-23　缩窄性心包炎（A）和限制性心肌病（B）中内侧二尖瓣环的组织多普勒成像

A. 室间隔二尖瓣环速度（E'）为 15cm/s，这表明二尖瓣环的纵向运动相对正常或至少大于正常的纵向运动。在心力衰竭和颈静脉压力升高的患者中，E' 速度 > 8cm/s 应考虑缩窄性心包炎（CP），除非另有证明。B. 在患有心肌疾病和心力衰竭的患者中，E' 显著降低（3cm/s）。几乎所有类型的心肌病中 E' 都会降低。C. 在缩窄性心包炎（CP）和心肌病之间，E' 的重叠很少。CP、心肌淀粉样变性和原发性限制性心肌病（RCM）中间隔二尖瓣环 E' 速度的分布（引自 *Ha J, Ommen S, Tajik A, et al. Differentiation of constrictive pericarditis from restrictive cardiomyopathy using mitral annular velocity by tissue Doppler echocardiography. Am J Cardiol. 2004;94:316-319.*）

度的呼吸变异：心脏急性扩张、肺栓塞、右心室梗死、胸腔积液和慢性阻塞性肺病等。大多数情况下诊断这些疾病并不困难，因为它们的临床表现和 2D 超声心动图特征与缩窄性心包炎存在差异。但哮喘、慢性肺病或肥胖等呼吸用力度增加的患者可能会出现类似于缩窄性心包炎的右侧心力衰竭症状。

多种多普勒超声心动图特征可用于区分呼吸用力增加和缩窄性心包炎的情况。

1. 在呼吸用力度增加的患者中，个体二尖瓣流入速度通常不受限制，因为 LV 充盈压没有增加。然而，在舒张功能正常的年轻人中，二尖瓣流入多普勒速度模式可能会出现限制样模式。

2. 随着呼吸的增加，最高的二尖瓣 E 速度出现在呼气末期，但在缩窄性心包炎中出现在呼气开始后。然而，当患者呼吸急促时，这种差异可能没有那么有用。

3. 最可靠地区分这两个疾病的多普勒参数是上腔静脉流速。当用力呼吸时，上腔静脉血流随着吸气而显著增加（图 25-24），因为在这种情况下呼吸变化的根本机制是吸气时胸内压下降更大，从而在胸腔内产生更大的负压变化，增加上腔静脉流向右心房的血流量。在缩窄性心包炎中，上腔静脉收缩期多普勒血流速度不会随着呼吸而显著改变（图 25-25），并且吸气和呼气之间收缩期前向流速的差异很少达到 20cm/s。需要强调的是，将上腔静脉的收缩期而非舒张期的血流速度与呼吸期流速进行比较是很重要的。

4. 如果同时伴有严重的三尖瓣反流，肝静脉多普勒频谱可能没意义。然而，重度三尖瓣关闭不全患者在舒张期出现肝静脉逆流，应怀疑合并缩窄性

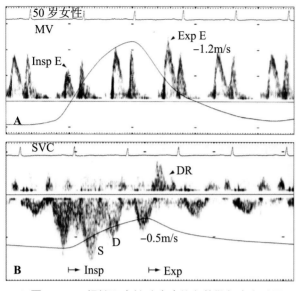

▲ 图 25-24　慢性阻塞性肺疾病的多普勒超声心动图

A. 50 岁慢性阻塞性肺病的女性患者，二尖瓣血流（MV）的脉冲波多普勒频谱。E 速度有明显的变化（从吸气时的 0.6m/s 增加到 1.2m/s）。Insp. 吸气；Exp. 呼气。B. 上腔静脉（SVC）的脉冲波多普勒频谱显示 SVC 流速随吸气显著增加，随呼气显著降低。D. 舒张期血流。DR. 舒张期逆流；S. 收缩期血流

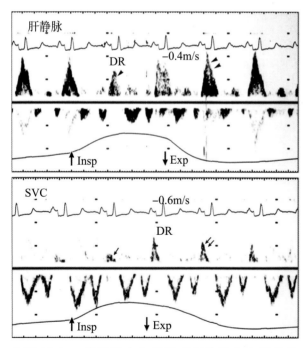

▲ 图 25-25　缩窄性心包炎患者肝静脉和上腔静脉（SVC）的脉冲波多普勒记录

与吸气时（Insp）的 DR（单箭头）相比，呼气时（Exp）的肝静脉舒张期逆流（DR）增加（双箭头）。然而，与肝静脉相比，呼气期间 SVC 中的舒张期逆流（双箭）较小。吸气时舒张期逆流很小（单箭）。此外，与慢性阻塞性肺疾病中的 SVC 流速相比，吸气和呼气期间的 SVC 向前流速没有显著变化

心包炎。

5. 在二尖瓣置换术后的患者中，二尖瓣流入多普勒频谱仍可显示呼吸变异，其 DT 比二尖瓣置换术预期时间短（图 25-26）。由于二尖瓣假体缝在瓣环上，二尖瓣环速度可能不会增加。然而，肝静脉应显示特征性多普勒改变。

6. 当相邻心肌异常时，二尖瓣环速度会降低，如先前有心脏手术或心肌梗死之后。下壁心肌梗死的患者，即使患有缩窄性心包炎，间隔二尖瓣环速度也会降低。肝静脉多普勒血流速度在呼气时仍应具有特征性舒张期血流逆转。

7. 肝静脉多普勒速度大多低于 60cm/s，反向血流速度更低。为了增强收缩时肝静脉多普勒血流速度的特征显示，应将脉冲波多普勒滤波器和速度标尺设置得较低。

心房颤动使得多普勒血流速度随呼吸变化的分析变得困难。房颤患者需要更长时间的观察以检测速度随呼吸的变化。如果二尖瓣血流速度模式不能诊断该疾病，呼气时肝静脉舒张期血流逆转是提示缩窄性心包炎的重要多普勒参数。尽管存在房颤，但内侧二尖瓣环组织多普勒速度升高和瓣环速度反转仍然是缩窄性心包炎的可靠表现。使用临时起搏器的患者，需要达到规律的节律才能评估多普勒速度的呼吸变化。呼吸计记录的相位延迟可能高达 1000ms，这可能导致速度变化的计时错误。较好的方式是记住最低二尖瓣流入速度通常发生在吸气期间。在多普勒记录期间指导患者平稳呼吸也很重要。不稳定的呼吸模式会扭曲多普勒血流速度的时间。

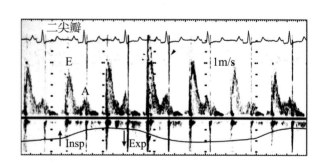

▲ 图 25-26　二尖瓣置换术后出现缩窄性心包炎的患者二尖瓣血流多普勒频谱

二尖瓣 E（舒张早期）速度存在典型的呼吸变化。尽管存在机械二尖瓣假体，但由于左心房压力增加，减速时间缩短。箭头 . 二尖瓣人工瓣的闭合；Insp. 吸气；Exp. 呼气

复杂的先天性心脏病，如单心室，使其诊断更为困难。先前接受过心脏手术的患者中，缩窄性心包炎的发生风险增加，合并心肌疾病的风险也增加，这进一步混淆了缩窄性心包炎的诊断。组织多普勒成像可能对此类患者有帮助，尤其是当 e' 速度高于正常时。此外，上腔静脉多普勒血流速度没有随呼吸变化也提示缩窄性心包炎。

（二）局限

虽然限制性心肌病和缩窄性心包炎的临床和血流动力学特征相似，但它们的病理生理机制明显不同。两者都是由舒张充盈受限引起的，整体收缩功能相对保留。限制性心肌病舒张功能障碍是心肌僵硬和顺应差的结果，而缩窄性心包炎，舒张功能障碍与心包增厚和（或）顺应性差有关。这两种疾病都会限制舒张期充盈，导致舒张性心力衰竭。浸润性心肌病引起的限制性心肌病是最容易诊断，因为它具有典型的二维超声心动图和生化特征。非浸润型限制性心肌病较难诊断。心肌因纤维化和瘢痕形成而变得顺应差，收缩功能（或至少射血分数）通常得以维持。由于舒张充盈受限和舒张压升高，心房增大。缩窄性心包炎患者的心肌顺应性通常不会降低。心包增厚和（或）粘连限制了舒张充盈，导致血流动力学特征与限制性心肌病相似但原理明显不同。当限制性心肌病累及双心室时，由于右侧心力衰竭异常引起的临床症状很明显，出现颈静脉压力增加和外周水肿。早期舒张期奔马律（S_3）等限制性心肌病的特征，但通常很难将这种声音与发生在快速"Y"下降最低点的心包敲击声区分开来。缩窄性心包炎患者也有类似的体征，但腹水在缩窄性心包炎患者中更为常见。

超声心动图和胸片检查结果是非特异性的。心包钙化（约 20% 的缩窄性心包炎患者中存在）应指向缩窄性心包炎。

在超声心动图上，仅根据 M 型和 2D 表现可能难以区分两者（图 25-27）。在缩窄性心包炎中，最显著的特征是呼吸相关的室间隔运动异常，这可以根据心室充盈的呼吸变化来解释。此外，内侧和外侧二尖瓣环组织多普勒的速度评估是区分两者的另一个关键特征。缩窄性心包炎患者的心肌正常，组织多普勒速度正常或增加。二尖瓣环侧壁（外侧）与心包相系导致速度降低，室间隔处（内侧）瓣环速度代偿性增加。因此，在缩窄性心包炎的生理学中，内侧二尖瓣环的速度可能高于外侧瓣环的速度，与限制性心肌疾病相反。通过斑点追踪超声心动图评估 LV 整体纵向应变也有类似结果。相对于其他心肌病变，缩窄性心包炎外侧节段的变形减少（表现为较低的整体负纵向应变）（图 25-28A）。相反，限制性心肌病患者的心肌变形可能有非特异性的降低（图 25-28B）。此外，缩窄性心包炎的心包虽有增厚，但在 TTE 上可能并不明显。心包厚度的 TEE 测量值与 CT 的测量值有很好的相关性，其他 2D、多普勒和 TDI 检查结果可帮助区分该疾病。限制性心肌病的二尖瓣多普勒血流速度很少出现呼吸变异（除非患者同时患有慢性阻塞性肺病）。然而，每个多普勒血流频谱与缩窄性心包炎类似，随着 E 速度的增加，E/A 比通常大于 2.0。并且 DT 缩短，通常小于 160ms。缩窄性心包炎或合并限制性心肌病的患者，吸气和呼气期间肝静脉出现明显的舒张期血流逆转并不罕见。在限制性心肌病中，肝静脉多普勒血流逆转在吸气时更为突出，图 25-29 总结了缩窄性心包炎和限制性心肌病的多普勒血流特征。

心房压力升高、舒张末期压力平衡及心室舒张压记录的倾斜和平台征或平方根征被认为是缩窄性心包炎的典型血流动力学特征（表 25-1）。除了这些血流动力学特征外，还应根据心室充盈的呼吸变化进一步诊断缩窄性心包炎。LV 和肺毛细血管楔压的同时记录很好地证明了胸内和心内压力随吸气变化之间的分离。在缩窄性心包炎中，与 LA 和 LV 舒张压的变化相比，肺毛细血管楔压的波动与胸内压的变化更明显。在 LV 和 RV 压力的同时记录中也观察到心室相互依赖。随着吸气导致左心室充盈减少，LV 收缩压峰值降低。右心室发生相反的变化，因此 RV 峰值收缩压随着吸气而增加。射血时间也随着左心室和右心室中相反方向的呼吸而变化。缩窄性心包炎中左右心室之间的这种不一致的压力变化不会发生在限制性心肌病中（图 25-27 至图 25-30）。

五、渗出性缩窄性心包炎

渗出性缩窄性心包炎是一种有趣的疾病，它同时含有 PE 和缩窄性心包炎两种疾病的临床情况。

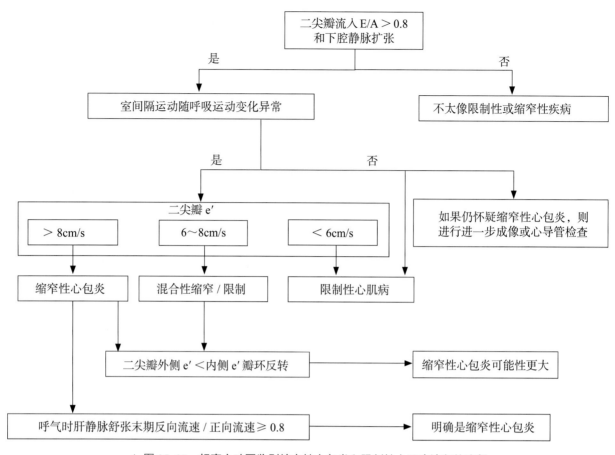

▲ 图 25-27　超声心动图鉴别缩窄性心包炎和限制性心肌病诊断的流程

引自 *Syed FF, Schaff HV, Oh JK. Constrictive pericarditis–a curable diastolic heart failure. Nat Rev Cardiol. 2014;11:530-544; published online July 29 2014; doi:10.1038/nrcardio.2014.100.*

通常，患者最初表现为 PE，随后临床 / 血流动力学证据提示心脏压塞 / 缩窄。即使在 PE 去除或消失后，心包缩窄的血流动力学仍然存在。在一些患者中，潜在的缩窄性心包炎需要心包切除术，而在其他患者中，缩窄性心包炎是由心包的可逆炎症引起（与 PE 的原因相同），并且可能自发或在使用抗炎药后消退。后者被称为暂时性缩窄性心包炎。

渗出性缩窄性心包炎同时具有心脏压塞和缩窄性心包炎的血流动力学效应，其超声心动图检查结果通常介于两者之间。与心脏压塞相比，渗出性缩窄性心包炎由于心包顺应性丧失和相关的 RA 充盈压力增加，导致 RA 压力升高。因此，尽管两种情况下心包压力均升高，但渗出性缩窄性心包炎的 RA 压力通常低于心脏压塞。渗出性缩窄性心包炎通常在心包穿刺后才能诊断。此后 RA 压力持续升高，并且在去除 PE 后，缩窄性心包炎生理学的超声心动图特征仍然出现。多普勒超声心动图可能有助于在心包穿刺术前区分渗出性缩窄性心包炎和心脏压塞。提示渗出性缩窄性心包炎的特征包括肝静脉舒张期血流显著减少和收缩期血流占优势的组合（S/D 比值 > 1），显著的呼气性肝静脉舒张期血流逆转，二尖瓣 E/A 比值 > 1，二尖瓣瓣环内侧和外侧 e′ 速度升高，存在瓣环反转。

六、一过性缩窄性心包炎

7%～10% 的急性心包炎或心包穿刺术后患者会出现一过性缩窄性心包炎。这些患者通常至少有中等量的 PE，随着 PE 的消失，心包仍然存在发炎、增厚和顺应性降低，导致血流动力学上的缩窄。典型表现为呼吸困难、外周水肿、颈静脉压力升高，有时还会出现腹水，如同慢性缩窄性心包炎患者。也可能出现心包性胸痛，提示存在活动性心包炎症。这种短暂的缩窄性心包炎可能会持续 2～3 个月，然后自然或通过抗炎药治疗后逐渐消失

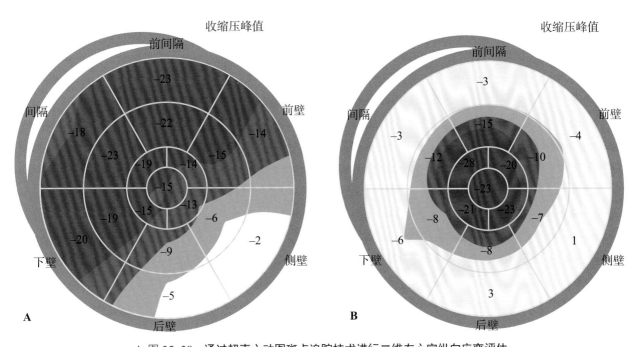

▲ 图 25-28　通过超声心动图斑点追踪技术进行二维左心室纵向应变评估

A. 牛眼图显示侧段变形降低，与缩窄性心包炎一致；B. 牛眼图显示基底段和中段变形降低，与心肌淀粉样变一致

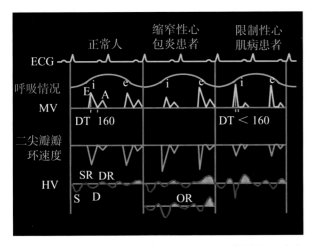

▲ 图 25-29　二尖瓣血流速度（MV）、二尖瓣瓣环速度和肝静脉血流（HV）的多普勒频谱，以及提示吸气（i）和呼气（e）的心电图（ECG）和呼吸计记录（Resp）

D. 舒张期血流；DR. 舒张期逆流；DT. 减速时间；S. 收缩期血流；SR. 收缩期血流逆转；曲线下变黑区域. 反向血流。通常，二尖瓣血流有呼吸变化，但并非总是如此

表 25-1　缩窄性心包炎与限制性心肌病血流动力学标准

标　准	缩窄性	限制性
LVEDP-RVEDP（mmHg）	≤ 5	> 5
RVSP（mmHg）	≤ 50	> 50
RVEDP/RVSP	≥ 0.33	< 0.3

LVEDP. 左心室舒张末期压；RVEDP. 右心室舒张末期压；RVSP. 右心室收缩压

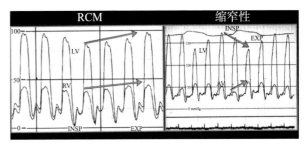

▲ 图 25-30　限制性心肌病（RCM）和缩窄性心包炎同时相 LV 和 RV 压力追踪。有关详细信息，请参阅正文。同样，在 RCM 和缩窄性心包炎中 LV 和 RV 的变化相反

LV. 左心室；RV. 右心室

（图 25-31）。急性心包炎患者出现典型的缩窄性心包炎血流动力学症状时，初始治疗为吲哚美辛 2~3 周，如果没有反应，则再使用类固醇 1~2 个月（泼尼松每天 0.2~0.5mg/kg，通常为 20~40mg/d，持续 1~2 周，然后在 3~4 个月内逐渐减少）。激素治疗前应排除心包炎的感染性病因。心包厚度通常会恢复到正常厚度，同时缩窄性心包炎的血流动力学改变消失。一过性缩窄性心包炎患者也可以通过炎性标志物（红细胞沉降率和 C 反应蛋白）和心脏 MRI 钆对比增强以监测有无心包水肿。

七、与恶性肿瘤相关的心包积液

与 PE 相关的心脏原发性肿瘤中较常见的一种

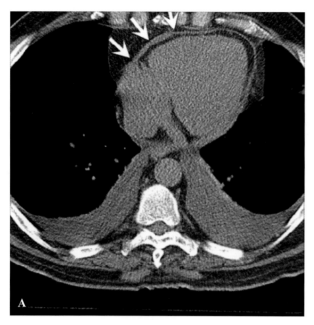
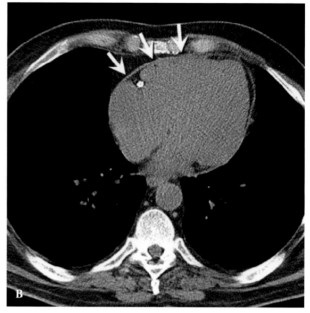

▲ 图 25-31　胸部计算机断层扫描显示心包厚度和胸腔积液（A），经过一个疗程的类固醇治疗后消失（B）。从那以后，患者就没有了缩窄症状

是血管肉瘤。一个典型的例子如图 25-32 所示，右心房的肿块侵犯 RA 壁。如果怀疑心脏穿孔，可通过使用振荡的生理盐水（仅右侧心脏穿孔）或微泡（左侧或右侧心脏穿孔）对比剂行进一步评估（图 25-33）。预后很差。其他与 PE 相关的恶性肿瘤包括淋巴瘤、乳腺癌和肺癌。

八、经食管超声心动图

当 TTE 不足以获得满意的心包成像和心室充盈的血流动力学评估时，应考虑 TEE。在 TTE 上很难发现血流动力学受损的包裹性 PE。TEE 对于因心包积血而发生心脏压塞的术后患者尤其有用。TEE 也有助于通过同步呼吸仪记录肺静脉脉冲波多普勒速度，更好地评估缩窄性心包炎。此外，TEE 有助于测量心包厚度和评估心包附近的异常结构（如心包囊肿和转移瘤）。

九、临床影响

超声心动图通常是怀疑心包异常的患者首选的诊断方法之一，同时也是无创评估血流动力学的参考标准。能对 PE 进行完整评估，确定心包穿刺的最佳部位，有助于确定缩窄性心包炎的诊断。超声心动图提供全面的无创血流动力学评估的能力对于

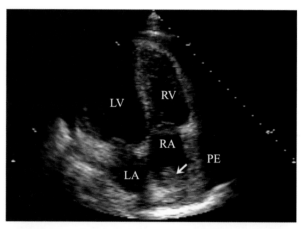

▲ 图 25-32　心尖四腔心切面显示右心房（RA）肿块伴心包积液

这是 1 例恶性血管肉瘤。RA. 右心房；RV. 右心室；LA. 左心房；LV. 左心室；PE. 心包积液

评估心包疾病至关重要，并且优于其他无创心脏成像方式（包括心脏 CT 和 MRI）。在疾病不明确的情况下，将超声心动图的血流动力学评估与心脏 MRI 的心包解剖评估（包括延迟钆后对比成像和 T_2 加权水肿序列）相结合，对于确定最终诊断是有价值的。在一些患者中，缩窄性心包炎是一过性的，通常在急性心包炎或心包穿刺后。使用 2D 和多普勒超声心动图可以很容易地监测一过性缩窄性心包炎的发展和结局。检测室间隔运动、二尖瓣血流和中心静

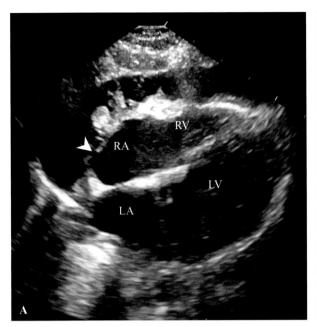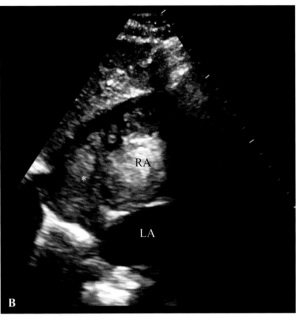

▲ 图 25-33 心脏血管肉瘤伴右心房穿孔和大量心包积液

A. 剑下切面的非对比增强经胸超声心动图显示右心房穿孔（箭头）和大量心包积液；B. 剑下切面放大的图像，显示振荡生理盐水作为对比增强造影剂，进入右心房后，渗出到心包腔（＊），证实右心房穿孔的存在。LA. 左心房；RA. 右心房

脉流速的呼吸变异可能是缩窄性心包炎的初步诊断线索，即使患者没有任何临床怀疑心包异常。综合 2D 和多普勒超声心动图，同时记录呼吸，特别注意二尖瓣环组织多普勒速度，能区分大部分患者属于缩窄性心包炎或限制性心肌病。在过去的 25 年中，超声心动图对缩窄性心包炎患者的检测有了很大的提高，缩窄性心包炎患者的心包切除术数量不断增加证明了这一点（图 25-34）。

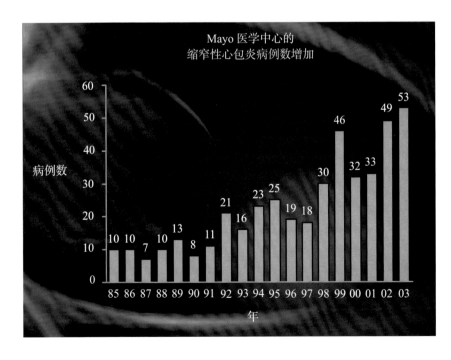

◀ 图 25-34 Mayo 医学中心自 1985 年以来因缩窄而进行的心包切除术病例数

参考文献

[1] Appleton C, Hatle L, Popp R. Cardiac tamponade and pericardial effusion: respiratory variation in transvalvular flow velocities studied by Doppler echocardiography. *J Am Coll Cardiol*. 1988;11:1020–1030.

[2] Armstrong W, Schilt B, Helper D, et al. Diastolic collapse of the right ventricle with cardiac tamponade: an echocardiographic study. *Circulation*. 1982;65:1491–1496.

[3] Bertog S, Thambidorai S, Parakh K, et al. Constrictive pericarditis: etiology and cause-specific survival after pericardiectomy. *J Am Coll Cardiol*. 2004;43:1445–1452.

[4] Bloomfield R, Lauson H, Cournand A, et al. Recording of right heart pressures in normal subjects and in patients with chronic pulmonary disease and various types of cardio-circulatory disease. *J Clin Invest*. 1946;25:639–664.

[5] Boonyaratavej S, Oh J, Appleton C, Seward JB. Superior vena cava Doppler can distinguish chronic obstructive lung disease from constrictive pericarditis despite similar respiratory variation in mitral flow velocity. *J Am Soc Echocardiogr*. 1996;9:370.

[6] Burstow D, Oh J, Bailey K, et al. Cardiac tamponade: characteristic Doppler observations. *Mayo Clin Proc*. 1989;64:312–324.

[7] Callahan J, Seward J, Tajik A. Cardiac tamponade: pericardi-centesis directed by two-dimensional echocardiography. *Mayo Clin Proc*. 1985;60:344–347.

[8] Candell-Riera J, Garcia del Castillo H, Permanyer-Miralda G, et al. Echocardiographic features of the interventricular septum in chronic constrictive pericarditis. *Circulation*. 1978;57:1154–1158.

[9] Connolly H, Click R, Schattenberg T, et al. Congenital absence of the pericardium: echocardiography as a diagnostic tool. *J Am Soc Echocardiogr*. 1995;8:87–92.

[10] Engel P, Fowler N, Tei C, et al. M-mode echocardiography in constrictive pericarditis. *J Am Coll Cardiol*. 1985;6:471–474.

[11] Feigenbaum H, Waldhausen J, Hyde L. Ultrasound diagnosis of pericardial effusion. *J Am Med Assoc*. 1965;191:711–714.

[12] Feng D, Glockner J, Kim K, et al. Cardiac magnetic resonance imaging pericardial late gadolinium enhancement and elevated inflammatory markers can predict the reversibility of constrictive pericarditis after antiinflammatory medical therapy: a pilot study. *Circulation*. 2011;124(17):1830–1837.

[13] Garcia M, Rodriguez L, Ares M, et al. Differentiation of constrictive pericarditis from restrictive cardiomyopathy: assessment of left ventricular diastolic velocities in longitudinal axis by Doppler tissue imaging. *J Am Coll Cardiol*. 1996;27:108–114.

[14] Gibson T, Grossman W, McLaurin L, et al. An echocardio-graphic study of the interventricular septum in constrictive pericarditis. *Br Heart J*. 1976;38:738–743.

[15] Gillam L, Guyer D, Gibson T, et al. Hydrodynamic compres-sion of the right atrium: a new echocardiographic sign of cardiac tamponade. *Circulation*. 1983;68:294–301.

[16] Ha J, Oh J, Ling L, et al. Annulus paradoxus. Transmitral flow velocity to mitral annular velocity ratio is inversely proportional to pulmonary capillary wedge pressure in patients with constrictive pericarditis. *Circulation*. 2001;104:976–978.

[17] Ha J, Oh J, Ommen S, et al. Diagnostic value of mitral annular velocity for constrictive pericarditis in the absence of respira-tory variation in mitral inflow velocity. *J Am Soc Echocardiogr*. 2002;15:1468–1471.

[18] Ha J, Ommen S, Tajik A, et al. Differentiation of constrictive pericarditis from restrictive cardiomyopathy using mitral annular velocity by tissue Doppler echocardiography. *Am J Cardiol*. 2004;94:316–319.

[19] Haley J, Tajik A, Danielson G, et al. Transient constrictive pericarditis: causes and natural history. *J Am Coll Cardiol*. 2004;43:271–275.

[20] Hatle L, Appleton C, Popp R. Differentiation of constrictive pericarditis and restrictive cardiomyopathy by Doppler echo-cardiography. *Circulation*. 1989;79:357–370.

[21] Hurrell D, Nishimura R, Higano S, et al. Value of dynamic respi-ratory changes in left and right ventricular pressures for the diag-nosis of constrictive pericarditis. *Circulation*. 1996;93:2007–2013.

[22] Khandaker MH, Espinosa RE, Nishimura RA, et al. Pericardial disease: diagnosis and management. *Mayo Clin Proc*. 2010;85(6):572–593.

[23] Ling L, Oh J, Breen J, et al. Calcific constrictive pericarditis: is it still with us? *Ann Intern Med*. 2000;132:444–450.

[24] Ling L, Oh J, Schaff H, et al. Constrictive pericarditis in the modern era. Evolving clinical spectrum and impact on out-come after pericardiectomy. *Circulation*. 1999;100:1380–1386.

[25] Ling L, Oh J, Tei C, et al. Pericardial thickness measured with transesophageal echocardiography: feasibility and potential clinical usefulness. *J Am Coll Cardiol*. 1997;29:1317–1323.

[26] Nasser W, Helmen C, Tavel M, et al. Congenital absence of the left pericardium: clinical, electrocardiographic, radio-graphic, hemodynamic, and angiographic findings in six cases. *Circulation*. 1970;41:469–478.

[27] Oh J, Hatle L, Seward J, et al. Diagnostic role of Doppler echo-cardiography in constrictive pericarditis. *J Am Coll Cardiol*. 1994;23:154–162.

[28] Oh J, Tajik A, Appleton C, et al. Preload reduction to unmask the characteristic Doppler features of constrictive pericarditis: a new observation. *Circulation*. 1997;95:796–799.

[29] Rajagopalan N, Garcia M, Rodriquez L, et al. Comparison of new Doppler echocardiographic methods to differentiate constrictive pericardial heart disease and restrictive cardiomyopathy. *Am J Cardiol*. 2001;87:86–94.

[30] Sagrista-Sauleda J, Angel J, Sanchez A, et al. Effusive-constrictive pericarditis. *N Engl J Med*. 2004;350:469–475.

[31] Sohn D, Kim Y, Kim H, et al. Unique features of early diastolic mitral annulus velocity in constrictive pericarditis. *J Am Soc Echocardiogr*. 2004;17:222–226.

[32] Spodick D. Current concepts: acute cardiac tamponade. *N Engl J Med*. 2003;349:684–690.

[33] Tajik A. Echocardiography in pericardial effusion. *Am J Med*. 1977;63:29–40.

[34] Tsang T, Sarano M, Freeman W, et al. Consecutive 1127 thera-peutic echocardiographically guided pericardiocenteses: clinical profile, practice patterns, and outcomes spanning 21 years. *Mayo Clin Proc*. 2002;77:429–436.

[35] Vaitkus P, Kussmaul W. Constrictive pericarditis versus restrictive cardiomyopathy: a reappraisal and update of diagnostic criteria. *Am Heart J*. 1991;122:1431–1441.

第 26 章　全身性疾病
Systemic Diseases

Muhammad Yasir Qureshi　　Steven E. Lipshultz　著

吕　晴　陈方红　译

概述

多种全身性疾病可以直接或间接影响心脏的功能和解剖结构。在此,我们讨论以下列出的全身性疾病对心脏的影响,并为每种疾病建议一种心脏成像方法。

1. 风湿热(rheumatic fever,RF)。

2. 川崎病(Kawasaki disease,KD)。

3. 自身免疫性疾病(特别是系统性红斑狼疮、类风湿关节炎)。

4. 人类免疫缺陷病毒(human immunodeficiency virus,HIV)感染。

5. 代谢综合征。

6. 癌症患者的心脏疾病。

7. 心肌炎。

8. 镰状细胞病。

9. 慢性肾病。

一、风湿热

风湿热是一种炎症性疾病,由 A 组 β- 溶血性链球菌感染产生的自身抗体引起。这些抗体与各种心脏结构(主要是瓣膜)发生交叉反应,导致其功能障碍。

风湿热在发展中国家很普遍,事实上,发展中国家进行的大多数瓣膜手术都是为了治疗风湿性二尖瓣病变。风湿热在发达国家却很少见,病例通常为来自发展中国家的移民和旅行者。链球菌性咽炎的及时诊断和治疗已将美国风湿热的发病率降低至 1% 以下。

风湿热的诊断基于主要和次要临床标准的组合,称为修订的 Jones 标准(表 26-1)。心脏炎是主要标准之一,可发生在多达 50% 的受影响患者中。心脏炎可在不同程度上累及心内膜、心肌和心包,尽管瓣炎是临床上最重要的问题。二尖瓣和主动脉瓣比三尖瓣更常受累。没有二尖瓣炎则主动脉瓣很少受累。急性瓣膜炎表现为反流,但随着恢复,反流可能减少。受累瓣膜瘢痕形成,可能导致狭窄并成为后续的并发症。在没有瓣膜炎的情况下,几乎不存在心肌炎和心包炎。

(一)成像目标

超声心动图成像的首要目标是诊断心脏炎,因为它是风湿热的主要诊断标准。超声心动图有助于进一步确定瓣膜和心肌结构及其功能有无异常、严重程度和进展。二尖瓣通常最先受累(占 60%~70% 的病例),其次为主动脉瓣(占 25% 的病例),而三尖瓣仅在 10% 左右的病例中受累。

成像过程中,应收集有关瓣膜结构和功能的详细信息,尤其是二尖瓣和主动脉瓣。急性风湿热的心肌功能障碍可由心肌炎或急性瓣膜功能不全引起。心肌炎时常可见心包积液。

(二)风湿性二尖瓣疾病

在风湿热的急性期,超声心动图主要的发现是腱索延长和瓣环扩张,导致二尖瓣瓣叶对合不良,引起反流(表 26-2)。在二维超声心动图上可以看到二尖瓣脱垂,尤其是二尖瓣前叶(图 26-1)。急性瓣膜反流引起的左心房和左心室扩大,也可以通过二维超声心动图检测到。

表 26-1　诊断急性风湿热的修订 Jones 标准

标　准	描　述
主要标准	
心脏炎	心包、心肌和心内膜（瓣膜）可能受累
多关节炎	迁移性关节炎通常涉及大关节（膝、踝、肘、腕）
舞蹈病	Sydenham 舞蹈病或 St.Vitus 舞蹈病：面部、手和脚不协调的抽搐动作
环状红斑	从躯干开始并向外迁移的非瘙痒性皮疹
皮下结节	骨突起部位的无痛结节
次要标准	
发热	
关节痛	如果关节炎是主要标准，则不纳入诊断标准
风湿热病史	
急性期反应物	白细胞计数、红细胞沉降率或 C 反应蛋白浓度升高
PR 间期延长	
近期链球菌感染的证据	
近期猩红热	
抗链球菌溶血素 O 滴度增加	
咽喉培养阳性	
快速抗原检测阳性	

诊断需要 2 项主要或 1 项主要和 2 项次要标准，以及近期链球菌感染的证据

改编自 *Dajani AS, Ayoub E, Bierman FZ, et al. Guidelines for the diagnosis of rheumatic fever. Jones Criteria, 1992 update. Special Writing Group of the Committee on Rheumatic Fever, Endocarditis, and Kawasaki Disease of the Council on Cardiovascular Disease in the Young of the American Heart Association. J Am Med Assoc. 1992;268(15):2069-2073.*

表 26-2　超声心动图在急性风湿性二尖瓣病变中的应用

目　的	方　法
定义二尖瓣解剖结构	
• 评估腱索解剖结构 • 评估瓣叶脱垂 • 评估瓣环扩张	• 二维超声心动图 • 测量瓣环大小
定义心腔大小	
• 评估左心房大小 • 评估左心室大小	• 测量左心房容积 • 测量左心室大小
测量二尖瓣反流	• 测量射流紧缩 • 测量反流量 • 测量反流分数 • 测量有效反流口 • 探查肺静脉多普勒频谱
评估左心室功能	• 测量左心室射血分数或短轴缩短率 • 二尖瓣瓣环和三尖瓣瓣环组织多普勒
评估血流动力学	
• 评估肺动脉压 • 评估肺静脉压	• 通过三尖瓣反流估测右心室收缩压 • 通过肺动脉反流的频谱多普勒估测肺动脉舒张压 • 肺静脉频谱多普勒
评估心包积液	• 二维超声心动图

多普勒超声心动图可以测量瓣膜反流，可用于评估疾病的严重程度及进展情况，为诊疗提供至关重要的血流动力学数据。彩色多普勒超声心动图可以检测无法听诊的反流程度。它还可以测量反流束

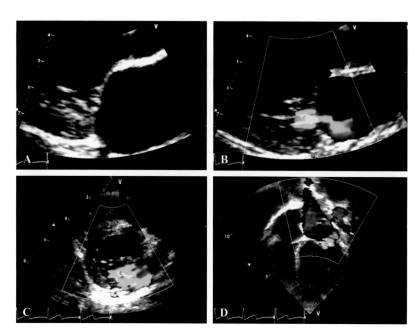

◀ 图 26-1　急性风湿性二尖瓣疾病
A. 收缩期胸骨旁长轴切面，放大图像显示二尖瓣前叶轻度脱垂；B. 收缩期胸骨旁长轴切面，放大图像显示二尖瓣关闭不全，由前叶脱垂引起的向后喷射；C. 收缩期胸骨旁短轴切面，二尖瓣正面观显示二尖瓣关闭不全；D. 收缩期心尖四腔心切面显示偏心二尖瓣反流喷射

的大小和持续时间，提供对反流程度的粗略估计。可用近端等速表面积法计算有效反流口、反流量和反流分数。

如果没有主动脉瓣病变，反流量也可以用连续方程法计算。由主动脉瓣的时间速度积分计算出的每搏输出量与穿过二尖瓣的有效前向流量相同。可以通过时间速度积分计算穿过二尖瓣的实际前向流量。通过二尖瓣的实际流量和有效流量之间的差值就是反流量。反流分数是反流量除以穿过二尖瓣的总前向流量。

用组织多普勒超声心动图测量二尖瓣内侧环和外侧环有助于检测隐匿性心肌收缩和舒张功能障碍。临床上重要的二尖瓣病变会影响左心房大小、肺静脉多普勒频谱和右心室压力。肺静脉多普勒频谱可辅助评估二尖瓣关闭不全。随着二尖瓣关闭不全的严重程度增加，舒张速度降低，当反流严重时，肺静脉中的血流在收缩期逆流。除了心肌炎，急性瓣膜功能不全也可因风湿热导致心肌功能障碍。此外，还应评估是否存在心包积液。

表 26-2 总结了急性风湿性二尖瓣病变的成像目标。

在风湿性二尖瓣病变的慢性期，慢性纤维化和瘢痕形成逆转了急性期发生的变化（表 26-3）。腱索开始缩短，二尖瓣环收缩。理想情况下，当瓣膜的结构和功能接近正常时，该过程将停止。患者临床上表现为无症状，听诊可能没有疾病迹象。更常见的是，纤维化继续进展，二尖瓣变得狭窄。腱索变粗变短，瓣环变小。瓣叶变厚，活动度降低。瓣膜联合处可能融合，进一步限制了瓣叶的活动性，并显著减小有效二尖瓣口面积。随着这些变化，二尖瓣的形状从马鞍状（正常）到漏斗状的"鱼嘴结构"（图 26-2）。

由于瓣叶之间的运动受限和持续存在的接合间隙，大约一半患有风湿性二尖瓣狭窄的患者同时存在大量二尖瓣关闭不全。在成人中，瘢痕二尖瓣可能会出现钙化。二尖瓣的解剖结构和活动度可以通过二维超声心动图进行评估。在胸骨旁短轴切面，可通过平面测量法追踪瓣口，以显示二尖瓣口正面。三维超声心动图有助于了解二尖瓣的结构畸形。当二尖瓣的活动性有所保留但连合处融合时，二尖瓣的前叶可以呈现特征性的"曲棍球棒外观"。

与其他慢性炎症性疾病（如类风湿关节炎或系统性红斑狼疮）相比，风湿性心内膜炎普遍累及整个瓣膜。慢性风湿病中瓣膜的钙化从瓣叶的边缘开始，向瓣环发展。随着狭窄的进展，左心房压力持续升高。左心房增大和肺静脉多普勒频谱异常可以提示左心房高压（左心房压升高）。左心房进一步扩大会增加房性心律失常和心内血栓的风险，在超声心动图检查中必须评估这些风险。在单纯二尖瓣狭窄中，左心室大小可以正常。然而，由于许多患者同时存在二尖瓣狭窄和反流，左心室仍可能扩大。为了确认这种扩大，应该评估心室的大小和功能。

表 26-3 总结了慢性风湿性二尖瓣病变的成像目标。

表 26-3　慢性风湿性二尖瓣病变的成像目标

目　的	方　法
定义二尖瓣解剖结构	
• 评估腱索解剖 • 评估瓣叶活动度和厚度	• 二维超声心动图 • 测量瓣环大小 • 通过平面测量法测量瓣口面积
定义心腔大小	
• 评估左心房大小 • 评估左心室大小	• 测量左心房容积 • 测量左心室大小
评估二尖瓣压力梯度	• 通过二尖瓣的连续波多普勒 • 测量平均舒张压
评估其他血流动力学特征	
• 评估肺动脉压 • 评估肺静脉压	• 通过三尖瓣反流估计右心室收缩压 • 通过肺动脉反流频谱多普勒估计肺动脉舒张压 • 肺静脉多普勒频谱
评估心室功能	• 测量左心室射血分数或短轴缩短率 • 二尖瓣瓣环和三尖瓣瓣环的组织多普勒 • 测量三尖瓣环收缩期位移
评估心包积液	• 二维超声心动图
识别心内血栓	• 二维超声心动图 • 可能需要经食管超声来显示左心耳

（三）风湿性主动脉瓣病变

大约 25% 的风湿性心脏病会影响主动脉瓣，但在二尖瓣未受累的情况下很少受累。在急性期，就像风湿性二尖瓣病变一样，主要发现是反流。应仔细观察评估主动脉瓣尖以发现任何可能的脱垂。在舒张期，来自主动脉瓣的反流束可以到达二尖瓣前

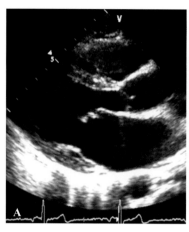
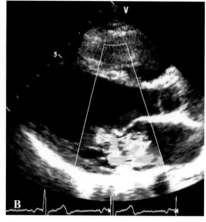
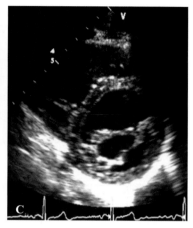

▲ 图 26-2　慢性风湿性二尖瓣疾病

A. 收缩期胸骨旁长轴切面显示二尖瓣前叶典型的 "曲棍球棒" 样外观，由瓣叶边缘的活动受限引起；B. 收缩期胸骨旁长轴切面显示明显的二尖瓣反流；C. 舒张期胸骨旁短轴视图，二尖瓣正面透视显示瓣叶开放受限，有效瓣口大大减少

叶，使其颤动，可以通过二维和 M 型超声心动图观察到这种表现。明显升高的左心室舒张压可能会导致二尖瓣过早关闭。

左心室通常会扩大，其功能可能会受损。严重的急性主动脉瓣反流对左心室施加了很大的容量负荷，并可能影响其功能。在没有二尖瓣病变的情况下，左心房容量增加可能是左心室舒张压升高的结果。主动脉瓣的彩色多普勒超声心动图检查是诊断轻度反流的关键（图 26-3）。反流束的起源、大小和方向必须通过多个切面进行评估。压力减半时间和 PISA 法可以更准确地评估这种反流。降主动脉和腹主动脉舒张期血流的显著逆流（在多普勒检查中很明显）与显著的主动脉瓣反流相关。

表 26-4 总结了急性风湿性主动脉瓣病变的成像目的。

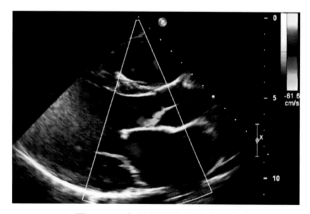

▲ 图 26-3　急性风湿性主动脉瓣疾病

舒张期胸骨旁长轴切面显示轻度主动脉瓣关闭不全

表 26-4　急性风湿性主动脉瓣病变的成像目的

目　的	方　法
定义主动脉瓣解剖	
• 评估瓣叶脱垂 • 评估瓣环扩张	• 二维超声心动图 • 测量瓣环大小
定义心腔大小	
• 评估左心房大小 • 评估左心室大小	• 测量左心房容积 • 测量左心室大小
定量主动脉瓣反流	• 测量射流紧缩 • 测量有效的反流口 • 测量压力减半时间 • 用脉冲波多普勒检测腹主动脉舒张期反向血流
评估心室功能	• 测量左心室射血分数或短轴缩短率 • 二尖瓣瓣环和三尖瓣瓣环的组织多普勒检查 • 测量三尖瓣环收缩期位移
评估血流动力学特征	
• 评估肺动脉压 • 评估肺静脉压	• 通过三尖瓣反流估计右心室收缩压 • 通过肺动脉反流的频谱多普勒估计肺动脉舒张压 • 肺静脉频谱多普勒
评估心包积液	• 二维超声心动图

在慢性风湿性主动脉瓣病变中，瓣尖的纤维化会导致瓣膜进行性狭窄、瓣叶缩短和回缩，从而引起反流。联合的瓣膜病变可能相互影响，限制了瓣尖的移动并导致有效开口减小（图 26-4）。通过二维和三维超声心动图面积测量可以确定有效瓣口面

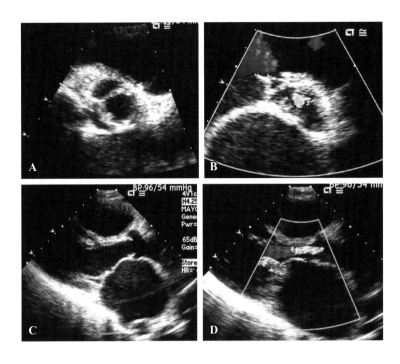

◀ 图 26-4　慢性风湿性主动脉瓣疾病

A. 收缩期胸骨旁短轴切面及主动脉瓣正面切面，显示瓣叶开放受限，有效孔口大大减少。B. 心脏舒张期主动脉瓣的胸骨旁短轴视图，显示中央反流射流。C. 收缩期胸骨旁长轴视图，显示因活动受限造成的主动脉瓣叶圆顶。由于伴随严重的二尖瓣狭窄，左心房严重扩张。D. 收缩期胸骨旁长轴切面显示穿过主动脉瓣的广泛反流射流，表明存在大量反流。由于同时存在二尖瓣狭窄，二尖瓣的有效开口极度减少。左心房扩大，二尖瓣前叶呈 "曲棍球棒" 样外观

积。有效瓣口面积也可以通过测量左心室流出道和主动脉瓣时间速度积分的连续方程法来确定。多普勒提供重要的血流动力学信息。平均压差和最大压差可以通过跨主动脉瓣的连续波多普勒来计算。当心室功能受损时，可能会低估主动脉瓣狭窄的严重程度。左心室流出道和主动脉瓣的时间速度积分比有助于揭示心室功能下降导致的这种低估的严重程度。

表 26-5 总结了慢性风湿性主动脉瓣病变的成像目的。

二、川崎病

川崎病是一种影响儿童期冠状动脉的急性血管炎综合征。其原因不明。它在亚洲和太平洋岛屿后裔的美国人中更为普遍，其发病率约为每 100 000 名 5 岁以下儿童中有 30 人会患 KD。接受治疗的儿童中约有 80% 小于 5 岁。

诊断基于临床标准（表 26-6）。特征性体征包括发热 5 天，嘴唇干裂，双侧结膜炎，"草莓舌"（舌炎），颈部淋巴结肿大，手足脱皮。其他临床特征包括无菌性脓尿、前葡萄膜炎、肛周红斑、手足水肿和红斑、胆囊积水、肝炎和易怒。该疾病的特征是全身中等大小的动脉发炎，这会导致各种临床特征。然而，长期的后遗症源于冠状动脉的受累。幼小婴儿和 8 岁以上儿童的冠状动脉受累率最高。

表 26-5　慢性风湿性主动脉瓣病变的成像目的

目　的	方　法
主动脉瓣解剖	
• 评估瓣叶的偏移和厚度 • 评估瓣环扩张	• 二维超声心动图 • 测量瓣环大小 • 通过面积测量法测量瓣膜面积
定义心腔大小	
• 评估左心房大小 • 评估左心室大小	• 测量左心房容积 • 测量左心室大小
评估主动脉瓣压力梯度	• 通过主动脉瓣的连续波多普勒 • 测量平均收缩压 • 通过左心室流出道的速度时间积分校正梯度 • 测量左心室流出道与主动脉瓣口的速度时间积分之比 • 计算主动脉瓣有效瓣口面积
评估其他血流动力学特征	
• 评估肺动脉压 • 评估肺静脉压	• 通过三尖瓣反流估计右心室收缩压 • 通过肺动脉反流的频谱多普勒估计肺动脉舒张压 • 肺静脉多普勒频谱
评估心室功能	• 测量左心室射血分数或短轴缩短率 • 二尖瓣瓣环和三尖瓣瓣环的组织多普勒检查 • 测量三尖瓣环收缩期位移
评估心包积液	• 二维超声心动图

表 26-6　川崎病的诊断标准

发热持续 5 天[*]并出现以下主要特征中的 4 项
四肢末梢改变：手足指趾出现红斑和肿胀，继而周端皮肤脱皮
多形性皮疹，尤其是在腹股沟
双侧球结膜充血
口咽部改变：嘴唇红斑结痂、草莓舌、黏膜红斑
颈部淋巴结肿大：通常为单侧，大于 1.5cm

[*]. 存在 4 项或 4 项以上的主要标准，则可在发热 4 天时确诊川崎病

改编自 *Newburger JW, Takahashi M, Gerber MA, et al. Diagnosis, treatment, and long-term management of Kawasaki disease: a statement for health professionals from the Committee on Rheumatic Fever, Endocarditis, and Kawasaki Disease, Council on Cardiovascular Disease in the Young, American Heart Association. Pediatrics. 2004;114(6):1708-1733.*

川崎病的心血管病理过程分四个阶段。在第一阶段（急性期），大约在发病的前 10 天，主要冠状动脉出现弥漫性微血管炎伴末端动脉炎和血管周围炎。这些情况可导致心包炎、瓣膜炎和心内膜炎。在这个阶段更常见的是心肌炎，可能涉及心内传导系统。第二阶段（亚急性期），持续到疾病的第 3 周或第 4 周，其特征是主要冠状动脉的全血管炎，导致动脉瘤和血栓形成。此阶段仍可存在心肌炎、心内膜炎和心包炎。第三阶段（亚急性期），持续时间为疾病的第 4～5 周。在这个阶段，微血管炎消退，冠状动脉颗粒化，导致内膜增厚。第四阶段即晚期阶段，持续 40 天至 4 年，其特征是冠状动脉和心肌的纤维化和瘢痕形成。在这个阶段，血栓形成的血管再通。

成像目标

影像学不是川崎病诊断标准的组成部分。它的主要目的是预测川崎病。然而，根据 2017 年美国心脏协会关于川崎病的声明，在不满足所有要求的诊断标准的不完全川崎病的情况下，影像学有助于诊断。在这种情况下，阳性超声心动图可确定诊断。表 26-7 总结了川崎病的成像目的。

鉴于川崎病的病理生理学，美国心脏协会建议每个接受川崎病治疗的儿童应在诊断时、治疗后 1～2 周及治疗后 4～6 周再次进行超声心动图评估。急性期冠状动脉受累或冠状动脉异常的患者，尤其是管腔内径 Z 评分值大于 2.5 的患儿，应更频繁地进行超声心动图检查（每周至少 2 次），直到冠状

表 26-7　川崎病超声心动图成像的目标

内　容	方　法
评估心室功能	
• 收缩和舒张功能	• 测量左心室（LV）射血分数或缩短分数 • 计算 LV 心肌做功指数 • 二尖瓣和三尖瓣环的组织多普勒检查 • 脉冲波多普勒检查肺静脉和二尖瓣流入 • 测量三尖瓣环平面收缩偏移 • 通过应变成像量化整体心室收缩功能 • 通过应变成像量化区域壁运动异常
评估冠状动脉	
• 检测扩张或狭窄 • 检测和定义动脉瘤	• 二维超声心动图 • 测量所有冠状动脉的内径 • 描述动脉瘤的大小、数量、形状和位置
评估心脏瓣膜	• 寻找二尖瓣、主动脉瓣和三尖瓣反流 • 量化反流
评估心包积液	• 二维超声心动图

动脉扩张停止。这种增加的检查频率主要是为了检测腔内血栓形成。根据下面定义的风险水平标准，美国心脏协会的建议包括对心室功能、冠状动脉异常和灌注研究进行有创和无创评估。

• 风险等级 1。任何时间点均无冠状动脉受累（Z 评分＜2）：无须诊断成像。

• 风险等级 2。仅冠状动脉扩张（2≤Z 评分＜2.5）：如果冠状动脉内径在 4～6 周恢复正常，则无须诊断成像。否则持续随访 12 个月。如果扩张持续 12 个月，每 2～5 年重新评估。

• 风险等级 3。小冠状动脉瘤（2.5≤Z 评分＜5）：第 6 个月及每年的超声心动图，每 2～3 年评估诱导性心肌缺血。

• 风险等级 4。中冠状动脉瘤（5≤Z 评分＜10，绝对尺寸小于 8mm）：第 3 个月、第 6 个月和第 12 个月的超声心动图，之后每 6～12 个月；每 1～3 年评估一次诱导性心肌缺血。

• 风险等级 5。大的和巨大的冠状动脉瘤（Z 值≥10 或绝对尺寸≥8mm）：第 3 个月、第 6 个月、第 9 个月和第 12 个月的超声心动图，之后每 3～6 个月；每 6～12 个月对诱导性心肌缺血进行评估。

在急性期，最初的超声心动图通常只显示一些与冠状动脉疾病有关的细微发现。血管周围回声增加和轻度冠状动脉扩张可能提示血管炎。急性期更重要的发现是继发于心包炎的心包积液、继发于心

肌炎的心室功能降低及继发于瓣膜炎的新出现的瓣膜（最可能是二尖瓣）反流。

应使用多种方法测量心室功能，以便后续成像可以发现细小的变化。用应变成像评估局部室壁运动异常或许有用。在亚急性和晚期，成像的目标主要是检测异常冠状动脉或伴有局部室壁运动异常的心室功能降低。大多数患者可以很容易地看到冠状动脉的近端部分。然而，评估川崎病患者的冠状动脉并不仅限于近段冠状动脉；如下所述，也必须用特定的切面检查远段冠状动脉。

冠状动脉的内径应与标准数据进行比较。在健康个体中，5 岁以下儿童的冠状动脉内径应小于3mm，5 岁以上儿童的冠状动脉内径应小于 4mm。冠状动脉弥漫性扩张超过这些限度，没有动脉瘤，称作"冠状动脉扩张症"（图 26-5）。沿血管长径的节段性扩张或变窄很重要。节段的管径内径为相邻节段管径内径的 1.5 倍视为异常。

应描述冠状动脉瘤的数量、形状、大小和位置。动脉瘤的形状可以描述为梭形或囊状（图 26-6）。冠状动脉中的多个动脉瘤可以呈现"串珠状"的外观。动脉瘤可分为小动脉瘤（内径< 5mm）、中动脉瘤（内径 5～8mm）或巨大动脉瘤（内径> 8mm）。

诊断为川崎病但没有冠状动脉异常（风险等级Ⅰ）的儿童仍被认为是成人冠状动脉疾病早期发病的高危人群。美国国家心脏、肺和血液研究所指南（2011 版）将川崎病儿童列为早期冠心病的高危人

群，并建议降低体重指数、血压和血脂水平的临界值以触发早期干预。

超声心动图冠状动脉成像

超声心动图评价冠状动脉在川崎病患者的诊断和随访中具有重要意义。应使用具有最高可用频率的高频探头，以获取最高质量的冠状动脉图像。稍微降低二维增益和压缩（动态范围）将改善冠状动脉的显影。在大多数儿童中，超声心动图对冠状动脉的起源和近端部分进行成像已足够。然而，对于川崎病患儿，应尽量显示三条主要冠状动脉的长度。

在胸骨旁短轴切面中，左冠状动脉近端的显示效果最佳。将探头顺时针旋转到 3 点钟位置（图 26-7）可以更好地观察左冠状动脉分叉到左前降支和回旋支。将探头向左肩倾斜可以更好地显示左冠状动脉前降支的长度（图 26-8）。将探头指向下方将更好地显示冠状动脉回旋支（图 26-9）。高位左侧胸骨旁切面有时可用于观察左冠状动脉成像（图 26-10）。在胸骨旁长轴切面中，通过将探头向左肩倾斜以显示前室间沟，可以更好地显示冠状动脉左前降支远段。通过肋下冠状切面可以获得远端冠状动脉左前降支的类似切面。为了直观显示冠状动脉左回旋支的长度，心尖切面中的前倾切面可能会有所帮助。

胸骨旁短轴切面也是右冠状动脉成像的最佳切

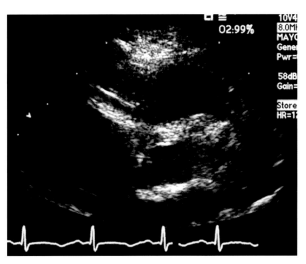

▲ 图 26-5　川崎病
右冠状动脉扩张

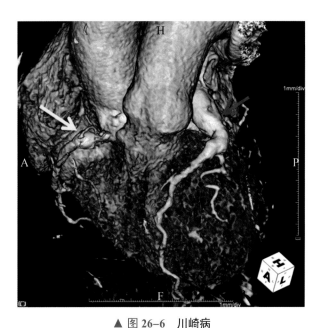

▲ 图 26-6　川崎病
黄箭 . 右冠状动脉囊状动脉瘤。红箭 . 左冠状动脉巨大的梭形动脉瘤

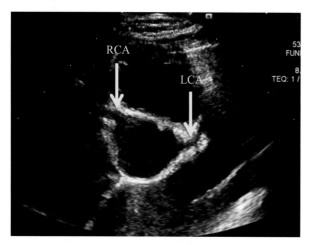

▲ 图 26-7 川崎病

胸骨旁短轴切面是开始对冠状动脉进行成像的最佳选择。LCA. 左冠状动脉的起源；RCA. 右冠状动脉的起源

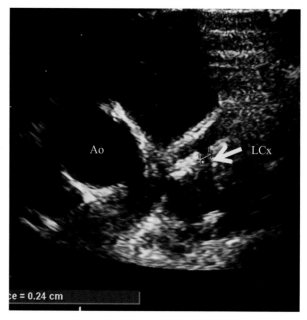

▲ 图 26-9 川崎病

向下倾斜的探头顺时针旋转显示左冠状动脉回旋支（LCx）
Ao. 主动脉

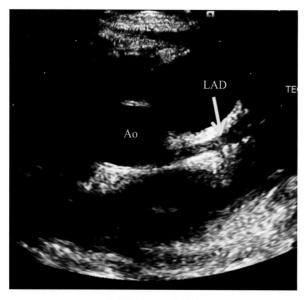

▲ 图 26-8 川崎病

向左肩倾斜的探头逆时针旋转显示前室间沟中左冠状动脉前降支（LAD）的长度。LAD 扩张并伴有远端梭形动脉瘤
Ao. 主动脉

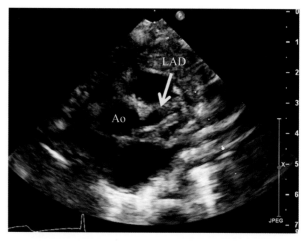

▲ 图 26-10 川崎病

通过倾斜肺动脉下方的探头，可利用高位左胸骨旁窗看到左冠状动脉。注意左冠状动脉前降支（LAD）的梭形动脉瘤
Ao. 主动脉

面（图 26-7），尽管有时探头逆时针旋转至 12 点钟方向可获得其起源的更好图像。但是，探头旋转至 3 点钟可以更好地显示动脉的长度。胸骨旁长轴切面有助于识别右冠状动脉的起点。与左冠状动脉的显示一样，右冠状动脉的中段也可以在心尖切面中看到，探头向前倾斜。在心尖切面中探头向后倾斜可以显示右冠状动脉远端和冠状动脉后降支。通过将探头向右心房室沟倾斜获得的肋下矢状切面，可以显示右冠状动脉的全长。探头向前倾斜，

肋下冠状切面可以显示前房室沟中的右冠状动脉（图 26-11）。

三、自身免疫性疾病

自身免疫性疾病，如系统性红斑狼疮和类风湿关节炎，源于针对各种细胞成分（细胞膜、细胞质和细胞核）形成的抗体。这些疾病涉及多个器官，但晚期死亡主要来自心血管原因。这些疾病以多种方式影响心血管系统，但主要目标是心包、心肌、心脏瓣膜、

传导系统、冠状动脉及肺和全身血管系统。

（一）心包受累

类风湿关节炎和系统性红斑狼疮最常见的心脏反应是心包积液（图 26-12）。这些患者中有 1/3～1/2 可能患有心包疾病，可能有或无临床表现。当临床表现明显时，通常的症状是胸痛。心脏压塞很罕见；然而，富含炎性产物的心包积液可引起缩窄性心包炎。渗出的程度通常与免疫抑制的程度相关。因此，心包积液常见于就诊或病情加重时。

（二）心肌和冠状动脉受累

心肌受累可能是多因素的。慢性炎症、药物毒性、冠状动脉血管炎和早期冠状动脉疾病都可能导致心肌损伤。心肌中的慢性炎症持续破坏心

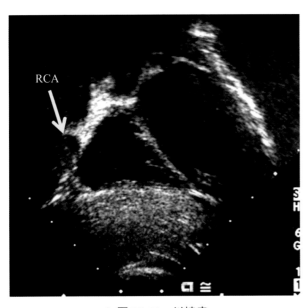

▲ 图 26-11 川崎病

探头向前倾斜，朝向前房室沟，肋下冠状位的右冠状动脉（RCA）动脉瘤

肌细胞，并导致纤维化和瘢痕形成，可以通过心脏磁共振成像显示的异常心肌延迟强化发现病变（图 26-13）。持续的瘢痕环和心肌细胞的破坏最终导致扩张型心肌病。

心肌炎通常是亚临床的，在狼疮患者中发生率高达 10%。它通常表现为心室功能降低。一些短暂的心肌增厚或间质水肿引起的左心室壁回声增强可能是显著的。舒张性心室功能障碍很常见，并且与疾病的持续时间有关。因此，应始终定量评估这些患者的心室收缩和舒张功能，尤其是组织多普勒超声心动图。

这些疾病的慢性炎症反应使这些患者患早期冠状动脉疾病的风险更高。根据美国国家心、肺、血液研究所指南（2011 版），患有慢性炎症性疾病的儿童在成年后处于冠状动脉疾病早期发展的中等风险类别。局部室壁运动异常可用于发现晚期冠状动脉受累，并可通过应变成像和应变率分析进行测量。局部室壁运动异常也可由冠状动脉局部血管炎或心肌炎引起。

（三）瓣膜受累

在这些慢性炎症性疾病中，任何心脏瓣膜都可能退变。系统性红斑狼疮可出现非细菌性血栓性（Libman-Sacks）心内膜炎（或"消耗性心内膜炎"，意思是处于消耗状态的心内膜炎）。这些非特异性赘生物是无菌的，但可以栓塞。它们也存在于许多其他高凝状态和癌症中。在超声心动图上，它们沿着瓣膜关闭线出现，可能有光滑或"瘤状"外观（"疣状"外观）。与风湿性心内膜炎一样，这些赘生物倾向于在二尖瓣和主动脉瓣上形成，但右侧瓣膜仍可受累。二尖瓣后叶是这些赘生物的常见部位

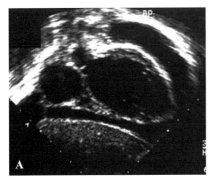
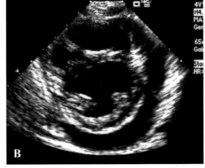
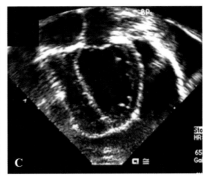

▲ 图 26-12 系统性红斑狼疮的心包积液

A. 胸骨下窝切面；B. 胸骨旁短轴切面；C. 心尖四腔心切面

（图 26–14）。壁性心内膜炎有时可见疣状赘生物。这些赘生物很少引起瓣膜狭窄，更容易扭曲瓣膜，导致瓣口反流。20%～60% 的成人狼疮患者可发生二尖瓣或主动脉瓣关闭不全。在类风湿关节炎中，主要的瓣膜受累是二尖瓣和主动脉瓣的退行性变，从瓣叶的核心开始，形成类风湿性结节。

（四）肺血管受累

即使没有明显的心脏或肺部疾病，多达 1/3 的系统性自身免疫性疾病患者也可能患有肺动脉高压。通过三尖瓣反流估计右心室压力对于评估肺动脉压力极为重要。评估右心室功能和大小对于治疗长期肺动脉高压也至关重要。右心房增大或下腔静脉扩张也可能表明由于长期压力超负荷导致右心室舒张末期压力增加。

（五）全身血管受累

系统性高血压常见于慢性系统性自身免疫性疾病患者，通常由血管炎和肾脏疾病引起。此外，循环中的慢性炎症介质也有助于动脉粥样硬化的早期

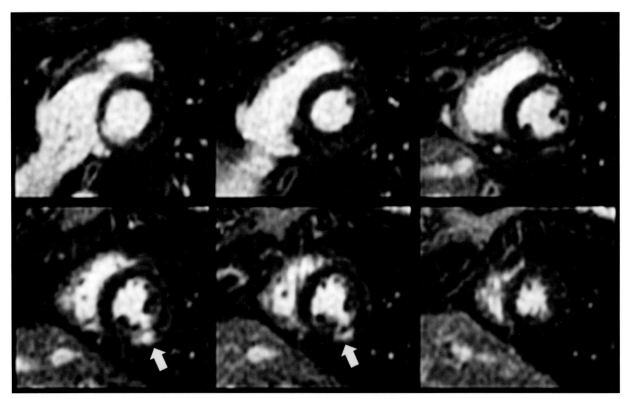

▲ 图 26–13　系统性红斑狼疮心肌炎
磁共振成像显示左心室中心室下段（黄箭）的心外膜下至透壁、局灶性、异常延迟的心肌高增强

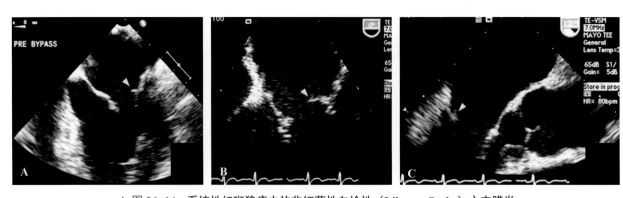

▲ 图 26–14　系统性红斑狼疮中的非细菌性血栓性（Libman-Sacks）心内膜炎
3 位不同患者的二尖瓣经食管超声心动图显示，在食管中段四腔心切面（A 和 B）和左心室流入流出切面（C）中二尖瓣后叶（黄箭头）上有小结节性肿块

发展。系统性高血压的次要影响,如左心室肥厚,应通过几个月的超声心动图进行随访评估,并计算左心室重量,主要用于预后和评估血压控制。

表26-8总结了慢性系统性自身免疫病的成像目标。

表26-8 慢性系统性自身免疫病的成像目标

目 的	方 法
评估心包积液	• 二维超声心动图
评估心室功能	
• 收缩和舒张功能	• 测量左心室射血分数或缩短分数 • 计算心肌做功指数 • 二尖瓣和三尖瓣环的组织多普勒检查 • 肺静脉和二尖瓣流入的脉冲波多普勒检查 • 测量收缩期位移 • 通过应变形成像量化整体心室收缩功能 • 通过应变成像量化局部室壁运动异常
评估心内膜疾病	
• 非细菌性血栓性(疣状、Libman-Sacks)心内膜炎 – 瓣膜倾向:二尖瓣>主动脉瓣>三尖瓣>肺动脉瓣 • 壁性心内膜炎 • 类风湿关节炎中的类风湿结节	• 二维超声心动图
评估血流动力学特征	
• 肺动脉高压	• 通过多普勒观察三尖瓣反流估计右心室收缩压
评估对心脏的二次影响	
• 系统性高血压导致的左心室肥厚 • 肺动脉高压导致的右心室肥厚	• 评估心室的舒张功能 • 测量左心室间隔和后壁厚度 • 计算左心室质量

(六)新生儿红斑狼疮

新生儿红斑狼疮是来自患有系统性慢性炎症疾病(如系统性红斑狼疮、类风湿关节炎或干燥综合征)的母亲,所生婴儿的母体自身抗体经胎盘传播引起的疾病。这种疾病主要涉及心脏、肝脏和皮肤。在心脏中,传导系统是这些抗体的主要目标。先天性心脏传导阻滞发生在15%~30%的新生儿红斑狼疮患儿中。因此,胎儿超声心动图适用于患有系统性红斑狼疮的母亲(图26-15)。在这种情况下,应详细评估胎儿节律。如果不存在完全性心脏传导阻滞,应监测PR间期以检测子宫内的1级心脏传导阻滞。PR间期是从心房收缩开始到心室收缩开始的时间。

四、人类免疫缺陷病毒感染

与其他系统性疾病一样,HIV会以多种方式影响心血管系统。此外,抗逆转录病毒疗法也可能对心血管产生长期不良影响。这些影响对儿童尤为重要,因为许多儿童在子宫内时也可能接触过这些药物。暴露于高效抗逆转录病毒疗法(highly active antiretroviral therapy,HAART)是代谢异常和加速冠状动脉疾病的危险因素。患者还可能患有与其他机会性感染和肿瘤相关的心脏疾病。涉及的主要心血管成分包括心包、心肌、心脏瓣膜、冠状动脉和肺血管系统。

(一)心包受累

心包是HIV相关炎症的常见靶点。HIV患者的心包积液的最常见原因是特发性的,其次是细菌、真菌和其他机会性感染。卡波西肉瘤和淋巴瘤也可引起心包积液。

临床上,心包疾病可能是无症状的,也可能表

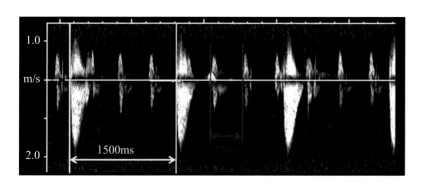

◀ 图26-15 胎儿超声心动图显示完全心脏传导阻滞

左心室的同步多普勒检查显示心房(红色)和心室(黄色)的不同流入和流出流速。心室率为40次/分,心房率为140次/分

现为呼吸急促或胸痛。超声心动图可以检测约 1/3 的 HIV 感染患者的心包积液。大量心包积液可能伴有心脏压塞，尤其是分枝杆菌感染。心包积液的存在被认为是 HIV 患者预后不良的因素之一。

（二）心肌受累

在 HIV 患者中，心肌可以通过多种方式受到影响，尤其是心肌炎、心肌病及冠状动脉疾病。在多达一半的 HIV 患者的尸检中发现局灶性心肌炎。然而，这些患者大多无临床症状。其心肌炎可由机会性感染引起，但在多达 80% 的病例中，病因不明，可能是全身炎症的一部分。超声心动图证据显示心室功能急剧下降，应怀疑心肌炎。持续性心肌炎、加速冠状动脉疾病、恶病质和药物毒性引起的慢性心肌损伤都可能导致扩张型心肌病的发展。每项超声心动图研究都应详细评估收缩和舒张心室功能。

（三）冠状动脉受累

感染 HIV 的儿童患早期冠状动脉疾病的风险更高。根据美国心脏、肺和血液研究所指南（2011版），HIV 患者早期发展为冠状动脉疾病的风险为中等。测量心室收缩和舒张功能很重要。应评估局部室壁运动是否有异常。应变成像可以测量局部壁运动异常，也可以检测收缩功能的细微变化。

（四）瓣膜受累

与系统性红斑狼疮相似的非细菌性血栓性心内膜炎可在 HIV 感染的慢性炎症期间发展。然而，感染性心内膜炎也很常见，尤其是静脉内药物滥用者。

（五）肺血管受累

在这些患者中，肺动脉高压亦很常见。反复肺炎和肺瘢痕形成可导致肺动脉高压。也可发生弥漫性肺微栓子和肺静脉闭塞性疾病。严重肺动脉高压可能导致右心衰竭。应使用组织多普勒超声心动图和三尖瓣环平面收缩期位移等方式评估右心室功能。右心室收缩压应通过三尖瓣反流来估计。

（六）大动脉受累

主动脉和肺动脉的受累包括内膜增厚和慢性炎症，与左心室质量增加有关，可导致血管局限性或弥漫性狭窄。

（七）心脏肿瘤

卡波西肉瘤和非霍奇金淋巴瘤是主要累及心肌或心包的恶性肿瘤。心包积液通常为首发表现。心脏肿瘤可表现为心腔内肿块，但这些肿瘤更多的是呈弥漫性浸润，在超声心动图上可能不会被发现。

HIV 感染患者的超声心动图成像主要为评估心室收缩和舒张功能并排除心包积液。表 26-9 总结了超声心动图的评估内容。

表 26-9 人类免疫缺陷病毒感染中超声心动图成像的目标

内　容	方　法
评估心包积液	• 二维超声心动图
评估左心室功能	
• 收缩和舒张功能	• 测量左心室射血分数或缩短分数 • 计算心肌做功指数 • 二尖瓣和三尖瓣环的组织多普勒检查 • 肺静脉和二尖瓣流入的脉冲波多普勒检查 • 测量三尖瓣环平面收缩期位移 • 通过应变成像量化整体心室收缩功能 • 通过应变成像量化局部壁运动异常
评估心内膜疾病	
• 非细菌性血栓性心内膜炎	• 二维超声心动图
评估大动脉血管病变	
• 主动脉 • 肺动脉	• 二维超声心动图 • 彩色多普勒评估任何狭窄
评估血流动力学特征	
• 肺动脉高压	• 通过多普勒三尖瓣反流估计右心室收缩压
评估对心脏的二次影响	
• 系统性高血压引起的左心室肥厚 • 肺动脉高压引起的右心室肥大	• 评估心室的舒张功能 • 测量左心室间隔和后壁厚度 • 计算左心室质量
检测心脏肿瘤	
• 淋巴瘤 • 卡波西肉瘤	• 二维超声心动图 • 寻找心包积液、心肌浸润或结节及腔内肿块

五、代谢综合征

肥胖会导致心脏的结构和功能发生变化。它还增加了心脏代谢风险并易患早期冠状动脉疾病。肥胖是成人心力衰竭的独立危险因素。这种风险是递增的，并且随着体重指数的提高而直接增加。病态肥胖的持续时间是成人心力衰竭的最强预测因素之一。2 型糖尿病也是代谢综合征的一个组成部分，也会引起心脏的结构和功能变化。

（一）结构变化

与肥胖相关的心脏形态变化包括左心室和右心室质量和体积的增加。超声心动图可以在症状性心力衰竭发生之前很久就检测到这些变化。一些研究已经描述了肥胖成人的左心室扩张、左心室质量增加和左心室局部壁肥大。增加的左心室质量可能是超声心动图可以测量到的最早和最重要的结构变化。

如果肥胖儿童同时患有糖尿病，左心室肥大可能会被夸大。肥胖患者的左心室肥大是偏心的，这与通常具有向心模式的高血压患者不同。左心房扩大也可见于肥胖个体，最有可能由左心室舒张功能受损引起。冠状动脉周围和心尖的心外膜脂肪组织量增加，可通过磁共振成像检测到。没有测量心外膜脂肪组织的标准方法。

（二）功能变化

虽然代谢综合征患儿的左心室收缩功能不全很少见，但舒张功能不全却很常见，可能是肥胖相关心肌病的最早表现。左心室质量增加本身可导致舒张功能异常，进而导致左心房扩大。多普勒超声心动图检测到的二尖瓣血流异常也可提示左心室舒张功能障碍。在控制不佳的 2 型糖尿病中可以看到组织多普勒模式的异常，这可能会或可能不会通过良好的血糖控制来逆转。许多静息时多普勒模式异常的患者可能会在运动时表现出左心室舒张功能障碍。肥胖个体的收缩功能最初会增加，但会随着时间的推移而下降。继发于阻塞性睡眠呼吸暂停的右心衰竭也可能发生。

（三）成像目标

代谢综合征心脏成像的目标是确定可能的结构和功能变化（表 26-10）。然而，由于声窗较差，超声心动图成像在肥胖个体中可能具有挑战性。左心室的 M 型和二维测量很重要。还应测量左心室游离壁和间隔壁的厚度。应测量左心房容积以确定左心室舒张功能障碍。频谱多普勒和组织多普勒成像对于识别心室收缩和舒张功能障碍至关重要。即使二维超声心动图显示左心室射血分数正常，也可以通过应变成像在肥胖个体中检测到左心室心肌功能的早期变化。

表 26-10 代谢综合征中超声心动图成像的目标

内　容	方　法
评估结构变化	
• 左心室肥厚	• 测量左心室质量 • 测量左心室壁厚度 • 测量左心室舒张大小 • 测量左心室容积 • 评估右心室扩大和肥厚
评估左心室功能变化	
• 收缩和舒张功能	• 测量左心室射血分数或缩短分数 • 计算心肌做功指数 • 二尖瓣和三尖瓣环的组织多普勒检查 • 肺静脉和二尖瓣流入的脉冲波多普勒检查 • 测量三尖瓣环平面收缩期位移 • 通过应变成像量化整体心室收缩功能 • 通过应变成像量化局部壁运动异常

六、癌症患者的心脏疾病

癌症幸存者的心脏毒性患病率正在增加，早期发现接受癌症治疗的患者的心脏毒性对其长期生存至关重要。连续超声心动图检查是监测这些对心脏的不良影响的主要手段。这些检查可用于诊断心室功能障碍及心包和瓣膜心脏病。

心脏病以多种方式在癌症患者中发展。癌症及其恶病质本身会对心脏产生不利影响。化疗和放疗也会损害心脏。此外，癌症患者也有继发于免疫抑制的机会性感染风险。心血管系统受累的对象包括心肌、心包、心脏瓣膜、冠状动脉、传导组织及肺和全身脉管系统。此外，纵隔肿瘤压迫心脏和远处肿瘤转移也是可能的。

（一）心肌受累

癌症中的心肌损伤可能是急性的或慢性的。暴露于心脏毒性化学治疗剂后，心室收缩功能会迅速恶化。为此，大多数心脏毒性化疗方案包括超声心动图监测。然而，在儿童急性癌症治疗期间，亚临床心室功能障碍的预测价值及在使用这些结果调整化疗以改善总体生活质量和生存率方面有待商榷。随着生存率的提高，长期随访变得越来越重要。癌症、恶病质、化疗药物和放射线的反复心脏毒性损伤最终导致心肌细胞逐渐丧失，心肌细胞被纤维组织取代。

纵隔辐射的不良反应主要是由氧自由基的形成引起的，氧自由基在各种纵隔组织中引发弥漫性炎症反应，随后在所有这些组织中发生弥漫性纤维化。心肌纤维化增加可能表现为舒张功能受损，最终可能导致限制性心肌病。通过光谱跟踪进行的应变和应变率分析及组织速度成像可能有助于检测心室功能的细微变化，但对预后评估的价值尚不清楚。

（二）心包受累

化疗和放疗的急性心脏毒性作用可能与急性心包炎有关。心包积液可能有症状，也可能没有症状，可以通过超声心动图进行诊断。少量心包积液在接受癌症治疗的患者中很常见。这种积液很少进展为压塞。纵隔放射的长期影响是增加纵隔纤维化，包括增加心包厚度和缩窄性心包炎。

心包厚度增加的超声心动图诊断极具挑战性，计算机断层扫描和磁共振成像可能更有用（图 26-16）。然而，超声心动图诊断缩窄性心包炎方面是有用的。

（三）瓣膜和心内膜受累

广泛性纵隔纤维化还涉及心脏瓣膜和心内膜。心内膜纤维化可能导致限制性心肌病。主要在主动脉瓣和二尖瓣中的瓣膜组织在长期癌症幸存者中退变。瓣膜的典型退行性过程通常从瓣环开始，并向瓣叶尖端进展（图 26-17）。成年幸存者也可能发生瓣膜硬化、纤维化和钙化。

（四）心脏继发受累

大纵隔肿瘤可压迫心腔和主要血管（图 26-18），

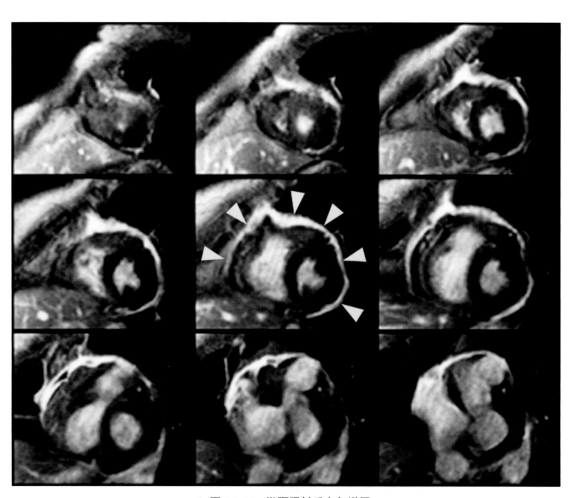

▲ 图 26-16　纵隔照射后心包增厚

磁共振成像显示心包中异常延迟的心肌高增强，周向增厚，在所有切片中都可见（黄箭头）

但心脏转移很少见。来自其他器官的肿瘤，如肾脏，可以直接延伸到心脏。

（五）成像目标

超声心动图是癌症患者监测心脏毒性作用的首选成像方式（表 26-11）。然而，有时可能需要先进的成像方式，如计算机断层扫描或磁共振成像。即使超声心动图无法确认诊断，也可能引起对病理学的怀疑。

七、心肌炎

心肌炎是急性或慢性心肌炎症。病毒感染是急性心肌炎最常见的原因。自身免疫性疾病和毒素

（药物、毒液等）也可引起心肌炎。临床表现范围从无症状到猝死，尸检时才发现伴有心肌炎。大多数诊断为急性心肌炎住院的儿童都有心力衰竭的症状和体征。暴发性心肌炎是一种更突然的表现，血流动力学严重受损。最初的心肌细胞死亡是由于病毒感染的直接作用。随后，先天免疫反应被激活，导致进一步的心肌损伤。在第三阶段，病毒特异性免疫反应产生抗体这可能会继续损害心肌，导致有遗传倾向的扩张型心肌病。心肌受累呈斑片状，并且不遵循任何规律。心肌损伤可导致收缩功能障碍。心室可能扩张，乳头肌功能障碍可引起二尖瓣反流，可能有心包积液。

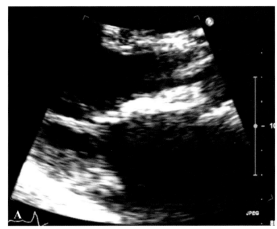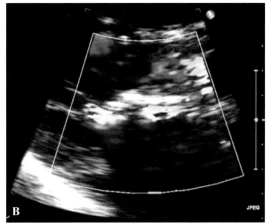

▲ 图 26-17　辐射引起的瓣膜疾病

A. 胸骨旁长轴切面显示二尖瓣环的增厚和钙化。辐射引起的瓣膜疾病通常始于瓣环，然后向瓣膜尖端延伸；B. 同一视图显示彩色多普勒超声心动图可见反流

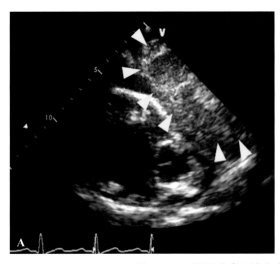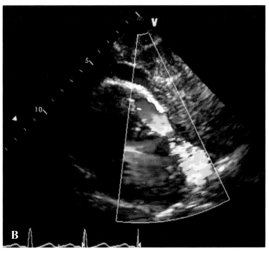

▲ 图 26-18　纵隔肿瘤压迫右心室流出道，胸骨旁短轴位切面

A. 纵隔肿块（黄箭头）压迫右心室流出道；B. 彩色多普勒超声心动图检查显示，由于外部压迫导致右心室流出道血流速度增快

表 26-11　癌症患者超声心动图成像的目的

内　容	方　法
评估左心室功能变化	
• 收缩和舒张功能	• 测量左心室射血分数或缩短分数 • 计算心肌做功指数 • 二尖瓣和三尖瓣环的组织多普勒检查 • 肺静脉和二尖瓣流入的脉冲波多普勒检查 • 测量三尖瓣环平面收缩期位移 • 通过应变成像量化整体心室收缩功能 • 通过应变成像量化局部壁运动异常
评估限制性的迹象	
• 心内膜心肌纤维化 • 心肌纤维化	• 频谱多普勒检测限制性模式
评估心包疾病	
• 心包积液 • 心包增厚和（或）缩窄	• 二维超声心动图 • 频谱多普勒检测到缩窄频谱
评估瓣膜病	• 二维超声心动图：识别瓣膜受累模式（从瓣环开始） • 彩色多普勒成像评估心脏瓣膜的反流或狭窄 • 频谱多普勒评估心脏瓣膜的梯度

表 26-12　心肌炎的超声心动图成像的目标

内　容	方　法
评估左心室功能变化	
• 收缩和舒张功能 • 评估乳头肌功能	• 测量左心室射血分数或缩短分数 • 计算心肌做功指数 • 二尖瓣和三尖瓣环的组织多普勒检查 • 肺静脉和二尖瓣流入的脉冲波多普勒检查 • 测量三尖瓣环平面收缩偏移 • 通过应变成像量化整体心室收缩功能 • 通过应变成像量化局部壁运动异常 • 二维超声心动图：识别二尖瓣功能障碍 • 彩色多普勒成像评估二尖瓣反流
明确心脏腔室尺寸大小	
• 评估左心房大小 • 评估左心室大小	• 测量左心房容积 • 测量左心室尺寸
评估心包情况	
• 心包积液	• 二维超声心动图
评估血流动力学特征	
• 评估肺动脉压	• 通过三尖瓣反流估算右心室收缩压 • 通过频谱多普勒测量肺动脉反流估算肺动脉舒张压
排除解剖缺陷	
• 冠状动脉异常（如左冠状动脉发自肺动脉）	• 二维和彩色多普勒超声心动图

成像目标

心内膜心肌活检通常被认为是诊断心肌炎的金标准。然而，它的使用受到了几点质疑。首先，它不会改变临床结果。活检证实了的心肌炎和没有做活检的临床诊断的小儿心肌炎遵循相同的临床过程和结果，两者病程均不同于扩张型心肌病患儿。其次，片状受累的心肌会导致检查结果假阴性，心肌内膜活检的敏感性低。这些斑片状浸润在心脏磁共振成像的延迟成像上可见异常增强。超声心动图可通过排除解剖缺陷，如冠状动脉异常，有助于缩小诊断范围。急性心肌炎患者舒张期左心室增大，而有些患者在急性心肌炎中是正常的。同样，室间隔厚度在急性期可以是正常的，而在暴发性心肌炎时则增厚。定期评估左心室功能和舒张期左心室大小有预后价值。

本文在表 26-12 综述了心肌炎影像学研究的目的。

八、镰状细胞病

镰状细胞病是一种以血红蛋白异常为特征的家族性疾病。它是美国最常见的遗传性血液疾病，影响了7万多人，每500名非裔美国人中就有1人患有此病。血红蛋白S的镰状异常可导致血管闭塞和溶血现象。不同基因型的临床表现不同，包括镰状细胞贫血症（纯合子型，HbSS最为严重），血红蛋白S和C合并杂合子型（HbSC中度），镰状细胞特征（杂合子型，HbS为良性）。纯合子血红蛋白S的患者贫血更严重，更有可能经历复发的血管闭塞现象。急性疼痛发作、脑血管并发症、脾功能障碍、骨梗死、腿溃疡、阴茎炎和急性胸部综合征都是这种血管阻塞现象的例子。类似的血管阻塞现象也发生在心脏，并可引起进行性心肌损害。然而，镰状细胞病对心脏的影响有几个原因。慢性贫血伴随氧饱和度降低，心输出量增加，导致进行性心房扩大和心脏增大。即使冠状动脉完全正常，携氧能力下降和心肌需求增加也会导致心肌梗死。肺动脉高压常见于镰状细胞病，可导致右心衰竭。在这些患者中，大多数都可发现左心室舒张功能不全。反复输血引起含铁血黄素增多的心肌病也发生在这些患者身上。与脑血管异常一样，心肌微血管也可能出现异常。

成像目标

心肌功能评价是超声心动图诊断镰状细胞病的主要目的。当心室收缩功能正常时，必须详细评估舒张功能。需要监测左心室舒张期内径大小。如果发现局部室壁运动异常，应怀疑为心肌梗死。估计肺动脉压力是很重要的。如果怀疑含铁血黄素沉着，必须进行心脏 MRI T_2* 定量检查。表 26-13 总结了镰状细胞病的影像学目标。

性心肌病是慢性肾脏疾病的另一常见并发症。此外，在晚期慢性肾病的患儿中，左心室肥厚可达 85%。左心室肥厚和扩张是由于肾功能不全引起的容量超载，以及全身性高血压引起的压力超载。同时存在的贫血可能会进一步增加心脏负荷。左心室肥厚和左心室质量指数升高对晚期慢性肾病患者有重要的预后价值。这些情况通常与不良后果有关，如心力衰竭、心肌缺血、心律失常和心源性死亡。左心室充盈压力可随或不随左心室肥厚而升高。左心室收缩功能不全是血液透析患者的不良预后因素。心包积液可由容量超载引起。氮血症可导致尿毒症性心包炎。表 26-14 总结了慢性肾脏疾病的影像学目标。

表 26-13　镰状细胞病超声心动图成像的目标

内　容	方　法
评估左心室功能变化	
• 收缩和舒张功能	• 测量左心室射血分数或缩短分数 • 计算心肌做功指数 • 二尖瓣和三尖瓣环的组织多普勒检查 • 肺静脉和二尖瓣流入的脉冲波多普勒检查 • 测量三尖瓣环平面收缩期位移 • 通过应变成像量化整体心室收缩功能 • 通过应变成像量化局部壁运动异常
明确心脏腔室尺寸大小	
• 评估左心房大小 • 评估左心室大小	• 测量左心房容积 • 测量左心室尺寸
评估血流动力学特征	
• 评估肺动脉压	• 通过三尖瓣反流估算右心室收缩压 • 通过频谱多普勒测量肺动脉反流估算肺动脉舒张压

表 26-14　慢性肾脏疾病超声心动图成像的目标

内　容	方　法
评估左心室功能变化	
• 收缩和舒张功能	• 测量左心室射血分数或缩短分数 • 计算心肌做功指数 • 二尖瓣和三尖瓣环的组织多普勒检查 • 肺静脉和二尖瓣流入的脉冲波多普勒检查 • 测量三尖瓣环平面收缩期位移 • 通过应变成像量化整体心室收缩功能 • 通过应变成像量化局部壁运动异常
评估结构变化	
• 左心室肥大	• 测量间隔厚度 • 计算左心室质量指数
明确心脏腔室尺寸大小	
• 评估左心房大小 • 评估左心室大小	• 测量左心房容积 • 测量左心室尺寸
评估心包情况	
• 心包积液	• 二维超声心动图
评估血流动力学特征	
• 评估肺动脉压	• 通过三尖瓣反流估算右心室收缩压 • 通过频谱多普勒测量肺动脉反流估算肺动脉舒张压

九、慢性肾脏疾病

根据美国国家心肺血液研究所指南（2011 版），患有慢性肾病、终末期肾病和肾移植的儿童加速动脉粥样硬化和早期心血管疾病的风险很高。尿毒症

参考文献

[1] Adams MJ, Lipsitz SR, Colan SD, et al. Cardiovascular status in long-term survivors of Hodgkin's disease treated with chest radiotherapy. *J Clin Oncol.* 2004;22(15):3139–3148.

[2] Barry E, Alvarez JA, Scully RE, Miller TL, Lipshultz SE. Anthracycline-induced cardiotoxicity: course, pathophysiology, prevention and management. *Expert Opin Pharmacother.* 2007;8(8):1039–1058.

[3] Dadlani GH, Gingell RL, Orie JD, et al. Coronary artery calcifications in the long-term follow-up of Kawasaki disease. *Am Heart J.* 2005;150(5):1016.e1–1016.e8. doi:10.1016/j.ahj. 2005.07.025.

[4] Eddine AC, Alvarez O, Lipshultz SE, Kardon R, Arheart K, Swaminathan S. Ventricular structure and function in children with sickle cell disease using conventional and tissue Doppler echocardiography. *Am J Cardiol.* 2012;109(9):1358–1364.

[5] Filler G, Lipshultz SE. Why multidisciplinary clinics should be the standard for treating chronic kidney disease. *Pediatr Nephrol.* 2012;27(10):1831–1834.

[6] Fisher SD, Kanda BS, Miller TL, Lipshultz SE. Cardiovascular disease and therapeutic drug-related cardiovascular conse-quences in HIV-infected patients. *Am J Cardiovasc Drugs.* 2011;11(6):383–394.

[7] Foerster SR, Canter CE, Cinar A, et al. Ventricular remodeling and survival are more favorable for myocarditis than for idiopathic dilated cardiomyopathy in childhood: an outcomes study from the Pediatric Cardiomyopathy Registry. *Circ Heart Fail.* 2010;3(6):689–697.

[8] Expert Panel on Integrated Guidelines for Cardiovascular Health and Risk Reduction in Children and Adolescents; National Heart, Lung, and Blood Institute. Expert panel on integrated guidelines for cardiovascular health and risk reduction in children and adolescents: summary report. *Pediatrics.* 2011;128(suppl 5):S213–S256.

[9] Dajani AS, Ayoub E, Bierman FZ, et al. Guidelines for the diagnosis of rheumatic fever. Jones Criteria, 1992 update. Special Writing Group of the Committee on Rheumatic Fever, Endocarditis, and Kawasaki Disease of the Council on Cardiovascular Disease in the Young of the American Heart Association. *J Am Med Assoc.* 1992;268:2069–2073.

[10] Hornberger LK, Lipshultz SE, Easley KA, et al. Cardiac structure and function in fetuses of mothers infected with HIV: the prospective P2C2 HIV multicenter study. *Am Heart J.* 2000;140(4):575–584.

[11] Kearney DL, Perez-Atayde AR, Easley KA, et al. Postmortem cardiomegaly and echocardiographic measurements of left ventricular size and function in children infected with the human immunodeficiency virus. The prospective P^2C^2 HIV multicenter study. *Cardiovasc Pathol.* 2003;12(3):140–148.

[12] Lipshultz SE, Adams MJ. Cardiotoxicity after childhood cancer: beginning with the end in mind. *J Clin Oncol.* 2010;28(8):1276–1281.

[13] Lipshultz SE, Adams MJ, Colan SD, et al; American Heart Association Congenital Heart Defects Committee of the Council on Cardiovascular Disease in the Young; Council on Basic Cardiovascular Sciences; Council on Cardiovascular and Stroke Nursing; Council on Cardiovascular Radiology. Long-term cardiovascular toxicity in children, adolescents, and young adults who receive cancer therapy: pathophysiology, course, monitoring, management, prevention, and research directions. A scientific statement from the American Heart Association. *Circulation.* 2013;128(17):1927–1995.

[14] Lipshultz SE, Chanock S, Sanders SP, Colan SD, Perez-Atayde A, McIntosh K. Cardiovascular manifestations of human immunodeficiency virus infection in infants and children. *Am J Cardiol.* 1989;63(20):1489–1497.

[15] Lipshultz SE, Cochran TR, Briston DA, et al. Pediatric cardiomyopathies: causes, epidemiology, clinical course, preventive strategies and therapies. *Future Cardiol.* 2013;9(6):817–848.

[16] Lipshultz SE, Cochran TR, Franco VI, Miller TL. Treatment-related cardiotoxicity in survivors of childhood cancer. *Nat Rev Clin Oncol.* 2013;10(12):697–710.

[17] Lipshultz SE, Cochran TR, Wilkinson JD. Screening for long-term cardiac status during cancer treatment. *Circ Cardiovasc Imaging.* 2012;5(5):555–558.

[18] Lipshultz SE, Colan SD, Gelber RD, Perez-Atayde AR, Sallan SE, Sanders SP. Late cardiac effects of doxorubicin therapy for acute lymphoblastic leukemia in childhood. *N Engl J Med.* 1991;324(12):808–815.

[19] Lipshultz SE, Easley KA, Orav EJ, et al; Pediatric Pulmonary and Cardiac Complications of Vertically Transmitted HIV Infection (PCHIV) Study Group. Cardiac dysfunction and mortality in HIV-infected children: the prospective P2C2 HIV multicenter study. *Circulation.* 2000;102(13):1542–1548.

[20] Lipshultz SE, Easley KA, Orav EJ, et al; Pediatric Pulmonary and Cardiac Complications of Vertically Transmitted HIV Infection (PCHIV) Study Group. Left ventricular structure and function in children infected with human immunode-ficiency virus: the prospective P2C2 HIV multicenter study. *Circulation.* 1998;97(13):1246–1256.

[21] Lipshultz SE, Fisher SD, Lai WW, Miller TL. Cardiovascular monitoring and therapy for HIV-infected patients. *Ann NY Acad Sci.* 2001;946:236–273.

[22] Lipshultz SE, Fisher SD, Lai WW, Miller TL. Cardiovascular risk factors, monitoring, and therapy for HIV-infected patients. *AIDS.* 2003;17(suppl 1):S96–S122.

[23] Lipshultz SE, Karnik R, Sambatakos P, Franco VI, Ross SW, Miller TL. Anthracycline-related cardiotoxicity in childhood cancer survivors. *Curr Opin Cardiol.* 2014;29(1):103–112.

[24] Lipshultz SE, Landy DC, Lopez-Mitnik G, et al. Cardiovascular status of childhood cancer survivors exposed and unexposed to cardiotoxic therapy. *J Clin Oncol.* 2012;30(10):1050–1057.

[25] Lipshultz SE, Lipsitz SR, Mone SM, et al. Female sex and drug dose as risk factors for late cardiotoxic effects of doxorubicin therapy for childhood cancer. *N Engl J Med.* 1995;332(26):1738–1743.

[26] Lipshultz SE, Lipsitz SR, Sallan SE, et al. Long-term enalapril therapy for left ventricular dysfunction in doxorubicin-treated survivors of childhood cancer. *J Clin Oncol.* 2002;20(23):4517–4522.

[27] Lipshultz SE, Miller TL, Scully RE, et al. Changes in cardiac biomarkers during doxorubicin treatment of pediatric patients with high-risk acute lymphoblastic leukemia: associations with long-term echocardiographic outcomes. *J Clin Oncol.* 2012;30(10):1042–1049.

[28] Lipshultz SE, Miller TL, Wilkinson JD, et al. Cardiac effects in perinatally HIV-infected and HIV-exposed but uninfected children and adolescents: a view from the United States of America. *J Int AIDS Soc.* 2013;16:18597.

[29] Lipshultz SE, Orav EJ, Sanders SP, Colan SD. Immunoglobulins and left ventricular structure and function in pediatric HIV infection. *Circulation.* 1995;92(8):2220–2225.

[30] Lipshultz SE, Orav EJ, Sanders SP, Hale AR, McIntosh K, Colan SD. Cardiac structure and function in children with human immunodeficiency virus infection treated with zidovudine. *N Engl J Med.* 1992;327(18):1260–1265.

[31] Lipshultz SE, Orav EJ, Sanders SP, McIntosh K, Colan SD. Limitations of fractional shortening as an index of contractility in pediatric patients infected with human immunodeficiency virus. *J Pediatr.* 1994;125(4):563–570.

[32] Lipshultz SE, Rifai N, Dalton VM, et al. The effect of dexra-zoxane on myocardial injury in doxorubicin-treated children with acute lymphoblastic leukemia. *N Engl J Med.* 2004;351(2):145–153.

[33] Lipshultz SE, Scully RE, Lipsitz SR, et al. Assessment of dexra-

zoxane as a cardioprotectant in doxorubicin-treated children with high-risk acute lymphoblastic leukemia: long-term follow-up of a prospective, randomized, multicentre trial. *Lancet Oncol.* 2010;11(10):950–961.

[34] Lipshultz SE, Shearer WT, Thompson B, et al. Cardiac effects of antiretroviral therapy in HIV-negative infants born to HIV-positive mothers: NHLBI CHAART-1 (National Heart, Lung, and Blood Institute Cardiovascular Status of HAART Therapy in HIV-Exposed Infants and Children Cohort Study). *J Am Coll Cardiol.* 2011;57(1):76–85.

[35] Lipshultz SE, Williams PL, Wilkinson JD, et al; Pediatric HIV/AIDS Cohort Study (PHACS). Cardiac status of children infected with human immunodeficiency virus who are receiving long-term combination antiretroviral therapy: results from the Adolescent Master Protocol of the Multicenter Pediatric HIV/AIDS Cohort Study. *JAMA Pediatr.* 2013;167(6):520–527.

[36] Luginbuhl LM, Orav EJ, McIntosh K, Lipshultz SE. Cardiac morbidity and related mortality in children with HIV infection. *J Am Med Assoc.* 1993;269(22):2869–2875.

[37] Maisch B, Seferović PM, Ristić AD, et al. Guidelines on the diagnosis and management of pericardial diseases executive summary; the task force on the diagnosis and management of pericardial diseases of the European Society of Cardiology. *Eur Heart J.* 2004;25(7):587–610.

[38] McCrindle BW, Rowley AH, Newburger JW, et al. Diagnosis, treatment, and long-term management of Kawasaki disease: a scientific statement for health professionals from the American Heart Association. *Circulation.* 2017;135(17):e927–e999.

[39] Perez-Atayde AR, Kearney DI, Bricker JT, et al. Cardiac, aortic, and pulmonary arteriopathy in HIV-infected children: the Prospective P2C2 HIV multicenter study. *Pediatr Dev Pathol.* 2004;7(1):61–70.

[40] Qureshi MY, Messiah SE, Miller TL, et al. Effects of metabolic syndrome on atherosclerosis in childhood. In: Lipshultz SE, Miller TL, Messiah SE, eds. *Pediatric Metabolic Syndrome: Comprehensive Clinical Review and Related Health Issues.* London: Springer; 2012:93–116.

[41] Qureshi MY, Wilkinson JD, Lipshultz SE. The relationship of childhood obesity with cardiomyopathy and heart failure. In: Lipshultz SE, Miller TL, Messiah SE, eds. *Pediatric Metabolic Syndrome: Comprehensive Clinical Review and Related Health Issues.* London: Springer; 2012:199–215.

[42] Simbre VC II, Adams MJ, Deshpande SS, Duffy SA, Miller TL, Lipshultz SE. Cardiomyopathy caused by antineoplastic therapies. *Curr Treat Options Cardiovasc Med.* 2001;3(6):493–505.

[43] Starc TJ, Lipshultz SE, Easley KA, et al. Incidence of cardiac abnormalities in children with human immunodeficiency virus infection: the prospective P2C2 HIV study. *J Pediatr.* 2002;141(3):327–334.

[44] Starc TJ, Lipshultz SE, Kaplan S, et al; Pediatric Pulmonary and Cardiac Complications of Vertically Transmitted HIV Infection (PCHIV) Study Group; National Heart, Lung, and Blood Institute. Cardiac complications in children with human immunodeficiency virus infection. . *Pediatrics.* 1999;104(2):e14.

[45] Steinberger J, Daniels SR. Obesity, insulin resistance, diabetes, and cardiovascular risk in children: an American Heart Association scientific statement from the Atherosclerosis, Hypertension, and Obesity in the Young Committee (Council on Cardiovascular Disease in the Young) and the Diabetes Committee (Council on Nutrition, Physical Activity, and Metabolism). *Circulation.* 2003;107(10):1448–1453.

[46] Trachtenberg BH, Landy DC, Franco VI, et al. Anthracycline-associated cardiotoxicity in survivors of childhood cancer. *Pediatr Cardiol.* 2011;32(3):342–353.

[47] Urbina EM, Williams RV, Alpert BS, et al. Noninvasive assessment of subclinical atherosclerosis in children and adolescents: recommendations for standard assessment for clinical research. A scientific statement from the American Heart Association. *Hypertension.* 2009;54(5):919–950.

[48] Zareba KM, Miller TL, Lipshultz SE. Cardiovascular disease and toxicities related to HIV infection and its therapies. *Expert Opin Drug Saf.* 2005;4(6):1017–1025.

[49] Zerra P, Cochran TR, Franco VI, Lipshultz SE. An expert opinion on pharmacologic approaches to reducing the cardio-toxicity of childhood acute lymphoblastic leukemia therapies. *Expert Opin Pharmacother.* 2013;14(11):1497–1513.

[50] Klein AL, Abbara S, Agler DA, et al. American Society of Echocardiography clinical recommendations for multimodality cardiovascular imaging of patients with pericardial disease: endorsed by the Society for Cardiovascular Magnetic Resonance and Society of Cardiovascular Computed Tomography. *J Am Soc Echocardiogr.* 2013;26:965–1012.

[51] Plana JC, Galderisi M, Barac A, et al. Expert consensus for multimodality imaging evaluation of adult patients during and after cancer therapy: a report from the American Society of Echocardiography and the European Association of Cardiovascular Imaging. *J Am Soc Echocardiogr.* 2014;27:911–939.

[52] Lancellotti P, Nkomo VT, Badano LP, et al. Expert consensus for multi-modality imaging evaluation of cardiovascular complications of radiotherapy in adults: a report from the European Association of Cardiovascular Imaging and the American Society of Echocardiography. *J Am Soc Echocardiogr.* 2013;26(9):1013–1032.

第 27 章　血管异常
Vascular Abnormalities

Michele A. Frommelt　Peter C. Frommelt　著

戴丽雅　陈方红　译

一、动静脉畸形

动静脉畸形（arteriovenous malformation，AVM）是动脉和静脉之间绕过毛细血管系统的异常连接。AVM 一般是是先天性的，但也可以是获得性或外伤性的。动静脉畸形一般单独发生，也可以是其他疾病的部分表现。

（一）系统性动静脉畸形

儿童系统性动静脉畸形是由于妊娠早期正常动脉 - 毛细血管 - 静脉连接的形成和发育异常。它们可以发生在身体的任何地方，最常见的部位是在大脑中。多数动静脉畸形在临床上是无症状的，或在成年后出现症状。仅少数病例在出生时表现为危及生命的充血性心力衰竭。因此，当婴儿出现严重的充血性心力衰竭时，应考虑大的动静脉畸形。

脑 Galen 静脉畸形是儿科最常见的症状性血管畸形，约占儿科血管畸形的 30%。脑 Galen 静脉畸形的临床表现取决于发病时的年龄。新生儿往往表现为充血性心力衰竭和肺动脉高压，而婴儿则表现为脑积水或癫痫发作。年龄较大的儿童通常表现为头痛或颅内出血。新生儿早期的表现可提示低阻力的较大血管畸形。这种生理现象与大量血液流入畸形的血管有关，导致心输出量、心房容积增加，以及充血性心力衰竭。流向身体的血流量减少，可能导致多系统器官缺血性衰竭，乳酸酸中毒，甚至死亡。伴有 Galen 静脉畸形的新生儿也可能出现发绀，这与动脉导管通畅和肺血管阻力升高有关。

伴有 Galen 静脉畸形的新生儿或婴儿的临床症

状和体征与患有严重先天性心脏病的患者相似，因此需要心脏病学相关的咨询。除了严重的充血性心力衰竭的迹象，特有的体征还包括头部杂音及颈动脉搏动。虽然心脏解剖结构正常，但超声心动图有明显的解剖和血流动力学特征，应考虑该疾病的可能性。

1. 超声心动图

这些患者的心输出量约为正常值的 2 倍以上，导致所有心室扩大。Galen 畸形静脉血流增加可能导致升主动脉和颈动脉扩张（图 27-1A）。左锁骨下动脉和降主动脉的内径正常，但可能显得相对较小，这提示主动脉缩窄。由于在 Galen 静脉畸形患者中主动脉缩窄的发生率增加，对主动脉弓进行详细的二维成像是至关重要的。彩色多普勒检查降主动脉显示明显的全舒张期逆向血流进入大脑循环（图 27-1B）；降主动脉的脉冲波多普勒检查中得到证实，也解释了收缩期流向体循环的血流减少（图 27-1C）。畸形引起的全身静脉回流增加导致上腔静脉扩张（图 27-2A），经脉冲和彩色多普勒检测，出现异常的连续高速血流（图 27-2B）。也有报道静脉窦缺损发生率增加，一些人认为子宫内上腔静脉回流的增加可能会干扰静脉窦右角进入右心房的吸收。

新生儿 Galen 静脉畸形表现出独特的血流动力学特征，这与肺血管阻力升高，动脉导管未闭及卵圆孔未闭有关。肺阻力升高加上畸形引起的全身阻力降低促进了从导管右到左的分流。肺动脉和左心房的血流减少，加上上腔静脉和右心房的血流增加，也促进了心房水平的右向左分流。右心结构通

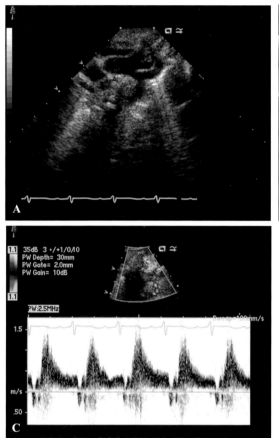

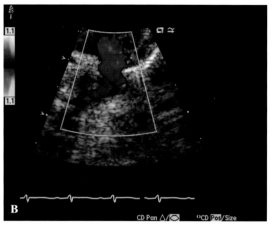

▲ 图 27-1 新生儿大 Galen 静脉畸形的胸骨上窝切面超声影像

A. 长轴图像显示升主动脉和头臂血管扩张，远端横弓发育不全。降主动脉未见明显狭窄。B. 彩色多普勒检查显示降主动脉明显的舒张期逆流（红色信号）进入大脑循环。C. 脉冲波多普勒测量降主动脉的血流量，证实从主动脉向脑循环有明显的逆向血流，收缩期流向体循环的血流减少

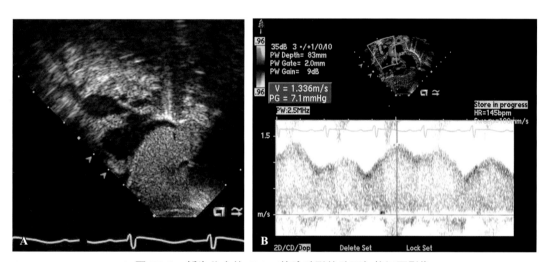

▲ 图 27-2 新生儿大的 Galen 静脉畸形的肋下矢状切面影像

A. 上腔静脉进入右心房时可见动脉瘤样扩张；B. 脉冲波多普勒显示上腔静脉异常的连续高速血流

常明显增大，伴有右心室功能障碍、三尖瓣反流和多普勒证据显示的全身肺动脉高压。

虽然不太常见，但有较大肝动静脉畸形的婴儿也可能有类似的表现。超声心动图的结果略有不同，因为下肢部位的畸形改变了血流的分布。流入肝脏的血流量增加可能导致降主动脉在腹腔之前就已扩张。降主动脉多普勒显示收缩期顺行血流增强，整个舒张期顺行血流持续存在。畸形引起的全身静脉回流增加会导致下腔静脉扩张。因此，由于心输出量通常是正常值的 2 倍，所有的心室可能出现扩张。

2. 治疗

在先进的成像技术和血管内治疗出现之前，新

生儿大的全身动静脉畸形的死亡率是非常高的，一些报道表明，1 个月的存活率仅 50%。随着介入治疗的进展，通过导管封堵畸形的血管，生存率有所提高。充血性心力衰竭的初步治疗通常有助于缓解症状，因此，畸形的直接治疗可以推迟到更大的年纪。

（二）肺动静脉畸形

肺动静脉畸形是由肺动脉和肺静脉间异常连接引起的。它们通常是先天的、多发的，并且有累及下叶的倾向。据估计，约 80% 的肺动静脉畸形发生在遗传性出血性毛细血管扩张症（hereditary hemorrhagic telangiectasia，HHT）患者中，也称为 Rendu-Osler-Weber 病。HHT 是一种常染色体显性遗传病，以 AVM 的存在为特征，累及多个器官的血管系统，如肺、脑、胃肠道、肝脏和皮肤。HHT 的临床表现可能因具体患者涉及的器官系统而有所不同。至少有 5 个 HHT 基因突变位点和（或）位点已被定位。

肺动静脉畸形也可以是后天获得性的。在儿童年龄组中，获得性肺动静脉畸形在前文中已讲述。肺部畸形的发生似乎与肝静脉血被排除在肺循环外有关，有证据表明，在 Fontan 术后，当肝静脉血再次进入肺循环时，这些畸形会消退。获得性肺动静脉畸形也发生在二尖瓣狭窄、慢性肝病、血吸虫病、创伤和转移性甲状腺癌的背景下。

肺动静脉畸形形成从肺动脉到肺静脉的右向左分流，导致全身性动脉缺血。由于肺血管阻力低，流入畸形的血流不快，因此心输出量通常是正常。尽管已经报道出现包括严重咯血在内的危及生命的表现，但大多数患者在后期才出现呼吸困难和发绀的症状。肺内的右到左分流也可促进栓子进入脑循环，使患者有脑卒中和脑脓肿的危险。早期症状比较少见，但如果出现典型三联症，即发绀、呼吸急促和婴儿肺野上的杂音，应该考虑到存在肺动静脉畸形。

1. 超声心动图

尽管肺部 AVM 的诊断可以使用多种不同的成像方式，但由于超声的易于获得和无创性，它已经成为筛查和诊断 AVM 的首选方法。这项技术需要向外周静脉注射 5～10ml 生理盐水，同时用二维超声心动图对心脏进行成像。流动的盐水含有对比剂，由于它们具有回声反射性，这些对比剂很容易被超声心动图检测到。在心脏解剖结构正常，无心内或肺内分流，全身静脉引流正常的患者，对比剂迅速出现在右心内，随着肺脏毛细血管循环清除，对比剂逐渐消散，左心未见对比剂出现。在卵圆孔未闭或心房水平分流的患者中，在右心房的 1 个心动周期内，左心房可以观察到对比剂，通过 Valsalva 动作提高右心房压力，促进心房的右至左分流，这种现象会更明显。在肺动静脉畸形患者中，由于对比剂通过异常的动静脉通道绕过肺毛细血管，左心房也可见到对比剂。然而，与心房水平分流不同，由于对比剂穿过肺血管床需要时间，对比剂在左心房出现前有 3～8 个心动周期的延迟。

对于腔静脉肺动脉吻合的患者，超声心动图造影也有助于诊断肺动静脉畸形，但不能确诊。在这组患者中，上腔静脉被排除在心房之外，直接与肺动脉相连。因此，在上肢周围静脉注射对比剂时，应由肺毛细血管床清除，不应在左右心房内产生对比回声。如果在心脏内可见对比回声，则需要考虑肺 AVM；然而，静脉 – 静脉侧支也会绕过肺血管系统，导致对比剂通过异常静脉通道返回心房。在这些患者中，区分肺动静脉畸形和静脉侧支是至关重要的，因为两者都可导致明显的发绀，但治疗方法完全不同。血管造影是评价静脉侧支的一种更好的方法，如果证实，可以通过导管介入封堵静脉侧支。

了解目前推荐的在任何年龄筛查 HHT 的方法是非常重要的，包括测量室内空气中的氧饱和度，以及超声心动图造影。当患者经胸超声心动图造影阴性时，建议每 3～5 年复查一次超声心动图，以确定可能出现的新的肺动静脉畸形。任何参与儿童 HHT 患者护理的机构，都应该能进行专业的超声心动图造影的操作和解读。

2. 治疗

肺动静脉畸形可采用导管栓塞或手术切除治疗。对于只有轻度低血氧饱和度的无症状患者，可以只需要密切观察。在获得性肺动静脉畸形患者中，治疗潜在的疾病过程往往会导致病变的消退。对于腔静脉肺动脉吻合术后的肺动静脉畸形患者，选择肝循环并入肺血管床的治疗方法。

二、冠状动脉异常

在接受冠状动脉造影的患者中，有 1%～5% 的患者有独立的冠状动脉异常，在尸检中，大约有 0.3%。许多患者无症状，但儿童期可能出现心肌缺血的迹象。虽然冠状动脉解剖结构的可视化传统上是使用冠状动脉造影等侵入性方法获得的，但经胸超声心动图已成为筛查儿童冠状动脉异常的重要手段。

值得考虑以下 3 类儿童的冠状动脉异常：①顽固性缺血，如来自肺动脉的左冠状动脉异常起源（anomalous origin of the left coronary artery from the pulmonary artery，ALCAPA），其临床症状在儿童期频繁出现，并表现为心肌损伤和功能障碍；②异常缺血，如来自对侧 Valsalva 窦的冠状动脉起源异常，在严重的临床应激下可发生缺血，但静息时并无心肌功能障碍的证据；③无缺血，如在儿童期心肌功能障碍风险最小的冠状动脉瘘（coronary artery fistulas，CAF）。

（一）超声心动图

冠状动脉起源的经胸超声心动图成像至关重要，应成为每个儿童常规全面检查的一部分。通过胸骨旁短轴成像，在主动脉瓣上方仔细扫描主动脉窦可以看到两个起源。如果将主动脉根部看成钟面，一般左冠状动脉出现在约 4 点钟方向，右冠状动脉出现在约 12 点钟方向（图 27-3）。从标准短轴位置顺时针旋转通常可以改善左冠状动脉及其早期分支、左冠状动脉前降支和左回旋支的成像。相比之下，从标准短轴切面逆时针旋转可以看到右冠状动脉起源的成像。左右冠状动脉的彩色多普勒血流检查也很重要，因为记录血流方向和时间有助于诊断（如下所述）。正常的冠状动脉血流主要是舒张期血流，因为此时主动脉压力（及冠状动脉压力）超过心室压力，尤其是左冠状动脉。要查看这些通常是低速的冠状动脉血流信号，彩色多普勒图的奈奎斯特极限必须降低到 20～40cm/s。许多机器允许对冠状动脉成像进行预设，以便于更改设置更好地识别冠状动脉血流信号。在冠状动脉成像中使用最高频率、穿透性强的传感器也很重要，因为这些小结构需要精细的细节分辨率才能得到最佳成像。

（二）冠状动脉异常起源于肺动脉

左冠状动脉异常起源于肺动脉是一种罕见的先天性异常，大约每 300 000 名儿童中就有 1 名发生。异常的左冠状动脉通常起源于主肺动脉，尽管也有报道异常起源于右肺动脉。儿童时期就医的时间变异很大，与右冠状动脉侧支的充足性有关。在胎儿时期，肺动脉压力高，允许左冠状动脉顺行灌注。然而，出生后不久，肺动脉压力下降，左冠状动脉系统依赖右冠状动脉的侧支来供应左心室心肌。当供应左冠状动脉血流的侧支很少时，婴儿期便会出现明显的心肌缺血，表现出易怒、呼吸急促、出汗和充血性心力衰竭等症状。临床表现与特发性扩张型心肌病患者的表现相似。对于有足够的右冠状动脉侧支循环的患者，由于心肌功能可以得到很好的

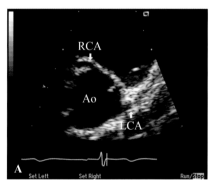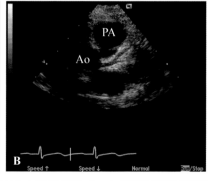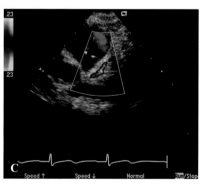

▲ 图 27-3 来自主动脉根部（Ao）正常冠状动脉起源的短轴图像

A. 来自左冠窦的左冠状动脉主干（LCA）和来自右冠窦的右冠状动脉（RCA）正常起源清晰可见；B. 从这个位置顺时针旋转探头，可以看到更长的左冠状动脉主干及其分叉：左前降支和回旋支；C. 通过降低彩色奈奎斯特极限（在这种情况下为 23cm/s）可看到红色血流信号，朝向探头并远离 Ao，观察到左冠状动脉主干中低速的舒张期向上血流，可以获得冠状动脉血流方向的彩色多普勒信息

保护，临床症状通常会推迟到青春期或青年期。这个年龄段可能会发生心源性猝死，尤其是在运动时，这可能与冠状动脉储备有限及在心肌需求增加时发生病理性室性心律失常有关。

1. 超声心动图

使用超声心动图识别 ALCAPA 已经被很好地描述，该技术能诊断大多数患者。胸骨旁长轴和短轴的二维成像可以直接观察到异常冠状动脉起源于肺动脉的现象（图 27-4），冠状动脉通常起源于主肺动脉的后部和左侧。异常的左冠状动脉常靠近左侧 Valsalva 窦的正常起源部位走行，因此识别相关的超声表现通常对诊断至关重要（表 27-1）。右冠状动脉出现扩张，是由于左心室心肌的灌注需要专门的侧支循环，但在早期出现严重扩张型心肌病的侧支循环有限的婴儿中并不显著。年龄较大的无症状儿童表现为严重的右冠状动脉扩张和迂曲（图 27-5）。此外，老年患者可能有明显的冠状动脉侧支循环，可以使用彩色多普勒血流图将其识别为室间隔心肌内的异常舒张期血流信号，反映了右冠状动脉和造成心肌血流量不足的异常左冠状动脉之间的侧支连接（图 27-6）。

由于异常的左冠状动脉血流来自右冠状动脉侧支的逆向充盈，因此识别左冠状动脉的逆行充盈对诊断至关重要（图 27-7）。可以通过彩色或频谱多

表 27-1 ALCAPA 的超声心动图特征

二维影像证据
- 左冠状动脉起源于肺动脉
- 右冠状动脉扩张
- 左心室腔扩张和收缩功能障碍或扩张型心肌病
- 二尖瓣乳头和腱索纤维化改变 ± 二尖瓣脱垂

彩色多普勒证据
- 左冠状动脉逆行血流
- 主肺动脉舒张血流信号
- 室间隔和左心室游离壁舒张期血流信号
- 与二尖瓣缺血相关的二尖瓣反流

ALCAPA. 左冠状动脉异常起源于肺动脉

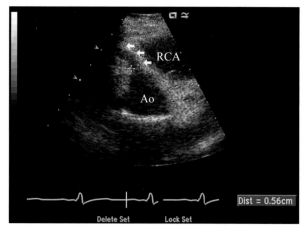

▲ 图 27-5 左冠状动脉异常起源于肺动脉的 10 岁儿童，其右冠状动脉（RCA）起源处的短轴图像
右冠状动脉起源于主动脉（Ao）的前部，并且由于流入该冠状动脉的血流增加而显著扩张（箭），其近端直径为 5.6mm

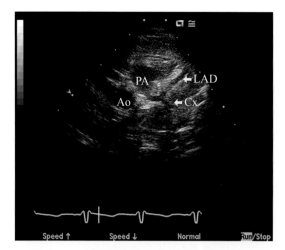

▲ 图 27-4 左冠状动脉异常起源于肺动脉的 4 月龄的婴儿，从胸骨旁短轴二维图像观察到其左冠状动脉异常起源于近端肺动脉主干后侧
左前降支（LAD）和回旋支（Cx）动脉均通过短的左冠状动脉主干进入肺动脉，显然距离主动脉根部（Ao）的正常入口很远

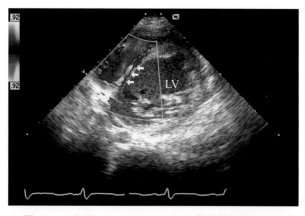

▲ 图 27-6 与图 27-5 同一 10 岁儿童的室间隔彩色多普勒的短轴图像，显示室间隔冠状动脉侧支血流
该患儿最初检查评估心脏杂音时发现了左冠状动脉异常起源于肺动脉。室间隔内可见低速线性舒张期血流信号（箭）。心脏舒张期血流的彩色多普勒和频谱多普勒计时有助于将这种室间隔侧支循环与室间隔缺损区分开来，后者通常以高速收缩期血流信号为特征。该室间隔血流信号的特征是该男童被诊断为 ALCAPA 的最初超声表现

普勒记录左冠状动脉主干中的血流方向来实现，期望正常的血流会远离主动脉根部（通常在正常患者中被视为红色多普勒信号，因为左冠状动脉起源于更靠后的左窦房结，并从胸骨旁的窗口向前面向探头）。通过彩色多普勒仔细筛查主肺动脉舒张期血流信号也很重要。二尖瓣异常是不确定的，但继发于慢性缺血的腱索和乳头肌纤维化很常见，并可能导致二尖瓣脱垂和二尖瓣关闭不全（图 27-8）。左心室功能障碍特别是心内膜纤维化改变时应考虑到ALCAPA，但左心室功能可以得到很好的保留，特别是在侧支发育良好的大龄儿童。

2. 手术治疗

当发现这种病变时，所有患者（即使是左心室

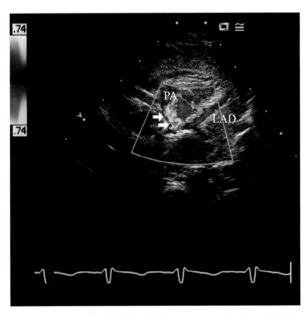

▲ 图 27-7　彩色多普勒观察与图 27-4 同一个 4 月龄婴儿的左冠状动脉左前降支（LAD）逆行血流的短轴图像

LAD 中的血流在远离探头流向肺动脉（PA）时呈蓝色，这是异常的，因为它应该从主动脉根部流出（红色多普勒信号）而不是流向它。当异常的左冠状动脉流入低压的肺动脉时，在肺动脉中也可以看到湍流信号（箭）

功能良好的患者）都需要手术将左冠状动脉与主动脉根部重新连接，以使左冠状动脉正常充盈。最开始的手术技术包括结扎异常冠状动脉以防止左冠状动脉继续"窃取"肺动脉血流，但这并没有改变左冠状动脉灌注左心室依赖右冠状动脉侧支循环，这一结果常常导致大手术和晚期死亡率。最近，直接冠状动脉再植入主动脉手术或创建连接主动脉与异常冠状动脉的肺内隧道手术，将主动脉血流顺行流入到左冠状动脉系统。术后应通过超声心动图获得植入手术后左冠状动脉主干起源和走向的图像，并通过彩色多普勒记录从主动脉根部到冠状动脉的顺行血流。持续评估术后左心室功能至关重要，因为血管重建使得左心室功能逐渐恢复的同时，经常导致左心室结构重塑。二尖瓣乳头肌缺血在 ALCAPA中很常见，所以手术后二尖瓣功能的恢复是不确定的，通常与左心室功能的恢复无关。少数慢性严重反流患者后期需要再次手术进行二尖瓣修复或置换。

（三）来自对侧 Valsalva 窦的冠状动脉的异常主动脉起源

来自对侧 Valsalva 窦的冠状动脉异常起源于主动脉（anomalous aortic origin of a coronary artery，AAOCA）与心肌缺血、室性心律失常和猝死有关，特别是当异常冠状动脉（来自右窦的左冠状动脉或来自左窦的右冠状动脉）在大动脉之间穿行（图 27-9）。异常冠状动脉可能起源于对侧的窦，在大动脉之前或之后走行，而不是在大动脉之间，则冠状动脉并发症的风险似乎要低得多。虽然也有 AAOCA 来自非冠状动脉或 Valsalva 窦后方的报道，但非常少见，并且通常与心肌缺血或猝死无关。当异常冠状动脉位于动脉间时，它可以在大动脉之间的心肌沟内走行（描述为大动脉之间的"心肌内"或"圆锥内"走行），或在大动脉之间的主动脉前壁内走行（描

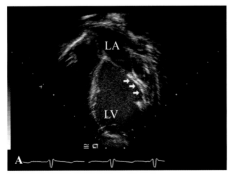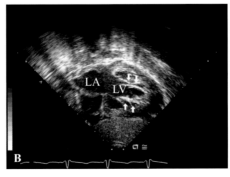

◀ 图 27-8　患有扩张型心肌病且左冠状动脉异常起源于肺动脉的婴儿的心尖四腔心（A）和肋下四腔心（B）图像

这些图像显示左心房（LA）和左心室（LV）腔明显扩大，伴有二尖瓣乳头肌纤维化的高回声（箭），与慢性心内膜缺血一致

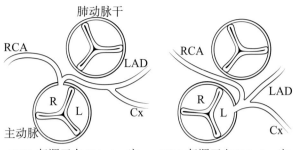

LCA 起源于右 Valsalva 窦　　　　RCA 起源于左 Valsalva 窦

▲ 图 27-9　与心肌缺血相关的来自错误窦的冠状动脉异常起源的 2 种形式的示意图

左冠状动脉（LCA）异常起源于右 Valsalva 窦（A）和右冠状动脉（RCA）异常起源于左 Valsalva 窦（B）。在每种情况下，都可以看到在主动脉和肺动脉（PA）之间穿行的异常冠状动脉。左冠状动脉起源异常，左冠状动脉主干（LMCA）起源于右主动脉窦（R）并在大动脉之间穿过，然后分成 2 个常见的分支，即左前降支（LAD）和左回旋支（LCx）。右冠状动脉起源异常，RCA 起源于左主动脉窦（L）并在大动脉之间通过，然后按其一般分布走行

述为"壁内"）。

　　来自右侧 Valsalva 窦的左冠状动脉异常起源，冠状动脉在大动脉之间的走行非常少见（发生率估计为 0.03%～0.05%），但与心源性猝死有非常大的关系。因这种异常的患者大多数是在剧烈运动期间或之后不久发生猝死。重要的是，儿童和青少年是运动诱发心源性猝死的高危人群，大多数人既往无胸痛、心悸、晕厥或明确的心律失常的症状。老年患者的猝死不太常见，他们心源性猝死通常与动脉粥样硬化疾病有关。患有这种异常的老年患者猝死风险较低可能与他们很少参加高强度竞技运动有关。来自左 Valsalva 窦的右冠状动脉异常起源更常见（发生率估计为 0.1%），与运动诱发的儿童和年轻人心源性猝死有关。尽管来自对侧窦的任一冠状动脉的异常起源都有心源性猝死的风险，特别是对于年轻运动员，但在个体患者中评估这种风险仍然困难且有争议，因为症状很少且应激性压力测试通常是正常的。最后，一部分患者在婴儿期出现猝死，与异常冠状动脉起源处的冠状动脉口严重狭窄有关。

　　导致来自对侧 Valsalva 窦 AAOCA 患者心肌缺血的机制尚不清楚，但目前已经提出了几种理论。异常上升的冠状动脉口经常呈狭缝状，可能会影响血流储备。此外，异常冠状动脉通常与主动脉成锐角，而不是直角，这可能会改变进入冠状动脉床的血流模式。最后，有人假设的异常冠状动脉走行于

大动脉之间有受压的风险。但这似乎不太可能，因为即使在运动期间，正常人的肺动脉压力也很低。缺血更可能是由于运动引起的动脉高压期间异常冠状动脉变形，特别是在有壁内病变的患者中。由于壁张力由血管半径决定，主动脉壁内的壁张力将大于壁内冠状动脉，导致冠状动脉变形和横截面积减小。运动过程中主动脉压力的增加，主动脉壁张力随之增加，导致异常冠状动脉变扁，冠状动脉储血减少以至于不能满足心肌氧气需求。

　　1. 超声心动图

　　经胸超声心动图已成为一种重要的无创工具，可用于识别来自右 Valsalva 窦的左冠状动脉异常起源和来自左 Valsalva 窦的右冠状动脉起源异常。识别任何异常都需要冠状动脉清晰的二维和彩色多普勒图像。图中可以看到来自对侧窦的圆锥内异常冠状动脉在大动脉之间右心室流出道正下方的肌肉内走行，并且它们经常突出于肌肉（图 27-10）。这种情况非常罕见，似乎只发生在左冠状动脉起源于右窦。它的特征通常是来自右窦的单个冠状动脉开口，早期分叉成左右冠状动脉分支（图 27-11）。与从左冠状动脉起源于右窦的壁内病变相比，这种病变的冠状动脉并发症风险似乎更低。

　　来自对侧窦的异常冠状动脉壁内病变更为常见，但更难检测，特别是因为冠状动脉从常见的 Valsalva 窦离开主动脉壁（图 27-12）。有趣的是，左冠状动脉从右窦异常起源的患者的壁内段较长，通常在从左窦离开主动脉壁之前至少穿过右窦的一

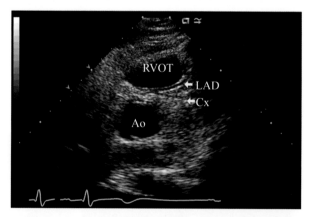

▲ 图 27-10　主动脉根部短轴图像，该患者的左冠状动脉起源于右 Valsalva 窦，并且异常冠状动脉在锥内走行

在分叉进入左前降支（LAD）和回旋支（Cx）之前，可以看到异常的左冠状动脉在主动脉（Ao）和右心室流出道（RVOT）之间的心肌壁内穿行。未见源自左冠状窦的冠状动脉

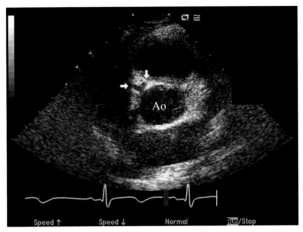

▲ 图 27-11　患者的短轴图像，该患者的左冠状动脉起源于右 Valsalva 窦，并且冠状动脉在圆锥内走行

主动脉（Ao）有一个独立的冠状动脉起源于右 Valsalva 窦，并立即分叉成左右主冠状动脉（箭）。同样，没有看到从左主动脉窦发出的冠状动脉

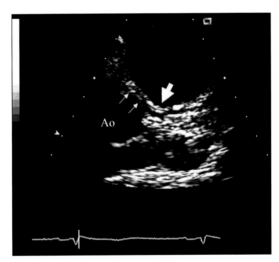

▲ 图 27-12　患者的短轴图像，该患者的左冠状动脉起源于右 Valsalva 窦，并且有异常冠状动脉的壁内段

左冠状动脉似乎从 Valsalva 窦（大箭）离开主动脉（Ao）；然而，通过仔细观察，可以发现左冠状动脉近端异常的壁内节段在主动脉前壁内（小箭）

半（图 27-13）。相比之下，右冠状动脉从左窦异常起源的患者壁内段较短（2~3mm），异常冠状动脉开口位于左右侧房室瓣之间的连合处附近（图 27-14）。彩色多普勒成像对该诊断至关重要，因为它可以帮助识别壁内段。在许多情况下，通常只有在主动脉根部的彩色多普勒扫查识别出主动脉前壁内的异常颜色信号后，才怀疑异常冠状动脉壁内段的存在（图 27-15 和图 27-16）。彩色多普勒也可用于诊断壁内对侧窦的 AAOCA，因为该技术可以提供壁内段血流方向的额外信息。这有助于区分异常

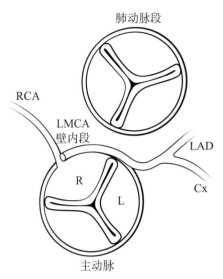

▲ 图 27-13　左冠状动脉（LCA）异常起源于右 Valsalva 窦的示意图，在大动脉之间有壁内路线

左冠状动脉主干（LMCA）起源于右主动脉窦（R），在从左主动脉窦发出主动脉壁之前，通过一个长的壁内段在大动脉之间穿过。左窦主动脉壁的出口部位通常比正常的起源更靠前（更靠近左右侧房室瓣之间的连合处）。然后分成 2 个常见的分支，即左前降支（LAD）和左回旋支（LCx）

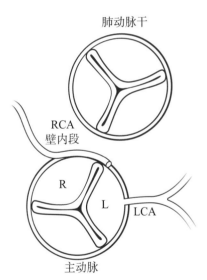

▲ 图 27-14　右冠状动脉（LCA）异常起源于左 Valsalva 窦的示意图，在大动脉之间的壁内路线

RCA 起源于左主动脉窦（R），在大动脉之间穿过壁内段，然后从右窦离开主动脉壁。与左冠状动脉（LCA）异常起源于右窦的壁内路线相反，异常右冠状动脉的起源通常靠近左右侧房室瓣之间的连合处（2~3mm 内）独立的起源和短的壁内路线，因此有时很难确定冠状动脉实际上来自左窦还是右窦。然后它穿过主动脉前壁离开主动脉，靠近其在右窦的常见起源部位

冠状动脉是否起源于右窦或左窦。当左冠状动脉从右窦异常出现时，随着血流从右窦移向更靠后的左窦，壁内段会出现蓝色多普勒信号（图 27-15C 和

图 27-16B）。这与右冠状动脉从左窦的异常起源相反，当血流从左窦的起源向右窦移动时，在壁内段将看到红色多普勒信号（图 27-16C）。

其他经胸超声也可以提供冠状动脉异常起源于主动脉根部的影像证据。从胸骨旁长轴观，大动脉之间的异常冠状动脉可以看作是主动脉根部前方的一个离散圆，作为初始线索（图 27-17）。此外，在高质量肋下成像的儿童中，从主动脉根部更靠前的肺根部进行扫描，可以看到大动脉之间的异常冠状动脉长轴（图 27-18）。

经食管超声心动图能很好地观察或确认冠状动脉异常起源于对侧窦，以及它在动脉间的走向，尤其是在壁内的走向。在经食管标准位置以 25°～40° 的多平面扇区对主动脉根部进行扫查通常可以得到清晰的冠状动脉图像，并且通过彩色多普勒成像能很好地观察冠状动脉的壁内段（图 27-19）。血管内超声已观察到主动脉壁内段的冠状动脉发育不良，并且主动脉收缩时，走行于主动脉壁内的异常冠状动脉会被压缩。这种压缩程度似乎具有个体差异，这可能解释了该患者组对运动

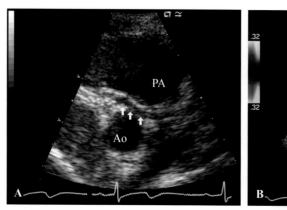
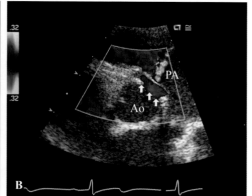

▲ 图 27-15 患者的短轴图像，该患者的左冠状动脉异常起源于右 Valsalva 窦，冠状动脉壁内走行异常

A. 二维图像显示异常的左冠状动脉主干在主动脉（Ao）和肺动脉（PA）之间的主动脉前壁（箭）内的壁内穿行，然后离开左 Valsalva 窦壁。注意前壁内左冠状动脉的长度，因为它沿着右窦走行。B. 彩色多普勒成像显示主动脉前壁内异常冠状动脉的线性舒张期血流（箭）；蓝色信号证实冠状动脉异常流出探头，与起源于右窦并流向更靠后的左窦的冠状动脉一致。请注意可视化低速冠状动脉血流信号所需的低速奈奎斯特极限（32cm/s）

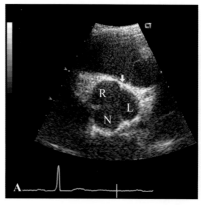
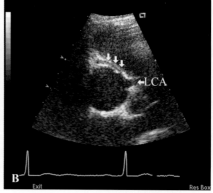
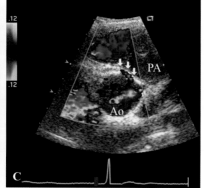

▲ 图 27-16 右冠状动脉异常起源左 Valsalva 窦患者的短轴成像和异常冠状动脉的壁内走行图像

A. 主动脉瓣水平的主动脉窦位置，右（R）和左（L）尖瓣之间的连合处清晰可见（箭）。后方可见非冠状窦（N）。B. 将探头置于瓣叶上方更靠上的角度，可以看到右冠状动脉异常起源于左冠状动脉主干（LCA）起点附近的左 Valsalva 窦，并在主动脉和右心室流出道之间的主动脉前壁内走行（箭），朝向右 Valsalva 窦。比较 A 和 B，很容易理解冠状动脉异常起源处靠近连合处，显然来自左窦。C. 彩色多普勒成像显示主动脉（Ao）和肺动脉（PA）之间的主动脉前壁（箭）内异常冠状动脉的线性舒张血流；红色信号证实了异常的冠状动脉血流面向探头，与起源于左窦并流向更靠前的右窦的冠状动脉一致。再次注意可视化低速冠状动脉血流信号所需的低速奈奎斯特极限（12cm/s）

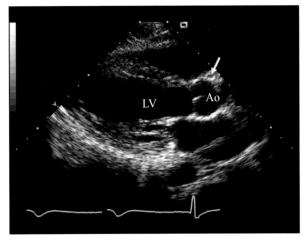

▲ 图 27-17　通过左心室（LV）的胸骨旁长轴图像，冠状动脉异常起源于对侧窦，在动脉内走行

异常冠状动脉在主动脉（Ao）前方的大动脉之间呈圆形（箭）；这可能是冠状动脉异常的第一个证据，因为在冠状动脉正常起源的图像中看不到主动脉前的冠状动脉

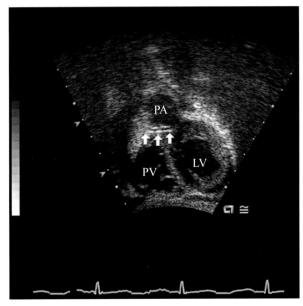

▲ 图 27-18　儿童肋下扫查超声图像，其左冠状动脉起源于右 Valsalva 窦并走行于动脉间

探头从左心室（LV）向右心室（RV）流出道向前倾斜获得的图像，显示了肺动脉（PA）正后方的异常冠状动脉（箭）。如果冠状动脉起源正常，则该平面上看不到冠状动脉

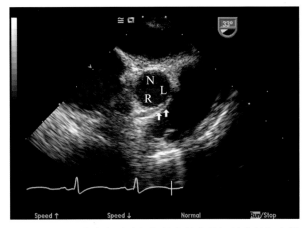

▲ 图 27-19　来自主动脉根部的食管中段短轴窗的经食管超声心动图图像，该患者的右冠状动脉起源于左 Valsalva 窦，冠状动脉壁内走行异常

可以看到异常的右冠状动脉起源于左 Valsalva 窦（L），并在主动脉和右心室流出道之间的主动脉前壁（箭）内向右 Valsalva 窦（R）走行。无冠瓣（N）可见于后方

和数量都是危险因素。然而，目前没有量化这些危险因素的有效技术。

2. 治疗

AAOCA 的外科修复手术包括冠状动脉旁路移植术、利用补片扩大异常起源的冠状动脉、将异常冠状动脉重新植入到适当的窦中，以及拆除异常冠状动脉壁内段。拆除手术与其他冠状动脉修复技术相比有几个优点，非常适合有异常壁内病变的心肌缺血患者。无症状 AAOCA 患者的治疗仍然存在争议，但现在已经发布了关于手术和是否能参与竞技运动的新专家指南。该指南将左冠状动脉异常与右冠状动脉异常者区分开来，并指出："有或无症状的个体，未修复的异常起源于右 Valsalva 窦的左冠状动脉，并且具有动脉间病变，应限制参与所有的竞技运动。无症状的异常起源于右 Valsalva 窦的左冠状动脉且具动脉间病变的个体，应接受手术治疗。应使用运动负荷试验和附加成像（包括负荷超声心动图或核灌注成像）来评估来自左 Valsalva 窦的右冠状动脉起源异常的个体是否存在诱导性缺血因素。对于那些没有缺血症状或运动压力测试呈阳性的人，在咨询过 SCD 风险后，允许参加竞技体育。"

（四）冠状动脉瘘

先天性冠状动脉瘘（coronary artery fistulas，CFA）涉及冠状动脉与心腔或体循环或肺循环的任

的反应各不相同及不可预测。使用可以模仿运动条件的药物能加剧了冠状动脉的狭窄。此外，壁内节段的长度可能与缺血的发生有关，因为更长的节段可能会加剧运动过程中管腔扭曲引起的狭窄程度（这可能解释了左冠状动脉异常起源于右窦具有更大的风险）。最后，缺血性损伤时的诱发条件（通常是剧烈运动）及异常冠状动脉供应的心肌的位置

何部分之间的异常连接。冠状动脉的起源是正常的，出现异常的是冠状动脉的终止或排空段。大多数瘘管起源于右冠状动脉（60%）并排入右侧心脏（90%）。CAF 最常见的终止部位是右心室、右心房、冠状窦和肺血管床。在其他先天性心脏异常的情况下可以看到冠状动脉瘘管，最常见的是具有完整室间隔的肺动脉闭锁。CAF 的病理生理学是冠状动脉瘘将冠状动脉内的血流窃取流入低压接收腔，这会使瘘管以外的心肌面临缺血风险，因为血液将优先排入低压室。大多数 CAF 患者在儿童时期无症状，直到由于沿心前区的持续杂音才被发现。尽管其听诊区在胸骨旁的定位常常提示另有病因，这种杂音听起来可以类似于动脉导管未闭。在老年人中可发现 CFA 的晚期并发症，包括细菌性心内膜炎、充血性心力衰竭和心绞痛。

1. 超声心动图

二维超声心动图发现供应瘘管的冠状动脉显著扩张和曲折（图 27-20）。彩色多普勒很容易识别流入受累冠状动脉的血流，并与通过瘘管的高容量分流相关联。冠状动脉瘘的整个过程有时可以使用二维和彩色多普勒（图 27-21）进行跟踪，并且引流部位最好用彩色多普勒进行识别，因为高速连续彩色信号在以下位置比较明显：冠状动脉排空到低压接收腔室（图 27-22）。心腔扩张不常见，但存在于左向右分流较大的患者中。较大瘘管可以在彩色和频谱多普勒上显示为舒张期间的逆行血流（图 27-23）。

2. 治疗

任何有症状的儿童都需要关闭瘘管，这可以

通过手术或使用介入设备来完成，这些设备会阻塞瘘管开口。大多数儿童没有症状，因此瘘管闭合的时间和需要取决于瘘管的大小和位置。由于较大瘘管的自然病程会随着时间的推移继续扩张，血栓形成、心内膜炎或破裂的风险逐渐增加，因此通常建议关闭除小瘘管以外的所有瘘管。手术或设备干预期间的经食管超声心动图引导可提高手术闭合的成功率。

（五）冠状动脉瘤

冠状动脉瘤不常见，通常是后天获得的，在一系列尸检中发现冠状动脉瘤发生率为 1.5%～5%（可能反映冠状动脉瘤不同的定义标准）。它们通常被定义为扩张面积是相邻正常冠状动脉节段的 1.5 倍，可分为囊状（轴向和横向直径几乎相等的球状）或梭形（对称扩张节段在动脉瘤的两端逐渐变细）。没有局部扩大的冠状动脉弥漫性扩张被

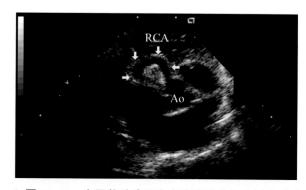

▲ 图 27-20 右冠状动脉至右心室瘘患儿的右冠状动脉（RCA）扩张起点处的胸骨旁短轴图像
冠状动脉明显扩张，直径为 5mm，并且由于通过瘘管的血流增加而从主动脉（Ao）发出处略弯曲（箭）

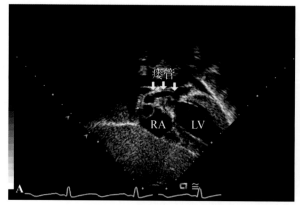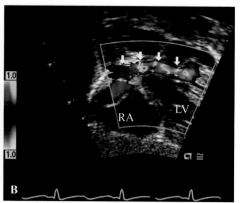

▲ 图 27-21 患有左冠状动脉至右心房瘘的儿童冠状动脉瘘进入右心房的肋下图像
A. 瘘管在左心室（LV）上方的主动脉（箭）后方走行，瘘管的末端部分排空到右心房（RA）；B. 彩色多普勒显示当瘘管向 RA 走行时，贯穿瘘管长度的湍流清晰可见（箭）

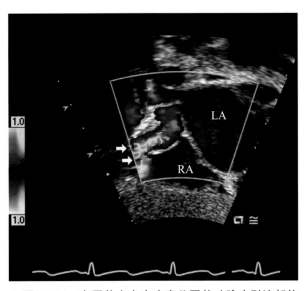

▲ 图 27-22　左冠状右心房瘘患儿冠状动脉瘘引流部位的肋下图像

彩色多普勒显示瘘管内的湍流，瘘管流入右心房（RA），射流撞击心房壁（箭）

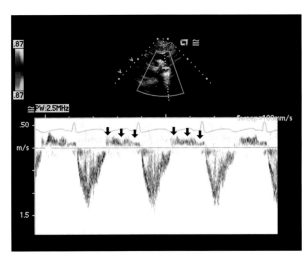

▲ 图 27-23　左冠状右心房瘘的儿童降主动脉内的脉冲波多普勒频谱

由于在流入低阻力右心房时大量舒张期血流进入冠状动脉，因此从多普勒信号中可以看出全舒张期逆行主动脉血流（箭）；这表明通过瘘管进行了大量分流

描述为"扩张"。冠状动脉瘤的可能原因总结在表 27-2 中，但在儿科患者中看到的绝大多数动脉瘤都与川崎病相关。

（六）川崎病

川崎病是一种病因不明的急性发热性血管炎性疾病，可能因冠状动脉瘤的形成而导致严重的发病率和死亡率。尽管静脉注射免疫球蛋白的广泛使用

表 27-2　与冠状动脉瘤形成相关的疾病或损伤

- 川崎病
- 动脉炎（结节性大动脉炎、系统性红斑狼疮、多发性大动脉炎、梅毒）
- 结缔组织疾病（马方综合征和 Ehlers-Danlos 综合征）
- 真菌感染
- 主动脉夹层
- 动脉粥样硬化
- 冠状动脉成形术的并发症
- 创伤

改善了预后，但川崎病仍然是美国和日本儿童获得性心脏病的主要原因，超过了急性风湿热。

由于川崎病没有特异性的诊断方法，诊断依据的临床标准包括至少发热 5 天和 5 个主要临床特征（结膜充血、颈部淋巴结肿大、口腔黏膜改变、皮疹和四肢肿胀或红斑中的 4 个或更多）。在疾病的急性期心血管表现很突出，冠状动脉的慢性变化仍然是死亡的主要原因。二维和多普勒超声心动图仍然是川崎病患儿心脏评估的金标准，因为它是无创的，对检测冠状动脉近端异常具有高灵敏度和特异性。

1. 超声心动图

一旦怀疑诊断为川崎病，应立即进行完整的二维和多普勒超声心动图检查。尽管川崎病患者的超声心动图检查集中在冠状动脉，但组织学证据表明，心肌炎在疾病的急性期普遍存在。左心室尺寸和射血分数的测量应该是初始检查的部分标准，并且应该连续测量。也可以看到心包积液，但通常在血流动力学上并不重要。也有瓣膜反流的报道，因此所有瓣膜都应使用彩色多普勒进行检查。最初的超声心动图研究将作为对左心室功能和冠状动脉尺寸或形态进行纵向随访的基线。尽管胸骨旁短轴切面提供了左冠状动脉和右冠状动脉近端的理想图像（图 27-24A），但在尝试对所有主要冠状动脉进行成像时需要多个成像平面和独特的探头位置。应尽最大努力使所有主要冠状动脉节段可视化。按照发生频率从高到低的顺序，冠状动脉瘤的典型部位包括左前降支近端和右近端，其次是左主干、左回旋支、右远端，最不常见的是右冠状动脉和后降支之间的交界处。心尖四腔心切面图像（图 27-25）和肋下切面图像（图 27-26）通常会提供额外的信息，尤其是在尝试显示右冠状动脉中远端时。

冠状动脉瘤很少在发病第 10 天之前形成，但就诊时可以看到冠状动脉的细微变化。冠状动脉扩张常发生在急性期，可能是冠状动脉炎的早期标志。冠状动脉扩张的诊断标准已被确定，并随病儿的大小而异；动脉瘤也按大小分类，很大的动脉瘤显然与冠状动脉功能不全和心肌缺血的晚期发展有关。应分别测量左冠状动脉主干、左冠状动脉前降支和右冠状动脉近端。测量应从内边缘到内边缘进行，并应排除分支点。在不完全性川崎病的情况下，如果左冠状动脉前降支或右冠状动脉的 Z 评分值等于或超过 2.5，则建议将超声心动图视为"阳性"。提示川崎病的其他特征包括血管周围亮度和

冠状动脉没有逐渐变细（图 27-27）。下面列出了最近关于川崎病的科学声明中当前对超声心动图监测的建议。

2. 急性疾病期间诊断和监测心血管评估的建议

• 考虑诊断 KD 时应进行超声心动图检查，但是，无法获得超声心动图检查或技术限制时不应延误治疗（Ⅰ级；B 级证据）。

• 应该对冠状动脉进行成像，并且应该进行管腔尺寸的定量评估，统一化为针对体表面积调整的 Z 值（Ⅰ类；B 级证据）。

• 对于无并发症的患者，应在治疗后 1～2 周和 4～6 周内复查超声心动图（Ⅰ类；B 级证据）。

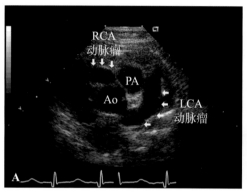
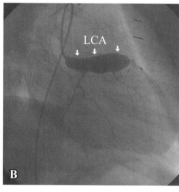
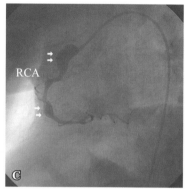

▲ 图 27-24　川崎病患儿的主动脉根部短轴图像（A），左冠状动脉和右冠状动脉近端均有动脉瘤，血管造影显示相关的动脉瘤（B 和 C）。左冠状动脉（LCA）动脉瘤明显，延伸至左前降支，直径为 8.7mm；选择性左冠状动脉造影（箭）很好地显示了动脉瘤的范围（B）。右冠状动脉（RCA）动脉瘤也可见于近端，直径为 6mm。近端和更远端的 RCA 囊状动脉瘤可以通过选择性右冠状动脉造影很好地显示出来（C，箭）。远端 RCA 动脉瘤通过来自心尖和肋下切面的超声成像（图 27-25 和图 27-26）

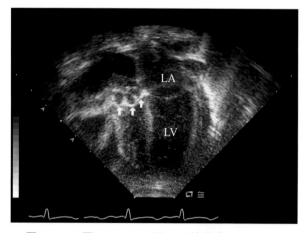

▲ 图 27-25　图 27-24 所示同一川崎病患儿的心尖图像显示了右冠状动脉后降支中的多个动脉瘤（箭）

扫描平面通过右心向后倾斜，以显示三尖瓣后的房室沟，从而对冠状动脉远端分支进行成像，这对确定疾病的严重程度很重要。左心房（LA）和左心室（LV）也被成像，后部也有心包积液

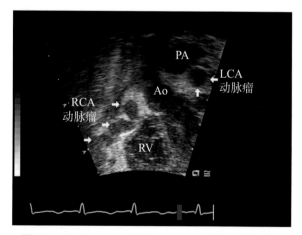

▲ 图 27-26　图 27-24 和图 27-25 所示同一川崎病患儿的肋下横断面图像

图像识别右冠状动脉近端（RCA）扩张的动脉瘤（箭），因为它沿着与主动脉（Ao）相邻的右心室（RV）前下走行，还可以看到近端左冠状动脉瘤的横截面（LCA）

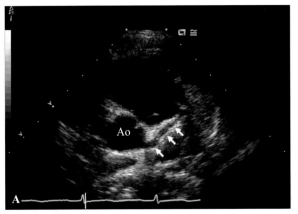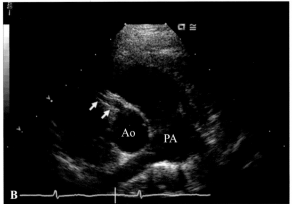

▲ 图 27-27　通过主动脉根部（Ao）的短轴图像显示川崎病患儿的近端左冠状动脉（A）和右冠状动脉（B）

两个近端分支的弥漫性冠状动脉扩张（扩张）被认为缺乏正常的锥形（箭）。虽然主观，但血管周围的组织跟血管壁一样回声增强，显得冠状动脉壁非常清晰，未见动脉瘤

• 对于在急性疾病期间检测到的重要且不断发展的冠状动脉异常（Z 值＞ 2.5）的患者，应进行更频繁的超声心动图检查（每周至少 2 次），直到管腔尺寸停止进展，以确定血栓形成发生和存在（Ⅰ 类；B 级证据）。

• 为了检测冠状动脉血栓形成，对于扩张的大动脉瘤或巨大动脉瘤的患者每周 2 次进行超声心动图检查可能是必要的，同时尺寸迅速扩大，在疾病的前 45 天内至少每周 1 次，然后每月 1 次，直到发病后第 3 个月，因为动脉瘤迅速扩张未能及时升级

血栓预防是高发病率和死亡率的主要原因（Ⅱ a 类；C 级证据）。

如果在 KD 发病后 4～6 周内管腔尺寸恢复正常，则患者可以不用心脏病学专业护理，可以考虑持续随访 12 个月（Ⅱ a 类；C 级证据）。

对于检测到冠状动脉瘤的患者，重要的是要认识到超声心动图的局限性。使用经胸超声心动图对检测冠状动脉狭窄和血栓形成比较困难；如果怀疑有缺血性疾病，可能需要其他成像方式。

参考文献

[1] Barzilai B, Waggoner AD, Spessert C, Picus D, Goodenberger D. Two-dimensional contrast echocardiography in the detection and follow-up of congenital pulmonary arteriovenous malformations. *Am J Cardiol*. 1991;68:1507–1510.

[2] Brothers J, Frommelt M, Jacquiss J, Myerburg RJ, Fraser CD Jr, Tweddell JS. Expert consensus guidelines: anomalous aortic origin of a coronary artery. *J Thorac Cardiovasc Surg*. 2017;153:1440–1457.

[3] Bhattacharya JJ, Thammaroj J. Vein of Galen malformations. *J Neurol Neurosurg Psychiatry*. 2003;74(suppl 1):i42–i44.

[4] Frommelt MA, Frommelt PC, Pelech AN, et al. Detection of septal coronary collaterals by Doppler color flow mapping is a marker for anomalous origin of the coronary artery from the pulmonary artery. *J Am Soc Echocardiogr*. 1996;9:388.

[5] Frommelt PC, Frommelt MA, Tweddell JS, et al. Prospective echocardiographic diagnosis and surgical repair of anomalous origin of a coronary artery from the opposite sinus with an interarterial course. *J Am Coll Cardiol*. 2003;42:148–154.

[6] Higuera S, Gordley K, Metry DW, Stal S. Management of hemangiomas and pediatric vascular malformations. *J Craniofac Surg*. 2006;17:783–789.

[7] Hsieh KS, Huang TC, Lee CL. Coronary artery fistulas in neonates, infants, and children: clinical findings and outcome. *Pediatr Cardiol*. 2002;23:415–419.

[8] Imoto Y, Sese A, Joh K. Redirection of the hepatic venous flow for the treatment of pulmonary arteriovenous malformations after Fontan operation. *Pediatr Cardiol*. 2006;27:490–492.

[9] Liechty KW, Flake AW. Pulmonary vascular malformations. *Semin Pediatr Surg*. 2008;17:9–16.

[10] McCrindle B, Rowley A, Newburger J. Diagnosis, treatment and long-term management of Kawasaki's disease: a scientific statement for health professionals from the American Heart Association. *Circulation*. 2017;135:e927–e999.

[11] McElhinney DB, Halbach W, Silverman NH, Dowd CF, Hanley FL. Congenital cardiac anomalies with vein of Galen malfor-mations in infants. *Arch Dis Child*. 1998;78:548–551.

[12] Millar C, Bissonnette B, Humphreys RP. Cerebral arteriovenous malformations in children. *Can J Anaesth*. 1994;41:321–331.

[13] Newburger JW, Takahashi M, Gerber MA, et al. Diagnosis, treatment, and long-term management of Kawasaki disease: a statement for health professionals from the Committee on Rheumatic Fever, Endocarditis and Kawasaki Disease, Council on Cardiovascular Disease in the Young, American Heart Association. *Circulation*. 2004;110:2747–2771.

[14] Patel N, Millis JF, Cheung MMH, Loughnan PM. Systemic

haemodynamics in infants with vein of Galen malformation: assessment and basis for therapy. *J Perinatol.* 2007;27:460–463.

[15] Roberts WC. Major anomalies of coronary arterial origin seen in adulthood. *Am Heart J.* 1986;111:941–963.

[16] Ruey-Kang R, Chang J, Alejos C, et al. Bubble contrast echocardiography in detecting pulmonary arteriovenous shunting in children with univentricular heart after cavopulmonary anastomosis. *J Am Coll Cardiol.* 1999;33:2052–2058.

[17] Sadick H, Sadick M, Gotte K, et al. Hereditary hemorrhagic telangiectasia: an update on clinical manifestations and diagnostic measures. *Wien Klin Wochenschr.* 2006;118:72–80.

[18] Sanders SP, Parness IA, Colan SD. Recognition of abnormal connections of coronary arteries with the use of Doppler color flow mapping. *J Am Coll Cardiol.* 1989;13:922–926.

[19] Shah MJU, Rychik J, Fogel MA, et al. Pulmonary AV malformations after superior cavopulmonary connection: resolution after inclusion of hepatic veins in the pulmonary circulation. *Ann Thorac Surg.* 1997;63:960–963.

[20] Snider AR, Serwer GA, Ritter SB. Abnormal vascular connections and structures. In: DeYoung L, ed. *Echocardiography in Pediatric Heart Disease.* St. Louis, MO: CV Mosby; 1997:452–496.

[21] Srivastave D, Preminger T, Lock JE, et al. Hepatic venous blood and the development of pulmonary arteriovenous malformations in congenital heart disease. *Circulation.* 1995;92:1217–1222.

第28章　心脏肿瘤
Cardiac Tumors

Joseph J. Maleszewski　Heather M. Anderson　Frank Cetta　著

戴丽雅　陈方红　译

概述

心脏肿瘤是指心脏内任何肿块形成的病变。这些肿块并不一定都是肿瘤。非肿瘤性肿块包括血栓、囊肿、脂肪、脓肿、异位组织和瘢痕。心脏肿瘤包括主要发生在心脏的病变（良性或恶性）和发生在其他部位并转移到心脏的病变（定义为恶性）。在超声心动图出现之前，儿童原发性心脏肿瘤的真实发病率难以确定。随着超声心动图的出现，心脏肿瘤发生率约为0.08%。20世纪80年代，波士顿儿童医院的一份报告显示，回顾近39 000例超声心动图报告，原发性心脏肿瘤的发生率为0.17%。在儿童中，绝大多数原发性心脏肿瘤在组织学上是良性的，只有不到10%是恶性的。继发性或转移性心脏肿瘤在儿童中相对少见。

横纹肌瘤是儿童最常见的原发性心脏肿瘤，黏液瘤和乳头状弹性纤维瘤是成人最常见的肿瘤（表28-1）。超声心动图是诊断心脏肿瘤的主要影像学方法。磁共振成像和计算机断层扫描可以提供有用的增量信息。虽然大多数儿童心脏肿瘤在组织学上是良性的，但如果其位于心脏的位置危及心脏、瓣膜或传导系统的功能，则会导致严重的血流动力学损害和死亡。

黏液瘤和乳头状纤维弹性瘤可能会由于肿瘤破裂或相关的表面血栓而引起栓塞。心脏瓣膜或冠状动脉的突然阻塞可导致猝死。心包畸胎瘤可引起心包积液。畸胎瘤可引起心脏变形，可伴有上腔静脉或下腔静脉阻塞。

表 28-1　心脏肿瘤的发生率

	儿　童	胎　儿	新生儿	成　人
横纹肌瘤	40%～61%	64%	47%	3%～4%
黏液瘤	5%～14%	0%	4%	40%～90%
纤维瘤	8%	7%	16%	3%～4%
心包畸胎瘤	1.6%	22%	15%	2%
血管瘤	<5%	7%	5%	1%
乳头状弹性纤维瘤	<10%	—	—	10%～60%
恶性肿瘤	4%			10%
脂肪瘤	—	—	—	1%～4%
浦肯野细胞错构瘤	—	0%	11%	—

一、横纹肌瘤

横纹肌瘤是婴幼儿最常见的原发性心脏肿瘤，占肿瘤的50%～75%。产前发现的心内肿瘤中，超过90%是横纹肌瘤。其特征为界限清楚、无包膜的白色或灰白色肿块，由充满糖原的空泡细胞（"蜘蛛细胞"）组成，它们被归类为错构瘤，并且不进行有丝分裂。可全部位于心肌或延伸到心房或心室腔，最常见的是心室壁和心室腔。90%的病例呈多个横纹肌瘤。

大多数横纹肌瘤患者均无症状。不过也有猝死的报道。横纹肌瘤可突出到心室腔引起流入道或流出道阻塞。与旁路相关的心律失常可与横纹肌瘤有关。

横纹肌瘤为实体样回声，通常为多发、均匀且边界清楚。虽然它们可以发生在心脏的任何地方，但常更多出现在心室壁内，并且会不同程度地延伸到心室腔（图 28-1 和图 28-2）。横纹肌瘤偶尔带蒂。与血栓、黏液瘤、血管瘤或纤维瘤相比，横纹肌瘤多无出血或钙化的回声区，也很少引起栓塞。连续的超声心动图随访肿瘤可能会出现缩小，流出道梗阻程度减轻。横纹肌瘤的典型自然病程是体积的自动缩小和完全消除。

横纹肌瘤与结节性硬化（tuberous sclerosis，TS）症密切相关。大约 80% 患有横纹肌瘤的儿童具有 TS 的特征。TS 是一种常染色体显性遗传的疾病，由分别编码调控 hamartin 蛋白和 tuberin 蛋白的 TSC1 和 TSC2 基因突变引起。临床表现为甲床下纤维瘤、咖啡斑色素沉着和皮下结节。一半的 TS 患者有横纹肌瘤，80% 的横纹肌瘤胎儿为 TS。随着年龄的增长，患病率下降可能是由于病变有自发消退的倾向。由于横纹肌瘤可自发消退，很少需要手术切除。药物抑制 mTOR 通路已显示出加快肿瘤消退的希望，从而避免了手术干预的需要。孕妇应用西罗莫司治疗胎儿横纹肌瘤已有报道。应用西罗莫司治疗 TSC 可有效减少患者横纹肌瘤的大小和数量。

二、黏液瘤

黏液瘤是成人最常见的心脏肿瘤，常见于 30—60 岁，其在儿童中发病率仅次于横纹肌瘤。黏液瘤通常位于心房：①左心房（约 75%）（图 28-3）；②右心房（约 25%）（图 28-4A）。其很少发生于心室（图 28-4B）。黏液瘤很容易通过超声心动图在剑突下和心尖切面被发现。黏液瘤是易碎的、带蒂的小叶状肿瘤（图 28-5），组织学特征是在含有大量小血管的黏液样

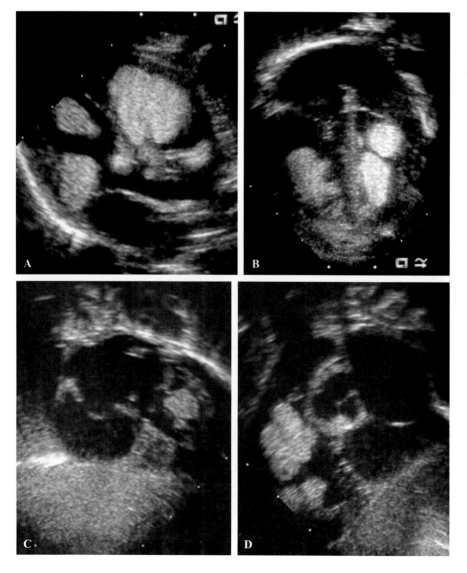

◀ 图 28-1 横纹肌瘤

同一儿童胸骨旁左心长轴切面（A）、心尖四腔心切面（B）、剑突下四腔心切面（C）和剑突下矢状切面（D）显示右心室和左心室多发回声均匀的横纹肌瘤

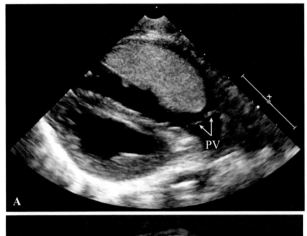

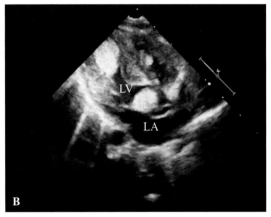

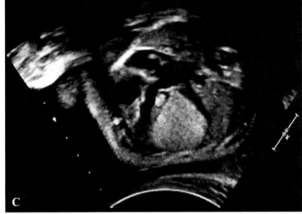

▲ 图 28-2 横纹肌瘤

A. 显示紧贴右心室流出道前壁生长的一巨大回声均匀的肿块。手术成功切除了该婴儿梗阻性肿块。PV. 肺动脉瓣。B. 左心室（LV）流出道及心尖部巨大的横纹肌瘤。左心室流出道肿块被成功切除。C. 胎儿超声心动图四腔心切面显示，左心室室间隔及侧壁多发横纹肌瘤。一较大的横纹肌瘤导致左心室腔受压（图片由 Drs Alexander Sokolov and Galina Martsinkevich, Tomsk Cardiac Center, Tomsk, Russia 提供）

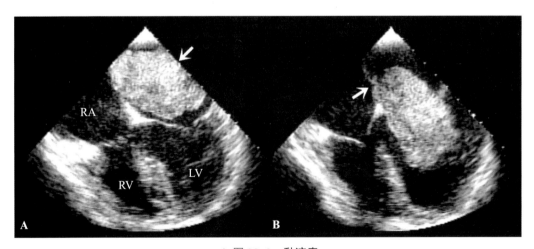

▲ 图 28-3 黏液瘤

左心房可见一巨大黏液瘤，蒂部附着于房间隔。在收缩期（A）和舒张期（B）图像中可以观察到团块随心动周期运动（引自 Oh JK, Seward JB, Tajik AJ. The Echo Manual. 3rd ed. Philadelphia, PA: Lippincott Williams & Wilkins; 2006 Mayo Foundation for Medical Education and Research.）

背景下出现温和的纺锤形细胞增殖。发生在左心房的黏液瘤，蒂通常附着于房间隔（图 28-6）。黏液瘤常多发或常发生于卡尼综合征（黏液瘤综合征）的年轻个体中。黏液瘤不会发生恶变，MRI 成像有助于鉴别黏液瘤与其他心脏肿瘤（图 28-7）。

多普勒超声心动图有助于评估肿瘤对瓣膜口的血流动力学影响。较大的黏液瘤可完全阻塞瓣膜口而导致死亡。二尖瓣部分阻塞可引起肺动脉高压。瓣膜阻塞的症状可随体位而改变，因为肿瘤会随着体位的改变在瓣膜口进出，患者可能出现体位性呼吸困难或晕厥。黏液瘤可与以下三联征有关：①瓣膜阻塞；②栓塞事件；③全身性疾病。可能由于肿

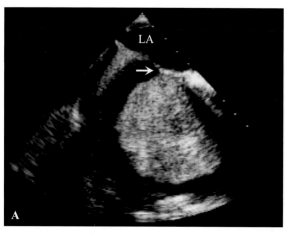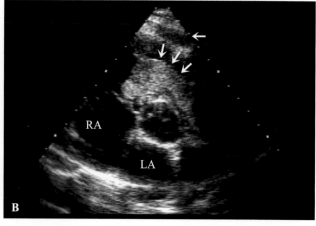

▲ 图 28-4　黏液瘤

A. 右心房巨大黏液瘤；B. 胸骨旁短轴切面显示右心室流出道较大黏液瘤（箭）。年轻患者中，如在一个不常见位置出现黏液瘤，可能与家族性黏液瘤综合征有关。LA. 左心房；RA. 右心房（引自 *Oh JK, Seward JB, Tajik AJ. The Echo Manual. 3rd ed. Philadelphia, PA: Lippincott Williams & Wilkins; 2006 Mayo Foundation for Medical Education and Research.*）

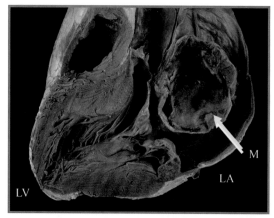

▲ 图 28-5　黏液瘤

病理标本显示左心房（LA）较大黏液瘤（M）

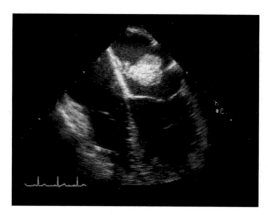

▲ 图 28-6　黏液瘤

经食管超声心动图四腔心切面显示左心房黏液瘤，蒂附着于卵圆窝区域

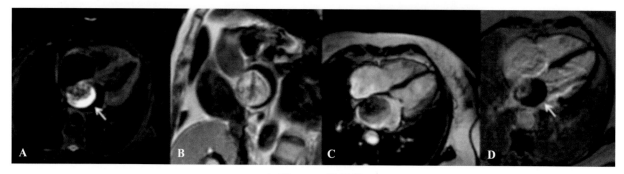

▲ 图 28-7　黏液瘤

左心房黏液瘤的 MRI 序列，利用 T_2 加权"黑血"序列（A）、T_1 加权"黑血"序列（B）、稳态自由进动（SSFP）（C）和增强 T_1 加权序列显示肿块无增强（D）

瘤中白细胞介素 -6 的分泌而出现的身体体征和症状，包括发热、不适、体重减轻、关节痛、肌痛、贫血、血小板减少和 CRP 升高。黏液瘤的表现多种多样，可与风湿热、心内膜炎、败血症、心肌炎和胶原血管疾病相混淆。

卡尼综合征是黏液瘤的一种家族型，表现为黏液瘤（心内或心外）、色素沉着（图 28-8）、内分泌疾病和心外肿瘤。如果怀疑有卡尼综合征，则需要对患者和一级家庭成员进行基因检测。该病属于常染色体显性遗传，70% 的病例为家族遗传，可能与 *PRKAR1A*（*PRKACA*、*PRKACB*）相关的基因突变有关。

所有黏液瘤患者都建议进行一级家庭成员超声心动图筛查。黏液瘤的治疗手段为手术切除。1955年，第一例成功的心脏肿瘤切除手术就是心房黏液瘤。肿瘤复发在卡尼综合征中常见，孤立性黏液瘤完全切除后复发罕见。

三、纤维瘤

心脏纤维瘤是良性肿瘤，在性质上可能是错构瘤。它们发生于婴儿期，很少在较大的儿童、青少年或成人中被发现。纤维瘤肉眼观是坚硬、白色、无包膜的肿瘤，常见于左心室壁（游离壁＞室间隔），也常见于心尖（图 28-9A 和 B）。如果纤维瘤

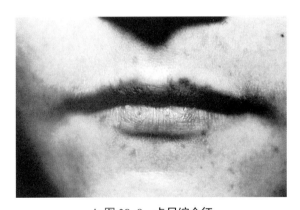

▲ 图 28-8 卡尼综合征

卡尼综合征患者的典型面貌，可见大量色素沉着（图片由 *Dr James Seward* 提供）

向心腔内突出，则多表现为宽基底或带蒂。尽管这些肿瘤大多边界清楚，但在显微镜下与邻近的心肌呈广泛的交错，使肿瘤很难被完全切除。但手术切除后的总复发率非常低。

纤维瘤可累及所有心室。它们可能损害房室瓣膜的结构和功能，导致严重的瓣膜反流。纤维瘤表现为单发的、明亮的壁内实性肿块，可侵犯心室腔，导致心室充盈受损或流出道梗阻（图 28-10）。纤维瘤可有钙化和囊变区域，以此可与横纹肌瘤进行鉴别。利用应变成像发现纤维瘤在心动周期中不会发生形变。MRI 可能有助于鉴别纤维瘤与横纹肌瘤（图 28-9B）。纤维瘤的临床特征和血流动力学改变与横纹肌瘤相似（表 28-2）。

Gorlin 综合征是一种常染色体显性遗传病，以心脏纤维瘤、多发性基底细胞癌、颌骨囊肿和骨骼异常为特征。近 20% 的 Gorlin 综合征患者可能伴有心脏肿瘤，故而超声心动图在该类患者中较常用。

由于难治性室性心律失常有猝死的风险，我们中心倾向于手术切除较大的纤维瘤（图 28-11）。如果纤维瘤位于房室沟内并与冠状动脉紧密相连，则手术切除可能是危险的，这些患者需要进行密切随访。当肿块靠近乳头肌或其他瓣下器官时，纤维瘤切除术可能会导致二尖瓣功能障碍。

四、异位肿瘤和生殖细胞肿瘤

胚胎发生过程中异位的组织可能会导致囊性肿瘤的形成，包括房室结的良性囊性肿瘤、支气管源性囊肿和生殖细胞肿瘤（最常见的是畸胎瘤）。房室结囊性肿瘤是一种位于房室间隔内的先天性囊性

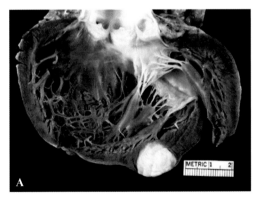
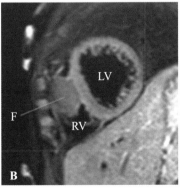
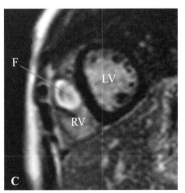

▲ 图 28-9 纤维瘤

A. 病理标本显示左心室心尖部白色鲜亮的纤维瘤；B 和 C. 磁共振成像显示纤维瘤的增强 T_1 加权序列，评估增强时间（延迟与早期对比）可区分纤维团块或血管肿瘤

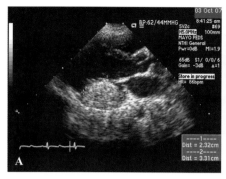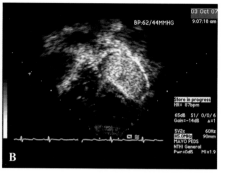

◀ 图 28-10 纤维瘤

胸骨旁左心室长轴切面（A）和心尖旁四腔心切面（B）显示了图 28-11 中切除的巨大纤维瘤的范围

表 28-2 常见心脏肿瘤的临床特征

	横纹肌瘤	纤维瘤	黏液瘤
常见人群	胎儿 / 新生儿	儿童时期	成人
遗传学综合征	结节性硬化症	Gorlin 综合征	卡尼综合征
好发位置	左心室 / 室间隔	左心室	左心房
超声表现	多发、实性、均匀	实性、囊性	带蒂
组织学	糖原液泡、蜘蛛细胞	成纤维细胞、胶原纤维	星状细胞、绳索状 / 印戒状
治疗方法	保守治疗	外科手术切除	外科手术切除
特殊考虑事项	自发消退	心律失常（约 60%）	阻塞、栓塞、全身性疾病

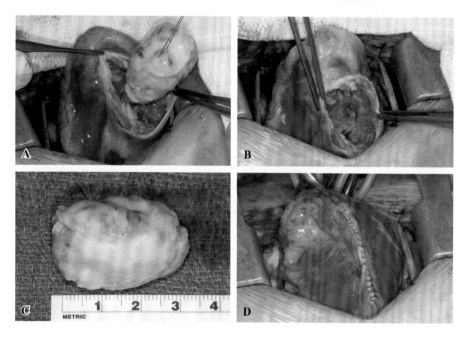

◀ 图 28-11 纤维瘤

A 和 B. 3 岁儿童左心室心尖切除较大纤维瘤的术中照片；C. 切除的纤维瘤呈均匀的白色外观；D. 术后修复左心室心尖（图片由 Dr Joseph Dearani 提供）

肿块，组织学上是良性的。鉴于其位于房室结或附近区域的危险位置，它通常在猝死后尸检时才被发现，很少有死前诊断的报道。支气管源性囊肿同样是良性病变，最常在心包内偶然发现。

心包内畸胎瘤多为单发、非均匀的小叶性肿瘤，在黏液样基质内包含多个囊肿，常位于心底。心包内畸胎瘤很少恶变，并且多在新生儿期得到诊断。胎儿超声心动图可发现心包内畸胎瘤伴积水和心包积液，产后表现可伴有心包积液和右侧心脏结构受压。如果引起心脏旋转移位，则可能会发生上腔静脉回流受阻

（图 28-12）。心内畸胎瘤较少见，常发生于心脏右侧。畸胎瘤囊肿破裂后，患者可死于心脏压塞。因此，一旦发现该肿瘤，应立即手术切除。

五、血管瘤

血管瘤是一种主要由血管构成的良性肿瘤，主要包括海绵状、毛细血管、动静脉畸形等类型。血管瘤大多是偶然发现的，其症状多由心包积液引起。心室游离壁是血管瘤最常见的位置，但心房肿瘤（心外膜和心内膜）也有报道。血管瘤超声心动图表现为高回声并呈腔内（或息肉样）生长。由于它们是由血管构成，在 MRI 上常表现为显著增强。

六、乳头状弹性纤维瘤和兰伯赘生物

在成人中，乳头状弹性纤维瘤是最常见的原发性

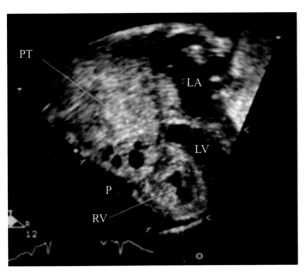

▲ 图 28-12　心包内畸胎瘤

心包内畸胎瘤回声不均匀，压迫右心房，导致心房闭塞。LA. 左心房；LV. 左心室；P. 心包；PT. 心包畸胎瘤；RV. 右心室

心脏肿瘤。它们多为单发、体积较小（＜ 1.5cm），超声心动图表现为中央致密，周围疏松（图 28-13A）。大体而言，乳头状弹性纤维瘤的特征是由中心柄产生大量的复叶，类似于"海葵"（图 28-13B 和 C）。它们最常发生在主动脉瓣（图 28-14）和二尖瓣，但也可能出现在任何心内膜表面。乳头状弹性纤维瘤倾向于发生在受损的心内膜表面（如梗阻性肥厚型心肌病），理论上属于一种反应性疾病。大多数患者无症状，但乳头状纤维弹性瘤可能与栓塞有关（来自肿瘤本身或表面血栓），可导致脑卒中、心肌梗死和猝死。因此，建议手术切除。

兰伯赘生物（图 28-15）类似于乳头状纤维弹性瘤，但结构不太复杂，通常表现为单独的复叶，只出现在瓣膜的关闭面上。兰伯赘生物几乎只出现在老年人的瓣膜上，但本中心在常规超声心动图检查中发现，约 2% 的儿童存在兰伯赘生物（图 28-16），最小的儿童仅 5 月龄。在儿童中少见的原因可能是早期检查不充分。在儿童中，该现象被认为是良性的，不需要随访或手术切除。

七、副神经节瘤

原发性心脏副神经节瘤非常罕见。肾上腺的副神经节瘤被称为嗜铬细胞瘤，肾上腺以外的则被称为副神经节瘤。据报道，副神经节瘤好发于女性，它们有特征性的好发位置，即沿着房室沟和大动脉根部。副神经节瘤通常边界清楚，毗邻冠状动脉，并接受冠状动脉血液供应（图 28-17）。

八、恶性心脏肿瘤

原发性恶性心脏肿瘤在儿童心脏肿瘤中的占比低于 10%。儿童最常见的恶性心脏肿瘤是血管肉

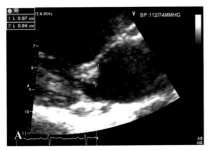 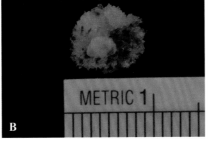 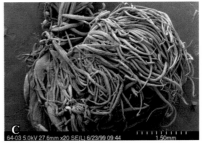

▲ 图 28-13　乳头状弹性纤维瘤

二尖瓣前叶心房面的乳头状弹性纤维瘤。A. 胸骨旁长轴切面。由于存在栓塞的风险，建议手术切除。B. 手术切除的成人二尖瓣前叶乳头状纤维弹性瘤病理标本。C. 类似"海葵"的多叶乳头状纤维弹性瘤的扫描电子显微镜图

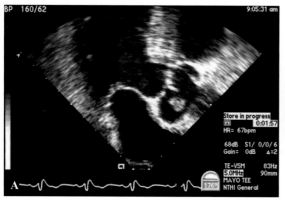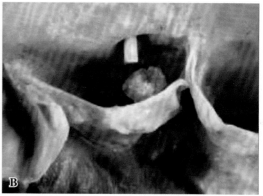

▲ 图 28-14　主动脉瓣乳头状弹性纤维瘤

A. 经食管超声心动图显示主动脉瓣上乳头状弹性纤维瘤；B. 病理标本显示主动脉瓣上的乳头状弹性纤维瘤

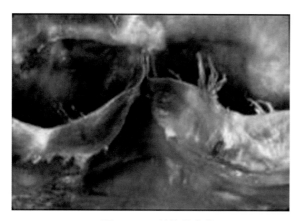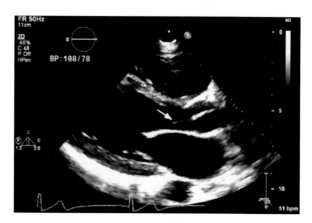

▲ 图 28-15　兰伯赘生物

病理标本显示，半月瓣叶的闭合面可见纤维组织束，它们多无临床意义，不应与血栓或乳头状弹性纤维瘤相混淆

▲ 图 28-16　兰伯赘生物

正常儿童的胸骨旁长轴切面显示，主动脉瓣左心室面可见兰伯赘生物（箭）

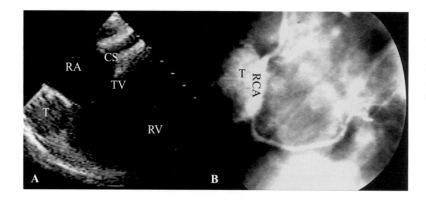

◀ 图 28-17　副神经节瘤

右心房室沟较大的副神经节瘤。A. 剑突下流出道切面。B. 冠状动脉造影显示邻近右冠状动脉（RCA）的副神经节瘤（T）。CS. 冠状静脉窦；RA. 右心房；RV. 右心室；TV. 三尖瓣

瘤，可伴有出血性心包积液、心脏压塞和静脉回流受阻。其他原发性恶性心脏肿瘤包括纤维肉瘤、淋巴肉瘤、巨细胞肉瘤、纤维黏液肉瘤、肉瘤、横纹肌肉瘤、未分化肉瘤、平滑肌肉瘤和神经源性肉瘤。儿童中最常见的继发性（转移性）心脏肿瘤包括非霍奇金淋巴瘤、白血病和成神经细胞瘤。

九、非肿瘤性心脏肿块

随着经胸、经食管和心内超声心动图成像技术的发展，在心脏中发现了许多被误认为是肿瘤的不寻常结构，如房间隔脂肪瘤性肥厚、血栓、残留异物及横窦等（图 28-18）。评估心脏肿块结合相关的临床资料至关重要。

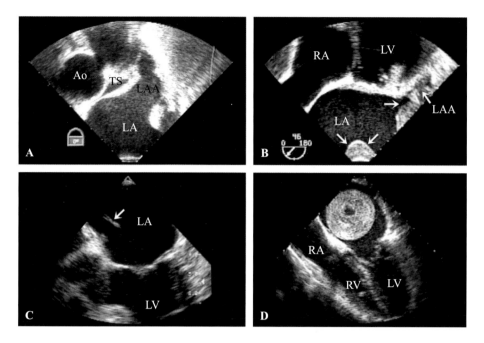

◀ 图 28-18　非肿瘤性心脏肿块

A. 经食管超声心动图心脏底部短轴投影显示大动脉和左心耳（LAA）之间的横窦（TS）。Ao. 主动脉。B. 左心房血栓（箭）沿左心房（LA）进入左心耳。LV. 左心室；RA. 右心房。C. 经食管超声心动图四腔心切面显示左心房残留的输液导管（箭）。D. 二尖瓣狭窄患者中较大的圆形左心房血栓。RV. 右心室

参 考 文 献

[1] Burke A, Jeudy J Jr, Virmani R. Cardiac tumours: an update. *Heart*. 2008;94:117–123.

[2] Burke A, Virmani R. Pediatric heart tumors. *Cardiovasc Pathol*. 2008;17:193–198.

[3] Carney JA. Differences between nonfamilial and familial cardiac myxoma. *Am J Surg Pathol*. 1985;9:53–55.

[4] Carney JA, Gordon H, Carpenter PC, Shenoy PV, Go VL. The complex of myxomas, spotty pigmentation, and endocrine overactivity. *Medicine (Baltimore)*. 1985;64:270–283.

[5] Cho JM, Danielson GK, Puga FJ, et al. Surgical resection of ventricular cardiac fibromas: early and late results. *Ann Thorac Surg*. 2003;76:1929–1934.

[6] Dujardin KS, Click RL, Oh JK. The role of intraoperative transesophageal echocardiography in patients undergoing cardiac mass removal. *J Am Soc Echocardiogr*. 2000;13:1080–1083.

[7] Ekmektzoglou KA, Samelis GF, Xanthos T. Heart and tumors: location, metastasis, clinical manifestations, diagnostic approaches and therapeutic considerations. *J Cardiovasc Med*. 2008;9:769–777.

[8] Filho JDF, Lucchese FA, Leaes P, et al. Primary cardiac angiosarcoma. A therapeutic dilemma. *Arq Bras Cardiol*. 2002;78:589–591.

[9] Freedom RM, Lee KJ, MacDonald C, et al. Selected aspects of cardiac tumors in infancy and childhood. *Pediatr Cardiol*. 2000;21:299–316.

[10] Gowda RM, Khan IA, Nair CK, et al. Cardiac papillary fibroelastoma: a comprehensive analysis of 725 cases. *Am Heart J*. 2003;146:404–410.

[11] Grebenc ML, Rosado-de-Christenson ML, Green CE, et al. Cardiac myxoma: imaging features in 83 patients. *Radiographics*. 2002;22:673–689.

[12] Klarich KW, Enriquez-Sarano M, Gura G, et al. Papillary fibroelastoma: echocardiographic characteristics for diagnosis and pathologic correlation. *J Am Coll Cardiol*. 1997;30:784–790.

[13] Lam KY, Dickens P, Chan AC. Tumors of the heart. A 20–year experience with a review of 12,485 consecutive autopsies. *Arch Pathol Lab Med*. 1993;117:1207–1031.

[14] Marx G, Moran A. Cardiac tumors. In: Allen HD, Driscoll DJ, Feltes TF, Shaddy RE, eds. *Moss and Adams' Heart Disease in Infants, Children and Adolescents*. Philadelphia, PA: Lippincott Williams & Wilkins; 2008:1479–1495.

[15] McCarthy PM, Piehler JM, Schaff HV, et al. The significance of multiple, recurrent, and "complex" cardiac myxomas. *J Thorac Cardiovasc Surg*. 1986;91:389–396.

[16] Pinede L, Duhaut P, Loire R. Clinical presentation of left atrial cardiac myxoma. A series of 112 consecutive cases. *Medicine*. 2001;80:150–172.

[17] Reynen K. Frequency of primary tumors of the heart. *Am J Cardiol*. 1996;77:107.

[18] Sallee D, Spector ML, van Heeckeren DW, et al. Primary pediatric cardiac tumors: a 17–year experience. *Cardiol Young*. 1999;9:155–162.

[19] Silverman NA. Primary cardiac tumors. *Ann Surg*. 1980;191:127–138.

[20] Vaughan CJ, Veugelers M, Basson CT. Tumors and the heart: molecular genetic advances. *Curr Opin Cardiol*. 2001;16:195–200.

[21] Elbardissi AW, Dearani JA, Daly RC, et al. Survival after resection of primary cardiac tumors: a 48–year experience. *Circulation*. 2008;118:S7–S15.

[22] Phillips AL, Qureshi MY, Eidem BW, Cetta F. Lambl's excrescences in children: improved detection with transthoracic echocardiography. *Congenit Heart Dis*. 2018;13(2):251–253.

[23] Pang LY, Zou LP, Huang LL, et al. Clinical effect of rapamycin in the treatment of children with tuberous sclerosis-related cardiac rhabdomyomas. *Chinese J Pediatr*. 2016;54(6):424–427.

[24] Barnes BT, Procaccini D, Crino J. Maternal sirolimus therapy for fetal cardiac rhabdomyomas. *N Engl J Med*. 2018;378:1844–1845.

第 29 章　心脏移植的评估
Evaluation of the Transplanted Heart

Jonathan N. Johnson　著

王洪霞　姚 磊　译

缩略语

CHD	congenital heart disease	先天性心脏病
EMB	endomyocardial biopsy	心内膜活检
ISHLT	International Society of Heart-Lung Transplantation	国际心肺移植协会
IVC	inferior vena cava	下腔静脉
LV	left ventricle	左心室
MPI	myocardial performance index	心肌做功指数
RV	right ventricle	右心室
SVC	superior vena cava	上腔静脉
TDI	tissue Doppler imaging	组织多普勒成像

概述

（一）历史

第一例心脏移植手术于 1967 年 12 月 3 日在南非开普敦由 Christiaan Barnard 医师完成，这个手术是在一个名叫 Louis Washkansky 的 53 岁男子身上进行的，他患有缺血性心肌病，3 天后，纽约布鲁克林的 Adrian Kantrowitz 医师进行了第一例儿童移植手术，患者为 17 日龄的婴儿，有三尖瓣下移畸形和功能性三尖瓣闭锁。患者在移植后几小时内死于酸中毒，考虑是呼吸系统的原因。由于儿童和成人早期心脏移植效果不佳，儿童心脏移植基本上被搁置，直到 20 世纪 80 年代初才再次积极开展。从那时起，移植已被接受作为儿童终末期心力衰竭治疗的一种选择。

（二）当前发病率和转归

在美国，每年有 400～450 例 18 岁以下的儿童进行心脏移植手术。在 1 岁以下的婴儿中有 25%～30%，而在 11—17 岁的患者中有 30%～35%。在婴儿，先天性心脏病是移植最常见的指征（图 29-1）。虽然对患有先天性心脏病的婴儿进行移植可能有无数的原因，但左心发育不全综合征（hypoplastic left heart syndrome，HLHS）是最常见的先天性指征。在青少年中，心肌疾病（扩张型、限制型、肥厚型）是主要的移植指征。

小儿心脏移植后的存活高度决定于许多因素。移植前的机械支持、先天性心脏病（指非心肌病）的存在、肾功能障碍和肝功能障碍都会预示着不良结局。移植后的死亡原因包括急性同种异体排斥反应、非特异性移植物衰竭、冠状动脉血管病变（coronary artery vasculopathy，CAV）和恶性肿

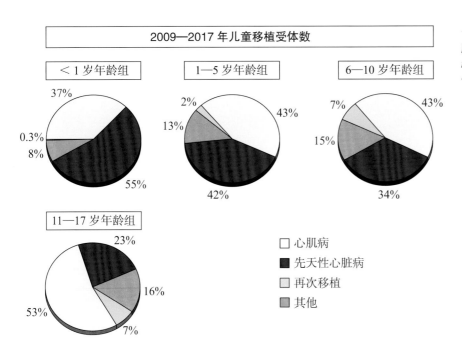

2009—2017 年儿童移植受体数

< 1 岁年龄组

37%
0.3%
8%
55%

1—5 岁年龄组

2%
13%
43%
42%

6—10 岁年龄组

7%
43%
15%
34%

11—17 岁年龄组

23%
16%
53%
7%

□ 心肌病
■ 先天性心脏病
▨ 再次移植
▨ 其他

瘤。根据国际心肺移植协会（International Society of Heart-Lung Transplant，ISHLT）2004 年以后的数据，移植后 1 年、5 年和 10 年的存活率分别为 90%、80% 和 68%。

（三）超声心动图的重要性

超声心动图在终末期心力衰竭患者的心脏功能评估中起着至关重要的作用，包括诊断性的和特定的功能评估。它是目前评估潜在供体的金标准。而移植后患者的常规评估需要几种协同的模式，包括介入导管和实验室研究。显然，超声心动图在移植前、移植中、移植后的临床治疗中起着重要的作用。

一、移植前超声评估

（一）潜在供体的评估

选择合适的供体心脏包括全面评估供体的既往病史，其感染或毒性暴露的病史，当前的临床和血流动力学状态（包括侵入性的中心静脉压和肺动脉压测量），以及实验室数据。也许，评估潜在的供体心脏最有用的工具是超声心动图。超声心动图在大多数医院广泛使用并且轻便，可以综合评估心室，以及评估全身静脉、肺静脉和肺动脉，不需要放射线或肾毒性对比剂。

脑干死亡与交感神经系统的强烈活动有关，包括儿茶酚胺大量释放到循环中，这会引起全身炎症反应，改变血管通透性，诱发心肌缺血。处理这种

交感风暴对维持受累器官适合移植至关重要，部分由于交感风暴，供体在神经损伤和脑干死亡后常发生左心室功能障碍，即使在没有冠状动脉疾病的情况下，它也可能表现为整体功能障碍或节段性室壁运动异常，心尖部常常保留，基底段最易受影响。

在供体心脏没有其他危险因素的情况下，轻微的左心室收缩功能异常不排除心脏的使用。接受轻度左心室收缩功能异常和二尖瓣反流心脏的危重患者的转归与接受正常收缩功能供体心脏的患者没有差异。特别是，在年轻供体中发现的局部室壁异常通常在移植后不会持续存在。

虽然经胸超声心动图通常足以评估供体心脏，但在某些情况下，特别是较大的青少年，经食管超声心动图可能是必要的，用以描绘所有解剖结构和获得可靠的心功能评估。药物负荷超声心动图已被提出作为评估成人临界供体心脏的方法，欧洲使用双嘧达莫负荷试验的初步研究数据表明，潜在供体心脏在负荷下室壁运动的改善与移植后的正常功能有关。这种方法在儿科患者中没有得到了很好的研究。在某些情况下，连续的 TTE 可能非常有用，在优化供体的代谢和炎症状况后对潜在供体心脏进行重复检查。通常情况下，一个看起来不理想的心脏可能在几小时后的后续评估中得到显著改善。

（二）潜在受体的评估

超声心动图在评估和管理潜在的移植受体中起

着重要的作用。它可以评估腔室大小、瓣膜功能和心室收缩功能，所有这些都与等待移植的死亡风险相关。此外，超声心动图可评估右心功能和压力。它对于区分缩窄性心包疾病（治疗方法为心包切除术）和限制性心肌病（治疗方法为移植）至关重要。最后，超声心动图可用于不同步运动的评估和治疗。

也许对儿科人群来说，最重要的是，超声心动图在识别先天性心脏病患者残存病变方面发挥着重要作用。这些病变可能导致患者目前的终末期心衰症状，或者是需要在移植时处理的病变。例如，有 HLHS 病史的患者在移植时可解决残留缩窄问题。内脏异位、位置异常、肺静脉畸形、下腔静脉离断或左上腔静脉可能需要移植手术技术的改进，而且移植前的识别和计划是很重要的。

二、移植中超声评估

（一）术中 TEE

因为同种异体移植物需要再灌注，TEE 常在手术室中进行，以评估是否有残存心脏病变，以及评估移植物功能。充分评估残存心脏病变和移植吻合口，必须了解所使用的具体外科技术。传统上，原位心脏移植（取出一颗心，另一颗心替换）采用双房技术，外科医师将异体移植物与保留的双房袖口吻合，这项技术由于存在大量的受体和供体心房组织，两个心房在超声心动图上会显得很大，缝合线通常在左心房中部和右心房中部。最近，许多外科医师使用双腔移植技术，这包括留下左心房的袖口组织，肺静脉口完好无损，但是横断腔静脉切除右心房，然后将异体移植物吻合左心房袖、下腔静脉和上腔静脉。异位移植很少见，自体心脏留在原位，供体心脏被放置在自体心脏的旁边，这使得自体心脏得以继续发挥作用，这种方式针对肺血管阻力升高不适合原位心脏移植的患者，被一些机构所使用。

超声心动图在手术室中最重要的作用之一是评估异体移植物的功能。再灌注后左心室功能常常降低，这可能是由于缺血时间延长或临界供体心脏的缘故，可能需要暂时的机械支持以使同种异体移植物有时间恢复功能。

右心室功能的评估在手术室内和移植后的 24h 内至关重要。许多患者移植之前会因左心房压力升

高继发肺动脉高压，供体右心室再灌注后常需要努力维持足够的肺灌注。强心药支持或一氧化氮吸入可能有助于维持右心室功能。尤其是限制性心肌病患者心脏移植后。

超急性排斥反应极少发生，会在手术室立即很明显地表现出来（图 29-2）。临床表现为心肌变色和血流动力学功能差。TEE 表现为收缩和舒张功能差，室壁增厚。超急性排斥反应是罕见的，至关重要的是要确诊和适当的及时治疗。

（二）残存心脏病变

在现代小儿心脏移植时代，明显的吻合口狭窄是罕见的。大多数的狭窄是轻度的，最常见的包括主动脉瓣上或肺动脉瓣上狭窄。然而，任何需要非传统技术的患者由于解剖方面的原因（位置异常、肺静脉异常、复发性缩窄、下腔静脉离断或左上腔静脉）需要超声的仔细检查。有双向腔静脉肺动脉吻合史的患者尤其容易发生 SVC 吻合口狭窄。

三、移植后超声评价

（一）急性同种异体移植物排异反应

急性同种异体排异反应是移植后的前几年心脏移植患者发病和死亡的主要原因之一。排异反应的诊断标准是心肌组织的病理检查，通过心肌内膜活组织检查（endomyocardial biopsy，EMB）。然而，EMB 是侵入性的，存在风险，包括三尖瓣损伤（瓣叶穿孔、腱索断裂、乳头肌损伤，所有这些都导

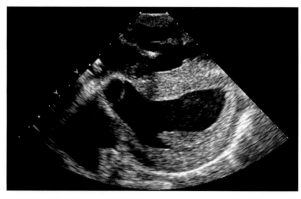

▲ 图 29-2　一位超急性排异反应的 25 岁女性，在移植 4 天后进行经胸超声心动图检查

该患者在移植再灌注时出现了急性的收缩和舒张功能障碍，尽管进行了强烈的抗排异治疗和 ECMO 抢救，但在最初几天心肌逐渐增厚。注意心肌弥漫性、浸润性外观

致三尖瓣反流）、心肌穿孔、心律失常、颈静脉和（或）股静脉反复进入的风险，以及麻醉的风险。

由于这些风险，研究者长期以来一直在寻求确定的特异超声心动图参数可靠地诊断（或排除）同种异体移植排斥反应。

除了一些特定的例子外，大多数评估超声心动图在小儿心脏移植受者中的应用研究并没有证明超声心动图可以完全取代 EMB 作为金标准。然而，超声心动图在评估潜在的排异反应中显然是有作用的，尤其是在幼儿中重复 EMB 困难及明显排异反应的无症状患者中。

（二）排异的常见表现

病理上，急性细胞排异反应的特征是淋巴细胞浸润、心肌炎症和水肿，晚期出现心肌坏死。这种心肌细胞功能的破坏在超声心动图上表现为心肌增厚、心包积液、收缩和舒张功能障碍，以及新发生的瓣膜反流，尤其是房室瓣反流。在许多病例中，这一点在超声心动图上非常清楚，特别是发生严重排异时。

有趣的是，急性排异反应的患者在超声心动图上的表现往往非常不同。对于一些患者，超声心动图显示排异的第一个征象可能是新的心包积液或室壁厚度显著增加（图 29-3）；对于其他患者，新发的房室瓣反流和（或）收缩功能障碍可能是第一体征（图 29-4）。舒张功能异常可能出现在一些没有其他表现的患者。舒张功能异常在心室的二维超声

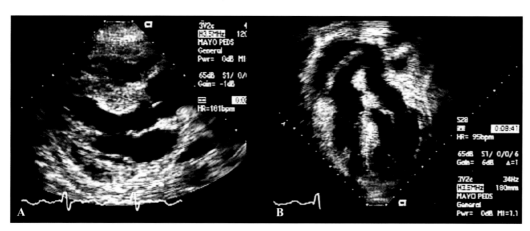

▲ 图 29-3 1 例 17 岁女性患者心脏移植术后 2 个月行常规经胸超声心动图，包括胸骨旁长轴（A）和心尖（B）图像

患者在行超声心动图时检查无症状。注意心肌壁弥漫性增厚和"水肿"的表现，以及新出现的后心包积液。值得注意的是，该患者收缩功能正常，房室瓣功能正常

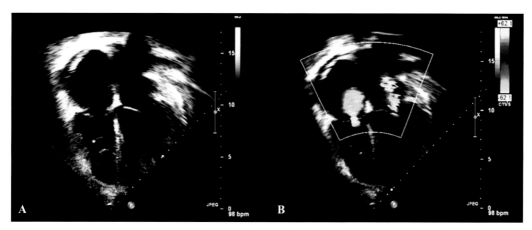

▲ 图 29-4 14 岁女性，心脏移植 2 年后出现新的呼吸困难，经胸超声心动图检查

心尖四腔心图：二维显示（A）和彩色多普勒显示（B）。患者有新的少量心包积液，收缩和舒张功能障碍，新的房室瓣反流（既往超声心动图中，两个瓣膜都有少量反流）

心动图像上很明显，也可以通过标准的多普勒舒张功能评估（包括二尖瓣流入道速度和组织多普勒成像）（图 29-5）。

重要的是，有排异反应的患者可能会出现左心室质量增加和室壁厚度增加，但这很难与移植后常见的左心室质量增加区分开来。在成人移植受体中，平均左心室质量比年龄匹配的对照组高 35% 左右。虽然还没有完全阐明，但有几个因素被认为是造成左心室质量增加的原因，包括短暂的心肌损伤 / 水肿、高血压、心肌失去神经支配和使用免疫抑制方案（特别是如果使用类固醇）。超声心动图可清晰显示肥厚，室壁肥厚可以是向心性，也可以主要发生在室间隔（图 29-6）。在婴儿中，这可能

导致左心室流出道压差，类似于肥厚型心肌病。因为供体和受体不匹配，左心室质量和室壁厚度会明显增加，如果一个孩子接受了一个较大供体的心脏，相对正常的孩子室壁厚度会增加。在这些情况下，相对壁厚通常会随着时间的推移而正常化。

（三）当排异不明显时的超声指标

对超声心动图医师来说更困难的情况是，当有临床症状提示可能有排异反应时（进食不良、心动过速等），但在二维影像上没有明显的证据提示急性排斥反应。在许多情况下，即使是 ISHLT 病理分级最高的排异反应，收缩功能可能是正常的，瓣膜功能可能没有改变，渗出物可能没有。在这些情况下，更先进的技术可以帮助区分排异反应，这些将

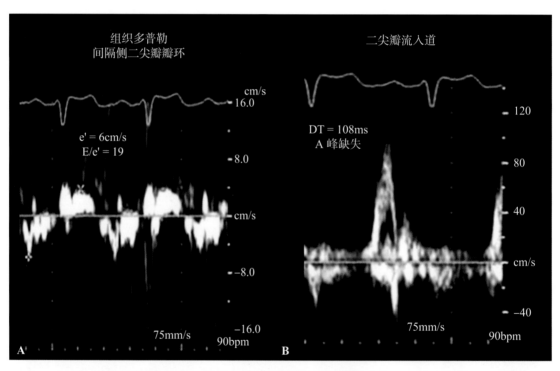

▲ 图 29-5　同一患者的多普勒测量，包括间隔侧二尖瓣瓣环的组织多普勒（A）和二尖瓣流入道多普勒（B）
显示明显的舒张功能障碍，包括 e′ 速度显著降低，E/e′ 比值升高，二尖瓣减速时间较短

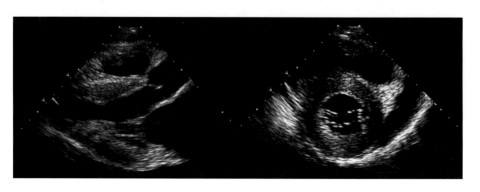

◀ 图 29-6　14 岁男性移植术后 1 个月的常规经胸超声心动图
左心室壁可见明显的向心性肥厚，然而，没有其他排异反应的证据，包括没有新的心包积液，房室瓣膜功能正常，舒张功能没有异常

在下面讨论。

然而，无论采用何种技术或筛查策略，超声心动图医师能做的最重要的一件事是将当前的研究与患者最近的基础研究进行比较，最好采用并列对照的方式。大量研究表明，到目前为止，患者自身基础值的任何显著变化都是排异反应最敏感的标志，比任何单一的参数都要重要。

1. 组织多普勒成像

已经有一些研究表明 TDI 可以帮助限制移植后儿童活检监测的需求。Dandel 等报道，成人舒张期 TDI 测量值的变化对排异的阳性预测值为 92%，阴性预测值为 96%。他们使用的舒张期 TDI 测量包括早期舒张速度（e′）和舒张时间。重要的是，研究人员选择 TDI 值的显著变化为 > 10% 的心肌速度或时间间隔基线值的变化，因为他们自己试图为速度或时间选择一个特定的截断值都是不成功的。Pauliks 等证明，在儿童中看到相似的 TDI 参数值的变化。与对照组相比，即使移植后数年，儿童的收缩期和早期舒张期心肌速度也有所下降，但等容加速度与对照组相似。在排异事件中，所有的 TDI 测量值都降低了，并且都在排异成功的治疗后得到了解决（图 29-7）。因此，尽管峰值心肌速度可能受到排异反应的影响，但它们在移植后已经出现异常，这使得解释变化有些困难。IVA 似乎是一种更可靠的识别排斥反应的方法。然而，这确实需要新的 TDI 追踪技术和适当的软件来测量（或需要离线分析）。

Lunze 等比较了在 24h 内进行超声心动图和活检的患者的结果，使用患者之前的活检和超声心动图作

为自己的对照，作者发现几个组织多普勒参数预测了可能性，排异反应包括左心室 s′ 速度下降 > 15%，左心室 a′ 速度下降 > 5%，重要的是，当这两种改变都不存在时，活检阴性的可能性为 99%。理想情况下，这可以在未来用于帮助减少幼儿需要的活组织检查的数量。

2. 心肌做功指数

一些作者提出使用心肌做功指数作为检测排异反应的方法。MPI 的优点是相对容易获得，通常来自于获得的图像，并可作为基础用于后续研究，不像其他一些更新的测量方法那样依赖使用者。Cain 等证明了 MPI 在儿童心脏移植受体中的应用。在他们的患者中，在检测临床显著排异反应方面，左心室 MPI 值比基础值至少增加 22%，具有 88% 的敏感性和 79% 的特异性。

3. 应变成像

更新的技术包括应变成像，在超声心动图的许多方面都很有用，特别是在心肌先天异常方面（扩张型、肥厚型心肌病）或因毒素所致（蒽环类心肌病）。由于排斥反应涉及心肌的炎症反应，因此应变成像在理论上用于检测排异是非常有用的，这已经在儿童患者身上被证明了，Jeewa 等发现，活检证实排异的患者心尖整体纵向应变和整体环向应变减低。然而，应变成像在这种情况并不理想，结果在使用者之间有相当大的可变性，使用不同制造商的系统，可以产生明显不同的结果。此外，应变成像在急性情况下包括住院患者的处置和非工作时间的潜在效用，这些尚不清楚。

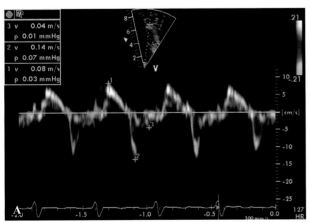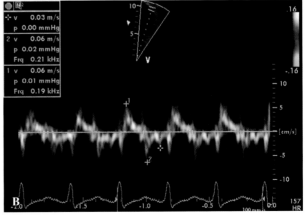

▲ 图 29-7　组织多普勒成像（TDI）速度测量的移植患者侧壁二尖瓣环的基础值（A）和排异证据（B）
注意所有的 TDI 速度明显下降，包括收缩期和舒张期速度。没有一个结果本身可以代替 EMB，但可以在特殊的患者身上提供额外关于排异反应问题的证据

与 TDI 相似，应成成像的研究表明，在同种异体移植中，心肌功能的某些方面即使在没有排异反应的情况下也不会恢复正常。这种假设是基于心脏从供体到受体的运输过程中的缺血时间得出的，在左心室和右心室功能的参数中都可以看到。Kailin 等利用速度矢量成像证明，移植后 1 年，整体纵向应变与年龄匹配的对照组相比显著降低，而环向应变与年龄匹配的对照组相同。最近，Nawaytou 等报道了移植后儿童扭转应变的正常值，与其他形式的应变类似，与正常对照组相比，移植患者的这些扭转应变参数是不正常的，尤其是在运动期间。

4. 系统的方法

有很多单一的测量方法与活检证实的排异反应相关，包括缩短分数、左心室质量、左心室后壁舒张变薄、环向纤维收缩速度、二尖瓣 E 峰速度和压力减半时间、等容舒张时间、IVA 时间、MPI、二尖瓣传播速度、组织多普勒收缩期和舒张早期峰值心肌速度、峰值整体纵向应变。然而，对一个患者来说，这些单一的测量可能会有差异，没有一个参数可以取代 EMB 作为儿童心脏移植检测的标准。

这些结果强调应用超声心动图来诊断排异反应需要一个系统的方法，而不是依赖于单一的参数，而是多种参数和评估。Mark Boucek 等在 20 世纪 90 年代和 21 世纪初发表了几项研究，描述了一种检测排异的评分系统。结果是一旦他们开始使用患者作为他 / 她自己的对照，阳性预测值从约 10% 增加到约 40%，同时保持阴性预测值接近 100%。Boucek 评分系统（Echo-A 和 Echo-B）依赖于数字化的轨迹离线 M 型分析，但不幸的是，这些结果在许多其他机构都无法复制。在我们的机构，我们使用了简化版 Boucek 系统取得了一些成功。然而，我们已经研究发现，直接将当前的研究与患者最近的基线研究进行对比是应用超声心动图诊断排异反应最重要的方面。

（四）残存病变的长期随访

如前所述，吻合口明显狭窄在现代儿科心脏移植是罕见的，最常见的是发生在非传统技术时。有双向腔静脉肺动脉吻合史的患者在 SVC 吻合处有发生狭窄的风险，应定期通过超声心动图监测。如果需要主动脉弓重建，作为移植的一部分，则有高达 20% 的风险发生再缩窄，最常发生在移植后的前 2 年。在任何患者中已行主动脉弓重建者，应定期行弓部显像，评估压差，并探查腹主动脉多普勒血流。

（五）在活检期间的监测

EMB 仍然是同种异体移植排异反应诊断的金标准；然而，前面描述过，它会有风险。三尖瓣支持结构在活检时可能会受到损害，导致严重的三尖瓣反流。虽然 EMB 经常是在透视指导下进行的，EMB 还可以经胸超声心动图检测（图 29-8）。超声心动图的应用可以避免透视中放射线的潜在暴露，并有助于引导活组织切片到远离三尖瓣的适当活检位置。也有报道三维超声心动图用于 EMB 指导。

（六）家庭监测计划

Dykes 等报道了一项初步研究，使用父母获得的超声心动图图像作为监测排异反应证据的方法。他们描述了 15 个患者，他们的父母被训练获得足以评估左心室收缩功能的图像，他们可以通过电子方式提交，所有的图像被认为是足以评估定性功能，但不够精确，不足以定量功能。这项研究为未来儿童心脏移植受体进行远程监控打开了新的大门。

四、冠状动脉血管病变

冠状动脉病变是心脏移植术后晚期最常见的

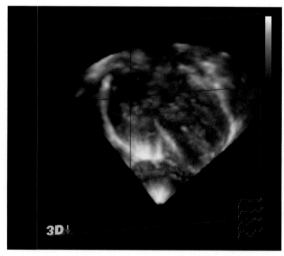

▲ 图 29-8　经胸超声心动图显示心肌活检前在右心室进行三维切割

死亡原因，但它最常影响同种异体移植晚期，在移植后，也有病例报道移植后早期 2 年内，血管病变导致临床显著的呼吸困难，移植患者严重的 CAV 临床病程多变，但常常进展，通常需要再次移植（图 29-9）。通常情况下，每年进行冠状动脉造影来诊断 CAV 并帮助指导治疗。近年来，CAV 的检测变得越来越重要，因为几个免疫抑制药已被证明有助于降低 CAV 斑块负担，早期检测可修改免疫抑制药。

（一）血管内超声

血管内超声（intravascular ultrasound，IVUS）越来越受欢迎，特别是在患有冠状动脉疾病的成年人和心脏移植后的成年人。手术过程包括插入超声探头进入初级冠状动脉（通常是左冠状动脉、前降支），形成冠状动脉的横断面图像，然后把设备拉回来缓慢获得从冠状动脉远端到冠状动脉近端冠状动脉内膜层的完整观（图 29-10）。IVUS 可以提供冠状血管壁的深入评估，从而有助于诊断在

传统的腔内血管造影中不明显的严重冠状动脉疾病。更多的最近的技术也能进行增厚内膜的详细评估，包括纤维化和钙化的检测（图 29-11）。IVUS 被认为在儿童中是安全的，尽管大多数操作者只在一定年龄后才进行 IVUS。IVUS 是高度依赖用户的，在获取和解读这些图像方面需要有先进的专业知识。

（二）负荷超声心动图

负荷超声心动图是一种对移植患者有用的评估工具，特别是对诊断或排除冠状动脉病变。多巴酚丁胺负荷超声心动图与血管造影 CAV 有很好的相关性，可以使用在年轻患者中。Di Filippo 等于 2003 年报道 18 例接受多巴酚丁胺负荷超声心动图的小儿心脏移植患者，在本研究中，负荷试验阴性的患者在血管造影时没有 CAV。此外，负荷超声心动图能在即使血管造影没有明显的 CAV 的情况下（即微血管受累的患者），也可以帮助确定死亡或移植失败风险最大的患者。因为潜在的假阴性结果，

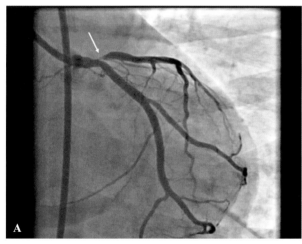

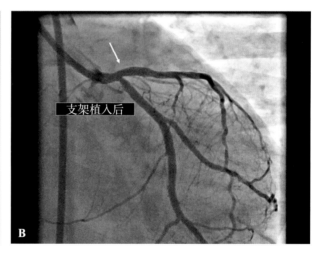

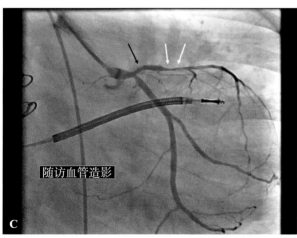

▲ 图 29-9　14 岁男性心脏移植后 9 年，诊断为冠状动脉血管病变（CAV）

患者 1 年前冠状动脉造影正常，但运动后出现晕厥。血管造影（A）显示左冠状动脉前降支近端严重狭窄。狭窄经支架植入治疗（B），患者再次入院植入心脏复律除颤器（ICD）。尽管用氯吡格雷、阿司匹林和普伐他汀进行了积极的治疗，3 个月后的随访血管造影显示整个左冠状动脉系统的 CAV 进展（C）。患者在 1 个月后再次成功移植

基础　　　　　　随访（1 年）

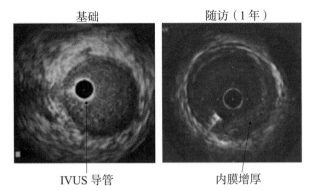

IVUS 导管　　　　内膜增厚

▲ 图 29-10　患者血管内超声（IVUS）基础图像及移植 1 年后随访图像

注意到移植后的图像显示内膜增厚，而在常规血管造影图像上不易看到

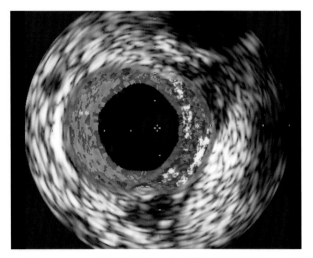

▲ 图 29-11　19 岁患者移植 14 年后的血管内超声（IVUS）图像

模拟组织学（Volcano Corporation）技术显示血管腔周围散在的组织密度分布，包括纤维和钙化（红色和白色，*）和内膜增厚（绿色，**），提示移植物血管病变。患者的冠状动脉造影正常，如果不使用 IVUS，移植物血管病变将无法诊断

负荷超声心动图还没有取代常规冠状动脉造影。在大多数机构，由于其可以反复使用，正在试图降低低危患者血管造影的随访频率。

结论

超声心动图在患者移植前、移植期间和移植后的评估，以及在潜在供体的评估中起着重要的作用。超声心动图在评估同种异体移植物排异反应方面是非常有用的，并且可以反复使用。在排异反应诊断中最重要的操作是将当前的研究与患者最近的基础研究进行比较。IVUS 和多巴酚丁胺负荷超声心动图在评估 CAV 中起关键作用。包括应变成像和三维成像在内的新方法在这一人群中尚未得到证实，但在检测排异反应和指导心内膜活检方面是有前景的。

参考文献

[1] Aggarwal M, Drachenberg C, Douglass L, deFillippi C. The efficacy of real-time 3–dimensional echocardiography for right ventricular biopsy. *J Am Soc Echocardiogr*. 2005;18:1208–1212.

[2] Almond CS, Gauvreau K, Canter CE, Rajagopal SK, Piercey GE, Singh TP. A risk-prediction model for in-hospital mortality after heart transplantation in US children. *Am J Transplant*. 2012;12(5):1240–1248.

[3] Asante-Korang A, Fickey M, Boucek MM, Boucek RJ Jr. Diastolic performance assessed by tissue Doppler after pediatric heart transplantation. *J Heart Lung Transplant*. 2004;23:865–872.

[4] Bombardini T, Gherardi S, Arpesella G, et al. Favorable short-term outcome of transplanted hearts selected from marginal donors by pharmacologic stress echocardiography. *J Am Soc Echocardiogr*. 2011;24(4):353–362.

[5] Boucek MM, Mathis CM, Kanakriyeh MS, et al. Donor shortage: use of the dysfunctional donor heart. *J Heart Lung Transplant*. 1993;12(6 pt 2):S186–S190.

[6] Cain N, Tatum G, Feingold B, Webber S, Drant S. Use of myocardial performance index for detection of acute cellular rejection in pediatric heart transplant recipients. *J Am Coll Cardiol*. 2011;57(14 supp 1):E471.

[7] Canter CE, Shaddy RE, Bernstein D, et al. Indications for heart transplantation in pediatric heart disease: a scientific statement from the American Heart Association Council on Cardiovascular Disease in the Young; the Councils on Clinical Cardiology, Cardiovascular Nursing, and Cardiovascular Surgery and Anesthesia; and the Quality of Care and Outcomes Research Interdisciplinary Working Group. *Circulation*. 2007;115:658–676.

[8] Canter CE, Kirklin JK, eds. *ISHLT Monograph Series Volume 2 – Pediatric Heart Transplantation*. City: Publisher; 2008.

[9] Cheung MM, Redington AN. Assessment of myocardial ventricular function in donor hearts: is isovolumic acceleration measured by tissue Doppler the Holy Grail? *J Heart Lung Transplant*. 2004;23(9 suppl):S253–S256.

[10] Costello JM, Wax DF, Binns HJ, et al. A comparison of intravascular ultrasound with coronary angiography for evaluation of transplant coronary disease in pediatric heart transplant recipients. *J Heart Lung Transplant*. 2003;22:44–49.

[11] Dandel M, Hummel M, Muller J, et al. Reliability of tissue Doppler wall motion monitoring after heart transplantation for replacement of invasive routine screenings by optimally timed cardiac biopsies and catheterizations. *Circulation*. 2001;104(12 suppl 1):I184–I191.

[12] Di Filippo S, Semiond B, Roriz R, et al. Non-invasive detection of coronary artery disease by dobutamine-stress echocardiography in children after heart transplantation. *J Heart Lung Transplant*. 2003;22:876–882.

[13] Dykes JC, Kipps AK, Chen A, et al. Parental acquisition of echocardiographic images in pediatric heart transplant patients using a handheld device: a pilot telehealth study. *J Am Soc Echcardiogr*. 2019;32(3):404–411.

[14] Fyfe DA, Ketchum D, Lewis R, et al. Tissue Doppler imaging detects severely abnormal myocardial velocities that identify children with pre-terminal cardiac graft failure after heart transplantation. *J Heart Lung Transplant*. 2006;5:510–517.

[15] Harrington JK, Richmond ME, Woldu KL, Pasumarti N, Kobsa S, Freud SK. Serial Changes in Right Ventricular Systolic Function Among Rejection-free Children and Young Adults after Heart Transplantation. *J Am Soc Echocardiogr*. 2019;32(8):1027–1035.

[16] Jeewa A, Sexon-Tejtel SK, Cui Q, et al. The utility of speckle tracking echocardiography (STE) derived strain for the detection of acute rejection after pediatric heart transplantaion. *J Heart Lung Transplant*. 2013;32(4):S190–S191.

[17] Lunze FI, Colan SD, Gauvreau K, et al. Tissue Doppler imaging for rejection surveillance in pediatric heart transplant recipients. *J Heart Lung Transplant*. 2013;32(10):1027–1033.

[18] Kailin JA, Miyamoto SD, Younoszai AK, Landeck BF. Longitudinal myocardial deformation is selectively decreased after pediatric cardiac transplantation: a comparison of children 1 year after transplantation with normal subjects using velocity vector imaging. *Pediatr Cardiol*. 2012;33(5):749–756.

[19] Kantrowitz A, Haller JD, Joos H, et al. Transplantation of the heart in an infant and an adult. *Am J Cardiol*. 1968;22(6):782–790.

[20] Kindel SJ, Hsu HH, Hussain T, Johnson JN, McMahon CJ, Kutty S. Multimodality noninvasive imaging in the monitoring of pediatric heart transplantation. *J Am Soc Echocardiogr*. 2017;30(9):859–870.

[21] Kuhn MA, Jutzy KR, Deming DD, et al. The medium-termfindings in coronary arteries by intravascular ultrasound in infants and children after heart transplantation. *J Am Coll Cardiol*. 2000;36:250–254.

[22] Larsen RL, Applegate PM, Dyar DA, et al. Dobutamine stress echocardiography for assessing coronary artery disease after transplantation in children. *J Am Coll Cardiol*. 1998;2:515–520.

[23] Mahle WT, Cardis BM, Ketchum D, et al. Reduction in initial ventricular systolic and diastolic velocities after heart transplantation in children: improvement over time identified by tissue Doppler imaging. *J Heart Lung Transplant*. 2006;25:1290–1296.

[24] Nawaytou HM, Yubbu P, Montero AE, Nandi D, O'Connor MJ, Shaddy RE. Banerjee A. Left ventricular rotational mechanics in children after heart transplantation. *Circ Cardiovasc Imaging*. 2016;9:e004848.

[25] Pauliks LB, Pietra BA, DeGroff CG, et al. Non-invasive detection of acute allograft rejection in children by tissue Doppler imaging: myocardial velocities and myocardial acceleration during isovolumic contraction. *J Heart Lung Transplant*. 2005;24(7 suppl):S239–S248.

[26] Pauliks LB, Pietra BA, Kirby S, et al. Altered ventricular mechanics in cardiac allografts: a tissue Doppler study in 30 children without prior rejection events. *J Heart Lung Transplant*. 2005;24:1804–1813.

[27] Putzer GJ, Cooper D, Keehn C, Asante-Korang A, Boucek MM, Boucek RJ Jr. An improved echocardiographic surveillance strategy following pediatric heart transplantation. *J Heart Lung Transplant*. 2000;19(12):1166–1174.

[28] Raichlin E, Bae JH, Khalpey Z, et al. Conversion to sirolimus as primary immunosuppression attenuates the progression of allograft vasculopathy after cardiac transplantation. *Circulation*. 2007;116(23):2726–2733.

[29] Rossano J, Cherikh WS, Chambers DC, et al. The registry of the international society of heart and lung transplantation: twenty-first pediatric heart transplantation report – 2018. *J Heart Lung Transplant*. 2018;37(10):1184–1195.

[30] Shirali GS, Cephus CE, Kuhn MA, et al. Posttransplant recoarctation of the aorta: a twelve year experience. *J Am Coll Cardiol*. 1998;32:509–514.

[31] Topilsky Y, Hasin T, Raichlin E, et al. Sirolimus as primary immunosuppression attenuates allograft vasculopathy with improved late survival and decreased cardiac events after cardiac transplantation. *Circulation*. 2012;125(5):708–720.

第30章　肺动脉高压
Pulmonary Hypertension

Amanda L. Hauck　　Stuart Berger　　Peter J. Bartz　　Edward C. Kirkpatrick　**著**

朱通伟　林仙方　**译**

学习目标

- 了解超声心动图在肺动脉高压诊断和治疗中的作用。
- 认识肺动脉高压患者右心重要的定性和定量二维测量。
- 了解多普勒超声心动图在量化肺动脉血流动力学方面的作用。
- 熟悉评估肺动脉高压患者心肺单元和右心室功能的有效方法。
- 识别从肺动脉高压筛查中获益的患者。

一、背景和流行病学

肺动脉高压（pulmonary hypertension，PH）是一种罕见的进行性的心肺系统疾病，除有可改变的病因（如儿童早期修复的先天性心脏病、发育性肺部疾病、上呼吸道阻塞）外，最终会致命。传统上，PH定义为平均肺动脉压 > 25mmHg，但最近人们认识到，即使 mPAP 为 21～25mmHg 也是不正常的，并与成人的全因死亡率有关 [1-3]。因此，最近的世界肺动脉高压大会（Nice，2018）修改了毛细血管前 PH 的定义，将符合 mPAP > 20mmHg，肺毛细血管楔压或左心房压力 < 15mmHg，以及肺血管阻力（pulmonary vascular resistance，PVR） > $3WU \times m^2$ 的包括在内 [4, 5]。PH 可以是特发性的，也可以与多种疾病有关，并且可以出现在任何年龄。当前对 PH 的病因分类经过多年修改，以更好反映 PH 的多种原因，并包括那些儿童特有的原因（表 30-1）。

在欧洲和美国，儿科 PH 的发病率为（20～40）/100 万 [6-8]。儿科最常见的 PH 病因是新生儿短暂性持续性肺动脉高压（persistent pulmonary hyper-tension of the newborn，PPHN）。与先天性心脏病和发育性肺部疾病有关的肺动脉高压及特发性 PH 是儿童常见的病因，这与左心疾病导致大部分 PH 的成人不同。随着对第一类 PH 的早期识别和更积极的肺血管扩张药治疗，生存率有所改善，但总体上仍然很差。超声心动图既可以提供有关 PH 病因的诊断信息（左心疾病或先天性心脏病），也可以提供重要的预后信息以帮助指导治疗。

二、肺动脉高压血流动力学的超声心动图评估

超声心动图是对有 PH 风险或相关症状患者进行 PH 筛查的主要手段。它通过右心和肺动脉的形态学变化及多普勒血流检查提示 PH 的诊断。表 30-2 概述了 PH 患者超声心动图的重要特征。一旦临床评估或检查提示 PH，应进行全面、详细检查以评估可能导致 PH 的先天性心脏病。

使用分段方法进行完整二维评估以确定 PH 的潜在来源。下面描述的许多二维超声心动图特征和多普勒阶差实际上反映了右心室收缩压而不是肺动

表 30-1　世界肺动脉高压大会肺动脉高压临床分类的更新（Nice，2018）

动脉性肺动脉高压（PAH）
- 特发性 PAH
- 遗传性 PAH
- 药物和毒素相关的 PAH
- 与下列疾病相关的 PAH
  - 结缔组织疾病
  - HIV 感染
  - 门脉高压（PH）
  - 先天性心脏病（可手术 / 不可手术、修复前 / 修复后）
  - 血吸虫病
- 对钙通道阻滞药有长期反应的 PAH
- 伴有明显肺静脉 / 肺毛细血管（PVOD/PCH）受累的 PAH
- 新生儿持续性肺动脉高压

左心疾病导致的 PH
- LVEF 保留型心力衰竭导致的 PH
- LVEF 降低型心力衰竭导致的 PH
- 瓣膜性心脏病
- 导致毛细血管后 PH 的先天性 / 获得性心血管疾病

肺部疾病和（或）缺氧导致的 PH
- 阻塞性肺疾病
- 限制性肺疾病
- 其他的混合性肺疾病
- 非肺部疾病导致的低氧
- 肺发育障碍

肺动脉阻塞导致的 PH
- 慢性血栓栓塞性 PH
- 其他肺动脉阻塞性疾病

不明或多因素导致的 PH
- 血液系统疾病
- 系统性和代谢性疾病
- 其他
- 复杂性先天性心脏病（单心室、节段性肺动脉高压）

LVEF. 左心室射血分数；PCH. 肺部毛细血管瘤病；PVOD. 肺静脉闭塞症

表 30-2　肺动脉高压完整超声心动图评估

排除 / 诊断先天性心脏病
- 左向右分流
- 肺静脉阻塞（肺静脉狭窄、三房心）
- 左心疾病（瓣膜病、心肌病）

评估 RA/RV 的大小
- RA 内径 / 面积
- RV 内径 / 面积
- RV 三维容积

估计 PA 压力
- 收缩压
  - TR 速度
  - 如存在三尖瓣后分流
- 平均压 / 舒张压
  - PR 速度

评估 / 估计 PVR
- 评估 PA 多普勒和 PAAT
- TRV/RVOT VTI

评估心室的相互依赖
- 偏心指数
- RV/LV 内径比值
- LV 舒张功能

评估 RV 收缩功能
- TAPSE
- RV FAC
- RV S′ 的速度
- RV 收缩期与舒张期（S/D）比值
- RV 三维射血分数
- RV 应变测量

心包积液

FAC. 面积变化分数；LV. 左心室；PA. 肺动脉；PAAT. 肺动脉加速时间；PR. 肺动脉反流；PVR. 肺血管阻力；RA. 右心房；RV. 右心室；RVOT. 右心室流出道；TAPSE. 三尖瓣环收缩期位移；TR. 三尖瓣反流；VTI. 速度时间积分

表 30-3　基于超声心动图评估肺动脉高压可能性的指南

PH 的可能性	TR 梯度	额外的超声发现 [a]
PH 不可能	< 2.8m/s 或不可测量	无额外异常发现
疑似 PH	< 2.8m/s 或不可测量	存在额外发现
疑似 PH	2.9 ~ 3.4m/s	无额外异常发现
PH 可能	2.9 ~ 3.4m/s	存在额外发现
PH 可能	> 3.4m/s	不需要

a. 在 3 个类别参数中至少有 2 个额外超声发现（①右心室：扩大或室间隔变平；②右心房：扩张；③肺动脉：扩张、多普勒模式异常）增加 PH 的可能性

改编自 European Society of Cardiology [9]

脉压力，因此必须特别注意排除右心室流出道阻塞性病变，如瓣膜或肺动脉分支狭窄。一旦排除了这些病变，右心室压力就可以被认为是肺动脉收缩压的替代指标。超声心动图在 PH 诊断中的一个关键作用是根据多普勒和形态学变化来评估 PH 的可能性（表 30-3）。超声心动图对于疾病的进展及疗效的评价很重要，但通过心导管检查确诊仍然是金标准[9, 10]。

（一）肺动脉高压的间接征象

PH 患者肺动脉压力升高导致右心室压力异常升高和右侧心腔重塑。表 30-4 中列出了这些变化的量化指标。在后负荷增加的情况下，右心室逐渐肥大和扩张。右心室是一个典型的薄壁结构，其室壁厚度小于左心室。在 PH 患者，从任何切面评估

表 30-4　肺动脉高压的二维测量

参　数	技　术	正常值	说　明
RV 内径 [11, 12]	聚焦于 RV 的 A4C 切面于舒张末期测量 • RV 基底段内径测量 TV 远端的游离壁到室间隔 • RV 中间段内径测量 RV 中 1/3 处游离壁到室间隔 • RV 长径测量从 TV 环的中点到 RV 心尖部	儿童患者因年龄和体型有所不同 成年人：25 ～ 41mm 成年人：19 ～ 35mm 成年人：59 ～ 83mm	需要优化聚焦于 RV 的 A4C 切面以避免低估 易于测量 儿童可用正常值和 Z 评分
RA 内径 [13]	聚焦于 RA 的优化 A4C 切面于收缩末期测量 • RA 长径测量从 TV 环水平中心到 RA 顶部中心 • RA 短径测量从 RA 侧壁到房间隔	根据患者的年龄和体型有所不同	易于测量 儿童可用正常值和 Z 评分
RA 面积 [12, 13]	聚焦于 RA 的优化 A4C 切面 • 在收缩末期测量 • 不包括腔静脉和右心耳	根据患者的年龄和体型有所不同 成人：< 18cm²	比线性内径更能代表 RA 的大小
RV/LV 比值 [14]	乳头肌水平胸骨旁短轴切面于收缩末期测量 • RV 内径从右心室前壁到室间隔 • LV 内径从室间隔到左心室侧壁 RVESD/LVESD	平均值 = 0.51，正常值上限未报告 比值 > 1 与不良临床事件相关	离轴图像测量不准确
EI [15–17]	收缩末期平行于室间隔的 LV 内径（D_1）与垂直于室间隔的 LV 内径（D_2）的比值 EI=D_1/D_2	正常值 = 1 ± 0.05 EI < 1.15 被训练有素的观察者定性为室间隔变平	离轴图像使 EI 假性增加，并表现为室间隔变平与儿童肺动脉高压预后相关

A4C. 心尖四腔心；EI. 偏心指数；LV. 左心室；RA. 右心房；RV. 右心室；TV. 三尖瓣

右心室壁厚度都可能等于或超过左心室壁厚度。

　　右心房和右心室的扩张是 PH 常见和重要的表现。一般来说，扩张是右心室适应性重塑的早期标志，以适应增加的后负荷。结构正常的心脏，右心房或右心室扩大应怀疑 PH。肺血管疾病患者的右心室扩张对心室心尖部的影响大于基底部 [18, 19]。右心室大小的标准测量包括聚焦于右心室的心尖四腔心切面的线性右心室内径、右心房的内径和面积（图 30-1）。追踪右心房大小的变化趋势可能更重要，其大小已被证明在成人和儿童 PH 中都有重要的预后价值 [15, 20]。右心室和右心房大小的正常参考值和 Z 评分是可用的 [11, 21]。

　　虽然评估右心室大小对评价 PH 很重要，但观察右心室与左心室之间的相互作用，也能为肺动脉高压提供重要的间接证据。胸骨旁短轴切面在心室中部水平特别有助于显示两个心室和室间隔之间的关系。右心室通常在左心室周围呈新月状，在右心室压力超负荷的情况下，左心室和右心室之间的压差下降，收缩末期室间隔扁平。当右心室压力超过左心室时，室间隔向左心室弯曲。室间隔位置异常对左心室收缩和舒张功能都有负面影响。室间隔扁平的严重程度可分为轻度、中度和重度（图 30-2）。室间隔扁平可用左心室偏心指数来量化，即收缩末

期平行于室间隔的最大左心室内径（D_1）除以垂直于室间隔的左心室内径（D_2）的比值（图 30-2C）。此外，右心室和左心室收缩期内径比值（RV/LV 指数）在一次测量中同时反映了右心室扩张和右心室压力的升高（图 30-2C），在患有 PH 的儿科患者中，RV/LV 比值 > 1 与不良结局有关 [14]。离轴成像会使室间隔扁平，在评估室间隔结构时须避免。值得注意的是，右心房和右心室大小的定量测量对于监测三尖瓣前分流患者的 PH 用处不大，三尖瓣前分流可导致不依赖肺动脉高压的右心增大。

（二）多普勒评价肺动脉高压患者的肺动脉压

　　超声心动图对 PH 患者血流动力学评估依赖于对三尖瓣和肺动脉瓣的多普勒检查，以提供无创的肺动脉压力和 PVR 的估算。表 30-5 显示了用来估算 PAP 的多普勒测量方法。

　　1. 三尖瓣反流多普勒

　　在没有右心室流出道梗阻的情况下，估测右心室收缩压（right ventricular systolic pressure，RVSP）可以反映肺动脉收缩压。应用简化伯努利方程，使用连续波多普勒峰值速度计算三尖瓣反流峰值梯度是评估 RVSP 最常用的方法 [29]（图 30-3）。右心室和右心房之间的压力差等于 4 ×（TR 速度）[2]，

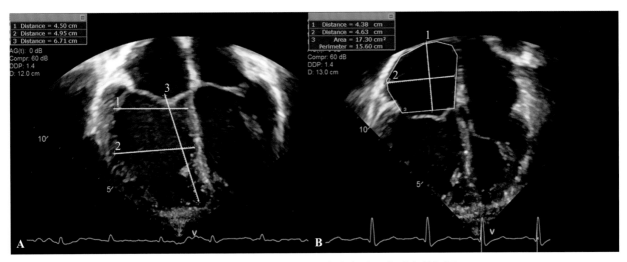

▲ 图 30-1　右心室（RV）和右心房（RA）内径的测量

A. 聚焦于右心室的心尖四腔心切面，对右心室侧壁能很好显示。RV 基底（1）和中段（2）的内径分别在舒张末期于三尖瓣（TV）下方和心室中间 1/3 处测量。右心室长径（3）从三尖瓣环的中间延伸到右心室心尖部。B. 优化后的图像聚焦于 RA，显示 RA 长径（1）、短径（2）及 RA 面积于收缩末期测量。在 RA 面积描记中不包括腔静脉和右心耳

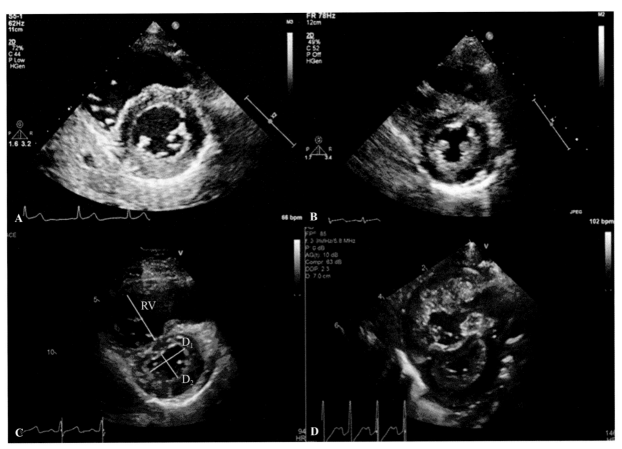

▲ 图 30-2　肺动脉高压患者室间隔形态

A. 正常圆形的室间隔轮廓示例；B. 室间隔轻度扁平；C. 室间隔中度扁平，LV 呈 D 形；D. 室间隔严重扁平，室间隔向 LV 弯曲。图 C 中，偏心指数异常（D_1/D_2）为 1.4（正常 < 1.1）。RV/LV 收缩期内径比值升高，LV 收缩期内径和 D_2 在同一收缩末期测量。LV. 左心室；RV. 右心室

表 30-5 肺动脉高压有效的多普勒测量方法

肺动脉压测量	技 术	正常值	说 明
收缩期 PAP			

TR 速度	• 多切面观察 TR 的 CW 多普勒获得最大速度
	• 优化多普勒血流对齐角度
	• $RVSP=PASP-4（TRV）^2+RAP$
		TR 速度< 2.8m/s [22]	• 假设没有 RVOT 梗阻时估计 PASP
			• 除非测量到 CVP，否则需依赖于假定的 RA 压力
			• 在以下情况下低估 RVSP
			  – 不完整的 TR 射流
			  – 偏心的 TR
			  – 严重的 TR
			• 在以下情况下高估 RVSP
			  – 增益过度
			  – 测量多普勒频谱 "毛糙"

VSD 峰值速度	• 多切面观察 VSD 分流的 CW 多普勒频谱的最大速度 • $RVSP=SBP-4（VSD_{L→R}Vmax）^2$	L-R 分流速度> 4m/s 估计 RVSP < 35mmHg	• 在 LVOT 梗阻的情况下不能反映 RVSP • 在 LV 和 RV 压力不同步达峰时低估 RVSP（RBBB、RV 功能障碍）
PDA 峰值速度 [23]	• CW 多普勒取样线与 PDA 血流方向一致 • $PAP=SBP-4（PDA V_{max}）^2$	L-R 分流速度> 4m/s 或在较低的 SBP 患者中，估计收缩期 PAP < 35mmHg	• 简化伯努利方程可能不适用于没有肺动脉端狭窄的管状 PDA
平均 PAP			
PR 舒张期峰值速度 [24, 25]	多切面观察 PR 的 CW 多普勒获得最大速度 优化多普勒血流对齐角度 $mPAP=4（PR V_{max}）^2+mRAP$	PR 最大速度< 2.2m/s 与平均 PAP <19mmHg+mRAP 一致	• 血流须尽量对齐 • 易于测量 • PR 轻微时难以获得完整的多普勒频谱
舒张期 PAP			
PR 舒张末期速度 [24]	多切面观察 PR 的 CW 多普勒 $PADP=4（PR EDV）^2+mRAP$	PR EDV < 1.5m/s	• 血流必须对齐 • 易于测量 • 即使 PR 很低通常也会出现
PVR 的测量			
PAAT [26]	• PSAX 切面 • PW 多普勒正好在肺动脉瓣的远端 • 从射出开始到峰值速度的时间（ms）	正常值因年龄 / 体型而异 **儿童** $PVRi=9-0.07×PAAT$ **成人** < 90ms 时预测 PVR > 3WU	• 容易测量 • 即使在无法获得 TR 速度的情况下，> 95% 的患者亦可以测量 • 可能存在心率依赖 • L-R 分流时应用不确切
TRV/RVOT VTI [27, 28]	TR 最大速度除以 RVOT 的 VTI，在肺动脉瓣近端的 RVOT 用 PW 多普勒描记获得	TRV/RVOT VTI > 0.14 预测 PVR > 6WU	• 需要对 TR 和 RVOT 进行准确的多普勒测量

CVP. 中心静脉压；CW. 连续波；EDV. 舒张末期速度；HR. 心率；LVOT. 左心室流出道；mRAP. 平均右心房压；PAAT. 肺动脉加速时间；PADP. 肺动脉舒张压；PAP. 肺动脉压；PASP. 肺动脉收缩压；PDA. 动脉导管未闭；PR. 肺动脉反流；PSAX. 胸骨旁短轴；PW. 脉搏波；PVRi. 肺血管阻力指数；SBP. 收缩压；TR. 三尖瓣反流；TRV.TR 速度；RVOT. 右心室流出道；RVSP. 右心室收缩压；V_{max}. 最大速度；VTI. 速度时间积分；VSD. 室间隔缺损；WU. Wood 单位

儿童的右心房压力一般为 5mmHg。利用这个公式，TR 速度为 2.8m/s 被认为是正常的分界线［4×（2.8m/s）^{2}+5mmHg（RA 压力）= PASP 36mmHg］，TR 速度高于此值则提示有 PH。超声心动图与心导管检查相比，用 TR 速度估测右心室压力有局限性。一项对患有慢性肺病儿童患者的研究发现，只有 61% 的儿童有足够的 TR 多普勒包络来估计 RVSP [30]。值得注意的是，无论是成人还是儿童的 PH，TR 梯度测量都会使 RVSP 高估或低估 > 10mmHg [30–33]。升高的 TR 速度应引起对 PH 的怀疑，但如果有 PH 的其他相关发现，正常的 TR 速度并不能排除 PH。

2. 肺动脉瓣多普勒

肺动脉主干多普勒检查也提供了关于肺动脉压力的信息。正常的肺血流穿过右心室流出道有一个抛物线型的多普勒曲线，而在 PVR 升高和动脉硬化的情况下，收缩期有液体波向右心室反射，导致收缩中期肺动脉前向血流减少，肺动脉多普勒频谱出现"切迹"[34, 35]（图 30-4）。这种频谱与肺动脉流速峰值的快速上升有关，可以用肺动脉加速时间（pulmonary artery acceleration time，PAAT）来测量。

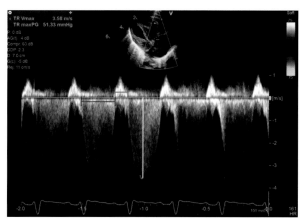

▲ 图 30-3 通过 TR 速度定量右心室压力

从右心室到右心房的收缩期三尖瓣峰值压力梯度等于 4（TR 峰值速度）² = 51mmHg（黄色）。注意 TR 包络线完整性的变化，这是超声心动图低估右心室收缩压的一个原因。可从 TR 多普勒描记中测量收缩期（红色）与舒张期（蓝色）比值（S/D）作为衡量右心室功能的一个指标。TR. 三尖瓣反流

PAAT 是指从射血开始到肺动脉多普勒峰值流速的时间，因患者年龄和体型而异。PAAT 及其与右心室射血时间的比值（PAAT/RVET）近来表明与 PAP 相关联，这些指标有正常值和 Z 评分[26, 36, 37]。

大多数 PH 患者都存在肺动脉瓣反流（pulmonary regurgitation，PR）。通过对 PR 进行连续波多普勒检查，分别将简化的伯努利方程应用于 PR 峰值和舒张末期速度，可用于估测平均肺动脉压和肺动脉舒张压[24, 38]（图 30-5）。

3. 三尖瓣后分流多普勒

对于三尖瓣远端分流（"三尖瓣后分流"）的患者，如室间隔缺损或动脉导管未闭，分流的多普勒检测可以有效估测肺动脉收缩压。连续波多普勒可以准确测量 VSD 的瞬时压力梯度，在没有左心室流出道梗阻的情况下，测量的体循环收缩压减去 VSD 的压力梯度，即可估测右心室收缩压。同样，从体循环收缩压中减去 PDA 的压力梯度，即可直接估测肺动脉收缩压（图 30-6）。由于 PDA 的长度和简化伯努利方程的局限性，PDA 速度可能会高估或低估跨越 PDA 的压力梯度；但是一般来说，高速分流提示 PAP 正常[39]。双向、低速分流提示肺动脉压力等于体循环压力。长期或持续的右向左分流提示肺动脉压力高于体循环压力。在艾森曼格综合征患者，右向左分流并导致发绀，这些患者有严重的 PH，固定的 PVR 大于体循环血管阻力。需注意的是，介入治疗（如支架植入术）后的 PDA 状态不能可靠地预测肺动脉压力。

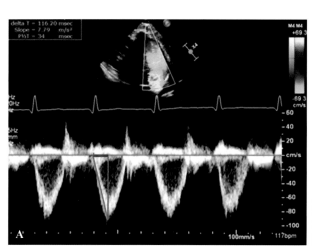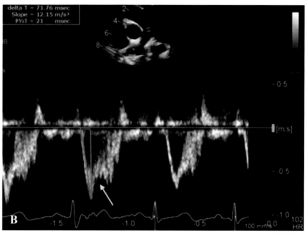

▲ 图 30-4 肺动脉多普勒在肺动脉高压中的应用

A. 肺动脉压正常的 6 岁健康者的正常多普勒血流频谱，PAAT（红线）为 116ms；B. 肺动脉高压的 6 岁患者的异常多普勒血流频谱，PAAT（红线）较短为 71ms，收缩中期有切迹（箭）

（三）肺血管阻力的多普勒估测

肺血管阻力反映了远端肺血管系统的血流阻抗，是跨肺血管床的压力梯度除以肺血流量。除了上述方法预测 PAP 外，PAAT 还可以预测 PVR 的升高。在成人研究中，PAAT < 90ms 可识别 PVR ≥ 3WU 的患者，具有良好的敏感性（84%）和特异性（85%）[40]。PAAT 也被证明可以预测儿童导管源性的 PVR，但在年龄和 PVR 极端的情况下可能作用不大。在有足够 TR 多普勒信号的患者中，TR 速度与 RVOT 血流脉搏波多普勒的速度时间积分的比值（TR V_max/RVOT VTI）也被证明与有创血流动力学检查有很好的相关性，可以预测 PVR 的升高[27]。

虽然超声心动图可以评估肺血流动力学，但心导管检查仍然是评估这些指标的金标准。

三、右心室 – 肺动脉耦合和右心室功能评估

除了评估 PAP，右心室功能的超声心动图评估也是评估和管理 PH 的一个重要组成部分[41]。右心室功能在预测生存率方面证明比 mPAP 或 PVR 更重要[42, 43]。正常右心室功能的 PH 患者风险分层为低风险，而右心室功能障碍则会增加并发症和死亡的风险，因此需要采取更积极的治疗方法[9, 44]。

（一）心肺单元评估

由于右心室功能在肺动脉高压预后中的重要性，因此必须理解右心室与肺循环的关系，以及这两个系统（心脏和肺）是如何"耦合"在一起的[45-47]。评估右心室收缩力的理想方法是一种与负荷无关的方式，称为心室弹性。收缩末期弹性（Ees）描述为收缩末期压力（ESP）/ 收缩末期容积（ESV），可用于评估负荷下的收缩储备[45, 46]。同样，舒张末期弹性（Eed）描述了心脏与负荷无关的舒张特性，可反映右心房压力，预测肺动脉高压的结局。这些方法传统上基于导管的压力 / 容积环来评估[45]。

同样使用压力 / 容积环，肺循环可以独立于心脏输入进行评估。肺负荷的两个关键方面是肺动脉

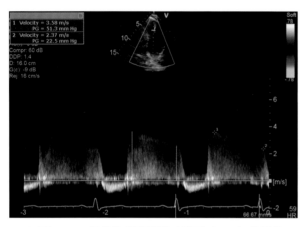

▲ 图 30-5 平均和舒张期肺动脉压（PAP）的量化

肺动脉高压患者应用连续波多普勒测量 PR 速度，平均 PAP=4（PR 峰值速度）² + RAP = 51mmHg+RAP。舒张期 PAP=4（舒张末期 PR 速度）² + RAP = 22mmHg + RAP。RAP. 右心房压力

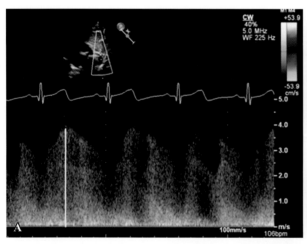 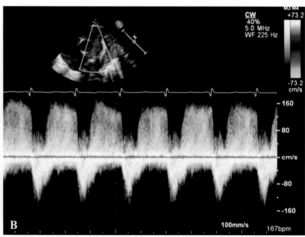

▲ 图 30-6 动脉导管未闭（PDA）的多普勒血流频谱

A. 肺动脉压力（PAP）正常患者的压力限制性 PDA，该患者收缩压（SBP）值为 90/50，PDA 峰值速度为 4m/s，估计峰值 PAP=SBP-4（PDA 峰值速度）² = 26mmHg；B. 肺动脉高压：PAP 等于 SBP 的患者，PDA 为双向分流，收缩期右向左分流，舒张期左向右分流

电容(pulmonary artery capacitance, PAC)和 PVR [45]，PVR 描述了肺动脉的稳态负荷，而 PAC 描述了占总工作负荷 23% 的搏动分量 [45, 47]。通过直接导管测量，较低的 PAC 与较高的死亡风险相关，在成人特发性 PAH 患者中，PAC 比心脏指数或 PVR 能更有力地预测死亡 [42]。PAC 可以用超声心动图计算，与导管检查(r=0.74, $P < 0.0001$)和右心室壁厚度（厚度增加容量降低）有很好的相关性，证明与右心室工作负荷有关 [48]。这些和其他测量心肺功能的方法描述见表 30-6。动脉弹性（Ea）可描述肺部总负荷，它是右心室后负荷，由收缩末期压力 / 每搏输出量(stroke volume, SV)得出 [47]。

右心室收缩力可以通过与右心室后负荷相关的耦合比 Ees/Ea 来评估，它近似于 SV/ESV。正常比率应大于 1（正常值为 1.5～2），较低的值表示"解耦"或右心室对其后负荷的适应失效 [45, 46]。右心室收缩力在开始失效前可增加 5 倍以满足其后负荷需求 [50]。在多变量分析中发现，SV/ESV 比右心室射血分数可以更好地预测 PH 患者的死亡。尽管 Ees/Ea 最初是利用导管检查数据得出，但三维超声心动图已被用于测量每搏输出量和收缩末期容积以计算 Ees/Ea。该方法发现，与正常对照组相比，PH 儿童的 Ees/Ea 比率显著降低（分别为 0.88 ± 0.18 和 1.24 ± 0.23，

$P < 0.0001$ ）[50]。使用二维测量，右心室压力和位移（收缩力）与 PAP 的耦合关系可以通过三尖瓣环收缩期位移与三尖瓣反流信号估计的收缩期峰值 PAP 的比率来估计（TAPSE/sPAP）。由于获取 sPAP 的局限性，可以用 PAAT 来描述进入肺循环的血流反应。在 PH 患者中，TAPSE/PAAT 是下降的，其值 < 0.15m/s 预测 PH 的敏感性是 95% [49]。在 2D 和 3D 超声中描述"耦合"RV 关系与"非耦合"关系的其他参数见表 30-7 [45]。

（二）评估右心室功能

超声心动图评估右心室功能是评估右心室对后负荷适应能力的主要方法，但它受到多种因素的限制。与左心室评估相比，右心室位置靠前和特殊形状使得二维超声评估不够精确。最常用的评估右心室功能的方法是通过定性的目视评估，评定功能正常、轻度、中度或严重降低。与作为金标准的心脏磁共振相比，目视评估准确区分正常和异常 RV 大小和功能的概率分别为 38% 和 52%，并且观察者间一致性较弱 [51]。客观上，右心室功能可以通过表 30-8 中描述的二维和多普勒方法进行评估，如图 30-7 所示。总体而言，这些测量中的大多数指标与磁共振测量的射血分数有中等程度的相关性，并通过视觉评估提高了评估正常与异常右心室功能

表 30-6　心肺单元评估的公式

衡量标准	方程式	评价方法	说　明
每搏输出量（SV）	π(PV ann/2)$^2 \times$ RVOT-VTI	• 在短轴或肋下切面测量 PV 环和 VTI • VTI 是由 RVOT 的 PW 多普勒追踪而来	• 需要精确的瓣环测量（平方值会放大误差） • 需要多普勒角度对准
肺动脉脉压（PP）	PASP-PADP	• PASP=RVSP=4(TR V_{max})^2+ RAP • PADP=4(PR EDV)^2 或 = 0.49×RVSP	受限于 TR 信号的质量
肺动脉电容（PAC）	SV/PP	按上述方法计算 SV 和 PP	与导管数据相关性好，与死亡率呈负相关
Ees/Ea	SV/ESV	• SV 的测量方法同上 • 通过 3DE 测量的收缩末期容积	• 与 PH 的严重程度有良好的相关性 • 能够区分 RV 代偿与失代偿
RV-PA 的相互作用（TAPSE/PAAT）	TAPSE/PAAT	如表 30-8 所述的 TAPSE 测量 如表 30-5 所述的 PAAT 测量	< 0.15m/s 能很好预测 PH （敏感性 95%，特异性 91%）

引自 *Vanderpool RR, Pinsky MR, Naeije R, et al. RV-pulmonary arterial coupling predicts outcome in patients referred for pulmonary hypertension. Heart. 2015;101(1):37-43; Friedberg MK, Feinstein JA, Rosenthal DN. Noninvasive assessment of pulmonary arterial capacitance by echocardiography. J Am Soc Echocardiogr. 2007;20(2):186-190; Levy PT, El Khuffash A, Woo KV, Singh GK. Right ventricular Pulmonary vascular interactions: an emerging role for pulmonary artery acceleration time by echocardiography in adults and children. J Am Soc Echocardiogr. 2018;31(8):962-964.*

3DE. 三维超声心动图；Ea. 动脉弹性；Ees. 收缩末期弹性；PAAT. 肺动脉加速时间；PAC. 肺动脉电容；PADP. 肺动脉舒张压；PASP. 肺动脉收缩压；PH. 肺动脉高压；PP. 脉压，PR EDV. 肺动脉反流舒张末期速度；PV. 肺动脉瓣；PW. 脉搏波；RAP. 右心房压力；RVOT. 右心室流出道；RVSP. 右心室收缩压；SV. 每搏输出量；TAPSE. 三尖瓣环收缩期位移；TRV. 三尖瓣反流速度；VTI. 速度时间积分

的准确性，但难以区分轻度至中度异常 [59, 60]。

目前广泛使用先进的超声图像处理方法，可以利用纵向应变 / 应变率分析心肌变形，用三维超声获取右心室容积和功能（表 30-9）。这两种方法都需要用专门的程序进行后处理，而 3DE 需要特定的超声

仪器和探头来获取图像。应变是测量心肌长度相对于基线的变化，而应变率是该变化的速度。纵向应变测量值为负数，因为它代表缩短（图 30-8）[63]。右心室纵向应变和应变率可以从右心室游离壁或作为多个心尖视图的集合进行测量，与其他右心室功能测量相比，与血流动力学和临床功能状态的相关性更好 [60, 64]。在 PH 治疗过程中，连续的应变测量可以预测，开始治疗后与基线相比改善 ≥ –5% 的患者生存率提高 [65]。一项研究表明，连续的右心室游离壁应变低于 –19.4%，可以预测更多的心血管事件，其敏感性为 90%，特异性为 69% [61]。当低应变与低 TAPSE 相结合，预测心血管事件恶化的能力增加 [61]。

三维超声心动图最初是在 1974 年提出的，最近才进入主流临床应用 [66]。三维超声技术在其他地

表 30-7 耦合和非耦合右心室功能的超声心动图检查结果

耦合 RV	非耦合 RV
正常到轻度的右心室扩张	大于轻度的右心室扩张
搏出量正常	搏出量降低
射血分数正常	射血分数降低
正常充盈压	右心室充盈压增高

改编自 *Vonk Noordegraaf* 等，2019

表 30-8 评价右心室功能的二维及多普勒指标

参 数	超声图像 / 公式	正常值	说 明
RV 心输出量（CO）[52]	• CO=π（PV ann/2）2×RVOT VTI× HR • 短轴切面或心尖右心室流出道切面	• 150 ～ 400ml/（kg·d） • 0.1 ～ 0.28ml/（kg·min）	• 与导管、MRI 的变量相关
RV 面积变化分数（FAC）[51, 53, 54]	• 参阅图 30-7 • 聚焦右心室的四腔心切面测量舒张期和收缩期的右心室面积 •（RVEDA–RVESA）/RVEDA	• > 35% 成人数据	• 负荷依赖 • 与 RV 做功和 TAPSE 相关 • 与 MRI EF 中度相关
三尖瓣环收缩期位移（TAPSE）[54–56]	• 参阅图 30-7 • M 型测量三尖瓣外侧环 • 距离基线的偏移测量 • 测量同一条 M 型曲线的最高点到最低点的距离	• 随年龄增长而增加 • 新生儿平均值：0.91（0.68 ～ 1.15） • 9 岁平均值：2.01（1.73 ～ 2.3） • 18 岁平均值：2.47（2.05 ～ 2.91）	• RV 纵向功能的测量 • 负荷和角度依赖 • 与 MRI EF 中度至强相关 • 成人 PH 生存率的独立预测因子
右心室侧壁收缩期组织多普勒速度（侧壁 S′ 峰 DTI）[54]	• 应用脉冲多普勒对三尖瓣环外侧壁心肌进行检查 • 测量环形运动的收缩峰值速度	• 随年龄增长略有增加 • 1 岁以下：8.8 ～ 11.7cm/s • 10—13 岁：13.2 ～ 14.5cm/s • 14—18 岁：13.7 ～ 14.7cm/s	• 负荷相关 • 心率 < 70 次 / 分或 > 100 次 / 分时可靠性较差 • 与 MRI EF 中度相关 • 需要适当的回声校准来测量
心肌做功指数（MPI）[51, 54]	• 参阅图 30-7 • 分别从右心室流入道和流出道切面测量连续 2 个三尖瓣流入期之间的时间（A）和收缩期肺动脉射血时间（B） •（A–B）/B	•（0.28 ～ 0.29）±（0.07 ～ 0.09）	• 负荷相关 • 右心室流入道和流出道的测量应以相似的心率进行 • 整体收缩期 / 舒张期评估 • 与 MRI EF 中度相关
S / D 比值 [53, 57, 58]	• 参阅图 30-3 • 心尖四腔心切面测量 TR 包膜的持续时间（S）/从 TR 末端到下一个 TR 包膜开始的持续时间（D）比值	• 因年龄和心率而异 • > 1.4 与较低生存率相关	• 随着 PH 和 RV 功能的恶化，舒张期缩短，收缩期延长 • 需要清晰的 TR 信号 • 负荷相关

DTI. 多普勒组织成像；MRI EF. 磁共振成像衍生射血分数；PH. 肺动脉高压；RVEDA. 右心室舒张末期容积；RVESA. 右心室收缩末期容积；S/D. 收缩 / 舒张；TR. 三尖瓣反流；VTI. 速度时间积分

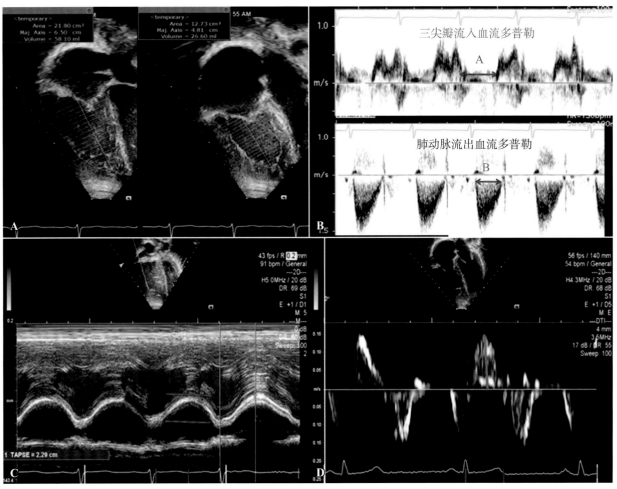

▲ 图 30-7 右心室（RV）收缩功能的定量评估

A. 面积变化分数。左图为右心室舒张末期面积（RVEDA），右图为右心室收缩末期面积（RVESA），采用 Simpson 双平面法测量。FAC 计算方法为（RVEDA-RVESA）/RVEDA。此示例显示正常 FAC 为 42%。B. 心肌工作指数（MPI）。如图所示，测量连续的三尖瓣血流流入之间的时间（红色 A）与收缩期肺动脉射血持续时间（红色 B），MPI=（A-B）/B。C. 正常 TAPSE 示例，显示为 2 条红线间的距离。D. 组织多普勒测量峰值纵向位移速度 S′（用蓝线表示）

表 30-9 右心室（RV）功能的高级成像评估

参 数	超声图像	正常值	说 明
RV 整体纵向应变[60-62]	• 在四腔心切面中手动追踪 RV 心内膜 • 也可使用 RV 两腔心或三腔心切面	• 成人 RVLS%： 女性：−22.3%±3.3% 男性：−20.7%±2.9% • 儿童 RVLS%： 平均值：−29.03%	• 技术差异：仅右心室游离壁与游离壁＋间隔 • 与心脏 MRI 强相关 • 较低的绝对应变预示着较高的 PH 死亡率
3D RVEF	• 心尖四腔心切面 • 实时 3DE 或离线处理	• 儿童 RVEF：58.2%±8.5% • 成人 RVEF：＞45%	• 与 MRI 的相关性可能比任何二维测量都要好 • 受限于二维图像的质量

3DE. 三维超声；MRI. 磁共振成像；RV. 右心室；RVEF. 右心室射血分数；RVLS%. 右心室纵向应变百分比

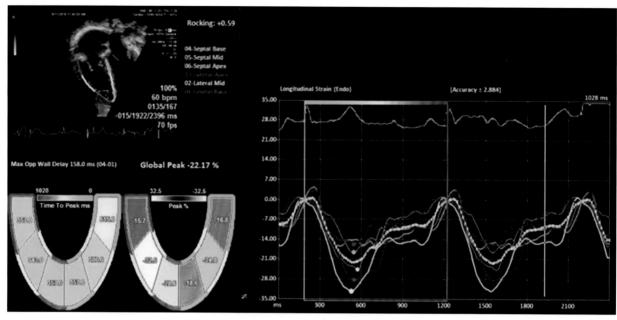

▲ 图 30-8 右心室（RV）应变

右心室纵向应变是通过从三尖瓣环外侧到间隔追踪 RV 心内膜边界来进行的，使用斑点追踪软件，然后计算节段和整体的纵向应变值。正常的应变曲线是同步的，收缩期峰值负值更大

方也有描述。一项对 6—18 岁健康儿童的 3DE 和 MRI 的对比研究表明，RV 收缩末期、舒张末期容积和 RVEF 都有较强的相关性（R 分别为 0.96、0.98、0.89，$P < 0.001$），3DE 倾向于轻度低估 RV 容积，略微低估 RVEF [67]。与标准的二维右心室功能评估（包括 TAPSE、RVFAC 和 S′）相比，3DE 能更好地识别 PH 患者的右心室功能障碍，对 MRI 测出 RVEF < 50% 的患者，其敏感性为 94%。随着新技术的应用后处理能力的提高，3DE 在小儿 PH 中的应用越来越普遍（图 30-9）[69]。应变也可以用 3DE 评估，3D 应变降低与 PH 患者生存率恶化有关，但该技术尚未在临床实践中常规使用 [70]。

四、肺动脉高压的高危人群

有理论和数据支持在特定临床情况下对 PH 患者进行超声心动图检查。对于支气管肺发育不良（bronchopulmonary dysplasia，BPD）、镰状细胞病和硬皮病患者，PH 可能是一个重要的相关临床发现，不一定能通过疾病本身的严重程度来预测。

（一）患有支气管肺发育不良的早产儿

支气管肺发育不良是婴儿 PH 发展的已知危险因素 [71, 72]。早产儿人群中 PH 的发生率在 25%～37%，而在严重 PH 中，2 岁时死亡率高达 38%～

47% [10, 71, 72]。虽然早产儿即使在没有 BPD 的情况下也会发生 PH，但发生率会随着 BPD 的加重而上升 [72, 73]。由于该人群中 PH 的发生率增加，当前的儿科 PH 治疗指南建议，在这些婴儿中从妊娠 36 周开始，每 4～6 个月进行一次连续的 PH 筛查 [10]。在该人群中超声筛查的多种策略已被提出 [73-75]，超声评估应遵循本文所述的标准方法。然而，早产儿可能有独特的辅助因素，可以导致或促成 PH 的存在，这必须成为评估的一部分。这包括对左侧流出道阻塞性病变、舒张功能障碍、显著的主动脉肺动脉侧支循环和肺静脉狭窄的评估。尽管提出了指南，但仍然存在显著的实践差异，BPD 相关的肺动脉高压的最佳评估和管理问题仍然存在。

研究表明，多达 66% 的早产儿可以有 AP 侧支血管 [76]。虽然大多数会随着时间的推移而消退，但有些会引起充血性心力衰竭并需要治疗 [76]。较大的 AP 侧支可能导致婴儿 PH，超声发现主动脉弓横切面下有持续的血流信号，没有 PDA 时出现降主动脉血流逆转，以及在其他部位未见明显分流的情况下出现左心房扩张应怀疑 AP 侧支。AP 侧支通常需要血管造影确认，可以通过导管插入术进一步勾画和闭塞治疗。

早产和 BPD 最严重并发症之一是 PVS（图 30-10）。

PVS 是一种罕见的疾病，其中一条或多条肺静脉在婴儿期进行性变窄。PVS 与死亡率明显增加有关（1 岁时存活率为 73%），尤其是当并发严重 BPD 时[77]。单侧病变和 ≤ 2 条肺静脉受累比双侧病变或 ≥ 3 支血管病变相比，存活率更高，后者与进行性 PVS、PH 和死亡相关。肺静脉彩色血流紊乱往往是肺静脉狭窄的第一征象，当出现时，必须对肺静脉进行多普勒检查。肺静脉狭窄时多普勒血流频谱将失去时相性，不能恢复到基线水平。排除肺血流过多，平均压差增加 > 2mmHg 表明有狭窄（图 30-10）。需关注的是，一项研究表明，在识别 PVS 之前执行了中位数为 3 次的超声筛查，这意味着该疾病具有延迟性和渐进性。这凸显了在每次超声心动图筛查时，对怀疑有 PH 的 BPD 患者进行彻底的肺静脉评估的必要性，可能需要多个切面来充分评估狭窄的证据。

（二）其他人群中的肺动脉高压筛查

建议对成人镰状细胞病患者进行 PH 的超声心动图筛查，儿童患者是否需要筛查仍不确定。多项研究表明，镰状细胞病的成人和儿童 PH 患病率很高[79, 80]。患有镰状细胞病的 10 岁儿童中，有 1/3 TR 速度升高 > 2.5m/s，这可能只是一个短暂现象，与儿童的发病率或死亡率没有明确关联。与 PH 相关的因素包括男性，以及网织红细胞计数的升高。基于这些发现，有人建议患有镰状细胞病的儿童从

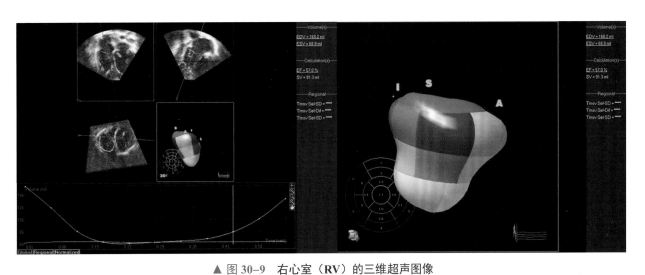

▲ 图 30-9 右心室（RV）的三维超声图像

左侧为图像采集，右侧为三维外观，并计算容积和射血分数（EF）。A.RV 前缘；I. 下缘；S. 间隔缘

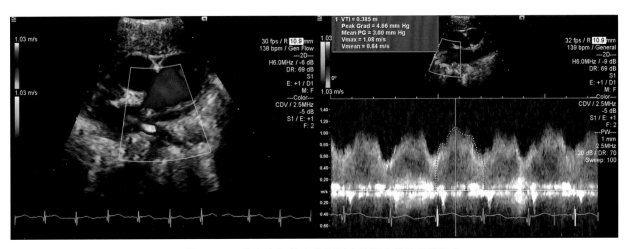

▲ 图 30-10 患有支气管肺发育不良的婴儿的肺静脉狭窄

左下肺静脉进入左心房时可见湍流，肺静脉多普勒频谱失去时相性不能恢复到基线，平均梯度升高 3mmHg 与肺静脉狭窄一致

10 岁开始接受 PH 的筛查。

最后，提倡对系统性硬化症和其他自身免疫性结缔组织疾病（如系统性红斑狼疮）的患者进行 PH 超声筛查。这类患者 PH 发作是可变的，也可能是非常严重的，但有一些有效的治疗方法。该人群早期识别肺动脉高压非常必要。由于肺动脉高压在其早期诊断具有挑战性，因此建议对此类人群每年进行多普勒超声心动图筛查肺动脉高压[81]。

其他可能受益于超声心动图筛查肺动脉高压的疾病及对这些疾病预后的影响有待确定。

五、其他解剖学考虑

肺动脉高压患者的超声心动图检查必须包括对可能导致或促成 PH 的解剖性心血管疾病的全面评估，因为这可能会改变治疗方案。引起肺血流增加的心内或心外分流可导致 PH。在没有固定肺血管疾病的情况下，可以通过干预分流来改善 PH。严重 PH 患者可建立房间隔缺损或 Pott 分流，以减轻右心负荷并维持心输出量，但应评估流经这些治疗性分流的血流大小和方向。如上所述，肺静脉狭窄可能是早产儿 PH 的一个重要原因，但也可以在肺静脉异位引流患者手术修复前后中发现。对于新诊断为 PH 的患者，必须对个体肺静脉血流进行彻底评估。阻碍血液从左心房排出的左心障碍性病变，如梗阻性三房心或二尖瓣狭窄；或通过影响左心室收缩或舒张功能而增加左心房压力的病变，如主动脉瓣狭窄或主动脉缩窄，均可导致毛细血管后肺动脉高压。在这些病变中存在左心房高压引起显著肺动脉高压是对左心疾病进行干预的一个指征。

关键点

1. 超声心动图是诊断肺动脉高压和确定某些特定病因的主要方法。

2. 肺动脉高压的综合超声评估包括完整的解剖学检查和右心大小的评估、肺血流动力学的评估、右心室功能和左心室功能的评估。

3. 连续超声心动图检查对心脏形态和功能变化趋势的评估非常重要，有助于对 PH 患者进行危险分层并指导治疗决策。

4. 肺静脉狭窄是早产儿和肺静脉手术患者肺动脉高压的重要原因。

5. 心导管检查仍然是肺动脉高压儿童诊断和治疗随访的必要组成部分。

参 考 文 献

[1] Douschan P, Kovacs G, Avian A, et al. Mild elevation of pulmonary arterial pressure as a predictor of mortality. *Am J Respir Crit Care Med.* 2018;197(4):509–516.

[2] Simonneau G, Montani D, Celermajer DS, et al. Haemodynamic definitions and updated clinical classification of pulmonary hypertension. *Eur Respir J.* 2018;53:1801913.

[3] Kovacs G, Berghold A, Scheidl S, Olschewski H. Pulmonary arterial pressure during rest and exercise in healthy subjects: a systematic review. *Eur Respir J.* 2009;34(4):888–894.

[4] Hansmann G, Koestenberger M, Alastalo TP, et al. 2019 updated consensus statement on the diagnosis and treatment of pediatric pulmonary hypertension: the European Pediatric Pulmonary Vascular Disease Network (EPPVDN), endorsed by AEPC, ESPR and ISHLT. *J Heart Lung Transpl.* 2019;38(9):879–901.

[5] Rosenzweig EB, Abman SH, Adatia I, et al. Paediatric pulmonary arterial hypertension: updates on definition, classification, diagnostics and management. *Eur Respir J.* 2019;53(1):1801916.

[6] del Cerro Marin MJ, Sabaté Rotés A, Rodriguez Ogando A, et al. Assessing pulmonary hypertensive vascular disease in child-hood. Data from the Spanish registry. *Am J Respir Crit Care Med.* 2014;190(12):1421–1429.

[7] van Loon RL, Roofthooft MT, Hillege HL, et al. Pediatric pul-monary hypertension in the Netherlands: epidemiology and characterization during the period 1991 to 2005. *Circulation.* 2011;124(16):1755–1764.

[8] Li L, Jick S, Breitenstein S, Hernandez G, Michel A, Vizcaya D, et al. Pulmonary arterial hypertension in the USA: an epide-miological study in a large insured pediatric population. *Pulm Circ.* 2017;7(1):126–136.

[9] Galiè N, Humbert M, Vachiery JL, et al. 2015 ESC/ERS guide-lines for the diagnosis and treatment of pulmonary hypertension: the Joint Task force for the diagnosis and treatment of pulmonary hypertension of the European Society of Cardiology (ESC) and the European Respiratory Society (ERS): endorsed by: Association for European Paediatric and Congenital Cardiology (AEPC), International Society for Heart and Lung Transplantation (ISHLT). *Eur Heart J.* 2015;37(1):67–119.

[10] Abman SH, Hansmann G, Archer SL, et al. Pediatric pulmonary hypertension: guidelines from the American Heart Association and American Thoracic Society. *Circulation.* 2015;132(21):2037–2099.

[11] Koestenberger M, Nagel B, Ravekes W, et al. Reference values and calculation of z-scores of echocardiographic measurements of the normal pediatric right ventricle. *Am J Cardiol.* 2014;114(10):1590–1598.

[12] Lang RM, Badano LP, Mor-Avi V, et al. Recommendations for cardiac chamber quantification by echocardiography in adults: an update from the American Society of Echocardiography and the European Association of Cardiovascular Imaging. *J Am Soc*

Echocardiogr. 2015;28(1):1–39, e14.

[13] Koestenberger M, Burmas A, Ravekes W, et al. Echocardiographic reference values for right atrial size in children with and without atrial septal defects or pulmonary hypertension. *Pediatr Cardiol*. 2016;37(4):686–695.

[14] Jone PN, Hinzman J, Wagner BD, Ivy DD, Younoszai A. Right ventricular to left ventricular diameter ratio at end-systole in evaluating outcomes in children with pulmonary hypertension. *J Am Soc Echocardiogr*. 2014;27(2):172–178.

[15] Kassem E, Humpl T, Friedberg MK. Prognostic significance of 2-dimensional, M-mode, and Doppler echo indices of right ventricular function in children with pulmonary arterial hypertension. *Am Heart J*. 2013;165(6):1024–1031.

[16] Ryan T, Petrovic O, Dillon JC, Feigenbaum H, Conley MJ, Armstrong WF. An echocardiographic index for separation of right ventricular volume and pressure overload. *J Am Coll Cardiol*. 1985;5(4):918–927.

[17] Abraham S, Weismann CG. Left ventricular end-systolic eccentricity index for assessment of pulmonary hypertension in infants. *Echocardiography*. 2016;33(6):910–915.

[18] Koestenberger M, Avian A, Gamillscheg A, et al. Right ventricular base/apex ratio in the assessment of pediatric pulmonary arterial hypertension: results from the European Pediatric Pulmonary Vascular Disease Network. *Clin Cardiol*. 2018;41(9):1144–1149.

[19] López-Candales A, Dohi K, Iliescu A, Peterson RC, Edelman K, Bazaz R. An abnormal right ventricular apical angle is indicative of global right ventricular impairment. *Echocardiography*. 2006;23(5):361–368.

[20] Ploegstra MJ, Roofthooft MT, Douwes JM, et al. Echocardiography in pediatric pulmonary arterial hypertension: early study on assessing disease severity and predicting outcome. *Circ Cardiovasc Imaging*. 2015;8(1):e000878.

[21] Cantinotti M, Scalese M, Murzi B, et al. Echocardiographic nomograms for chamber diameters and areas in Caucasian children. *J Am Soc Echocardiogr*. 2014;27(12):1279–1292, e2.

[22] McQuillan BM, Picard MH, Leavitt M, Weyman AE. Clinical correlates and reference intervals for pulmonary artery systolic pressure among echocardiographically normal subjects. *Circulation*. 2001;104(23):2797–2802.

[23] Musewe NN, Smallhorn JF, Benson LN, Burrows PE, Freedom RM. Validation of Doppler-derived pulmonary arterial pressure in patients with ductus arteriosus under different hemo-dynamic states. *Circulation*. 1987;76(5):1081–1091.

[24] Masuyama T, Kodama K, Kitabatake A, Sato H, Nanto S, Inoue M. Continuous-wave Doppler echocardiographic detection of pulmonary regurgitation and its application to noninvasive estimation of pulmonary artery pressure. *Circulation*. 1986;74(3):484–492.

[25] Abbas AE, Fortuin FD, Schiller NB, Appleton CP, Moreno CA, Lester SJ. Echocardiographic determination of mean pulmonary artery pressure. *Am J Cardiol*. 2003;92(11):1373–1376.

[26] Koestenberger M, Grangl G, Avian A. Normal reference values and z scores of the pulmonary artery acceleration time in children and its importance for the assessment of pulmonary hypertension. *Circ Cardiovasc Imaging*. 2017;10(1):e005336.

[27] Pande A, Sarkar A, Ahmed I, et al. Non-invasive estimation of pulmonary vascular resistance in patients of pulmonary hypertension in congenital heart disease with unobstructed pulmonary flow. *Ann Pediatr Cardiol*. 2014;7(2):92–97.

[28] Abbas AE, Fortuin FD, Schiller NB, Appleton CP, Moreno CA, Lester SJ. A simple method for noninvasive estimation of pulmonary vascular resistance. *J Am Coll Cardiol*. 2003;41(6):1021–1027.

[29] Yock PG, Popp RL. Noninvasive estimation of right ventricular systolic pressure by Doppler ultrasound in patients with tricuspid regurgitation. *Circulation*. 1984;70(4):657–662.

[30] Mourani PM, Sontag MK, Younoszai A, Ivy DD, Abman SH. Clinical utility of echocardiography for the diagnosis and management of pulmonary vascular disease in young children with chronic lung disease. *Pediatrics*. 2008;121(2):317–325.

[31] Fisher MR, Forfia PR, Chamera E, et al. Accuracy of Doppler echocardiography in the hemodynamic assessment of pulmonary hypertension. *Am J Respir Crit Care Med*. 2009;179(7):615–621.

[32] Groh GK, Levy PT, Holland MR, et al. Doppler echocardiography inaccurately estimates right ventricular pressure in children with elevated right heart pressure. *J Am Soc Echocardiogr*. 2014;27(2):163–171.

[33] Rich JD, Shah SJ, Swamy RS, Kamp A, Rich S. Inaccuracy of Doppler echocardiographic estimates of pulmonary artery pressures in patients with pulmonary hypertension: implications for clinical practice. *Chest*. 2011;139(5):988–993.

[34] Arkles JS, Opotowsky AR, Ojeda J, et al. Shape of the right ventricular Doppler envelope predicts hemodynamics and right heart function in pulmonary hypertension. *Am J Respir Crit Care Med*. 2011;183(2):268–276.

[35] Weyman AE, Dillon JC, Feigenbaum H, Chang S. Echocardiographic patterns of pulmonic valve motion with pulmonary hypertension. *Circulation*. 1974;50(5):905–910.

[36] Habash S, Laser KT, Moosmann J, et al. Normal values of the pulmonary artery acceleration time (PAAT) and the right ventricular ejection time (RVET) in children and adolescents and the impact of the PAAT/RVET-index in the assessment of pulmonary hypertension. *Int J Cardiovasc Imaging*. 2019;35(2):295–306.

[37] Levy PT, Patel MD, Groh G, et al. Pulmonary artery acceleration time provides a reliable estimate of invasive pulmonary hemodynamics in children. *J Am Soc Echocardiogr*. 2016;29(11):1056–1065.

[38] Cerro MJ, Abman S, Diaz G, et al. A consensus approach to the classification of pediatric pulmonary hypertensive vascular disease: report from the PVRI Pediatric Taskforce, Panama 2011. *Pulm Circ*. 2011;1(2):286–298.

[39] Houston AB, Lim MK, Doig WB, et al. Doppler flow characteristics in the assessment of pulmonary artery pressure in ductus arteriosus. *Br Heart J*. 1989;62(4):284–290.

[40] Bech-Hanssen O, Lindgren F, Selimovic N, Rundqvist B. Echocardiography can identify patients with increased pulmonary vascular resistance by assessing pressure reflection in the pulmonary circulation. *Circ Cardiovasc Imaging*. 2010;3(4):424–432.

[41] Kirkpatrick EC. Echocardiography in pediatric pulmonary hypertension. *Paediatr Respir Rev*. 2013;14(3):157–164.

[42] Mahapatra S, Nishimura RA, Sorajja P, Cha S, McGoon MD. Relationship of pulmonary arterial capacitance and mortality in idiopathic pulmonary arterial hypertension. *J Am Coll Cardiol*. 2006;47(4):799–803.

[43] van de Veerdonk MC, Kind T, Marcus JT, et al. Progressive right ventricular dysfunction in patients with pulmonary arterial hypertension responding to therapy. *J Am Coll Cardiol*. 2011;58(24):2511–2519.

[44] McLaughlin VV, Archer SL, Badesch DB, et al. ACCF/AHA 2009 expert consensus document on pulmonary hypertension a report of the American College of Cardiology Foundation Task force on Expert Consensus Documents and the American Heart Association developed in collaboration with the American College of Chest Physicians; American Thoracic Society, Inc; and the Pulmonary Hypertension Association. *J Am Coll Cardiol*. 2009;53(17):1573–1619.

[45] Vonk Noordegraaf A, Chin KM, Haddad F, et al. Pathophysiology of the right ventricle and of the pulmonary circulation in pulmonary hypertension: an update. *Eur Respir J*. 2019;53(1).

[46] Vanderpool RR, Pinsky MR, Naeije R, et al. RV-pulmonary arterial coupling predicts outcome in patients referred for pulmonary hypertension. *Heart*. 2015;101(1):37–43.

[47] Naeije R, Manes A. The right ventricle in pulmonary arterial hypertension. *Eur Respir Rev*. 2014;23(134):476–487.

[48] Friedberg MK, Feinstein JA, Rosenthal DN. Noninvasive assessment of pulmonary arterial capacitance by echocardiog-raphy. *J Am Soc Echocardiogr*. 2007;20(2):186–190.

[49] Levy PT, El Khuffash A, Woo KV, Singh GK. Right ventricular-pulmonary vascular interactions: an emerging role for pulmonary artery acceleration time by echocardiography in adults and children.

J Am Soc Echocardiogr. 2018;31(8):962–964.

[50] Jone PN, Schäfer M, Pan Z, Ivy DD. Right ventricular-arterial coupling ratio derived from 3–dimensional echocardiography predicts outcomes in pediatric pulmonary hypertension. *Circ Cardiovasc Imaging.* 2019;12(1):e008176.

[51] Ling LF, Obuchowski NA, Rodriguez L, Popovic Z, Kwon D, Marwick TH. Accuracy and interobserver concordance of echocardiographic assessment of right ventricular size and systolic function: a quality control exercise. *J Am Soc Echocardiogr.* 2012;25(7):709–713.

[52] Tissot C, Singh Y, Sekarski N. Echocardiographic evaluation of ventricular function-for the neonatologist and pediatric intensivist. *Front Pediatr.* 2018;6:79.

[53] Koestenberger M, Apitz C, Abdul-Khaliq H, Hansmann G. Transthoracic echocardiography for the evaluation of children and adolescents with suspected or confirmed pulmonary hypertension. Expert consensus statement on the diagnosis and treatment of paediatric pulmonary hypertension: the European Paediatric Pulmonary Vascular Disease Network, endorsed by ISHLT and D6PK. *Heart.* 2016;102(suppl 2):ii14–ii22.

[54] Buechel ERV, Mertens LL. Imaging the right heart: the use of integrated multimodality imaging. *Eur Heart J.* 2012;33(8):949–960.

[55] Koestenberger M, Ravekes W, Everett AD, et al. Right ventricular function in infants, children and adolescents: reference values of the tricuspid annular plane systolic excursion (TAPSE) in 640 healthy patients and calculation of z score values. *J Am Soc Echocardiogr.* 2009;22(6):715–719.

[56] Wu VC, Takeuchi M. Echocardiographic assessment of right ventricular systolic function. *Cardiovasc Diagn Ther.* 2018;8(1):70–79.

[57] Friedberg MK, Silverman NH. Cardiac ventricular diastolic and systolic duration in children with heart failure secondary to idiopathic dilated cardiomyopathy. *Am J Cardiol.* 2006;97(1):101–105.

[58] Sarnari R, Kamal RY, Friedberg MK, Silverman NH. Doppler assessment of the ratio of the systolic to diastolic duration in normal children: relation to heart rate, age and body surface area. *J Am Soc Echocardiogr.* 2009;22(8):928–932.

[59] Sato T, Tsujino I, Ohira H, et al. Validation study on the accuracy of echocardiographic measurements of right ventricular systolic function in pulmonary hypertension. *J Am Soc Echocardiogr.* 2012;25(3):280–286.

[60] Werther Evaldsson A, Ingvarsson A, Smith JG, et al. Echocardiographic right ventricular strain from multiple apical views is superior for assessment of right ventricular systolic function. *Clin Physiol Funct Imaging.* 2019;39(2):168–176.

[61] Motoji Y, Tanaka H, Fukuda Y, et al. Efficacy of right ventricular free-wall longitudinal speckle-tracking strain for predicting long-term outcome in patients with pulmonary hypertension. *Circ J.* 2013;77(3):756–763.

[62] Levy PT, Sanchez Mejia AA, Machefsky A, Fowler S, Holland MR, Singh GK. Normal ranges of right ventricular systolic and diastolic strain measures in children: a systematic review and meta-analysis. *J Am Soc Echocardiogr.* 2014;27(5):549–560, e3.

[63] La Gerche A, Jurcut R, Voigt JU. Right ventricular function by strain echocardiography. *Curr Opin Cardiol.* 2010;25(5):430–436.

[64] Filusch A, Mereles D, Gruenig E, Buss S, Katus HA, Meyer FJ. Strain and strain rate echocardiography for evaluation of right ventricular dysfunction in patients with idiopathic pulmonary arterial hypertension. *Clin Res Cardiol.* 2010;99(8):491–498.

[65] Hardegree EL, Sachdev A, Villarraga HR, et al. Role of serial quantitative assessment of right ventricular function by strain in pulmonary arterial hypertension. *Am J Cardiol.* 2013;111(1):143–148.

[66] Dekker DL, Piziali RL, Dong E Jr. A system for ultrasonically imaging the human heart in three dimensions. *Comput Biomed Res.* 1974;7(6):544–553.

[67] Lu X, Nadvoretskiy V, Bu L, et al. Accuracy and reproducibility of real-time three-dimensional echocardiography for assessment of right ventricular volumes and ejection fraction in children. *J Am Soc Echocardiogr.* 2008;21(1):84–89.

[68] Knight DS, Grasso AE, Quail MA, et al. Accuracy and reproducibility of right ventricular quantification in patients with pressure and volume overload using single-beat three-dimensional echocardiography. *J Am Soc Echocardiogr.* 2015;28(3):363–374.

[69] Jone PN, Patel SS, Cassidy C, Ivy DD, et al. Three-dimensional echocardiography of right ventricular function correlates with severity of pediatric pulmonary hypertension. *Congenit Heart Dis.* 2016;11(6):562–569.

[70] Moceri P, Duchateau N, Baudouy D, et al. Three-dimensional right-ventricular regional deformation and survival in pulmonary hypertension. *Eur Heart J Cardiovasc Imaging.* 2018;19(4):450–458.

[71] Khemani E, McElhinney DB, Rhein L, et al. Pulmonary artery hypertension in formerly premature infants with bronchopulmonary dysplasia: clinical features and outcomes in the surfactant era. *Pediatrics.* 2007;120(6):1260–1269.

[72] An HS, Bae EJ, Kim GB, et al. Pulmonary hypertension in preterm infants with bronchopulmonary dysplasia. *Korean Circ J.* 2010;40(3):131–136.

[73] Mehler K, Udink Ten Cate FE, Keller T, Bangen U, Kribs A, Oberthuer A. An echocardiographic screening program helps to identify pulmonary hypertension in extremely low birth-weight infants with and without bronchopulmonary dysplasia: a single-center experience. *Neonatology.* 2018;113(1):81–88.

[74] Nagiub M, Kanaan U, Simon D, Guglani L. Risk factors for development of pulmonary hypertension in infants with bronchopulmonary dysplasia: systematic review and meta-analysis. *Paediatr Respir Rev.* 2017;23:27–32.

[75] Altit G, Dancea A, Renaud C, et al. Pathophysiology, screening and diagnosis of pulmonary hypertension in infants with bronchopulmonary dysplasia –a review of the literature. *Paediatr Respir Rev.* 2017;23:16–26.

[76] Acherman RJ, Siassi B, Pratti-Madrid G, et al. Systemic to pulmonary collaterals in very low birth weight infants: color Doppler detection of systemic to pulmonary connections during neonatal and early infancy period. *Pediatrics.* 2000;105(3 pt 1):528–532.

[77] Swier NL, Richards B, Cua CL, et al. Pulmonary vein stenosis in Neonates with severe bronchopulmonary dysplasia. *Am J Perinatol.* 2016;33(7):671–677.

[78] Mahgoub L, Kaddoura T, Kameny AR, et al. Pulmonary vein stenosis of ex-premature infants with pulmonary hypertension and bronchopulmonary dysplasia, epidemiology, and survival from a multicenter cohort. *Pediatr Pulmonol.* 2017;52(8):1063–1070.

[79] Nelson SC, Adade BB, McDonough EA, Moquist KL, Hennessy JM, et al. High prevalence of pulmonary hypertension in children with sickle cell disease. *J Pediatr Hematol Oncol.* 2007;29(5):334–337.

[80] Pashankar FD, Carbonella J, Bazzy-Asaad A, Friedman A. Prevalence and risk factors of elevated pulmonary artery pressures in children with sickle cell disease. *Pediatrics.* 2008;121(4):777–782.

[81] Vachiery JL, Coghlan G. Screening for pulmonary arterial hypertension in systemic sclerosis. *Eur Respir Rev.* 2009;18(113):162–169.

第31章　超声心动图在感染性心内膜炎诊断和治疗中的应用

Echocardiography in the Diagnosis and Management of Endocarditis

Dongngan T. Truong　L. LuAnn Minich　Lloyd Y. Tani　著

丁　萍　译

一、背景

感染性心内膜炎的临床特征随着高危人群的变化、诊断新方法的发展、外科治疗手段的改进及抗生素敏感性的变化而不断演变。儿童住院的感染性心内膜炎发生率为 0.05/1000～0.12/1000，较前增高，通常归因于三个主要原因：①被手术矫治或行姑息手术的先天性心脏病患儿人数增加；②新生儿和儿科重症监护病房静脉留置针的使用激增；③心内装置和假体的使用增加。据报道，感染性心内膜炎患儿的年龄分布呈双峰型，峰值期在婴儿期（3—11 月龄）和青年期（17—20 岁）。尽管大多数儿科机构的感染性心内膜炎死亡率从前抗生素时代的100% 下降到目前的 5%～30%，感染性心内膜炎仍然是一种发病率高的严重疾病。儿童的感染性心内膜炎最好延长住院时间，通常需要 4～6 周的抗生素静脉治疗。

二、危险因素

感染性心内膜炎可发生于任何个体，包括无结构性心脏病的个体。事实上，8%～10% 的感染性心内膜炎发生于心脏结构正常的儿童。高危人群被定义如表 31-1 所示，对这些病例的怀疑指数更高。具有多种风险因素的儿童更是如此，如一个患有先天性心脏病、免疫系统不成熟、静脉留置针用于肠外营养的早产儿，以及患有金黄色葡萄球菌菌血

症/败血症的儿童。现在除了美国的个别地区外，留置针、人工瓣膜、心内装置和先天性心脏病已取代风湿热，成为发达国家心内膜炎的最高危险因素。

表 31-1　心内膜炎的危险因素

- 先天性心脏病
- 获得性心脏病（包括风湿热）
- 静脉导管留置
- 心内装置和假体
- 免疫缺陷
- 静脉注射毒品
- 葡萄球菌败血症
- 真菌败血症

三、发病机制

心内膜炎中最常见的细菌包括草绿色链球菌、金黄色葡萄球菌、表皮葡萄球菌、β- 溶血性链球菌和一些革兰阴性菌。多菌性心内膜炎在儿童中并不常见，主要限于经静脉用药者。心内膜炎最常见的真菌病因是念珠菌和曲霉菌。无论涉及哪种微生物，其发病机制都是相似的。一过性菌血症经常发生在所有人的日常活动中，如咀嚼、刷牙或使用牙线等，以及静脉注射药物，但很少导致心内膜炎。只有当毒力性因素和特殊的细胞因子允许细菌黏附在暴露的内皮纤维结合蛋白上，才会发生心内膜炎。例如，先天性或获得性心脏病中的湍流，特别是在具有高压力阶差的病变中，可能会损伤和破坏

内皮，暴露纤维连接蛋白并启动凝血机制和纤维蛋白沉积，从而导致血栓形成（非细菌性血栓性心内膜炎）。在菌血症的环境中，细菌会侵入血块，形成赘生物包裹原感染病灶。随着感染的进展，周围的组织被破坏，其位置和数量决定了瓣膜反流的程度，以及脓肿的出现及大小。

四、临床表现

心内膜炎患儿的临床表现取决于年龄、全身健康状况和病原体。不同年龄组和致病微生物的表现形式差异很大，因此术语"急性"和"亚急性"并不常用。不管有无心脏异常，中心静脉留置行肠外营养（图 31-1）的早产儿或患病新生儿均存在风险。凝固酶阴性葡萄球菌和肠球菌是这一年龄组的重要病原体，患病的新生儿可以发热或没有发热，其他全身体征可能是非特异性的，这使得心内膜炎的诊断越加困难。因此，许多机构的护理标准包括对反复或持续菌血症且有留置针的新生儿行超声心动图检查寻找赘生物，以确定是否需要拔管。

较大儿童的临床表现也各不相同。成人心内膜炎的典型表现为 Osler 三联症，即肺炎、心内膜炎和脑膜炎，却很少发生在儿童身上。在儿童中，典型表现为发热、体重减轻、疲劳和盗汗。肌痛、关节痛、头痛和全身不适也很常见。几乎所有心内膜炎儿童都有杂音。一些研究者报道指出，从首发症状到诊断平均需要 35～90 天，非特异性症状和病情隐匿性发展是延误诊断的原因。草绿色链球菌仍然是儿童心内膜炎的常见病因，尤其是先天性心脏

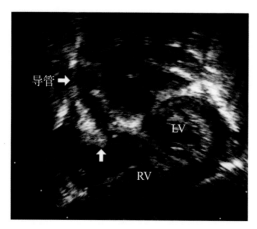

▲ 图 31-1　肋下切面观察右心房的中心静脉留置针
使用二维伪彩技术易识别赘生物（箭），即置管的增粗、不规则改变。LV. 左心室；RV. 右心室

病的儿童。草绿色链球菌引起的心内膜炎通常表现为病程隐匿，如果能早期发现和适当抗生素治疗则并发症少。由于心内膜炎可导致心脏正常或患有未被察觉的轻微先天性心脏病的儿童出现全身性、非特异性症状，所以对所有长期不明原因发热伴持续菌血症的儿童必须进行鉴别。

严重感染伴有瓣膜损伤和重度反流可导致充血性心力衰竭。在这种情况下，有经验的临床医师很容易做出诊断。挑战来自于评估发热儿童时，对于如何区分与发热相关的高输出状态无症状杂音和瓣膜反流杂音，当有疑问时，超声心动图更容易确定杂音的病因。应该注意的是，在没有血培养阳性和相应的临床症状时，超声心动图阳性提示心内膜炎概率是较低的。

如上所述，一过性菌血症在日常活动中很常见，但很少导致心内膜炎。当致病微生物是金黄色葡萄球菌时却是例外。金黄色葡萄球菌引起儿童许多化脓性感染，并可能导致脓毒败血症。约 20% 金黄色葡萄球菌菌血症 / 败血症患儿发生心内膜炎，即使无潜在心脏病；这也是医院获得性心内膜炎日益严重的一个原因。由于心内膜炎的典型症状很少出现，临床表现经常非特异性，多数专家推荐对所有金黄色葡萄球菌菌血症 / 败血症患儿行常规超声心动图检查。

免疫反应（导致循环免疫复合物和类风湿因子）和小脓毒性栓子发生在大多数心内膜炎病例中，并导致与心内膜炎相关的典型非心脏表现，包括脾大、多关节炎、肾小球肾炎、甲床出血、Osler 结节（指尖疼痛的蓝色结节）、Janeway 病变（手掌和脚底无痛性出血性病变）和 Roth 斑（视网膜出血）。

心内膜炎并发症可以在早期出现，其临床表现将在下文描述。

五、并发症

心内膜炎的并发症（表 31-2）较常见，其增加了心内膜炎的发病率和死亡率。并发症的危险因素包括人工瓣膜、金黄色葡萄球菌或真菌病原体、既往心内膜炎病史、发绀型心脏病、左心受累及临床症状超过 3 个月者。

充血性心力衰竭是心内膜炎最常见的并发症之一。当瓣叶或瓣叶支撑结构破坏（图 31-2）或人工

瓣膜破坏引起严重的瓣周漏时重度反流，可能会导致急性和突发的心力衰竭。在其他情况下，心力衰竭症状可能会缓慢而隐匿地发展。无论是否有左心室功能异常，心力衰竭的发展速度取决于瓣膜反流出现的突然性和严重性。心内膜炎伴心力衰竭患者应推荐手术治疗。

表 31-2　心内膜炎的并发症

- 充血性心力衰竭
- 栓塞
  - 肺
  - 脑
  - 肾脏
  - 脾脏
  - 心
- 脓肿形成
  - 心脏传导阻滞
  - 瘘管
- 真菌性动脉瘤
- 心包炎
- 心肌炎

赘生物碎片栓塞发生在 20%～40% 的心内膜炎病例中，抗生素治疗最初几天风险最高，治疗 2 周后风险降至 9%～21%。一些研究报道指出，最常见的非心脏并发症涉及大脑，发生率高达 20%。当心内膜炎并发脑卒中时，高达 60% 的患者其脑卒中诊断先于感染性心内膜炎。双肺、肾脏和脾脏亦常受牵连。冠状动脉栓塞是一种不太常见却可致命的并发症。

栓塞常发生于革兰阴性、肺炎球菌或真菌性心内膜炎中。在儿童中，革兰阴性菌心内膜炎以 HACEK 菌（嗜血杆菌、放线杆菌、心杆菌、埃克内拉菌和金氏菌属）最常见，31% 并发栓塞的病例

与之有关。约 1/3 的 HACEK 心内膜炎发生于无潜在结构性心脏病病例。这些微生物不易培养，生长缓慢，需要特殊的生长因子和二氧化碳隔离，常延误诊断和治疗时机，结果导致赘生物增大易脱落，增加栓塞的风险。

肺炎球菌性心内膜炎随着其对抗生素耐药性的增加卷土重来。50% 儿童肺炎球菌性心内膜炎病例与脑膜炎、肺炎、中耳炎或乳突炎有关。68% 的病例累及二尖瓣（可单独或同时累及主动脉瓣或三尖瓣），80% 的患者有较大的赘生物，易于发生栓塞。

真菌性心内膜炎约占儿童心内膜炎病例的 1.1%，最常见于发展中国家，通常是致命的；其中约 63% 为念珠菌，约 26% 为曲霉菌；约 2/3 病例为 1 岁以下儿童。在发达国家，接受医疗仪器治疗的早产儿和使用人工材料进行先天性心脏手术的儿童患真菌性心内膜炎的风险最高。真菌性心内膜炎的诊断往往被延误至大而易脱落的赘生物形成，或栓塞发生以后才确诊。自动化血培养系统下真菌的不易培养是诊断的主要障碍，聚合酶链反应已成为检测和鉴别真菌的有效手段。

心内膜炎最严重的并发症之一是脓肿的形成，当感染扩展到瓣膜环以外时形成瓣周脓肿。这种并发症虽然少见但预后往往不佳。在儿童和成人中，金黄色葡萄球菌是最常见的病因，几乎所有脓肿都累及主动脉瓣。在成人中，累及主动脉瓣的心内膜炎瓣周脓肿发生率为 20%～40%，人工主动脉瓣的心内膜炎瓣周脓肿发生率高达 60%。儿童这方面仅有小样本或个案的文献报道。文献表明，66% 的儿童心内膜炎合并脓肿形成的病例，其瓣膜解剖结构是正常的。虽然瓣周脓肿的表现可以是隐匿的，但

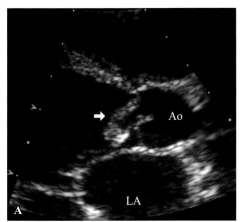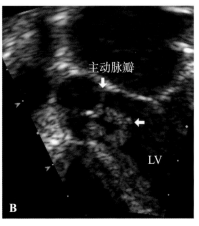

◀ 图 31-2　主动脉瓣赘生物
A. 胸骨旁长轴切面显示主动脉瓣（箭）上的赘生物在舒张期下垂进入左心室。瓣膜尖端部分破坏和脱垂，导致严重的主动脉瓣反流。B. 心尖五腔心切面显示主动脉瓣（垂直箭）上累及广泛的赘生物（水平箭）沿室间隔延伸。LA. 左心房；Ao. 主动脉；LV. 左心室

更多表现为危急重症。患儿出现新的病理性反流性杂音，或者出现提示心包炎的摩擦音。脓肿破坏主动脉瓣环，造成严重反流并导致顽固性充血性心力衰竭（图 31-3）。感染可延伸至瓣间纤维膜二尖瓣主动脉纤维，累及二尖瓣前叶，导致二尖瓣裂缺。当主动脉壁的结构完整性进一步被削弱，可形成 Valsalva 窦瘤并最终破裂入右心室流出道或任一心房，形成巨大的分流。尽管进行了适当的抗生素治疗，但发热和菌血症仍持续存在，并且常伴有反复的栓塞。新发的束支传导阻滞或完全性心脏传导阻滞对瓣周脓肿具有高度特异性。大多数专家建议在以下情况下进行连续的超声心动图评估，以寻找瓣膜周围脓肿：①金黄色葡萄球菌性心内膜炎，不论是天然的或人工的主动脉瓣；②尽管进行了适当的抗生素治疗，但仍持续发热或菌血症；③持续束支传导阻滞或完全性心脏传导阻滞者，尤其是在诊断和治疗前症状持续时间较长；④心内膜炎患者的超声心动图显示主动脉根部增厚。

六、诊断

心内膜炎的诊断大都是通过典型微生物体血培养阳性，以及超声心动图上存在赘生物和（或）瓣周脓肿。全身、血管和（或）免疫学检查结果支持该诊断。典型的实验室检查结果包括贫血和白细胞计数、红细胞沉降率和 C 反应蛋白的升高。血培养在 90% 以上的病例中呈阳性，但在使用过抗生素、右心心内膜炎、病原体在细胞内难以培养时可呈阴性。血清学在血培养阴性的情况下可提供有用的证据，是诊断贝纳柯克斯体（Q 热）、布鲁菌、巴尔通体和衣原体引起的心内膜炎最常用的方法。虽然

目前正在开发分子诊断方法来帮助诊断这些难以培养的微生物体继发的心内膜炎，包括微生物体特异性 PCR、广谱细菌 PCR 和测序，但目前这些方法的实用性有限。

早期诊断和积极治疗是必要的，以避免产生心内膜炎的严重并发症。虽然个别机构急诊科使用床边超声心动图诊断感染性心内膜炎，仍需更多的数据才能支持是否推荐这个作为诊断心内膜炎准确、适当又敏感的检测方法。避免过度诊断也很重要，因为治疗需要数周或数月的静脉抗菌治疗。当伴有菌血症的发热儿童出现典型的非心脏表现和（或）新发的反流性杂音，超声心动图显示有赘生物和（或）脓肿时，诊断心内膜炎很容易。然而，临床很少会这么明确，尤其在人工瓣膜的患儿，如果儿童身体虚弱、免疫功能低下或经抗生素预处理，则可以不发热。儿童发热期生理性杂音很常见，难以与瓣膜反流鉴别。心脏外表现可以不存在，在一组 76 例儿童心内膜炎中，脾大、甲床下裂片状出血、Roth 斑、Osler 结节发生率分别是 5%、4%、4% 和 3%。在人工瓣膜的患儿中，超声心动图的成像伪影使得赘生物的诊断变得困难。

通常，我们需要一个由初级保健医师、传染病专家、心脏病专家和心血管外科医师组成的团队来进行最佳评估和管理。修改后的 Duke 标准（表 31-3）已在儿童中验证了其有效性，应在临床症状和体征不明确时使用。Duke 标准的功能类似于风湿热的琼斯标准，将临床、微生物学和超声心动图检查结果分为主要和次要类别。两个主要标准通常包括微生物学证据和心内膜受累证据（超声心动图阳性或新出现的瓣膜反流）。值得注意的是，3 项

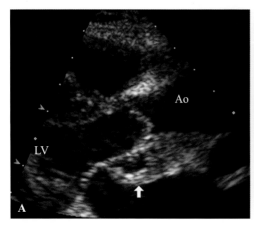
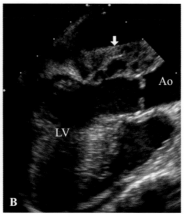

◀ 图 31-3 瓣周脓肿

A. 胸骨旁长轴切面显示左心室流出道及主动脉根部后方不均质低回声区为瓣周脓肿（箭）；B. 同一患者经食管超声心动图左心室流出道纵切面显示脓肿腔（箭），主动脉瓣叶增厚、扭曲，闭合不拢，伴有明显的主动脉瓣反流。Ao. 主动脉；LV. 左心室

表 31-3　改良的心内膜炎诊断主要和次要（Duke）标准

主要标准

微生物学证据（血液培养阳性）

- 两次单独培养找到典型致病微生物
- 典型致病微生物培养相隔 12h 以上持续阳性
- 3 次全部或 ≥ 4 次时多次阳性（首次与最后一次的抽血间隔至少 1h）
- Q 热血清学阳性

心内膜受累的证据

- 二维超声心动图证据
  - 无法以其他原因解释在瓣膜装置、植入材料或反流路径上有摆动的心内团块（赘生物）
  - 瓣膜周围脓肿
  - 人工瓣膜新的撕裂，新出现的瓣膜反流多普勒证据

次要标准

- 易感因素：心脏病基础或静脉注射毒品
- 发热（ ≥ 38℃）
- 血管征象
- 主要动脉栓塞
- 化脓性肺梗死
- 细菌性动脉瘤
- 颅内出血
- 结膜出血
- Janeway 病变

免疫学现象

- Osler 结节
- Roth 斑
- 肾小球肾炎
- 类风湿因子

微生物学证据

- 不符合主要标准的血液培养阳性
- 典型致病微生物主动感染的血清学阳性

改编自 Milazzo AS Jr, Li JS. Bacterial endocarditis in infants and children. Pediatr Infect Dis J. 2001;20(8):799-801; Mylonakis E, Calderwood SB. Infective endocarditis in adults. N Engl J Med. 2001;345(18):1318-1330.

超声心动图检查结果可作为主要标准：①心内膜损伤部位散在、摆动性团块（赘生物）；②瓣膜周围脓肿；③人工瓣膜新的撕裂。15 项次要标准包括存在特定已知风险因素、栓塞证据、由免疫现象产生的典型表现和实验室阳性结果等。感染性心内膜炎诊断的建立如果满足病理证据，即有心内或栓塞的赘生物或心内脓肿的病理证据，可确立心内膜炎诊断。符合 Duke 标准其中 2 个主要标准，或 1 个主要标准和 3 个次要标准，或 5 个次要标准，也可确立心内膜炎诊断。如果仅满足 1 个主要和 1 个次要标准或 3 个次要标准，则为感染性心内膜炎的疑似诊断。抗菌治疗后 4 天内症状消失，以及抗菌治疗后 4 天内没有心内的外科或尸检证据，则几乎排除

感染性心内膜炎的诊断。

血液培养是诊断和有效治疗心内膜炎的关键。由于心内膜炎的菌血症是持续的，标本采样并不限于发热时。然而，采血量很重要，专家建议婴儿 1~3ml，儿童 5~7ml。在使用经验性抗生素之前，需 1h 内进行三次采血培养。尽管标本充足，多次培养，延长时间，并对手术切除的组织进行检查，仍有 5%~10% 的心内膜炎患者培养阴性。在这种情况下，通常会尝试通过抗体滴度和 PCR 技术识别生物体，但这些技术也可能失败。"培养阴性"心内膜炎的原因包括难以培养的微生物、培养前使用抗生素、右心心内膜炎的肺部细菌过滤、生物体在赘生物中的隔离。强烈建议咨询传染病专家，以指导这些病例的治疗。

七、管理

值得注意的是，Duke 标准为心内膜炎的诊断只提供了指南，而不是管理。对于明确患有心内膜炎的患者，必须静脉注射抗生素，但对于可能的或被排除诊断的病例使用抗生素，必须个体化考虑。专家小组必须权衡风险因素，评估血培养的可靠性，并确定最能解释心内膜炎临床症状的可能性。

一旦确诊，根据患者的病情和病原体决定治疗的疗程和时间。所有患者都需要药物治疗，有些患者需要手术治疗。如果在培养结果出来之前就开始使用抗生素，治疗通常针对最常见的致病菌，如链球菌和葡萄球菌。一旦微生物和药物敏感性确定，需相应地调整抗生素。抗生素可以联合使用以产生协同作用，并且必须静脉注射以达到足够高的浓度，以治疗血管化不良的瓣叶感染，以及穿透感染的赘生物。治疗时间通常为 4~6 周，对于有人工瓣膜、免疫功能低下或有其他隐匿症状的患者，治疗时间可能更长；在成人无并发症的心内膜炎病例中，选择 2 周疗程的抗生素可能是安全有效的。抗凝治疗并不需要（除非有心内膜炎以外的原因），在严重脑并发症或真菌性动脉瘤的情况下更是禁忌。减少急性严重主动脉瓣或二尖瓣反流患者的后负荷治疗仅限于外科治疗前以稳定患者的病情。

因瓣膜功能障碍导致心源性休克或危及生命的充血性心力衰竭患者需手术治疗，但血流动力学稳定的心内膜炎患者的手术指征并不明确。证据最充分的适

应证包括脓肿 / 瘘形成、严重瓣膜反流伴顽固性充血性心力衰竭、复发性动脉栓塞、真菌性感染和持续抗生素治疗（表 31-4）。通常，起搏器（图 31-4）、心内装置（图 31-5）和人工瓣膜感染的患者需要手术治疗。一些专家建议，对左心赘生物≥ 1cm、右心赘生物≥ 2cm、使用了合适的抗生素后赘生物仍然增大或赘生物摆动明显者进行手术治疗，但数据相互矛盾，这些指标仍然存疑。

一些针对成年人的研究表明，在特定情况下，早期手术可能是必要的。例如，对 48h 内诊断为感染性心内膜炎的成年患者，赘生物＞ 10mm，严重瓣膜反流而无心力衰竭者行手术治疗，其疗效优于常规药物治疗的患者。然而这项研究是随机小样本，需更多的数据来确定能否在儿科人群中适当推广。成功治疗心内膜炎后，血流动力学改变不明显的室间隔缺损需闭合，以降低复发风险。

八、预后

预后取决于几个因素。病程较重的患者在首次症状出现后住院治疗的 1 周内死亡率较高。即使诊断时间相似，年龄较小的儿童（小于 3 岁）比年龄较大的儿童预后更差。据文献报道，金黄色葡萄球菌感染的心内膜炎死亡率最高。与成人不同，左心和右心的赘生物似乎在儿童中具有相似的死亡率。死亡的主要原因包括充血性心力衰竭、肾衰竭、真菌性动脉瘤破裂或栓塞。

九、预防

美国心脏协会关于心内膜炎抗生素预防的指南在过去 50 年中不断发展。2007 年发布的最新修订对高危人群使用抗生素的适应证进行了大幅修改。泌尿生殖道或胃肠道手术不再推荐预防。仅建议对感染性心内膜炎具不良后果风险最高的以下心脏病患者进行牙科和呼吸道手术时进行预防：①人工瓣膜；②心内膜炎病史；③未矫治的发绀型先天性心脏病（包括分流和导管姑息术后）；④在使用人工材料完全修复心脏缺陷后的 6 个月内；⑤心脏缺损修补处或者邻近部位伴有残余瘘、假体材料或装置的位置；⑥有瓣膜病并进行心脏移植的患者。与既往的指南不同，不建议对任何其他先天性或后天性心脏缺损进行抗生素预防。良好的口腔卫生可降低菌血症的

表 31-4　可能需要手术干预的适应证

第一类，指征级别：A
抗菌药物治疗的前 2 周发生 1 次以上栓塞事件
急性主动脉或二尖瓣关闭不全伴心室衰竭
心力衰竭对药物治疗无反应
瓣膜裂开、腱索断裂或瘘
大脓肿或抗菌治疗后脓肿扩大
真菌感染性心内膜炎
侵袭性感染的耐药细菌
对抗生素反应差的细菌
适当使用抗生素 1 周后血液培养呈阳性的持续感染
由革兰阴性细菌（如假单胞菌）或沙雷菌引起的左心感染性心内膜炎
第二类，指征级别：B 或 C
栓塞后持续存在的赘生物
二尖瓣前叶赘生物，尤其是＞ 10mm
经对应的抗菌治疗，赘生物仍增大

改编自 Baddour LM, Wilson WR, Bayer AS, et al. Infective endocarditis: diagnosis, antimicrobial therapy, and management of complications: a statement for healthcare professionals from the Committee on Rheumatic Fever, Endocarditis, and Kawasaki Disease, Council on Cardiovascular Disease in the Young, and Councils on Clinical Cardiology, Stroke, and Cardiovascular Surgery and Anesthesia, American Heart Association. Circulation. 2005;111:e394-e434; Bonow RO, Carabello BA, Kanu C,et al. ACC/AHA 2006 guidelines for the management of patients with valvular heart disease: a report of the American College of Cardiology/American Heart Association Task Force on Practice Guidelines (Writing Committee to revise the 1998 guidelines for the management of patients with valvular heart disease) developed in collaboration with the Society of Cardiovascular Anesthesiologists endorsed by the Society for Cardiovascular Angiography and Interventions and the Society of Thoracic Surgeons. Circulation. 2006;114:e84-e231.

发生率，这是降低心内膜炎风险的最佳方法。

心内膜炎预防指南（2007 版）数据的变化好坏参半，其影响尚不清楚。处方实践已经进行评估。一项研究表明，美国、加拿大、澳大利亚和新西兰的儿科心脏病专家的临床实践已发生了重大变化，同时对实践差异也进行了评估。另一项研究使用了一个保险数据库的统计模型，该数据库的患者年龄大于 18 岁，将 2007 年修改指南之后的抗生素预防用药与基于前指南的用药进行比较。调查人员发现

在发生心内膜炎的高、中、低 / 未知风险人群中，抗生素预防分别减少了 20%、64% 和 52%。虽然本研究强调适当减少了中、低 / 未知风险人群的抗生素预防，但评估指出减少高风险人群的抗生素预防是不合适的，并且不符合当前指南。使用相同的预测模型方法，高风险人群和中风险人群的心内膜炎发病率分别比预期增加 177% 和 75%。另一项儿科研究发现，10 岁以上的患者中，草绿色链球菌心内膜炎显著增加，但总体心内膜炎的发病率没有显著增加。其他研究结果都没提示儿童或成人心内膜炎发病率的显著增加或变化。

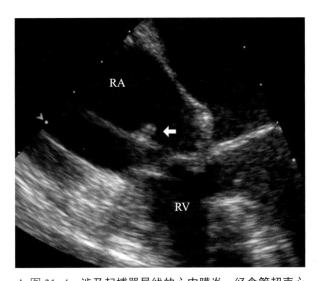

▲ 图 31-4　涉及起搏器导线的心内膜炎。经食管超声心动图四腔心切面显示该心内膜炎患者的起搏器

导线带有赘生物（箭），有完全性心内膜垫缺损修补的既往史。RA. 右心房；RV. 右心室

十、重要的超声心动图注意事项

任何怀疑患有心内膜炎的小儿都应进行超声心动图检查，以便及时诊断和早期治疗，从而降低并发症的风险。然而超声心动图上看到的团块并非都是赘生物（图 31-6）。赘生物、非感染性血栓和其他心内肿块的超声心动图表现可能难以区分。在没有微生物学、血清学或体征支持诊断的情况下，超声心动图的阳性结果预测价值很低。因此，小儿超声心动图偶然发现无心内膜炎相关临床症状的肿块可能需要进一步检查和随访，不应被视为无临床症状的心内膜炎赘生物（参见改良的 Duke 标准）（表 31-3）。

（一）赘生物

超过 90% 的病例有典型心内膜炎的超声心动图表现。当先前存在的病理改变掩盖了赘生物，或者赘生物太小，超声设备无法显示，或者无法为成像提供合适的透声窗口时，可能会出现假阴性检查。经食管超声的检出率可能会提高，尤其是在透声窗口较差的小儿，包括许多年龄较大的儿童和青少年，经食管超声心动图可显示小至 1mm 的赘生物，大到可以被当前经胸超声检查看到的附在心脏瓣膜、乳头肌、腱索、心内膜、人工补片、留置针或心内装置上的团块回声。典型赘生物形成于湍流的下游，如室间隔缺损右心室侧、感染的半月瓣反流心室侧或感染的房室瓣反流心房侧（图 31-7）。当一个瓣膜上出现赘生物时，应注意确定是否也累及其他心脏瓣膜或是否存在脓肿。静脉注射吸毒者尤其如此，

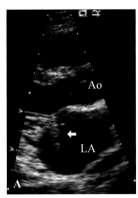
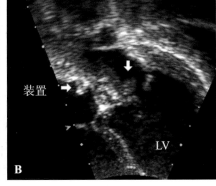
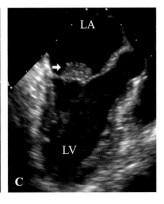

▲ 图 31-5　ASD 装置心内膜炎

A. 房间隔缺损封堵术后患者的胸骨旁长轴切面，显示二尖瓣漏斗中有一装置臂，赘生物（箭）附着在该臂上；B. 心尖四腔心切面，显示装置（水平箭）和附在其上的增厚不规则的赘生物（垂直箭）；C. 经食管超声心动图显示二尖瓣和左心室流出道，以及附着在二尖瓣后叶上的赘生物（箭）。Ao. 主动脉；LA. 左心房；LV. 左心室

多瓣膜受累非常常见。在某些情况下，赘生物本身可能会破坏瓣膜功能，导致不同程度的反流。然而，更常见的是，感染破坏了瓣叶或支撑结构，导致更严重的反流。腱索可能断裂，导致连枷样改变和突然出现严重反流。感染引起的连枷样改变可能与无心内膜炎时创伤或生物假体退化引起的连枷样改变相同。因此，围绕连枷样改变的临床状况对决策至关重要。当涉及假体时，彩色多普勒超声心动图有助于区分瓣膜间和瓣膜周围的射流。

超声心动图已尝试性用于预测心内膜炎并发症。赘生物较大的患者更多面临栓塞、脓肿形成、心力衰竭、内科治疗失败和死亡。赘生物的回声特征似乎与栓塞的风险无关。超声心动图上的自发性显影被视为参与赘生物形成和生长的血小板聚集增加。在一系列研究中，26% 的心内膜炎患者的左心室腔内可见具有自发显影特征的缓慢卷曲或螺旋状回声的动态云。这些研究人员发现，自发显影对预测栓塞事件的特异性为 83%，敏感性为 38%。自发显影的存在也与瓣膜置换、康复延期和死亡的风险增加有关，尽管存在争议，但赘生物的大小和活动性通常被视为风险因素，赘生物大于 1cm，活动性显著，栓塞风险分别增大 9 倍和 2.4 倍；大于 1.5cm 的赘生物预后最差。

瓣膜反流在心内膜炎中是一个重要的表现，尽管它的存在并不能证明心内膜炎，它的缺失却使得诊断极难确立。超声心动图可以确定反流的机制，如瓣叶穿孔、瓣叶对合不佳、腱索断裂和瓣环支撑结构破裂。

（二）脓肿和瘘管

无须通过其他的成像方式，通过超声心动图对图像细节的仔细甄别就可以检测到 90% 以上的瓣周脓肿，其中以主动脉右冠瓣瓣尖的赘生物与脓肿形成的相关性最高。脓肿腔表现为主动脉壁或主动脉窦明显增厚或增大（前向或后向），通常伴有低回声腔或自发显影（图 31-8）。类似的低回声可延伸至室间隔或邻近天然或人工瓣环的室壁。严重的反流和进入肺动脉或心腔内瘘的形成较常见。在受感染的人工瓣膜的患者中，人工瓣可在瓣环和缝合环之间摇摆或非同步移动。如经胸超声检查成像模

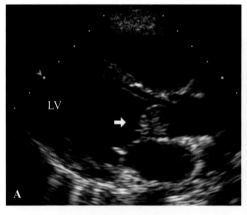
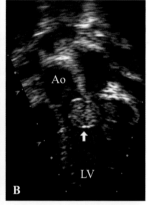

◀ 图 31-6 **与心内膜炎无关的心脏肿块**

A. 患者表现为新发的心脏杂音，无相关发热、菌血症，或其他全身或实验室检查结果，显示二尖瓣心室侧有一团块（箭），在收缩期进入并部分阻塞左心室流出道。虽然考虑了心内膜炎，但无论是临床表现还是肿块的位置都不支持诊断。B. 心尖四腔心切面显示肿块（箭）附着在二尖瓣前叶的心室侧。切除肿块，病理证实为心室黏液瘤。Ao. 主动脉；LV. 左心室

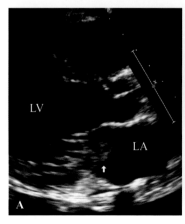
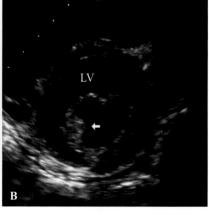

◀ 图 31-7 **二尖瓣赘生物**

A. 胸骨旁长轴切面（伪彩）显示嗜血杆菌性心内膜炎导致的二尖瓣左心房侧（箭）赘生物；B. 胸骨旁短轴切面，显示二尖瓣表面的赘生物（箭）。LA. 左心房；LV. 左心室

糊，并且怀疑心内膜炎的可能性高，建议经食管超声心动图成像。探头位于主动脉瓣水平的长轴和短轴切面，脓肿腔可表现为一内含低回声的囊腔。为确定其累及的全部范围，可能还需要非标准切面。彩色多普勒有助于检测引流至其他血管和（或）心腔的瘘管。

（三）栓塞、心室功能障碍和心包炎

栓塞是心内膜炎的一种相对常见的并发症，在出现症状或赘生物突然缩小时应予以考虑。栓塞可能发生在任何器官系统，最常见的是肺、脑、肾或脾。左心室功能障碍可能发生在瓣膜反流或相当大的瘘管连通时继发的急性容量过载、冠状动脉栓塞后并发心肌炎时。冠状动脉栓塞表现为超声心动图出现新的局部室壁运动异常，或心室功能整体损害，同时伴随典型的心电图改变。

心包积液可能由炎症或感染直接扩展至邻近心包、近端主动脉的真菌性动脉瘤、脓毒性冠状动脉栓塞或心肌脓肿引起（图 31-9）。虽然只报道 6% 的心内膜炎患者不伴有脓肿，但 52% 的瓣膜周围脓肿患者有心包积液。化脓性心包炎死亡率极高。

（四）人工瓣膜和导管

在小儿和成人中，人工瓣膜与心内膜炎的风险增加显著相关。由于假体产生伪影和声影，很难区分术后变化和炎症改变。值得注意的是，孤立性

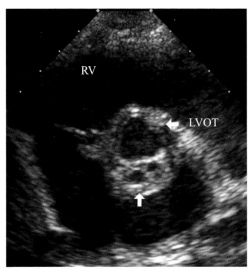

▲ 图 31-8　胸骨旁短轴切面

正好位于主动脉瓣水平下方，显示了左心室流出道（LVOT）的横截面。脓肿腔位于主动脉瓣环后方（垂直箭），形成双圆形外观。RV. 右心室

轻度瓣膜周围反流不能预测心内膜炎，不应被视为提示心内膜炎的超声心动图表现。对比之下，赘生物、瓣膜周围脓肿、瓣膜裂开、假性动脉瘤、瘘管或中重度反流有助于做出诊断，以上可作为诊断的标志物，其阳性和阴性预测率达到了 94% 和 96%。

无支架主动脉生物瓣的诊断存在挑战，术后超声心动图表现因植入技术而异。大多数外科植入术保留部分固有主动脉根部，导致"双腔"影，可能被误认为术后发热患者的瓣膜周围脓肿。瓣膜周围增厚、弥漫性瓣叶增厚、新的瓣膜反流和（或）出现赘生物或瘘管均提示心内膜炎。此外，典型的术后"双腔"影在术后最初几个月内消失，如果连续检查中"双腔"影密度增加，则提示心内膜炎。

在许多类型的先天性心脏病手术中，带瓣管道用于建立心室和肺动脉之间的连续性。在这种情况下，超声心动图不仅应关注管道内的瓣膜，还应关注近端和远端吻合口。

感染性心内膜炎是当前带瓣管道植入术中较常见的严重并发症之一。原因尚不清楚。目前，大多数研究数据都是涉及经导管置入肺动脉瓣 / 右心室流出道（图 31-10）。3 项有关 Melody 瓣膜的前瞻性临床研究显示，其心内膜炎和经导管肺动脉瓣相关心内膜炎的发生率分别为 3.1%/（患者·年）和 2.4%/（患者·年）。心内膜炎的独立危险因素包括植入时年龄 ≤ 12 岁，植入后即刻峰值压差 ≥ 15mmHg。从批准后 Melody 登记处（主要为非美国中心）获得的急性和中期结果显示，心内膜炎发生率为 2.3%/（患者·年），残余右心室至肺动脉压力阶差与心内膜炎风险有较高相关。最近的数据表明，开放手术和经导管植入肺动脉瓣之间发生心内膜炎的风险相似。然而，与其他瓣膜相比，无论是开放手术还是在导管室中置入，牛颈静脉生物瓣膜似乎都有更高的风险。尽管经导管主动脉瓣置换术在成人人群中的应用越来越多，但有关其在儿童和成人先天性心脏病中应用的数据才刚开始报道。成人的研究表明，开放手术和经导管植入的主动脉瓣之间心内膜炎的风险没有显著增加。

（五）经食管和心内超声心动图的作用和其他影像学方法

显然，在成人心内膜炎的诊断中，经食管超声

心动图的途径优于经胸途径，但在小儿中缺乏类似的证据。经食管超声心动图需要镇静或全身麻醉和插管，而小儿通常经胸超声心动图检查有良好的声窗，因此没有得到广泛应用。一项在儿科人群（年龄 0.3—17.5 岁）对这两种途径的检查进行系统研究指出，经胸超声检查检测到赘生物后很少再增加经食管超声检查。因此，大多数儿科心脏病专家在以下特殊情况下保留经食管超声心动图：①较差的经胸声窗；②人工瓣膜声影可能遮挡赘生物；

③有心内膜炎的持续临床和微生物证据，但经胸超声心动图是正常的；④体型更接近成人，较大儿童和青少年体重≥ 60kg 者，经胸超声心动图的敏感性从 97% 降至 70%。合并自然或人工瓣膜心内膜炎的儿童易于形成主动脉根部脓肿，也应考虑经食管超声心动图检查。与成人的做法类似，大多数儿科心脏病专家坚持经食管超声检查原则是，如果有明显的心内膜炎临床证据，经胸检查呈阴性，则应进行经食管超声心动图检查。

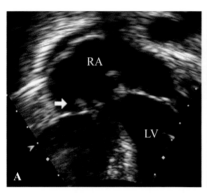
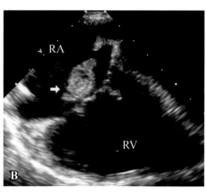

◀ 图 31-9　三尖瓣赘生物

A. 心尖四腔心切面显示三尖瓣上的赘生物（箭）。注意右心房壁附近的少量心包积液。B. 经食管超声成像和伪彩可以更好地显示与三尖瓣相关的大片赘生物（箭）。LV. 左心室；RA. 右心房；RV. 右心室

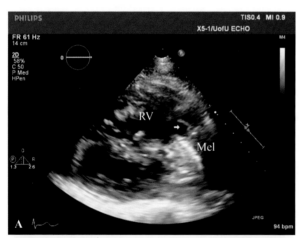

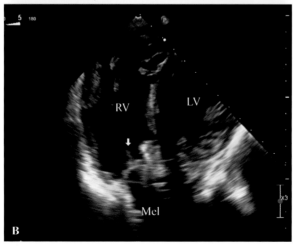

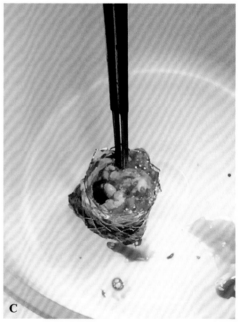

▲ 图 31-10　成人法洛四联症与 Melody 瓣膜相关的心内膜炎

A. 经胸骨旁短轴切面显示位于肺动脉瓣位置的 Melody 瓣膜赘生物（箭）；B. 经食管超声心动图显示赘生物（箭）；C. 切除的 Melody 瓣膜。LV. 左心室；Mel.Melody 瓣膜；RV. 右心室

心腔内超声心动图已用于心血管植入装置的成人中诊断感染性心内膜炎。这种做法在儿童中没有广泛使用。与经食管超声心动图一样，心腔内超声心动图的使用必须权衡儿童镇静或全身麻醉和插管的风险。然而，当右心室成像在经胸和经食管超声心动图（部分原因是起搏器导线的声影）中遇到挑战时，心腔内超声心动图检查可用来明确诊断。

其他影像学技术，包括心电图门控多排 CT 血管造影、心脏磁共振成像、PET-CT，可为感染性心内膜炎的评估提供辅助信息，尤其是在成人人工瓣膜心内膜炎或心内膜炎心外并发症的评估中。目前尚不清楚这些影像学技术能否在儿科患者的评估中增加诊断价值。

十一、重要的超声心动图建议

仔细调节机器和检查设置非常重要（表 31-5）。应选择能充分穿透心脏结构的最高频率探头，以优化检测并显示赘生物边缘和（或）勾画脓肿腔。增益必须设置得足够高，以检测微小的赘生物并清晰地显示血液 – 心内膜界面，但不能设置得太高，以至于低衰减会产生伪影。利用所有声窗（包括标准窗和非标准窗）来显示心脏结构，检测赘生物和脓肿，并区分细微的阳性发现和伪影。与多个平面上不能一致看到的伪影相比，真正的异常可以通过相互垂直和非标准切面成像来证实。组织颜色编码处理（伪彩），实时图像通过不同颜色的动态压缩来显示应常规使用。与灰度成像相比，伪彩可以更好地区分团块的范围，并增加了用户检测小赘生物的能力。

单单超声心动图很难确定心内团块的病因，进行检查的超声医师和解释该研究的医师都需要广泛了解心脏的正常和先天性异常结构，包括欧氏瓣、冠状静脉窦扩张、Chiari 网和可能表现为肿块或脓肿的心房或室间隔瘤。通过超声心动图看到的所有异常都要首先考虑这些结构的可能。不能仅通过超声心动图区分赘生物和其他心内团块。在缺乏微生

物、血清学和（或）全身感染的临床证据的情况下，超声心动图对心内膜炎的阳性预测价值较低。

表 31-5　考虑心内膜炎时的超声心动图注意事项

必须优化机器和设置
- 设置能充分穿透的最高探头频率
- 增益设置
- 伪彩设置

优化检查设置
- 所有声窗（标准和非标准切面）
- 至少 2 个切面的成像
- 了解正常结构和常见先天性异常

临床背景下应考虑超声表现
- 病史
- 风险因素
- 体检结果
- 实验室发现

显示系列超声心动图变化
- 赘生物发展
- 赘生物大小的变化
- 脓肿的发展
- 瘘管的发展
- 瓣膜反流的进展
- 心室功能进行性损害

系列的超声心动图检查在疾病的过程中很重要。赘生物太小，在最初的检查中无法显现，随后可能会随着它们的增大而发现。如果发生栓塞，大的赘生物可能会突然变小或完全消失。瓣膜反流可能会发生进展，相关的容量过载可最终损害心室功能。脓肿或瘘管等并发症可直到病程后期才出现。通过适当的治疗，随着团块的组织重构，赘生物的大小会慢慢减小，但一系列检查显示，它们可能会在急性期后持续数月甚至数年。这些"愈合的赘生物"与在疾病的急性期出现的团块没有明显的超声心动图特征差别。因此，当完整的抗生素治疗结束血培养呈阴性时，也就是内科治疗结束时获得的超声心动图结果很重要的。如果患者出现持续或复发性感染的临床表现时，这项治疗结束的"基线检查"可以用作对比。

参考文献

[1] Ali AS, Rosman H, Alam M, Singireddy S, Craven B, Lesch M. The clinical implications (or lack thereof) of vegetations detected by echocardiography in patients not thought to have endocarditis. *Clin Cardiol*. 1998;21:191–193.

[2] Ando T, Ashraf S, Villablanca PA, et al. Meta-Analysis comparing the incidence of infective endocarditis following transcatheter aortic valve implantation versus surgical aortic valve replacement. *Am J Cardiol*. 2019;123(5):827–832.

[3] Baddour LM, Wilson WR, Bayer AS, et al. Infective endocarditis in adults: diagnosis, antimicrobial therapy, and management of complications: ascientific statement for healthcare professionals from the American Heart Association. *Circulation*. 2015; 132(15):1435–1486.

[4] Baltimore RS, Gewitz M, Baddour LM, et al. Infective endocarditis in childhood: 2015 update. A scientific statement from the American Heart Association. *Circulation*. 2015;132(15).

[5] Sakai Bizmark R, Chang RR, Tsugawa Y, Zangwill KM, Kawachi I. Impact of AHA's 2007 guideline change on incidence of infective endocarditis in infants and children. *Am Heart J*. 2017;189:110–119.

[6] Butt JH, Ihlemann N, De Backer O, et al. Long-term risk of infective endocarditis after transcatheter aortic valve replacement. *J Am Coll Cardiol*. 2019;73(13):1646–1655.

[7] Cahill TJ, Baddour LM, Habib G, et al. Challenges in infective endocarditis. *J Am Coll Cardiol*. 2017;69(3):325–344.

[8] Caksen H, Uzum K, Yuksel S, Basrïüstünbas H, Oztürk MK, Narin N. Cardiac findings in childhood staphylococcal sepsis. *Jpn Heart J*. 2002;43:9–11.

[9] Cao GF, Bi Q. Pediatric infective endocarditis and stroke: a 13–year single-center review. *Pediatr Neurol*. 2019;90:56–60.

[10] Choi M, Mailman TL. Pneumococcal endocarditis in infants and children. *Pediatr Infect Dis J*. 2004;23:166–171.

[11] Davis JA, Weisman MH, Dail DH. Vascular disease in infective endocarditis. Report of immune-mediated events in skin and brain. *Arch Intern Med*. 1978;138:480–483.

[12] Day MD, Gauvreau K, Shulman S, Newburger JW. Characteristics of children hospitalized with infective endocarditis. *Circulation*. 2009;119:865–870.

[13] De Castro S, Magni G, Beni S, et al. Role of transthoracic and transesophageal echocardiography in predicting embolic events in patients with active infective endocarditis involving native cardiac valves. *Am J Cardiol*. 1997;80:1030–1034.

[14] DeSimone DC, Tleyjeh IM, Correa DD, et al. Incidence of infective endocarditis caused by viridans group streptococci before and after publication of the 2007 American Heart Association's endocarditis prevention guidelines. *Circulation*. 2012;126:60–64.

[15] Dickerman SA, Abrutyn E, Barsic B, et al. The relationship between the initiation of antimicrobial therapy and the incidence of stroke in infective endocarditis: an analysis from the ICE Prospective Cohort Study (ICE-PCS). *Am Heart J*. 2007;154:1086–1094.

[16] Dolgner SJ, Arya B, Kronman MP, Chan T. Effect of congenital heart disease status on trends in pediatric infective endocarditis hospitalizations in the United States between 2000 and 2012. *Pediatr Cardiol*. 2019;40(2):319–329.

[17] Erbel R, Liu F, Ge J, Rohmann S, Kupferwasser I. Identification of high-risk subgroups in infective endocarditis and the role of echocardiography. *Eur Heart J*. 1995;16:588–602.

[18] Feder HM Jr, Roberts JC, Salazar JC, Leopold HB, Toro-Salazar O. HACEK endocarditis in infants and children: two cases and a literature review. *Pediatr Infect Dis J*. 2003;22:557–562.

[19] Federspiel JJ, Stearns SC, Peppercorn AF, Chu VH, Fowler VG Jr. Increasing US rates of endocarditis with Staphylococcus aureus: 1999–2008. *Arch Intern Med*. 2012;172(4):363–365.

[20] Ferrieri P, Gewitz MH, Gerber MA, et al. Unique features of infective endocarditis in childhood. *Pediatrics*. 2002;109:931–943.

[21] Fukuda W, Daitoku K, Minakawa M, Fukui K, Suzuki Y, Fukuda I. Infective endocarditis with cerebrovascular complications: timing of surgical intervention. *Interact Cardiovasc Thorac Surg*. 2012;14:26–30.

[22] Gomes A, Glaudemans AWJM, Touw DJ, et al. Diagnostic value of imaging in infective endocarditis: a systematic review. *Lancet Infect Dis*. 2017;17(1):e1–e14.

[23] Habib G. Management of infective endocarditis. *Heart*. 2006; 92:124–130.

[24] Habib G, Badano L, Tribouilloy C, et al. Recommendations for the practice of echocardiography in infective endocarditis. *Eur J Echocardiogr*. 2010;11:202–219.

[25] Hansen D, Schmiegelow K, Jacobsen JR. Bacterial endocarditis in children: trends in its diagnosis, course, and prognosis. *Pediatr Cardiol*. 1992;13:198–203.

[26] Hoen B, Duval X. Clinical practice. Infective endocarditis. *N Engl J Med*. 2013;368(15):1425–1433.

[27] Hoyer A, Silberbach M. Infective endocarditis. *Pediatr Rev*. 2005;26:394–400.

[28] Humpl T, McCrindle BW, Smallhorn JF. The relative roles of transthoracic compared with transesophageal echocardiog-raphy in children with suspected infective endocarditis. *J Am Coll Cardiol*. 2003;41:2068–2071.

[29] Kang KH, Kim YJ, Kim SH, et al. Early surgery versus con-ventional treatment for infective endocarditis. *N Engl J Med*. 2012;366(26):2466–2473.

[30] Liesman RM, Pritt BS, Maleszewski JJ, Patel R. Laboratory diagnosis of infective endocarditis. *J Clin Microbiol*. 2017;55(9):2599–2608.

[31] Martin-Davila P, Navas E, Fortun J, et al. Analysis of mortal-ity and risk factors associated with native valve endocarditis in drug users: the importance of vegetation size. *Am Heart J*. 2005;150: 1099–1106.

[32] Martin JM, Neches WH, Wald ER. Infective endocarditis: 35 years of experience at a children's hospital. *Clin Infect Dis*. 1997;24: 669–675.

[33] McElhinney DB, Sondergaard L, Armstrong AK, et al. Endocarditis after transcatheter pulmonary valve replacement, *J Am Coll Cardiol*. 2018;72(22):2717–2728.

[34] Milazzo AS Jr, Li JS. Bacterial endocarditis in infants and chil-dren. *Pediatr Infect Dis J*. 2001;20:799–801.

[35] Millar BC, Jugo J, Moore JE. Fungal endocarditis in neonates and children. *Pediatr Cardiol*. 2005;26:517–536.

[36] Mugge A, Daniel WG. Echocardiographic assessment of veg-etations in patients with infective endocarditis: prognostic implications. *Echocardiography*. 1995;12:651–661.

[37] Mylonakis E, Calderwood SB. Infective endocarditis in adults. *N Engl J Med*. 2001;345:1318–1330.

[38] Narducci ML, Pelargonio G, Russo E, et al. Usefulness of intra-cardiac echocardiography for the diagnosis of cardiovascular implantable electronic device-related endocarditis. *J Am Soc Echocardiogr*. 2013;61(13):1398–1405.

[39] Nast CC, Colodro IH, Cohen AH. Splenic immune deposits in bacterial endocarditis. *Clin Immunol Immunopathol*. 1986;40: 209–213.

[40] Nishimura RA, Otto CM, Bonow RO, et al. 2014 AHA/ACC guideline for the management of patients with valvular heart disease: a report of the American College of Cardiology/American Heart Association Task Force on Practice Guidelines. *Circulation*. 2014;129(23):2440–2492.

[41] Nishimura RA, Otto CM, Bonow RO, et al. 2017 AHA/ACC focused update of the 2014 AHA/ACC guideline for the man-agement of patients with valvular heart disease: areport of the American College of Cardiology/American Heart Association Task Force on Clinical Practice Guidelines. *Circulation*. 2017;135(25):e1159–e1195.

[42] Nordmeyer J, Ewert P, Gewillig M, et al. Acute and midterm outcomes of the post-approval MELODY Registry: a multicentre registry of transcatheter pulmonary valve implantation. *Eur Heart J.* 2019;40(27):2255–2264.

[43] Okonta KE, Adamu YB. What size of vegetation is an indication for surgery in endocarditis? *Interact Cardiovasc Thorac Surg.* 2012;15:1052–1056.

[44] Otto C. Infective endocarditis. In: Otto C, ed. *Valvular Heart Disease.* 2nd ed. Philadelphia, PA: Elsevier; 2004:482–522.

[45] Pasquali SK, He X, Mohamed Z, et al. Trends in endocarditis hospitalizations at US children's hospitals: impact of the 2007 American Heart Association antibiotic prophylaxis guidelines. *Am Heart J.* 2012;163(5):894–899.

[46] Pettersson GB, Coselli JS, Hussain ST, et al. 2016 The American Association for Thoracic Surgery (AATS) consensus guidelines. Surgical treatment of infective endocarditis: executive summary. *J Thorac Cardiovasc Surg.* 2017;153(6):1241–1258.e29.

[47] Pharis CS, Conway J, Warren AE, Bullock A, Mackie AS. The impact of 2007 infective endocarditis prophylaxis guidelines on the practice of congenital heart disease specialists. *Am Heart J.* 2011;161(1):123–129.

[48] Rastogi A, Luken JA, Pildes RS, Chrystof D, LaBranche F. Endocarditis in neonatal intensive care unit. *Pediatr Cardiol.* 1993;14:183–186.

[49] Rogers AM, Schiller NB. Impact of the first nine months of revised infective endocarditis prophylaxis guidelines at a university hospital: so far so good. *J Am Soc Echocardiogr.* 2008;21(6):775.

[50] Rohmann S, Erbel R, Darius H, et al. Spontaneous echo contrast imaging in infective endocarditis: a predictor of complications? *Int J Card Imaging.* 1992;8:197–207.

[51] Rohmann S, Erbel R, Mohr-Kahaly S, Meyer J. Use of transoesophageal echocardiography in the diagnosis of abscess in infective endocarditis. *Eur Heart J.* 1995;16(suppl B):54–62.

[52] Ronderos RE, Portis M, Stoermann W, Sarmiento C. Are all echocardiographic findings equally predictive for diagnosis in prosthetic endocarditis? *J Am Soc Echocardiogr.* 2004;17:664–669.

[53] Lerakis S, Robert Taylor W, Lynch M, et al. The role of transesophageal echocardiography in the diagnosis and management of patients with aortic perivalvular abscesses. *Am J Med Sci.* 2001;321:152–155.

[54] Seif D, Meeks A, Mailhot T, Perera P. Emergency department diagnosis of infective endocarditis using bedside emergency ultrasound. *Crit Ultrasound J.* 2013;5:1–5.

[55] Shah FS, Fennelly G, Weingarten-Arams J, Yang L, Glickstein J. Endocardial abscesses in children: case report and review of the literature. *Clin Infect Dis.* 1999;29:1478–1482.

[56] Sharma A, Cote AT, Hosking MCK, Harris KC. A systematic review of infective endocarditis in patients with bovine jugular vein valves compared with other valve types. *JACC Cardiovasc Interv.* 2017;10(14):1449–1458.

[57] Strelich K, Deeb GM, Bach DS. Echocardiographic correlates of Freestyle stentless tissue aortic valve endocarditis. *Semin Thorac Cardiovasc Surg.* 2001;13(suppl 1):113–119.

[58] Sutton MS, Lee RT. Diagnosis and medical management of infective endocarditis: transthoracic and transesophageal echocardiography. *J Card Surg.* 1990;5:39–43.

[59] Thornhill MH, Gibson TB, Cutler E, et al. Antibiotic prophylaxis and incidence of endocarditis before and after the 2007 AHA recommendations. *J Am Coll Cardiol.* 2018;72(20):2443–2454.

[60] Thuny F, Beurtheret S, Mancini J, et al. The timing of surgery influences mortality and morbidity in adults with severe complicated infective endocarditis. *Eur Heart J.* 2011;32:2027–2033.

[61] Thuny F, Di Salvo G, Belliard O, et al. Risk of embolism and death in infective endocarditis: prognostic value of echo-cardiography: a prospective multicenter study. *Circulation.* 2005;112(9):e69–e75.

[62] Tingleff J, Egeblad H, Gotzsche CO, et al. Perivalvular cavities in endocarditis: abscesses versus pseudoaneurysms? A transesophageal Doppler echocardiographic study in 118 patients with endocarditis. *Am Heart J.* 1995;130:93–100.

[63] Wilson W, Taubert KA, Gewitz M, et al. Prevention of infective endocarditis: guidelines from the American Heart Association: a guideline from the American Heart Association Rheumatic Fever, Endocarditis, and Kawasaki Disease Committee, Council on Cardiovascular Disease in the Young, and the Council on Clinical Cardiology, Council on Cardiovascular Surgery and Anesthesia, and the Quality of Care and Outcomes Research Interdisciplinary Working Group. *Circulation.* 2007;116:1736–1754.

[64] Zuberbuhler JR, Neches WH, Park SC. Infectious endocarditis: an experience spanning three decades. *Cardiol Young.* 1994;4(3):244–251.

第 32 章　人工瓣的评价
Evaluation of Prosthetic Valves

Sabrina D. Phillips　Fletcher A. Miller　JasonH. Anderson　著

成　艳　译

概述

　　经胸超声心动图是评价人工瓣的最常用的工具。经食管超声心动图、心导管、胸片、CT 是临床上辅助评价人工瓣功能障碍的重要工具。在瓣膜置换手术后的早期，所有患者均应行经胸超声心动图检查，作为后期长期随访的基线参考。在先天性心脏病的治疗中，对功能障碍的自体瓣膜行置换手术非常常见。后期由于生长发育或者人工瓣的逐渐衰败，部分先天性心脏病患者需要再次行人工瓣的置换手术。因此在临床上，对人工瓣功能的随访及准确评价非常重要。

　　人工瓣可分为生物瓣、机械瓣两大类。生物瓣包括异种瓣膜（猪心包瓣和牛心包瓣）、同种异体瓣膜和自体移植瓣膜（图 32-1）。机械瓣包括单叶倾碟瓣（Medtronic-Hall）、双叶瓣（St Jude 和 On-X）、球笼瓣（Starr-Edwards）（图 32-1）。不同类型的人工瓣有不同的血流动力学和反流的特征，为了准确分析超声心动图的表现，需要知道人工瓣的具体类型和尺寸（表 32-1 至表 32-4）。人工瓣功能障碍的主要病因是瓣膜血栓、血管翳、生物瓣衰

败和感染性心内膜炎（图 32-2）。

一、二尖瓣位人工瓣的评价

　　在二尖瓣位人工瓣的瓣膜功能评价中，多普勒参数至关重要。但是经胸超声心动图的检查应当先从二维开始，观察人工瓣的位置是否稳定，以及和周围结构的关系。观察是否有赘生物、血栓、瓣膜撕脱。生物瓣是否有对称性移位或者瓣膜钙化。机械瓣的声影会影响机械瓣及其周围结构（尤其是左心房）的二维显示（图 32-3）。应用连续波多普勒测量人工瓣的跨瓣峰值压差和平均压差。当怀疑人工瓣狭窄、反流、心输出量增加的时候，应测量人工瓣的跨瓣压差和时间速度积分（TVI）。压力半降时间和二尖瓣的 TVI 比值（二尖瓣位人工瓣的 TVI/ 左心室流出道的 TVI）也能帮助其鉴别诊断。当瓣口狭窄的时候，压力半降时间延长；而当瓣膜反流或心输出量增加而导致跨瓣压差增高，则压力半降时间正常或缩短。在左心室流出道应用脉冲波多普勒测量 LVOT TVI，当二尖瓣口的舒张期流速增高是由于重度的二尖瓣反流引起时，LVOT TVI

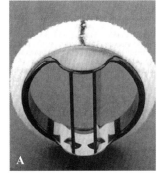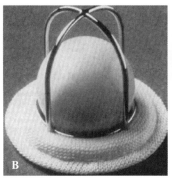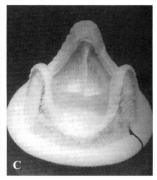

◀ 图 32-1　人工瓣

A. St Jude 双叶瓣；B. Starr-Edwards 球笼瓣；C. 猪心包瓣

表 32-1 609 例主动脉瓣位人工瓣的多普勒血流动力学特征

人工瓣类型	例 数	峰值流速（m/s）	平均压差（mmHg）	LVOT TVI/AV TVI
Heterograft 异种瓣膜	214	2.4±0.5	13.3±6.1	0.44±0.21
Ball-cage 球笼瓣	160	3.2±0.6	23.0±8.8	0.32±0.09
Björk-Shiley 单叶倾碟瓣	141	2.5±0.6	13.9±7.0	0.40±0.10
St Jude 双叶瓣	44	2.5±0.6	14.4±7.7	0.41±0.12
Homograft 自体瓣膜	30	1.9±0.4	7.7±2.7	0.56±0.10
Medtronic-Hall 单叶倾碟瓣	20	2.4±0.2	13.6±3.3	0.39±0.09
总和	609	2.6±0.7	15.8±8.3	0.40±0.16

AV. 主动脉瓣；LVOT. 左心室流出道；TVI. 时间流速积分
引自 Miller F, Callahan J, Taylor C, et al. Normal aortic valve prosthesis hemodynamics: 609 prospective Doppler examinations [abstract]. Circulation. 1989;80(suppl 2):II-169.

表 32-2 456 例二尖瓣位人工瓣的多普勒血流动力学特征

人工瓣类型	例 数	峰值流速（m/s）	平均压差（mmHg）	有效瓣口面积（cm²）
Heterograft 异种瓣膜	150	1.6±0.3	4.1±1.5	2.3±0.7
Ball-cage 球笼瓣	161	1.8±0.3	4.9±1.8	2.4±0.7
Björk-Shiley 单叶倾碟瓣	79	1.7±0.3	4.1±1.6	2.6±0.6
St Jude 双叶瓣	66	1.6±0.4	4.0±1.8	3.0±0.8

引自 Lengyel M, Miller FA Jr, Taylor C, et al. Doppler hemodynamic profiles in 456 clinically and echo-normal mitral valve prostheses [abstract]. Circulation. 1990;82(suppl 3):III-43.

表 32-3 82 例三尖瓣位人工瓣的多普勒血流动力学特征

人工瓣类型	例 数	峰值流速（m/s）	平均压差（mmHg）	压力半降时间（ms）
Heterograft 异种瓣膜	41	1.3±0.2	13.3±1.1	146±39
Ball-cage 球笼瓣	33	1.3±0.2	3.1±0.8	144±46
St Jude 双叶瓣	7	1.2±0.3	2.7±1.1	108±32
Björk-Shiley 单叶倾碟瓣	1	1.3	2.2	144
总和	82	1.3±0.2	3.1±1.0	142±42

引自 Connolly HM, Miller FA Jr, Taylor CA, Naessens JM, Seward JB, Tajik AJ. Doppler hemodynamic profiles of 82 clinically and echocardiographically normal tricuspid valve prostheses. Circulation. 1993;88:2722-2727.

正常或减低；而当其是由于心输出量增高而引起时，LVOT TVI 增高。因此，重度二尖瓣位人工瓣关闭不全时，二尖瓣的 TVI 比值增高；心输出量增高时，二尖瓣的 TVI 比值正常（表 32-5）。压力半降时间常用于评估自体二尖瓣的功能面积，但是在用于评估二尖瓣位人工瓣的功能面积时，通常会高

估。在没有显著主动脉瓣反流或二尖瓣反流的情况下，连续方程法是评价二尖瓣位人工瓣有效瓣口面积的更为可靠的方法。连续方程法的公式如下。

MP 面积 =LVOT 面积 × [（LVOT TVI）/（MP TVI）]
　　　 = LVOT 内 径 ^{2} × 0.785 × [（LVOT TVI）/（MP TVI）]

表 32-4　肺动脉瓣位人工瓣的多普勒血流动力学特征

人工瓣类型	例　数	尺寸（mm）	峰值压差（m/s）	平均压差（mmHg）	微量或轻度的瓣膜反流（例数）
Carpentier-Edwards	24	26.5±1.8	2.4±0.5	12.1±5.3	7
自体肺动脉瓣	17	24.2±1.8	1.8±0.6[a]	8.4±4.8	15
自体主动脉瓣	3	22.3±1.2	2.5±0.4	14.4±3.4	3
猪支架瓣	3	26.0±3.0	2.4±0.5	14.0±5.7	1
牛支架瓣	2	25.0±0.0	2.4±0.4	12.5±3.5	2
St Jude 双叶瓣	1	25	2.6	12.0	1
Bjöork-Shiley 单叶倾碟瓣	1	25	2.0	7.0	1

a. 与联合的异种移植物比较，*P*=0.002

经 Mayo Foundation for Medical Education and Research 许可转载，引自 *Novaro GM, Connolly HM, Miller FA. Doppler hemodynamics of 51 clinically and echocardiographically normal pulmonary valve prostheses. Mayo Clin Proc. 2001;76:155-160.*

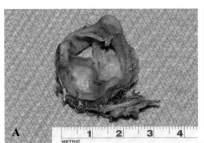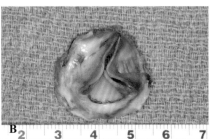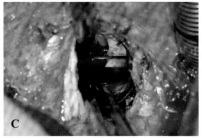

▲ 图 32-2　人工瓣功能障碍

A. 生物瓣衰败导致的瓣膜穿孔；B. 生物瓣膜显著增厚；C. 血管翳导致的机械瓣卡瓣

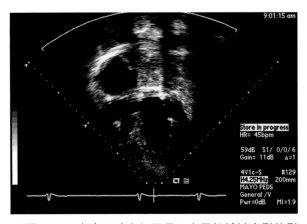

▲ 图 32-3　心尖四腔心切面显示由于机械瓣声影的影响，左心房显示不清

公式中，MP 是二尖瓣位人工瓣，LVOT TVI 应用 PW 测量，MP TVI 是应用 CW 测量的二尖瓣位人工瓣的舒张期血流的 TVI。

当发现人工瓣反流时，应当联合应用二维、彩色多普勒及多普勒频谱进行分析。应仔细分析人工瓣反流是瓣周漏，还是瓣内的冲刷血流（图 32-4），

表 32-5　二尖瓣口峰值流速增高的原因分析

二尖瓣位人工瓣	PHT	MV/LVOT TVI 比
梗阻	↑	↑
反流	↔、↓	↑
高输出	↔	↔

LVOT. 左心室流出道；MV. 二尖瓣；PHT. 压力半降时间；TVI. 时间速度积分；↑. 升高；↓. 降低；↔. 无变化

其两者产生的机制是完全不同的。可以采用半定量法和定量法（当反流束清晰可见的时候可采用近端等速表面积法）评价人工瓣反流的程度。彩色血流显像能显示人工瓣的反流，但分析其机制仍然是具有挑战性的。二尖瓣位人工瓣在左心房内的声影，影响人工瓣反流的显示，即使是中重度的反流，可能也很难判断其是瓣周漏还是冲刷血流。这时应当结合二维特征来判断，中重度反流时，人工瓣位置不稳定，瓣周组织回声改变，左心室舒张末期直径

和容积增加。重度二尖瓣位人工瓣反流的多普勒特征如下。

1. 舒张期二尖瓣口峰值流速≥ 2.5m/s，MP TVI/LVOT TVI 比值增高而二尖瓣口舒张期压力半降时间正常范围（≤ 150m/s）。

2. 二尖瓣口反流的 CW 信号增强。

3. 反流分数≥ 55%，有效反流口面积≥ 0.4cm²，反流容积≥ 60ml。

4. 肺静脉内收缩期的反向血流。

TEE 由于经食管从后向前观察左心房，不受左心房内人工瓣声影的干扰。当怀疑有显著反流时，应用 TEE 判断二尖瓣位人工瓣反流的具体位置和反流程度很有帮助（图 32-5）。

评价人工瓣反流的时候，要注意到机械瓣本身几乎都有少量反流。对于双叶瓣来说，机械瓣的冲刷反流冲刷瓣叶及铰链，避免血栓形成。不同类型的人工瓣，其冲刷反流的差异较大。单叶倾碟瓣（Medtronic-Hall）主要是中央处的冲刷反流，St Jude 双叶瓣有两处边缘和一处中心共三处冲洗反流，球笼瓣（Starr-Edwards）在瓣叶关闭时瓣叶周围有一束环形冲刷反流，单叶倾碟瓣（Björk-Shiley）有两处边缘冲刷反流（图 32-6）。正常人工瓣冲刷反流的反流量小，反流束面积< 2cm²，反流束长度< 2.5cm。并且，冲刷反流的反流束呈层流，没有混叠或湍流频谱。人工瓣的瓣周漏是异常血流，可以是在人工瓣与瓣环缝合处以外的间隙产生的一小束反流，也可以是由感染延伸至瓣周导致的。瓣周漏是需要治疗的，常规是行外科手术治疗。在不适合手术且没有活动性感染的情况下，可行经导管瓣周漏的介入封堵（图 32-7）。

二、主动脉瓣位人工瓣的评价

除了几点差异，主动脉瓣位人工瓣的评价方法类似于自体主动脉瓣狭窄。在测量左心室流出道内径时，自体瓣是以主动脉瓣为标志，由于人工瓣的缝合环位于主动脉瓣环处，人工瓣置换后，左心室流出道的测量以缝合环为标志。收缩末期，一个取样点置于缝合环与室间隔交界的前方，另一个取样点置于与缝合环与二尖瓣前叶根部交界的前方。同评价自体主动脉瓣狭窄时一样，在心尖长轴切面获取左心室流出道的 PW 频谱，将取样框置于缝合环下方 0.5～1.0cm 处以避免瓣环下方的血流汇聚区。由于多普勒的成角误差，人工瓣的 CW 频谱测量应当从心尖、右锁骨上、胸骨上窝和右胸骨旁，测量

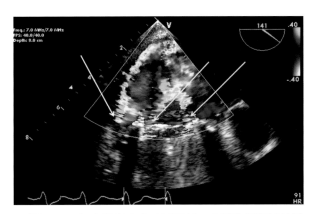

▲ 图 32-4　经食管超声心动图显示二尖瓣位机械瓣的瓣周反流（白箭）和瓣内反流（黄箭）

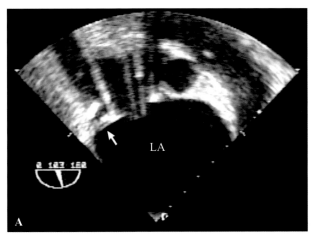
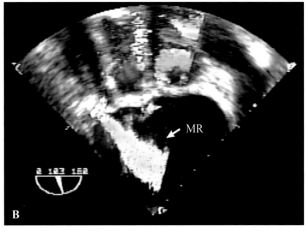

▲ 图 32-5　经食管超声心动图显示二尖瓣位机械瓣

注意左心房没有受到机械瓣声影的影响（A，箭），因而瓣周漏的显示更清楚（B）。MR. 二尖瓣反流（箭）

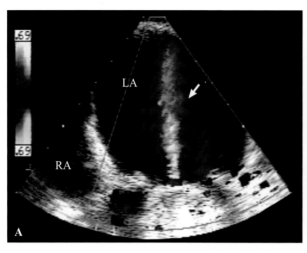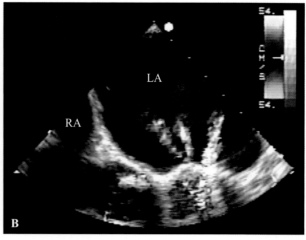

▲ 图 32-6　功能正常的二尖瓣位机械瓣

A. Medtronic-Hall 单叶倾碟瓣的中央单束冲刷反流；B. St Jude 双叶机械瓣的三束冲刷反流

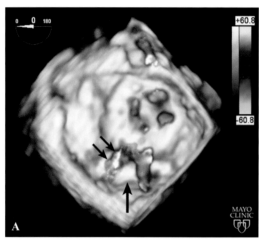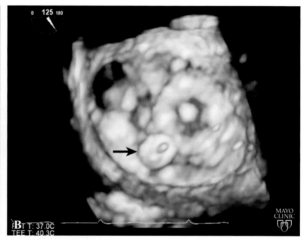

▲ 图 32-7　二尖瓣位人工瓣的三维超声心动图

A. 彩色血流显像显示瓣周反流（箭）；B. 封堵器（箭）置入后减少了瓣周反流

峰值流速和平均压差。TEE 由于不能取得多普勒取样线完全平行于主动脉瓣的切面而无法获得准确的流速。左心室大小、室壁厚度及左心室功能的测量通常在 TTE 上完成。TTE 和 TEE 都能显示主动脉瓣位人工瓣的反流，但是由于人工瓣声影的影响，位于前壁瓣周的反流在 TTE 上显示较好，而后壁瓣周的反流在 TEE 上显示较好。TEE 在显示瓣周的赘生物和瓣周炎性病变上比 TTE 有优势。

主动脉瓣位人工瓣的梗阻导致瓣口流速增高，有效瓣口面积减小。在 LVOT 应用 PW 测量峰值流速和平均压差，并且测量 LVOT TVI 对于鉴别瓣口流速显著增高的病因非常有帮助。如前所述，多普勒的取样框应当放在血流加速区域的下方。如果是人工瓣梗阻，LVOT 的流速和 TVI 正常；如果是主瓣反流或是高心排量导致的主动脉瓣口流速增高，LVOT 的流速和 TVI 增高。左心室流出道与主动脉瓣位人工瓣口的流速比或左心室流出道与主动脉瓣位人工瓣口的 TVI 能帮助鉴别诊断。当主动脉瓣位人工瓣梗阻，比值降低（LVOT TVI/AV TVI 的正常值为 0.3，梗阻时 ≤ 0.2）（表 32-1）。

主动脉瓣位人工瓣的有效瓣口面积可以用连续方程公式计算。

$$\text{AP 面积} = \text{LVOT 面积} \times [(\text{LVOT TVI})/(\text{AP TVI})]$$
$$= \text{LVOTD}^2 \times 0.785 \times [(\text{LVOT TVI})/(\text{AP TVI})]$$

AP 是主动脉瓣位人工瓣。如果 LVOT 的直径不能准确测量，可以近似于人工瓣的大小（SROD，即人工瓣环的直径）。除了计算有效瓣口面积，还应当根据体表面积计算有效瓣口面积指数，以此判

断是否存在瓣膜 – 患者不匹配。应用 CW 测量主动脉瓣位人工瓣口的峰值流速，加速时间（acceleration time，AT）和射血时间（ejection time，ET）。这些参数能在跨瓣压差增高时帮助鉴别病因。

评价主动脉瓣位人工瓣的反流时，在二维上观察人工瓣及周围结构，彩色多普勒显示反流束的特征和位置（瓣内或瓣周），反流束的压力半降时间，二尖瓣口舒张期血流模式，降主动脉、腹主动脉内的舒张期反向血流，反流分数，有效瓣口面积和反流量（如果反流束适合定量测量）。注意区分人工瓣的冲刷血流与瓣周漏。严重的瓣周漏具有以下特征。

1. 压力半降时间≤ 250ms。

2. 二尖瓣口舒张期呈限制充盈（急性主动脉瓣位人工瓣反流时）。

3. 降主动脉和（或）腹主动脉内舒张期血流完全反向。

4. 反流分数≥ 55%，有效反流口面积≥ 0.3cm^2，反流量≥ 60ml。

三、三尖瓣位和肺动脉瓣位人工瓣的评价

先天性心脏病的患者中，三尖瓣和肺动脉瓣置换也很常见。其人工瓣的评价，除了几点差异，基本类似二尖瓣位和主动脉瓣位人工瓣的评价。三尖瓣和肺动脉瓣在心脏内是位于前方的结构，经胸超声心动图更有优势。经食管超声心动图的探头置于心脏的后面，其评价心脏内前方结构的能力较差。经食管超声心动图在观察三尖瓣和肺动脉瓣时，应用经胃底切面较好。

某些先天性心脏病的治疗要在心脏外置入带瓣管道，以建立肺动脉和肺动脉下心室的连接。这种带瓣管道应经胸超声心动图评价。可采用特殊的声窗以评价人工瓣的功能。通过触诊寻找合适的声窗。由于人工瓣靠近胸壁，触诊可有震颤感。将探头置于震颤的部位能检查人工瓣。有时候人工瓣本身不能清晰显示，则需要依赖多普勒频谱和其他间接征象来判断人工瓣的功能。间接征象包括：根据三尖瓣反流速度和伯努利方程（$\Delta P=4V^2$）计算右心室的收缩压，肺动脉瓣口峰值流速和压差应当低于三尖瓣口峰值流速和压差。其他的间接征象还包括右心室大小、右心室壁厚度、右心室功能。室间隔的摆动提示右心室压力负荷或者容量负荷过重。如

果室间隔仅仅在舒张期摆动，应怀疑是容量负荷过重。室间隔在收缩期和舒张期都摆动，提示压力负荷过重。

肺动脉瓣位人工瓣口的反流持续时间可以很短暂。多普勒频谱能帮助判断反流的程度。当重度反流时，肺动脉压和右心室舒张压快速相等，反流的频谱结束早于舒张期末（图 32-8）。但也不是这种形态的反流频谱均提示中重度肺动脉瓣反流。当右心室顺应性减低，轻度反流就能引起右心室舒张压的巨大变化，这时轻度反流的频谱也是类似的形态。右心室顺应性减低，产生舒张期心房收缩的前向血流（图 32-9），可将取样框置于右心室流出道内肺动脉瓣下应用 PW 测量。注意在右心室顺应性正常的患者中，如果应用 CW 测量，也能测到肺动脉瓣口的舒张期前向血流频谱。

三尖瓣位人工瓣尺寸较大，瓣口流速低。相比

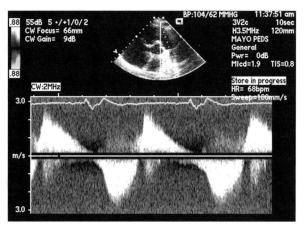

▲ 图 32-8　多普勒频谱显示重度的肺动脉瓣位人工瓣反流
注意收缩期前的舒张期反流信号

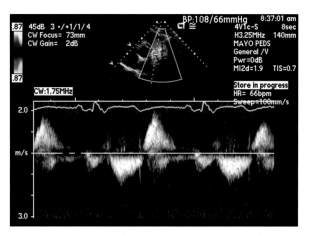

▲ 图 32-9　右心室顺应性减低的肺动脉瓣口的多普勒频谱
注意右心房收缩产生的舒张期肺动脉瓣口的前向血流

于二尖瓣位人工瓣，三尖瓣位人工瓣的压差较低，血流频谱的呼吸变异小。流速在吸气时增高，呼气时减低。测量三尖瓣位人工瓣口的血流频谱并取多个心动周期的平均值或者在获取频谱时，让患者屏住呼吸。

重度的三尖瓣位人工瓣反流，也可能是层流。肝静脉的收缩期血流反向是重度三尖瓣位人工瓣反流的标志，但并不是重度三尖瓣位人工瓣反流时都会出现。如果右心房非常大，则肝静脉内的收缩期反向血流减少或没有。

四、经导管人工瓣置入

2000 年，法国置入了世界首例经导管肺动脉瓣。目前，经美国 FDA 批准上市了两种经导管肺动脉瓣，即 Melody 瓣和 Sapien 瓣。全世界范围目前已经完成了超过 10 000 例经导管肺动脉瓣置入手术。

Melody 瓣（Medtronic Corporation，Minneapolis，MN）于 2007 年开始在美国进行临床试验，并于 2010 年获得 FDA 批准上市。Melody 瓣是铂铱支架上的牛颈静脉三叶生物瓣。瓣膜尺寸为 18～22mm，有效植入尺寸最大是 24mm。瓣膜适用于右心室至肺动脉带瓣管道，肺动脉瓣位人工瓣置换术后人工瓣再植入。没被临床试验认可的应用（用于说明书标明以外的用途）包括植入自体肺动脉瓣、三尖瓣位生物瓣和二尖瓣位生物瓣术后人工瓣再植入。

Sapien XT 瓣（Edwards Lifesciences，Irvine，CA）是 2016 年 FDA 年批准上市的应用在无功能导管的人工瓣。目前新一代的 Sapien 2 和 Sapien 3 瓣膜前已经替代了 Sapien XT 瓣。目前 Sapien 系列瓣膜在肺动脉瓣置换手术中的应用还没有获得 FDA 的正式批准。Sapien XT 瓣是钴铬金属支架上的牛心包瓣。瓣膜尺寸为 20～29mm。较大尺寸的瓣膜在说明书标明以外的用途包括肺动脉瓣、主动脉瓣、三尖瓣和二尖瓣，还可作为瓣中瓣，经皮导管置入。

经皮导管瓣膜置入术已经成功救治了许多需要二次瓣膜置换手术的患者。二维和彩色多普勒超声心动图在经导管瓣膜置入术后随访中发挥着重要的作用。经导管置入瓣膜衰败可引起瓣膜狭窄，反流较罕见。生物瓣膜衰败主要由于瓣叶增厚，血栓形成，感染性心内膜炎，瓣架断裂而导致生物瓣狭窄

（图 32-10）。瓣架断裂主要见于 Melody 瓣，其铂铱支架的瓣架结构较软。因此，在置入 Melody 瓣时常规另加一个支架以增强其瓣架中心区域的强度。这种额外增加的支架在超声心动图上不能显示，而在胸片上能显示。这项操作显著降低了瓣架断裂的发生率。当 Melody 瓣用于置入瓣中瓣时，瓣架断裂发生率低。所有的生物瓣（常规手术和经导管植入瓣）都有因血栓形成（图 32-11）、感染性心内膜炎（图 32-12）而瓣膜衰败的风险。肺动脉瓣位生物瓣发生感染性心内膜炎的发生率为 2%～3%。Melody 瓣和其相同材质的手术生物瓣发生感染性心内膜炎的风险更高，使用患者每年有约 2% 的发生率。

经导管肺动脉瓣的置入标准包括右心室至肺动脉导管功能障碍，具体指中度以上的瓣膜反流和（或）平均压差 ≥ 35mmHg 的瓣膜狭窄。首次植入术时患者的年龄需足够大以能适应导管置入，右心室至肺动脉的导管直径 > 16mm。目前，急性心内膜炎的患者不适合行经导管肺动脉瓣置入术。

经导管肺动脉瓣置入术后早期和中期的随访非常重要。如前所述，肺动脉瓣位生物瓣经胸超声心动图显示更清晰，可以应用脊柱切面、高位胸骨旁切面等特殊切面观察。术后随访需要的参数包括 RVOT 的峰值压差和平均压差、肺动脉瓣位人工瓣反流的机制及程度、生物瓣叶的回声。

心腔内超声心动图（intracardiac echocardiography，ICE）是随访观察肺动脉瓣位人工瓣的最佳选择。心腔内超声心动图的探头放置于 RVOT 内贴近肺动脉瓣处。它能近距离的观察生物瓣及瓣周的

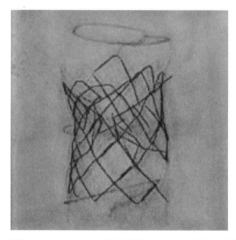

▲ 图 32-10 支架多处折断的 Melody 瓣 X 线图

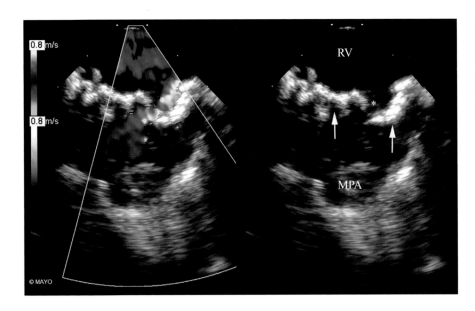

◀ 图 32-11　心腔内超声心动图显示生物瓣的瓣叶显著增厚，活动度减低（箭）

瓣口功能面积显著减小伴对合不良（*）。MPA. 主肺动脉；RV. 右心室

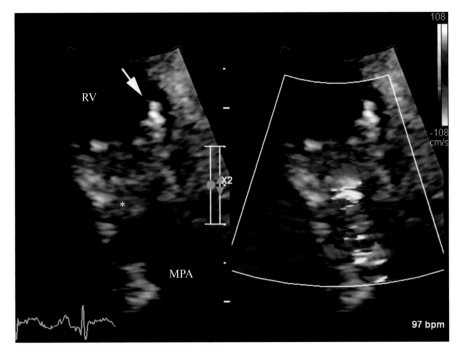

◀ 图 32-12　经胸超声心动图显示肺动脉瓣位的 Melody 瓣，合并感染性心内膜炎

人工瓣膜显著增厚（*），一偏高回声团（箭）附着于支架近端，导致瓣膜重度狭窄

结构，准确评价生物瓣反流来自于瓣内还是瓣周（图 32-13），为后期的随访提供基线的数据和参考（图 32-14 和图 32-15）。TEE 在肺动脉瓣位人工瓣的手术中应用较少，但在其他人工瓣狭窄的瓣中瓣置入术中的应用广泛，尤其是二尖瓣位人工瓣的瓣中瓣置入术中应用广泛。

五、人工瓣 - 患者不匹配

人工瓣有各种尺寸。手术中应尽量选择较大尺寸的瓣膜以获取最大的有效瓣口面积。在没有瓣膜狭窄时，生物瓣的有效瓣口面积如果相对于患者的体表面积过小而引起跨瓣压差增高，这种情况称为人工瓣 - 患者不匹配。根据有效瓣口面积指数（有效瓣口面积 / 患者的体表面积）诊断人工瓣 - 患者不匹配。EOA $\leqslant$ 0.65cm^2/m^2，为显著人工瓣 - 患者不匹配；EOA > 0.85cm^2/m^2，为人工瓣 - 患者匹配。多项研究表明，人工瓣 - 患者不匹配与患者预后差显著相关。

一项新的介入治疗能有效减低人工瓣 - 患者不匹配的程度。在手术前，经皮导管高压球囊扩张以扩大瓣环，后续手术换瓣时能选择更大的瓣膜尺寸。

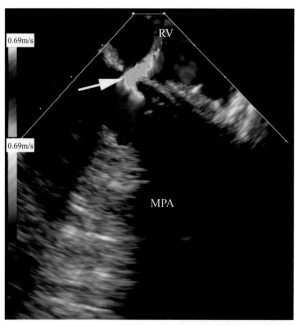

▲ 图 32-13　心腔内超声心动图彩色多普勒显示沿着肺动脉瓣位生物瓣下极的轻度瓣周反流（箭）

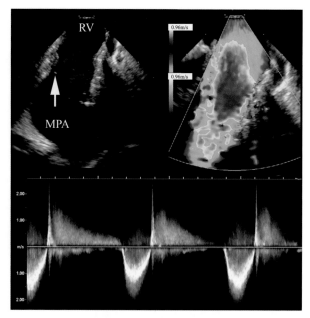

▲ 图 32-15　心腔内超声心动图显示肺动脉瓣位 Melody 瓣置入术后的收缩期正常图像

瓣叶贴壁良好，彩色多普勒显示为层流，频谱正常形态

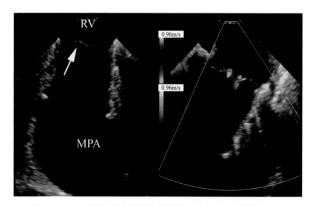

▲ 图 32-14　心腔内超声心动图显示肺动脉瓣位 Melody 瓣置入术后的舒张期正常图像

人工瓣叶回声纤细（箭），闭合良好。彩色多普勒显示微量肺动脉瓣反流

六、压力转换

人工瓣的血流动力学和功能可描述为潜在能量（压力）和动能（流速）。人工瓣的跨瓣峰值压差位于流颈处，流速最大而压力最低。当血流从流颈顺流向下，部分动能转化为压力（即压力增高）。在狭窄的部位由于压力转化，狭窄部位与瓣口的压力梯度比瓣口与流颈之间的压力梯度要低。应用多普勒超声心动图评价主动脉瓣位人工瓣的功能，测量瓣口的峰值流速（流颈处的流速）并应用伯努利方程计算瓣口的压差。通过导管测量的压差是将导管置于主动脉瓣口处直接测量的压力。当主动脉内有显著的压力转换时，多普勒测量的压差显著高于导管测量的值。这种现象在较小尺寸（19～21mm）的主动脉瓣位双叶瓣中较常见。评价主动脉瓣位人工瓣时，应当同时测量 AT 和 ET。在功能性改变[瓣膜 - 患者不匹配和（或）狭窄时]而平均压差增高时，AT 通常 < 100ms，AT/ET < 0.37。当人工瓣回声无特殊，但是多普勒测量的压差较高时，需要怀疑存在压力转换。通过超声参数计算的能量转换系数比导管测量的值能更准确地反映人工瓣的有效瓣口面积。

$$ELCo = \frac{EOA_{Dop} \times Area\ Aorta}{Area\ Aorta - EOA_{Dop}}$$

（ELCo. 能量转换系数；Area Aorta. 主动脉瓣口面积；EOA_{Dop}. 多普勒测量的有效瓣口面积）

参 考 文 献

[1] Brown DW, McElhinnery DB, Araoz PA, et al. Reliability and accuracy of echocardiographic right heart evaluation in the U.S. Melody valve investigational trial. *J Am Soc Echocardiogr*. 2012;25:383–392.

[2] Connolly HM, Miller FA Jr, Taylor CA, Naessens JM, Seward JB, Tajik AJ. Doppler hemodynamic profiles of 82 clinically and echocardiographically normal tricuspid valve prostheses. *Circulation*. 1993;88:2722–2727.

[3] Garcia D, Dumesnil J, Durand L, et al. Discrepancies between catheter and Doppler estimates of valve effective orifice area can be predicted from the pressure recovery phenomenon. *J Am Coll Cardiol*. 2003;41:435–442.

[4] Lengyel M, Miller FA Jr, Taylor C, et al. Doppler hemodynamic profiles in 456 clinically and echo-normal mitral valve prostheses [abstract]. *Circulation*. 1990;82(suppl 3):III-43.

[5] Miller F Jr, Callahan J, Taylor C, et al. Normal aortic valve prosthesis hemodynamics: 609 prospective Doppler examinations [abstract]. *Circulation*. 1989;80(suppl 2):II-169.

[6] Mohr-Kahaly S, Kupferwasser I, Erbel R, Oelert H, Meyer J. Regurgitant flow in apparently normal valve prostheses: improved detection and semiquantitative analysis by transe-sophageal two-dimensional color-coded Doppler echocardiog-raphy. *J Am Soc Echocardiogr*. 1990;3:187–195.

[7] Novaro GM, Connolly HM, Miller FA. Doppler hemodynamic of 51 clinically and echocardiographically normal pulmonary valve prostheses. *Mayo Clin Proc*. 2001;76:155–160.

[8] Rahimtoola S. The problem of valve prosthesis-patient mismatch. *Circulation*. 1978;58:20–24.

[9] Sorajja P, Cabalka AK, Hagler DJ, et al. Successful percutaneous repair of perivalvular prosthetic regurgitation. *Cathet Cardiovasc Interv*. 2007;70:815–823.

[10] Luis A, Blauwet LA, Samardhi H, et al. Usefulness of mitral valve prosthetic or bioprosthetic time velocity index ratio to detect prosthetic or bioprosthetic mitral valve dysfunction. *Am J Cardiol*. 2017;120:1373–1380.

[11] Mohty D, Dumesnil J, Echahidi N, et al. Impact of prosthe-sis patient mismatch on long-term survival after aortic valve replacement-influence of age, obesity and left ventricular dys-function. *J Am Coll Cardiol*. 2009;53:39–47.

[12] Ben Zekry S, Saad RM, Ozka M, et al. Flow acceleration time and ratio of acceleration time to ejection time for prosthetic aortic valve function. *J Am Coll Cardiol*. 2011;4:1161–1170.

[13] Cheatham JP, Hellenbrand WE, Zahn EM, et al. Clinical and hemodynamic outcomes up to 7 years after transcatheter pul-monary valve replacement in the US Melody valve investigational device exemption trial. *Circulation*. 2015;131:1960–1970.

[14] Jones TK, Rome JJ, Armstrong AK, et al. Transcatheter pulmonary valve replacement reduces tricuspid regurgitation in patients with right ventricular volume/pressure overload. *J Am Coll Cardiol*. 2016;68:1525–1535.

[15] McElhinney DB, Aboulhosn A, Dvir D, et al. Mid-term valve-related outcomes after transcatheter tricuspid valve-in-valve or valve-ring replacement. *J Am Coll Cardiol*. 2019;73:148–157.

[16] Tretter JT, Friedberg MK, Wald RM, McElhinney DB. Defining and refining indications for transcatheter pulmonary valve replacement in patients with repaired tetralogy of Fallot: contributions from anatomical and functional imaging. *Int J Cardiol*. 2016;221:916–925.

第33章 胎儿超声心动图
Fetal Echocardiography

John M. Simpson　Lindsey E. Hunter　著

赵博文　译

概述

先天性心脏病（CHD）是最常见的一组先天性畸形，活产儿发病率为 0.3%～0.6%，但产前发病率更高。过去 30 年胎儿心脏病学和胎儿超声心动图呈指数级快速发展，目前已成为国际公认的 CHD 临床实践的组成部分。几乎所有类型的 CHD 都有大量系列研究报道，胎儿超声心动图这项专门技术的临床应用大大提高了 CHD 的诊断准确性，这一点在胎儿心脏病中心表现得尤为显著。技术的进步意味着我们可以在孕早期通过经腹或经阴道途径检查胎儿心脏，特别是 CHD 高风险胎儿。通过标准模式包括二维超声心动图、M 型超声心动图、脉冲波多普勒和彩色多普勒血流成像获取图像已经成为胎儿心脏评估的常规内容。新技术的出现，包括三维超声心动图、组织多普勒和斑点追踪（心肌形变评估）有助于更深入了解胎儿心脏的结构和功能。随着 CHD 产前诊断水平的提高，新的挑战也随之出现，包括疾病诊断与风险分层、胎儿介入治疗和优化产后管理。

一、胎儿超声心动图检查指征

传统而言，根据是否存在特定的胎儿或母体的 CHD 危险因素对妊娠进行风险分级，分为"低风险"或"高风险"。对于"低危"妊娠，胎儿心脏超声检查通常是纳入孕中期产科超声畸形筛查，包括了多个心脏超声检查切面。不同的产科和心脏专业协会颁布了多个胎儿心脏超声检查标准。所有指南共同推荐观察胎儿心脏的检查切面及内容包括心脏位置、四腔心切面、主动脉瓣／左心室流出道、肺动

脉瓣／右心室流出道和（或）三血管切面。"高危"妊娠的胎儿因 CHD 风险升高，因此需要详细的胎儿超声心动图检查。目前已有详细的胎儿超声心动图评估指南，包括综合评估心脏连接和心脏功能。在胎儿心脏病专科中心，详细的胎儿超声心动图诊断 CHD 的准确性非常高，同时确认胎儿无明显异常也是高危妊娠评估的重要方面。详细胎儿超声心动图的主要检查指征见表 33-1。

表 33-1　详细胎儿超声心动图检查指征

胎儿方面的检查指征
- 在常规产科扫查中怀疑或检出先天性心脏畸形，妊娠 11～14 周颈项透明层厚度增加（>第 99 百分位）
- 心外畸形（如先天性膈疝、内脏外翻、十二指肠闭锁、颈部淋巴水囊瘤）
- 胎儿水肿
- 心律失常：心动过速或心动过缓
- 染色体异常核型，如 21/18/13/XO 三体综合征
- 多胎妊娠（如双胎输血综合征风险）

母体方面的检查指征
- 使用前列腺素合成酶抑制药（如布洛芬）
- 致畸药物（如锂或抗癫痫药物）
- 糖尿病或其他代谢病（如苯丙酮尿）
- 母体感染（如细小病毒）
- 抗体阳性结缔组织病（如抗 RO、抗 La 抗体阳性）

其他检查指征
- 先天性心脏病的家族史：一级亲属
- 辅助生育／试管婴儿
- 增加胎儿心力衰竭的风险（如静脉导管缺如、胎儿贫血、胎儿富血供肿瘤）

胎儿颈项透明层厚度（nuchal translucency，NT）是妊娠早期用于筛查高危 CHD 胎儿的一个重要指标。此外，静脉导管血流频谱的异常，特别是出现

反向 "a" 波，以及三尖瓣反流更进一步完善了这种筛查。NT 筛查原用于识别染色体异常的高危胎儿；然而，染色体异常与 CHD 有明确关联。NT 与 CHD 的关联独立于胎儿核型，CHD 的风险随着 NT 值的增加而增加。对于需要进一步进行详细胎儿超声心动图评估的胎儿 NT 阈值存在一些争议。最常见的 NT 阈值是第 95 百分位数（2.6～3.2mm）或第 99 百分位数（3.5mm）。大量研究提示 NT 筛查可识别多达 30% 的胎儿 CHD。

无创产前检测（noninvasive prenatal testing，NIPT）通过检测母体血液中的胎儿游离 DNA，该方法可准确并可靠地检测常见的染色体三体综合征（13/18/21 三体综合征）。目前，NIPT 并不能排除更罕见的染色体异常、微缺失或单基因突变。目前的指南建议将其作为已经公认筛查试验，包括母体血清生化筛查或 NT 筛查的补充。一些中心建议对之前主要三倍体综合征的风险超过 1∶150 的孕妇行 NIPT 检查。

二、胎儿超声心动图检查时机

孕早期可以通过经腹或经阴道超声心动图对胎儿心脏进行详细评估，检查指征包括既往子女患有严重心脏病，胎儿 NT 值增加，或存在其他胎儿结构异常。孕早期胎儿超声心动图可以在标准的中孕期产科筛查之前提供早期诊断，或确认胎儿有无明显心血管异常。即使 13～17 周的早期扫描未见明显异常，大多数胎儿心脏病专家仍会建议复查。妊娠 18～22 周仍然是胎儿超声心动图检查的最佳时机，并且大多数孕妇仅需要进行这一次扫查。妊娠晚期由于可用声窗减少，获得的图像可能不如妊娠中期清晰。

三、节段分析法

许多专业委员会建议通过一系列胎儿胸腔横断面或类似横断面扫查来评估胎儿心脏。应采取结构化和节段分析法以确保检查覆盖所有胎儿心脏解剖结构（表 33-2）。

（一）胎位

1. 胎方位和心脏位置

在进行胎儿超声心动图检查之前，须在母体腹部明确胎位（如臀位、头位、横位）和胎儿脊柱的位置，从而确定扫描方向及胎儿的前后左右。操作者以此可

以明确心脏和胃是否都在左侧，以及确定降主动脉和下腔静脉与脊柱的相对位置。正常腹部位置如图 33-1（表 33-3）所示。正常心脏位置（心脏正位）是通过在胎儿心脏水平以下的切面扫查降主动脉、IVC 与胎儿脊柱的相对位置关系来确定的。心脏正位者，腹主动脉位于脊柱的左前方。IVC 位于腹主动脉的右前方，并且可以向上追溯到形态学右心房，此时应该在左侧看到胎儿的胃。

表 33-2　胎儿心脏扫查基本切面

- 心脏位置
- 四腔心切面
- 主动脉瓣和左心室流出道
- 肺动脉瓣和右心室流出道
- 三血管（3VV）切面和上纵隔的三血管气管切面

临床工作中详细的胎儿超声心动图还将包括 PW 多普勒和彩色血流多普勒

扩展评估内容
- 肺静脉引流（2D 和彩色血流）
- 主动脉横弓
- 动脉导管横弓
- 三血管 3W 切面及长轴切面主动脉峡部
- 双腔静脉切面
- 主动脉弓及头颈部血管的长轴切面
- 动脉导管弓长轴切面
- 房室瓣（AV）短轴切面
- 心率和心律
- 特殊测量
  - 肺动脉瓣和主动脉瓣脉冲波多普勒流速测量
  - 二尖瓣口和三尖瓣口多普勒流速测量
  - 肺静脉多普勒流速测量
- 心脏功能

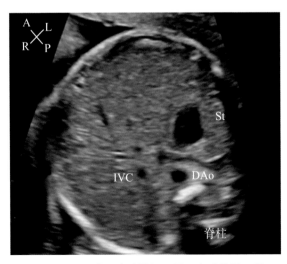

▲ 图 33-1　胎儿胸腔横切面显示心脏位置正常

脊柱在后方，胃（St）在左侧，降主动脉（DAo）位于脊柱的左前方。下腔静脉（IVC）位于 DAo 的右前方

表 33-3 横切面关键点

- 降主动脉位于脊柱的左前方
- 下腔静脉（IVC）在降主动脉的右前方
- 胃泡在腹部左侧

1994 年，Cordes 等描述了一种通过容易识别的解剖标志可靠地确定胎儿的左/右方位的标准图像采集和呈现方法。该技术在实时检查和图像回顾中提供了确定胎儿右/左方位的可靠方法，而无须考虑胎儿位置（即面朝上或朝下、面朝左或朝右）。这种方法首先对胎儿的长轴进行成像，然后顺时针旋转 90° 以获得四个方位之一，从而评估胎儿的侧向性。

2. 四腔心切面

胎儿心脏通常位于左侧胸腔，心尖朝左侧，心轴夹角约 40°，占胎儿胸腔 1/3 左右。理想的横断面图像中胎儿胸腔周围仅观察到单根肋骨。必须确认声束正确地穿过胎儿胸腔切面，因为"偏轴"的图像可能会导致误判或错误的结论。胃泡应该显示在心脏正下方的左侧。使用上述定位方法很重要，因为在某些情况下，胃泡和心尖可能位于相反的两侧，或者都可能位于胎儿的右侧。

在心脏正位的胎儿，探头向头侧连续扫查即可显示心脏四腔心切面。正常胎儿心脏四腔心切面见图 33-2A 和 B（表 33-4）。该切面可见肺静脉回流、房室连以及心房和心室的相对大小。左心室位于后方，心内膜面光滑。相比之下，右心室的肌小梁结构丰富，并可见调节束。在正常四腔心切面中，两个心室的大小应该相近。房室瓣膜插入室间隔，从而形成十字交叉。三尖瓣隔瓣附着点较二尖瓣更靠近心尖，这被称为"差异插入"或"房室瓣附着点高低差异"。这种细微的解剖特征是心脏评估的重要组成部分。在 AV 连接不一致的情况下，房室瓣附着点高低差异关系则相反，并且房室瓣附着点高低差异缺失是房室间隔（通道）缺损 [atrioventricular septal（canal）defects，AVSD] 的一个重要特征。左上腔静脉引流到扩张的冠状静脉窦也可能增加解读房室瓣附着点高低差异的难度。彩色多普勒血流成像用于评估房室瓣膜的血流模式并检测反流情况。此外，彩色多普勒血流成像还可观察室间隔以识别二维超声可能无法显示的室间隔缺损。

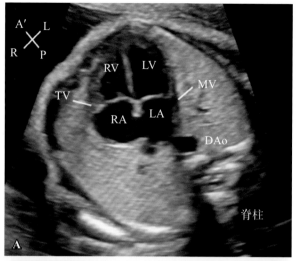

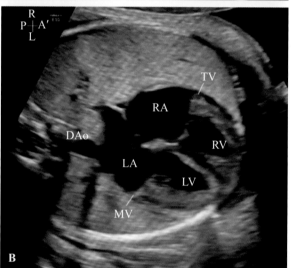

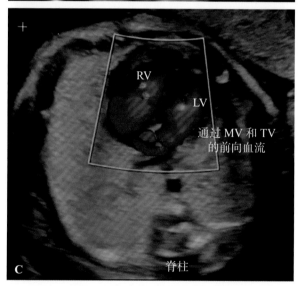

▲ 图 33-2 A. 胎儿胸腔横断面显示四腔心切面。左、右心房（LA、RA）和左、右心室（LV、RV）与对应的二尖瓣和三尖瓣（MV、TV）。降主动脉（DAo）位于 LA 后方、脊柱前方。B. 另外一种胎儿四腔心切面显示房室瓣的室间隔附着点存在高低差异。C. 通过 MV 和 TV 的前向血流信号（红色）

表 33-4　四腔心切面关键点

- 心房大小对称
- 心室大小对称
- 房室瓣（AV）的室间隔附着点存在高低差异
- 右侧房室瓣附着点比左侧房室瓣更靠近心尖
- 心室对称且功能正常

二维成像应显示二尖瓣和三尖瓣开放自如，彩色多普勒模式显示前向血流，以及是否存在反流，如图 33-2C 所示。微量三尖瓣反流可能见于心脏解剖结构和核型均正常的胎儿中。通过将频谱多普勒置于房室瓣口来评估房室瓣的流入模式（舒张期充盈）（图 33-3）。胎儿期 E/A 比值小于 1，E 波峰值流速随着胎龄的增加而增加，因此 E/A 比值也随孕龄而增加。

肺静脉与左心房的连接可以在二维模式下观察，但彩色血流多普勒模式有助于确认肺静脉血流真正直接汇入左心房腔内。肺静脉内的血流速度较低，因此血流速度标尺应做相应调整（图 33-4A 和 B）。胎儿的卵圆孔是开放的，并且常常表现为瘤样膨出。卵圆孔瓣凸向左心房侧，与心房水平的右向左分流相一致，这可以经彩色多普勒血流成像确认。一些心脏畸形会在四腔心切面上显示，包括左心发育不良（图 33-5A）、三尖瓣闭锁

（图 33-5B）、AVSD（图 33-5C），以及房室连接不一致（图 33-5D）。

（二）大动脉的超声心动图成像

在四腔心切面继续向头侧扫查可以显示心室 - 大动脉连接。首先看到的流出道是主动脉，接着是肺动脉。两条大动脉在胎儿胸腔内有明显不同的走向。左心室流出道和主动脉瓣始于心脏中部，由室间隔与主动脉前壁的延续及二尖瓣前叶与主动脉后壁的延续所构成（图 33-6A）。主动脉向头侧及右肩方向延伸，接着向左后方弯曲形成主动脉横弓。彩色多普勒血流成像和频谱多普勒用于评估主动脉瓣口的血流方向和速度（图 33-6B 和图 33-7A）。在评估血流速度的同时，我们可以通过测量每次收缩的时间间歇来评估胎儿心率（图 33-7B）。

从 LVOT 切面继续向头侧扫查可以显示 RVOT 和肺动脉瓣。RVOT、肺动脉瓣和主肺动脉起始于右心室前方，并径直向后朝向脊柱走行，在 LVOT 前方穿过（图 33-8A）。需要注意的是，在正常心脏中，两条大动脉不能在同一平面显示，也不会平行排列。如果在同一平面显示平行排列的两个大动脉，应怀疑大动脉转位。与主动脉瓣一样，彩色多

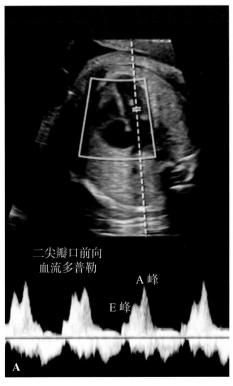

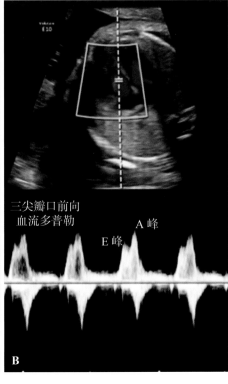

二尖瓣口前向血流多普勒

E 峰　A 峰

三尖瓣口前向血流多普勒

E 峰　A 峰

◀ 图 33-3　A. 二尖瓣（MV）口前向血流频谱 E 峰和 A 峰；B. 三尖瓣（TV）口前向血流频谱 E 峰和 A 峰。在胎儿期，E 峰速度小于 A 峰。E/A 比值随着胎龄的增加而增加

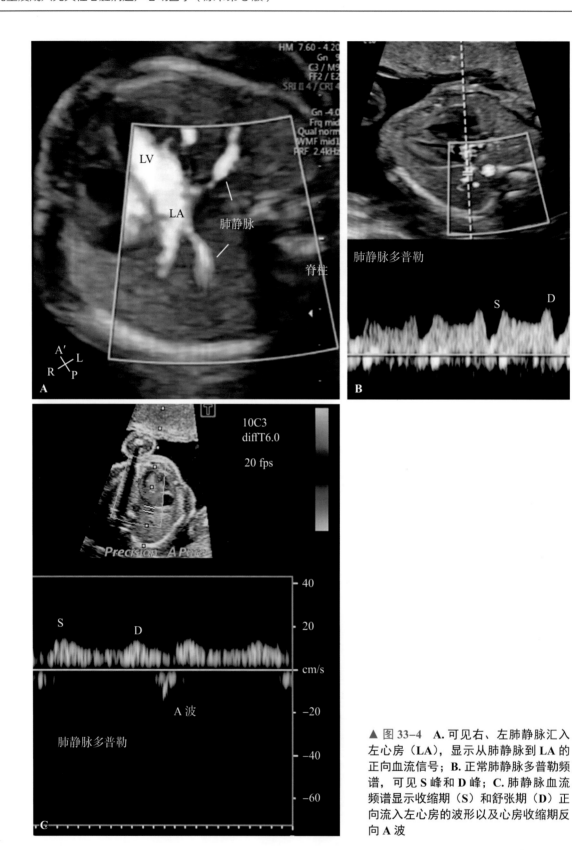

▲ 图 33-4　A. 可见右、左肺静脉汇入左心房（**LA**），显示从肺静脉到 **LA** 的正向血流信号；**B.** 正常肺静脉多普勒频谱，可见 **S** 峰和 **D** 峰；**C.** 肺静脉血流频谱显示收缩期（**S**）和舒张期（**D**）正向流入左心房的波形以及心房收缩期反向 **A** 波

普勒血流成像用于显示肺动脉瓣口血流方向，频谱多普勒可以测量肺动脉瓣口血流速度（图 33-8B）。目前已经建立了与孕周相关的主动脉瓣口、肺动脉瓣口流速正常参考值范围。继续向头侧扫查，可以

观察到动脉导管从 MPA 向降主动脉延续，朝脊柱左侧走行，在近端分成左、右肺动脉分支（图 33-9）。在这个切面上，两条 PA 通常不会与动脉导管在同一平面上显示。更常见的情况是，动脉导管和右肺

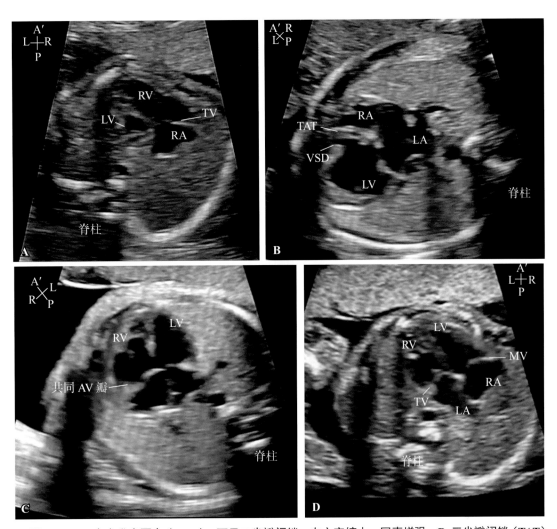

▲ 图 33-5　**A.** 左心发育不良（**HLH**）。可见二尖瓣闭锁，左心室缩小，回声增强。**B.** 三尖瓣闭锁（**TAT**）伴右心室（**RV**）缩小和室间隔缺损（**VSD**）。**C.** 房室间隔缺损（**AVSD**），可见共同 AV 瓣和伴发的房间隔缺损、室间隔缺损。需要注意的是房室瓣附着点未见差异且原发隔缺失。**D.** 房室连接不一致。房室瓣附着点高低差异关系与正常比则相反。左心房通过三尖瓣（其在室间隔的附着点低于二尖瓣）与形态学右心室（**RV**）相连，形态学右心室位于形态学左心室的后方。右心房通过二尖瓣与形态学左心室（**LV**）相连。左心室位于前方

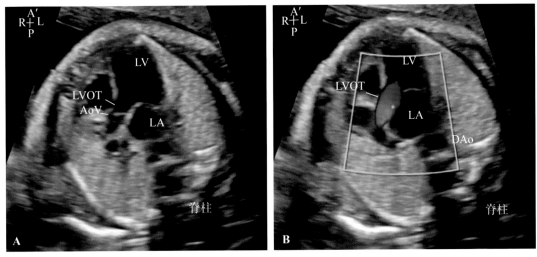

▲ 图 33-6　**A.** 左心室流出道（**LVOT**）起源于左心室（**LV**），主动脉瓣（**AoV**）与二尖瓣前叶相延续；**B.** 彩色多普勒血流成像显示通过 **LVOT** 和主动脉瓣口的前向血流信号

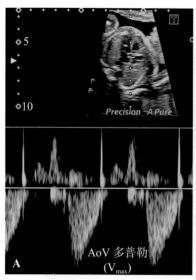
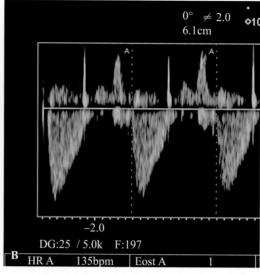

◀ 图 33-7　**A.** 脉冲波多普勒获取主动脉瓣口（AoV）最大流速（V_{max}）；**B.** 通过测量两次收缩期时间间隔来评估胎心率

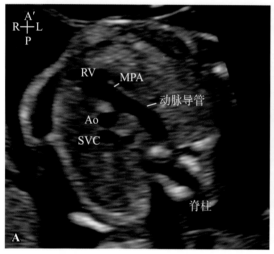
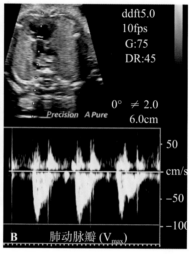

◀ 图 33-8　**A.** 起自右心室（**RV**）的主肺动脉（**MPA**）延伸为动脉导管。主动脉（**Ao**）位于 **MPA** 右侧；上腔静脉（**SVC**）位于 **Ao** 右侧。**B.** 肺动脉瓣口脉冲波多普勒及最大流速（V_{max}）

动脉一起出现，两者呈 45° 角，而左肺动脉可以在长轴切面显示。

如果继续向头侧扫查到达上纵隔横切面，即可显示从左到右依次排列的 MPA、主动脉和 SVC。此即三血管切面（3-vessel view，3VV）。在此切面显示的正常血管内径通常为 MPA ＞主动脉＞ SVC，但大小差异通常非常小（图 33-10A）。3VV 还将识别左位 SVC 或双侧 SVC，可能伴发其他结构性心脏畸形或心外畸形，但也可能是一种正常变异（图 33-10B，表 33-5）。

在稍高一点的平面上，动脉导管和主动脉横弓向后走向脊柱左侧以 V 形结构汇入降主动脉，而气管位于 V 形结构的右侧，这个切面被称为三血管气管切面（图 33-11，表 33-6）。右位主动脉弓胎儿，主动脉横弓走行到气管的右侧，若动脉导管仍位于

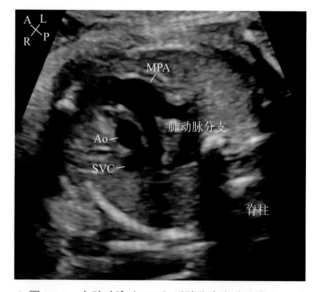

▲ 图 33-9　主肺动脉（**MPA**）近端分为右肺动脉（**RPA**）和左肺动脉（**LPA**）。主动脉（**Ao**）和上腔静脉（**SVC**）均位于 **MPA** 的右侧

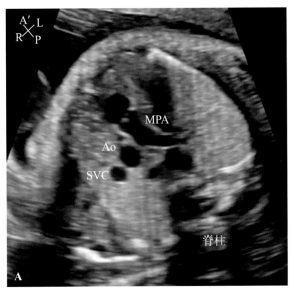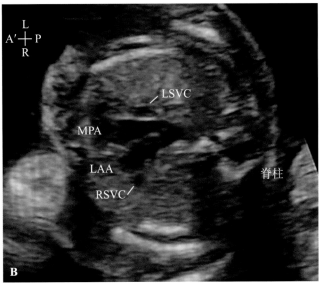

▲ 图 33–10　**A.** 三血管切面（3VV）从右到左：上腔静脉（SVC）、主动脉（Ao）和主肺动脉（MPA），三者直径接近；**B.** 双上腔静脉，主动脉右侧是右 SVC（RSVC），MPA 左侧是左 SVC（LSVC）。**LAA.** 左心耳

表 33–5　三血管切面关键点

- 主动脉靠后，起自左心室
- 肺动脉靠前，起从右心室
- 大动脉交叉
- 大动脉直径均等
- 上腔静脉（SVC）的位置和数量

表 33–6　三血管气管切面关键点

- 主动脉横弓走向脊柱的左侧
- 主动脉横弓和峡部发育良好
- 动脉导管横弓走向脊柱的左侧
- 弓部呈 V 形

左侧，则会形成 U 形结构，气管位于主动脉和动脉导管之间（图 33–12，表 33–7）。双主动脉弓或锁骨下动脉迷走也可能在此切面中显示。

与动脉导管汇合的主动脉横弓最远端部分被称为主动脉峡部，产后主动脉缩窄可能发生在这个区域。评估主动脉横弓的直径，在 3VV 气管切面和纵切面测量主动脉峡部内径，并将它们与孕周相关的正常参考值进行比较，可能有助于提高诊断准确率。彩色多普勒血流成像将有助于确认动脉导管和主动脉中的正向血流。主动脉弓或动脉导管弓反向血流灌注分别提示存在明显的左心或右心梗阻。图 33–13 展示了一些典型的胎儿流出道病变，包括 TGA、法洛四联症和共同动脉干。

（三）长轴切面

在长轴切面检查胎儿心脏可以提供附加信息，对于经验丰富的医师而言，当胎儿脊柱位于屏幕的顶部或底部时，该切面会更容易显示。

将探头旋转 90° 进入长轴切面后可以清楚显示上、下腔静脉的走行。SVC 从头部向下走行进入右心房顶，IVC 穿过横膈并进入右心房底（图 33–14）。这被称为双腔静脉切面，有时可以被称为"牛角"征。

如果 IVC 与右心房之间出现连接中断，应怀疑存在异构畸形。在这种情况下，应寻找奇静脉与 IVC 的连接关系，此时长轴切面可以显示在降主动脉后方与其平行走行的 1 条血管。彩色多普勒显示该血管内血流方向与降主动脉相反。任意一条腔静脉扩张均提示检查者可能存在远端结构异常，例如扩张的下腔静脉提示静脉导管发育不良伴脐静脉与体静脉直接交通，扩张的 SVC 提示心上型完全性异常肺静脉引流（total anomalous pulmonary venous drainage，TAPVD）或 Galen 畸形静脉。

长轴切面还可显示主动脉弓和动脉导管弓。主动脉弓位置略高于动脉导管弓，向头侧拱起呈"拐杖糖"状（图 33–15）。可见从主动脉横弓发出的头颈部血管分支。动脉导管弓位置略低，向脊柱方向走行呈"曲棍球棒"状（图 33–16）。与横切面类似，在长轴切面不能同时显示两条大动脉弓，否则提示存在 TGA。

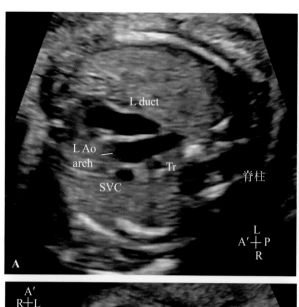

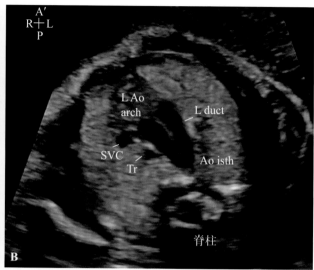

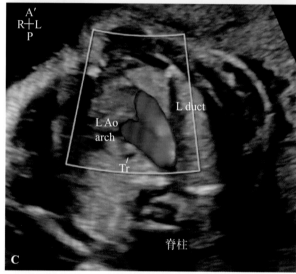

▲ 图 33-11　A. 三血管气管切面（3VVT）切面包括位于气管（Tr）左侧的左位主动脉弓（L Ao arch）和左位动脉导管（L duct）；B. 左位主动脉弓与左位动脉导管弓在主动脉峡部（Ao isth）相汇，形成 V 形；C. 彩色多普勒血流显像显示两个弓的正向血流信号

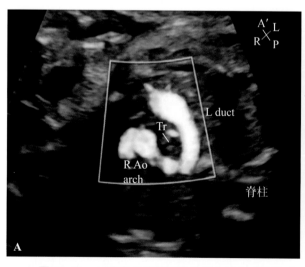

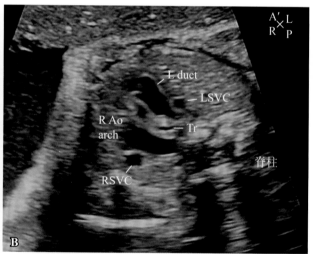

▲ 图 33-12　A. 彩色血流多普勒显示右侧主动脉弓（R Ao arch）通过气管右侧时的前向血流。它与左侧动脉导管（L duct）相连，形成特征性的 U 形。B. R Ao arch 向气管（Tr）右侧走行。双侧 SVC（RSVC 和 LSVC）位于主动脉弓和动脉导管的两侧

SVC. 上腔静脉

表 33-7　关键点（大动脉异常）

- 主动脉狭窄 / 闭锁
- 肺动脉狭窄 / 闭锁
- 法洛四联症
- 共同动脉干
- 大动脉转位
- 右心室双出口
- 主动脉缩窄
- 左位上腔静脉或双上腔静脉
- 右位主动脉弓或双主动脉弓

在四腔心切面将探头旋转 90° 可以从短轴切面评估 AV 瓣膜，类似于产后的短轴切面。这个切面可以看到两个独立的 AV 瓣口和二尖瓣的两组乳头肌（图 33-17）

四、胎儿心脏畸形的检出率

不同类型的心脏异常的检出率差别很大。有些病变有更高的检出率，因为它们在四腔心切面就有异常；而另外一些病变往往有近乎正常的四腔心切面，对这类病变的检查依赖于对大血管的扫查，因

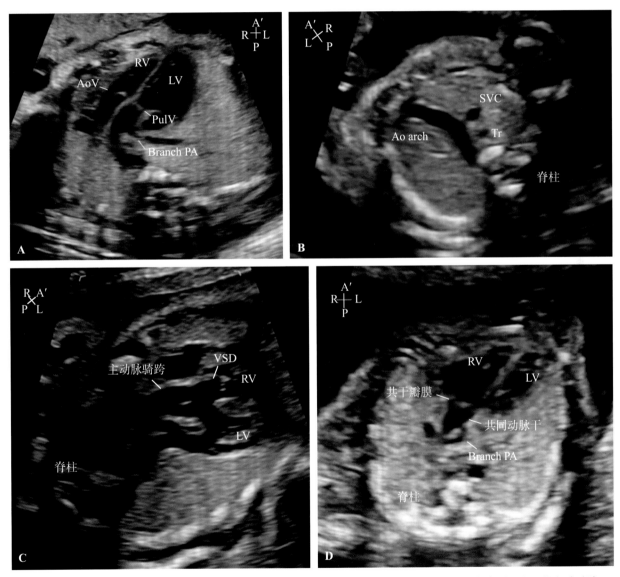

▲ 图 33-13　**A.** 大动脉转位：两条大动脉从心室平行发出。肺动脉瓣（**PulV**），起自左心室（**LV**），发出肺动脉分支（**Branch PA**）。主动脉瓣（**AoV**）起自位于前方的右心室（**RV**）。**B.** 大动脉转位：三血管切面（**3VV**）仅显示 2 支血管，即主动脉弓（**Ao arch**）和上腔静脉（**SVC**）。**C.** 法洛四联症：主动脉骑跨于室间隔缺损（**VSD**）之上。**D.** 共同动脉干：单一大动脉从心脏发出，分出主动脉弓和肺动脉分支。在该图像中，可以看到一条肺动脉分支从发育不良的共干瓣膜的远端发出

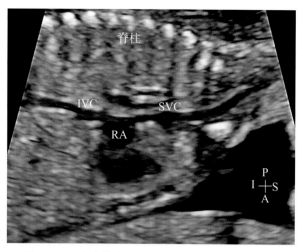

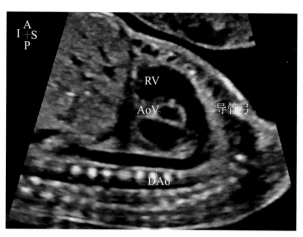

▲ 图 33-16 长轴切面显示动脉导管弓起自右心室（RV）并延伸为降主动脉（DAo）形成"曲棍球棒"状。主动脉瓣（AoV）正面观

▲ 图 33-14 上腔静脉（SVC）和下腔静脉（IVC）进入右心房（RA）的顶部及底部形成双腔静脉切面

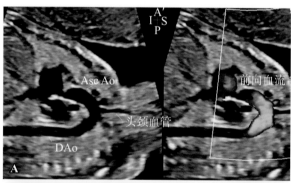

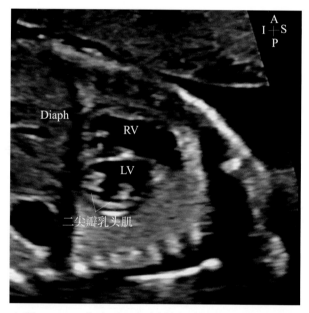

▲ 图 33-17 房室（AV）瓣的短轴切面，位于横膈（Diaph）上方

二尖瓣有两组乳头肌。右心室（RV）位于左心室（LV）前方

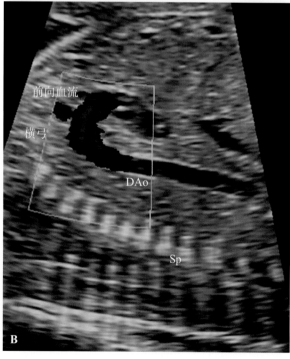

▲ 图 33-15 A. 主动脉弓长轴切面。升主动脉（Asc Ao）延伸为横弓，形成"拐杖糖"的形状。主动脉发出头颈分支并继续延伸为降主动脉（DAo），走行于脊柱前方。B. 彩色多普勒血流成像显示主动脉弓的前向血流

此有较低的检出率（表 33-8）。然而，一些复杂心脏病变即使对经验丰富的医师来说也是重大挑战。此外，部分疾病会在胎儿发育过程中进展，可能在孕中期病变并不明显，但随着胎龄的增加，病情会越来越严重。典型的例子包括主动脉缩窄、TAPVD 和主动脉瓣狭窄或肺动脉瓣狭窄。如果胎儿期发现心室大小或大动脉内径不对称，同时伴发右心系统明显增大，应怀疑主动脉缩窄。然而，胎儿时期动脉导管的开放导致很难确认或推翻这一诊断，因此假阳性和假阴性时有发生。孤立的 TAPVD 可能难

以在产前做出诊断，因为四腔心切面心腔大小可能是对称的，而左心房后方的共同肺静脉腔可能由于肺静脉内相对较低的流速因而在产前不易显示。肺动脉瓣和主动脉瓣狭窄可能随着孕期进展，因此，在孕中期即使采用彩色多普勒血流成像和频谱多普勒检测也很少或几乎无法发现异常迹象。

表 33-8　不同切面显示的心脏病变

四腔心切面检查的病变
- 二尖瓣闭锁 /HLHS 变体
- 重度主动脉缩窄
- 三尖瓣闭锁
- 房室连接不一致（先天性矫正型大动脉转位）
- 房室间隔缺损
- 室间隔缺损
- 左心室双入口
- Ebstein 畸形

扩展切面——流出道切面检出的病变
- 法洛四联症
- 共同动脉干
- 大动脉转位
- 右心室双出口
- 主动脉缩窄
- 左位上腔静脉或双上腔静脉
- 右位主动脉弓或双主动脉弓

五、胎儿心脏测量

临床工作中测量胎儿心脏结构有助于确定是否偏离正常。例如，左、右心比例不协调可能提示存在主动脉缩窄。在大动脉转位的胎儿中，卵圆孔直径与到房间隔总长度的比值（total length of the atrial septum，TSL）可用于预测新生儿期是否需要房间隔球囊造口术（balloon atrial septostomy，BAS）。一些更常见的测量包括左、右心室收缩末期和舒张期内径，二尖瓣、三尖瓣瓣环直径和左、右心室长径。在临床实践中，对于大动脉的评估常常测量主动脉瓣环直径、肺动脉瓣环直径及主动脉峡部和动脉导管的相对直径，图 33-18 至图 33-21 为上述测量的示意图。

鉴于胎儿正在快速生长，胎儿心脏的测量值应该和胎儿大小相关。因此，需要知道给定胎儿大小或孕周所对应的胎儿心脏正常参考值是多少，才能判断某个测值是否异常。一个孤立的正常参考值范围不能用于不同大小和不同发育程度的所有胎儿。要解决这个问题，需要大样本的正常参考值来计算

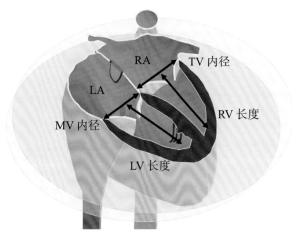

▲ 图 33-18　在四腔心切面心室舒张期进行测量

LA. 左心房；LV. 左心室；MV. 二尖瓣；RV. 右心室；TV. 三尖瓣；RA. 右心房

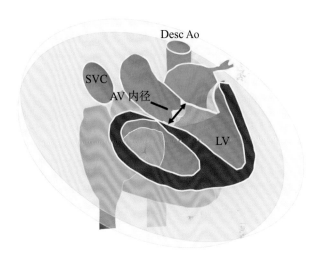

▲ 图 33-19　在心室舒张期测量主动脉瓣环内径（**Ao**）

LV. 左心室；SVC. 上腔静脉；Desc Ao. 降主动脉

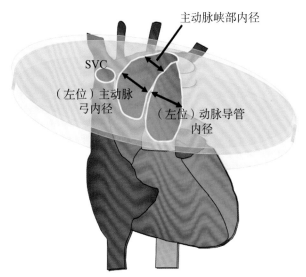

▲ 图 33-20　在三血管切面（**3VV**）测量左位主动脉弓和左位动脉导管内径

SVC. 上腔静脉

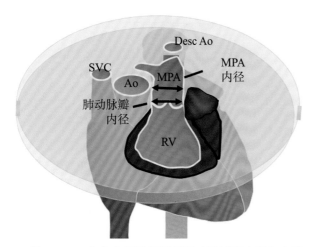

▲ 图 33-21　在心室舒张期测量肺动脉瓣环内径和主肺动脉（MPA）内径

Ao. 主动脉；Desc Ao. 降主动脉；RV. 右心室；SVC. 上腔静脉

准确的百分位数或 Z 评分。例如，最近发表的正常流出道的数据的参考范围是建立在将近 8000 个胎儿的基础上的。Z 评分是一种将胎儿测量值与胎儿大小或胎龄特定平均值相关联的方法，其大小反映个体测量值偏离整体均值的程度。Z 评分 –1 表示测量值低于均值 1 个标准偏差。但这个标准偏差会随着胎儿的大小或孕周变化，这使得 Z 评分的应用更为复杂化。

超声系统或工作站可以纳入算法，智能手机 / 平板电脑（如 CardioZ）可以下载在线计算器（如 www.parameterz.com）和应用程序。临床医师在应用 Z 评分时应保持一致，因为不同文献的 Z 评分存在差异。超声心动图测量方法也应与用于构建参考范围的方法一致以确保可以进行有效比较。理想情况下，由单个观察者分析连续扫描可以最大限度地提高准确性。

六、胎儿心脏功能评估

胎儿心脏功能的定量评估具有挑战性。有多种技术可以用于评估胎儿心脏功能，包括一些纯粹主观指标和需要复杂的后处理的定量指标。胎儿心胸比、流入道和流出道血流的多普勒模式，心肌做功指数、组织多普勒、2D 应变和 3D 心室容积计算等均已发表正常参考范围。有学者建议建立评分系统以整合这些技术，如胎儿心血管概况评分。各种超声心动图技术特定的优点和局限性见表 33-9。

不同的技术能够对心室功能的不同方面进行评估。例如，M 型超声心动图测定左心室射血分数，因此是心室收缩功能的标志物。而 MPI 则定义为等容舒张时间（isovolumetric relaxation time，IRT）和等容收缩时间（isovolumetric contraction time，ICT）的总和除以射血时间（ejection time，ET）。重要的是，MPI 是一个时间标记，它的测量不依赖于心室几何形状。

七、胎儿超声心动图和 MRI

由于其高分辨率和非侵入性，超声波一直是观察胎儿心脏结构的主导成像技术。近年来，胎儿心脏 MRI 逐渐兴起，并探索其能否对超声心动图提供补充信息。使用 MRI 检查胎儿心脏的挑战包括图像分辨率、心脏运动，以及整个胎儿的运动。该技术的初步探索是基于既定平面扫描或实时电影序列。事实证明这很困难，特别是由于胎动的存在，很难获得预期的高质量图像。技术的进步如图像的运动伪像校正，已经克服了其中一些缺陷，尤其对血管结构的扫描，这彻底改变了 MRI 在胎儿期的应用。作为对超声扫查平面的扩展（如三血管切面），MRI 技术使得对主动脉弓和分支异常的检出率大大提高。胎儿心脏 MRI 可以生成包含主动脉弓、动脉导管弓和头颈部血管与气管关系的 3D 解剖"模型"。这使得血管环和气管支气管解剖结构可视化，从而提高对潜在气管受压情况的识别（图 33-22）。

八、胎儿心律失常

心电图是产后诊断心律失常的金标准。获得胎儿心电图有很高的技术要求，包括采用心磁图或更复杂的信号处理从母体心电图中提取胎儿心电图。由于可以从机械活动推测电活动，因此，超声心动图仍然是评估胎儿心律失常主要技术。M 型超声心动图可用于评估胎儿心律失常，将取样线通过心房及心室壁可以同时获取心房壁和心室壁的收缩情况（图 33-23A）。M 型超声心动图可用于确认正常窦性心律、心动过速和心动过缓（如完全性房室传导阻滞）。胎儿心律失常可大致分为不规则心律、心动过速和心动过缓。不规则心律最常见于房性期前收缩，但也可能发生室性期前收缩。胎儿心动过速最常见的原因是室上性心动过速（占大多数）、心

表 33-9　胎儿心脏功能评估方法

技　术	方　法	变　量	评　价
2D 超声心动图	心脏与胸腔平面测量	心胸比例	易于测量，方法简单
	舒张期及收缩期心室平面测量	左心室射血分数	参考范围已公布，易于测量
M 型超声心动图	舒张期及收缩期心室内径	LV 和 RV 短轴缩短率	可行性依赖于胎儿位置
脉冲波多普勒	心室流入道血流频谱	MV 和 TV E 波、A 波，E/A 比值，单峰	可行，流速有角度依赖性
	流入道 / 流出道脉血流频谱	心肌做功指数	参考范围已公布，受胎位影响
	流出道脉血流频谱	最大速度，加速时间，心输出量	速度有角度依赖性，心输出量计算容易出现误差
彩色多普勒血流成像	房室瓣评估	房室瓣反流	
静脉多普勒	静脉导管多普勒 下腔静脉多普勒 肝静脉多普勒	收缩 / 舒张血流模式 心房或心室收缩期反向血流	可行性受胎位影响
组织多普勒	脉冲 TDI 彩色 TDI	瓣环水平 s'、e'、a'，纵向应变，应变率	测量有角度依赖性
二维应变技术	二维斑点跟踪	心肌应变，应变率	需要后处理，帧频关键和软件依赖
3D 技术	评估心室容积	LV 和 RV 容积，每搏输出量，射血分数	可行性取决于胎位、软件及硬件

AV. 房室；IVC.下腔静脉；LV. 左心室；MV. 二尖瓣；RV. 右心室；TDI. 组织多普勒成像技术；TV. 三尖瓣

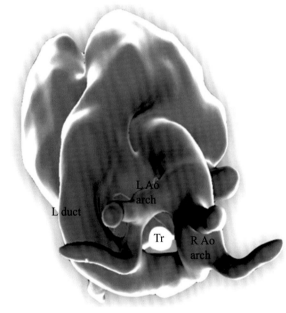

▲ 图 33-22　双主动脉弓的胎儿心脏 MRI 3D 模型

显示较小左位主动脉弓（L Ao arch），占优势的右位主动脉弓（R Ao arch）与左位动脉导管（L duct）汇合后环绕气管（Tr）（图片由 Dr D.F.A.Lloyd 提供）

房扑动或心房节律紊乱，室性心动过速很罕见。M 型超声心动图能够显示心房和心室率，但可能会受限于检查声窗。多普勒技术也适用于评估胎儿心

动过速，尤其是室上性心动过速，其中 AV 和 VA 间期的测量可用于鉴别由旁路传导引起的短 VA 心动过速和长 VA 心动过速，后者的存在提示永久性交界性折返性心动过速的可能性更大，鉴别诊断决定胎儿治疗方案的选择。其他技术包括组织多普勒成像技术，也可用于诊断心律失常，因为心房和心室收缩模式可以单独进行后处理与分析。胎儿心动过缓的原因包括窦性心动过缓，多次受阻的房性异位搏动，或完全性房室传导阻滞。心脏传导阻滞最常见的原因是抗 Ro 和（或）抗 La 抗体经胎盘进入胎儿循环，但也可能是由于潜在的结构性疾病，特别是左心房异构或房室连接不一致。M 型超声心动图可能是最常用于分析心房和心室收缩模式以识别房室分离、心房异位搏动或窦性心动过缓的技术。超声心动图技术不能用于测量 QT 间期，QT 间期需要通过心磁图测量。

存在母体抗 Ro 或抗 La 抗体的胎儿发生心脏传导阻滞的风险增加，最近采用多普勒技术测量此类胎儿的机械 PR 间期备受关注，包括脉冲多普勒和组织多普勒。心房和心室收缩之间的时间间隔称为房室收缩间期（atrioventricular contraction

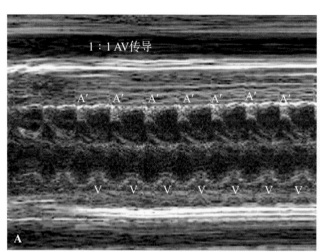

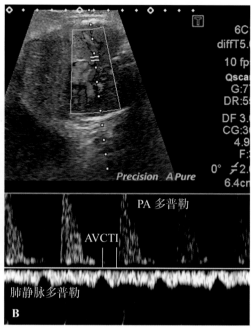

▲ 图 33-23　A. M 型超声：取样线通过心房（A'）和心室（V）显示 1：1 AV 传导；B. 房室收缩时间间歇（AVCTI）在机械活动方面代表 PR 间期

time interval，AVCTI），代表机械活动的 PR 间期（图 33-23B）。AVCTI 可以通过放置 PW 取样容积同时通过流入道和流出道，例如 LVOT 和二尖瓣、肺静脉和 RPA 或升主动脉和 SVC 获得。这些测量是否有助于预防心脏传导阻滞的进展仍存争议。

九、产前诊断胎儿 CHD 的管理

系统的超声心动图诊断信息对于全面准确地诊断心脏病变至关重要。有助于对患儿父母提供关于心脏病变特征和预后的产前咨询。产前管理不是简单地识别心脏病变，还需对胎儿的整体情况做详细评估。一些心脏病变，如 AVSD，常常伴染色体异常和其他心外畸形，这均会影响胎儿的预后。应对可能伴发的异常进行全面检查，这可能涉及其他亚专业，包括胎儿医学、产科和临床遗传学。不同的心脏病变伴发畸形的关联程度存在差异。简单型 TGA 很少伴发心外畸形，而法洛四联症常常伴发心外畸形。这种情况下酌情与父母讨论并考虑进行绒毛膜绒毛取样（chorionic villus sampling，CVS）或羊膜穿刺术以明确有无异常核型。根据心脏病变特征，分娩尽可能安排在有高水平心脏科的医疗中心以优化护理和产后结局。

十、对预后的影响

产前诊断 CHD 之后，可将计划的分娩安排在有专门先天性心脏病救治能力的医疗中心，可随时获得有丰富治疗经验的产科医师、新生儿科医师和儿科重症监护医师的帮助。

产前诊断导管依赖性 CHD，如 TGA、左心发育不良综合征、主动脉缩窄和肺动脉闭锁，可降低产后发病率和死亡率。这些导管依赖性病变患儿，在 NICU 中应迅速启动静脉输注前列腺素，从而为产后超声心动图及详细的心脏评估争取时间。

大多数产前诊断的心脏病胎儿可以通过阴道分娩。对于可能需要产后立即进行心脏干预的特定病例，如 TGA 或 HLHS 合并完整或限制性的房间隔，一般建议行剖宫产（cesarean section，CS）。同样，完全性房室传导阻滞或心动过速胎儿，由于无法在分娩期间充分监测胎儿的健康状况，一般也选择 CS。

随着手术长期预后的改善，关注的重点主要在如何进一步改善患儿神经系统的预后。既往观点认为不良的神经系统预后主要由于慢性发绀和体外循环等产后因素的影响。然而，产前 MRI 成像提供了更多证据表明异常微结构发育和白质损伤，这可能与未成熟发育大脑的氧气输送减少有关。

此外，在产前 CHD 胎儿的分娩时机的选择不仅对手术死亡率产生影响，而且也影响神经发育的长期结局。众所周知，患 CHD 的早产儿预后较差；然而，即使是 37～38 周，定义为足月早期，分娩的 CHD 胎儿其发病率和死亡率也增加。因此，最近的美国心脏协会指南建议在 39～40 周分娩，除非有明确的母亲或胎儿方面指征需要提前分娩。

十一、胎儿介入治疗

在过去的 10 年中，胎儿先天性心脏病的产前介入治疗取得了显著进展。对孕期逐渐恶化的心脏病变进行介入治疗，目的是阻止或逆转这种恶化。目前主要用于治疗严重的主动脉瓣狭窄，因为在这种情况下，左心室的大小和功能及其他左心结构会随着时间的推移而恶化。进行产前介入治疗后心脏结构的生长有明显改善，但这并不能直接转化为与双心室循环一致的预后。争论的焦点集中在产前介入治疗的风险是否大于潜在的益处。其他已采取介入治疗的病变包括具有完整室间隔的肺动脉闭锁（在初期水肿的情况下）和合并严重受限或完整房间隔的 HLHS 胎儿。胎儿介入治疗仍然是一个有争议的研究领域，涉及的技术包括如用于严重主动脉或肺动脉狭窄的球囊成形术和房间隔受限时的支架置入术。最终目标是选择适当的人群进行介入治疗，选择最佳的治疗时机，严格控制并发症并将受益最大化。尚需要继续努力以改善 CHD 胎儿的长期预后。

参 考 文 献

[1] Allan L, Dangel J, Fesslova V, et al. Recommendations for the practice of fetal cardiology in Europe. *Cardiol Young*. 2004; 14(1):109–114.

[2] Berg C, Knüppel M, Geipel A, Kohl T, et al. Prenatal diagnosis of persistent left superior vena cava and its associated congenital anomalies. *Ultrasound Obstet Gynecol*. 2006;27(3):274–280.

[3] Bull C. Current and potential impact of fetal diagnosis on prevalence and spectrum of serious congenital heart disease at term in the UK. British Paediatric Cardiac Association. *Lancet*. 1999;354(9186):1242–1247.

[4] Carvalho JS, Allan LD, Chaoui R, et al. ISUOG practice guide-lines (updated): sonographic screening examination of the fetal heart. *Ultrasound Obstet Gynecol*. 2013;41(3):348–359.

[5] Chan LY, Fok WY, Wong JT, Yu CM, Leung TN, Lau TK. Reference charts of gestation-specific tissue Doppler imaging indices of systolic and diastolic functions in the normal fetal heart. *Am Heart J*. 2005;150(4):750–755.

[6] Comas M, Crispi F. Assessment of fetal cardiac function using tissue Doppler techniques. *Fetal Diagn Ther*. 2012;32(1–2):30–38.

[7] Eidem B, Edwards JM, Cetta F. Quantitative assessment of fetal ventricular function: establishing normal values of the myocardial performance index in the fetus. *Echocardiography*. 2001;18(1): 9–13.

[8] Fetal Echocardiography Task Force; American Institute of Ultrasound in Medicine Clinical Standards Committee; American College of Obstetricians and Gynecologists; Society for Maternal-Fetal Medicine Collaborators. AIUM practice guideline for the performance of fetal echocardiography. *J Ultrasound Med*. 2011;30(1):127–136.

[9] Fouron JC. Fetal arrhythmias: the Saint-Justine hospital experience. *Prenat Diagn*. 2004;24(13):1068–1080.

[10] Franklin O, Burch M, Manning N, Sleeman K, Gould S, Archer N. Prenatal diagnosis of coarctation of the aorta improves survival and reduces morbidity. *Heart*. 2002;87(1):67–69.

[11] Germanakis I, Matsui H, Gardiner HM. Myocardial strain abnormalities in fetal congenital heart disease assessed by speckle tracking echocardiography. *Fetal Diagn Ther*. 2012;32(1–2): 123–130.

[12] Ghi T, Huggon IC, Zosmer N, Nicolaides KH. Incidence of major structural cardiac defects associated with increased nuchal translucency but normal karyotype. *Ultrasound Obstet Gynecol*. 2001;18(6):610–614.

[13] Gil M, Quezada MS, Bregant B, Ferraro M, Nicolaides KH. Implementation of maternal blood cell-free DNA testing in early screening for aneuploidies. *Ultrasound Obstet Gynecol*. 2013;42(1):34–40.

[14] Godfrey M, Messing B, Cohen SM, Valsky DV, Yagel S. Functional assessment of the fetal heart: a review. *Ultrasound Obstet Gynecol*. 2012;39(2):131–144.

[15] Hornberger LK, Sahn DJ, Kleinman CS, Copel J, Silverman NH. Antenatal diagnosis of coarctation of the aorta – a multi-center experience. *J Am Coll Cardiol*. 1994;23(2):417–423.

[16] Jaeggi ET, Silverman ED, Laskin C, Kingdom J, Golding F, Weber R. Prolongation of the atrioventricular conduction in fetuses exposed to maternal anti-Ro/SSA and anti-La/SSB antibodies did not predict progressive heart block. A prospective observational study on the effects of maternal antibodies on 165 fetuses. *J Am Coll Cardiol*. 2011;57(13):1487–1492.

[17] Jowett VC, Sankaran S, Rollings SL, Hall R, Kyle PM, Sharland GK. Foetal congenital heart disease: obstetric management and time to first cardiac intervention in babies delivered at a tertiary centre. *Cardiol Young*. 2014;24(3):494–502.

[18] Lee W, Riggs T, Amula V, Tsimis M, Cutler N, Bronsteen R, Comstock CH. Fetal echocardiography: z-score reference ranges for a large patient population. *Ultrasound Obstet Gynecol*. 2010;35(1):28–34.

[19] Makrydimas G, Sotiriadis A, Huggona IC, et al. Nuchal translucency and fetal cardiac defects: a pooled analysis of major fetal echocardiography centers. *Am J Obstet Gynecol*. 2005; 192(1):89–95.

[20] McElhinney D, Tworetzkyames W, Lock JE. Current status of fetal cardiac intervention. *Circulation*. 2010;121(10):1256–1263.

[21] Nii M, Hamilton RM, Fenwick L, Kingdom JCP, Roman KS, Jaeggi ET. Assessment of fetal atrioventricular time intervals by tissue Doppler and pulse Doppler echocardiography: normal values and correlation with fetal electrocardiography. *Heart*. 2006;92(12):1831–1837.

[22] Pasquini L, Mellander M, Seale A, et al. Z-scores of the fetal aortic isthmus and duct: an aid to assessing arch hypoplasia. *Ultrasound Obstet Gynecol.* 2007;29(6):628–633.

[23] Rychik J, Ayres N, Cuneo B, et al. American Society of Echocardiography guidelines and standards for performance of the fetal echocardiogram. *J Am Soc Echocardiogr.* 2004;17(7): 803–810.

[24] Seale AN, Carvalho JS, Gardiner HM, et al. Total anomalous pulmonary venous connection: impact of prenatal diagnosis. *Ultrasound Obstet Gynecol.* 2012;40(3):310–318.

[25] Sharland G. Fetal cardiac screening: why bother? *Arch Dis Child Fetal Neonatal Ed.* 2010;95(1):F64–F68.

[26] Simpson J. Echocardiographic evaluation of cardiac function in the fetus. *Prenat Diagn.* 2004;24(13):1081–1091.

[27] Simpson JM. Fetal arrhythmias. *Ultrasound Obstet Gynecol.* 2006;27(6):599–606.

[28] Strasburger JF, Cheulkar B, Wakai RT. Magnetocardiography for fetal arrhythmias. *Heart Rhythm.* 2008;5(7):1073–1076.

[29] Tulzer G, Khowsathit P, Gudmundsson S, et al. Diastolic function of the fetal heart during second and third trimester: a pro-spective longitudinal Doppler-echocardiographic study. *Eur J Pediatr.* 1994;153(3):151–154.

[30] Tworetzky W, McElhinney DB, Reddy VM, Brook MM, Hanley FL, Silverman NH. Improved surgical outcome after fetal diagnosis of hypoplastic left heart syndrome. *Circulation.* 2001;103(9): 1269–1273.

[31] Vogel M, Sharland GK, McElhinney DB, Zidere V. Prevalence of increased nuchal translucency in fetuses with congenital cardiac disease and a normal karyotype. *Cardiol Young.* 2009;19(5): 441–445.

[32] Yagel S, Cohen SM, Achiron R. Examination of the fetal heart by five short-axis views: a proposed screening method for comprehensive cardiac evaluation. *Ultrasound Obstet Gynecol.* 2001;17(5):367–369.

[33] Vigneswaran TV, Zidere V, Miller OI, Simpson JM, Sharland GK. Usefulness of the prenatal echocardiogram in fetuses with isolated transposition of the great arteries to predict the need for balloon atrial septostomy. *Am J Cardiol.* 2017;119(9):1463–1467.

[34] Goff DA, Luan X, Gerdes M, et al. Younger gestational age is asso-ciated with worse neurodevelopmental outcomes after cardiac surgery in infancy. *J Thorac Cardiovasc Surg.* 2012;143:535–542.

[35] Chubb H, Simpson JM. The use of Z-scores in paediatric car-diology. *Ann Pediatr Cardiol.* 2012;5(2):179–184.

[36] Schneider C, McCrindle BW, Carvalho JS, Hornberger LK, McCarthy KP, Daubeney PEF. Development of Z-scores for fetal cardiac dimensions from echocardiography. *Ultrasound Obstet Gynecol.* 2005;26(6):599–605.

[37] Krishnan A, Pike JI, McCarter R, et al. Predictive models for normal fetal cardiac structures. *J Am Soc Echocardiogr.* 2016;29(12):1197–1206.

[38] Vigneswaran TV, Akolekar R, Syngelaki A, et al. Reference ranges for the size of the fetal cardiac outflow tracts from 13 to 36 weeks gestation: a single-center study of over 7000 cases. *Circ Cardiovasc Imaging.* 2018;11(7):e007575.

[39] Familiari A, Morlando M, Khalil A, et al. Risk factors for coarctation of the aorta on prenatal ultrasound. *Circulation.* 2017;135(8):772–785.

[40] Freud LR, McElhinney DB, Marshall AC, et al. Fetal aortic valvuloplasty for evolving hypoplastic left heart syndrome. *Circulation.* 2014 19;130(8):638–645.

[41] Marelli A, Miller SP, Marino BS, Jefferson AL, Newburger JW. The brain in congenital heart disease across the lifespan: the cumulative burden of injury. *Circulation.* 2016;133:1951–1962.

[42] Marino BS, Lipkin PH, Newburger JW, et al. Neurodevelopmental outcomes in children with congenital heart disease: evaluation and management: a scientific statement from the American Heart Association. *Circulation.* 2012;126(9):1143–1172.

[43] Limperopoulos C, Majenemer A, Shevell MI, et al. Predictors of developmental disabilities after open heart surgery in young children with congenital heart defects. *J Pediatr.* 2002;141:51–58.

[44] Dimitropoulos A, McQuillen PS, Sethi V, et al. Brain injury and development in newborns with critical congenital heart disease. *Neurology.* 2013;81:241–248.

[45] McQuillen PS, Barkovich AJ, Hamrick SEG, et al. Temporal and anatomic risk profile of brain injury with neonatal repair of congenital heart defects. *Stroke.* 2007;38:736–741.

[46] Clouchoux C, du Plessis AJ, Bouyssi-Kobar M, et al. Delayed cortical development in fetuses with complex congenital heart disease. *Cerebr Cortex.* 2013;23:2932–2943.

[47] Kelly CJ, Makropoulos A, Cordero-Grande L, et al. Impaired development of the cerebral cortex in infants with congenital heart disease is correlated to reduced cerebral oxygen delivery. *Sci Rep.* 2017;7(1):15088.

[48] Kelly CJ, Christiaens D, Batalle D, et al. Abnormal micro-structural development of the cerebral cortex in neonates with congenital heart disease is associated with impaired cerebral oxygen delivery. *J Am Heart Assoc.* 2019 Mar 5;8(5):e009893.

[49] Andropoulos DB, Hunter JV, Nelson DP, et al. Brain imma-turity is associated with brain injury before and after neonatal cardiac surgery with high-flow bypass and cerebral oxygenation monitoring. *J Thorac Cardiovasc Surg.* 2010;139:543–556.

[50] Miller SP, McQuillen PS, Hamrick S, et al. Abnormal brain development in newborns with congenital heart disease. *N Engl J Med.* 2007;357:1928–1938.

[51] Pushparajah K, Lloyd DAF. Role of fetal cardiac magnetic res-onance imaging. In: *Fetal Cardiology. A Practical Approach to Diagnosis and Management.* Switzerland: Springer Nature; 2019:189–197.

[52] Lloyd DFA, van Amerom JF, Pushparajah K, et al. An exploration of the potential utility of fetal cardiovascular MRI as an adjunct to fetal echocardiography. *Prenat Diagn.* 2016;36(10):916–925.

[53] Lloyd DFA, Pushparajah K, Simpson JM, et al. Three-dimensional visualisation of the fetal heart using prenatal MRI with motion-corrected slice-volume registration: a prospective, single-centre cohort study. *Lancet.* 2019. 20;393(10181):1619–1627.

[54] Cordes TM, O'Leary PW, Seward JB, Hagler DJ. Distinguishing right from left: a standardized technique for fetal echocardiog-raphy. *J Am Soc Echocardiogr.* 1994;7:47–53.

第34章 三维超声心动图在先天性心脏病中的应用

Three-Dimensional Echocardiography in Congenital Heart Disease

Anitha Parthiban　Girish S. Shirali　著

邓梦青　年芸　郑哲岚　译

概述

了解复杂的心内解剖和空间关系是先天性心脏病诊断和治疗的前提。通过二维超声心动图对心脏成像是有挑战性的，因为它不是很直观，需要利用心脏在正交平面中连续扫描得到的 2D 图像，在头脑中构建一个虚拟的三维解剖图像。此外，将该虚拟图像准确地转化为超声报告并分享给其他参与患者医疗的临床医师也存在偏差。自 1990 年 Von Ramm 和 Smith 首次发明可将心脏实时 3D 成像的传感器以来，传感器技术和处理软件的性能得到巨大的提升，现在可以快速实时获取心脏的 3D 图像，并从任何空间角度呈现。这使得三维超声心动图能够应用到临床工作中，以协助制订手术方案、引导介入治疗，并准确量化心室容积和心脏功能。在本章中，我们将回顾 3DE 涉及的仪器和工作流程、图像采集、图像绘制、显像原理，以及 3DE 在先天性心脏病中的临床应用。

一、仪器及工作流程

2002 年，采用并行处理的矩阵阵列传感器的出现是三维超声心动图发展历史上的一个重要里程碑。这些传感器由 3600 多个压电元件组成，在仰角平面和方位平面上有 60 多个元件，它们可以生成实时跳动的高质量三维心脏图像（工作频率 2~4MHz）。此项小型化的技术促使了小儿经胸探头的出现，该探头具有更小的接触面积，以及类似成人尺寸的三维经食管探头（2~8MHz）的更广的频率范围（2~7MHz），可用于体重超过 30kg 的儿童患者。

目前，虽然三维经食管超声心动图探头能够呈现高质量的二维图像和三维图像，但三维经胸超声心动图的探头成像落后于专用的二维探头。这种差距在小儿三维和高频二维探头之间尤其明显，而临床应用时需要在二维和三维探头之间切换。为了满足临床需要，3D TTE 传感器技术需要进一步发展，并能针对儿童患者进行快速自动定量分析，以及可以自动显示来自不同采集窗口的二维切割平面。同二维超声心动图另一个区别是，三维超声需要更大的存储空间（300~500MB vs. 1.5GB），这会给数据存储和调用系统带来压力。

二、数据采集模式和采集原则

目前，主要有两种获取数据的方法，包括获取实时 3DE 及心电图触发的多个心动周期的 3DE（图 34-1）。良好的空间分辨率和时间分辨率对于准确的临床诊断来说至关重要，因此所使用的采集模式应该由所需解决的具体临床问题决定。例如，评估主动脉瓣形态或单纯室间隔缺损需要较小的视野，但在评估右心室双出口时，为了找出从左心室到主动脉的潜在间隔，需要扩大视野，包括房室瓣和半月瓣。下文讨论了 3DE 数据采集的各种模式和采集的基本原理。

（一）二维同步多平面模式

矩阵阵列探头的独特之处在于，它们允许成像平面 360° 旋转，并允许 2 幅实时图像同步显示；如图 34-2A 所示，第一个图像是被成像结构的参考图像，而第二个图像（图 34-2B）表示从参考图像角度旋转 30°～150° 所得的图像。后者可以在侧向和横向平面上进行控制，当然这时时间分辨率会降低。这种方法对于评估间隔缺损的大小和形状、房室瓣形态、瓣膜反流的病因及流出道的横断面非常有用。

（二）实时 3DE 模式

Real-Time/Live 3DE 可实时显示可根据侧向和横向大小进行调整的锥体体积，非常适合用于成像较小的感兴趣区域，具有高时间分辨率。可以单个心动周期成像、避免了多个心动周期的图像采集中经常遇到的拼接伪像。该模式主要用于介入治疗

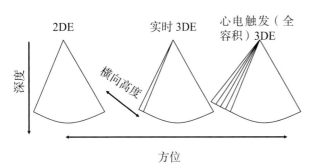

▲ 图 34-1 二维超声心动图（2DE）、实时三维超声心动图（3DE）和全容积（ECG 触发）三维超声心动图（3DE）之间的差异

常规 2DE 图（左）。实时 3DE 图（中），添加了垂直切面，故图像形状是梯形的，而不是饼状的。ECG 触发（全容积）3DE 成像（右），呈现了更宽的梯形图像

中，可通过高时间分辨率以实现病变的最佳可视化（图 34-3），如间隔缺损封堵，以及主动脉瓣和房室瓣的成像。有些厂家的设备中带有另外一个模式，即 3D zoom，允许操作人员在牺牲时间分辨率的前提下选择较宽的感兴趣区域（如房室瓣）（图 34-4）。这种聚焦宽扇区成像（3D zoom）更适用于 TEE 成像，而不是 TTE 成像，因为 TEE 的空间分辨率和信噪比较高。

（三）心电图触发的多心动周期图像采集

ECG 触发的多心动周期图像采集是先天性心脏病 3DE 成像的主要手段，因为它允许在足够高的时间分辨率下获得更大的感兴趣区域。这是通过电脑程序"拼接"多个（2～6 个）心动周期采集的窄子容积实现的（图 34-5）。ECG 采集也可用于定量心室容积和形变。患者呼吸或运动造成的伪影会影响所采集数据的质量，因此插管的患者通常需要镇静，并暂时停止通气。对于年龄较大、能配合的儿童，获取图像时应屏住呼吸。心率较快或心律失常的患者更容易产生伪影。目前的技术可进行单个心动周期的图像采集；然而，由于时间分辨率较低，在心率快的儿童中不可行，除非扇区宽度显著减小，或者对相对静止的结构（如室间隔或心脏肿物）进行成像。

（四）三维彩色多普勒超声

三维彩色血流多普勒可以添加到上述任何一种模式中，但和二维超声一样，时间分辨率会相应下降，因此多用于多个心动周期的图像采集中。一些仪器的设置允许操作人员选择容积帧频而不是线密

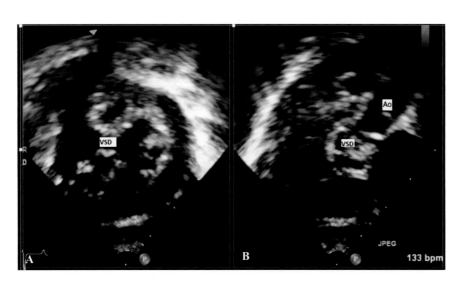

◀ 图 34-2 多平面成像示例

第一幅图（A）从剑下矢状面获得房室间隔缺损患者的室间隔缺损（VSD）图像，作为参考图像。第二幅图（B）是参考图像旋转 90° 得到的图像，显示了室间隔的正面视图，其中室间隔顶部已被剪裁掉。缺损的上下径较小，前后径较大。Ao. 主动脉

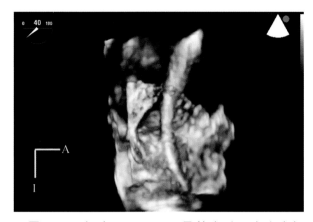

▲ 图 34–3　实时 3D TEE 显示导管穿过一个大房间隔缺损

视角较独特：观察者从左心房内向右看。A. 前部；I. 下

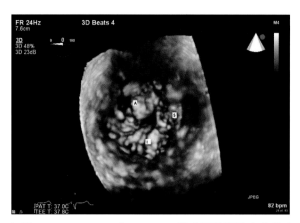

▲ 图 34–4　3D TEE 在 3D zoom 模式下获取的左心发育不良综合征患者的三尖瓣图像

该瓣膜从心室面呈现，中央一个星形区域，为瓣膜没有对合

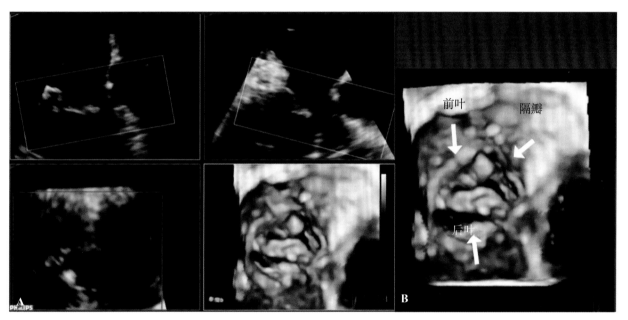

▲ 图 34–5　3D TEE 在全容积采集模式下获取的严重三尖瓣反流患者的三尖瓣图像

图像在多平面重建模式下打开，裁剪框放置在三尖瓣上方（A）。从右心房面观察三尖瓣的 3D 容积图像（B），可以看到起搏器导线穿过瓣膜并拴住前叶。后叶为连枷运动

度来提高时间分辨率，但这以牺牲空间分辨率为代价（图 34-6）。

（五）图像采集原则

高质量的图像采集对于儿童和成人的先天性心脏病 3DE 评估至关重要，其图像采集应考虑以下几点。首先，必须尽可能优化 2DE 图像，因为这直接影响 3DE 图像质量。对于儿童患者，应使用高频探头，并调整扇区大小和深度，包括感兴趣的区域。探头放置位置也是一个考虑因素，例如心尖四腔心或胸骨旁切面是扫查二尖瓣的最佳切面。声束方向应尽可能与所扫查区域垂直。在获取图像之前，需回顾多平面图像，尤其是横向平面，以排除拼接伪像，并确保充分捕获感兴趣区域。如前所述，最佳 3DE 采集模式是基于临床需求选择的。对于相对静态的结构，如房间隔和室间隔，可以使用实时 3DE 或 3D zoom 成像；而对于二尖瓣的成像，最好选择 ECG 触发的多心动周期采集成像。另外，应调节增益设置，以避免因增益过度而产生的过多噪声，以及因底色信息丢失而产生的"孔洞"。通常我们以稍高的增益设置获取图像，在后处理过程中根据需

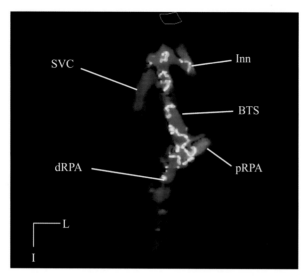

▲ 图 34-6　右侧 Blalock–Taussig 分流术（BTS）的 3DE 彩色血流图像，在 ECG 触发（全容积）模式下采集

灰阶图像已被抑制，显示为超声血管造影图。分流全程显示，起于无名动脉（Inn）起始段，接入右肺动脉。右肺动脉近端和远端（pRPA 和 dRPA）清晰可见。注意上腔静脉（SVC）近段位于分流的头端。该图像可以在无限多个平面上旋转、倾斜和检查，以显示狭窄的位置。I. 下；L. 左

要降低增益，以实现结构的最佳可视化。相反，增益不足情况下采集的图像，在后处理时增加增益不一定能改善未充分显像的图像区域。如果 3D TTE 图像显示区域不足以满足需要，并且患者的体型允许使用 3D TEE 探头，则应考虑 3D TEE。与 2DE 类似，TEE 在显示房间隔方面优于 TTE。

三、3DE 图像采集模式和方向

3DE 图像采集的常用模式包括容积显像、表面显像和多平面重建显像。由于 3DE 图像是在 2D 屏幕上显示的，因此图像的旋转和倾斜可以提供感兴趣结构的最佳深度感和可视化。

容积显像的数据包允许从不同的平面和角度进行裁剪或分割，以显示感兴趣的结构，对于理解先天性心脏病的病理解剖非常有用。例如，成像室间隔时，操作人员需裁剪掉心室游离壁并旋转图像，从而从右心室或左心室的角度呈现室间隔。裁剪可在数据采集期间进行，这具有改进空间和时间分辨率及图像的即时性的优点，并且对于导管介入的超声心动图指导非常有帮助。另外，也可以先获取数据，然后在工作站上使用特定的软件包进行处理，然后保存处理后的图像以供使用。表面成像是一种将实体结构表面可视化的技术，主要用于评估心脏

结构的大小和轮廓。具体应用包括半自动识别和全自动边界跟踪，以量化左心室和右心室整体和区域功能，以及半自动量化二尖瓣环和瓣叶活动情况，以评估二尖瓣功能。MPR 功能允许以四屏幕格式查看 3DE 图像，其中 3 个正交（冠状面、矢状面和水平面）平面可见，感兴趣的结构在所有 3 个平面上对齐，以允许进行真实的面积测量（如间隔缺损的大小和面积、瓣膜面积、反流束面积）（图 34-7）。此外，MPR 可对无法从标准切面获得的二维图像进行成像，如异常的瓣膜形态及其支持装置，从而有助于理解复杂的先天性心脏病。

3DE 图像方向：外科视角与解剖视角

"外科"或"外科医师"视角是指将三维图像旋转并以外科医师的视角呈现，即患者仰卧，外科医师从患者右侧操作。"解剖"视角的成像即模仿患者直立位，与其他横断面成像方式（如计算机断层扫描和磁共振成像）所使用的方法一致。由于先天性心脏病患者的体位、心脏位置、结构连接通常较复杂，最新发布的先天性心脏病 3DE 指南建议采用解剖视角，因为它和其他各种成像方式具一致性，从而更直观、更有助于理解。在目前的技术中，无法在数据集上放置解剖标记以帮助在裁剪过程中保留图像方向，使得标准化裁剪技术和图像显示尤为重要。3DE 指南强调了在成像房间隔、室间隔或房室瓣时保留重要标志的重要性，以便更容易理解。

四、各种先天性心脏病的最佳超声图像采集方法

目前基于二维超声的先天性心脏病诊断标准已经制订。然而，由于 3DE 后期处理程序能够显示扫查区域内的所有结构，其应用范围更广。在优化感兴趣结构的图像采集时，适用于二维超声的物理原理同样适用于三维超声。和 2DE 一样，图像质量是 3DE 成像效果的核心，但也有其他需要注意的部分。例如，使用 2DE 扫查膜周部室间隔缺损时，由于感兴趣的结构位于近场，最好采用胸骨旁短轴切面和左心室长轴切面。但在 3DE 中，图像采集需要更宽的扇区，以便成像出相邻结构，因此，首选以室间隔为中心的改良心尖切面或肋下切面成像。表 34-1 总结了上述情况。

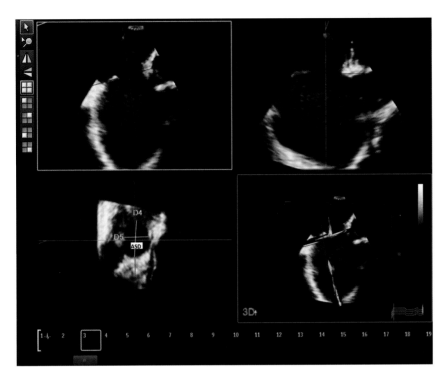

◀ 图 34-7　多平面重建（MPR）模式下的测量演示

以 MPR 格式打开继发孔型房间隔缺损图像，将感兴趣区域（即房间隔缺损）在所有 3 个平面上对齐，并进行测量（左下图）。边缘描记也同样可行

表 34-1　先天性心脏病 3DE 检查的推荐声窗

扫查结构	推荐声窗
房间隔	肋下 3D TEE
房室间隔缺损	肋下 心尖 胸骨旁（左侧房室瓣） 3D TEE
Ebstein 畸形	肋下 心尖，声束向前 胸骨旁短轴
二尖瓣	胸骨旁长轴 3D TEE 心尖（体型较小患者）
室间隔	肋下 心尖 3D TEE 前间隔缺损：胸骨旁长轴，声束朝前，往肺动脉方向
右心室双出口	肋下 心尖（声束向前）
主动脉瓣	3D TEE 胸骨旁长轴 胸骨旁短轴

3D TEE. 三维经食管超声心动图

改编自 *Simpson J, Lopez L, Acar P, et al. Three dimensional echocardiography in congenital heart disease: an expert consensus document from the European Association of Cardiovascular Imaging and the American Society of Echocardiography. J Am Soc Echocardiogr. 2017;30(1):1-27.*

五、先天性心脏病中 3DE 的优越性

随着 3DE 技术的不断完善，其在临床中的应用越来越多。目前还没有随机对照研究比较 3DE 和 2DE 的准确性和有效性，几项研究对这两种技术在特定疾病中的应用进行了比较。Takahashi 等研究了 48 例在房室瓣修补（22 例二尖瓣，26 例三尖瓣）之前行 3DE 检查的患者，发现与术中监测相比，3DE 对二尖瓣前叶、后叶的脱垂，以及二尖瓣和三尖瓣连合异常的细节显示效果更佳。Cossor 等发表了他们对 64 例室间隔缺损患者的 3DE 检查经验：可行性为 94%～100%，精确度为 100%（与外科解剖 / 其他方法相比）。Simpson 等描述了系统 3DE 检查在诊断室间隔缺损大小和左心室与大动脉间潜在间隔，以协助右心室双出口的临床决策。因此，3DE 在临床上主要应用于瓣膜病变和间隔缺损。最近发表的先天性心脏病 3DE 指南和标准明确了 3DE 在各种先天性心脏病病变中的临床应用，表 34-2 对这些问题进行了总结。

六、3DE 引导导管介入治疗

TEE 具有较高的时间和空间分辨率，实时 3DE 模式可快速获取 3DE 图像，因而能用于指导导管介入治疗。3DE 不是作为一种单独的模式，而是主

表 34-2　三维超声心动图在先天性心脏病中的应用价值

CHD 类型	评价 / 建议
推荐等级：强烈推荐	
房间隔	可显示缺损大小、数量及形状 在多孔型房间隔缺损封堵手术设计及残余缺损的评估中有很高应用价值 对于单发的中央型房间隔缺损，价值中等
三尖瓣	可评估瓣叶及腱索形态、反流机制及严重程度、反流口面积
二尖瓣	可评估瓣叶及腱索形态、反流机制及严重程度、反流口面积
左心室流出道	可评估主动脉瓣下狭窄的形态
主动脉瓣	主动脉瓣瓣环的测量、瓣叶形态、反流机制（由于主动脉瓣薄，TTE 扫查常有回声缺失，TEE 价值更高）
房室间隔缺损	评估间隔缺损的大小、瓣叶形态和腱索情况、瓣叶不规则缺损的大小、反流的严重程度和机制
室间隔	评估缺损的大小、数量、位置和形状 复杂 / 多发缺损或需要封堵时，价值高
动脉干	动脉干瓣膜形态和反流情况，尤其是老年患者婴儿中价值低
复杂的先天性心脏病：不协调的房室连接、复杂的大动脉转位、右心室双出口	房室瓣形态与功能 室间隔缺损的位置、大小和流出道的关系 流出道解剖和梗阻的机制 Senning/Rastelli/Nikaidoh 和动脉调转手术的可行性 指导合适的修补方式，价值高
推荐等级：弱	
主动脉弓	探头尺寸和声窗导致成像困难
右心室流出道 / 肺动脉瓣	由于难以显示前部结构，与 2D TTE 相比，优势不明显
法洛四联症	可能对室间隔缺损和右心室流出道的解剖有用 术后评估右心室容量和功能更有用
推荐等级：不推荐	
单纯大动脉转位 肺动脉分支 体循环及肺静脉异常	并不比 2DE 更有用

2DE. 二维超声心动图；TEE. 经食管超声心动图；TTE. 经胸超声心动图

改编自 Simpson J, Lopez L, Acar P, et al. Three dimensional echocardiography in congenital heart disease: an expert consensus document from the European Association of Cardiovascular Imaging and the American Society of Echocardiography. J Am Soc Echocardiogr. 2017;30(1):1-27.

要用于补充 2D 图像的信息，尤其适用于评估感兴趣结构及相邻结构的正面图像，以及残余漏的位置和大小。精确测量最好使用 MPR 格式，但从容积图像上进行测量也可以实现。由于其他采集模式的帧频受限，彩色多普勒通常在双平面或实时 3DE 进行。Scheurer 等证明使用实时 3DE 指导儿童进行活体心内膜、心肌活检的可行性。根据他们的经验，使用实时 3DE 引导，更不容易产生并发症，如新的连枷三尖瓣或心包积液。3DE 被证明是一种可靠的无创引导方式，可将活检刀准确地引导至右心室所需的活检部位。随着对该技术熟悉程度的提高，右心室内活检的 X 线减少。实时 3D TEE 现在常规用于指导导管介入操作、房间隔穿刺、房间隔缺损封堵和二尖瓣的经皮介入治疗（图 34-8 和图 34-9）。最近，3DE 图像与实时荧光配准的融合成像，能够在医师既往熟悉的参照背景下提供更多结构信息，减少辐射。早前应用具有 3DE 功能的 10F 探头所进行的心腔内超声心动图（双平面和实时 3DE）的经验令人鼓舞，因为它具有指导治疗的潜力。

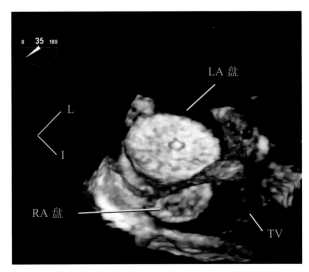

▲ 图 34-8　使用筛孔式 Amplatzer 房间隔封堵器封堵房间隔后立即采集的实时 3D TEE

观察视角为从左心房内向右、向后看，可见封堵器的整个左心房盘（LA 盘）及其中间的连接结构，以及构成其框架的金属网。右心房盘（RA 盘）下部和三尖瓣（TV）也同样可见。I. 下；L. 左

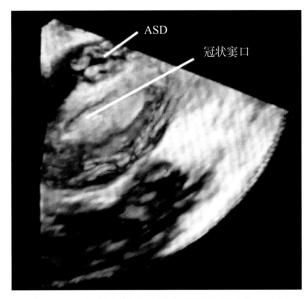

▲ 图 34-9　1 例低位继发孔型房间隔缺损患者的实时三维经食管超声心动图

2DE 成像显示该缺损位于冠状窦附近，能否封堵值得怀疑。而在 3DE 图像中，去除右心房游离壁等组织后，向后、向左看，注意解剖细节的高分辨率，会发现房间隔缺损与冠状窦口相隔了一定距离。根据缺损的大小和形状，也基于 3DE 的发现，此患者可行介入封堵，手术成功完成

七、3DE 用于心室容积和功能的量化

3DE 在量化心室大小和容积方面提供了一个有吸引力的选择，因为它受图像采集的影响较小，并

且不受基于心室几何假设的计算的影响。我们在评估儿童和先天性心脏病患者的右心室和左心室时，面临多重挑战，包括异常的心脏位置和方向、间隔缺损和改变心室结构的补片材料，以及异常的负荷条件。由于大多数程序使用基于正常心脏解剖的算法，它们可能不适用于几何结构发生改变的心室。此外，儿童的高心率要求超声心动图的高时间分辨率，以便在整个心动周期中充分跟踪心室。尽管如此，仍有越来越多的文献研究了 3DE 量化技术在先天性心脏病中的应用，并且已经发表了心脏结构正常儿童的标准值。

（一）3DE 的左心室功能评估

3DE 的左心室定量为儿童超声心动图提供了潜在的应用价值。Bu 等将左心室容积的 3DE 测量结果与磁共振成像的测量结果进行了比较，发现 3DE 的快速全容量采集模式在评估儿童的左心室收缩末期容积、舒张末期容积、心脏质量、搏出量和射血分数时，可行性和可重复性更佳。在一项 3DE 测量左心室容量可行性的研究中，Baker 等证明使用 3DE 测量左心室容量，具有更好的资源利用率、学习曲线及观察者间和观察者内的重复性。在一项对患有复杂先天性心脏病的新生儿和婴儿的研究中，Friedberg 等发现，大多数患者（87%）可以获取高质量、全容积 3DE 图像以测量左心室质量和容积。Shimada 等在 95 项研究（包括 3055 名受试者）的 Meta 分析中发现，3DE 在估测 EF 方面优于 MRI，但会低估左心室容积。

在分析过程中，可从心尖切面获得左心室全容积数据包，能完整显示左心室腔和左心室壁。软件跟踪整个心动周期的左心室内膜面，并显示左心室室壁（图 34-10A），也可手动编辑进行半自动跟踪。不同的仪器要求用户定义心脏周期中的关键标志点（二尖瓣和左心室心尖）和参考点（舒张末期和收缩末期）。3DE 还可通过软件半自动追踪心外膜和心内膜来计算儿童的左心室质量，该结果与 MRI 之间具有良好的相关性，观察者内和观察者间的变异性小。但是目前其在先天性心脏病中的临床应用价值尚不清楚。

3DE 追踪整个心室的功能也可用于快速评估心室节段性运动和非同步性（图 34-10B）。心室运动

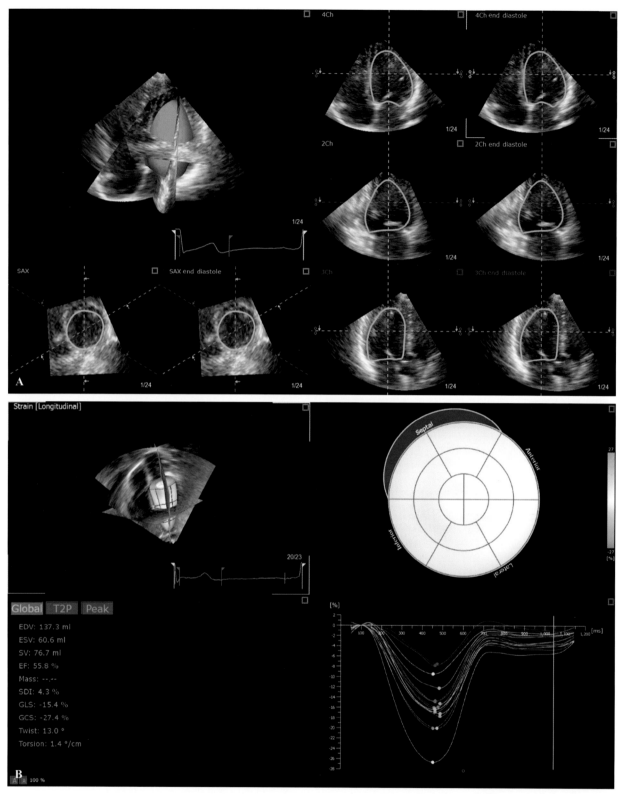

▲ 图 34-10 A. 软件程序半自动跟踪的左心室心内膜，可对边界追踪进行手动编辑，最终报告中包括左心室容积、射血分数、节段运动功能以及形变参数；B. 由节段组成的左心室的铸型模型，每一段都代表了美国超声心动图学会 16 节段的其中一个节段。每个节段的体积变化以图形表示，X 轴表示时间，Y 轴表示体积

非同步性以各节段达到其最小收缩体积所用时间的标准差表示，与心动周期长度（也称为收缩不同步指数）相关。青少年和儿童的正常值已获得。在儿童心脏移植、川崎病和 Fontan 姑息治疗后的患者中，3DE 证明其心室运动非同步性增加。目前这些发现的临床价值尚不确定。值得注意的是，目前尚无评估和治疗先天性心脏病患者电 – 机械不同步的指南发布，因为缺乏指导临床决策的重要证据。

最后，可以使用商用软件对左心室进行三维应变分析。与二维应变相比，该技术具有潜在优势，由于斑点可以在三维超声中追踪，从而避免了由于二维运动中的平面外运动而导致的跟踪损失。3DE 全容积图像采集还可以分析纵向、圆周和径向应变，因此比 2DE 更有应用价值。但是需注意，这些优势必须与 3D 应变技术在时间分辨率上的巨大牺牲性进行权衡。

（二）3DE 的右心室功能评估

对右心室大小和功能的可靠评估对于某些先天性心脏病（如法洛四联症和其他需要从右心室到肺动脉放置管道的病变）的诊治至关重要，因为这些数据为外科手术或导管介入治疗的时机提供了重要信息。右心室位于胸骨后，在矢状面呈三角形，冠状面呈新月形，故传统方法对它复杂的解剖结构进行成像时面临很大挑战。右心室具有复杂的收缩模式，其流入道和窦部主要在纵向上收缩，流出道主要在环向上收缩。突出的小梁结构使心内膜边界描绘复杂化。这些因素使通过 2DE 将右心室整体呈现一个平面上，并使用简单的几何公式来计算其体积和 EF 是不可行的。3DE 在评估右心室容积方面具有潜在优势，因为它很少需要对心室形状进行假设。三种 3DE 技术已被应用于测量右心室容积和

EF：圆盘叠加、半自动边界检测和基于知识的重建。圆盘叠加法与 MRI 的原理最相似，可用于分析先天性心脏病的形状异常的右心室，但它只能作为一种研究工具。基于知识的三维重建需要使用磁跟踪系统，在一系列二维图像的基础上构建右心室的三维体积，费时且需要特殊设备，而且患者必须躺着不动，这就降低了其在儿童先天性心脏病患者中的实用性。半自动匹配边界检测方法是最常用的方法，它在商业软件中可用。在该方法中，通过肋下或以右心室为中心的心尖切面获取全容积 3DE 图像数据包，然后将其分割为右心室的各种视图。用户需要设置左心室和右心室的解剖标志，然后软件跟踪心内膜以显示右心室轮廓（图 34-11）。它可以根据需要手动编辑以实现更精确的追踪。目前，已有多项研究分析了 3DE 与 MRI 相比测量右心室容积的准确性，包括不同大小的患者（从儿童到成人）及不同疾病的人群（正常人群到从法洛四联症等疾病）。

（三）单心室的三维超声评价

心室功能不全是单心室疾病循环障碍的重要原因。由于上述相关模式的局限性，单心室的 2DE 定量评估有很大局限性。半自动边界检测技术已用于评估左心发育不全综合征患者的右心室容积和功能，但与金标准 MRI 相比，心室容积容易被低估。由 NHLBI 儿童心脏基金会资助的针对 Blalock-Taussig 分流术与 RV- 肺动脉分流术用于左心发育不良综合征初始姑息（Norwood I 期）手术效果比较的多中心前瞻性研究表明，3DE 可提供单心室心脏重塑相关重要信息。本研究包括了系统性的可行性评价，并将右心室容积和射血分数的 3DE 指标作为次要终点。在 484 名患者中，有 349 名（80%）

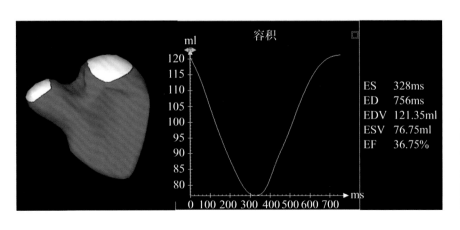

◀ **图 34-11 半自动软件计算整个心动周期中右心室容积**

它生成一个表面成像模式，显示为线和点的网格。每个子体积的体积变化用图形表示，X 轴表示时间，Y 轴表示体积

患者接受了 565 项 3DE 研究，这些研究被认为可用于定量 3DE 分析。该分析表明，在患儿 14 月龄时，RVPAS 和 BTS 在右心室大小和功能及三尖瓣反流严重程度的 3DE 测量中没有差异。在随机分组后的前 14 个月内，均未发现分流的显著临床相关差异。在第二阶段之后，患儿出现容量负荷减低，但射血分数没有改善。目前仍需更多的工作来验证所开发的用于量化先天性心脏病患者右心室和左心室功能的软件。

八、瓣膜形态和功能的 3DE 评估

房室瓣功能是由瓣叶大小和形状、腱索长度和张力、乳头肌解剖和功能、瓣环的形状和运动、心房和心室的收缩和协调的复杂相互作用共同构成的。商业软件包可用于二尖瓣定量，以评估瓣膜脱垂区域、隆起容积、环的形状和运动。Jolley 等使用 3D 二尖瓣量化技术分析了二尖瓣随年龄增长的相关变化。在左心发育不良综合征患者的三尖瓣，和房室间隔缺损患者中，也有类似的评估研究。这些方法目前还没有应用于常规临床实践中。3DE 技术还被可用于量化有效反流口面积和反流束面积，来评估瓣膜反流的严重程度。与 MRI 相比，这些技术的可靠性和重复性有限，尤其是在儿童和先天性心脏病患者群中。

九、学习曲线

3DE 的学习曲线较陡峭，但可以优化。以我们的经验，三维超声心动图的成功应用需要超声心动图医师和超声心动图技师的共同支持和时间投入。我们开发了一个交互式教学课程，该课程利用 3DE 数据集进行模拟，并可进行演练和技术指导，这对于克服学习曲线的陡峭部分非常有用。但目前并没有关于 3DE 使用培训和认证的规范。

十、未来方向

在未来 10 年中，3DE 领域的进步将主要包括技术的增强，例如提高图像分辨率、全息显示、量化软件工具及工作流程优化。新的多模态应用将使 3DE 逐渐成为主流。传感器技术的改进将使高分辨率 3DE 技术在各种体型的患者中都可用。我们研发了一种用于儿童的小型 3DE TEE 探头。随着人们对多模态成像的深入研究，3DE 的容积数据最终将与心导管的压力数据相结合，形成压力 – 容积环，并在临床常规使用。

参考文献

[1] Acar P, Abadir S, Paranon S, Latcu G, Grosjean J, Dulac Y. Live 3D echocardiography with the pediatric matrix probe. *Echocardiography*. 2007;24(7):750–755.

[2] Acar P, Abadir S, Roux D, et al. Ebstein's anomaly assessed by real-time 3–D echocardiography. *Ann Thorac Surg*. 2006;82:731–733.

[3] Ariet M, Geiser EA, Lupkiewicz SM, Conetta DA, Conti CR. Evaluation of a three-dimensional reconstruction to compute left ventricular volume and mass. *Am J Cardiol*. 1984;54(3):415–420.

[4] Ashraf M, Zhou Z, Nguyen T, Ashraf S, Sahn DJ. Apex to base left ventricular twist mechanics computed from high frame rate two-dimensional and three-dimensional echocardiography: a comparison study. *J Am Soc Echocardiogr*. 2012;25(1):121–128.

[5] Baker GH, Flack EC, Hlavacek AM, et al. Variability and resource utilization of bedside three-dimensional echocardio-graphic quantitative measurements of left ventricular volume in congenital heart disease. *Congenit Heart Dis*. 2006;1:318–323.

[6] Baker GH, Pereira NL, Hlavacek AM, et al. Transthoracic real-time three-dimensional echocardiography in the diagnosis and description of noncompaction of ventricular myocardium. *Echocardiography*. 2006;23(6):490–494.

[7] Bharucha T, Ho SY, Vettukattil JJ. Multiplanar review analysis of three-dimensional echocardiographic datasets gives new insights into the morphology of subaortic stenosis. *Eur J Echocardiogr*. 2008;9(5):614–620.

[8] Bell A, Rawlins D, Bellsham-Revell H, Miller O, Razavi R, Simpson J. Assessment of right ventricular volumes in hypoplastic left heart syndrome by real-time three-dimensional echocardiography: comparison with cardiac magnetic resonance imaging. *Eur Heart J Cardiovasc Imaging*. 2014;15:257–266.

[9] Bu L, Munns S, Zhang H, et al. Rapid full volume data acquisition by real-time 3–dimensional echocardiography for assessment of left ventricular indexes in children: a validation study compared with magnetic resonance imaging. *J Am Soc Echocardiogr*. 2005;18(4):299–305.

[10] Cavalcante JL, Rodriguez LL, Kapadia S, Tuzcu EM, Stewart WJ. Role of echocardiography in percutaneous mitral valve interventions. *JACC Cardiovasc Imaging*. 2012;5(7):733–746.

[11] Cheng TO, Xie MX, Wang XF, Wang Y, Lu Q. Real-time 3–dimensional echocardiography in assessing atrial and ven-tricular septal defects: an echocardiographic-surgical correlative study. *Am Heart J*. 2004;148(6):1091–1095.

[12] Cossor W, Cui VW, Roberson DA. Three-dimensional echo-cardiographic en face views of ventricular septal defects: feasibility, accuracy, imaging protocols and reference image collection. *J Am Soc Echocardiogr*. 2015;28(9):1020–1029.

[13] Espinola-Zavaleta N, Vargas-Barron J, Keirns C, et al. Three-dimensional echocardiography in congenital malformations of the mitral valve. *J Am Soc Echocardiogr*. 2002;15(5):468–472.

[14]　Faletra FF, Nucifora G, Ho SY. Imaging the atrial septum using real-time three-dimensional transesophageal echocardiography: technical tips, normal anatomy, and its role in transseptal puncture. *J Am Soc Echocardiogr*. 2011;24(6):593–599.

[15]　Friedberg MK, Su X, Tworetzky W, Soriano BD, Powell AJ, Marx GR. Validation of 3D echocardiographic assessment of left ventricular volumes, mass and ejection fraction in neonates and infants with congenital heart disease: a comparison study with cardiac MRI. *Circ Cardiovasc Imaging*. 2010;3(6):735–742.

[16]　Gayat E, Ahmad H, Weinert L, Lang RM, Mor-Avi V. Reproducibility and inter-vendor variability of left ventricular deformation measurements by three-dimensional speckle-tracking echocardiography. *J Am Soc Echocardiogr*. 2011;24(8):878–885.

[17]　Gopal AS, Chukwu EO, Iwuchukwu CJ, et al. Normal values of right ventricular size and function by real-time 3–dimensional echocardiography: comparison with cardiac magnetic resonance imaging. *J Am Soc Echocardiogr*. 2007;20(5):445–455.

[18]　Grewal J, Majdalany D, Syed I, Pellikka P, Warnes CA. Three-dimensional echocardiographic assessment of right ventricular volume and function in adult patients with congenital heart disease: comparison with magnetic resonance imaging. *J Am Soc Echocardiogr*. 2010;23:127–133.

[19]　Haber I, Metaxas DN, Geva T, Axel L. Three-dimensional sys-tolic kinematics of the right ventricle. *Am J Physiol Heart Circ Physiol*. 2005;289:H1826–H1833.

[20]　Herberg U, Brand M, Bernhardt C, Trier HG, Breuer J. Variables influencing the accuracy of 2–dimensional and real-time 3–dimensional echocardiography for assessment of small vol-umes, areas and distances: an in vitro study using static tissue-mimicking phantoms. *J Ultrasound Med*. 2011;30(7):899–908.

[21]　Hlavacek AM, Crawford FA, Chessa K, Shirali GS. Real-time three-dimensional echocardiography is useful in the evaluation of patients with atrioventricular septal defects. *Echocardiography*. 2006;23(3):225–231.

[22]　Hlavacek A, Lucas J, Baker H, et al. Feasibility and utility of three-dimensional color flow echocardiography of the aortic arch: the "echocardiographic angiogram". *Echocardiography*. 2006;23(10):860–864.

[23]　Housden RJ, Arujuna A, Ma Y, et al. Evaluation of a real-time hybrid three-dimensional echo and X-ray imaging system for guidance of cardiac catheterization procedures. *Med Image Comput Comput Assist Interv*. 2012;15(pt 2):25–32.

[24]　Jenkins C, Chan J, Bricknell K, Strudwick M, Marwick TH. Reproducibility of right ventricular volumes and ejection using real-time three-dimensional echocardiography: comparison with cardiac MRI. *Chest*. 2007;131(6):1844–1851.

[25]　Jenkins C, Monaghan M, Shirali G, et al. An intensive interactive course for 3D echocardiography: is "crop till you drop" an effective learning strategy? *Eur J Echocardiogr*. 2008;9(3):373–380.

[26]　Jolley MA, Ghelani SJ, Adar A, et al. Three-dimensional mitral valve morphology and age-related trends in children and young adults with structurally normal hearts using transthoracic echocardiography. *J Am Soc Echocardiogr*. 2017;30(6):561–571.

[27]　Jone PN, Haak A, Petri N, et al. Echocardiography-fluoroscopy fusion imaging for guidance of congenital and structural heart disease interventions. *JACC Cardiovasc Imaging*. 2019;12(7 pt 1):1279–1282.

[28]　Kjaergaard J, Hastrup Svendsen J, Sogaard P, et al. Advanced quantitative echocardiography in arrhythmogenic right ventricular cardiomyopathy. *J Am Soc Echocardiogr*. 2007;20:27–35.

[29]　Kjaergaard J, Petersen CL, Kjaer A, Schaadt BK, Oh JK, Hassager C. Evaluation of right ventricular volume and function by 2D and 3D echocardiography compared to MRI. *Eur J Echocardiogr*. 2006;7:430–438.

[30]　Kleijn SA, Brouwer WP, Aly MF, et al. Comparison between three-dimensional speckle-tracking echocardiography and cardiac magnetic resonance imaging for quantification of left ventricular volumes and function. *Eur Heart J Cardiovasc Imaging*. 2012;13(10):834–839.

[31]　Kuebler JD, Ghelani S, Williams DM, et al. Normal values and growth-related changes of left ventricular volumes, stress, and strain in healthy children measured by 3–dimensional echocar-diography. *Am J Cardiol*. 2018;122(2):331–339.

[32]　Kutty S, Graney BA, Khoo NS, et al. Serial assessment of right ventricular volume and function in surgically palliated hypoplastic left heart syndrome using real-time transthoracic three-dimensional echocardiography. *J Am Soc Echocardiogr*. 2012;25:682–689.

[33]　Kutty S, Smallhorn JF. Evaluation of atrioventricular septal defects by three-dimensional echocardiography: benefits of navigating the third dimension. *J Am Soc Echocardiogr*. 2012;25(9):932–944.

[34]　Lang RM, Badano LP, Tsang W, et al. EAE/ASE Recommendations for image acquisition and display using three-dimensional echocardiography. *J Am Soc Echocardiogr*. 2012;25(1):3–46.

[35]　Linker DT, Moritz WE, Pearlman AS. A new three-dimensional echocardiographic method of right ventricular volume measure-ment: in vitro validation. *J Am Coll Cardiol*. 1986;8(1):101–106.

[36]　Lodato JA, Weinert L, Baumann R, et al. Use of 3–dimensional color Doppler echocardiography to measure stroke volume in human beings: comparison with thermodilution. *J Am Soc Echocardiogr*. 2007;20(2):103–112.

[37]　Marx GR, Shirali G, Levine J, et al. Multicenter study comparing shunt type in the Norwood procedure for single-ventricle lesions: three-dimensional echocardiographic analysis. *Circ Cardiovasc Imaging*. 2013;6:934–942.

[38]　Matsumura Y, Fukuda S, Tran H, et al. Geometry of the proximal isovelocity surface area in mitral regurgitation by 3–dimensional color Doppler echocardiography: difference between functional mitral regurgitation and prolapse regurgitation. *Am Heart J*. 2008;155(2):231–238.

[39]　Mercer-Rosa L, Seliem MA, Fedec A, et al. Illustration of the additional value of real-time 3–dimensional echocardiography to conventional transthoracic and transesophageal 2–dimensional echocardiography in imaging muscular ventricular septal defects: does this have any impact on individual patient treatment? *J Am Soc Echocardiogr*. 2006;19(12):1511–1519.

[40]　Niemann PS, Pinho L, Balbach T, et al. Anatomically oriented right ventricular volume measurements with dynamic three-dimensional echocardiography validated by 3–Tesla magnetic resonance imaging. *J Am Coll Cardiol*. 2007;50(17):1668–1676.

[41]　Nii M, Guerra V, Roman KS, Macgowan CK, Smallhorn JF. Three-dimensional tricuspid annular function provides insight into the mechanisms of tricuspid-valve regurgitation in classic hypoplastic left heart syndrome; echocardiography and computer reconstruction. *J Am Soc Echocardiogr*. 2006;19(4):391–402.

[42]　Nii M, Roman KS, Macgowan CK, Smallhorn JF. Insight into normal mitral and tricuspid annular dynamics in pediatrics: a real-time three-dimensional echocardiographic study. *J Am Soc Echocardiogr*. 2005;18:805–814.

[43]　Noel C, Choy RM, Lester JR, Soriano BD. Accuracy of matrix-array three-dimensional echocardiographic measurements of aortic root dilation and comparison with two-dimensional echocardiography in pediatric patients. *J Am Soc Echocardiogr*. 2012;25(3):287–293.

[44]　Parthiban A, Li L, Kindel SJ, et al. Mechanical dyssynchrony and abnormal regional strain promote erroneous measurement of systolic function in pediatric heart transplantation. *J Am Soc Echocardiogr*. 2015;28(10):1161–1170.

[45]　Pellikka PA, Douglas PS, Miller JG, et al. American Society of echocardiography cardiovascular technology and research summit: a roadmap for 2020. *J Am Soc Echocardiogr*. 2013;26(4):325–338.

[46]　Pemberton J, Ge S, Thiele K, et al. Real-time three-dimensional color Doppler echocardiography overcomes the inaccuracies of spectral Doppler for stroke volume calculation. *J Am Soc Echocardiogr*. 2006;19(11):1403–1410.

[47]　Pemberton J, Hui L, Young M, et al. Accuracy of 3–dimensional color Doppler-derived flow volumes with increasing image depth. *J Ultrasound Med*. 2005;24(8):1109–1115.

[48]　Pemberton J, Li X, Karamlou T, et al. The use of live three-dimensional Doppler echocardiography in the measurement of cardiac output: an in vivo animal study. *J Am Coll Cardiol*.

2005;45(3):433–438.

[49] Pushparajah K, Barlow A, Tran VH, et al. A systematic three-dimensional echocardiographic approach to assist surgical planning in double outlet right ventricle. *Echocardiography*. 2013;30(2): 234–238.

[50] Rawlins DB, Austin C, Simpson JM. Live three-dimensional paediatric intraoperative epicardial echocardiography as a guide to surgical repair of atrioventricular valves. *Cardiol Young*. 2006;16(1):34–39.

[51] Sadagopan SN, Veldtman GR, Sivaprakasam MC, et al. Correlations with operative anatomy of real time three-dimensional echocardiographic imaging of congenital aortic valvar stenosis. *Cardiol Young*. 2006;16(5):490–494.

[52] Salgo IS, Gorman JH III, Gorman RC, et al. Effect of annular shape on leaflet curvature in reducing mitral leaflet stress. *Circulation*. 2002;106(6):711–717.

[53] Saric M, Perk G, Purgess JR, Krontzon I. Imaging atrial septal defects by three-dimensional transesophageal echocar-diography: step-by-step approach. *J Am Soc Echocardiogr*. 2010;23(11):1128–1135.

[54] Scheurer M, Bandisode V, Ruff P, et al. Early experience with real-time three-dimensional echocardiographic guidance of right ventricular biopsy in children. *Echocardiography*. 2006;23(1): 45–49.

[55] Seliem MA, Fedec A, Szwast A, et al. Atrioventricular valve morphology and dynamics in congenital heart disease as imaged with real-time 3–dimensional matrix-array echocardi-ography: comparison with 2–dimensional imaging and surgical findings. *J Am Soc Echocardiogr*. 2007;20(7):869–876.

[56] Shimada YJ, Shiota T. A meta-analysis and investigation for the source of bias of left ventricular volumes and function by three-dimensional echocardiography in comparison with magnetic resonance imaging. *Am J Cardiol*. 2011;107:126–138.

[57] Simpson J, Lopez L, Acar P, et al. Three dimensional echocar-diography in congenital heart disease: an expert consensus document from the European Association of Cardiovascular Imaging and the American Society of Echocardiography. *J Am Soc Echocardiogr*. 2017;30(1):1–27.

[58] Simpson JM. Real-time three-dimensional echocardiography of congenital heart disease using a high frequency paediatric matrix transducer. *Eur J Echocardiogr*. 2008;9(2):222–224.

[59] Sivakumar K, Singhi A, Pavithran S. En face reconstruction of VSD on RV septal surface using real-time 3D echocardiography. *JACC Cardiovasc Imaging*. 2012;5(11):1176–1180.

[60] Soriano BD, Hoch M, Ithuralde A, et al. Matrix-array 3–dimensional echocardiographic assessment of volumes, mass, and ejection fraction in young pediatric patients with a functional single ventricle: a comparison study with cardiac magnetic resonance. *Circulation*. 2008;117:1842–1848.

[61] Sugeng L, Mor-Avi V, Weinert L, et al. Multimodality compar-ison of quantitative volumetric analysis of the right ventricle. *JACC Cardiovasc Imaging*. 2010;3:10–18.

[62] Sugeng L, Spencer KT, Mor-Avi V, et al. Dynamic three-dimensional color flow Doppler: an improved technique for the assessment of mitral regurgitation. *Echocardiography*. 2003; 20(3):265–273.

[63] Sugeng L, Weinert L, Lang RM. Real-time 3–dimeasional color Doppler flow of mitral and tricuspid regurgitation: feasibility and initial quantitative comparison with 2–dimensional methods. *J Am Soc Echocardiogr*. 2007;20(9):1050–1057.

[64] Takahashi K, Inage A, Rebeyka IM, et al. Real-time 3–dimensional echocardiography provides new insight into the mechanisms of tricuspid valve regurgitation in patients with hypoplastic left heart syndrome. *Circulation*. 2009;120(12):1091–1098.

[65] Takahashi K, Mackie AS, Thompson R, et al. Quantitative real-time three-dimensional echocardiography provides new insight into the mechanisms of mitral valve regurgitation post-repair of atrioventricular septal defect. *J Am Soc Echocardiogr*. 2012;25(11):1231–1244.

[66] Vaidyanathan B, Simpson JM, Kumar RK. Transesophageal echocardiography for device closure of atrial septal defects: case selection, planning and procedural guidance. *JACC Cardiovasc Imaging*. 2009;2(10):1238–1242.

[67] Van der Zwaan HB, Geleijnse ML, McGhie JS, et al. Right ven-tricular quantification in clinical practice: two-dimensional vs. three-dimensional echocardiography compared with cardiac magnetic resonance imaging. *Eur J Echocardiogr*. 2011;12(9): 656–664.

[68] Vettukattil JJ, Bharucha T, Anderson RH. Defining Ebstein's malformation using three-dimensional echocardiography. *Interact Cardiovasc Thorac Surg*. 2007;6(6):685–690.

[69] Vogel M, Losch S. Dynamic three-dimensional echocardi-ography with a computed tomography imaging probe: initial clinical experience with transthoracic application in infants and children with congenital heart defects. *Br Heart J*. 1994;71(5):462–467.

[70] Von Ramm OT, Smith SW. Real time volumetric ultrasound imaging system. *J Digit Imaging*. 1990;3:261–266.

第35章 3D打印及其在先天性心脏病中的应用

3D Printing and Its Use in Congenital Heart Disease

Ram K. Rohatgi　Thomas A. Foley　**著**

刘夏天　**译**

概述

三维打印目前在医学领域的应用越来越广泛，并迅速成为帮助人们理解复杂先天性心脏病患者解剖结构的可视化辅助工具。这项技术产生于20世纪80年代，近十年来在医学中的应用发展迅速，在辅助手术规划、模拟、教学和患者咨询中发挥重要作用。构建3D心脏模型的过程包括获取3D成像数据集、分割解剖结构，进行后处理创建虚拟模型和3D打印（图35-1）。本章将概述3D打印应用于先天性心脏病患者的目的、过程、当前应用和局限性。

一、3D打印的目的

讨论制订复杂先天性心脏病患者的治疗方案常常需要召开心内科医师、心胸外科医师、影像科医师、麻醉科医师、重症医学科医师、护师等人员参加多学科会议。使用标准成像技术（2D超声心动图、计算机断层扫描和磁共振成像），观看者必须能够在脑海中处理成堆的2D图像，并应用视觉空间技能在"心灵的眼睛"中构建出3D图像。不同人接受训练的类型不同，训练的时间长短不一，达到这种能力可能很容易，也可能很困难。显而易见，对于一个（可以握在手中的）立体的检查对象，3D结构的呈现较一系列2D图像效果更佳。3D打印的优势在于能够以直观且易于理解的方式准确地显示复杂的解剖结构，这对于有医学背景的医务人员或者没有医学背景的普通大众都是有用的，并且有望帮助对患者的治疗。3D打印模型也可制作成真实人体大小，以便准确评估相关结构的大小关系。

二、处理

（一）3D数据集的获取

任何能够准确显示感兴趣区域的解剖结构（如感兴趣的血池、心肌或血管及其周围结构）之间明显差异的3D容积成像技术都可以用于创建患者特定的3D解剖模型。应用于此的主要医学成像技术包括CT、MRI、3D超声/超声心动图和旋转X线血管造影。虽然可以应用以上任一技术建模，但改

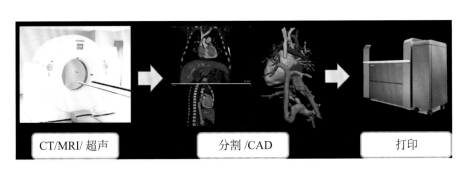

◀ 图35-1 **从影像到打印模型的过程**

3D解剖模型创建的步骤包括图像获取，以及通过使用分割和CAD软件创建虚拟模型，最后进行模型打印

善图像质量（减少噪声、改善空间和时间分辨力）的特定技术将创建更准确的模型（表 35-1）。也可应用多模态成像（结合 CT 和 MRI）或结合同一检查中的多个系列 / 序列 / 切面视图（如多个经食管超声心动图视图）建模来创建一个解剖模型。

表 35-1　用于改进 3D 打印的成像模式和特定序列

成像模式	提高 3D 打印分辨率的特定序列
磁共振成像	非对比 3D 稳态自由进动（SSFP）
	使用钆基对比剂的非心电门控 3D 小角度快速激发梯度回波序列（FLASH）血管造影
	使用钆基对比剂的心电门控呼吸导航三维反转恢复序列（IR）血管造影
	心电门控呼吸导航超顺磁性氧化铁对比剂 4D 多相稳态梯度回波成像
计算机断层扫描	心电门控屏气对比增强血管造影
	非心电门控造影增强血管造影
超声心动图	3D 超声心动图

（二）CT

CT 是用于 3D 打印的最常见成像方式之一，因为它能够提供出色的分辨率（0.3～0.7mm 的各向同性分辨率）、相对较快的扫描时间、与大多数心脏设备的兼容性和随时可用性。心电门控对比增强 CT 血管造影是最常用于创建心脏 3D 打印模型的技术。对于 CT 血管造影而言，重要的是要对对比剂注射和扫描进行定时，以便均匀增强心腔和（或）感兴趣的血管，同时最大限度地减少未稀释对比剂的伪影。虽然 CT 对于显示大多数心内和心外解剖非常有用，但由于时间分辨率的限制，瓣膜解剖结构通常难以充分显示和分割。同时 CT 会使患者暴露在电离辐射中，这限制了其在儿科患者中的应用。

（三）MRI

心脏 MRI 可以在没有辐射的情况下获取高分辨率图像，但获取时间可能很长，并且因年龄或临床状况而异，在不使用全身麻醉的情况下，患儿可能无法很好地耐受检查。心血管 MRI 的空间分辨率通常低于 CT，这使得像冠状动脉之类的细微结构的显示更加困难。如果没有导致湍流伪影的狭窄病变或瓣膜反流，则可以通过使用呼吸导航非对比

3D 稳态自由进动（SSFP）序列来克服其中的一些缺陷。对比增强 MR 血管造影用于提高空间分辨率是更常用的技术。使用对比剂后的心电门控和呼吸导航 3D 序列（如小角度快速激发梯度回波序列血管造影术）等较新序列已被证明可获得无明显湍流伪像的出色的图像。通过 MRI 我们不仅可获取用于 3D 打印的解剖信息，还能得到血流动力学数据（如 Q_p/Q_s、反流容积）。

（四）超声心动图

3D 超声心动图具有时间分辨率高、可及性好、成本低、无辐射等优点。然而它也有缺点，由于空气、骨骼的遮挡，使得探查心脏的声窗受到一定的限制，造成图像显示困难或者发生图像伪影。受限于 3D 超声心动图较小的视野，因此仅通过一次采集难以对整个心脏进行成像。超声心动图（尤其是经食管超声心动图）能显示薄壁结构（如房间隔）和瓣膜，用于 3D 解剖建模。3D 超声心动图图像可用于聚焦于特定解剖结构的病例，也可与其他成像模式结合，以便利用每个单独成像模式的优势来优化模型。

（五）多模态影像融合

有一些病例报道将来自多种成像模式的数据整合成特定患者的 3D 模型。这样做能够整合不同成像模式的优势，利于创建具有更丰富细节的模型（例如 CT 用于心内解剖结构和 3D 超声心动图用于瓣膜解剖）。虽然基于多种成像模式整合的建模是可行的，理论上讲，也有助于改进优化特定患者的模型，但还没有研究去比较标准方法和多模态方法之间的差异。多种模式结合 3D 打印的好处需要与获得额外研究的成本及在多个研究中分割解剖结构潜在增加的时间相平衡。此外，多种模式结合的方法需要能够准确地共同配准数据集，以便在一种模式上显示的解剖结构与来自另一种模式的解剖结构精准对合。

三、创建虚拟模型

获取图像后，需要进行大量的后处理将图像转换为虚拟模型，然后打印虚拟模型以生成准确的特定患者的 3D 模型。这一过程的主要步骤包括对感兴趣的解剖结构进行分割，处理分割数据以解决分

割数据中的缺陷（例如平滑以减少图像噪声），处理以改善重要解剖结构的显示（例如挖空部分结构，如左心室，以显示内部细节；或去除部分解剖结构，以显示可能隐藏着的结构），处理以确保模型地稳定性（例如添加连接部件，以将物理上分离的结构保持在一起），并转换为与 3D 打印机兼容的文件格式。完成这些步骤所需的时间取决于图像的质量、患者解剖结构的复杂性、操作员的经验及需要呈现的解剖结构。

3D 打印需要能够创建分割 3D 数据的软件。虽然许多商业上可用的通用医学图像查看软件应用程序具有创建分割 3D 解剖数据的能力，但大多数这些应用程序在修改或处理数据的能力上受到限制，而这些数据是创建精确和复杂的 3D 打印模型所必需的。因此，大多数 3D 打印模型是使用分割和计算机辅助设计（computer-aided design，CAD）软件创建的，这些软件专门用于 3D 打印的分割和数据操作。此类软件有多种选择，从免费的开源软件到需要购买许可的商业软件。不同机构的需求或目的不同，每个软件包都各有利弊。例如，开源程序通常是免费的，并且可能允许更多的用户自定义改进 3D 打印过程中的特定步骤。但是这些程序通常不是专门为医学影像而设计的，提供的分割和 CAD

工具较少，开发人员的支持较少，并且可能需要具备高水平的软件编程专业知识才能使用。商业软件包通常是专门为医学模型的分割和处理而设计的，为分割和处理提供了复杂的工具，并且可以提供使用该软件的专家培训。但是，这些应用程序可能很昂贵，可能不允许用户进行大量定制，并且可能需要更高级别的计算机处理能力。

用于分割解剖结构的工具因所使用的软件而异。一般来说，分割基于像素强度、感兴趣区域增长、自动 / 半自动解剖检测算法和手动轮廓勾勒的差异（图 35-2）。分割的解剖结构通常会使用某种形式的 CAD 软件进行进一步修改，以便对模型进行优化。使用该软件完成的最常见的编辑技术涉及以下内容。

● 修复源影像问题导致的缺陷，例如平滑结构以解决图像噪声或修补由植入金属设备的伪影所产生的分割数据中的孔洞。

● 改善重要解剖结构的显示，例如在具有中空腔室的模型中虚拟移除心室壁以查看打印模型中的左心室内部，以查看间隔缺损。

● 确保打印模型的结构完整性，例如增加支柱，将分离的气管与心脏、大动脉相连，或者创建一个底座来固定模型。

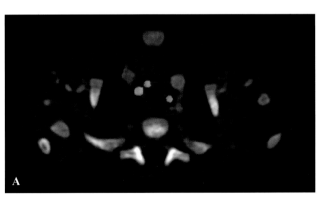
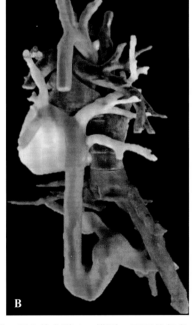

▲ 图 35-2　**A.** 这是一个在 **CT** 的横向切割上完成分割的示例，以允许创建 **3D** 模型。不同的颜色表示最终三维模型的不同节段（或部分）。该患者有完全性肺静脉异位连接（心下型）。**B.** 心下型完全性肺静脉异位连接的 **3D** 打印模型成品

根据模型的复杂性和预期用途，通过这些步骤得到的结果可能会有很大差异。创建虚拟模型后，需要将虚拟 3D 模型的数据转换为 3D 打印机可以解析的文件类型（如 stl、vrml、amf）。

虽然在心脏解剖结构正常的心脏自动分割方面取得了进展，但复杂心脏解剖结构的心脏自动分割结果差异较大。不幸的是，对于手动分割技术所需的时间和专业知识的相关研究较少。根据案例的复杂程度和扫描质量的差异，分割和优化可能需要 1～16h。这个过程在临床诊疗应用时可能会令人望而却步，因此这仍是有待着重研究和创新的领域，以提高整个过程的效率。

打印

市面上有多种类型的 3D 打印机，但用于心脏 3D 打印，每种都各有优缺点。打印机在材料、构建托盘大小、成本（打印机和材料）、速度和模型后处理要求方面有所不同。表 35-2 简要强调了 3D 打印技术的一般类别。特别注意的是这是一个高速发展的领域，新的打印机技术和功能正在不断开发，随着时间的推移，打印时间通常会变得更快，成本会也越来越低。

有许多材料和打印机技术适用于打印心脏模型。理想情况下，使用的打印机技术和选择的材料取决于所需模型的复杂性、耐用性、纹理 / 材料属性和尺寸。实际上，打印速度、模型的最终成本和本地可用资源也在很大程度上决定了将使用何种技术进行打印。从广义上讲，3D 打印技术按其构造方法分为：光聚合、热塑性、粉末融合、薄片融合和材料融合等。

材料喷射（如 PolyJet/MultiJet）3D 打印技术使用光聚合技术。光源（通常是紫外线）用于黏合和固化光敏聚合物薄层，这些光敏聚合物的材料特性（颜色、透明度、硬度等）可能会有所不同。其中一些打印机可以使用多种材料打印，从而打印出具有多种颜色和（或）不同硬度的部件的模型。相比之下，这些打印机的成本往往更高（图 35-3A）。使用粉末床打印技术，粉末材料（通常是石膏或塑料）的薄层使用黏合剂（如胶水）黏合来创建模型。这可以与彩色喷墨打印技术相结合，使对感兴趣的区域进行着色（图 35-3B）。另一种常用的技术是熔融沉积建模，它使用热塑性塑料的薄层，通过材料的熔化和随后的冷却来创建模型。使用这种技术的优点是成本相对较低，并且可以使用多种类型的材料，可用于软模型或硬模型；但是，它们通常只有一种颜色。成本取决于所选择的材料和打印件的尺寸（每立方英寸打印件从美分到美元）。此外，后期打印处理通常需要删除不必要的支撑结构和（或）添加材料后打印，以提高心脏模型的耐用性和（或）改善外观。

表 35-2 **3D 打印技术和使用技术**

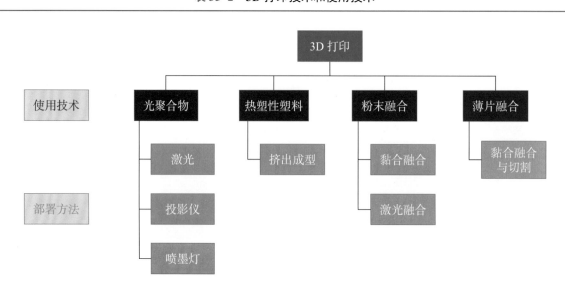

四、当前应用

（一）模型种类

总体而言，主要有两种心脏打印模型用于心脏解剖的演示：血池模型和空心模型（图 35-4）。血池模型是通过分割和打印所选取的具有代表性的血液占据的容积来创建的，通常不打印心肌。这些模型展示了血池空间，这对展示复杂的血管解剖和心腔关系非常有帮助。空心模型是通过定义心脏组织（心肌和心房壁）并减去定义的血池或在 CAD 软件中包裹血池模型来创建的。这些空心模型最有助于展示心内解剖结构（如室间隔缺损），对于手术规划很重要，因为它们更能代表真实的心脏。许多研究已经通过不同成像模式（超声、CT、MRI）和手术室中的外科医师测量验证了 3D 打印模型的准确性。

（二）外科/介入导管规划与模拟

尽管 3D 打印和解剖建模可用于规划任何手术病例，但它们最常用于标准 2D 成像获取信息不足且无须紧急处置的复杂病例，以便有充足的时间来创建 3D 模型。在许多先天性病变的病例报告中，3D 解剖模型已被用作一种有益的辅助方式。用途包括肺动脉闭锁中相关主肺侧支动脉的显示和建模、评估双心室矫治的适用性，以及在具有复杂单心室解剖结构的患者中规划心脏移植。这些病例报道展示了 3D 打印如何在复杂病例中发挥作用，尤其是在患者的解剖结构独特和（或）干预措施将针对特定患者的情况下。

复杂的右心室双出口是使用 3D 打印的最常见病变之一，用于规划左心室流出道的心内补片。在图 35-5 示例中，一名先前矫正过的心脏异位和 DORV 伴主动脉瓣下巨大室间隔缺损和大动脉转位

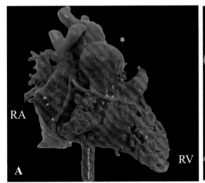
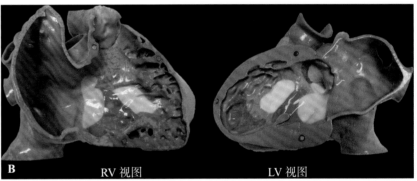

▲ 图 35-3　**A.** 喷射技术模型。这是左心发育不全综合征患者 Norwood 术后的喷射技术模型中的一个例子。所使用的技术是光聚合技术，使用紫外线用于黏合和固化光敏聚合物薄层。*.Norwood。**B.** 粉床模型。这是粉末床打印的一个示例，该模型使用黏合剂将粉末层黏合在一起，以显示室间隔缺损的位置

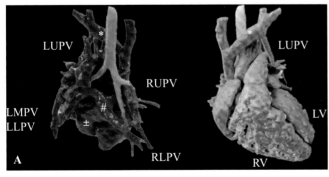
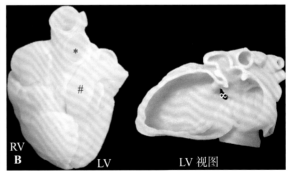

▲ 图 35-4　**A.** 血池 3D 模型。血池模型可用于展示血管内空间，尤其是在具有复杂血管解剖结构的患者中，例如该患者具有混合型完全性肺静脉异位连接。左上肺静脉（LUPV）汇入无名静脉，而其余所有肺静脉汇入肺静脉总干后汇入冠状窦（±）。**LLPV.** 左下肺静脉；**LMPV.** 左中肺静脉；**RLPV.** 右下肺静脉；**RUPV.** 右上肺静脉。**B.** 空心模型。空心模型可用于展示心内解剖结构，如该患者左心室双出口及室间隔缺损的大小和形状。*.主动脉；#.肺动脉；∞.室间隔缺损

（主动脉向前和向右）的患者正在接受术前计划。与打印模型（图 35-5B 和 C）相比，在 CT（图 35-5A）或超声心动图获得连续 2D 图像堆上，通常很难理解 VSD 与主动脉流出道的关系。在这种情况下，创建一个包括腔室壁在内的灵活模型，用于评估心室切开术的最佳位置，以充分显示 VSD 和补片位置。

3D 打印也被用来辅助在导管室进行的经皮介入手术。与手术计划类似，这在大多数情况下并不是常规操作，通常只适用于先前手术和（或）干预后具有特异解剖结构的病例，或用于确定设备尺寸或方法。有病例报道强调 3D 打印在基于结构的干预和电生理消融中的实用性。

使用 3D 打印的最常见的是结构性心脏病的经皮介入治疗，用于支架和瓣膜植入。例如，一个刚性空心模型被打印出来（图 35-6），该模型是 DORV 合并肺动脉闭锁的患者通过 Waterston 分流

术、Rastelli 之类修复术和多次右心室流出道 / 管道修复后残留严重的肺动脉反流。该患者计划行经皮肺动脉瓣植入术。打印右侧腔室、腔静脉和近端肺动脉的空心模型被用来评估设备能否从上腔静脉通路成功放置。最终，患者使用这种方法成功地进行了经皮肺动脉瓣植入术。

在过去的 10 年中，3D 打印技术在外科手术和经皮介入治疗中的应用有所增加。最初，尽管解剖结构的定义是准确的，但打印材料并不能代表心肌或心脏瓣膜。即使如此，已经证明使用这些模型进行练习对外科实习生是有帮助的，尤其是在具有复杂多变形态的罕见病的情况下。

（三）教学和患者咨询

3D 打印和解剖建模已被证明是一种有效的工具，可用于医学教学领域内任何级别的学习者及患者 / 家庭咨询。在这两种情况下，传统的 2D 绘图不光用于解释简单的心脏病，还用于解释复杂的心

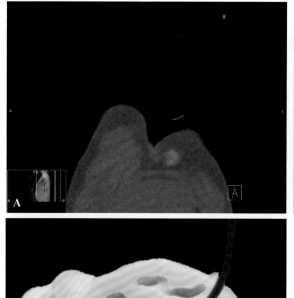

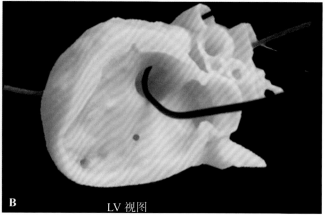

LV 视图

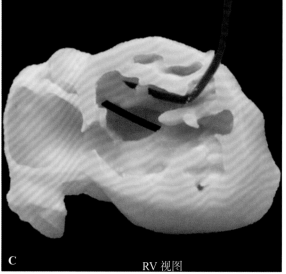

C   RV 视图

▲ 图 35-5   **A. 右心室双出口（DORV）患者的 CT 图像。DORV、室间隔缺损（VSD）和大动脉转位的患者的冠状图像。B. DORV 患者的左心室视图显示通过 VSD 和主动脉流出道的通路（黑线）。C. DORV 患者的右心室视图，显示通过 VSD 和主动脉流出道（黑线）的通路及与肺动脉流出道（绿线）的关系**

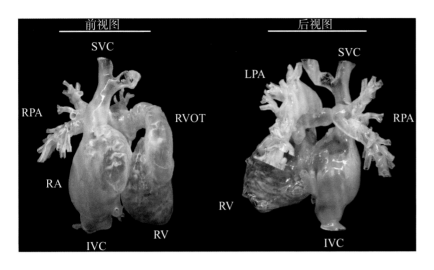

◀ 图 35-6　经皮结构介入治疗模型
刚性或柔性模型可用于规划和模拟经皮介入治疗。在这种情况下，该患者从下腔静脉（IVC）通路植入失败后，使用刚性空心模型来模拟从上腔静脉（SVC）通路在肺动脉位置植入 melody 瓣膜。LPA. 左肺动脉；RA. 右心房；RPA. 右肺动脉；RV. 右心室；RVOT. 右心室流出道

脏病。病理标本虽然非常有用，但由于其对学习者的可及性有限而受到限制。在大多数情况下，学习者或患者 / 家属对先进的影像技术（超声心动图、CT 或 MRI）的接触很少，他们对这些图像上显示的解剖结构可能会很困惑，而且难以理解。

在一项针对住院医师和医学生使用 3D 模型学习法洛四联症的研究中，与仅使用标准 2D 影像相比，住院医师在使用与长期知识获取相关的模型时，满意度有所提高。对于医学生，当使用 3D 打印 VSD 模型时，这种效果在更大程度上得到了体现。他们记录了知识获取、知识报告和 VSD 结构概念化方面的改进。将 2D 图表与 VSD 的 3D 打印模型进行比较，可以看出 2D 绘图虽然有助于解释整体病理生理学，但并未完全反映 VSD 的解剖学关注点或命名法（图 35-7）。

同样，在诊室或办公室拥有 3D 模型已被证明可以改善患者与医护人员之间的沟通。事实上，在解释了患者病情，了解先天性心脏病之后，患者的信心及满意度有了显著提高。这些对患者和学习者的教育改进有望为短期和长期了解先天性心脏病奠定基础，让患者得到更好治疗，患者能了解自己的病变。

五、局限性

目前，3D 打印和建模仍然需要大量的时间和资源。从图像采集到完成最终打印模型，可能需要数小时至数天。因此，该技术的大部分使用仅限于非紧急且复杂的病例。

同时，研究表明，这种模型对患者诊疗的益处仍然有限。大多数研究都集中在医护工作者、学习者或患者在接触模型前后的主观评分或测试，以验证特定心脏模型对这些特定群体的影响。Valverde 等的一项多中心前瞻性病例交叉研究表明，在几乎所有病例中，外科医师都认为 3D 模型可以更好地了解心脏形态并改进手术计划。在该研究中，近一半的病例因 3D 模型而改变了手术策略。此外，3D 打印在双心室修复与单心室姑息治疗之间做出判断尤其有帮助。遗憾的是，目前只有小规模的初步研究，没有多中心临床试验证明 3D 打印可以改善临床结果。Ryan 等评估了手术持续时间，尽管他们证明总体平均手术时间更短，特别是对复杂病变（如永存动脉干），但是没有统计学差异。这被认为是次要的小研究规模。同样，Zhao 等在一项针对复杂 DORV 患者的小型研究中证明，与未使用 3D 打印模型的患者相比，使用 3D 打印模型可以减少主动脉血管阻断时间、体外循环时间和 ICU 时间。

结论

3D 打印是一种辅助工具，可以提高医务工作者或患者 / 家属对各种先天性心脏病病变解剖结构的理解。它可以帮助外科医师、心脏病专家和介入专家以独特的视角评估心内和心外的解剖结构，以规划复杂的干预措施。它允许外科实习生在罕见病变上进行练习。3D 打印模型可以吸引各水平的学习者和患者，以改善共同决策和对疾病的理解。到目前为止，几乎没有结果研究，而且目前形式的 3D 打印可能既耗时又昂贵。但仅有有限的证据表明能让患者的诊疗、结果和满意度有所改善。

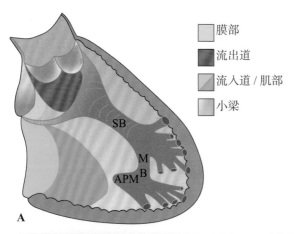

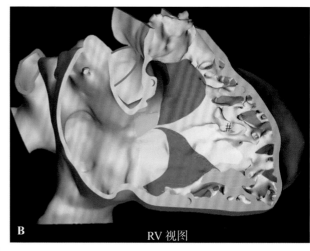

RV 视图

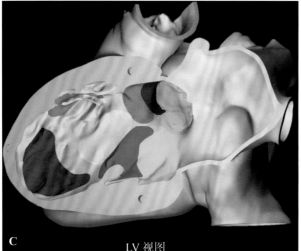

C

LV 视图

▲ 图 35-7　A. 室间隔缺损（VSD）二维图，用于展示不同类型和位置的 VSD 二维图。B. VSD 教学模型（右心室视图）。3D 模型也可用于教学；这是一个模型示例，展示了 VSD 的不同解剖位置。C. VSD 教学模型（左心室视图）

绿色 . 膜部；粉红色 . 流出道；浅蓝色 . 流入道；深蓝色 . 流入道 / 肌部（后部）；黄色 . 肌部（中部）；橙色 . 肌部（前部）；紫色 . 肌部（心尖部）；#. 隔束（又叫隔缘束）

参考文献

[1] Farooqi KM, Sengupta PP. Echocardiography and three-dimensional printing: sound ideas to touch a heart. *J Am Soc Echocardiogr*. 2015;28(4):398–403. doi:10.1016/j.echo.2015.02.005.

[2] Estevez ME, Lindgren KA, Bergethon PR. A novel three-dimensional tool for teaching human neuroanatomy. *Anat Sci Educ*. 2010;3(6):309–317. doi:10.1002/ase.186.

[3] Yoo SJ, Thabit O, Kim EK, et al. 3D Printing in Medicine of Congenital Heart Diseases. *3D Print Med*. 2016;2:3. doi:10.1186/s41205-016-0004-x.

[4] Milano EG, Capelli C, Wray J, et al. Current and future applications of 3D printing in congenital cardiology and cardiac surgery. *Br J Radiol*. 2018;92(1094):20180389. doi:10.1259/bjr.20180389.

[5] Vukicevic M, Mosadegh B, Min JK, Little SH. Cardiac 3D printing and its future directions. *JACC Cardiovasc Imaging*. 2017;10(2):171–184. doi:10.1016/j.jcmg.2016.12.001.

[6] Han F, Rapacchi S, Khan S, et al. Four-dimensional, multiphase, steady-state imaging with contrast enhancement (MUSIC) in the heart: a feasibility study in children. *Magn Reson Med*. 2015;74(4):1042–1049. doi:10.1002/mrm.25491.

[7] Vukicevic M, Puperi DS, Jane Grande-Allen K, Little SH. 3D printed modeling of the mitral valve for catheter-based structural interventions. *Ann Biomed Eng*. 2017;45(2):508–519. doi:10.1007/s10439-016-1676-5.

[8] Gosnell J, Pietila T, Samuel BP, Kurup HKN, Haw MP, Vettukattil JJ. Integration of computed tomography and three-dimensional echocardiography for hybrid three-dimensional printing in congenital heart disease. *J Digit Imaging*. 2016;29(6):665–669. doi:10.1007/s10278-016-9879-8.

[9] Byrne N, Velasco Forte M, Tandon A, Valverde I, Hussain T. A systematic review of image segmentation methodology, used in the additive manufacture of patient-specific 3D printed models of the cardiovascular system. *JRSM Cardiovasc Dis*. 2016;5:204800416645467. doi:10.1177/2048004016645467.

[10] Borrello J, Backeris P. *Rapid prototyping technologies*. In: *Rapid Prototyping in Cardiac Disease*. Cham, Switzerland: Springer International Publishing; 2017:41–49. doi:10.1007/978-3-319-53523-4_5.

[11] Anwar S, Singh GK, Miller J, et al. 3D printing is a transformative technology in congenital heart disease. *JACC Basic Transl Sci*. 2018;3(2):294–312. doi:10.1016/J.JACBTS.2017.10.003.

[12] Greil GF, Wolf I, Kuettner A, et al. Stereolithographic repro-duction of complex cardiac morphology based on high spa-tial resolution imaging. *Clin Res Cardiol*. 2007;96(3):176–185. doi:10.1007/s00392-007-0482-3.

[13] Farooqi KM, Lengua CG, Weinberg AD, Nielsen JC, Sanz J. Blood pool segmentation results in superior virtual cardiac models

than myocardial segmentation for 3D printing. *Pediatr Cardiol.* 2016;37(6):1028–1036. doi:10.1007/s00246–016–1385–8.

[14] Ma XJ, Tao L, Chen X, et al. Clinical application of three-dimensional reconstruction and rapid prototyping technology of multislice spiral computed tomography angiography for the repair of ventricular septal defect of tetralogy of Fallot. *Genet Mol Res.* 2015;14(1):1301–1309. doi:10.4238/2015.February.13.9.

[15] Olivieri LJ, Krieger A, Loke YH, Nath DS, Kim PCW, Sable CA. Three-dimensional printing of intracardiac defects from three-dimensional echocardiographic images: feasibility and relative accuracy. *J Am Soc Echocardiogr.* 2015;28(4):392–397. doi:10.1016/J.ECHO.2014.12.016.

[16] Ryan JR, Moe TG, Richardson R, Frakes DH, Nigro JJ, Pophal S. A novel approach to neonatal management of tetralogy of Fallot, with pulmonary atresia, and multiple aortopulmonary collaterals. *JACC Cardiovasc Imaging.* 2015;8(1):103–104. doi:10.1016/J.JCMG.2014.04.030.

[17] Bhatla P, Tretter JT, Chikkabyrappa S, Chakravarti S, Mosca RS. Surgical planning for a complex double-outlet right ventri-cle using 3D printing. *Echocardiography.* 2017;34(5):802–804. doi:10.1111/echo.13512.

[18] Carberry T, Murthy R, Hsiao A, et al. Fontaan revision: presurgical planning using four-dimensional (4D) flow and three-dimensional (3D) printing. *World J Pediatr Congenit Heart Surg.* 2019;10:245–249. doi:10.1177/2150135118799641.

[19] Riesenkampff E, Rietdorf U, Wolf I, et al. The practical clinical value of three-dimensional models of complex congenitally malformed hearts. *J Thorac Cardiovasc Surg.* 2009;138(3):571–580. doi:10.1016/J.JTCVS.2009.03.011.

[20] Farooqi KM, Gonzalez-Lengua C, Shenoy R, Sanz J, Nguyen K. Use of a three dimensional printed cardiac model to assess suit-ability for biventricular repair. *World J Pediatr Congenit Heart Surg.* 2016;7(3):414–416. doi:10.1177/2150135115610285.

[21] Bhatla P, Tretter JT, Ludomirsky A, et al. Utility and scope of rapid prototyping in patients with complex muscular ventricular septal defects or double-outlet right ventricle: does it alter management decisions? *Pediatr Cardiol.* 2017;38(1):103–114. doi:10.1007/s00246–016–1489–1.

[22] Smith ML, McGuinness J, O'Reilly MK, Nolke L, Murray JG, Jones JFX. The role of 3D printing in preoperative planning for heart transplantation in complex congenital heart disease. *Ir J Med Sci.* 2017;186(3):753–756. doi:10.1007/s11845–017–1564–5.

[23] Ngan EM, Rebeyka IM, Ross DB, et al. The rapid prototyping of anatomic models in pulmonary atresia. *J Thorac Cardiovasc Surg.* 2006;132(2):264–269. doi:10.1016/J.JTCVS.2006.02.047.

[24] Schmauss D, Haeberle S, Hagl C, Sodian R. Three-dimensional printing in cardiac surgery and interventional cardiology: a single-centre experience. *Eur J Cardiothorac Surg.* 2015;47(6):1044–1052. doi:10.1093/ejcts/ezu310.

[25] Sodian R, Weber S, Markert M, et al. Pediatric cardiac trans-plantation: three-dimensional printing of anatomic models for surgical planning of heart transplantation in patients with uni-ventricular heart. *J Thorac Cardiovasc Surg.* 2008;136(4):1098–1099. doi:10.1016/J.JTCVS.2008.03.055.

[26] Biglino G, Moharem-Elgamal S, Lee M, Tulloh R, Caputo M. The perception of a three-dimensional-printed heart model from the perspective of different stakeholders: a complex case of truncus arteriosus. *Front Pediatr.* 2017;5:209. doi:10.3389/fped.2017.00209.

[27] Sodian R, Weber S, Markert M, et al. Stereolithographic models for surgical planning in congenital heart surgery. *Ann Thorac Surg.* 2007;83(5):1854–1857. doi:10.1016/J.ATHORACSUR.2006.12.004.

[28] Garekar S, Bharati A, Chokhandre M, et al. Clinical application and multidisciplinary assessment of three dimensional printing in double outlet right ventricle with remote ventricular septal defect. *World J Pediatr Congenit Heart Surg.* 2016;7(3):344–350. doi:10.1177/2150135116645604.

[29] Olivieri L, Krieger A, Chen MY, Kim P, Kanter JP. 3D heart model guides complex stent angioplasty of pulmonary venous baffle obstruction in a Mustard repair of D-TGA. *Int J Cardiol.* 2014;172(2):e297–e298. doi:10.1016/J.IJCARD.2013.12.192.

[30] Valverde I, Gomez G, Coserria JF, et al. 3D printed models for planning endovascular stenting in transverse aortic arch hypoplasia. *Catheter Cardiovasc Interv.* 2015;85(6):1006–1012. doi:10.1002/ccd.25810.

[31] Knecht S, Brantner P, Cattin P, Tobler D, Kühne M, Sticherling C. State-of-the-art multimodality approach to assist ablations in complex anatomies-From 3D printing to virtual reality. *Pacing Clin Electrophysiol.* 2019;42(1):101–103. doi:10.1111/pace.13479.

[32] Yoo SJ, Spray T, Austin EH, Yun TJ, van Arsdell GS. Hands-on surgical training of congenital heart surgery using 3–dimensional print models. *J Thorac Cardiovasc Surg.* 2017;153(6):1530–1540. doi:10.1016/j.jtcvs.2016.12.054.

[33] White SC, Sedler J, Jones TW, Seckeler M. Utility of three-dimensional models in resident education on simple and com-plex intracardiac congenital heart defects. *Congenit Heart Dis.* 2018;13(6):1045–1049. doi:10.1111/chd.12673.

[34] Costello JP, Olivieri LJ, Su L, et al. Incorporating three-dimensional printing into a simulation-based congenital heart disease and critical care training curriculum for resident physicians. *Congenit Heart Dis.* 2015;10(2):185–190. doi:10.1111/chd.12238.

[35] Jones TW, Seckeler MD. Use of 3D models of vascular rings and slings to improve resident education. *Congenit Heart Dis.* 2017;12(5):578–582. doi:10.1111/chd.12486.

[36] Biglino G, Koniordou D, Gasparini M, et al. Piloting the use of patient-specific cardiac models as a novel tool to facilitate communication during cinical consultations. *Pediatr Cardiol.* 2017;38(4):813–818. doi:10.1007/s00246–017–1586–9.

[37] Biglino G, Capelli C, Koniordou D, et al. Use of 3D models of congenital heart disease as an education tool for cardiac nurses. *Congenit Heart Dis.* 2017;12(1):113–118. doi:10.1111/chd.12414.

[38] Loke Y-H, Harahsheh AS, Krieger A, Olivieri LJ. Usage of 3D models of tetralogy of Fallot for medical education: impact on learning congenital heart disease. *BMC Med Educ.* 2017;17(1):54. doi:10.1186/s12909–017–0889–0.

[39] Costello JP, Olivieri LJ, Krieger A, et al. Utilizing three-dimensional printing technology to assess the feasibility of high-fidelity synthetic ventricular septal defect models for simulation in medical education. *World J Pediatr Congenit Heart Surg.* 2014;5(3):421–426. doi:10.1177/2150135114528721.

[40] Biglino G, Capelli C, Leaver L-K, Schievano S, Taylor AM, Wray J. Involving patients, families and medical staff in the evaluation of 3D printing models of congenital heart disease. *Commun Med.* 2015;12(2–3):157–169. http://www.ncbi.nlm.nih.gov/pubmed/29048144.

[41] Biglino G, Capelli C, Wray J, et al. 3D-manufactured patient-specific models of congenital heart defects for communication in clinical practice: feasibility and acceptability. *BMJ Open.* 2015;5(4):e007165. doi:10.1136/BMJOPEN-2014–007165.

[42] Valverde I, Gomez-Ciriza G, Hussain T, et al. Three-dimensional printed models for surgical planning of complex congenital heart defects: an international multicentre study. *Eur J Cardiothorac Surg.* 2017;52(6):1139–1148. doi:10.1093/ejcts/ezx208.

[43] Ryan J, Plasencia J, Richardson R, et al. 3D printing for congenital heart disease: a single site's initial three-year experience. *3D Print Med.* 2018;4(1):10. doi:10.1186/s41205–018–0033–8.

[44] Zhao L, Zhou S, Fan T, Li B, Liang W, Dong H. Three-dimensional printing enhances preparation for repair of double outlet right ventricular surgery. *J Card Surg.* 2018;33(1):24–27. doi:10.1111/jocs.13523.

第36章 负荷超声心动图
Stress Echocardiography

Thomas R. Kimball 著

陶肖樱 译

概述

运动心脏病学之父 Robert A.Bruce 曾打趣地说道:"如果你打算买一辆别人用过的二手车,你肯定会先试驾一番,看看它的发动机在运行时表现如何,评估心脏功能时亦是如此。"通过这个简单的陈述,Robert Bruce 简洁明了地解释了早期心脏病学家制订运动方案的动机及目前对儿科心血管疾病评估现代化的需要。

通过依次创造 Mater 二级梯试验和 Bruce 标准化跑步机试验,心脏病学家首次获得了一套用来评估患者在非静息状态下的心脏功能的标准化方法。随后,Bruce 运动方案被引入到先天性心脏病患者的评估中来,心脏病学专家不仅能够客观地评价心脏手术效果,而且还能发现其他无症状个体的隐匿性心血管问题。在接下来的评估心脏病患者时持续使用运动,并且继续运用其他形式的负荷,体现了对静息状态下评估的延伸。正如 Bruce 在 1956 年所说的那样:"运动测试代表了对患者进行的可重复工作量的身体检查。"

如今,尽管负荷试验取得了进展,也有文献证明其实用价值,但遗憾的是,大多数诊所或超声心动图检查室对心血管情况的评估仍然只在患者舒适休息(有时甚至是睡觉)时进行。这些评估虽然提供了静息状态下的有价值的信息,但很难对患者运动时心血管系统的行为提供线索,而运动是大部分患者清醒时的典型状态。在临床中应用负荷评估为我们提供了一种方法,使我们能在非常接近于这些更典型的活动状态条件下观察患者。

此外,负荷评估仅在相对少数病例中被应用,并且传统上负荷评估只依赖于心电图结果。有趣的是,当 Bruce 构思运动评估时,他把注意力集中在血流动力学反应上,并发现了具有预测能力的并不是在运动中发生变化的心电图,而是血流动力学改变。例如,他不仅发现了运动性低血压的机制是每搏输出量固定的结果,而且还发现这些血流动力学变化可以预测长期不良预后。从那时起,超声心动图使心血管诊断发生了革命性的变化。超声心动图与运动或其他形式负荷的结合是运动科学自然发展的产物,因为它为 Bruce 在 50 多年前对血流动力学改变的重要性和预测性的发现提供了更可靠的观察视野。

一、负荷超声心动图学的发展

负荷超声心动图是运动科学和心脏超声一同发展至顶点的产物,基本上是由冠状动脉疾病作为一个主要的公共卫生问题进行并推动的。运动科学始于 1918 年,当时 Bousfield 第一次对负荷时的心功能障碍进行了客观评估,他观察到患者心绞痛时会出现 ST 段压低。10 年后,对心绞痛患者开始进行系统的心电图运动测试。1935 年,Master 发明了一个 2 步 9 英寸(约 22.86cm)的运动方案,成为将运动测试标准化的第一人。然而,这项试验对大多数患者来说太费力了,而且不允许持续的数据采集,这促使 Bruce 在 1949 年率先开发了一阶段的跑步机运动试验,而后在 1963 年开发了多阶段试验(Bruce 方案)。

负荷成像起源于 1935 年,当时 Tennant 和 Wiggers

通过直接观察发现冠状动脉血流中断会导致心肌室壁运动的异常。然而，直到 1970 年，Kraunz 和 Kennedy 才通过超声显示出冠心病患者在运动后立即出现异常室壁运动这种现象。1986 年，多巴酚丁胺负荷试验的应用提高了超声心动图图像分辨率，因为该方法消除了与运动相关的呼吸过度和患者运动。此外，多巴酚丁胺负荷超声心动图也提供了一种评估卧床患者的手段。

儿科负荷超声心动图的应用始于 1980 年，Alpert 等在仰卧位踏车试验时同时进行高保真导管压力测量和 M 型超声心动图检查，以评估左心先天性心脏病患儿的功能储备。20 世纪 80 年代，运动超声心动图在儿童中用于检测因主动脉功能不全、胰岛素依赖型糖尿病和主动脉缩窄导致的亚临床左心室功能障碍。对儿童进行药物负荷超声心动图检查始于 1992 年，最初在左冠状动脉异常起源于肺动脉修复术后的儿童中使用了双嘧达莫，后来在治疗患有多种心脏病的儿童中使用多巴酚丁胺。然而，即便有这些经过验证的有效用途，负荷超声心动图在大多数儿科超声心动图实验室中仍未得到充分利用。但由于这些初步的研究，负荷超声心动图在儿童患者中得到了越来越多的关注和使用，这在 Ermis、Cifra 等及 Thompson 最近的研究中得到了印证。

二、负荷超声心动图背后的生理学理论

负荷超声心动图是一种特殊的诊断方法，属于

包括磁共振成像、正电子发射断层扫描和核光谱学在内更广泛的负荷成像方法。然而，所有的负荷成像方法，包括负荷超声心动图，都有一个统一的概念，即都使用应激源（旨在影响患者血流动力学）和感应器（评估特定应激源引起的心血管效应）。

负荷超声心动图应用于两个基本诊断问题：①怀疑心肌灌注损伤；②心脏病应激状态下的血流动力学改变。在评估第一种病理类型（心肌灌注受损）时，应用负荷超声心动图的理论基础仅仅与供求有关。施加负荷会增加心肌的耗氧量。如果冠状动脉正常，心肌灌注和心肌供氧也会增加，以满足耗氧量增加的需求。然而，如果冠状动脉病变，灌注可能不会相应增加，造成供需不匹配，导致心肌缺血。感应器用于检测由这种不匹配引起的异常。例如，在连接心电图的情况下，需求 / 供应不匹配表现为 ST 段抬高。在超声心动图中，缺血表现为新的或加重的心肌室壁运动异常。这些异常的表现，以及感应器的灵敏度，取决于诱导缺血的负荷程度（图 36-1）。

部分感应器（如正电子发射断层扫描）是高度敏感的，其发现的异常（如代谢紊乱）在短暂和轻微的缺血负荷状态下即可明显显示。有些感应器（如心电图）灵敏度较低，它们所发现的异常（如 ST 段改变）只有在长时间和重的缺血负荷状态下才会变得明显。超声心动图检测到的缺血引起的室壁运动异常需要中等水平的缺血负荷才能显现，因

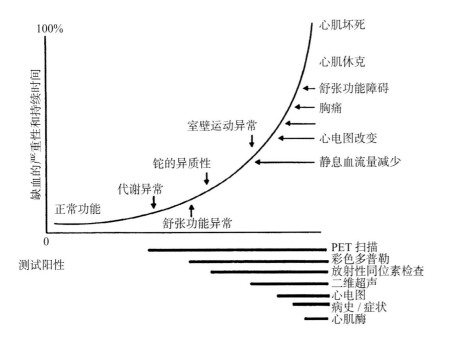

◀ 图 36-1 缺血级联描绘了随着进行性缺血负担发生的生理紊乱（以及检测这些紊乱所需的诊断感应器）

低缺血负荷产生代谢异常，只有高灵敏度感应器（如正电子发射断层扫描）才能检测到。更重的缺血负荷导致进行性有害的紊乱，包括舒张功能障碍、室壁运动异常、心肌休克，最终心肌坏死。心绞痛发生时已有明显的缺血负荷，因此它是冠状动脉灌注异常相对不敏感的指标。室壁运动异常与中度缺血负荷有关，因此负荷超声心动图具有中度敏感性（经许可转载，引自 *Springer Science and Business Media*）

此，超声心动图具有中等敏感性。

在评估第二种病理类型（心脏疾病的血流动力学改变）时，其基于负荷超声心动图的效用理论是建立在一个前提之上的，即负荷数据比传统的静息状态下获取的数据更能反映患者典型的日间活动状态。事实上，在静息状态下获得的数据和在活动时获得的数据可能不尽相同，以至于静息状态下获取的数据可能导致临床医师对患者健康产生错误的安全感。这一前提同样适用于其他心血管测试，目前这些测试将对患者的评估扩展到检查室之外，如动态血压和动态心电图监测。当使用这两种模式时，临床医师意识到在办公室环境中某些症状可能不会显现，因此需要在活动状态下获取额外的数据来捕捉症状和探究病因。同样，负荷超声心动图也是模拟患者活动状态下的情况，临床医师用其来引出和解析症状。

三、适应证

（一）贝叶斯定理

负荷超声心动图的适应证必须在贝叶斯定理范围内讨论。贝叶斯定理是概率理论的一个结果，它表明，即使测试具有良好但非完美的敏感性和特异性，但其准确性与接受检测的人群中该疾病的流行程度有关（图 36-2）。更具体地说，疾病的流行程度会影响检测的阳性预测值和阴性预测值。阳性预测值代表随机选择的一个测试呈阳性的人实际患病的概率。阴性预测值是指一个随机选择的测试呈阴性的人实际上没有患病的概率。低患病率与高假阳性率相关，导致阳性预测值较差。然而，这种测试也会有很低的假阴性率（相对于整个人群），从而产生极好的阴性预测值。美国运输安全管理局（Transportation Security Administration，TSA）　在机场的筛查过程证明了"疾病"流行率的影响。恐怖分子在机场的流行率很低，如果一名乘客触发了警报（测试呈阳性），那么这名乘客更有可能不是携带武器的恐怖分子（1 例假阳性）。机场筛查过程中会有很多假阳性，导致其阳性预测值较低。然而，如果乘客没有触发警报，很有可能乘客确实没有携带武器（阴性预测值非常高）。虽然这些概率计算对评估航空安全来说是有必要的，但它们对于医学测试来说却是完全不合理的。例如，对一个抱

A. 高患病率疾病（90%）
测试的敏感度 90%，特异度 80%，$n=1000$

患病	900	测试呈阳性	测试呈阴性
患病	900	810（0.9×900）	90
不患病	100	20	80（0.8×100）
总数	1000	830	170

阳性预测值 = 810/830 = 98%
阴性预测值 = 80/170 = 47%

B. 低患病率疾病（3%）
测试的敏感度 90%，特异度 80%，$n=1000$

		测试呈阳性	测试呈阴性
患病	30	27（0.9×30）	3
不患病	970	194	776（0.8×970）
总数	1000	221	779

阳性预测值 = 27/221 = 12%
阴性预测值 = 776/779 = 99%

▲ 图 36-2　一般来说，诊断性检测是根据其敏感性（检测阳性的疾病患者的比例）和特异性（检测阴性的非疾病患者的比例）来评估的

然而，贝叶斯定理表明，即使具有良好的敏感性和特异性，一项检测在特定情况下可能只能发挥有限的临床用途。阳性预测值（检测呈阳性并确实患病的概率）和阴性预测值（检测呈阴性并确实未患病的概率）是测试整体临床的有效性的更好的方法，因为它们包含了检测（即敏感性和特异性）和被检测人群（即患病率）的信息。由于疾病在被检测人群中的高流行率（示例 A 中的 90%），在 1000 名检测人群中，900 人将患有该病，100 人不会患病。具有 90% 敏感性和 80% 特异性的测试将正确识别 900 名有疾病患者中的 810 名（900 名患者中的 90%）和 100 名无疾病患者中的 80 名（100 名患者中的 80%）。贝叶斯定理证明，该检验具有良好的阳性预测值；检测呈阳性的患者患病的可能性非常高。另一方面，检测呈阴性也不能排除患病的可能性；患者仍然有超过 50% 的概率患上这种疾病。由于疾病患病率较低（示例 B 为 3%），具有同样敏感性和特异性的检测，其阳性预测值较差。换句话说，检测结果呈阳性的患者很可能并没有患病。因此，这种检测方法作为一种筛查试验是没有用的，因为它无法识别患病的个体。另一方面，检测结果呈阴性的患者几乎可以确定没有患病

怨胸痛的健康、瘦弱的青少年进行负荷超声心动图检查，对检测冠状动脉疾病几乎没有帮助，因为这种疾病在健康、瘦弱的青少年中发病率很低。在这种情况下，贝叶斯定理会预测该检测有很高的假阳性率，因此医师收到阳性检测结果时仍然会怀疑患者是否真的有冠状动脉病理，或者更糟的是，建立冠状动脉疾病的错误诊断。在这种情况下，测试并不是没有任何价值，因为贝叶斯定理也预测了在这种情况下假阴性率很低。如果检测结果为阴性，医师可以非常肯定地断定患者没有冠状动脉疾病。另

一方面，对一个因川崎病导致冠状动脉狭窄和血栓的儿童进行负荷超声心动图检查将具有很高的阳性预测价值，也就是说，阳性检测结果很可能反映了冠状动脉病变加重，因为在这些类型的患者中疾病（异常心肌灌注）的患病率很高。因此，在儿科人群中适当应用和解读负荷超声心动图是至关重要的（表 36-1）。

表 36-1　儿科负荷超声心动图的适应证

冠状动脉疾病和危害
- 成人冠心病
- 心脏移植后血管病变
- 川崎病
- 大动脉转位术后
- 主动脉瓣上狭窄及其他疑为冠状动脉口狭窄的情况
- 冠状动脉起源异常
- 冠状动脉异常及起源异常的矫正术后
- 冠状动脉瘘
- 左心梗阻性病变
- 肺动脉闭锁伴完整室间隔的冠状动脉病理

心室收缩储备
- 法洛四联症术后
- 主动脉缩窄术后
- 大动脉转位心房调转术后
- 蒽环类药物应用
- Fontan 循环
- 阻塞性睡眠呼吸暂停综合征
- 糖尿病
- 扩张型心肌病
- 主动脉瓣和二尖瓣关闭不全

压力动力学
- 瓣膜狭窄
- 主动脉缩窄术后
- 肥厚型心肌病
- 肺动脉压力

（二）冠状动脉疾病

像大多数病理学一样，冠状动脉疾病是由可能产生生理后果的解剖学基础构成的。评估冠状动脉病理的各个方面是很重要的，因为即使是明确的解剖异常（如实质性冠状动脉狭窄）也可能只有轻微或没有生理后果（如由于侧支循环的发展）。在这种情况下进行干预可能是没有必要的，因为没有什么措施能比自然发展而成的侧支血管更能改善其生理状况。在负荷试验出现之前，临床医师只能评估解剖的严重程度。冠状动脉造影术等诊断方法可以获得冠状动脉解剖的详细图像，但对实际心肌灌注的信息揭示甚少。负荷超声心动图的应用可评估冠

状动脉疾病的生理病变严重程度，因为它可评估任何解剖异常对心肌灌注的损害程度。因此，进行负荷超声心动图检查的一个主要适应证是确定解剖异常冠状动脉的生理意义。

1. 患有成人冠心病的儿童

对患有先天性心脏病的成人患者提供护理已得到一定的重视。由于先天性心脏病的存活率显著提高，迄今为止，这一相对来说为数不多的群体正在日益壮大。

在儿科人群中也出现了类似的情况。众所周知，动脉粥样硬化的过程始于儿童时期。对于大多数儿童来说，血管受累很小，所以治疗是预防性的。然而，在某些疾病状态下，如家族性高胆固醇血症、糖尿病、慢性肾脏疾病、川崎病和风湿病等，儿童的动脉粥样硬化过程被加速，进而引起儿童发生冠状动脉事件。一个更令人不安的问题是，社会正处于儿童肥胖症流行的中期，即使儿童未患有其他疾病，肥胖症也在加速这一过程。儿童肥胖不仅导致了更多的成年人患有心血管疾病，而且还导致了儿童时期心血管危险因素的不利变化。冠状动脉疾病和危险因素在儿童中的存在带来了迄今为止不寻常的儿科人口（患有成人冠心病的儿童）激增。最近的报道显示，心肌梗死有可能发生在青少年当中。在具有如胰岛素依赖型糖尿病等冠状动脉危险因素的儿童中，左心室壁运动在 10 岁时就会受到损害。其病因尚不清楚，但可能与内皮功能受损有关。负荷超声心动图将是评估这一人群的重要诊断工具。

2. 心脏移植后的冠状动脉疾病

移植器官血管病变仍是移植器官晚期死亡的主要原因，因为它可导致慢性移植器官衰竭和心律失常性猝死。这种病隐匿且进展迅速。由于冠状动脉受累呈弥漫性，依靠冠状动脉正常节段与病变节段相邻的冠状动脉造影来诊断动脉疾病的敏感性是不完善的，需要使用更准确的监测方法。冠状动脉内超声可能是最敏感的方法，但它是有创的，也可能产生假阴性结果。多巴酚丁胺负荷超声心动图已被证明是检测其存在的最敏感的无创性测试，并已被美国心脏协会推荐为随访这些患者的一种手段。

3. 川崎病

由于动脉瘤部位的血栓形成和（或）狭窄，患

有川崎病的患者心肌灌注可能受损。此外，有证据表明，超声心动图没有任何冠状动脉受累表现的患者存在内皮功能异常，使他们面临罹患早期动脉粥样硬化性心脏病的风险。同时使用运动和多巴酚丁胺的负荷超声心动图已被证明对随访这些心肌灌注异常的患者有效。不仅如此，多巴酚丁胺负荷超声心动图对冠状动脉瘤和狭窄患者的危险分层也有重要价值。具体来说，使用多巴酚丁胺负荷超声心动图显示，风险水平最低的患者不太可能出现冠状动脉灌注异常。最高风险级别的患者可能存在或不存在灌注异常，这取决于侧支循环是否存在。目前美国心脏协会治疗川崎病的管理指南规定，对于所有冠状动脉疾病程度大于单纯扩张的患者，将定期系列负荷超声心动图（或其他负荷试验）列为 II 类适应证。

川崎病是儿童和成人在冠状动脉生理变化比较中存在差异的另一个例子。儿童和青少年可能有非常严重的冠状动脉阻塞，但由于侧支血管的发育，负荷试验正常。在大多数情况下，不需要进行旁路移植术。负荷超声心动图是区分哪些患者需要进行血管重建、哪些患者可以安全地单独接受观察的重要工具。

4. 冠状动脉起源异常

冠状动脉起源异常（anomalous aortic origin of coronary artery，AAOCA）是年轻运动员心源性猝死的第二大常见原因（仅次于肥厚型心肌病）。这种先天性异常可能包括左冠状动脉异常起源于右冠状动脉窦（AAOLCA）或右冠状动脉异常起源于左冠状动脉窦（AAORCA）。前者的发病率要低得多（大约为后者的 1/6），但更有可能导致心源性猝死，因此需要进行手术修复。导致冠状动脉灌注减少的机制可能是由于：①通过主动脉壁内过程受压；②主动脉和肺动脉之间动脉间受压；③开口异常，如高位开口和裂隙状开口。Molossi 等描述了负荷测试在这一人群中的重要作用，事实上，美国心脏病学会和美国心脏协会在各自的推荐出版物中，将负荷试验作为评估和管理未手术 AAORCA 及 AAORCA 和 AAOLCA 术后评估和咨询的一个重要组成部分。

5. 大动脉调转术

动脉调转手术包括将冠状动脉从原主动脉重新植入肺动脉主干（新主动脉）。在动脉调转手术后，冠状动脉病变是常见的且呈进行性加重，有必要通过负荷试验对灌注进行常规的系列评估，有时还需要进行血运重建。此外，负荷超声心动图已经能够在没有症状或动脉造影显示狭窄的情况下检测到灌注异常。这些发现的意义还有待进一步证实；在这些患者中经常发现右冠状动脉占优势，同时冠状动脉左前降支远端发育不良，这可能导致灌注异常。有趣的是，这些异常通常不会在 Ross 手术后出现，Ross 手术也包括冠状动脉再植术。美国心脏协会和美国心脏病学会将负荷试验列为动脉调转术患者的 I 类适应证。

6. 冠状动脉开口处狭窄

主动脉瓣上狭窄的患者可发生缺血，尤其是威廉姆斯综合征患者。缺血的病理生理是多因素的，可能是由于主动脉瓣近端的慢性高压暴露导致的弥漫性冠状动脉狭窄或主动脉瓣或窦管嵴的阻塞，或两者兼而有之。然而，冠状动脉开口狭窄是主要病因。冠状动脉口狭窄也可见于 AAOCA 或大血管转位的患者。这种病理可能很难通过血管造影进行诊断，因为导管通常位于狭窄处下游的冠状动脉。因此，负荷超声心动图可能对这些人特别有帮助。

7. 其他先天性心脏病

多巴酚丁胺和双嘧达莫负荷超声心动图有助于确定左冠状动脉异常起源于肺动脉外科治疗的必要性，并且有助于冠状动脉瘘缺血情况的记录。左心结构的梗阻（主动脉瓣狭窄、主动脉缩窄、肥厚型心肌病），以及 AAOCA，都与过早的动脉粥样硬化有关。最后，室间隔完整的肺动脉闭锁婴儿可能有右心室依赖的冠状动脉循环，以及冠状动脉狭窄、明显的冠状动脉中断或主 - 冠状动脉闭锁的局灶区。负荷超声心动图可以帮助对这些患者进行危险分层。

（三）心室收缩储备

负荷超声心动图的第二个适应证是评估心室储备。外源性儿茶酚胺的收缩反应具有预测价值。心室功能受损的患者循环中儿茶酚胺升高，心肌 β 受体密度降低，心肌受体下调，因此对外源性儿茶酚胺的反应最小。心室功能较好的患者将有更好的 β 受体反应性和对儿茶酚胺的更好反应。我们将心血管在负荷时心功能增强的幅度称之为心室的收缩储备能力。

应用负荷超声心动图评价左心室收缩储备有助于检测和处理有患心肌病风险的儿童患者亚临床心室功能损害。例如，负荷超声心动图显示，法洛四联症修复后的儿童左右心室储备功能下降。在行主动脉缩窄修复后儿童，相对于对照组，其静息左心室功能增强，但收缩储备未改变（图 36-3）。其他研究者表明，在接受了心脏毒性化疗药物的儿童癌症幸存者中，负荷超声可以检测到亚临床左心室功能不全。Rowland 等对患有心肌病（主要是由于蒽环类药物毒性）的儿童行运动超声心动图检查，以证明为了在运动高峰期（当舒张充盈和射血时间较短）维持每搏输出量，必须增加收缩力。一些研究者将超声心动图与运动时导管衍生的心内压测量相结合，以提供复杂的收缩性数据，有助于区分先天性左心病变时的心室储备机制。Fontan 手术后的患者由于单心室生理原因，运动超声心动图显示运动过程中，每搏和心脏指数正常增加，直到晚期的亚极量水平，此时这些指数下降。在那些因大血管转位而接受心房调转手术的患者中，多巴酚丁胺负荷 MRI 显示右心室收缩储备是运动能力的关键决定因素。多巴酚丁胺负荷超声心动图显示右心室储备降

低的心房调换术后患者中，脑利钠肽升高，提示这两种检查都可以预测未来的心血管损害。

许多其他记录收缩储备效用的研究仅在成人患者中进行。例如，这项技术在评估患有阻塞性睡眠呼吸暂停和糖尿病的成人患者的收缩储备方面也被证明是有价值的。此外，多巴酚丁胺负荷超声心动图评估的左心室收缩储备可预测扩张型心肌病患者的 5 年死亡率。收缩储备的评估在主动脉瓣和二尖瓣关闭不全的评估中也被证明是有价值的。在主动脉瓣和二尖瓣关闭不全的成人患者中，运动超声心动图的收缩储备比静息射血分数更能预测内科或外科治疗后的心肌功能。这些结果在成人患者中是令人鼓舞的，与大多数其他超声心动图指标一样，其使用价值首先在成人人群中被发现。类似的研究仍需要在儿童中进行，因为儿科心脏病学家正在调查对这些患者的干预时机和有效性。负荷超声心动图可能是帮助解决这些难题的有力工具。

（四）压力动力学

负荷超声心动图的最终适应证是评估模拟活动状态下的压力动力学。如前所述，传统的血流动力学评估是在静息状态下进行的，因此有关这些参数在儿童正常活动期间是如何变化的信息微乎其微。这些数据可能对肥厚型心肌病、瓣膜狭窄和肺动脉高压患者的评估有帮助。在风湿性二尖瓣狭窄患者中，多巴酚丁胺峰值时二尖瓣平均压差大于 18mmHg 预示着未来的临床事件（住院、急性肺水肿或室上性快速性心律失常）。在无症状的主动脉瓣狭窄患者中，运动状态下主动脉瓣口压差增加程度比静息状态下超声心动图和运动心电图指标提供了更高的预测价值。在 Ross 手术后的儿童中，负荷超声心动图显示，运动时自体主动脉瓣的血流动力学与正常主动脉瓣的血流动力学没有差别，但运动时的肺动脉压差与正常对照组患者相比有显著差异。

运动超声心动图已用于主动脉缩窄修复术后的儿童，其结果表明尽管静息状态下压力正常，但在运动过程中会出现明显的高血压和主动脉弓部压差。为了与早期提倡运动医学专家所支持的主题保持一致，研究者们强调："临床评估和'可接受的'主动脉缩窄手术修复的定义应结合患者的功能性运

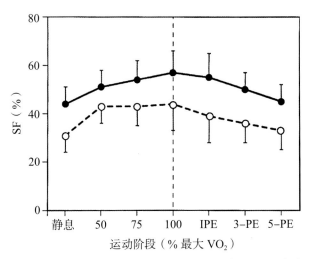

▲ 图 36-3　尽管静息时左心室功能增强，但通过运动时测量左心室缩短分数（SF）的测量，主动脉缩窄患者术后（充盈循环）的收缩储备相对于对照组儿童（开放循环）保持不变

数据以平均值 +/- 标准差表示。IPE、3-PE 和 5-PE 分别表示运动后立即、3min 和 5min；最大 VO₂，表示最大耗氧量；50、75 和 100，表示最大耗氧量分别为 50%、75% 和 100%。[引自 Kimball TR, Reynolds JM, Mays WA, et al. Persistent hyperdynamic cardiovascular state at rest and during exercise in children after successful repair of coarctation of the aorta. J Am Coll Cardiol. 1994;24(1):194-200.]

动反应与静息状态下研究来看待"。

在肥厚型心肌病患者中，应用负荷超声心动图有助于我们对疾病病理的理解。传统意义上，静息状态下非梗阻型肥厚型心肌病一直被认为是该疾病的主要形式，但负荷试验的应用表明，即使是这些患者也会出现明显的左心室流出道梗阻。也有医师使用多巴酚丁胺负荷超声心动图来评估外科肌肉切除手术在缓解左心室流出梗阻方面的有效性。如今临床医师建议，这类患者也可能是间隔缩小治疗的候选对象，并主张应将负荷超声心动图作为评估静息状态下非梗阻性肥厚型心肌病患者的常规组成部分。

负荷超声心动图也被用来评估肺动脉压力的变化。例如，在一组二尖瓣狭窄且二尖瓣面积相对较大的有症状患者中，该技术有助于理解运动时肺动脉压力的升高。运动超声心动图显示这是因为左心房顺应性差的缘故。还有一些研究者利用运动超声心动图来了解各种慢性肺部疾病中肺动脉高压的机制。

四、准备

（一）培训

几乎所有负荷的实施都需要在特定和有时具有挑战性的环境中进行超声心动图检查。例如，由运动引起的呼吸过度和呼吸急促是影像诊断的重要障碍。以引起心肌缺血为明确目的的药理学药物的使用，从定义上讲是一种潜在的危险行为。因此，培训负荷超声的操作执行和结果解读是至关重要的。对于执行和解释负荷超声心动图所需的知识和培训的一般指南已经确立，但与儿科实验室中负荷超声心动图的临床实践存在很大差异。尽管负荷试验的管理和节段室壁运动评估是成人心脏病学培训的主要内容，但这类主题在儿科心脏病学培训中提及甚少。对开展负荷超声心动图有兴趣的儿科心脏科医师在开始这项尝试之前应该接受来自经验丰富成人心脏科医师的指导和培训，并且他们应该与成人心脏病专家建立持续合作关系，以便日后在疑难病例中进行会诊或解读可疑图像，特别是当这些疑难病例与潜在的节段性室壁运动异常有关时。儿科护士和心脏超声技师也可以从他们的成人同行的培训中受益。

（二）负荷种类

运动只是许多不同负荷中的一种，可以包括动态运动（直立、仰卧或仰卧踏车和跑步机）或等长运动（握手）。其他负荷包括药理学药物（多巴酚丁胺、腺苷、双嘧达莫和异丙肾上腺素）、电生理起搏、脑力（如时间紧迫的计算机）任务和冷加压剂（表36-2）。

在临床上要根据患者的年龄、运动能力、心脏病理和所需信息类型进行个性化订制，来决定最终采用哪种特定的负荷。每种负荷都有其独特的优点和缺点。例如，运动的优点是最能模拟运动员在办公室外的活动，但缺点是：①由于身体运动和呼吸急促，会影响大多数感应器的图像质量；②无法在年轻患者（通常小于7岁）中使用。静脉注射多巴酚丁胺是一种无年龄限制的负荷，但多巴酚丁胺引起的血流动力学变化不同于体育锻炼。一般来说，运动时，给予最大"负荷量"，然后立即使用感应器（如超声心动图）；而药物负荷时，超声心动图则持续使用，给予次极量"负荷量"。这对患者是有利的，因为如果引发病理或严重不良反应，可以在稍小（即次极量）的负荷量下终止试验。

表36-2　用于负荷超声心动图的负荷剂

运动
- 跑步机
- 踏车试验
  - 直立
  - 半卧
  - 仰卧
- 等长运动

药物
- 多巴酚丁胺
- 双嘧达莫
- 腺苷
- 异丙肾上腺素

其他
- 心脏起搏
  - 食管
  - 心房
- 冷加压剂
- 脑力
- 过度通气

1. 运动超声心动图

运动测试是儿科心血管评估的主要手段，但它几乎总以心电图作为唯一的诊断方法来获得。辅以超声心动图后，不仅不会给患者徒增痛苦，反而使这项测试变得更加可靠。动态运动是生理的参考标准。在进行跑步机试验时，患者锻炼到精疲力竭，然后迅速地在检查台上摆成仰卧位、左侧卧位。超声心动图必须在测试结束后 60～90s 内获得数据，以确保负荷效应仍然有效。踏车试验可以在直立或半卧位进行，不仅可以像跑步机试验一样立即获得运动后数据，而且还能在测试过程中获得超声心动图数据。当患者以直立姿势运动时，超声医师将他或她的"非成像"手放在患者背部，以稳定胸部，减少患者胸部运动，提高成像质量。当患者处于半卧位时，检查台可以帮助达到这个体位。使用这些技术，有可能获得亚极量数据，更重要的是获得峰值运动数据。因此，这些模式有助于获取运动高峰期和运动后立即发生的血流动力学的差异。此外，在运动间期纳入图像提高了检测缺血的敏感性。

有时在动态运动过程中并不出现临床问题，例如一个可能大家都感兴趣的现象：希望参加等长运动（如高中负重训练或摔跤）的青少年中所发生的血流动力学变化。在这些情况下，采用等长运动超声心动图是合适的。研究人员使用等长收缩运动（例如在患者特定握力最大值的 33% 的情况下进行 3min 的握力测试）超声心动图证明，主动脉瓣功能不全且静息功能正常的儿童与对照组相比，收缩压升高更明显，但左心室收缩力下降。

2. 药物超声心动图

多巴酚丁胺、丙吡胺、腺苷和异丙肾上腺素是用于超声心动图的药物。多巴酚丁胺刺激 β_1 肾上腺素能受体，导致收缩力、心率和心肌氧需求增加，对 β_2 或 α 受体几乎没有影响。开始静脉给药，剂量为每分钟 5～10μg/kg，然后每 4 分钟逐步增加 10μg/kg，必要时最大剂量为每分钟 50μg/kg。在每个阶段都获得超声心动图图像。应根据需要给予阿托品（0.01mg/kg 至 0.25mg，每 1～2 分钟给予，最大剂量为 1mg）以增加心率。对于儿童来说，通常需要最大剂量的多巴酚丁胺和阿托品来达到目标心率。0.5mg/kg 剂量的艾司洛尔（10mg/ml 稀释剂，而不是 250mg/ml 滴注剂）可用于在缺血或不良事件发生时迅速逆转多巴酚丁胺引起的不良反应。

异丙肾上腺素刺激 β_1 受体和 β_2 受体，增加心率和收缩力，并引起全身动脉血管扩张。推荐静脉给药剂量为每分钟 0.05～2μg/kg。使用这些药物后，若是达到目标心率；即与年龄相关的最大心率［220- 年龄（岁）的 85%］，或存在缺血（大于 2mm ST 段压低或出现一个新的或加重的室壁壁运动异常），又或是严重不良事件时，则测试终止。

腺苷和双嘧达莫是较少使用的药物。腺苷引起正常冠状动脉扩张，导致从冠状动脉病变段盗血。双嘧达莫抑制腺苷再摄取，产生同样的作用。腺苷以最大剂量每分钟 140μg/kg 灌注，同时成像超过 4min。双嘧达莫分 2 期给予连续显像。第一阶段的剂量为 0.56mg/kg，持续超过 4min。如果没有不良反应，则执行第二阶段，剂量为 0.28mg/kg，持续超过 2min。阿托品可用来增加心率。氨茶碱可用于治疗双嘧达莫引起的不良反应。

尽管这些药物对心脏作用与运动对心脏作用看似相似，但实则不同。Cnota 等比较了峰值多巴酚丁胺和峰值运动对血流动力学的影响。多巴酚丁胺输注可降低心输出量、心率和收缩压。多巴酚丁胺峰值时（与运动时相比），左心室舒张末期内经较小，短轴缩短率较高，由环状纤维缩短速度评估的较高的收缩性，在大血管转位的心房调转术患者中，也观察到运动和多巴酚丁胺两种负荷之间的差异。例如，在这些患者中，运动试验几乎没有右心室收缩储备，但使用多巴酚丁胺后，有正常的收缩储备反应。

3. 其他负荷

其他施加负荷的方法很少使用，或只在特殊情况下使用。精神压力可以通过多种方式传递，但最简单的是时间紧迫的计算机任务，如算术或文字问题。电生理起搏也可以作为一种负荷方法。冷加压试验是一种对心血管的挑战，因为将一只手浸入冰水中 2min 或更久，会导致全身血压和心室后负荷的增加。

（三）感应器

超声心动图只是诸多用来评估上述负荷影响的潜在感应器之一。尽管超声心动图是一种有价值且强大的传感工具，但切记在特定情况下，可能有比它更适用的感应器（或与超声心动图结合）。这些感应器包括心电图、磁共振成像、核成像、计算机断层成像和正电子发射断层成像。

（四）人员

如前所述，对这项测试进行检查时，不仅要有一个合格的、训练有素的医师，而且还要有一个经验丰富的超声医师。在药物负荷的情况下，还需要一名护士留置静脉导管，给药并监测患者。

（五）设备

超声系统应该具有以数字存储动态图像的能力，并具有显示功能，允许对不同负荷阶段的动态进行逐帧比较。监测设备应包括连续的心电监护系统，该系统可轻松检测 ST 段变化。理想情况下，应具有将当前 ST 段与静息 ST 段进行比较的能力。氧饱和度探头和间歇血压监测仪也是必须配备的。复苏设备应准备充分，以便随时可用。

（六）经肺对比剂

经肺对比剂是由白蛋白、合成聚合物或磷脂壳组成的蛋白质微球，填充惰性气体（全氟丙烷、氮、十氟丁烷、六氟化硫），这些惰性气体通过肺毛细血管床使左心室显影。在负荷超声心动图中使用经肺对比剂进行左心室显影有助于减少成年患者无法判断异常的室壁节段数量，从而提高诊断率。在这些情况下，特别是难以显像的室壁节段，如左心室心尖部，通过添加肺循环对比剂可以更清晰地显像。这些药物已被证明对儿童安全有效。

一般来说，儿童的负荷图像质量过关而不需要对比剂。然而，在某些患者中，图像质量可能会受到限制，因此对比剂可能会有所帮助。这些药物被推荐用于确认或排除心尖型肥厚型心肌病、心室致密化不全和心尖血栓，也被证明确有其效。

迄今为止，商业化销售的对比剂有一段颇为曲折的历史。不孕症、通过心内分流潜在反常栓塞栓子、过敏反应、可能的心肺不良反应，甚至死亡等不良后果削弱了人们最初使用对比剂的热情。对比剂不应用于心力衰竭加重或临床不稳定、急性心肌梗死或急性冠状动脉综合征、严重室性心律失常或呼吸衰竭的患者。它们也不应用于右向左、双向或短暂右向左心内分流的患者。在这些问题得到解决之前，经肺对比剂的使用应限于那些标准成像方式不能诊断的患者，并且应谨慎使用。

五、禁忌证和潜在并发症

在成人主动脉瓣狭窄患者中，多巴酚丁胺负荷超声心动图可诱发房性和室性快速心律失常。即便如此，这些高危人群也可以安全地接受测试。在儿童中进行负荷超声心动图检查没有绝对的禁忌证。然而，在对极高危人群［如肥厚型心肌病、严重主动脉瓣狭窄和（或）心律失常患者］进行检查前应慎重考虑。

众所周知，在使用多巴酚丁胺负荷超声心动图期间，心脏结构正常的人，尤其是那些戒酒或长时间进食的人，可能会出现左心室流出道压力增高，在极少数情况下，可能导致心输出量减少，并伴有晕厥或心绞痛。这种情况在儿童中还没有报道过。

多巴酚丁胺负荷超声心动图在儿科人群中最常见的潜在并发症是呕吐。10%～20% 接受测试的儿童会出现这种情况。呕吐通常发生在多巴酚丁胺剂量峰值时，以及在阿托品联合给药后。在大多数研究中，峰值心率图像均可获得，当停止使用多巴酚丁胺后，患者症状迅速改善（在几秒钟内）。

六、结果和解读

心肌缺血在超声心动图上表现为新的或加重的局部室壁运动异常。传统上，可获得 4 幅超声心动图切面（胸骨旁长轴和短轴、心尖两腔心和心尖四腔心）。从这 4 个切面中，可以评估 17 个不同室壁节段。特定节段的室壁运动异常对应于供应该节段的冠状动脉灌注异常（图 36-4）。

识别室壁运动异常可能会很困难，对于儿科心脏病专家来说尤为如此。需要强调的是，儿童心脏病专家应接受那些擅长负荷超声心动图的成人心脏病专家的培训，并与他们保持密切联系，以便随时获得咨询意见。在评估左心室室壁运动异常时，首先测量整体左心室功能对评估是有帮助的。在整体左心室功能正常的情况下出现节段性室壁运动异常往往不多见。节段性室壁运动异常被定义为心内膜位移减弱和室壁增厚变小。必须系统地检查每一节段的这两个特征。

一些超声系统配备定量或半定量模式，可以帮助检测节段性室壁运动异常。这些措施包括使用组织多普勒技术对应变和应变率进行区域性评估。使

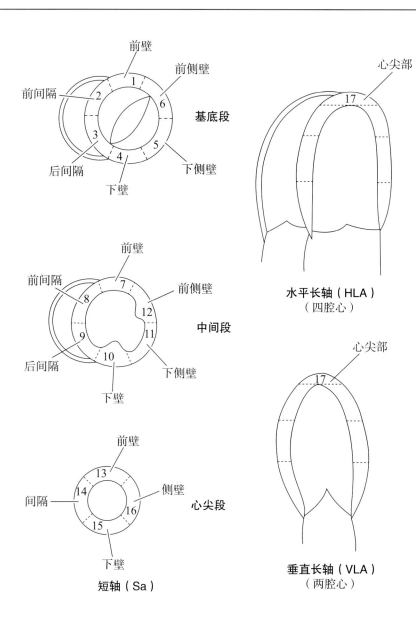

前壁
前侧壁
前间隔
1
2
6
基底段
3
5
后间隔
4
下侧壁
下壁

前壁
前间隔
前侧壁
7
8
12
中间段
11
9
10
后间隔
下侧壁
下壁

前壁
13
间隔
14
侧壁
16
心尖段
15
下壁

短轴（Sa）

心尖部
17
水平长轴（HLA）
（四腔心）

心尖部
17
垂直长轴（VLA）
（两腔心）

◀ 图 36-4　在使用负荷超声心动图期间成像的 17 个心肌节段

胸骨旁长轴和短轴及心尖两腔心和四腔心切面均已获得。从这 4 个切面中，获得 17 个节段。每个心肌节段由 3 条冠状动脉中的 1 条灌注。特定心肌节段的局部室壁运动异常对应于为该室壁节段供血的冠状动脉的灌注异常。一般来说，间隔、前壁和心尖部由左冠状动脉前降支供血。右冠状动脉灌注部分基底节段、间隔和后壁，冠状动脉回旋支供应后壁、侧壁和下壁（引自 *American Heart Association Writing Group; Standardized Myocardial Segmentation and Nomenclature for Tomographic Imaging of the Heart; American Heart Association.*）

用这些模式，将取样容积直接放置在感兴趣的壁段上，并得到该特定节段的应变和应变率。类似的定量室壁运动分析可以在标准的二维成像下，使用斑点跟踪技术，测量心肌中自然"斑点"或回声密度的速度。

对于冠状动脉灌注以外的评估，报告输出数据将特定于所提出的问题。例如，这可能包括多普勒通过瓣膜血流方向以确定负荷期间的瓣膜情况，多普勒根据三尖瓣关闭不全以估计负荷期间右心室／肺动脉压力，或评估心室功能从而评价收缩储备。评估通常包括这些评价项目的整合。

（一）准确性

Pellikka 等在美国超声心动图学会关于负荷超声心动图指南中指出，在成人中与核成像相比，其敏感性（真阳性率：真阳性例数与所有阳性例数之比）约为 84%，特异性（真阴性率：真阴性例数与所有阴性例数之比）略高。该指南将假阴性试验归因于负荷剂量不足、疾病负荷不重及存在向心性左心室重构。

在儿童中，尽管解剖冠状动脉病理学存在显著的普遍性和多样性，但通过负荷超声心动图可检测到的缺血的生理紊乱是非常罕见的。也许，这与儿童的疾病严重程度低于成人有关。然而，这似乎不太可能，因为有些患儿的冠状动脉已有严重的解剖异常但却没有临床症状或者灌注异常。更可能的解释是，这种现象是由侧支血管发育和（或）心肌缺血耐受能力增强引起的。希望心脏病学家能从儿科负荷超声心动图中了解到，在某些情况下，冠状动脉解剖病理的诊断不一定意味着需要干预，儿童的心脏具有强大的适应和自愈能力。

（二）预后意义

负荷超声心动图在儿童中预测价值尚未完全研究明确。Go 等最近研究了接受多巴酚丁胺负荷超声心动图成年患者，为了对其进行围术期风险分层，他们发现正常负荷超声心动图对主要不良心脏事件具有非常高的阴性预测值（96%）。Van der Sijde 等发现，在成人高危人群中，多巴酚丁胺负荷超声心动图在预测短期和中期心脏死亡和不良事件方面提供了递增的价值，但在患者随访 7 年后，该试验失去了其预测区别的优势。

使用多巴酚丁胺或腺苷受体激动药类枷腺苷的负荷 MRI 已成为评估这些患者的另一种方法。Bikiri 等发现，多巴酚丁胺负荷 MRI 和超声心动图都具有良好的风险分层能力，但前者的阳性和阴性预测能力略高于后者。事实上，正如 Noel 在冠状动脉起源异常上指出的那样，负荷 MRI 可以被认为是儿童冠状动脉病变的一种补充选择。

使用负荷诱发的瓣膜压差、心内压测定和心室功能作为评估预后的有效性一直受到质疑，因为这些负荷结果的自然史尚不清楚。例如，目前尚不清楚在最大强度运动时产生的 100mmHg 的主动脉瓣狭窄多普勒平均压差是否与在休息时获得的相似压差具有相同的严重的影响。诚然，答案可能是否定；但从另一方面来说，这样的数据不应被忽视，特别是考虑到在无瓣膜病患者的最大强度运动时半月瓣平均压差从未超过 20mmHg 这一事实。

一项有趣的研究调查了患有高血压的儿童的运动血流动力学和随后的心脏变化，为我们带来了新的认识。在这项研究中，Mahoney 等不仅研究了高血压儿童的收缩压的决定因素，还研究了他们左心室重量（一种已知的心血管危险因素）的决定因素。这些研究人员发现，随访（平均持续 3 年、4 年）收缩压可以通过初始静息血压和初始最大强度运动时的血压进行预测。更重要的是，随后的左心室重量仅由初始最大强度运动时的血压预测，与初始静息血压无关。这些数据支持了之前在成年人中的研究结果，即左心室重量与静息血压的关系不大，但与平均 24h 收缩压、工作时的血压和工作日的家庭血压有很强的关系。作者强调，运动测值比休息测值更有价值，因为它们可以预测未来心脏的不良变化。

结论

负荷超声心动图为临床医师和研究人员提供了一个诊断工具，可以检查和研究传统静息状态之外的儿童。通过超声心动图评估儿童对负荷的反应使临床医师一方面能够在疾病早期作出诊断，另一方面，让他们和他们的患者放心，因为不太可能发生的不良事件。负荷超声心动图是一种功能强大的工具，可以拓展静息状态下的评估，从而提高诊断能力并加强对儿童的医疗照护。

参考文献

[1] Bikiri E, Mereles D, Voss A, et al. Dobutamine stress cardiac magnetic resonance versus echocardiography for the assessment of outcome in patients with suspected or known coronary artery disease. Are the two imaging modalities comparable? *Int J Cardiol.* 2014;171(2):153–160.

[2] Cifra B, Dragulescu A, Border WL, Mertens L. Stress echocardiography in paediatric cardiology. *Eur Heart J Cardiovasc Imaging.* 2015;16(10):1051–1059.

[3] Cnota JF, Mays WA, Knecht SK, et al. Cardiovascular physiology during supine cycle ergometry and dobutamine stress. *Med Sci Sports Exerc.* 2003;35(9):1503–1510.

[4] De Caro E, Ussia GP, Marasini M, Pongiglione G. Transoesophageal atrial pacing combined with transthoracic two dimensional echocardiography: experience in patients operated on with arterial switch operation for transposition of the great arteries. *Heart.* 2003;89(1):91–95.

[5] Di Filippo S, Semiond B, Roriz R, et al. Non-invasive detection of coronary artery disease by dobutamine-stress echocardiography in children after heart transplantation. *J Heart Lung Transplant.* 2003;22(8):876–882.

[6] Dunning DW, Hussey ME, Riggs T, et al. Long-term follow-up with stress echocardiograms of patients with Kawasaki's disease. *Cardiology.* 2002;97(1):43–48.

[7] Ermis P. Stress echocardiography: an overview for use in pediatric and congenital cardiology. *Congenit Heart Dis.* 2017;12(5):624–626.

[8] Ferrara LA, Mainenti G, Fasano ML, et al. Cardiovascular response to mental stress and to handgrip in children. The role of physical activity. *Jpn Heart J.* 1991;32(5):645–654.

[9] Go G, Davies KT, O'Callaghan C, et al. Negative predictive value of dobutamine stress echocardiography for perioperative

risk stratification in patients with cardiac risk factors and reduced exercise capacity undergoing non-cardiac surgery. *Intern Med J.* 2017;47(12):1376–1384.

[10] Hanekom L, Cho G-Y, Leano R, et al. Comparison of two-dimensional speckle and tissue Doppler strain measurement during dobutamine stress echocardiography: an angiographic correlation. *Eur Heart J.* 2007;28(14):1765–1772.

[11] Harpaz D, Rozenman Y, Medalion B, et al. Anomalous origin of the left coronary artery from the pulmonary artery accompanied by mitral valve prolapse and regurgitation: surgical implication of dobutamine stress echocardiography. *J Am Soc Echocardiogr.* 2004;17(1):73–77.

[12] Helbing WA, Luijnenburg SE, Moelker A, et al. Cardiac stress testing after surgery for congenital heart disease. *Curr Opin Pediatr.* 2010;22(5):579–586.

[13] Hui L, Chau AK, Leung MP, Chiu CS, Cheung YF. Assessment of left ventricular function long term after arterial switch operation for transposition of the great arteries by dobutamine stress echocardiography. *Heart.* 2005;91(1):68–72.

[14] Kimball TR. Pediatric stress echocardiography. *Pediatr Cardiol.* 2002;23(3):347–357.

[15] Kimball TR, Mays WA, Khoury PR, et al. Echocardiographic determination of left ventricular preload, afterload, and contractility during and after exercise. *J Pediatr.* 1993;122(6):S89–S94.

[16] Kimball TR, Reynolds JM, Mays WA, et al. Persistent hyperdynamic cardiovascular state at rest and during exercise in children after successful repair of coarctation of the aorta. *J Am Coll Cardiol.* 1994;24(1):194–200.

[17] Kimball TR, Witt SA, Daniels SR. Dobutamine stress echocardiography in the assessment of suspected myocardial ischemia in children and young adults. *Am J Cardiol.* 1997;79(3):380–384.

[18] Klewer SE, Goldberg SJ, Donnerstein RL, et al. Dobutamine stress echocardiography: a sensitive indicator of diminished myocardial function in asymptomatic doxorubicin-treated long-term survivors of childhood cancer. *J Am Coll Cardiol.* 1992;19(2):394–401.

[19] Li W, Hornung TS, Francis DP, et al. Relation of biventricular function quantified by stress echocardiography to cardiopulmonary exercise capacity in adults with Mustard (atrial switch) procedure for transposition of the great arteries. *Circulation.* 2004;110(11):1380–1386.

[20] McCrindle BW, Rowley AH, Newburger JW, et al. Diagnosis, treatment, and long-term management of Kawasaki disease: a scientific statement for health professionals from the American Heart Association. *Circulation.* 2017;135(17):e927–e999.

[21] Michelfelder EC, Witt SA, Khoury P, Kimball TR. Moderate-dose dobutamine maximizes left ventricular contractile response during dobutamine stress echocardiography in children. *J Am Soc Echocardiogr.* 2003;16(2):140–146.

[22] Molossi S, Agrawal H. Clinical evaluation of anomalous aortic origin of a coronary artery (AAOCA). *Congenit Heart Dis.* 2017;12(5):607–609.

[23] Mulvagh SL, Rakowski H, Vannan MA, et al. American Society of Echocardiography consensus statement on the clinical appli-cations of ultrasonic contrast agents in echocardiography. *J Am Soc Echocardiogr.* 2008;21(11):1179–1201; quiz 1281.

[24] Noel C. Cardiac stress MRI evaluation of anomalous aortic origin of a coronary artery. *Congenit Heart Dis.* 2017;12(5):627–629.

[25] Noto N, Ayusawa M, Karasawa K, et al. Dobutamine stress echocardiography for detection of coronary artery steno-sis in children with Kawasaki disease. *J Am Coll Cardiol.* 1996;27(5):1251–1256.

[26] Okuda N, Ito T, Emura N, et al. Depressed myocardial contractile reserve in patients with obstructive sleep apnea assessed by tissue Doppler imaging with dobutamine stress echocardiography. *Chest.* 2007;131(4):1082–1089.

[27] Paridon SM, Alpert BS, Boas SR, et al. Clinical stress testing in the pediatric age group: a statement from the American Heart Association Council on Cardiovascular Disease in the Young, Committee on Atherosclerosis, Hypertension, and Obesity in Youth. *Circulation.* 2006;113(15):1905–1920.

[28] Pellikka PA, Nagueh SF, Elhendy AA, et al. American Society of Echocardiography recommendations for performance, inter-pretation, and application of stress echocardiography. *J Am Soc Echocardiogr.* 2007;20(9):1021–1041.

[29] Robbers-Visser D, Luijnenburg SE, van den Berg J, et al. Stress imaging in congenital cardiac disease. *Cardiol Young.* 2009;19(6):552–562.

[30] Sadaniantz A, Katz A, Wu WC. Miscellaneous use of exercise echocardiography in patients with chronic pulmonary disease or congenital heart defect. *Echocardiography.* 2004;21(5):477–484.

[31] Thompson WR. Stress echocardiography in paediatrics: impli-cations for the evaluation of anomalous aortic origin of the cor-onary arteries. *Cardiol Young.* 2015;25(8):1524–1530.

[32] van der Sijde JN, Boiten HJ, van Domburg RT, Schinkel AFL. Long-term (>10 years) prognostic value of dobutamine stress echocardiography in a high-risk cohort. *Am J Cardiol.* 2016;117(7):1078–1083.

[33] Van Hare GF, Ackerman MJ, Evangelista JA, et al. Eligibility and disqualification recommendations for competitive athletes with cardiovascular abnormalities. Task force 4: congenital heart disease. A scientific statement from the American Heart Association and American College of Cardiology. *Circulation.* 2015;132(22):e281–e291.

[34] Vogt M, Kuhn A, Wiese J, et al. Reduced contractile reserve of the systemic right ventricle under Dobutamine stress is associated with increased brain natriuretic peptide levels in patients with complete transposition after atrial repair. *Eur J Echocardiogr.* 2009;10(5):691–694.

[35] Zilberman MV, Goya G, Witt SA, Glascock B, Kimball TR. Dobutamine stress echocardiography in the evaluation of young patients with Kawasaki disease. *Pediatr Cardiol.* 2003;24(4):338–343.

[36] Zilberman MV, Witt SA, Kimball TR. Is there a role for intra-venous transpulmonary contrast imaging in pediatric stress echocardiography? *J Am Soc Echocardiogr.* 2003;16(1):9–14.

第 37 章　心内及术中经食管超声心动图

Intracardiac and Intraoperative Transesophageal Echocardiography

Donald J. Hagler　Jason H. Anderson　著

王　静　译

经食管超声心动图和心内超声心动图是先天性心脏病外科手术和心导管介入术术中监测和引导的重要技术。在过去的 20 年里，TEE 成为手术室和导管室首选的心脏成像方式。近几年来，随着超声心动图技术的不断发展，小型 ICE 探头的应用也逐渐从成人过渡到小儿。尽管每种成像方式都有各自的优缺点和局限性，但这两种成像方式都有助于对手术室和导管室内患者的监护。TEE 的主要局限性包括需要全身麻醉，以及患者仰卧位较长时段使用 TEE 时出现的与气道管理相关的一些问题。TEE 成像的局限性包括在一些切面对房间隔后下部的显示比较困难，不足以完全排除该区域缺损或分流，可能由于探头过于接近这个区域。此外，有些患者的室间隔心尖段在 TEE 难以获取。基于上述原因，将心导管和超声心动图融合，可以为先天性心脏病患者提供高质量的心脏影像。ICE 不需麻醉，可以快速、高效、方便地进行心腔内成像。以往，使用 ICE 探头使成本增高，是影响其推广使用的一个限制因素；但在房间隔缺损和卵圆孔未闭封堵术中规范化使用 ICE，使手术操作过程更安全有效，患者仅需镇静不需要麻醉，并且术后恢复更快。

一、心内超声心动图

（一）设备

机械 ICE 系统于 20 世纪 80 年代产生，目前 ICE 使用的 8F 或 10F 相控阵探头是由单阵列 TEE 原型探头开发的。最初的 ICE 探头为 10F 导管（AcuNav Diagnostic Ultrasound Catheter；Siemens Corporation，Mountain View，CA），是一个多频（5.5～10MHz）的具有 64 个压电元件的相控探头，安装在一个 3.3mm（10F）导管上，其头端可向 4 个方向移动（图 37-1）。该探头能够进行高分辨率的二维成像和全多普勒成像（脉冲波、连续波和组织多普勒）。纵向平面提供了一个 90° 的扇形图像，组织穿透力 2～12cm。目前，该探头也可以用 8F 导管，具有与 10F 导管相似的性能，但比 10F 导管更长，8F 导管长度的增加也使其操作难度加大。ICE 导管是在 X 线引导下进入至右心房，通过调整增益、深度、频率和焦距来控制、优化图像质量。有时可在 X 线的辅助下调整 ICE 导管的方向和位置，对左、右心进行全面的评估。

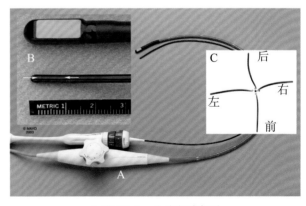

▲ 图 37-1　心内超声探头

A. 如图所示：心内超声 10F 导管（AcuNav）置于小儿经食管超声心动图探头旁显得相对较小；B. 3.3mm 直径导管头端的特写，显示纵向定向晶体阵列（面板）；C. 可以向 4 个方向移动的导管头端的俯视图

（二）检查

本章所述为 ICE 导管手柄上的控制面板的操作。从探头手柄前方观察，可以看到当控制手柄向左侧移动时，控制导管头端也向左侧移动。但有时导管头端的运动与体外控制面板的运动方向不完全相同，因为要调整探头成像面板来显示特定的图像平面。可以通过导管外部的黑色条纹和透视下的黑色标识来识别探头的成像面板。因此，如果旋转探头显示后方的结构（面板指向后方），探头手柄控制的向后或向右移动会使得导管头端朝向房间隔中部的位置。当导管倾斜到非常规位置时，如短轴图像所需的位置（向前和向左移动），简单的旋转导管不会像 TEE 那样纵向扫描，而是探头的头端移动了 360°。在实际工作中，通过操纵探头可以获得所需的超声图像，也可以通过 X 线来追踪和定位探头的位置。

（三）图像采集

通过操作手柄将 ICE 导管从下腔静脉向前推进，将导管置于右心房中部，将导管的成像面板向前和略向左旋转，即可获得三尖瓣入口切面（图 37-2）。然后顺时针旋转导管头端，观察主动脉和左心室流出道（图 37-3）。进一步顺时针旋转导管来观察房间隔下部（心脏的十字交叉处）和二尖瓣（图 37-4）。在某些情况下，控制导管头端向后偏转，可以获得

经典的四腔心切面，如图 37-4D 所示。导管持续顺时针旋转和向前推进，可以获得房间隔的长轴切面（图 37-5）。

大多数情况下，需要一些向左或向前的移动，使导管头端侧向偏转，通过将头端后移并远离房间隔来优化长轴图像。进一步定位导管的头部和尾部，轻微逆时针和顺时针旋转，通过二维和彩色血流成像评估整个房间隔。通常可以清楚地看到房间隔的脂肪性上缘（继发隔）和卵圆窝（图 37-6）。从相同的位置观察，房间隔左后方可以显示左心房和左上、下肺静脉位于降主动脉前方（图 37-5）。通过彩色血流成像和脉冲波多普勒超声可以进一步评估肺静脉。继续顺时针旋转，然后进行右下肺静脉和右上肺静脉的评估（图 37-7），右上肺静脉位于右肺动脉的前下方。在某些患者中，右肺静脉的显示不仅需要顺时针旋转，还需要探头向头侧推进一些。通过向前、向左移动，导管头端前屈，然后评估上腔静脉（图 37-8），界嵴常在 SVC 附近可见。

导管向前和向左移动结合一些顺时针旋转，可以获得房间隔和主动脉根部的短轴图像。导管头端指向三尖瓣环的前方和内侧，有时还会穿过三尖瓣环（图 37-9）。短轴图像对于主动脉根部靠近主动脉瓣和房间隔封堵术的定位非常重要。右下肺静脉在左心房后壁附近可见。

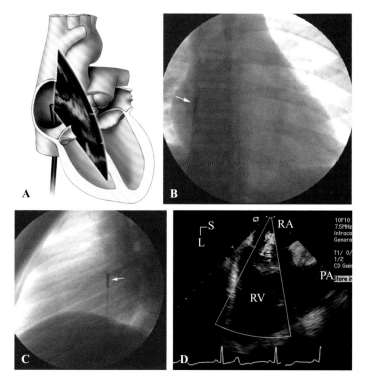

◀ 图 37-2 心内超声心动图（ICE）评估三尖瓣流入道切面

A. 右心室流入道切面显示导管走行和探头位置；B. 正位 X 线显示右心房的 ICE 导管尖端（箭），探头面板指向三尖瓣；C. 侧位片显示探头尖端（箭）指向前方；D. 彩色血流成像显示三尖瓣和右心室（RV），轻度三尖瓣关闭不全的 ICE 图像。L. 左；PA. 肺动脉；RA. 右心房；S. 上

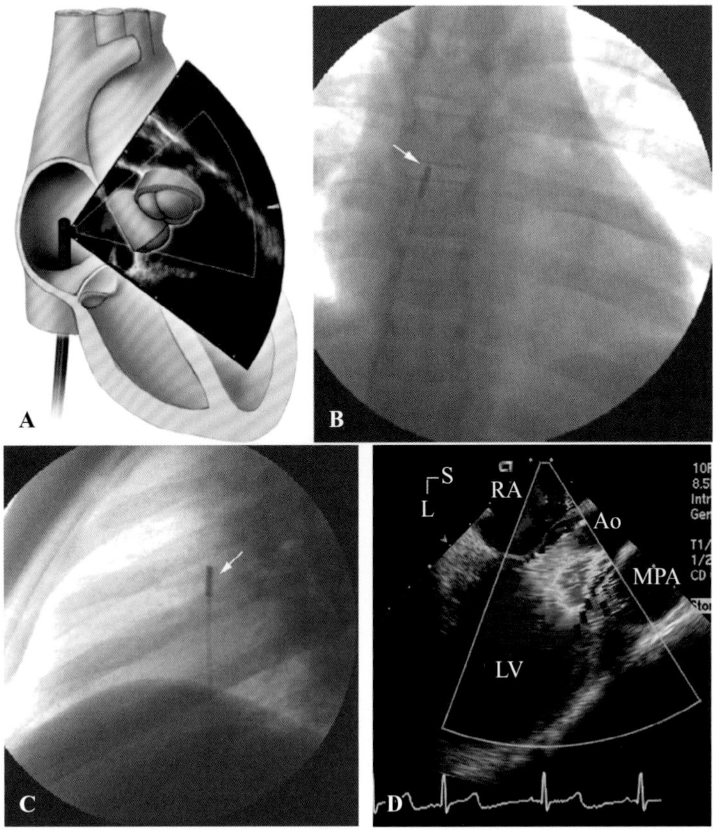

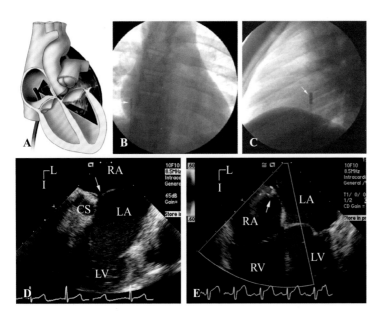

◀ 图 37-3　心内超声心动图（ICE）评估主动脉和左心室流出道

A. 显示左心室流出道和主动脉瓣时的导管走行和探头的位置；B. 正位 X 线显示 ICE 导管（箭）顺时针旋转指向左心室（LV）流出道；C. 相同位置导管的侧位片图像（箭）；D. 彩色血流成像显示左心室流出道对应的 ICE 图像。Ao. 升主动脉；L. 左；MPA. 主肺动脉；RA. 右心房；S. 上

◀ 图 37-4　心内超声心动图（ICE）评估心房间隔和心脏十字交叉

A. 导管走行和探头位置；B. ICE 导管（箭）顺时针旋转，正位 X 线显示二尖瓣上方房间隔的心脏十字交叉部分；C. 相同位置导管的侧位片图像（箭）；D. 二尖瓣和冠状窦（CS）上方心脏心导管（箭）的 ICE 图像；E. 心脏十字交叉的四腔心切面显示穿过卵圆孔未闭的右向左分流（箭）。I. 下；L. 左；LA. 左心房；LV. 左心室；RA. 右心房；RV. 右心室

　　为了穿过房间隔，可以导管头端重新放置在右心房中部，成像面板朝向房间隔后方，通过向后或向右移动，将导管头端移向房间隔。当导管头端位于房间隔附近，或穿过房间隔缺损时，需再次评估肺静脉。导管穿过房间隔缺损，再向前和向右移动（导管屈曲），可以得到二尖瓣流入道切面（图 37-10）。当导管穿过房间隔，处于中间位置并向前旋转（逆时针），可以获得主动脉瓣短轴切面，将导管轻微顺时针旋转，可以观察右心室流出道和肺动脉瓣（图 37-11）。与二尖瓣切面相类似，探头向后和向右移动，进入左心室或靠近外侧房室沟，可以看到室间隔、两个房室瓣和心室，与四腔心切面相似（图 37-12）。这一切面较好地显示了流入道和室间隔膜部。

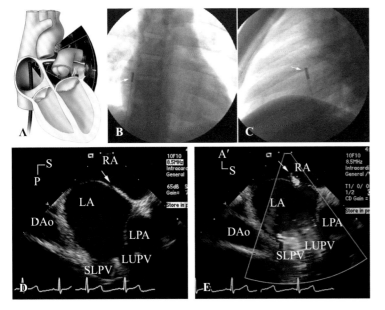

◀ 图 37-5 心内超声心动图（ICE）评估房间隔

A. 房间隔长轴切面的导管走行和探头位置；B.ICE 导管（箭）顺时针旋转，导管轻微的前后屈曲，正位 X 线显示房间隔的长轴 ICE 图像；C. 导管位置侧位片（箭）显示导管轻微前屈；D. 房间隔长轴的 ICE 图像（箭）；E. 左肺静脉反流和房水平左向右分流的彩色血流图像（箭）。A'. 前部；DAo. 降主动脉；LA. 左心房；LLPV. 左下肺静脉；LPA. 左肺动脉；LUPV. 左上肺静脉；P. 后；RA. 右心房；S. 上

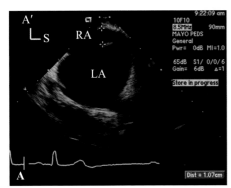
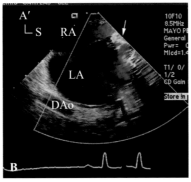
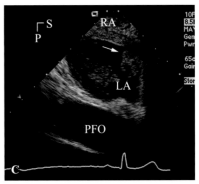

▲ 图 37-6 心内超声心动图（ICE）评估卵圆孔未闭（PFO）

A. 在 ICE 长轴图像上显示，一位 25 岁的脑卒中患者有一个较大的 PFO（10mm）；B. 彩色图像显示通过 PFO 的较大的右向左分流（箭）；C. 从下腔静脉注入震荡的生理盐水，静息状态下，在 PFO 长轴切面显示大量的右向左分流（箭）。A'. 前部；DAo. 降主动脉；LA. 左心房；P. 后；RA. 右心房；S. 上

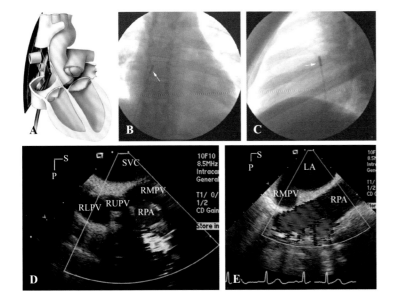

◀ 图 37-7 心内超声心动图（ICE）评估右肺静脉

A. 观察右肺静脉的导管走行和探头位置；B. 导管顺时针向右旋转显示右肺静脉，正位 X 线显示 ICE 导管头端（箭）；C. 相同位置导管的侧位片图像（箭）；D. ICE 图像显示 3 条右肺静脉，注意，右上肺静脉（RUPV）位于右肺动脉（RPA）的前下方；E. 随着导管头端移动穿过房间隔缺损，图像显示 SRPA 的长轴切面，RUPV 位置低于 RPA。LA. 左心房；P. 后；R. 右；RLPV. 右下肺静脉；RMPV. 右肺中静脉；S. 上；SVC. 上腔静脉

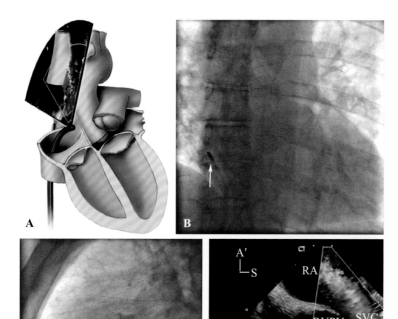

◀ 图 37-8　心内超声心动图（ICE）评估上腔静脉（SVC）

A. 观察上腔静脉 SVC 的导管走行和探头位置；B. 正位 X 线显示导管前屈和侧屈（箭）扫描至上腔静脉；C. 相同位置导管的侧位片图像（箭）；D；ICE 图像显示 SVC 流入右心房（RA）。右上肺静脉（RUPV）走行于右肺动脉（RPA）的前方和下方。S. 上

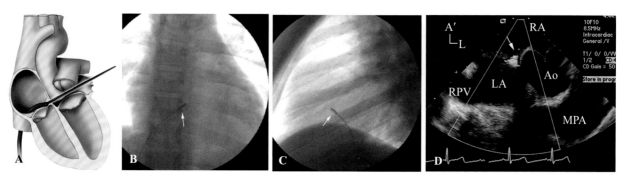

▲ 图 37-9　心内超声心动图（ICE）房间隔和主动脉短轴切面

A. 房间隔和主动脉短轴切面的导管走行和探头位置；B. 正位 X 线显示，通过探头控制的前向左运动，导管头端后屈，随后导管头端顺时针旋转，使导管头端（箭）靠近或通过三尖瓣；C. 侧位片显示导管位置（箭）靠近三尖瓣；D. ICE 图像显示主动脉瓣水平心脏短轴图像。通过房间隔缺损上缘观察到一个小的左向右分流（箭）。主肺动脉（MPA）位于主动脉后方。A′. 前部；Ao. 升主动脉；L. 左；LA. 左心房；RA. 右心房

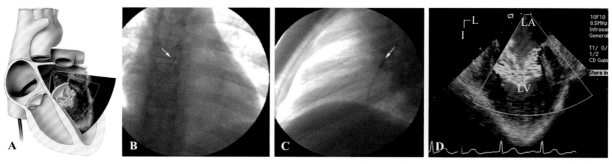

▲ 图 37-10　心内超声心动图（ICE）评估二尖瓣

A. 从左心房面观察二尖瓣，图示导管走行和探头位置；B. 正位 X 线显示 ICE 导管（箭）穿过房间隔缺损，向下弯曲观察二尖瓣口；C. 相同位置导管的侧位片图像（箭），注意导管位于左心房的后方；D. 二尖瓣口的 ICE 图像。I. 下；L. 左；LA. 左心房；LV. 左心室

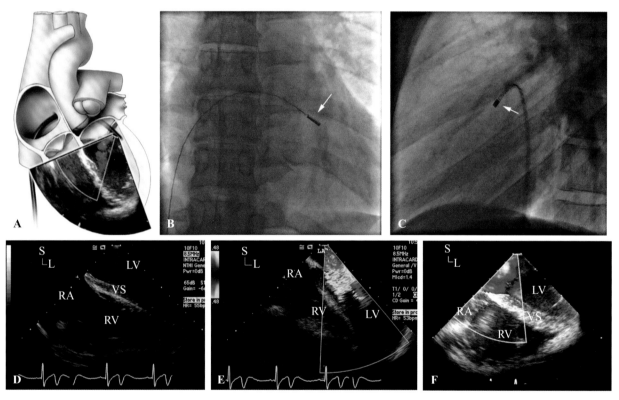

◄ 图 37-11 心内超声心动图（ICE）评估主动脉、右心室流出道（RVOT）和肺动脉

A. 从左心房观察主动脉和肺动脉，图示导管走行和探头位置；B. 正位 X 线显示 ICE 导管头端（箭）穿过房间隔缺损进入左心房，逆时针旋转至主动脉瓣后方的前位；C. 相同位置导管的侧位片图像（箭），注意：探头指向前方；D. ICE 图像在短轴切面上显示了主动脉瓣叶的细节；E. 进一步顺时针旋转导管，获得右心室流出道和肺动脉（MPA）的切面。箭指向主动脉瓣，箭头指向肺动脉瓣。Ao. 升主动脉；TV. 三尖瓣

▲ 图 37-12 心内超声心动图（ICE）评价室间隔、房室瓣和心室

A. 图示导管穿过房间隔，探头位于左心室内，靠近左心房室沟。控制探头向右侧和后方的运动，探头呈一定角度，以观察室间隔和双心室。B. 正位片显示 ICE 导管头端（箭）左心房室沟处。C. 相同位置导管的侧位片图像。D. ICE 图像显示双心室和室间隔的四腔心切面。可见室间隔流入道的膜部。彩色血流图像显示经流入道二尖瓣的血流信号。F. 同一切面，另一患者的收缩期图像。LV. 左心室；RA. 右心房；RV. 右心室；VS. 室间隔

探头回到右心房再结合向前、向左移动，与获得短轴图像方法类似，屈曲探头可以穿过三尖瓣，观察右心室内的结构。随着探头进入右心室，很容易获得右心室流出道和肺动脉瓣的图像（图 37-13）。

通过调节探头的曲度，可以旋转探头向下，获得左心室和室间隔的短轴切面。这些图像可用于观察室间隔膜部及肌部，以显示室间隔缺损（图 37-14）。

影像学说明：在左心房、左心室和右心室内的

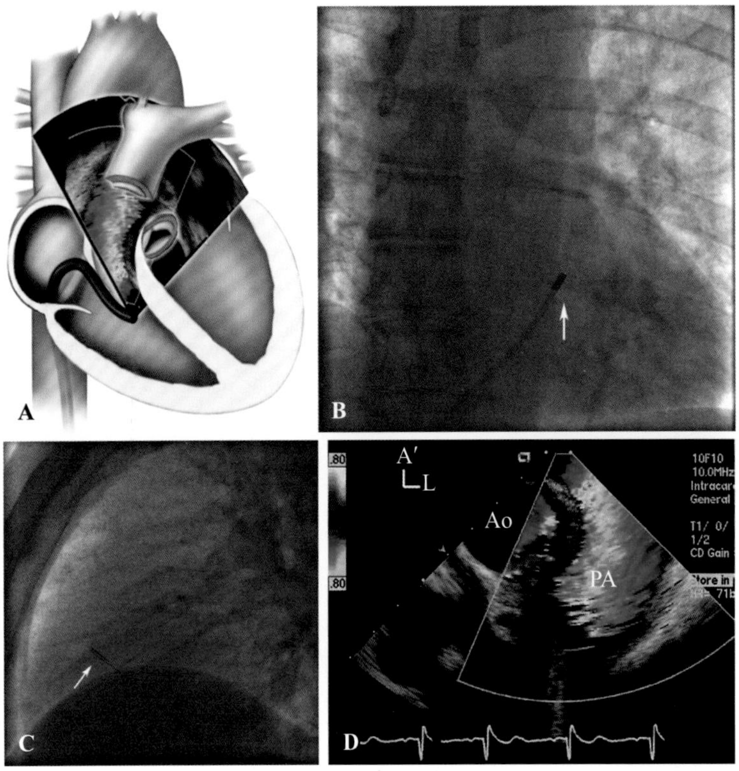

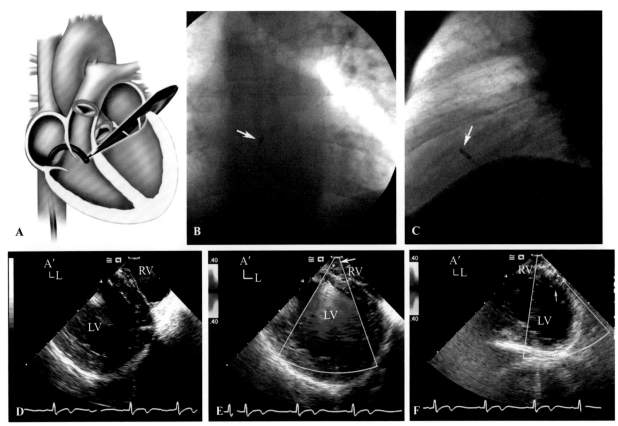

◀ 图 37-13　心内超声心动图（ICE）评估右心室流出道（RVOT）和肺动脉瓣

A. 图示导管穿过三尖瓣探头位置于右心室内。控制操作柄向左和向前，探头呈一定角度，显示肺动脉流出道和上方的瓣膜。B. 右心室 ICE 导管正位片（箭）。C. 侧位片显示导管位置向前（箭）。D. 肺动脉流出道及彩色血流经过肺动脉瓣的 ICE 图像。Ao. 主动脉；PA. 肺动脉

▲ 图 37-14　心内超声心动图（ICE）左心室（LV）和室间隔短轴显像

A. 图示导管经过三尖瓣的路径和探头位置，探头指向室间隔后方，在短轴上显示左心室；B. 正位片显示导管位于右心室（箭）；C. 相同位置导管的侧位片图像（箭）；D. ICE 图像显示左心室（LV）短轴，右心室（RV）在前方；E. 彩色血流显像显示左心室血流情况，箭指向室间隔肌部缺损（VSD）的细小分流；F. 更靠近心尖部的切面显示左心室 VSD 的起源（箭）。A′. 前部；L. 左

ICE 探头所有操作都应是渐进的、轻柔的，并在 X 线引导下进行，因为硬的 ICE 探头可能会对瓣膜装置和其他结构造成损伤。

三维 ICE 成像已通过西门子 SC2000 平台上市。3D ICE 探头为 11F，但也具有与 2D 导管相同的性能。4D 图像提供了一个实时的 20° 的 3D 影像。通过与二维图像相似的导管定位，可以获得房间隔、房室瓣膜和半月瓣的三维图像（图 37-15）。如图 37-16 所示，3D ICE 成像可以更好地显示大的多孔型 ASD。不足之处在于 20° 的 3D 图像限制了 3D ICE 成像，但随着 3D ICE 技术不断更新，有望像 3D TEE 一样进行技术改善。

（四）应用

ICE 在心导管介入术中的潜在应用不断扩大，

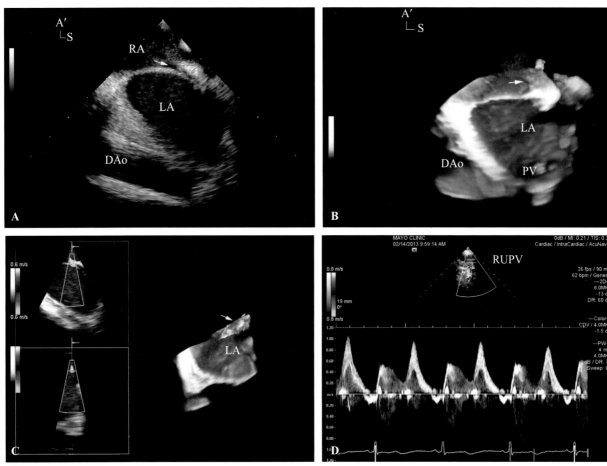

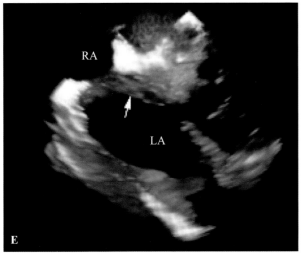

▲ 图 37-15　三维 20° 心内超声心动图（ICE）图像
A. 封堵术时卵圆孔未闭（PFO）的二维长轴 ICE 图像。箭指向 PFO 和卵圆窝的边缘。A. 前；LA. 左心房；RA. 右心房；S. 上。B. 同一个患者用同一个探头做的三维成像。清晰显示卵圆窝边缘（箭）、左心房（LA）、左下肺静脉（PV）和降主动脉（DAo）。C. 三维彩色血流图像也显示了通过 PFO 的少量左向右分流（箭）。D. 脉冲波多普勒性能类似于标准 ICE 探头。E. 旋转 3D 图像可以显示 PFO 的左心房面和原发隔（箭）。LA. 左心房；RA. 右心房；RUPV. 右上肺静脉

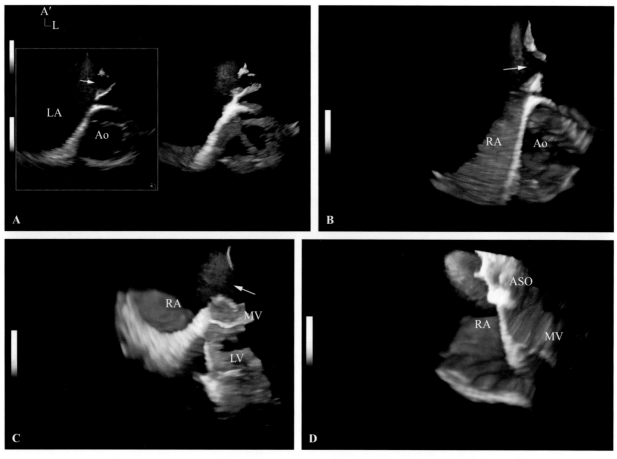

▲ 图 37-16　房间隔缺损（ASD）的三维超声心动图（ICE）图像

A. 对比一个多孔型 ASD 患者的 2D 和 3D 图像（箭）。三维图像提供了对缺损和周围结构更进一步的认识。B 和 C. 通过旋转图像，显示了大缺损的右心房面（B，箭）和左心房面（C，箭）的三维 ICE 图像。D. 选择用房间隔封堵器（ASO）封堵房间隔后的 3D ICE 图像。Ao. 主动脉；LV. 左心室；MV. 二尖瓣；RA. 右心房

不仅在先天性和后天性心脏病的介入治疗方面，也可以用在心律失常的管理方面。与 TEE 相比，ICE 成像的过程改善了患者的舒适度。ICE 成像避免了经胸超声心动图声窗差的不足，此外，ICE 成像可以由熟悉 ICE 成像和操作的术者一人完成，无须在导管室增加额外的超声医师。

介入医师在掌握成像技术后也可以单独操控 ICE，缩短介入手术时间。清晰的图像使心内结构可视性提高，有助于准确指导介入手术，减少透视和手术时间。据报道，ICE 成像的好处包括引导经房间隔穿刺进入左心房（图 37-17），经导管封堵装置放置、经皮人工瓣膜评估瓣周漏、射频消融、心肌活检、二尖瓣成形和左心耳封堵等。

电生理手术：ICE 在电生理手术（electrophysiology procedures，EP）的首次报道是使用一种机械的单元件探头，准确的解剖学定位对于消融手术非常有利，因为 X 线缺乏足够的组织分辨信息。使用新的相控阵 ICE 导管进行心内成像，已成为 EP 过程中的引导技术。ICE 引导下在合适的位置进行经房间隔穿刺，有助于配合 EP 的操作过程。对于成功消融很重要的一些解剖标志，ICE 可以很好地显示出来，但在 X 线下不容易看到。在 EP 期间 ICE 成像最常见的用途之一是在肺静脉隔离期间进行心房扑动消融。ICE 成像提供准确的肺静脉解剖（数量和位置），包括左上、下肺静脉是否先汇合成一个腔再进入左心房。通过 ICE 对肺静脉开口的可视化有助于导管定位，确保充分的尖端 - 组织接触来传递射频能量，从而提高消融的成功率，减少透视时间。此外，解剖定位降低了静脉内部被不经意消融，以及后续的肺静脉狭窄的发生风险。在室性心律失常消融过程中，ICE 成像特别适用于评估某些心动过速环路的已知解剖标志，以及评估导管临近

的瓣膜和冠状动脉的情况。

封堵器置入手术：是 ICE 成像的另一种应用，目前已被广泛应用于临床实践，用于指导房间缺损封堵，如原发孔 ASD 或 PFO。ICE 图像提供了较好的房间隔图像。评估缺损和与周围心脏结构的关系是手术成功的关键。ICE 导管靠近心房壁、心耳、腔静脉瓣、卵圆窝边缘和肺静脉有助于成像。

没有肺静脉异位引流（图 37-5 和图 37-7）是可以进行房间隔缺损封堵的一个重要方面，ICE 可以准确评估。长轴和短轴视图（图 37-18）有助于评估 ASD 的尺寸，与透视（图 37-19）相比，可以非常精确地测量静息状态下和球囊扩张后的缺损直径（用于选择合适的封堵器）。ICE 成像可以确定封堵器与周围心脏结构的空间方位。在封堵器的放置和后续释放期间，使用 ICE 引导时，封堵器的右心房面的盘不会被左心房面的盘所遮挡。

肌性 VSD（先天性或心肌梗死后）的经导管封堵需要超声心动图引导。在心肌梗死后 VSD 患

者中，TEE 成像患者可能不能耐受。ICE 是一种另外的成像方式，可在测量缺损大小、输送和放置封堵器时帮助观察心脏结构。在此过程中，ICE 有

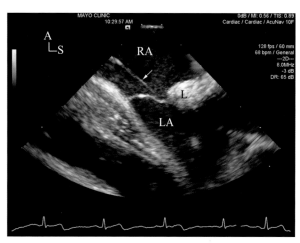

▲ 图 37-17　经房间隔穿刺的心内超声心动图（**ICE**）成像
心导管检查时采用 ICE 成像技术引导经间隔穿刺。观察到穿刺针（箭）穿入卵圆窝边缘（L）下方的房间隔。A. 前；LA. 左心房；RA. 右心房；S. 上

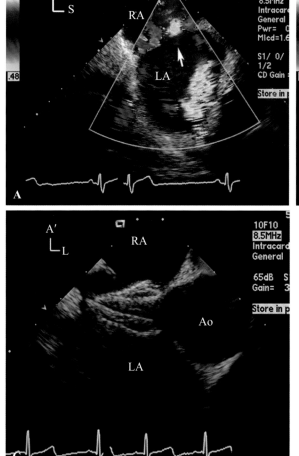

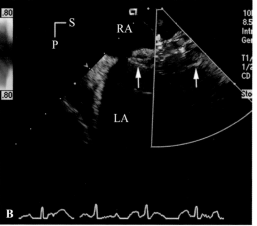

▲ 图 37-18　心内超声心动图（**ICE**）评价心导管术中房间隔缺损（**ASD**）封堵效果
A. ICE 图像显示房间隔长轴，继发孔型房间隔缺损处有中度左向右分流（箭）；B. 图像显示封堵器（箭）和一束小股中心性残余分流；C. 短轴图像显示主动脉根部（Ao）后面的封堵器。A'. 前部；L. 左；LA. 左心房；RA. 右心房；S. 上端

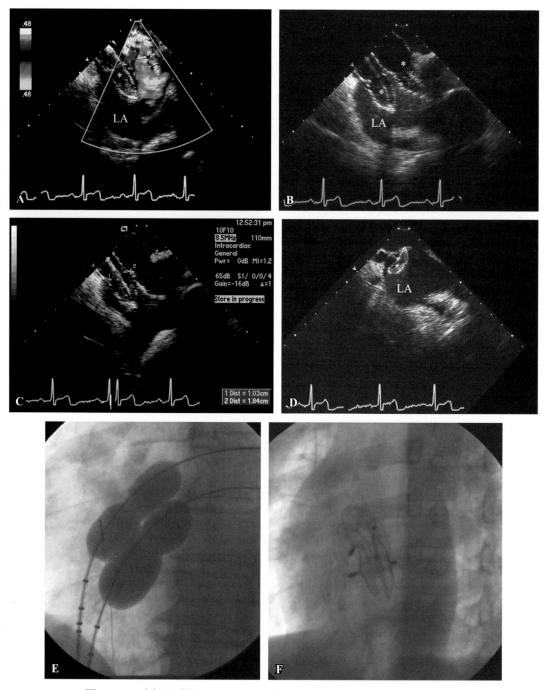

▲ 图 37–19　房间隔缺损（ASD）介入封堵术中的心内超声心动图（ICE）成像

A. ICE 图像显示用球囊测量两个 ASD 大小的过程。一个球囊（＊）充气越过下面的缺损。彩色多普勒显示一个大的左向右分流穿过上面的缺损。B. 两个球囊（＊）堵住了缺损。C. 根据分别测量球囊的腰的尺寸来估测 ASD 的大小。下部缺损 10mm，上部缺损 18mm。D. 封堵器位置部署。从左心房（LA）面观察，封堵器放置在下部的缺损处。E. 正位片显示，两个球囊充气穿过房间隔。注意：球囊腰所示的为房间隔平面。F. 放置 2 个 Amplatzer 房间隔封堵器后的 X 线图像。A. 前；S. 上

助于监测三尖瓣反流。为了正确显示室间隔缺损，ICE 导管需要通过三尖瓣口进入右心室（如前所述）（图 37–20）。

　　人工瓣膜瓣周漏：在接受机械瓣膜置换术的获得性心脏病（如风湿性瓣膜病）和先天性心脏病患者

中，有报道瓣周漏现象。通常，机械瓣的声影使机械瓣的一侧无法进行清晰的声学成像。根据心内解剖结构，需要使用 ICE 和 TEE 来评估此类瓣周漏的位置、与机械瓣的距离及漏口的大小。在封堵器的展开过程中，确保瓣膜在放置前、后处于正常状态是至关重要

的，因此，评估瓣叶活动性很重要，封堵器不能影响正常的瓣叶活动。使用 ICE 可以很容易地完成对装置展开、定位和释放全过程的持续监控（图 37–21）。TEE 的 3D 成像功能是某些患者在瓣周漏封堵期间全面评估的重要辅助手段。TEE 和透视图像在同一屏幕上的结合也缩短了介入手术过程。

其他应用：左心耳封堵术作为降低慢性心房颤动栓塞风险的治疗方法正在被广泛研究。封堵之前对左心耳的 ICE 成像有助于评估左心耳内的血栓。在介入治疗过程中，通常从右心房进行持续监测，靠近左心房，充分显示封堵器的展开过程。与手术相关的心内血栓可通过 ICE 进行评估。在左心手术过程中，ICE 的使用可能有助于监测房间隔穿刺的位置，尤其是在房间隔过度增厚的情况下。此外，ICE 还可用于评估瓣膜形态，瓣环测量，以及监测瓣膜球囊扩张术和经静脉肺动脉瓣和三尖瓣植入术。此时，将 ICE 探头推进入右心结构，并将探头指向右心室流入道或流出道。

使用 ICE 也可以及时监测导管相关并发症，有助于检测心腔中的左心系统的血栓或血栓形成前的血流自显影现象。ICE 可以很容易地观察到心包积液，并及时治疗以防止并发症。

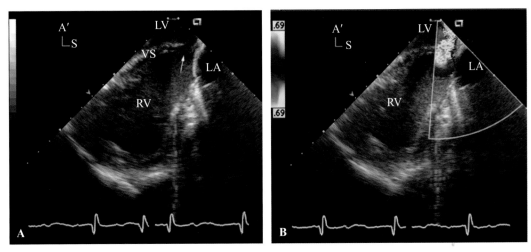

▲ 图 37–20　室间隔缺损（VSD）介入封堵过程中的心内超声心动图（ICE）成像

A. 房室连接不一致和心室、大动脉不一致的患者在心脏十字交叉附近的大的 VSD（箭）的 ICE 图像。LA. 左心房；LV. 形态左心室；RV. 形态右心室；VS. 室间隔。B. 彩色血流成像显示室间隔缺损处大量的左向右分流。A'. 前部；S. 上

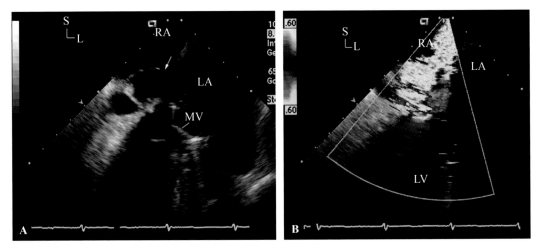

▲ 图 37–21　心内超声心动图（ICE）评估人工瓣膜瓣周漏

A. 二尖瓣（MV）置换术后的左心室（LV）至右心房（RA）分流术患者，从右心房（RA）面获得的 ICE 图像。这个切面显示了十字交叉处的右心房漏口。B. 彩色血流成像显示从左心室到右心房的中度分流。L. 左；LA. 左心房；S. 上

二、先天性心脏病术中经食管超声心动图

术中经食管超声心动图（intraoperative transesophageal echocardiography，IOTEE）自 20 世纪 80 年代末就被应用于先天性心脏病患者。既往研究表明，术中经食管超声心动图可以在先天性心脏病的心脏修补过程中提供重要的补充信息，但由于研究的样本量较小，过去对于应用 IOTEE 并没有给出具体的建议。Mayo Clinic 在先天性心脏病外科手术中使用 IOTEE 的初步研究证实了 IOTEE 的准确性，其经验能帮助筛选出适合做 IOTEE 的患者。过去，术中经心外膜超声成像是评估术后解剖和血流动力学的重要检查方法，但其可能占用外科手术区域，并且声窗有限，并有诱发室性异位搏动或一过性低血压的风险，IOTEE 则能在患者脱离体外循环前监测心腔内气体，并提供术后心室功能的常规评估，现已取代术中经心外膜超声成像，成为先天性心脏病手术中首选的监测手段。但如果 IOTEE 在一些婴幼儿身上成像效果不佳时，经心外膜成像仍然是一项有用的辅助手段。

（一）设备

多平面三维 TEE 探头是目前所有术中 TEE 检查的标准探头。该探头由一系列压电晶体组成，这些晶体可以围绕声束长轴进行 180° 的旋转，从而获得横向和纵向的连续图像切面。目前较新的成人 TEE 探头超声频率为 2～7MHz，并具备二维成像、极端分辨力技术（XRES）、谐波成像、M 型成像、彩色 M 型成像、彩色血流成像、脉冲波多普勒、连续波多普勒、实时 xPlane 成像、实时三维成像、实时三维放大成像、实时三维血流放大成像、实时三维血流放大成像预览等功能。

成人探头通常使用 2500 个元素阵列，探头头端直径 12～14mm（图 37-22），可提供实时 3D 和 4D 图像重建。一些成人探头还提升了防护能力以保护患者免受术中电灼的影响。

然而，儿童 TEE 探头并没有成人探头这样精密。目前市面上常用的多平面儿童 TEE 探头仍仅限于 48 个晶体阵列，全长 70cm，头端大小为 10.7mm×8mm×27mm，管体直径 7.4mm（图 37-22）。

儿童 TEE 探头频率为 3～7MHz，只能在一个平面上进行 180° 旋转，并且没有防电灼的保护装置。婴儿探头与儿童探头类似，没有防电灼装置，只能单平面旋转，由 32 个元件组成，频率为 3～8MHz。探头全长 88cm，头端大小为 10.7mm×8mm×27mm，管体直径 7.4mm。目前改良的婴儿微食管探头可以检查仅 2.5kg 的婴儿。表 37-1 列出了不同体重的婴幼儿食管探头的选择建议。

（二）图像采集

将探头从 0° 旋转到 135°，可以获得 4 个基本的多平面 TEE 切面（图 37-23）。0° 是标准水平面，可以获得四腔心切面。30°～45° 可获得短轴图像，类似于经胸超声心动图的胸骨旁主动脉瓣短轴切面及经胃底的左心室短轴切面。将探头旋转 90° 是标准垂直面，获得的图像接近于心脏长轴切面。

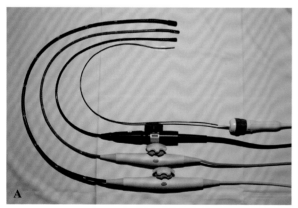
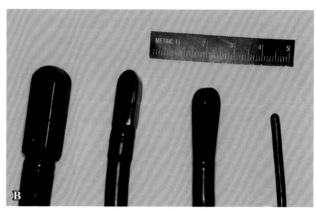

▲ 图 37-22　经食管超声心动图（TEE）成像探头

A. TEE 探头的对比图，包括成人多平面探头、小儿双平面探头、小儿多平面探头和心内导管。B. 几种探头的比较图。从左到右：成人多平面探头宽 13mm，64 个元件；小儿双平面探头宽 9mm，64 个元件；小儿多平面探头宽 10mm，48 个元件；心内超声心动图导管宽 3.3mm，64 个元件

120°～135° 可获得类似于胸骨旁左心室长轴切面的标准左心室流出道长轴图像。通过弯曲或左右旋转探头头端，还可以获得更多切面（图 37-24）。TEE 成像基本遵循了经胸超声心动图的标准图像方位（图 37-25）。如图 37-26 至图 37-32 所示，Seward 等列举了通过改变探头位置、旋转角度、头端角度和图像平面角度获得的各种横向和纵向切面。

表 37-1　基于体重的婴儿和儿童 TEE 探头选择指南

重量（kg）	探头类型
2.0～3	小儿微型探头
3～15	小儿多平面探头
15～20	取决于患者其他因素
>20	成人多平面探头

（三）Mayo Clinic 术中和介入治疗的经验

Randolph 等报道了 Mayo Clinic 在 1002 名先天性心脏病患者术中进行经食管超声心动图检查的经验。术中经食管超声心动图对手术的重要性由进行 IOTEE 的外科医师和心脏专家评估。在该研究中，IOTEE 的总有效性为 14%，术前和术后的有效性分别为 9% 和 6%。在该研究统计的 22 个主要诊断中，需要瓣膜切开或跨环补片的复杂右心室流出道梗阻手术的有效性最高，为 48%（表 37-2）。术中经食管超声心动图在 18 岁的先天性心脏病手术（表 37-3）、室间隔缺损修复、瓣膜修复、复杂的发绀性疾病及大动脉矫正手术等手术的有效性均很高。

研究期间，IOTEE 未导致死亡、食管或胃穿孔、意外拔管、上消化道出血或心内膜炎等重大并发症。但在 10 例患者（研究人群的 1%）中观察到短

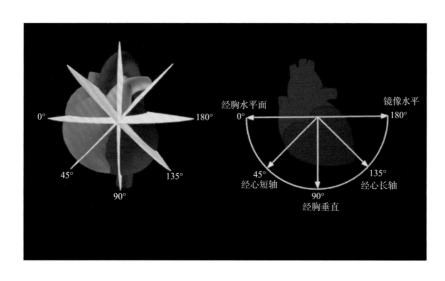

◀ 图 37-23　经食管超声心动图（TEE）多平面扫查与标准经胸短轴和长轴相对应的示意图

0° 横向对应双平面 TEE 系统的标准水平切面，90° 纵向对应标准垂直切面

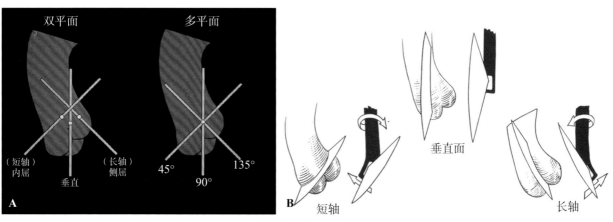

▲ 图 37-24　经食管超声心动图（TEE）评估主动脉

A. 与主动脉长轴相关的双平面和多平面 TEE 图像比较；B. 举例说明双平面和多平面图像的 TEE 探头旋转方向，以获得与经胸类似的切面

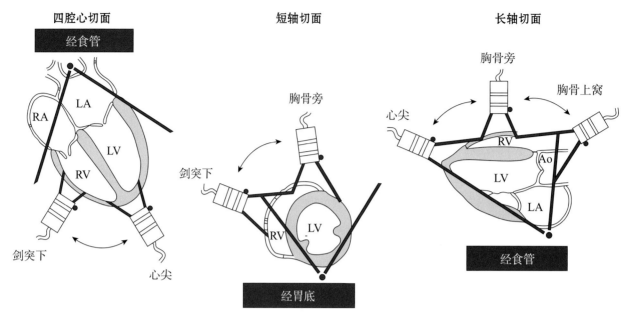

▲ 图 37-25 图示经胸和经食管超声心动图（TEE）图像，以及观察到四腔心、短轴和长轴切面的合适角度

Ao. 主动脉；LA. 左心房；LV. 左心室；RA. 右心房；RV. 右心室

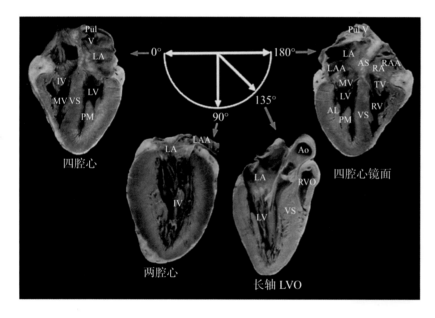

◀ 图 37-26 从 0°～135° 的不同平面图像所对应的病理解剖图（四腔心和长轴扫描切面）

AL. 前外侧乳头肌；AS. 房间隔；AW. 左心室前壁；B. 支气管；CS. 冠状静脉窦；E. 食管；IVC. 下腔静脉；L. 左冠窦；LAA. 左心耳；LVO. 左心室流出道；MPA. 肺动脉主干；MV. 二尖瓣；N. 无冠窦；PM. 后内侧乳头肌；PV. 肺动脉瓣；Pul V. 肺静脉；R. 右无冠窦；RAA. 右心耳；RVO. 右心室流出道；SVC. 上腔静脉；T. 气管；VS. 室间隔

暂的气道压迫、通气问题、降主动脉压迫等轻微的并发症。这些轻微并发症最常见于体重小于 4kg 的患者。该研究对 51 例体重小于 4kg 的患者进行了 IOTEE 检查，其中 6 例婴儿发生了轻微并发症，故该类患者轻微并发症的发生率为 12%。

TEE 可以显示瓣膜畸形，以主动脉瓣二叶式畸形的短轴切面图像为例，TEE 可以清晰地显示瓣叶的解剖结构，评估瓣口交界处融合和瓣叶增厚的程度。图 37-33 和图 37-34 为 2 例明显狭窄但几乎没有交界部融合的主动脉瓣二叶式畸形，TEE 均发现

了瓣叶的融合。瓣叶融合导致开放口偏心，有效开放面积减小，继发狭窄。图 37-35 为 1 例嵴上型室间隔缺损，术中 TEE 显示缺损处左向右分流及主动脉瓣脱垂。IOTEE 对房室间隔缺损也有较高的检出率，其超声表现如图 37-36 所示。IOTEE 对复杂先天性心脏病的修复手术也有很好的指导作用。基于这些数据及其他大型机构的研究，我们推荐在先天性心脏病手术中常规进行 TEE 检查。

三维 TEE 在先天性心脏病的手术及介入治疗中也起着越来越重要的作用。图 37-38 为 1 例 Ebstein

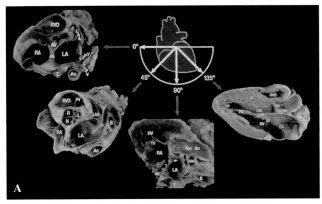
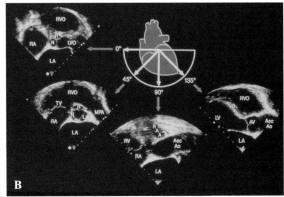

▲ 图 37-27　经食管超声心动图（TEE）食管中段切面

A. 食管中部心脏的断层解剖。探头从 0° 旋转到 135° 所得到的切面。30°～45° 为短轴切面，120°～135° 得到的切面类似于胸骨旁长轴切面。B. 在图 A 中所示的各个断层切面上对应的 TEE 图像。图像方向与标准经胸成像类似。Ao. 主动脉；AS. 房间隔；Asc Ao. 升主动脉；AV. 房室；B. 支气管；E. 食管；IVC. 下腔静脉；L. 左冠窦；LA. 左心房；LAA. 左心耳；LLPV. 左下肺静脉；LUPV. 左上肺静脉；LVO. 左心室流出道；MPA. 肺动脉主干；MV. 二尖瓣；N. 无冠窦；PM. 后内侧乳头肌；PV. 肺动脉瓣；Pul V. 肺静脉；R. 右冠窦；RA. 右心房；RAA. 右心耳；RPA. 右肺动脉；RVO. 右心室流出道；VS. 室间隔

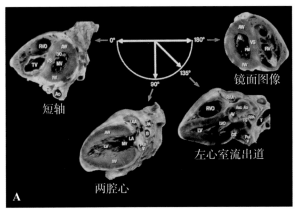
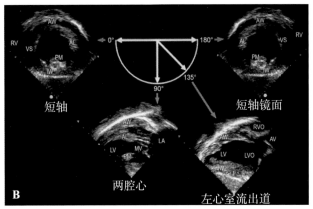

▲ 图 37-28　经食管超声心动图（TEE）胃底切面

A. 经胃底 TEE 成像对应解剖标本。在 45°～135° 旋转时，可获得短轴切面和长轴切面。B. 经胃底获得的相应 TEE 图像，包括 45° 的短轴切面和 135° 时的长轴切面。Ao. 主动脉；AL. 前外侧乳头肌；Asc Ao. 升主动脉；AW. 左心室前壁；B. 支气管；CS. 冠状静脉窦；E. 食管；IW. 下壁；L. 左冠窦；LAA. 左心耳；LPA. 左肺动脉；LVO. 左心室流出道；MV. 二尖瓣；PM. 后内侧乳头肌；Pul V. 肺静脉；PV. 肺动脉瓣；R. 右冠窦；RAA. 右心耳；RPA. 右肺动脉；RVO. 右心室流出道；T. 气管；VS. 室间隔

畸形患者的三维图像，三维 TEE 显示冗长的瓣叶有多处对合不良，其中包括一个大的中心区域的对合不良。图 37-37 是 1 例无法进行简单封堵术的多孔型房间隔缺损三维图像。图 37-39 显示了二尖瓣瓣周漏封堵术前，在三维 TEE 引导下进行房间隔穿刺。彩色血流成像与三维 TEE 描记的瓣周漏范围是一致的，此外三维成像有助于指导介入医师在封堵时放置导丝和导管。图 37-40 是 1 例二尖瓣置换瓣瓣周漏患者的三维图像，结合三维成像及 X 线透视，可以更准确地放置导丝和导管，完成瓣周漏的封堵。

（四）应用心内超声心动图探头进行术中经食管超声心动图检查

部分婴儿的先天性心脏病手术使用心内超声心动图探头进行术中经食管超声心动图检查。该探头体积小，便于体重不足 3.0kg 的婴儿检查。Mayo Clinic 已经用这种探头对 100 多名体重小于 3kg 的婴儿进行了 TEE。Bruce 和他的同事在 2002 年成功将心内探头用于 17 名体重在 2.1～5.6kg 的婴儿，并且无严重并发症出现。在该研究中有 13 例是由于患者太小，标准双平面儿童 TEE 探头无法进入食管，因

此只能用更小的 ICE 探头进行 TEE 成像。ICE 探头可以清晰地显示降主动脉（图 37-41）、两个心室（图 37-42）、室间隔膜部及心尖部。此外，ICE 探头可充分观察到上下腔静脉、肺静脉及房间隔。一些学者还报道了术中将 ICE 探头放置在心脏表面进行成像。由于探头本身是无菌的，这为婴儿在狭小的术野空间手术时，提供了另一种成像手段。

ICE 探头的主要缺点在于它是单平面的，虽然纵向成像较好，但十字交叉部位及室间隔流入道不能充分显示，故该探头不适用于房室间隔缺损的修补手术，不过新生儿时期很少进行此类修补手术。ICE 探头也不适用于经胃成像，因为相控阵探头晶体的排列性质使其无法在探头尖端附近进行清晰成像。为避免热效应造成的损伤，使用 ICE 探头的成像时间要尽量短，并且探头仅在使用时供电。ICE 探头相对僵硬，极度弯曲或伸展可能会破坏胸部后方的结构，如左心房及降主动脉等。尽管用 ICE 探头进行 TEE 有较多的技术限制，但它仍然能为那些在心脏手术中无法使用 TEE 探头的患者采集可靠和准确的图像。

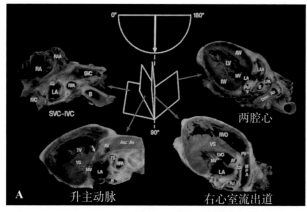
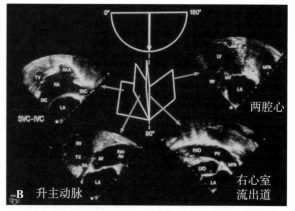

▲ 图 37-29 经食管超声心动图（TEE）显示食管中部纵向扫描切面

A. 食管中段纵向断层解剖切面，对应于患者从右到左旋转 TEE 探头获得的长轴超声心动图切面（箭）。B. 在 TEE 探头保持 90°，向患者左侧旋转的过程中，从食管中部获得的一系列长轴超声心动图切面。第一张是在患者右侧获取，显示右心房的长轴两腔心切面，旋转探头，随后获得近端升主动脉、右心室流出道的切面，最后获得左心室的两腔心切面。AL. 前外侧乳头肌；AS. 房间隔；AW. 左心室前壁；B. 支气管；CS. 冠状动脉窦；E. 食管；IVC. 下腔静脉；L. 左冠窦；LAA. 左心耳；LVO. 左心室流出道；MPA. 肺动脉主干；N. 无冠窦；PM. 后内侧乳头肌；Pul V. 肺静脉；PV. 肺动脉瓣；R. 右冠窦；RAA. 右心耳；RVO. 右心室流出道；SVC. 下腔静脉；T. 气管；VS. 室间隔

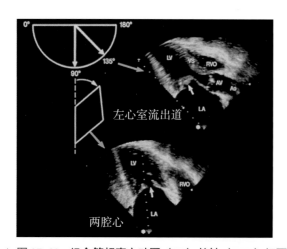

▲ 图 37-30 经食管超声心动图（LV）长轴（TEE）切面

从食管中部获得的 TEE 图像显示了 90° 时的标准长轴切面（小箭），以及 135° 时获得的典型左心室长轴切面（大箭）。Ao. 主动脉；AV. 房室；LA. 左心房；LV. 左心室；RVO. 右心室流出道；VS. 室间隔

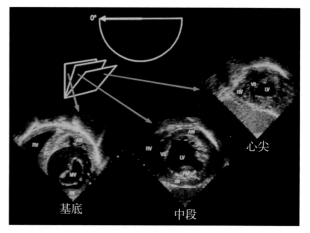

▲ 图 37-31 经食管超声心动图（TEE）左心室（LV）短轴切面

经胃底的 TEE 图像，在 0°、更接近左心室心尖部区域，通过探头后屈获得的一系列短轴图像。AL. 前外侧乳头肌；AW. 左心室前壁；IW. 左心室下壁；MV. 二尖瓣；PM. 后内侧乳头肌；RV. 右心室；VS. 室间隔

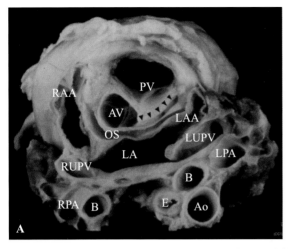

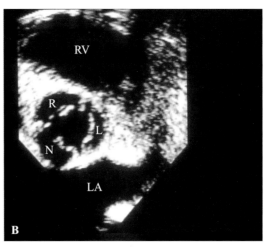

▲ 图 37–32　心底部的经食管超声心动图（TEE）切面

A. 心脏底部的解剖横切面，在主动脉瓣上方，显示食管与左心房和心脏结构接近。横切面显示标准 TEE 短轴切面中观察到的主动脉瓣。Ao. 主动脉；AV. 房室；B. 支气管；E. 食管；L. 左冠窦；LAA. 左心耳；LPA. 左肺动脉；LUPV. 左上肺静脉；N. 无冠窦；OS. 斜窦；PV. 肺动脉瓣；R. 右冠窦；RAA. 右心耳；RPA. 右肺动脉；RUPV. 右上肺静脉

表 37–2　基于初步诊断的术中 TEE 的主要影响

初步诊断	病例数	影响率（%）	优势比
复杂的右心室流出道梗阻	23	48	6.0
右心室双出口	29	31	2.9
大动脉转位 ± 室间隔缺损	44	27	2.4
复杂的房室连接不一致	33	24	2.0
主动脉瓣下狭窄	57	21	1.7
部分型房室间隔缺损	55	20	1.6

表 37–3　基于年龄的术中 TEE 的主要影响率

年龄（岁）	病例数	主要影响率（%）
< 6	377	16
6—18	289	15
> 18	336	11[a]

a. P=0.018，与患者手术时小于 18 岁比较

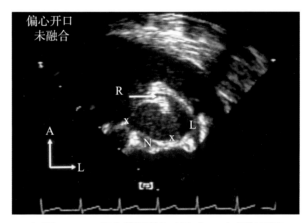

▲ 图 37–33　经食管超声心动图（TEE）短轴图像

显示二叶式主动脉瓣的偏心开口，左、右冠瓣之间交界部融合，可见结节样增厚，其他瓣叶交界处没有粘连融合。瓣叶开口的交界处用 2 个 x 标记。A. 前部；L. 左；L. 左冠瓣；N. 无冠瓣；R. 右冠瓣

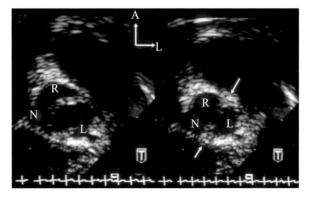

▲ 图 37–34　经食管超声心动图（TEE）二叶式主动脉瓣短轴图像

主动脉开口对称，开放尚可，没有交界处融合，瓣叶轻度增厚。A. 前部；L. 左；L. 左冠瓣；N. 无冠瓣；R. 右冠瓣

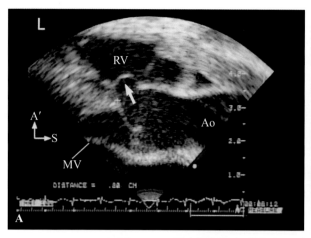
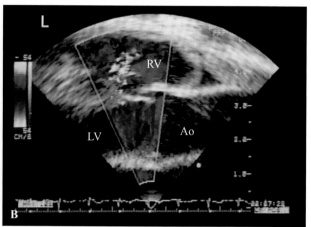

▲ 图 37-35　经食管超声心动图（TEE）室间隔缺损（VSD）和主动脉瓣尖部脱垂

A. 术中 TEE 长轴图像显示动脉下（"嵴上"）VSD，主动脉瓣尖部脱垂（箭）。缺损边距用 + 标记。B. 收缩期彩色血流显示缺损处有从左向右分流。A′. 前部；Ao. 主动脉；L. 长轴切面；LV. 左心室；MV. 二尖瓣；RV. 右心室；S. 上

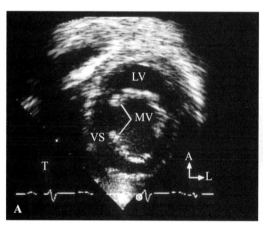
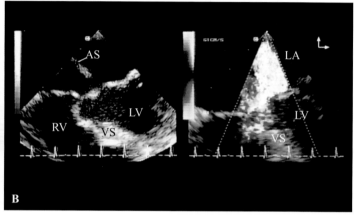

▲ 图 37-36　经食管超声心动图（TEE）在房室间隔缺损（AVSD）中的应用

A. 术中 TEE 左心室短轴图像显示原发性房间隔缺损（ASD）患者二尖瓣前叶有大的裂口；B. 部分房室间隔缺损的四腔心切面，显示房间隔缺损，以及两个房室瓣排列在同一水平面上。二尖瓣前叶裂隙导致明显的反流（MR）进入左心房（LA）。AS. 房间隔；L. 左；LV. 左心室；MR. 二尖瓣反流；MV. 二尖瓣；RV. 右心室；S. 上；VS. 室间隔

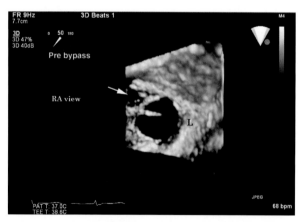
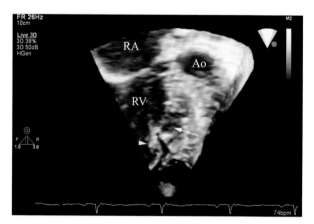

▲ 图 37-37　经食管超声心动图（TEE）显示多孔型房间隔缺损（ASD）

术中 TEE 中多孔型继发型房间隔缺损三维重建右心房面视图（RA view）。较大的缺损被一束薄的房间隔分隔开。在房间隔中下部有一个较小的缺损（箭）

▲ 图 37-38　Ebstein 畸形患者三尖瓣的实时三维经食管超声心动图（TEE）图像

三尖瓣前瓣增厚（箭头），并发现多处对合不良（箭）。Ao. 主动脉；RA. 右心房；RV. 右心室

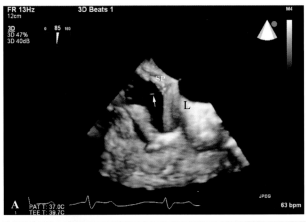

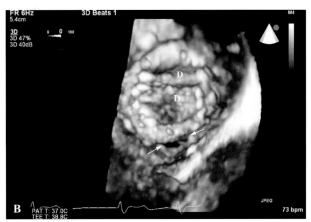

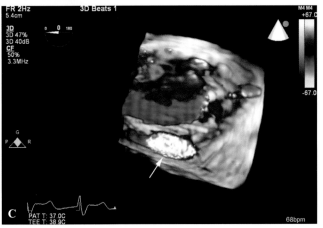

▲ 图 37-39　介入性手术的三维经食管超声心动图（TEE）成像

A. 三维 TEE 引导经房间隔穿刺。穿刺针（箭）穿透卵圆窝边缘（L）下方的原发隔（SP）。B. 三维 TEE 重建了一个二尖瓣机械瓣的左心房面，机械瓣周围有一个大的瓣周漏（箭）。呈椭圆形，位于瓣膜的后内侧，瓣架位置可识别（D）。C. 三维彩色血流成像显示瓣周漏的情况（箭）

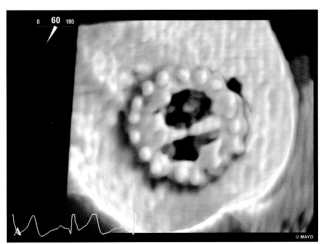

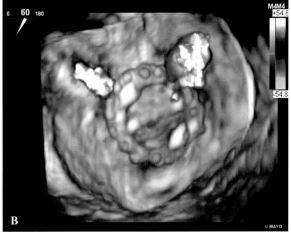

▲ 图 37-40　经食管超声心动图（TEE）成像

A. 二尖瓣置换瓣左心房面的三维 TEE 图像，在约 2 点钟位置发现较大的瓣周漏；B. 3D 彩色血流图像显示 2 处瓣周漏，一个在 10 点钟位置，一个在 2 点钟位置

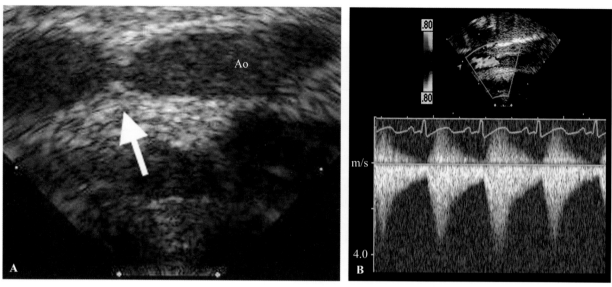

▲ 图 37-41　经食管超声心动图（TEE）采用心内超声心动图（ICE）探头显示降主动脉

A. 1 例主动脉（Ao）严重缩窄（箭）的患儿，通过 ICE 导管获得的 TEE 图像；B. 彩色血流成像显示通过狭窄处的混叠血流，连续波多普勒测得的流速为 4m/s

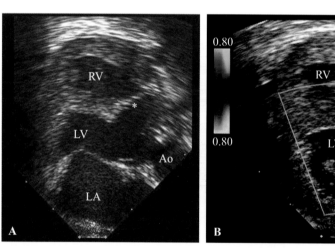

◀ 图 37-42　经食管超声心动图（TEE）采用心内超声心动图（ICE）探头显示动脉干

A. 1 例婴儿动脉干修复后，通过 ICE 导管获得的 TEE 图像。观察到右心室（RV）和左心室（LV）之间的室间隔缺损（VSD）补片（＊）。B. 彩色血流显像显示一个完整的补片。LA. 左心房；Ao. 主动脉

参考文献

[1] Alboliras ET, Gotteiner NL, Berdusis K, Webb CL. Transesophageal echocardiographic imaging for congenital lesions of the left ventricular outflow tract and the aorta. *Echocardiography.* 1996;13:439–446.

[2] Bartel T, Konorza T, Arjumand J, et al. Intracardiac echocardiography is superior to conventional monitoring for guiding device closure of interatrial communications. *Circulation.* 2003;107:795–797.

[3] Bezold LI, Pignatelli R, Altman CA, et al. Intraoperative transesophageal echocardiography in congenital heart surgery. The Texas Children's Hospital experience. *Tex Heart Inst J.* 1996;23:108–115.

[4] Bruce CJ, O'Leary PW, Hagler DJ, Seward JB, Cabalka AK. Miniaturized transesophageal echocardiography in newborn infants. *J Am Soc Echocardiogr.* 2002;15:791–797.

[5] Bruce CJ, Nishimura RA, Rihal CS, et al. Intracardiac echocardiography in the interventional catheterization laboratory:

preliminary experience with a novel, phased-array transducer. *Am J Cardiol.* 2002;89:635–640.

[6] Bruce C, Packer D, O'Leary P, et al. Feasibility study: transesophageal echocardiography with a 10F (3.2–mm), multifre-quency (5.5–to 10–MHz) ultrasound catheter in a small rabbit model. *J Am Soc Echocardiogr.* 1999;12:596–600.

[7] Cabalka AK, Hagler DJ, Mookadam F, Chandrasekaran K, Wright RS. Percutaneous closure of left ventricular-to-right atrial fistula after prosthetic mitral valve rereplacement using the Amplatzer duct occluder. *Catheter Cardiovasc Interv.* 2005;64:522–527.

[8] Chu E, Fitzpatrick AP, Chin MC, Sudhir K, Yock PG, Lesh MD. Radiofrequency catheter ablation guided by intracardiac echocardiography. *Circulation.* 1994;89:1301–1305.

[9] Cyran SE, Kimball TR, Meyer RA, et al. Efficacy of intraoperative transesophageal echocardiography in children with congenital heart disease. *Am J Cardiol.* 1989;63:594–598.

[10] Earing MG, Cabalka AK, Seward JB, Bruce CJ, Reeder GS, Hagle DJ. Intracardiac echocardiographic guidance during transcatheter device closure of atrial septal defect and patent foramen ovale. *Mayo Clin Proc.* 2004;79:24–34.

[11] Fyfe DA, Kline CH. Transesophageal echocardiography for congenital heart disease. *Echocardiography.* 1991;8:573–586.

[12] Gentles TL, Rosenfeld HM, Sanders SP, Laussen PC, Burke RP, van de Velde ME. Pediatric biplane transesophageal echocardiography: preliminary experience. *Am Heart J.* 1994;128:1225–1233.

[13] Hijazi Z, Wang Z, Cao Q, Koenig P, Waight D, Lang R. Transcatheter closure of atrial septal defects and patent foramen ovale under intracardiac echocardiographic guidance: feasibility and comparison with transesophageal echocardiography. *Catheter Cardiovasc Interv.* 2001;52:194–199.

[14] Holzer R, Balzer D, Amin Z, et al. Transcatheter closure of postinfarction ventricular septal defects using the new Amplatzer muscular VSD occluder: results of a U.S. Registry. *Cathet Cardiovasc Interv.* 2004;61:196–201.

[15] Jongbloed MR, Schalij MJ, Zeppenfeld K, Oemrawsingh PV, van der Wall EE, Bax JJ. Clinical applications of intracardiac echocardiography in interventional procedures. *Heart.* 2005;91:981–990.

[16] Khositseth A, Cabalka AK, Sweeney JP, et al. Transcatheter Amplatzer device closure of atrial septal defect and patent fora-men ovale in patients with presumed paradoxical embolism. *Mayo Clin Proc.* 2004;79:35–41.

[17] Mullen MJ, Dias BF, Walker F, Siu SC, Benson LN, McLaughlin PR. Intracardiac echocardiography guided device closure of atrial septal defects. *J Am Coll Cardiol.* 2003;41:285–292.

[18] O'Leary PW, Hagler DJ, Seward JB, et al. Biplane intraoperative transesophageal echocardiography in congenital heart disease. *Mayo Clin Proc.* 1995;70:317–326.

[19] Packer DL, Stevens CL, Curley MG, et al. Intracardiac phased-array imaging: methods and initial clinical experience with high resolution, under blood visualization: initial experience with intracardiac phased-array ultrasound. *J Am Coll Cardiol.* 2002;39:509–516.

[20] Rosenfeld HM, Gentles TL, Wernovsky G, et al. Utility of intra operative transesophageal echocardiography in the assessment of residual cardiac defects. *Pediatr Cardiol.* 1998;19:346–351.

[21] Sharma S, Stamper T, Dhar P, et al. The usefulness of trans-esophageal echocardiography in the surgical management of older children with subaortic stenosis. *Echocardiography.* 1996;13:653–661.

[22] Stevenson JG. Incidence of complications in pediatric transe-sophageal echocardiography: experience in 1650 cases. *J Am Soc Echocardiogr.* 1999;12:527–532.

[23] Stevenson JG, Sorensen GK, Gartman DM, et al. Transesophageal echocardiography during repair of congenital cardiac defects: identification of residual problems necessitating reoperation. *J Am Soc Echocardiogr.* 1993;6:356–365.

[24] Stumper OF, Elzenga NJ, Hess J, et al. Transesophageal echocardiography in children with congenital heart disease: an initial experience. *J Am Coll Cardiol.* 1990;16:433–441.

[25] Tardif JC, Cao QL, Schwartz SL, et al. Intracardiac echocardiography with a steerable low-frequency linear-array probe for left-sided heart imaging from the right side: experimental studies. *J Am Soc Echocardiogr.* 1995;8:132–138.

第 38 章　先天性心脏病的介入超声心动图
Interventional Echocardiography in Congenital Heart Disease

Nathaniel W. Taggart　著

俞　劲　徐玮泽　译

概述

在过去的 40～50 年里，儿童和成人先天性心脏病介入导管治疗的范围急剧增长。自 20 世纪 80 年代中期以来的进步使许多缺陷，如肺动脉瓣或主动脉瓣狭窄、动脉导管未闭和房间隔缺损等，得以延迟或在某些情况下避免进行心脏直视手术。随着 21 世纪的到来，经导管瓣膜置换术已经为先天性心脏病患者带来了令人振奋的新治疗选择。这种基于导管的介入治疗的快速发展突出了对成像方式的需求，这种成像方式可以补充介入医师使用传统 X 线，安全有效地进行简单和复杂的介入治疗。

本章的目的是讨论超声心动图在促进先天性心脏病经导管介入治疗中的作用。此外，还将简要回顾超声心动图在干预前计划和干预后评估中的应用。

一、超声心动图检查方法

经胸超声心动图、经食管超声心动图和心内超声心动图都是非常有价值的影像学选择，在心导管术中已广泛应用。使用这些模式的图像获取的细节在本文的其他地方描述，在此不再重复。然而，在某些临床情况下，每种模式的价值将在其相对于其他模式的优势和局限性的背景下讨论。表 38-1 概述了其中一些优点和缺点。

二、术前和术后的超声心动图

由于 TTE 是诊断先天性心脏缺陷的主要方式，同时也是术前最常用的方式。对于 TTE 无法确定或无法完整地向介入医师提供必要信息的患者，TEE 可提供更好的图像质量和分辨率，特别是后部结构和病变。然而，即使使用最好的术前成像，一些关于某些病变的大小、位置、意义或干预的适应性等问题可能只有在导管治疗时得以回答。

在经导管介入治疗中，TTE 几乎总是能改变策略直至病灶得到适当治疗。TTE 也用于评估手术过程中因血管或心肌穿孔导致的心包积液。

三、超声医师与介入医师之间的沟通

除了在使用 ICE（介入医师也是超声医师）的情况下，介入医师和超声心动图医师之间的良好沟通至关重要。在经导管介入治疗术中，超声心动图的有效使用需要至少 2 名具有不同视角的人员参与：一个进行手术，另一个获得超声图像。当双方都对患者的解剖学和生理学有一致的理解时，这种安排最有效。在手术过程中，介入医师和超声心动图医师之间需要交流的信息往往会发生变化，这可能会使情况复杂化。因此，使用双方都认可的一致描述性术语是很重要的。一般来说，最好通过从解剖学（如前 / 后、上 / 下、心尖 / 基底）和相对于易于识别的结构（如房室瓣、冠状静脉窦、主动脉根部、上腔静脉）描述感兴趣的特定病变来实现。

像"右""左""上"或"下"这样的描述符很容易让人混淆，因为它们可以根据一个人的参考点以不同的方式来理解。如果双方都不清楚对方在描述什么，手术应该"暂停"，直到双方都清楚地了解患者的解剖结构。

表 38-1 心导管术中使用经胸、经食管和心内超声心动图的优缺点

	优 点	缺 点
经胸	<ul><li>安全</li><li>操作简单快速</li><li>不需要全身麻醉</li><li>所有超声医师 / 超声心动图医师都熟悉图像采集和解释</li><li>理想的心包腔和心外结构成像</li></ul>	<ul><li>需要额外的人员</li><li>可能会妨碍透视检查，反之亦然</li><li>后面结构的分辨率有限</li><li>体型较大患者的图像质量较差</li></ul>
经食管	<ul><li>后面结构的成像技术优异</li><li>可与透视检查同时进行</li></ul>	<ul><li>需要额外的人员</li><li>需要全身麻醉</li><li>需要专门的培训</li></ul>
心内	<ul><li>可由介入医师在无须额外人员的情况下执行</li><li>不需要全身麻醉</li><li>心内结构和小缺陷的分辨率出色</li></ul>	<ul><li>需要专门的培训</li><li>导管的成本 / 有限的可重复使用性</li><li>耗时</li><li>需要额外的血管通路</li><li>有血管和心肌损伤的风险</li><li>深度穿透性差</li></ul>

四、房间隔缺损和卵圆孔未闭封堵

房间隔缺损和卵圆孔未闭是先天性心脏病导管室最常见的介入手术之一。PFO 和大多数 ASD 可以通过经导管路径安全治愈，避免外科手术治疗。目前有 4 种可用的 ASD 封堵装置：AMPLATZER 房间隔封堵器（ASO）、AMPLATZER 多孔房间隔封堵器（Abbott，Laboratories，Abbott Park，IL，USA）、GORE CARDIOFORM 房间隔封堵器（GCSO）和 GORE CARDIOFORM ASD 封堵器（GCAO）（W.L.GORE and Associates，Newark，DE，USA）。

ASO 和多孔封堵器都由半刚性镍钛合金丝外框和内部涤纶网层组成。外框架具有"记忆"，这意味着它可以被拉长并装在输送导管中，但在调节时仍保持其结构。该封堵器的结构是一种"双盘"设计——左心房和右心房盘。多孔封堵器在两个圆盘之间的腰部很窄，而 ASO 封堵器腰围较大，直径可变。多孔封堵器的规定尺寸（18mm、25mm 和 35mm）是指左、右心房伞盘的直径。ASO 的大小（从 4～38mm 开始）指的是腰中间直径，这通常与被封堵的 ASD 的测量尺寸相关。鉴于广泛的尺寸范围，ASO 原则上可以用来封堵非常大的缺损。然而，存在非常大的房间隔缺损往往反映固定封堵器所需的关键房间隔边缘存在不足。如果距离某些相邻解剖结构，如右上肺静脉、房室瓣、冠状动脉静脉窦或下腔静脉的房间隔边缘小于 5mm，则 ASO 封堵器禁忌使用。虽然主动脉后缘不足不是 AMPLATZER 封堵器的绝对禁忌证，但因封堵器能引起主动脉根部明显变形，故不鼓励使用封堵器治疗。

CARDIOFORM 封堵器也具有"双盘"结构，但与 AMPLATZER 封堵器相比，有不同的结构特征（图 38-1 和图 38-2）。它包括一个由同心环组成的镍钛合金线框架，在封堵器释放过程中旋转变平，形成远端（左心房）和近端（右心房）伞盘。GCSO 和 GCAO 的规定尺寸与伞盘的直径相对应。GCSO 有 20mm、25mm 和 30mm 尺寸。与多孔封堵器一样，GCSO 在近端（右心房）和远端（左心房）螺旋伞盘之间有一个细小的、可忽略不计的中心腰部。相比之下，GCAO 具有与 ASO 类似的"自定心"腰部，并具有 27mm、32mm、37mm、44mm 和 48mm 的伞盘直径。这两种 GORE 封堵器的线框都被膨胀聚四氟乙烯（ePTFE）所覆盖，这是一种用来封闭缺损的合成薄膜。一般来说，GORE 封堵器比 AMPLATZER 封堵器更轻、更柔顺，但 GCSO 在可用于缺损的尺寸上受到限制。GCSO 封堵器可以封堵最大直径为 17mm 或 18mm 的缺损。GCAO 封堵器因其更大的伞盘直径和"自定心"腰部，可以封堵更大的缺损，可能达 35mm 或更大的缺损。与 AMPLATZER 封堵器不同，对于关键房间隔边缘存在不足的患者，GCSO 和 GCAO 封堵器的使用没有明确的禁忌证。但是，应谨慎使用，以免封堵器破坏或扭曲周围结构，如房室瓣或主动脉根部。

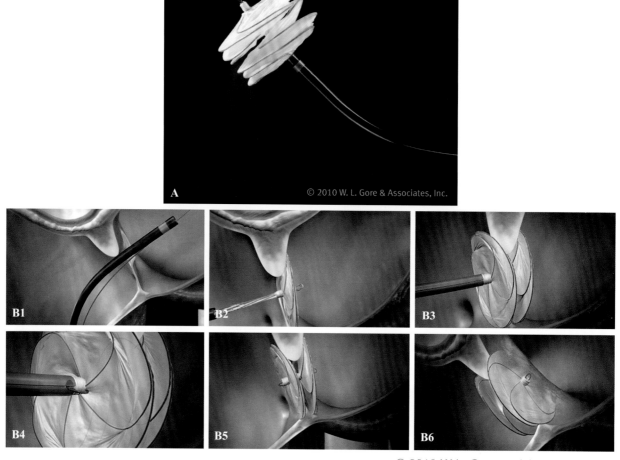

▲ 图 38-1　GORE CARDIOFORM 房间隔封堵器

A. 输送系统装载 GORE CARDIOFORM 房间隔封堵器的照片。B. CARDIOFORM 房间隔封堵器在体内封堵房间隔缺损的示意图。首先，输送鞘通过导丝向前穿过房间隔（B1）。然后展开远端（左心房）伞盘，并撤回输送系统，直到伞盘紧贴房间隔（B2）。展开近端（右心房）伞盘（B3）。该设备通过"锁环"机构锁定到位（B4）。释放该设备（B5）。在封堵后的前几个月里，封堵器逐渐内皮化（B6）（图片由 *W.L.Gore and Associates*，*Newark*，*DE*，*USA* 提供）

（一）术前超声心动图评估

超声心动图在评估经导管封堵 ASD 患者中的作用开始于术前阶段，仔细选择患者。术前评估的主要问题是 ASD 是否能封堵。封堵的适应证包括明显的左向右分流（表现为右心室扩大）、右向左血栓栓塞导致的缺血性脑卒中、屏气时出现的右向左分流，对于一些静脉血栓形成高风险患者或静脉内或心内异物（如起搏器或植入式心脏除颤器导线）有血栓形成风险的患者，可用于矛盾栓塞的一级预防。

在大多数情况下，TTE 足以诊断和描述可用封堵器封堵治疗的缺陷。作为术前评估的一部分，确认缺损在形态学上是继发孔缺损是重要的。原发孔型、静脉窦型和无顶冠状静脉窦型 ASD 通常不建议封堵治疗。术前 TTE 还可用于评估缺损的数量、大小和位置，从而选择适合的封堵器。这些因素对于预测并发症的风险也很重要，例如封堵器栓塞或封堵器侵蚀，以及封堵失败的可能性。缺少关键房间隔边缘使得某些 ASD 无法封堵治疗（图 38-3）。相关信息有助于与患者和家属讨论这些风险。

ASD 可以是单个或多个，可以与 PFO 共存。多孔型房间隔缺损也能经导管封堵，识别多孔型缺损有助于介入医师选择最适合的封堵器。多孔型房间隔缺损可以用一个封堵器封堵。当多孔相距较远无法用一个封堵器覆盖时，也可以使用多个封堵器来封堵（图 38-4）。

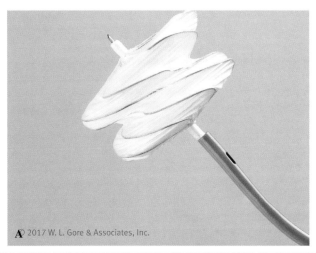

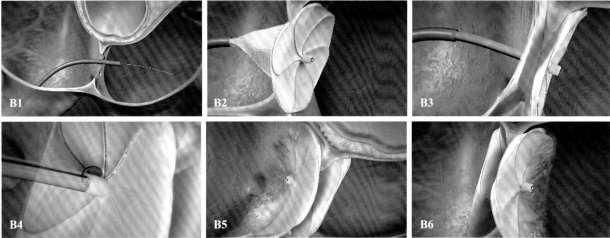

© 2019 W.L. Gore and Associates, Inc.

▲ 图 38-2　**GORE CARDIOFORM ASD 封堵器**

A. 输送系统装载 GORE CARDIOFORM ASD 封堵器的照片。B. CARDIOFORM ASD 封堵器在体内封堵房间隔缺损的示意图。与 GORE CARDIOFORM 房间隔封堵器一样，输送鞘通过导丝向前穿过房间隔（B1）。展开远端（左心房）伞盘和中间花样的腰，并撤回输送系统，直到左心房伞盘紧贴房间隔（B2）。该设备的其余部分在右心房侧展开（B3）。设备通过"锁环"机构锁定并释放（B4）。在封堵后的前几个月里，封堵器逐渐内皮化（B5 和 B6）（图片由 *W.L.Gore and Associates*，*Newark*，*DE*，*USA* 提供）

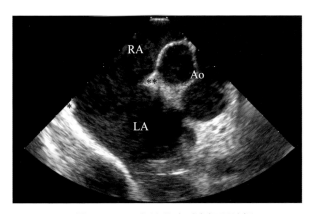

▲ 图 38-3　**巨大继发孔型房间隔缺损**

心内超声心动图短轴切面显示一个非常大的继发孔型房间隔缺损，不适合封堵治疗。房间隔后缘几乎没有（＊），但有一个合适的主动脉后缘（＊＊）。Ao. 主动脉；LA. 左心房；RA. 右心房

ASD 封堵术前，完整的超声心动图评估应包括确认任何并存的结构或生理缺陷，这些缺陷可能需要外科手术（如严重的三尖瓣反流）或导致 ASD 不能封堵的情况（如艾森曼格综合征导致的房间隔右到左分流），尤其重要的是对肺静脉连接的评估。虽然部分型肺静脉异位连接最常见于静脉窦型缺损，但也见于继发孔型缺损。肺静脉异常连接的存在通常是外科手术修复的指征，尽管一些心脏病专家仍主张在单支肺静脉异常的情况下对 ASD 进行封堵治疗并证明单支肺静脉异常不会产生明显的左至右容量负荷增加。

用标准的 TTE 诊断 PFO 通常很困难。生理盐水对比剂注射加 Valsalva 动作可引起对比剂从右心

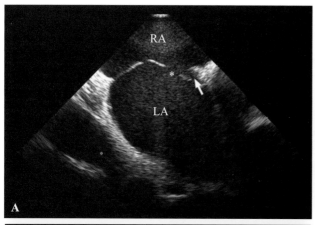

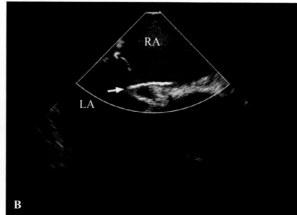

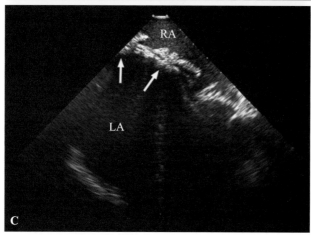

▲ 图 38-4　多孔型房间隔缺损

A. 心内超声心动图二维图像显示房间隔多发缺损（＊）和卵圆孔未闭（箭）；B. 首次尝试用单个 GORE HELEX 封堵器治疗，彩色多普勒显示多个残余缺损（＊）（这个封堵器后来没被使用，箭）；C. 最终使用 2 个 HELEX 封堵器（箭）封堵多孔型缺损。LA. 左心房；RA. 右心房

房经 PFO 向左心房分流，TTE 可观察到这种分流。Valsalva 动作后，右心房压力超过左心房压力，摇动盐水产生的气泡通过 PFO 进入左心房。如果 TTE 不确定，则可能需要 TEE。使用 TEE 时，可以更好地从解剖学上描述 PFO，包括其是否具有 "隧道状" 结构，这可能会使封堵更加困难。

PFO 封堵的适应证更有争议。PFO 很少导致明显的分流量和心室扩大。但如果有证据表明在用力时出现右向左分流情况下发生矛盾栓塞引起脑卒中或短暂性脑缺血发作，或前面提到的 ASD 封堵一样，为防止矛盾血栓栓塞，大多数心脏病专家会封堵 PFO。

（二）术中超声心动图评估

超声心动图对确定缺损的大小、位置和封堵治疗的可行性是非常有用的。根据患者房间隔缺损的大小、临床情况和医院医师的偏好，TTE、TEE 或 ICE 均可用于指导封堵。对于具有良好声窗和简单 ASD 的儿童，TTE 通常是一种合适的成像方式。使用哪种方式通常取决于个人或机构偏好。虽然 TEE

和 ICE 为 ASD 的设备关闭提供了出色的图像质量，但正如前面所讨论的，它们各有其独特的优缺点。我们的机构惯例是在 ASD 和 PFO 封堵时几乎完全使用 ICE。

术中超声心动图首要目的是确认或纠正术前影像学检查结果。肺静脉连接应通过 ICE 或 TEE 进行评估（在本教科书的其他章中描述）。应使用二维超声心动图和彩色多普勒来检查房间隔（图 38-5）。应明确缺损的大小，描述 TTE 检查可能没有发现的其他缺损。缺损相对于其他心脏结构，如 IVC、SVC、右上肺静脉、房室瓣和主动脉根部的位置也应详细说明。通常，"球囊大小"（图 38-6）作为测量缺损大小的另一种方法。使用这种技术，一个柔软可变的球囊通过钢丝穿过缺损，并用稀释的不透射线的对比剂充气。只要球囊在完全膨胀时的直径大于缺损的大小，球囊就会有一个明显的腰部。球囊放气，直到彩色多普勒显示缺损处的分流通过球囊周围。然后再稍微充气，直到分流消失。球囊的腰部可以通过透视及二维超声心动图测量。然后，

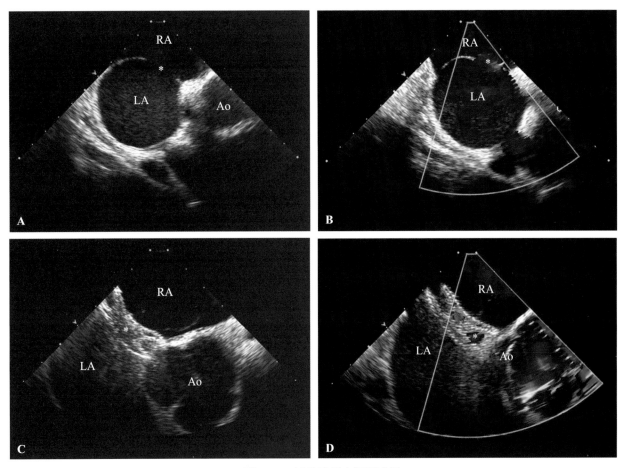

▲ 图 38-5　继发孔型房间隔缺损

A. 心内超声心动图二维图像显示单个继发孔型房间隔缺损（＊），有足够的房间隔边缘用于封堵器封堵治疗；B. 彩色多普勒显示缺损处有左向右分流（＊）；C. 在封堵器释放前 AMPLATZER 房间隔封堵器（＊）的成像显示合适的封堵器位置；D. 封堵器释放后，彩色多普勒显示通过封堵器的小残余分流（＊），其可能会自然闭合。Ao. 主动脉；LA. 左心房；RA. 右心房

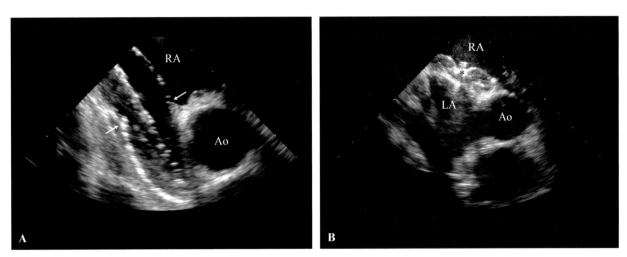

▲ 图 38-6　房间隔缺损的球囊大小

A. 在使用顺应性球囊导管确定缺损大小时的心内超声心动图图像，箭表示缺损的"腰围"大小；B. GORE CARDIOFORM ASD 封堵器（＊）封堵缺损。Ao. 主动脉；LA. 左心房；RA. 右心房

将获得的测量值来选择合适的封堵器类型和规格。

ICE 或 TEE 也可以对 PFO 的形态提供有用的见解。卵圆窝边缘和卵圆窝瓣膜之间有短段重叠的 PFO 通常可以快速而容易地封堵。较长的"隧道式" PFO 可能需要更仔细的选择封堵器或选择最佳的封堵方法（图 38-7）。通常不需要球囊测量 PFO 尺寸，但如果需要更好地了解 PFO 通道的长度，可以使用球囊。

对缺损进行解剖学评估后，超声心动图用于帮助定位和引导封堵器放置。TEE 和 ICE 都能在输送系统通过 ASD 或 PFO 时提供全过程实时成像。封堵器的左心房伞盘从鞘管中被推出展开。超声图像有助于确定左心房伞盘位于左心房腔内，而不是紧贴游离壁或肺静脉或左心耳内。撤回输送系统，直到左心房伞盘刚好紧贴房间隔，右心房伞盘显露出来。此时封堵器尚未释放，必要时可以收回、重新定位或移除。超声心动图检查确定封堵器的适当位置及其与周围结构的关系。应从多个切面记录两个伞盘之间是否存在房间隔组织。在缺乏主动脉后缘的情况下，应显示伞盘跨在主动脉根部，而不会明显扭曲主动脉根部。主动脉根部完整性的破坏可能表现为主动脉瓣反流增加。此外，应明确规定封堵器与二尖瓣、三尖瓣、下腔静脉及上腔静脉的距离。

此外，应仔细检查封堵器周围以寻找残余分流。通常，在封堵器放置后，可以立即观察到封堵器周围或通过封堵器的残余分流（在 AMPLATZER 封堵器的情况下）。通过 AMPLATZER 封堵器伞盘之间的分流是正常现象，并不表示封堵不成功或不完整。这种残余分流会通过封堵器内皮化得到解

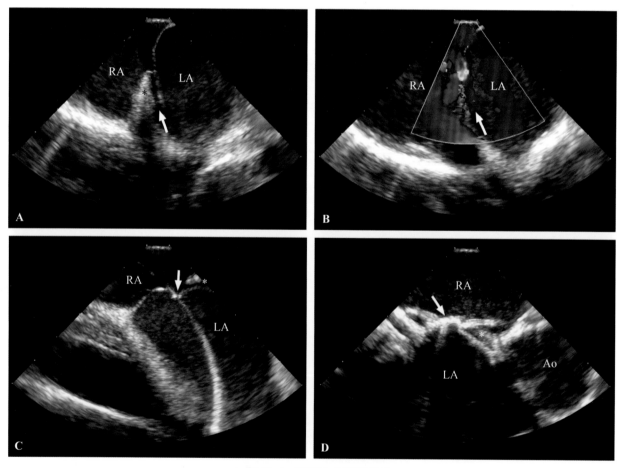

▲ 图 38-7　卵圆孔未闭封堵术

A. 心内超声心动图显示卵圆孔未闭，呈隧道状（箭）。* 显示卵圆窝的上缘。B. 彩色多普勒显示自发性左至右血流通过卵圆孔（箭）。C. 穿刺卵圆窝瓣后，导丝（箭）保持穿过房间隔的位置。* 表示实际的"隧道状"卵圆孔。D. GOREHELEX 封堵器（现在不再使用）放置在穿过部位，封堵长隧道卵圆孔。* 显示主动脉后间隔被封堵器两侧伞盘覆盖。RA. 右心房；LA. 左心房

决。封堵器周围残余分流通常也会随着时间的推移而消失。然而，某种程度的残余分流可能会持续存在。这提出了一个具有挑战性的问题：重新尝试用不同的封堵器封堵，还是允许残余缺损随时间闭合。在某些情况下，移除第一个封堵器并使用较大的封堵器封堵或放置第二个封堵器是有必要的。

释放时，封堵器的方向可能会变化，要选择一个解剖上更合适的位置，此时，应用超声心动图再评估，以确定封堵器位置是合适和安全的。任何残余分流都应记录。

（三）术后超声心动图评估

通常，TTE 是在 ASD 或 PFO 封堵后患者出院前进行的。此检查的目的是确定封堵器位置的合适性、稳定性、与周围结构的关系，以及是否存在残余分流或血栓。在心导管室中，可以处理明显的残余分流、封堵器移位或栓塞。此外，必须评估心包腔以寻找可能因侵蚀或心脏穿孔引起的心包腔积液。明显的心包积液需要进一步评估，包括胸部 CT、TEE 或重复导管检查以确定病因。封堵器侵蚀需要紧急手术移除封堵器，修复侵蚀并关闭 ASD 或 PFO。

PFO 封堵后，超声心动图评估可包括通过外周静脉注射生理盐水对比剂，使用或不使用 Valsalva 动作，以证明是否存在右向左的残余分流。考虑到封堵后立即出现的小残余分流的可能性很高，注射对比剂通常不会在手术后立即进行，但可以在术后 3～6 个月进行。

五、室间隔缺损封堵

室间隔缺损的封堵在 20 世纪 80 年代末首次被描述，但在 21 世纪初由 FDA 批准 AMPLATZER 肌部 VSD（mVSD）封堵器之前，在美国并未广泛实施。与其他 AMPLATZER 设备一样，mVSD 封堵器是一个双盘镍钛合金框架，内部为涤纶织物。中心腰部长 7mm，比 ASO 封堵器更能适应肌部室间隔的厚度。腰部直径代表封堵器尺寸，其范围为 4～18mm，伞盘比腰部大 2mm。

相对于 ASD 和 PFO 封堵治疗，mVSD 经导管封堵治疗不常见。这是因为大多数有血流动力学意义的 VSD 都位于膜部或流入部，靠近心脏瓣膜和

传导组织。虽然有些膜部 VSD 有膜部瘤形成，能安全进行心导管封堵，但目前美国很少对大多数膜部或流入部 VSD 做心导管封堵术，除非在膜部 VSD 的膜部瘤发育良好，能够支持封堵并使其远离室间隔顶部的传导阻滞。此外，出于安全考虑，许多心脏病专家建议对小婴儿进行 mVSD 外科手术治疗。

（一）术前超声心动图评估

超声心动图评估封堵的潜在适应证相当简单。考虑到先天性 mVSD 出现的年龄较轻，TTE 通常足以进行完整的术前超声心动图评估。从多个超声心动图切面可以识别缺损的数量、大小和位置，胸骨旁长轴、胸骨旁短轴和心尖四腔心切面尤其有用。准确测量缺损大小可能很困难，因为一个单孔 mVSD 从左向右分流穿过右心室肌小梁时通常表现为多孔样。mVSD 的位置应通过解剖位置（前 / 后、基底 / 心尖）及它们与房室瓣和半月瓣的接近程度来描述。如果缺损位于距心脏瓣膜 4mm 范围内，则禁止封堵。

mVSD 血流动力学的量化对于封堵成功的保证也很重要。明显的室间隔缺损分流表现为右心室压力升高或左心增大。小 mVSD 分流少，无压力或容量效应，无须手术或封堵。相反，1 岁以上儿童的右心室收缩压明显升高，特别是 VSD 右向左分流的情况下，应对不可逆肺血管疾病（埃森曼格综合征）进行关注。这些患者可能不适合进行 VSD 封堵。

（二）术中超声心动图评估

根据临床情况，mVSD 封堵时可使用 TEE 或 ICE。单纯的中部室间隔缺损可以用 ICE 很好地识别（图 38-8），但 TEE 因远场分辨率更好，可以更好地看到心尖部缺损。

与 ASD 封堵治疗一样，mVSD 封堵治疗术前检查的首要目标是确认缺损的数量、大小和位置。一旦实现了这一点，介入医师就可以继续进行封堵器选择和封堵治疗了。通常，所选封堵器的大小由血管造影测量缺损直径确定。根据图像质量，这种测量可以通过二维超声心动图得到证实。很少情况下，当血管造影术显示不够清晰时，可以使用球囊来测量。

AMPLATZER mVSD 封堵器的封堵方式与 ASO 封堵器类似。输送系统导丝进入右心室，穿过室间隔缺损到达左心室，远端伞盘在左心室打开，牵拉系统使伞盘紧贴室间隔，再打开近端右心室伞盘，然后输送鞘从封堵器撤离。

此时，封堵器已展开但仍连接在输送鞘上时，应通过超声心动图评估其位置（图 38-9）。可能不能立即解决全部分流，但封堵器周围的大量分流可能意味着封堵器太小，应更换为更大的封堵器。因为腱索没有附着在室间隔上，二尖瓣断裂罕见。而三尖瓣有隔瓣附在室间隔上，故应进行全面评估。应记住，输送导管和输送鞘通过三尖瓣，可暂时增加反流程度。因此，如果发现三尖瓣反流明显增加，应进一步研究反流机制，以明确反流增加是否

与导管 / 鞘或封堵器本身有关。如果是封堵器引起，应该将其移除并重新定位。

在器械被释放后，应再次进行超声心动图评估，以确保器械保持稳定，没有明显的分流。随着输送系统和鞘的拆除，应再次评估瓣膜功能，以确认任何以前注意到的三尖瓣反流增加已得到改善。

（三）术后超声心动图评估

TTE 通常在封堵后出院前再次使用。与 ASD 封堵一样，主要目的是评估封堵器的位置和功能，并评估心导管术后可能导致的心包积液。有封堵器栓塞的报道，但没有磨蚀的报道。因此，如果存在心包积液，可能代表导管或导丝引起的心肌损伤，而不是封堵器侵蚀。

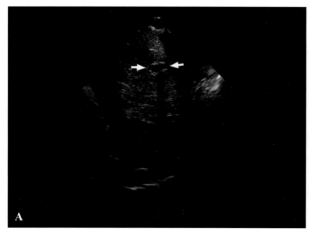
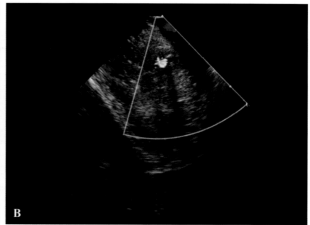

▲ 图 38-8 肌性室间隔缺损

A. 心内"正面"超声心动图显示（室间隔中部的 mVSD 箭头间）；B. 彩色多普勒证实为单孔缺损

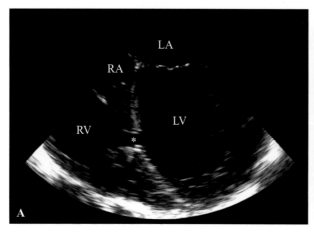
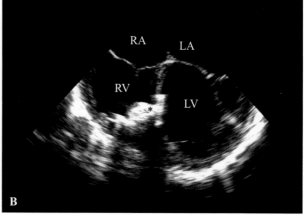

▲ 图 38-9 肌部室间隔缺损封堵术

A. 经食管超声心动图四腔心切面显示肌部室间隔缺损（ * ）；B. 放置 AMPLATZER 肌部室间隔缺损封堵器（ * ）后的图像。由于肌小梁的原因，右心室伞盘没有完全展开，但封堵器是稳定的并留在原位。LA. 左心房；LV. 左心室；RA. 右心房；RV. 右心室

六、瘘管封堵

一般来说，"瘘管"是指两个解剖腔之间异常狭窄的连接。心血管系统的瘘管连接可能在两血管结构之间（如动静脉瘘），或两心腔之间（如左心室 – 右心房瘘），或血管和心腔之间（如冠状动脉 – 右心室瘘、主动脉窦瘤破入右心房）。通过瘘管的血流方向取决于整个心动周期内连接的腔室之间的相对压力梯度，可以从左到右、从右到左或双向。分流容量既受瘘管阻力（这是瘘管直径和长度的函数）的影响，也受连接处压力梯度的影响。瘘管封堵的适应证多种多样，取决于血流动力学影响及瘘管的类型和位置。一般来说，瘘管可产生明显的分流量，导致远端腔室扩大，需要闭合。右向左分流的瘘管，如肺动静脉瘘管，可以闭合以治疗全身动脉氧饱和度降低或防止反常血栓栓塞。冠状动脉瘘通常需要闭合，以治疗或防止由于冠状动脉灌注压力不足导致冠状动脉"窃血"现象而引起的缺血。

经导管封堵心血管瘘可使用多种不同的封堵装置，包括弹簧圈、AMPLATZER 血管塞或 AMPLATZER 导管封堵器。由于封堵器选择和放置往往涉及一个复杂的决策过程，因此详细讨论超出了本章的范围。

（一）术前超声心动图评估

全面的术前评估通常从识别可能的瘘管连接开始。鉴于心血管瘘的类型、大小和位置的多样性，超声心动图识别可能非常困难。不明原因的心脏结构增大应引起对明显的瘘管连接的关注。累及心脏或近端大血管并导致血流动力学上显著分流的瘘管，如主动脉窦破裂引起主动脉 – 右心房瘘，通过TTE 检查通常很容易检查出。然而，全身或肺动静脉瘘可能很难检查出。在超声心动图上没有发现瘘管的情况下，必须寻找分流的次要迹象。上腔静脉扩张伴多普勒血流增加可能提示颅内动静脉瘘，正如下腔静脉血流增加可能代表肝动静脉瘘。超声心动图扫查肺静脉和左心房的同时，将生理盐水对比剂注射到瘘管假定位置近端，可以更好地定位导致右向左分流的连接。肺动静脉瘘造影结果显示气泡通过右心室后迅速出现在左心房。在右心出现气泡之后很快在左心房出现气泡可能代表存在体 – 肺静

脉连接。静脉注射（右臂和左臂）的位置可以进一步了解异常连接的位置。

在不明原因的冠状动脉扩张的情况下，通常首先怀疑冠状动脉瘘。高压腔（冠状动脉）到低压腔（远端腔室）的连接导致受影响冠状动脉的血流量长期增加，从而使得该冠状动脉扩张。彩色多普勒常常有助于识别通过瘘管进入远端低压腔的持续性血流。冠状动脉瘘最常见的部位是右心系统，即冠状静脉窦、右心房和右心室。

虽然 TTE 并不能总是精确描述瘘管连接的性质和位置，但它有助于深入了解分流管的血流动力学影响。应详细描述心腔扩大和任何异常血流模式。当 TTE 提示血流通过瘘管，但无法进一步描述连接时，TEE 可能有用。在进行封堵之前，必要的信息包括通过基于导管获取瘘管的方法及其与周围结构（房室结、瓣叶等）的关系。可能需要其他成像方式，如 CT 血管造影，以确认诊断并促进护理计划。

（二）术中超声心动图评估

正如前面讨论的封堵操作一样，TEE 或 ICE 在心内瘘的封堵过程中都是有用的。由于其位置的原因，心外瘘和动静脉畸形往往不容易通过 TEE 或 ICE 检查发现，传统的血管造影通常足以评估这些病变。

使用所选择的方式，超声心动图首先重新评估术前发现。TEE 或 ICE 可提供更详细的信息，包括瘘口的精确位置、大小、长度及与重要心脏结构的接近程度。虽然不是一定，但有临床意义瘘管的封堵目标是在不破坏"正常"周围结构的情况下闭合异常连接。特别是对于冠状动脉瘘，有必要识别"正常"的冠状动脉分支，以便封堵器不会阻塞这些较小的分支。血管造影通常是识别这些较小分支的最佳成像工具。确认瘘管的数量也很重要，可能存在多个非常小的连接，这会使封堵变得复杂或完全不可行。

图 38-10 至图 38-12 展示了各种心血管瘘封堵治疗的一些示例。

（三）术后超声心动图评估

术后超声心动图评估应确认没有因为心脏或血管创伤引起的严重积液。在可能的情况下，应评估封堵器的稳定性和效果（分流减少或不存在）。应描述装置上或附近血栓的任何证据，并立即将其传

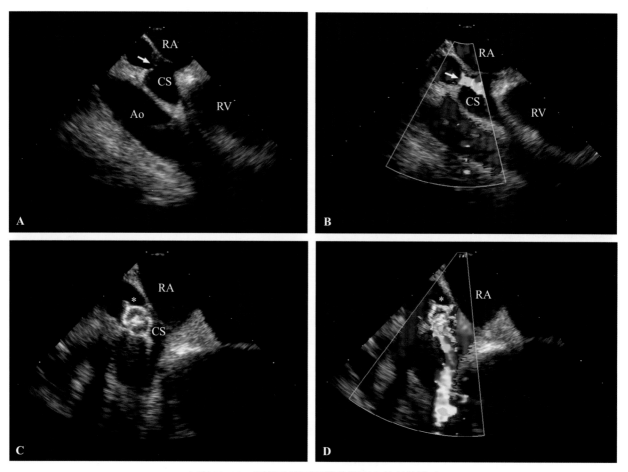

▲ 图 38-10　冠状动脉至冠状静脉窦瘘的封堵治疗

A. 二维心内超声心动图显示冠状动脉 - 冠状静脉窦瘘（箭）；B. 彩色多普勒显示瘘口分流（箭）；C. 使用 AMPLATZER 血管塞（*）对瘘管进行封堵治疗；D. 彩色多普勒显示封堵器旁有残余分流（*）。Ao. 主动脉；CS. 冠状静脉窦；RA. 右心房；RV. 右心室

达给手术医师。冠状动脉瘘的闭合需要特别注意心室功能，因为可能影响冠状动脉灌注。心室功能的明显下降或局部室壁运动的改变应引起对缺血的关注，并应促使导管手术室进行重新评估。

七、球囊房间隔造口术

球囊房间隔造口术是首次经导管介入治疗先天性心脏病的手术。William Rashkind 于 1966 年首次对其进行了描述，此后通常被称为"Rashkind 房间隔造口术"或简称为"Rashkind"。最初被描述用于患有 d 型大动脉转位且心房水平分流不足的新生儿，Rashkind 房间隔造口术可用于许多不同类型的先天性心脏病，以增加心房水平分流或心房水平血液混合。

惊人的是，即使过了近 50 年，球囊房间隔造口术的一般技术仍保持基本不变。特别设计的房间隔造口球囊通常通过股静脉顺行进入心脏。房间隔造口导管有一个成角度的尖端，便于操作者轻松地引导导管穿过卵圆孔进入左心房。当导管尖端位于左心房时，用生理盐水（或如在放射线下使用生理盐水 / 对比剂混合物）充填球囊。球囊被轻轻地撤回，直到它紧靠房间隔。对导管进行短暂而快速的"猛拉"，使膨胀的球囊迅速穿过房间隔，从而扩大 PFO 或 ASD。偶尔，用同样的或更大的球囊重复房间隔造口术，以建立充分的房内交通。

（一）术前超声心动图评估

房间隔造口术前超声心动图应侧重于诊断需要心房水平分流或血液混合的发绀型先天性心脏病。一旦确诊，应仔细评估房间隔，以确定是否有足够的房间隔水平交通。在右心室发育不全（如三尖瓣闭锁、肺动脉闭锁伴完整室间隔）或左心缺陷（如

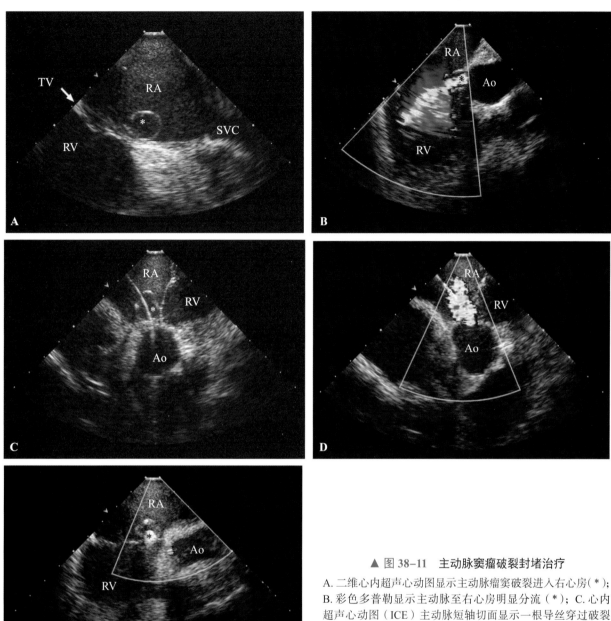

▲ 图 38-11　主动脉窦瘤破裂封堵治疗
A. 二维心内超声心动图显示主动脉瘤窦破裂进入右心房（*）；B. 彩色多普勒显示主动脉至右心房明显分流（*）；C. 心内超声心动图（ICE）主动脉短轴切面显示一根导丝穿过破裂的动脉窦瘤（*）进入右心房，为放置封堵器做准备；D. 彩色多普勒显示主动脉 - 右心房分流；E. ICE 显示主动脉窦瘤内放置了合适的 AMPLATZER 导管封堵器（*）。Ao. 主动脉；RA. 右心房；RV. 右心室；TV. 三尖瓣；SVC. 上腔静脉

左心室发育不全综合征）的情况下，心房水平的限制导致右心房和左心房之间存在显著的压力差，可以使用彩色和频谱多普勒检查心房分流来估算压力差。然而，d 型大动脉转位中，右心房和左心房压力可能相似，穿过房间隔的流速可能非常低，难以量化，在这种情况下，评估 PFO 或 ASD 的解剖特征及婴儿的临床状况（动脉血氧饱和度、酸中毒等）非常重要。任何对心房水平混合不充分的担忧都应促使紧急房间隔造口术，这可以挽救生命。还必须

评估房间隔厚度。尤其是在较大的新生儿和左心发育不全综合征患者中，增厚的房间隔可能会妨碍传统的 Rashkind 房间隔造口术，可能需要刀片式房间隔造口术、静态球囊扩张术或支架植入术。

（二）术中超声心动图评估

许多机构使用 TTE 引导，通过脐静脉通路在床边进行紧急球囊房间隔造口术。另一些机构在心导管手术室可控的环境中进行该手术。无论如何，TTE 是引导该手术进行的安全有效的重要辅助手

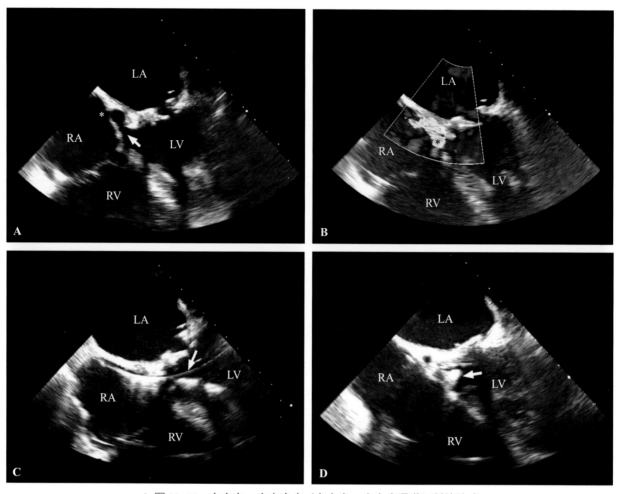

▲ 图 38-12　左心室 - 右心房瘘（左心室 - 右心房通道）封堵治疗

A. 经食管超声心动图四腔心切面二维图显示左心室和右心房之间瘘管相通。箭显示左心室瘘口，* 显示瘘管进入右心房。
B. 彩色多普勒显示左心室 - 右心房分流（ * ）。C. 导丝（箭）从右心房进入左心室。D. 用 AMPLATZER 导管封堵器成功封堵瘘管（箭）。LA. 左心房；LV. 左心室；RA. 右心房；RV. 右心室

段。TEE 并不比 TTE 更有用处，只会对时间已经紧迫的手术增加时间。在超声心动图引导下，可见房间隔造口导管穿过房间隔。当球囊膨胀时，超声显示其位于左心房内，而不是肺静脉内或穿过二尖瓣（图 38-13）。在房间隔造口术前，超声更有助于证明球囊撞击房间隔的适当位置。房间隔造口术后，超声用于重新评估心房水平血液混合或分流，以确定是否需要进一步干预。评估二尖瓣也很重要，以确保其在手术过程中没有受损。过度用力的房间隔造口术，特别是房间隔增厚时，可导致肺静脉破裂，因此超声也应显示没有心包积液。

（三）术后超声心动图评估

除了房间隔造口术后需要立即对其进行超声心动图检查外，很少需要重复进行术后评估。如果临床情况

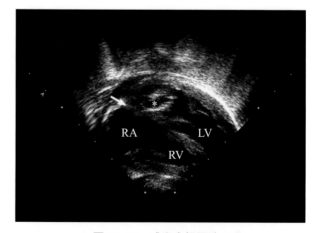

▲ 图 38-13　球囊房间隔造口术

1 例 d 型大动脉转位新生儿在球囊房间隔造口术前使用经胸超声心动图进行剑突下四腔心切面检查。球囊（ * ）在左心房内膨胀，紧靠房间隔（箭），没有损伤二尖瓣或肺静脉的危险。LV. 左心室；RV. 右心室；RA. 右心房

发生变化，血氧饱和度降低或酸中毒加重，应重新评估房间隔以确保房间隔水平仍有足够的血流通过。

八、其他手术

考虑到先天性心脏导管室中进行手术的广泛多样性，超声心动图在许多潜在情况下可能对介入医师有用。除了上述较常见的超声辅助干预的讨论之外，以下从超声心动图辅助中获益的手术值得简短的评论。

（一）心内膜心肌活检术

右心室的心内膜心肌活检采用顺行经静脉途径进行。长鞘穿过三尖瓣，活组织检查刀向右心室顶部的间隔推进，其尖端的小"钳口"抓住心肌内膜。然后将活组织检查刀拉回到鞘中，撕下少量组织进行取样。根据临床指征，重复多次。

超声心动图在心内膜心肌活检术中有几个目的。活组织检查对三尖瓣损伤的风险很小，因此在术前应评估瓣膜功能，可与活检后进行比较。一些心脏病专家更喜欢在活检时在获取组织样本之前使用 TTE 来确定鞘和活组织检查刀的位置。这有助于确保样本取自调节束下方、远离三尖瓣腱索的间隔（而非游离壁）。活检后，超声心动图显示三尖瓣功能。三尖瓣反流的增加可能代表了活组织检查刀的损伤。严重的三尖瓣反流常提示腱索结构撕脱（图 38-14）。此外，心肌穿孔的风险需要评估心包腔是否存在积液。

（二）房间隔穿刺

针或射频房间隔穿孔有多种用途。它可用于进入左心房进行血流动力学测量或结构治疗。有时，在严重肺动脉高压的情况下，需要通过完整的房间隔建立心房间沟通，以缓解右心房压力升高或维持心输出量（图 38-15）。该术中超声心动图并非必要，但超声心动图的使用可确保房间隔穿刺更加安全。对于较小的儿童，TTE 通常能提供足够清晰的图像。但对于年龄较大的儿童和成人来说，ICE 是一种合理的选择。

房间隔穿刺基本上是从股静脉途径进行的。针穿刺通常通过鞘和扩张器同时进行。当针插入扩张器时，超声心动图有助于引导扩张器尖端至卵圆窝位置。两腔心切面或短轴切面通常是显示扩张器位置的最佳切面。当确认鞘扩张器的位置正对卵圆窝时，针头从鞘尖伸出。针短而快地刺穿薄的卵圆窝。实时压力追踪或通过空心针注射对比剂有助于确认针已进入左心房而不是主动脉。然后鞘和扩张器进入左心房。单纯房间隔穿刺后，通常不需要超声心动图检查，除非担心针头进入心包腔或主动脉根部。

（三）心包穿刺术

心包穿刺引流具有临床意义的心包积液本身不是一种"介入性导管"手术。然而，它通常是在超

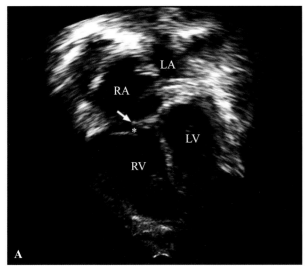
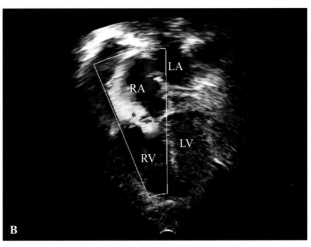

▲ 图 38-14 心内膜心肌活检术

A. 右心室心内膜心肌活检后，经胸超声心动图显示在手术过程中损伤的三尖瓣（箭）隔瓣，其明显脱垂导致明显的关闭不全（*）；B. 彩色多普勒显示严重的三尖瓣反流（*）。LA. 左心房；LV. 左心室；RA. 右心房；RV. 右心室

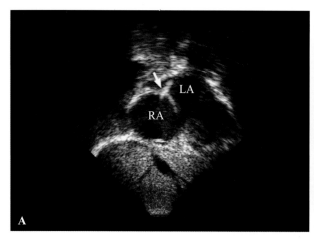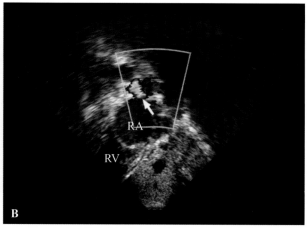

▲ 图 38-15　房间隔穿刺

A. 原发性肺动脉高压患儿房间隔穿刺后，经胸超声心动图剑突下切面检查。导丝（箭）穿过房间隔。注意右心房增大、右心房高压。B. 彩色多普勒显示房间隔缺损建立后的右向左分流（箭）。LA. 左心房；RA. 右心房；RV. 右心室

声心动图引导下进行的，因此需要简要介绍一下。

心包穿刺术可用于诊断或治疗。治疗性心包穿刺术是为了缓解因心包积液导致的心脏压塞，从而缓解导致心室充盈的血流动力学限制。超声心动图的目的是确定积液的存在和严重程度，并评估其血流动力学影响。确定积液量的理想切面通常是剑突下四腔心切面（图 38-16）。这也是心包穿刺和放置心包引流管的经典方法。通过这种方法，超声心动图可以确定一个合理的心包积液穿刺的"目标"区，将针头指向该区。在无菌条件下，利用超声引导，长针刺穿剑突下方皮肤，并向积液区穿刺（通常指向患者的左肩），用连接的注射器轻轻抽吸。在青少年和成人中，心包穿刺术也能从心尖部成功进行。心尖四腔心切面将显示液体积聚的心尖和后部特征，以便于引流。心包腔穿刺后应立即抽吸液体。如果抽吸出血液，并且担心针头可能已经进入心脏，那么可以将针头稍微撤回，可以通过针头传递压力，或者可以注射少量生理盐水对比剂。在心包腔内而非心脏内看到的对比剂证实了的针的位置是合适的。当针在心包腔内的位置得到确认后，通常将长导丝穿过针并取出针。然后沿着导丝将导管推进心包腔，通常是侧孔导管，像猪尾导管一样。然后可取出心包液并送去检查。如果担心心包液体

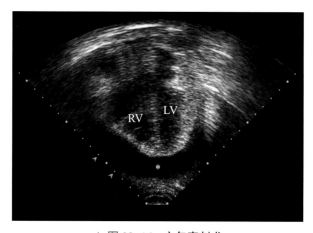

▲ 图 38-16　心包穿刺术

在心包穿刺术前，经胸超声心动图剑突下切面显示大量的心包积液（＊）。LV. 左心室；RV. 右心室

再次积聚，可以固定导管以便定期抽取液体。如果没有留下心包引流管，可在心包穿刺后进行超声心动图检查，以确保没有明显的液体再积聚。

结论

超声心动图是先天性心脏病介入专家的重要资源。经胸、经食管和 ICE 均可以提供宝贵的实时解剖和生理信息，有助于对患有先天性心脏病的儿童和成人进行有效和安全的治疗。

参 考 文 献

[1] Kim SS, Hijazi ZM, Lang RM, Knight BP. The use of intracardiac echocardiography and other intracardiac imaging tools to guide noncoronary cardiac interventions. *J Am Coll Cardiol.* 2009;53(23):2117–2128.

[2] Kutty S, Delaney JW, Latson LA, Danford DA. Can we talk? Reflections on effective communication between imager and interventionalist in congenital heart disease. *J Am Soc Echocardiogr.* 2013;26(8):813–827.

[3] Silvestry FE, Kerber RE, Brook MM, et al. Echocardiography-guided interventions. *J Am Soc Echocardiogr.* 2009 Mar;22(3):213–231.

第 39 章　机械循环支持的超声心动图评估
Echocardiographic Assessment of Mechanical Circulatory Support

Jonathan N. Johnson　Meryl S. Cohen　著

袁婷婷　牟　芸　郑哲岚　译

概述

（一）背景

自 20 世纪 50—60 年代首个心室辅助装置和体外膜肺氧合 ECMO 问世以来，机械循环支持（mechanical circulatory support，MCS）已成为治疗危及生命的急性心力衰竭患者的主要手段。MCS 最初用于成人，随后在婴儿和儿童人群中的使用率不断增加。因此，MCS 时的超声心动图评估变得越来越普遍，尤其在重症监护病房中。

MCS 已被证明在急性可逆性心力衰竭（如急性暴发性心肌炎患者）及先天性心脏手术后急性心功能不全患者的血流动力学支持方面有效。此外，MCS 用于支持在等待供体器官时的心肺功能障碍患者，已成为心脏、肺或心肺联合移植的有效"桥梁"。一些中心采用了"决策桥梁"策略，MCS 被用于延迟移植时的支持，直到可以进行进一步的评估或手术。MCS 的其他适应证包括支持难治性心律失常患者、需要启动药物治疗的心力衰竭患者及无法立即接受手术修复的危及生命的心脏缺陷患者。

目前用于儿童的不同类型 MCS 列于表 39-1 中，可根据 MCS 预期的支持时间对其进行有效分类。短期 MCS 设备可提供数天至数周的支持，包括 ECMO、主动脉内球囊反搏泵和离心式 VAD。长期 MCS 设备可提供数周到数年的支持，包括了大多数体外和植入式 VAD。如何为患者选择特定设备取决于患者的解剖结构、年龄和体型及预期的支持持续时间。选择的特定设备也高度依赖于医疗机构，其因素包括外科医师和心脏病专家的偏好、使用特定设备的经验及可随时开展操作的合作团队。

（二）超声心动图的重要性

首先，超声心动图在评估终末期或急性心力衰竭患者中起着关键作用，包括诊断和功能评估。其次，它是患者进行 MCS 支持之前、支持过程中和撤机之后最常用的影像学手段。最后，超声心动图可用于协助判定特定患者的心肌恢复情况。在下文中，我们将讨论在放置 MCS 之前、期间和之后通过超声心动图如何评估患者，将重点介绍 VAD，后面我们还将讨论超声心动图在其他类型的 MCS 中的具体评估作用，包括 ECMO 和其他经皮机械循环支持设备。

一、放置 MSC 前的超声评估

（一）诊断

超声心动图在计划放置 MCS 的患者的评估和管理上发挥着核心作用。首先，超声心动图可以建立初步诊断并协助决定设备类型（短期或长期支持、植入式或体外式）。超声心动图可以详细评估心室（左心室、右心室或单心室）的收缩和舒张功能，并可以帮助临床医师决定启动 MCS 干预的时间。重要的是，超声心动图可以评估心脏的解剖结构和是否存在其他心脏病变。该评估对于决定机械循环支持装置血液流入端和流出端套管的插入位置至关重要。如果患者有矫正性或姑息性先天性心脏病手术史，则在选择 MCS 设备和位置时，需要考虑手术所形成的特殊解剖连接。由于以上原因，在对儿童进行放置 MCS 前的评估时，让超声心动图

表 39–1　　儿童机械辅助循环装置类型

支持设备名称	类　型
短期支持设备	
ECMO	体外，离心
Bio-Pump (Bio-Medicus) [a, b]	体外，离心
主动脉内球囊反搏泵	体外，反搏
Abiomed BVS 5000 [a, c]	体外，气动
TandemHeart VAD [a, d]	体外，离心
长期支持设备	
Thoratec [a, e]	体旁，气动
Heartmate V-E [a, f]	植入式，电动
Medos HIA-VAD [g]	体旁，气动
Berlin Heart EXCOR [a, h]	体旁，气动
DeBakey VAD Child/Micro Med Heart Assist 5 [a, i]	植入式，电动 / 轴流
Heartware VAS [a, j]	植入式，电动 / 离心
SynCardia Total Artificial Heart [a, k]	植入式，气动

表格由 Lippincott Williams & Wilkins，Wolters Kluwer Health 提供，改编自 Blume ED，Thiagarajan RR，Laussen PC.Cardiac Mechanical Support Therapies.In：Allen HD，Driscoll DJ，Shaddy RE，Feltes TF，eds.*Moss and Adams Heart Disease*.8th ed.Philadelphia，PA：Lippincott Williams & Wilkins；2013.

a. 在美国 FDA 已批准使用

b. Bio-Pump（Medtronic Bio-Medicus，Minneapolis，MN）

c. ABIOMED BVS 5000（ABIOMED，Inc，Danvers，MA）

d. TandemHeart VAD（Cardiac Assist，Pittsburgh，PA）

e. Thoratec VAD（Thoratec Corp，Pleasanton，CA）

f. HeartMate LVAS（Thoratec Corp，Pleasanton，CA）

g. MEDOS HIA（MEDOS Medizintechnik AG，Stolberg，Germany）

h. Berlin Heart EXCOR（Berlin Heart AG，Berlin，Germany）

i. DeBakey VAD *Child*，现名 MicroMed HeartAssist 5（MicroMed Technology Inc，Houston，TX）

j. Heartware VAS（HeartWare Inc，Framingham，MA）

k. Total Artificial Heart（SynCardia Systems Inc，Tucson，AZ）

医师和外科医师接受先天性心脏病方面的培训至关重要。

在双心室心脏放置 VAD 的情况下，超声心动图可以帮助临床医师确定是否单独一个体循环 VAD（最常支持左心室功能，即左心室辅助装置）对患者来说就足够了，还是需要双心室支持（增加 RVAD 以支持右心室功能）。该决策还包括评估肺下心室（最常见的是右心室）以确定心室功能及大小

和相关瓣膜功能。放置 LVAD 可使后负荷减少，进而可能对功能不良的右心室起改善作用。然而，右心室可能无法适应因体循环输出量增多而增加的前负荷。成人研究表明，具有严重扩大的右心室（舒张末期容积＞ 200ml）患者放置 LVAD 时更容易失败。

（二）瓣膜功能

瓣膜功能可以通过超声心动图进行全面评估。重度的瓣膜反流或狭窄会对 MCS 的正常运作产生有害影响，有时需要进行技术上的调整。

在 VAD 放置之前评估主动脉瓣是否存在关闭不全非常重要。在放置 VAD 后，主动脉瓣关闭不全的程度可能会加重，这种情况并不少见。这可能是由于在严重心室功能障碍情况下，瓣膜反流严重程度是低估的。严重时，主动脉瓣关闭不全会导致 VAD 效能下降，使大部分 VAD 输出的血流回心室。如果发生这种情况，应在 VAD 放置时考虑主动脉瓣置换或瓣膜修补成形。主动脉瓣狭窄（如果存在）通常不是 VAD 患者的主要考虑因素，然而，对于任何具有部分支撑或穿过主动脉瓣的装置（如 Impella Recover，Abiomed，Danvers，MA），主动脉瓣狭窄都会成为一个影响因素。

二尖瓣功能障碍通常发生在左心室严重扩张的扩张型心肌病患者中。这可能是由瓣环扩张及乳头肌缺血引起的。大多数情况下，VAD 启动后左心室压力适当降低将改善这种功能性二尖瓣反流。对于先天性或手术获得性二尖瓣反流，放置 VAD 可能并不会改善。二尖瓣狭窄可能会影响到 LVAD 心尖插管的血液流入。在这种情况下，流入套管可能需要放置在左心房，否则可能需要进行手术干预二尖瓣。

在右心室功能较差的患者中，重度三尖瓣反流通常会导致心输出量下降。左心室压力下降时发生的室间隔移位可能会加重三尖瓣反流。应考虑在 VAD 放置时解决临床上显著的三尖瓣反流（包括中度及以上）。同时，三尖瓣反流可能提示右心室功能不全，临床医师应为可能需要双心室支持（即 BiVAD）做好准备。

在接受 VAD 放置的患者中，肺动脉瓣问题包括关闭不全和狭窄是罕见的。在 RVAD（或双心室 VAD）的情况下，重度的肺动脉瓣关闭不全可能导

致 RVAD 效能下降，大部分 VAD 输出的血会流回心室。与重度主动脉瓣关闭不全的患者类似，极少部分重度肺动脉瓣关闭不全患者可能需要瓣膜修复或瓣膜成形技术来避免这个问题。

（三）分流

检测心内分流对 MCS 的患者很重要，特别对放置 VAD 的患者尤为重要。房间隔缺损使房水平出现分流，放置 LVAD 后左心房和左心室压力降低可能会引起房水平右向左分流。这种分流可能导致低氧血症或反常栓塞的发生。因此，在放置 VAD 期间应阻断心内分流。在一项将 32 名儿童患者放置柏林心脏 EXCOR 装置（Berlin Heart AG, Berlin, Germany）的研究中，发现 11 名儿童在放置该装置之前就存在心内分流。所有的分流都进行了手术加以阻断。

（四）血栓形成

在 MCS 放置之前和之后应评估心脏血栓形成情况，这对外科医师选择放置流入套管的位置有参考价值。血栓形成的常见位置包括心室心尖部（流入套管最常见的插入部位）（图 39-1）和心耳。流出套管的常见插入位置在升主动脉，在成人可能会受到动脉粥样硬化性的影响，但在儿童中罕见。

二、MCS 的术中评估

（一）插管位置

经食管超声心动图可以非常有效地指导 VAD 套管的放置。它可以引导由心尖插入的流入套管，使其远离心室壁，避免造成梗阻（图 39-2）。但对于心室显著肥大的患者可能具有挑战性。在典型的四腔心切面（约 0°），流入套管应与流经二尖瓣的血流束对齐。同时，也可以评估左心室压力是否进行了适当的降低（图 39-3）。彩色多普勒应该显示流向流入套管的单向层流（图 39-4）。同样，流出套管放置位置在主动脉或肺动脉，一样可以用 TEE 引导。在食管中段（约 120°）长轴切面，显示 LVAD 的流出套管最好。峰值流速一般 2m/s。一些医学中心在流出套管和升主动脉之间以移植物连接，使得 LVAD 流出套管不用直接缝合到主动脉本身。由于每个病例中移植物长度、材料、与主动脉吻合口位置均不同，所以在这种情况下较难评估血流动力学。

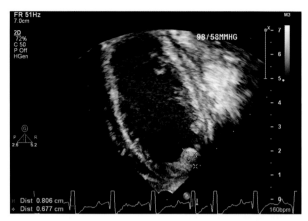

▲ 图 39-1　放大的心尖四腔心切面，聚焦在左心室
患儿 2 岁，扩张型心肌病，收缩功能低下。标记处为左心室心尖部血栓，大小 6mm×8mm

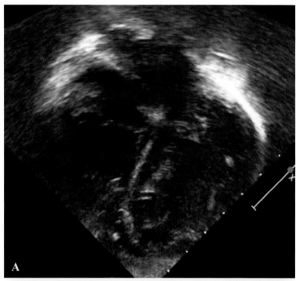

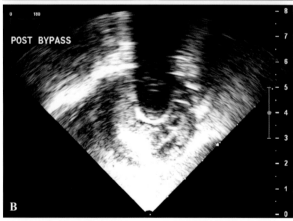

▲ 图 39-2　**A.** 心尖四腔心切面，患儿 21 月龄，左心室心尖部放置柏林 EXCOR 机械辅助装置。图像中显示心尖部的流入套管。**B.** 经胃底的左心室短轴切面，显示柏林 EXCOR 机械辅助装置的流入套管

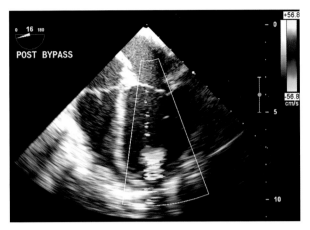

▲ 图 39-3 经食管彩色多普勒超声，显示左心室心尖部柏林 EXCOR 机械辅助装置的流入套管正常多普勒彩色血流

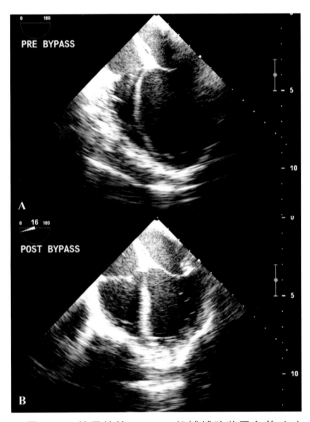

▲ 图 39-4 放置柏林 EXCOR 机械辅助装置之前（A）和之后（B）的经食管四腔心切面

注意两幅图之间左心室大小的差异及下图中室间隔的相对"居中位置"，说明左心室压力下降比较理想

对于 RVAD，流入套管和流出套管的图像相似。置于右心房的流入套管通常在两腔心切面（朝向房间隔的 90°～120° 方向）下可以最好地观察到。置于肺动脉的流出套管位于前方，因此使用 TEE 反而更难观察。然而，如果图像质量足够好，大血管短

轴切面可用来观察流出套管。在手术室中，探头直接放在心外膜，可更好地显示前部结构。

（二）排气

在每个 VAD 放置中，在松开主动脉及撤除体外循环之前，必须对心内气体情况进行彻底评估。在 TEE 图像上看到的微泡就是心内气体。常见的气泡存在部位包括大血管的套管吻合部位、左右心室的前部、左心房和心耳。

（三）右心室功能

儿童在放置 LVAD 后应立即对右心室和三尖瓣功能仔细监测。如果放置 LVAD 后出现严重的右心室功能障碍，可以考虑应用降低肺血管阻力的药物（如一氧化氮）。右心室功能不全时三尖瓣关闭不全的严重程度可能增加，然而，它也可能发生在左心室压力下降伴随室间隔向左移位使三尖瓣对合不良的情况下。在这种情况下，三尖瓣反流的程度可能会随着 VAD 的合理应用而改善。

三、MCS 术后超声评估

（一）流入 / 流出通路的梗阻

在正常运作的 LVAD 中，室间隔位置应相对居中，不偏向任一心室。如果室间隔移向无机械循环支持的心室，则需要排除 VAD 回路阻塞。阻塞的常见原因包括流入或流出套管扭结、套管附近血栓形成或流入套管位置异常导致卡在心室肌小梁或瓣膜组织中。套管阻塞可能发生在"充盈不足"的状态，包括脱水、脓毒症或心包积液。最后，使用搏动性 VAD 时瓣膜损坏会导致流入或流出阻塞。

在应用 VAD 患者的经胸超声心动图上，观察流入套管的最佳切面是标准心尖四腔心切面（图 39-2），而流出套管的最佳观察切面通常是右胸骨旁长轴切面。在一些儿童中，合适的套管流量可以通过肋下或心尖切面进行评估（图 39-5）。成人研究已有了诊断流入和流出端梗阻的临界值。对于搏动性泵，流入端峰值流速 > 2.3m/s，流出端峰值流速 > 2.1m/s；轴流泵的流出端峰值流速 > 2.0m/s。这些速度数据实际很难获得，是由于声窗较差且无法将超声束完全与套管中血流方向平行而进行准确的测量。同样，对于连接插管和大血管之间的套管，准确评估流速也有一定困难。目前尚未发表任

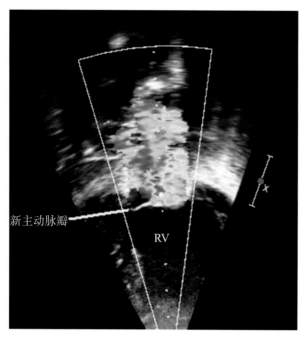

▲ 图 39-5　经胸心尖切面，显示柏林 EXCOR 机械辅助装置的流出套管

患儿系左心发育不全综合征和伴右心室（RV）型体循环患者

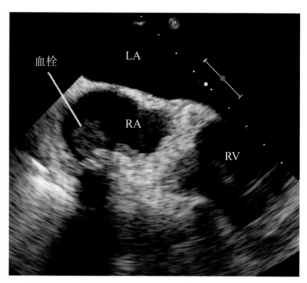

▲ 图 39-6　应用柏林 EXCOR 机械辅助装置患者的 TEE 图像，显示右心房血栓

LA. 左心房；RA. 右心房；RV. 右心室

何在儿童患者中能够提示梗阻的流速临界值，但在使用成人型植入式 VAD 的青少年人群中，成人的研究数据可以使用。

（二）血栓形成

MCS 放置后血栓形成是一个需要长期关注的问题。在最初的报道中，多达 30% 的使用柏林心脏支持设备的患者存在神经损伤，随着经验的增加，这种情况有所改善。密切监测凝血相关指标是必不可少的，尽管它并不能完全降低风险。超声心动图对于检测血栓是非常有用的，所能探查的部位与运用 MCS 前相同（图 39-6）。对于具有良好声窗的儿童患者，经胸超声心动图通常就足够了。如果经胸图像质量较差，则应考虑 TEE。MCS 启用后最常见的血栓形成部位是套管本身。因此，在设备操作期间需要特别小心。

（三）瓣膜反流

在应用 MCS 的成人患者中，主动脉瓣关闭不全的明显加重可能会导致 VAD 回路的效能下降。VAD 使用期间，主动脉瓣反流可能会逐渐加重。从理论上讲，这种失代偿状态可能是由于升主动脉血流动力学改变、心内膜炎或主动脉夹层的发生或主动脉夹层的发生。这些发现在儿童中并未被证实。

VAD 流量参数发生急剧变化时，需要重点排除是否由新发的主动脉瓣反流所造成。值得注意的是，在 VAD 支持下的儿童患者，二尖瓣反流可能会逐渐改善，这可能得益于心室压力的下降。

（四）功能恢复

对于心肌炎等存在可逆性心肺衰竭病因的患者，功能可能恢复。功能恢复的迹象包括超声评估下的 VAD 流速降低、流经主动脉瓣的前向血流增加（通常表现为主动脉瓣开放幅度改善）及自身功能改善。在成人研究中，成功恢复的预测因素包括左心室舒张末期内径 Z 值的正常化和 EF ＞ 45%。

根据所使用的机械设备类型，已设定了在自身功能改善和心肌恢复的情况下撤机的不同方案。许多 VAD 公司为此目的制订了具体的指南。撤机过程通常较缓慢，旨在让患者充分做好脱离 VAD 的准备，以避免过早撤机所带来的并发症。

（五）柏林心脏支持设备的超声评估

Di Molfetta 等描述了使用二维超声心动图评估柏林心脏 EXCOR 设备的运作，包括流入和流出套管和交换膜。作者在文章中指出，这可以更好地评估交换膜及流入和流出阀，并在部分患者上采取了评估和临床干预。这项技术尚需验证，但有望成为一种潜在的机械循环支持期间的监测手段。

四、门诊患者 VAD 的设置

一般很少在小儿门诊患者中使用 VAD。但是，植入式成人 VAD 通常可用于支持年龄较大的儿童和青少年，如 Heartmate 系统（Thoratec Corp, Pleasanton, CA）和 Heartware 系统（HeartWare Inc, Framingham, MA），出院回家后也可随身支持。对于这些患者的标准超声心动图评估类似于使用 VAD 的成人门诊患者的评估，评估应包括以下要素：左心室和右心室的大小和功能、升主动脉的宽度和有无夹层、心内肿块或血栓、瓣膜异常、室间隔位置和套管位置。

五、特定 MCS 的注意事项

（一）体外膜肺氧合

1. 图像

对正在接受 ECMO 支持或计划使用 ECMO 支持的任何 ICU 患者进行超声心动图评估都是必不可少的。ECMO 的潜在适应证非常广泛（表 39-2），可能包括急性或慢性呼吸衰竭、急性或慢性心力衰竭、合并心肺功能衰竭或先天性心脏病（如梗阻性完全性肺静脉异位引流）导致的血流动力学不稳定。上面讨论的一些放置 VAD 前的评估在放置 ECMO 之前的评估中也同样重要。

表 39-2　在婴儿、儿童、青少年人群中 ECMO 的指征

VV-ECMO 指征	VA-ECMO 指征
急性呼吸窘迫综合征（ARDS）	急性严重过敏反应
气道阻塞	心脏外伤
肺泡病理学（发育不全、蛋白沉积症）	心源性休克
移植失败（肺移植）	中毒性心肌抑制
肺挫伤	移植物衰竭（心脏移植）
肺出血	心肌炎
重症肺炎	肺栓塞
烟雾吸入	反复的心律失常
哮喘持续状态	在高风险操作中的支持
	脓毒症伴心肌抑制
	无法脱离体外循环
	无法立即进行手术干预时的支持措施

ECMO 的特定评估图像要求取决于支持的方式。两种主要的支持方式是静脉静脉（VV）ECMO 和静脉动脉（VA）ECMO。VV-ECMO 主要用于以气体交换为主要目的呼吸衰竭患者，它不提供循环支持，因此需要患者自身一定的心脏功能。这种类型的 ECMO 常用于新生儿和儿科 ICU。儿童需要 VV-ECMO 支持的常见疾病状态包括先天性膈疝、新生儿肺动脉高压和急性呼吸窘迫综合征。在 VV-ECMO 中，血液从体静脉（SVC、IVC 或两者同时）引出，并通过回路充分氧合后输回右心房。VA-ECMO 类似于体外循环，主要用于需要循环支持或循环呼吸联合支持的患者。它需要使用较粗的导管插入大动脉，常见部位包括颈动脉和股动脉。套管也可以直接放置在心脏中，这种情况通常用于接收心脏外科手术后无法脱离体外循环的患者。在 VA-ECMO 中，血液从右心房引出，然后通过升主动脉或外周大动脉（通常是颈动脉或股动脉，选择取决于年龄）输回到体循环。

对于在手术室外放置 ECMO 的患者，通常会进行"外周"插管（图 39-7 和图 39-8）。在这些情况下，经胸超声心动图指导插管放置位置非常有帮助。在新生儿中，可以从肋下冠状切面很好地观察到静脉插管，从体静脉进入右心房。VV-ECMO 公司通常有关于插管放置位置的超声心动图指南。在体外循环撤离失败后启用 VA-ECMO 的情况下，插管通常在升主动脉和右心房（"中央插管"）。这允许更大口径的套管插入，并能避免损坏颈部血管，在手术室中通常可以使用 TEE 很好地观察评估。

放置 VA-ECMO 后，左心室功能不全可能非常严重，需要进行左心室减压，可以在手术室使用房间隔穿孔术或室间隔穿孔术进行减压。减压操作也常在介入心导管室进行，通常通过球囊房间隔造口术或房间隔切开术，以使得高负荷的 LA "卸载"。经胸、TEE 或心内超声心动图（或在手术室开胸的情况下进行心外膜超声心动图检查）可用于帮助指导以上操作及手术。

ECMO 撤机后也可以通过超声心动图评估 ECMO 的并发症。在这种类型的支持后，上腔静脉变窄和心内血栓并不少见，尤其在婴儿中。此外，在拔除静脉通路插管后，纤维蛋白管型可能会留在心房内。基于以上原因，对 ECMO 成功撤机的患者

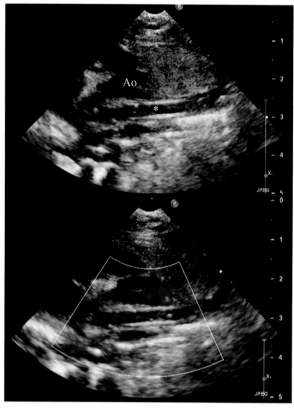

▲ 图 39-7 先天性膈疝修补术后 ECMO 外周插管婴儿的胸骨旁切面
标记为上腔静脉中的静脉插管（＊）通向右心房，沿升主动脉（Ao）外侧走行

通常进行超声心动图检查以随访。

2. 撤机过程中的监测

对于具有可逆性心肺功能衰竭原因的 ECMO 支持患者，早期识别心肺功能恢复的征象很重要，以便尽早停止 ECMO 支持。功能恢复的征象可能包括脉压增加、主动脉瓣开放度改善、撤机时能维持体静脉氧合及超声心动图评估的功能改善。

与可能需要数天至数周时间的植入式 VAD 撤机方案不同，ECMO 团队可以间歇性使用撤机流量（"进行关闭"）评估血流动力学反应。在这些情况下，经胸超声心动图或 TEE 检查都很有用。在撤机期间，通常会评估左心室和右心室功能、房室瓣

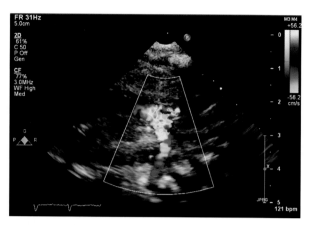

▲ 图 39-8 先天性膈疝修补术后 ECMO 外周插管婴儿的胸骨上窝切面
显示主动脉弓的彩色多普勒血流，代表从动脉套管流出的血流

功能、主动脉瓣开口并识别潜在的血栓。在 ECMO 用于新生儿重症肺动脉高压时，可以在 ECMO 流量"关闭"时使用超声心动图评估右心大小和功能，并通过三尖瓣反流速度推测肺动脉收缩压，通过肺动脉瓣反流速度推测肺动脉舒张压。一项心源性休克应用 VA-ECMO 患者的成人研究表明，左心室射血分数大于 35% 且主动脉瓣时间速度积分大于 10cm 时，ECMO 通常可以成功撤机。在儿童人群中缺乏用于预测撤机成功的相关数据。从 VV-ECMO 撤机的患者，更依赖于氧合和肺顺应性而不是循环血流量，因此，对于这些患者超声心动图不常规用于在放置 ECMO 后的监测。然而，超声心动图可用于监测 ECMO 的并发症，包括血栓形成和血管阻塞。

（二）Impella 装置

对于接受 Impella Recover 装置（Abiomed, Danvers, MA）的患者，介入心导管室中的 TEE 检查可以帮助指导放置。理想情况下，Impella 的流入端应选在主动脉瓣下 3～4cm 处，能很好地进入心室，流出端应选在主动脉窦上方 1～2cm 处。该公司提供了放置和监测此设备的指南。

参 考 文 献

[1] Aissoui N, Luyt C-E, Leprince L, et al. Predictors of successful extracorporeal membrane oxygenation (ECMO) weaning after assistance for refractory cardiogenic shock. *Intensive Care Med.* 2011;37:1738–1745.

[2] Baffes TG, Fridman JL, Bicoff JP, Whitehill JL. Extracorporeal circulation for support of palliative cardiac surgery in infants. *Ann Thorac Surg.* 1970;10(4):354–363.

[3] Blume EF, Naftel DC, Bastardi HJ; Pediatric Heart Transplant Study Investigators. Outcomes of children bridged to heart transplantation with ventricular assist devices: a multi-institutional study. *Circulation.* 2006;113:2313–2319.

[4] Cavigelli-Brunner A, Schweiger M, Knirsch W, et al. VAD as a bridge to recovery in anthracycline-induced cardiomyopathy and HHV6 myocarditis. *Pediatrics.* 2014;134(3):e894–e899.

[5] Estep JD, Stainback RF, Little SH, et al. The tole of echocardiography and other imaging modalities in patients with left ventricular assist devices. *JACC Cardiovasc Imaging.* 2010;3:1049–1064.

[6] Cavarocchi NC, Pitcher HT, Yang Q, et al. Weaning of extracorporeal membrane oxygenation using continuous hemodynamic transesophageal echocardiography. *J Thorac Cardiovasc Surg.* 2013;146:1474–1479.

[7] Dandel M, Weng Y, Siniawski H, et al. Prediction of cardiac stability after weaning from left ventricular assist devices in patients with idiopathic dilated cardiomyopathy. *Circulation.* 2008;118(14 suppl):S94–S105.

[8] Di Molfetta A, Iacobelli R, Ferrari G, et al. A New 2D echocardiographic approach to evaluate the membrane and valve movement of the Berlin heart EXCOR VAD chamber in pediatric VAD patients. *Artifical Organs.* 2018;42(4):451–456.

[9] Feldman CM, Silver MA, Sobieski MA, et al. Management of aortic insufficiency with continuous flow left ventricular assist devices: bioprosthetic valve replacement. *J Heart Lung Transplant.* 2006;25:1410–1412.

[10] Gajarski RJ, MOsca RS, Ohye RG, et al. Use of extracorporeal life support as a bridge to pediatric cardiac transplantation. *J Heart Lung Transplant.* 2004;22:28–34.

[11] Gibbon JH Jr. Application of a mechanical heart and lung apparatus to cardiac surgery. *Minn Med.* 1954;37:180–185.

[12] Hetzer R, Kaufmann F, Delmo Waters EM. Paediatric mechanical circulatory support with Berlin Heart EXCOR: developmetn and outcome of a 23-year experience. *Eur J CardioThoracic Surg.* 2016;50(2):203–210.

[13] Horton SC, Khodaverian R, Powers A, et al. Left ventricular assist device malfunction: a systematic approach to diagnosis. *J Am Coll Cardiol.* 2004;43:1574–1583.

[14] Jacobs JP, Ojito JW, McConaghey TW, et al. Rapid cardiopulmonary support for children with complex congenital heart disease. *Ann Thorac Surg.* 2000;70:742–750.

[15] Levi D, Marelli D, Plunkett M, et al. Use of assist devices and ECMO to bridge pediatric patients with cardiomyopathy to transplantation. *J Heart Lung Transplant.* 2002;21:760–770.

[16] Kirklin JW, Donald DE, Harshbarger HG, et al. Studies in extracorporeal circulation: I. Applicability of Gibbon-type pumpoxygenator to human intracardiac surgery: 40 cases. *Ann Surg.* 1956;144(1):2–8.

[17] Kirkpatrick JN, Wiegers SE, Lang RM. Left ventricular assist devices and other devices for end-stage heart failure: utility of echocardiography. *Curr Cardiol Rep.* 2010;12:257–264.

[18] Lillehei CW. A personalized history of extracorporeal circulation. *Trans Am Soc Artif Intern Organs.* 1982;28:5–16.

[19] Monge MC, Kulat BT, Eltayeb O, et al. Novel modifications of a ventricular assist device for infants and children. *Ann Thorac Surg.* 2016;102(1):147–153.

[20] Morales DL, Almond CS, Jaquiss RD, et al. Bridging children of all sizes to cardiac transplantation: the initial multicenter North American experience with the Berlin Heart EXCOR ventricular assist device. *J Heart Lung Transplant.* 2011;30:1–8.

[21] Ochiai Y, McCarthy PM, Smedira NG, et al. Predictors of severe right ventricular failure after implantable left ventricular assist device insertion: analysis of 245 patients. *Circulation.* 2002;24:198–202.

[22] Platts DG, Sedgwick JF, Burstow DJ, et al. The role of echocardiography in the management of patients supported by extracorporeal membrane oxygenation. *J Am Soc Echocardiogr.* 2012;25:131–141.

[23] Rao V, Slater JP, Edwards NM, et al. Surgical management of valvular disease in patients requiring left ventricular assist device support. *Ann Thorac Surg.* 2001;71:1448–1453.

[24] Sachdeva R, Frazier EA, Jaquiss RDB, et al. Echocardiographic evaluation of ventricular assist devices in pediatric patients. *J Am Soc Echocardiogr.* 2013;26:41–49.

[25] Sachdeva R. Echocardiographic evaluation of ventricular assist devices. *Pediatric Ultrasound Today.* 2011;16:81–108.

[26] Scalia GM, McCarthy PM, Savage RM, et al. Clinical utility of echocardiography in the management of implantable ventricular assist devices. *J Am Soc Echocardiogr.* 2000;13:754–764.

[27] Wilson SR, Mudge GH, Stewart GC, et al. Evaluation for a ventricular assist device. *Circulation.* 2009;119:2225–2232.

第40章 心脏磁共振和CT成像在先天性心脏病中的应用

Cardiac Magnetic Resonance and Computed Tomographic Imaging in Congenital Heart Disease

Muhammad Yasir Qureshi   Crystal R. Bonnichsen   Nandan S. Anavekar   著

马晓辉   叶菁菁   译

概述

当今时代，随着多模态成像在临床上的应用效果得到认可，多模态成像的使用也越来越频繁。具体的多模态成像有几个方法。对一些声窗有限的患者，尤其是接受过多次手术的儿童和患有先天性心脏病的成人，心脏CT血管造影（CTA）和磁共振成像是非常好的方法。了解各种成像方式的优缺点有助于在特定的临床场景中选择理想的成像方式。临床上，可以使用一种或同时使用多种成像技术得到详细的信息，解决临床问题。表40-1总结了这些成像方式的优缺点。要选择进一步成像技术时应牢记这些参数。

一、CT

（一）一般原则

在计算机断层扫描中，利用快速旋转的X线光束和探测器来创建图像。计算机接收处理这些来自探测器的数据，生成一批平行轴平面上的图像。随后对采集的数据集进行后处理，再生成基本平面（冠状面和矢状面）或斜面，来分析解剖结构，并进行精确的测量。CTA的主要优点是扫描时间短，空间分辨率非常高。由于其优越的空间分辨率，CTA是冠状动脉和主肺侧支等小血管成像的首选的无创性检查方法。然而，CTA的空间分辨率比起心导管术中的有创血管造影还是稍有逊色。随着多层

螺旋CT扫描仪的发展，图像分辨率不断提高，扫描时间也越来越短。传统上，MRI的时间分辨率优于CTA图像。然而，随着新的成像技术和后处理软件的出现，这种差异就不那么明显了。CTA的另一个优势是，它可用于植入设备（植入式除颤器、起搏器）的患者，以及那些不锈钢线圈等铁磁性异物可能导致MRI明显伪影的患者。CTA在儿童影像检查中的局限性是暴露于电离辐射和需要镇静。随着这一领域的不断进步，CTA过程中的辐射暴露现在要少得多，但仍需注意。由于扫描时间短，镇静也变得不那么重要了。碘化对比剂的使用可能是另一个限制因素，尤其是在肾病患者中。对于大多数患者来说，通过CTA检查足以确定解剖结构，但是对于血流分析和组织定征还存在不足。

（二）技术方面

CTA检查需要静脉应用非离子型碘对比剂，以便更好地显示解剖结构，显示血管和非血管结构之间的不同。通过大口径的静脉置管，用高压注射器注入静脉，从而使对比剂在血管内均匀地流动。然而，并不是所有患者都可以放置大口径静脉置管，对于年龄较小的儿科患者，由于只能放置小口径静脉置管，可以应用手工注射对比剂。CTA扫描也必须与对比剂注射同步进行。延迟扫描的时间取决于感兴趣区的结构和潜在的心血管解剖结构的异常。延迟扫描的目的是能够在感兴趣区的对比剂浓度最

大时获取图像。例如，为了更好地显示接受腔肺吻合术的患者的肺动脉，延迟扫描的时间将比正常的四腔心脏患者更短。在设置延迟扫描时间时，还需考虑心输出量和循环时间。该延迟也可以通过使用感兴趣区内的标记来安排（扫描）时间，该标记监视特定区域中的 Hounsfield 单位（灰度级），并在

表 40-1　心脏成像模式

	Echo	CTA	MRI
扫描时间	20 ～ 40min	＜ 15min	45 ～ 90min
空间分辨率	ª 一般	最好	好
时间分辨率	ª 好	一般	好
左心室功能评价	ª 好	好	好
右心室功能评价	ª 一般	好	最好
心腔容积和质量评估	ª 一般	好	最好
瓣膜反流评估	ª 最好，量化不精确	不能评估	较好，应用血流定量分析
瓣膜狭窄分析	ª 最好，量化较精确	不能评估	一般，应用相位对比成像
大血管解剖评估	ª 一般	最好	好
大血管血流评估	ª 好，有限的定量评估	不能评估	最好，更精确的定量评估
小血管解剖评估	ª 好	最好	好
小血管血流评估	ª 好	不能评估	不能评估
三维重建	ª 瓣膜最佳	大、小血管较好	大血管较好
组织特征	ª 最低	好	最好
钙化定量分析	不能评估	可以评估	不能评估
气道评估	不能评估	最好	一般
镇静	取决于年龄和患者配合，多数儿科检查不镇静即可完成	取决于年龄和患者配合，低龄儿科患者只需最低 - 中等程度镇静，几乎不需要全麻	取决于年龄和患者配合，所有不能自主屏气的人都需要进行全身麻醉（如幼儿或有幽闭恐惧症的患者）
屏气	一般不需要	需要很少的屏气	需要多次屏气，可以自由呼吸
心律失常和心率的影响	影响定量分析，对解剖和功能评估影响较小	需要慢而规律的心率	更耐受心律失常
幽闭恐惧症	毫无问题	一般没问题	可能是一个重要的问题
异物导致伪影	ª 最小	更耐受伪影	铁磁材料会导致明显的伪影
影响安全的异物	没有安全问题	没有安全问题	某些装置可能是检查禁忌（如 ICD、起搏器）
对比剂需求及风险	通常不需要，使用时的风险最小	基于碘对比剂的风险	有限的肾源性系统性纤维化风险
电离辐射	没有	有	没有
可获得性	易获得	较 MRI 易获得	有限的可获得性
操作者依赖性	高	低	高

Echo. 超声心动图；CTA. 计算机断层血管造影；MRI. 磁共振成像

a. 取决于可用的声窗

该区域因对比剂的出现改变了 Hounsfield 单位时触发 CT 扫描。心电门控用于减少心脏运动伪影，并有助于更好地显示心内解剖结构和靠近心脏的血管结构，如冠状动脉和主动脉根部。也需要生成动态图像，进行功能和容积评估。由于这些原因，为了获得最佳图像，需要心率有规律并且缓慢。在心率较快的婴儿中，可输注艾司洛尔获得一过性心率减慢。远离心脏的血管结构，如主动脉弓、降主动脉和肺动脉分支，无须心电门控即可成像。为了消除呼吸造成的运动伪影，还需要短暂的屏气。对于 6 岁以下的儿童，通常情况下，口服水合氯醛或采用咪唑安定滴鼻的镇静作用就足够了。极少数情况下，婴儿可能需要异丙酚或氯胺酮深度镇静或全身麻醉。扫描的解剖覆盖范围是由临床问题和感兴趣区来决定的，但是限制扫描覆盖区域可能会导致矩阵空间的浪费和分辨率的丧失。根据所需的空间分辨率设置扫描层厚。对于较小结构的显示，可通过缩小层厚实现，但其代价是辐射暴露增加。

（三）图像后处理

采集的数据集为 CTA 和 MRI 的图像后处理提供了广泛的可能性。有多种软件可供使用，可以在传统和非传统平面上生成图像，并执行容积分析。这些后处理技术速度很快，在扫描后就能迅速完成。

1. 多平面重建

基本成像平面为轴面、矢状面和冠状面，它们之间的夹角为 90°。在多平面重建中，倾斜成像平面是通过改变与基本平面相似的 3 个 2D 成像平面来生成的（图 40-1）。由于这 3 个平面彼此垂直，因此可以更好地了解结构的解剖和空间关系。MPR 可用于生成血管（如升主动脉）的真正短轴平面，也称为双斜技术。两个倾斜的平面沿着血管的长轴定向，使得第三个平面与血流方向绝对垂直，从而生成真正的短轴图像（图 40-2）。曲面重建（curve-planar reformatting，CPR）是 MPR 的一种变体，通过使用多个成像平面创建的单个平面来描绘弯曲的血管（图 40-3）。CPR 通常用于评估主动脉、肺动

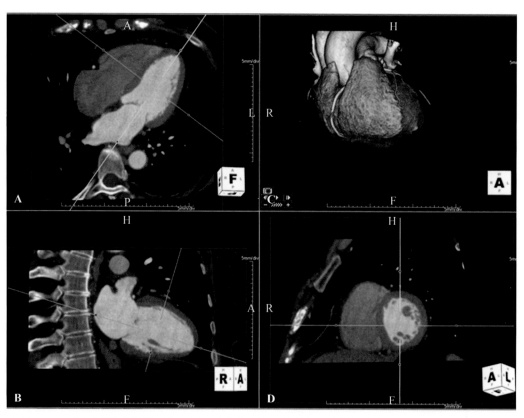

▲ 图 40-1　多平面重建示例。这 3 个平面彼此垂直，在顶部、左侧和底部面板上显示为蓝色、红色和绿色线条

A. 图中显示的是真正的心脏四腔心切面。绿线表示左心室两腔心切面的平面（B）。蓝色线条表示（D）所示的左心室的真正短轴。C. 显示了容积再现（VR）的 3D 重建图像。图像平面方向由右下角的立方体指示

脉或冠状动脉的管径。CPR 为了使感兴趣的血管变直，这些图像中的其余解剖部分会被扭曲，因此只有沿中心线的血管可以用这种方式进行评估。

2. 最大强度投影

最大强度投影技术中，2D 图像被赋予一定的深度，使其成为平板而不是切片。这为小结构提供

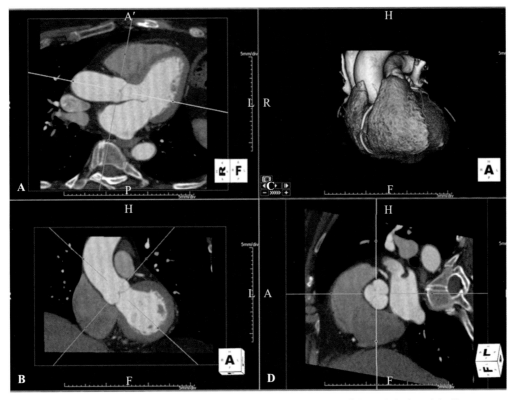

▲ 图 40-2 应用双斜位技术测量主动脉根部。绿色、红色和蓝色的线条表示审视的平面

A. 左心室的长轴切面。绿线与血流直接平行，所显示的平面见左下角。B. 红线也与血液流动平行。由于这两个平面与血流平行，因此第三个平面（描绘为蓝线）与血流垂直，并创建了主动脉根部的绝对短轴视图，如 D 所示。C. 显示了容积再现的 3D 重建图像。图像平面方向由右下角的立方体指示

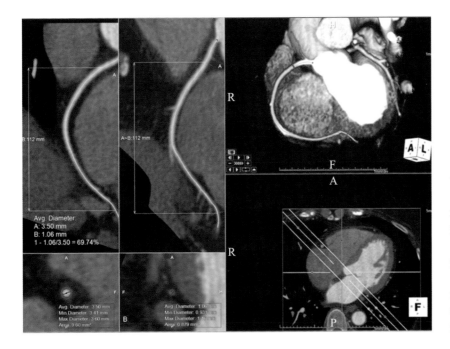

◀ 图 40-3 右冠状动脉的曲面重建（CPR）图像

右上角：使用容积再现三维重建的右冠状动脉，基于右下角中的黄线所示区域，厚度为 18mm。左上角和中上角是多平面重建（CPR）图像，显示了右冠状动脉的全长。左下角和中下角显示了与 CPR 图像相交的蓝线和红线的短轴视图。图像平面方向由右下角的立方体指定

了 3D 效果，主要用于更好地可视化较长的小血管，如冠状动脉或肺内血管（图 40-4）。

3. 三维容积成像

三维容积成像是基于 2D 图像，重建 3D 立体图像（图 40-5）。这项技术在评估各种结构（如气道和主动脉分支）之间的解剖空间关系方面有很大的价值。

二、磁共振成像

（一）一般原则

MRI 使用来自各种组织中氢离子（质子）的磁性信号来生成图像。因为围绕着磁共振扫描仪的外部磁场轴线进动（或旋转），这些离子也被称为"自旋"。在强大的外加磁场作用下，氢离子被激发出射频波，然后由计算机处理产生图像。水和脂肪产生的信号最高，因为它们含有较高浓度的氢离子。邻近组织中水和脂肪含量的浓度不同，产生不同强度的信号，从而能够描述结构及评估组织特征。由于 MRI 具有更好的组织对比度，已成为测量心室容积和质量的金标准。MRI 的其他主要优点是：①可自由选择成像平面而不受声窗或重叠结构的限制；②避免电离辐射；③通过相位对比速度图进行准确的血流定量；④利用心肌标记进行应变分析；⑤评价心肌存活率和灌注。与 CTA 不同的是，在 CTA 中获得的实际图像是轴面上的断层扫描图，

而 MRI 中的成像平面可以定向到任何所需的方向。MRI 可以获得任何所需平面的动态图像，这一功能可与超声心动图相媲美，并且 MRI 能不受声窗的限制。

磁共振成像的优势是以延长采集时间为代价的。对患有复杂先天性心脏病的患者进行心脏解剖和功能的全面评估可能需要长达几个小时的时间。这样延长的扫描时间是难以接受的。因此，需要仔细选择在心脏 MRI 期间使用的成像序列，以花费最少的扫描时间获得所有需要的信息。与 CTA 相似的是，MRI 操作员从其他成像方式（如超声心动图和心导管造影）了解患者的解剖和功能细节也非常重要。在术后评估的情况下，检查手术记录是非常重要的。

与 CTA 相比，通过 MRI 获得的图像非常依赖于操作者。在儿科和成人先天性心脏病中尤其如此。大多数 MRI 扫描仪针对成年患者进行了优化，因此需要为较小的儿科患者调整参数。同样，许多患有先天性心脏病的儿童和成人患者的胸部可能有异物，如弹簧圈或支架，这些异物会在 MRI 扫描过程中产生明显的伪影。在这种伪影存在的情况下优化 MRI 图像需要对 MRI 物理有深入的了解，因此需要广泛的培训。从安全角度来看，MRI 是获得详细解剖和功能信息的重要选择，同时可以避免电离辐射。另一方面，某些设备的存在（如植入式除颤仪、起搏器和其他植入物），可能会出于安全考

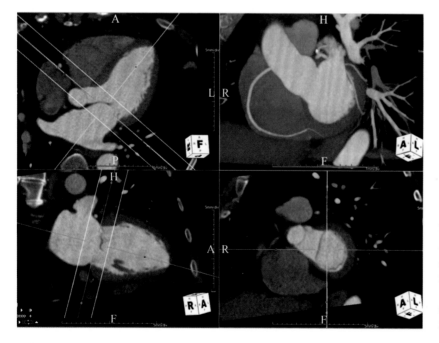

◀ 图 40-4 右冠状动脉最大密度投影（MIP）图像

右上角显示右冠状动脉的 MIP 图像，显示血管的长度较长。此图像与右下角处于完全相同的平面，但图像增加了一些深度（厚片）。此厚片即左侧面板上黄线所示区域。图像平面方向由右下角的立方体指定

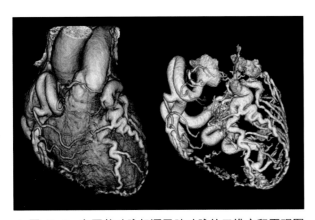

▲ 图 40-5　左冠状动脉起源于肺动脉的三维容积再现图像（ALCAPA）

在典型的成人型 ALCAPA 中，可以看到扩张的右冠状动脉与左冠状动脉有广泛的侧支连接

虑而禁止 MRI 检查。一些较新的设备与 MRI 兼容，但需要专门设计的规程来避免伤害。其他异物，如弹簧圈、金属夹和导线，对 MRI 来说可能是安全的，但可能会造成明显的伪影。用于堵塞血管的不锈钢弹簧圈尤其容易产生明显伪影。大多数人工瓣膜、血管内支架和较新的封堵装置只会产生局部伪影，但这也可能会妨碍异物周围结构的评估。通过延长扫描时间得到更细小的组织区分度，获得某些特定序列，可以用来评估位于伪影内的结构。

（二）技术方面

MRI 的原理和物理基础远比 CTA 复杂得多。心脏科医师通常不参与扫描，只读图片，因此，我们只关注心脏科医师需要的关键概念。这样有助于读者熟悉 MRI 技术。与 CTA 相似，MRI 也根据心脏周期定时。但与 CTA 不同的是，MRI 获得的图像来自几个心脏周期的平均信号。这个定时可以通过心电图或心电向量图来实现。这也可以通过使用内在的心脏运动来实现，这种运动被称为自门控。对于心律失常或明显异常心电图（如奇怪的 T 波或束支传导阻滞）的患者，自门控尤其有用，因为这些患者可能会不适当的触发成像。屏气 10～15s 可以避免呼吸运动造成的图像模糊。与可以在一次屏气中完成的 CTA 不同，MRI 通常需要在整个检查过程中屏气几次。或者，患者持续自由呼吸，使用呼吸门控或导航仪仅在呼气结束时获取数据。然而，这会显著地延长扫描时间。MRI 检查可能需要镇静，尤其是对年幼的儿童。婴幼儿、幼儿和学龄

儿童可能需要全身麻醉。青少年可以在没有镇静的情况下进行扫描，但需要他们配合屏气并以避免运动。幽闭恐惧症可能是另一个重大问题。由于扫描时间较长，危重儿童一般不适合接受 MRI 扫描。

（三）解剖学评估

描述解剖结构可采用双反转（DI）黑血 T_1 加权序列，DI 能够获得心肌组织和血管壁的高分辨率图像，其中血液产生低信号并呈现黑色（图 40-6）。另一种称为半傅里叶采集单次激发快速自旋回波序列（HASTE）的技术也可用于快速采集黑血图像，但分辨率低于 DI 黑血图像。在铁磁性异物存在的情况下，通过 HASTE、快速自旋回波（FSE）或涡轮自旋回波（TSE）序列可以获得最好的图像。稳态自由进动（SSFP）成像也可以产生心肌组织和血管的高分辨率图像。与 DI 图像不同，SSFP 获取的图像血液是明亮的，成像取决于血液的高信号和来自组织的低信号之间的对比度（图 40-7 和图 40-8）。这种类型的成像是目前最先进的，但在铁磁材料存在的情况下非常容易受到伪影的影响。

基于钆的对比剂可用于增强成像。钆的外层有 7 个未配对电子，是顺磁性的。它的天然形态是有毒的，必须与螯合剂［如二乙烯三胺五乙酸（DTPA）］结合才能使用。这种螯合作用可使肾脏中钆的排泄量增加约 500 倍。半衰期约为 1.5h。钆的工作原理是以剂量依赖的方式增加周围质子的弛豫。一旦钆被注入心血管系统，靶结构（如主动脉）就会摄取这种物质，而背景组织则不会。这种方法主要用于磁共振血管成像以显示血管结构。

（四）功能和生理评估

MRI 更强大的应用之一是通过使用动态成像来评估心血管生理和功能（图 40-7 和图 40-8）。这项技术中，在给定平面的心脏周期的各个阶段获得多行成像数据，从而实现心脏运动和血流的可视化。在这种类型的成像中，MRI 从血液中产生高振幅信号（亮血成像），从组织中产生较低振幅的信号。心室体积和质量的计算、节段性室壁运动评估和血流可视化都是以这种方式进行的。如果存在湍流，动态成像将在该区域显示信号空洞（暗区）（图 40-8）。这可以用来检测瓣膜反流、瓣膜狭窄或血管狭窄。动态成像可以通过 2 种序列获得。较

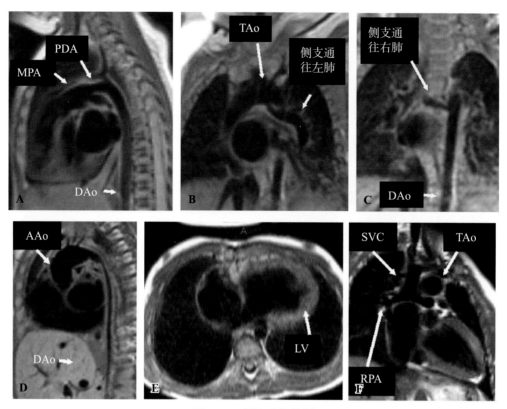

▲ 图 40-6 黑血成像的例子

A. 1 例刚出生 3 周的婴儿动脉导管未闭（PDA）。B 和 C. 1 例 3 个月大的法洛四联症合并肺动脉闭锁患儿。横主动脉弓（TAo）下侧的侧支血管通向左肺（B），降主动脉（DAo）通向右肺的侧支血管（C）清晰可见。D. 2 岁威廉姆斯综合征患儿弥漫性降主动脉发育不良。E. 一名 1 岁的三尖瓣闭锁患儿，接受了半 Fontan 手术。F. 三尖瓣闭锁和左心室（LV）的心室长轴切面。上腔静脉（SVC）至右肺动脉（RPA）吻合术。AAo. 升主动脉；MPA. 主肺动脉

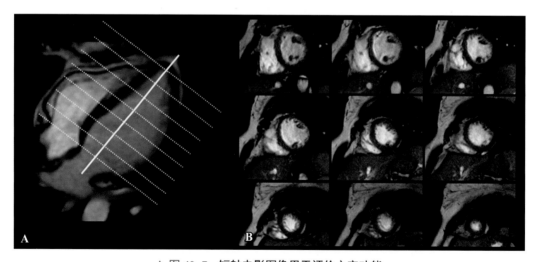

▲ 图 40-7 短轴电影图像用于评价心室功能

A. 真正的心尖四腔心切面；B. 每个成像平面由左侧图像上的一条黄线表示

老的一种被称为扰相梯度回波，这种方式成像时血液信号高于组织信号。近来更常用的类型是 SSFP，这种方式成像时血液信号异常鲜亮，血液和组织之间的对比度非常高。SSFP 成像速度更快，并且同时具有 T_1 加权和 T_2 加权的元素。因为它的获取时间短，因此在执行"实时"动态或使用"交互式实时"时允许实时交互执行"扫描"。SSFP 序列对铁磁性材料产生的伪影很敏感。如果有这种材料存在，可

以采用快速梯度回波作为替代，以降低图像对比度和分辨率为代价减少伪影。

相位对比速度图是一种特殊的序列，在该序列中可以确定血液或任何组织的速度。该序列有两种形式：①穿过平面速度成像（图 40-9），速度在进出成像平面时被编码；②平面内速度成像（图 40-10），速度被编码在图像的平面内（类似于多普勒超声心动图）。穿过平面速度成像的优点是，如果血管是在横截面上成像的，则可以在血管的整个

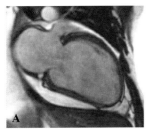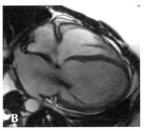

▲ 图 40-8　非缺血性扩张型心肌病患者的稳态自由进动序列

A. 左心室两腔心切面；B. 心脏四腔心切面。左心室几何形状更接近球形。图 B 中二尖瓣上存在的失相位现象是由二尖瓣反流形成的湍流造成的

横截面上和整个心脏周期内对血管中的速度编码的所有像素求和。因此，这可以用来获得流量（如以 L/min 为单位，而不仅仅是速度）。流动的方向性被编码为一个方向上的正信号（图像上为亮）和另一个方向上的负信号（图像上为暗）。例如，应用这种方法，可以通过跨主动脉瓣的相位对比速度成像来获得心脏指数。心内分流患者的肺 – 体血流量比（Q_p/Q_s）可以通过将该值与跨肺动脉瓣的相位对比速度图相比较来获得。主动脉瓣或肺动脉瓣的反流分数可以类似地计算，方法是将反向流量除以正向流量，再乘以 100。

由于 MRI 的量化性质，我们可以很容易地评估数据的内部一致性。例如，心脏指数是从主动脉和肺动脉测量的，在没有任何心内分流和瓣膜功能障碍的情况下，这两个值应该是相似的（彼此之间在 10% 以内）。左、右肺动脉流量之和应与主肺动脉流量相等。同样，在无房室瓣关闭不全的情况下，容积分析的左心室每搏输出量应等于相位对比速度图的主动脉前向血流。这种方法确保了数据的完整性，这也是 MRI 的独特功能之一。

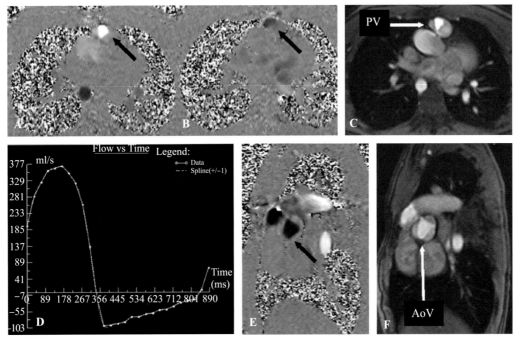

▲ 图 40-9　相位编码速度图

法洛四联症患者，跨环补片修补后肺动脉瓣关闭不全。C. 肺动脉瓣横断面解剖图像。穿透平面相位编码速度图用于量化流量（见正文），方向编码为暗或亮。A. 收缩中期的相位图。信号明亮（箭）跨肺动脉瓣，说明是前向血流。B. 舒张早期拍摄的跨肺动脉瓣黑色（信号），说明是逆行血流（箭）。D. 根据此 PV 速度值生成的流量 – 时间曲线。E 和 F. 相位编码速度图和解剖图像分别显示同一法洛四联症患者的三叶主动脉瓣（AoV）横截面（箭）

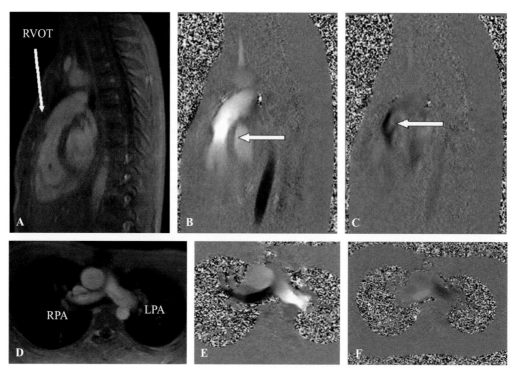

▲ 图 40-10　行跨瓣环补片修补术后肺动脉瓣关闭不全的法洛四联症患者的平面内相位编码速度成像

A 至 C. 右心室流出道（RVOT）。D 至 E. 肺动脉分叉及左右肺动脉。A. 解剖图像。B 和 C. 收缩期顺行（亮信号编码流向头部）和舒张期逆行（暗信号编码流向足部）血液流经肺动脉瓣（箭）。E 和 F. 收缩期和舒张期图像显示肺动脉分支顺行（亮信号编码向左流动）和逆行（暗信号编码向右流动）血流。LPA. 左肺动脉；RPA. 右肺动脉

心肌组织标记（图 40-11）是一种用于评估心室功能的 MRI 技术。这种方法对心肌壁进行"磁性标记"，并将其划分成"磁化立方体"，并在一个心动周期内追踪，以显示心肌变形。这项技术类似于超声心动图中的斑点追踪，可以计算局部室壁应变、室壁运动和扭转。应用一组射频脉冲来破坏平行线上的质子信号，从而在图像上产生暗带。这可以用一种称为空间磁化调制（SPAMM）的 MRI 技术以"栅格"模式或一系列平行线来完成。同样，也可以执行血液标记，从而实现速度梯度的可视化。这种标记可以通过团注标记来完成，在血管上只设置一条窄带来标记它，或者在血液上设置一条较宽的带来检测分流。

（五）组织定征

组织定征是 MRI 的独特优势。通过抑制来自水或脂肪的信号、设置 T_1 和 T_2 权重，评估组织的构成（图 40-12）。这些方法用于评估心脏肿瘤、心肌（心肌炎、脂肪浸润、含铁血黄素沉着症、心律失常性

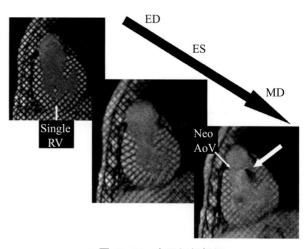

▲ 图 40-11　心肌组织标记

这项技术使用空间磁化调制（SPAMM）在心肌上铺设一系列黑色平行线，将心肌分割成"磁化立方体"。随着心动周期从舒张末期（ED）开始，可以跟踪局部心肌的变形，并可以量化应变 / 室壁运动。这是一例 Fontan 手术后左心发育不全综合征患者，短轴方向为 ED（左上）、收缩末期（ES）（中）和舒张中期（MD）（右下）。这个序列可以通过信号丢失来识别血液的湍流射流。在本例中，右下角的图像显示了新主动脉瓣（Neo AoV）的瓣膜功能不全（粗白箭）。RV. 右心室

心肌病）及心包（心包肿瘤、缩窄性心包炎）。

心肌灌注和存活率的评估已在成人患者中常规使用。对于儿童，这些评估主要在先天性冠状动脉畸形、川崎病和动脉转换术后的术后评估中进行。这对接受心脏移植的患者也很有用，因为他们有患早期冠状动脉疾病和血流灌注异常的风险。通过使用钆增强，MRI 通过一种"首过"技术评估局部心肌壁的灌注。通常，获得心室的短轴视图，并且设置 MRI 序列，使得心脏成像为相对静止状态。静脉注射钆对比剂，同时 MRI 扫描仪连续成像心室（一次最多可以成像 4～5 个短轴切片）。团注的钆剂从右心室腔到左心室腔，最后到达心室心肌。血流灌注缺陷表现为心肌的暗部，而心室的其余部分信号强烈。可以在给药（如给予冠状动脉扩张剂腺苷）后重复图像采集以评估血流灌注。

心肌梗死或纤维化可以通过一种称为延迟增强的对比增强技术来识别（图 40-13）。钆被心肌瘢痕大量摄取并停留较长时间，而在正常灌注的心肌中，它则被冠状动脉血流"冲刷"掉。注射 5～10min 后，梗死心肌继续发出高信号，而正常心肌则没有。该技术已经证明能够准确地描绘存在急性和慢性心肌梗死的范围和位置。异物，如心脏补

片，也可以通过这种技术变得信号强烈。此外，各种心脏肿瘤可以摄取钆，而其他肿瘤不会，MRI 通过这种组织特性及 T_1 加权图像、T_2 加权图像和脂肪饱和技术预测肿瘤的类型。

（六）采集后图像处理

对于静态图像，采集后的图像处理与 CTA 图像非常相似。MPR、CPR、MIP 和 3D 重建可以以类似于 CTA 的方式进行。MRI 的其他后处理包括心室的容积测量和相位对比成像的流量测量（图 40-14），这些是 MRI 的固有优势。

三、临床应用及案例枚举

（一）分流类病变

房间隔缺损、室间隔缺损和动脉导管未闭是常见的先天性心脏病，可能单独存在，也可能与其他先天性心脏病合并存在。识别这些病变的要点在于它们对血流动力学的影响，而血流动力学的影响又取决于它们的大小、位置、接受分流血液的心腔的顺应性及体循环和肺循环中的阻力。传统上用超声心动图检查诊断。如果超声心动图不能对这些病变充分评估，CTA 或 MRI 可作为辅助的非侵入性影

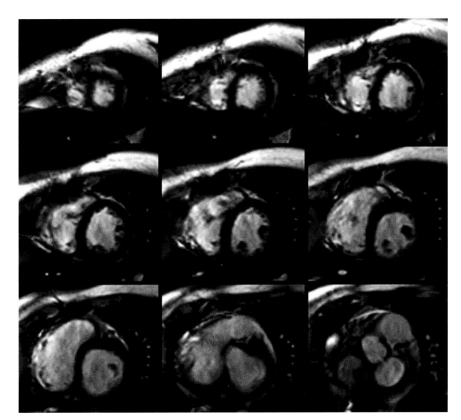

◀ **图 40-12　磁共振成像组织定征**

心肌的整体外观非常暗，使用 T_2^* 对心肌的组织定征与血色素沉着患者心肌内的铁沉积一致

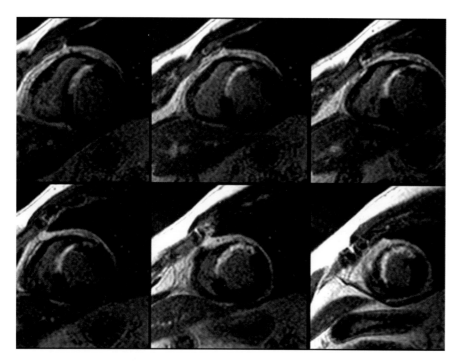

◀ 图 40-13　注射钆后延迟增强扫描序列

前间隔心肌梗死患者的异常心肌延迟强化，累及前间隔和心尖部，呈透壁模式

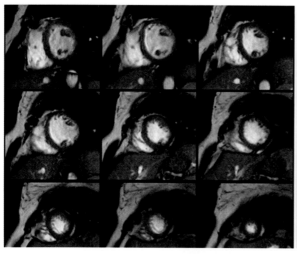

舒张末期追踪

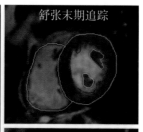

收缩末期追踪

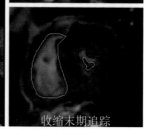

◀ 图 40-14　心室容积和功能分析

一组短轴图像被用来追踪收缩期和舒张期的血液 - 心肌界面，以计算面积，进而根据切片厚度计算每个截面的容积。所有这些容积的总和组成了每个心室的舒张末期和收缩末期的总容积。心室质量也是以类似的方式计算的

像学检查。在这些选择中，MRI 可能更合适，因为它可以对分流进行定量评估，并确定分流比例。与任何临床评估一样，在决定 CTA 和 MRI 作为辅助检查，以及在患者需要检查设计适当的成像方案时，解决临床问题是至关重要的。

使用 CTA 评估房间隔缺损，可能会发现房间隔连续性中断（图 40-15），但较小的缺损可能很难识别。其他更容易辨认的附加表现包括右侧心腔扩大和肺动脉扩张。超高的空间分辨率允许对肺静脉结构进行完整的显示，以评估肺静脉异位引流。这在静脉窦型房间隔缺损中尤其重要，因为静脉窦型房间隔缺损主要与肺静脉异常连接有关。与房间隔

缺损相似，室间隔缺损可以通过心电门控心脏 CT 进行识别，较大的 VSD 在识别和定位上相对简单。较小的 VSD 可能更具挑战性，它们的识别要依靠对多平面重组所获得的全容积成像的仔细研究。当层厚小于 1mm 时，无论有没有 ECG 门控，心脏 CT 都可以很容易地识别 PDA 的存在。

当超声心动图在技术上有困难时，可以应用心脏 MRI 来完成 ASD、VSD 或 PDA 的评估。成像可以在任何平面进行，从而可以对感兴趣的病变进行完整的审视。然而，超声心动图是以操作者的经验为前提的。使用 SSFP 序列可以评估心室容积、质量和收缩功能。分流容积、Q_p/Q_s、瓣膜功能和压力

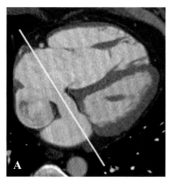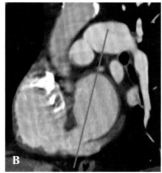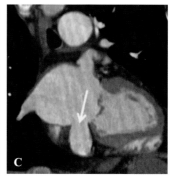

▲ 图 40-15　心电门控 CT 血管造影显示无顶冠状窦

A. 身体轴位成像平面，显示右侧心腔和冠状窦扩张。通过冠状静脉窦指定一个成像平面（黄线），得到图像（B）。B. 显示了与心房间的交通。随后通过左心房和冠状窦指定的成像平面（蓝线）显示了 C 中的图像。C. 显示了"无顶"的冠状窦（箭）

阶差可以使用速度编码的相位对比图像来估计。与 CT 一样，当存在临床指征时，可以使用 MR 血管造影进一步评估血管结构。

（二）主动脉畸形

CT 和 MRI 对主动脉病变的诊断有重要价值，包括结缔组织疾病导致动脉瘤形成，或结构异常，如主动脉缩窄、血管环和肺动脉吊带。这些检查在主动脉疾病患者术前和术后连续监测中的作用同样重要。MRI 和 CTA 成像方式都很适合显示整个主动脉的全貌，因此在各种主动脉疾病患者的评估和监测中很具吸引力。尽管 MRI 和 CTA 在生成图像的方式上有根本的不同，但图像测量的方法是相似的。我们将首先讨论主动脉测量的一般方法，然后讨论每种成像方式的具体问题。

主动脉测量是结缔组织疾病患者主动脉受累系列随访中不可或缺的。成像模式中固有的可变性可能会导致严重的困惑，而成像模式之间的差异造成的额外差异进一步加剧了这一点。基本上，有 3 个成像平面，它们的确认主要是与处于中立位置的身体相对而言。这些平面分别为矢状面、冠状面和轴面。重要的是要认识到，与中立位置的身体成轴向的成像平面不一定与身体内的感兴趣器官成轴向关系。按照惯例，在不同层面进行主动脉轴位测量，该测量平面与主动脉成轴向关系。直径测量一般是在测量水平上获取与主动脉成轴向关系的成像平面上（双斜测量技术）（图 40-2 和图 40-16）来实现的。这将提供垂直于主动脉纵轴或血流轴的测量，以校正主动脉的不同几何形状。主动脉是一种长管状结构，

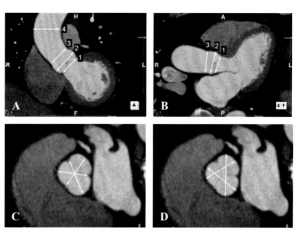

▲ 图 40-16　主动脉根部测量，顶部图像显示测量的层面

A. 主动脉环；B. Valsalva 窦；C. 窦管交界处；D. 升主动脉中段。底部的图像显示了从窦到瓣叶连合及从窦到窦的测量

在解剖学上分为升主动脉、主动脉弓和降主动脉。为了解疾病的发展，辅助手术干预（图 40-17），需要在多个水平上进行测量（图 40-17）。通常，测量位置是：① 主动脉瓣环，代表穿过主动脉瓣叶最低点的平面；② Valsalva 窦，代表位于主动脉环和窦管交界处之间的主动脉的最大直径（窦对窦和窦与连合）；③ 窦管交界处，代表升主动脉在 Valsalva 窦远端的延续；④ 处于右肺动脉水平的升主动脉中段；⑤ 远端升主动脉，紧邻主动脉弓第一分支起始处的近端；⑥ 横弓或主动脉中弓，取自主动脉弓第二分支和第三分支中间；⑦ 主动脉峡部，紧邻主动脉弓第三分支起始处远端；⑧ 中段胸主动脉，取自肺动脉分叉水平；⑨ 胸主动脉远端，取自横膈裂孔水平。此外对于这些标准位置，还报道了使用双斜测量技术显示的主动脉的最宽口径。

随着多探测器 CTA 和新的对比剂注射方案的出现，CTA 已经发展成为最容易获得和最省时的主动脉成像方式之一。具体地说，CTA 在评估胸部血管结构方面的主要优势是具有优越的空间分辨率和图像采集速度，可以在单次屏气的情况下评估主动脉弓到股动脉范围。为了评估升主动脉，建议使用心电图门控，以避免与心脏运动相关的过度运动。这对于确定主动脉瘤疾病的进展尤其重要，在这种疾病中，测量的毫米级差别可能会导致手术干预与持续保守治疗的决策差异。心电门控图像采集提供可能有用的附加信息，包括对冠状动脉及左、右心室结构和功能的评估。也可以观察主动脉瓣的形态、钙化的存在（定性和定量），以及主动脉瓣面积的平面测量；尽管现在主动脉瓣的主要生理属性的评价

传统上仍是超声心动图的适应证。

在避免辐射的同时，MRI 可以提供与 CTA 相同的许多信息。这使得 MRI 最适合用于选择性监视成像，以避免累积辐射暴露。MRI 最大的缺点是检查时间长，不能像 CT 一样可靠地显示钙化斑块，也不能充分显示冠状动脉的全貌（CTA 是最好的非侵入性冠状动脉成像检查）。

主动脉瘤疾病成像的目标主要是：①评估主动脉瘤的位置；②使用标准化的主动脉测量方法观察主动脉瘤的进展；③评估疾病进展的并发症。对于主动脉缩窄的患者，CT 特别适合于观察缩窄的位置和严重程度（图 40-18 和图 40-19）。此外，CTA 还可以识别侧支血管的存在及其范围，侧支血管与血流动力学改变有关。在主动脉缩窄时，MRI 可以提供与 CT 相似的信息，并通过相位对比成像提供更多的血流定量信息。在血流动力学明显受影响的主动脉缩窄中，血液可以通过体动脉侧支血管引导至狭窄部位远端。这些血管通常由乳内动脉、肋间动脉或直接从锁骨下动脉发出。这些都可以用磁共振血管造影来描述。相位对比成像显示，这些血管中存在逆行血流，可暗示存在有血流动力学显著异常的狭窄。

主动脉弓异常在鉴别有血管环和由此导致的气道狭窄的患者中具有特别重要的意义。正确识别血管环的重要性在于治疗方法，完整的血管环可以通过手术进行治疗，有望解决气道阻塞的症状。因此，对主动脉弓解剖结构及其分支模式的完整描述是评估的关键。虽然在双主动脉弓的情况下诊断很简单（图 40-20），但在其他情况下可能更具挑战性，在这种情况下，诊断的关键是识别动脉韧带，在某些情

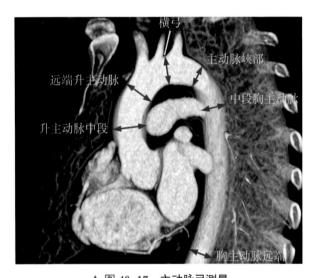

▲ 图 40-17　主动脉弓测量

红箭表示测量平面。实际测量是使用双斜位技术进行的，如图 40-16 所示

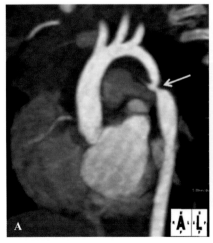

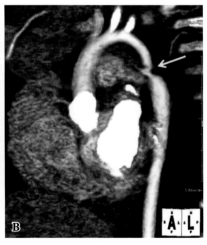

◀ 图 40-18　主动脉缩窄。主动脉缩窄患者的 CTA 图像（箭）

A. 斜面上的最大强度投影；B. 相同方向的容积再现 3D 重建。图像平面方向由右下角的立方体指定

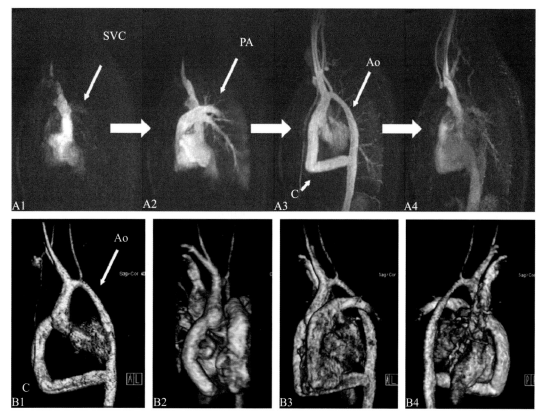

▲ 图 40-19　时间分辨三维钆增强成像

A1 至 A4. 主动脉缩窄患者注射钆剂后矢状位视图的四个血流相，可见升主动脉至降主动脉的人工管道（C）。从左到右，可以看到钆从右上腔静脉（SVC）和右心房（A1）流向肺动脉（PA）（A2），流向主动脉（Ao）和人工管道（A3），然后回到上腔静脉（A4）。B1 至 B4. 从这一系列图像中获得的容积再现图像。B1. 矢状图中的主动脉、缩窄和人工管道。如果将肺期和动脉期结合在一起，则整个心脏的容积再现图像如右侧三个图所示（B2. 前视；B3. 从左看的矢状面视图；B4. 从右看的离轴矢状面视图）。管道的走行及其与各种结构的关系清晰可见

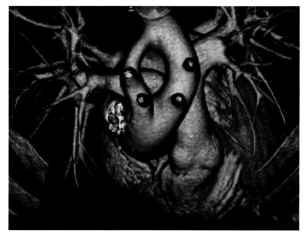

▲ 图 40-20　血管环由双主动脉弓形成
计算机断层血管造影的容积再现 3D 重建

况下，动脉韧带可能会钙化。这一发现使得 CT 成像可以更好地评估主动脉弓异常，因为它具有优越的空间分辨率和识别钙化病变的能力。

（三）肺动脉畸形

可以使用 CTA 或 MRI 对肺动脉进行形态学评估。然而，通过使用相位对比成像，MRI 可以量化总的肺血流量（Q_p）和流向双肺的差异肺血流量。右肺动脉异常起源于主动脉和肺动脉发育不良可以在 MPR 图像上进行评估，然后进行 3D 重建。在多平面上评估肺动脉分支是很重要的，特别是对于带状狭窄。可以对两支肺动脉从起源到远端分支进行评估。CTA 或 MRI 对左肺动脉近段的评估特别有用，因为它位于经食管超声心动图的盲区。对于右肺动脉起源于主动脉的病例，术后 CTA 或 MRI 评估可显示右肺动脉再植入处的狭窄。

通常用于评估肺动脉的 MRI 方案包括：① HASTE 序列用以获得轴位的图像；②在肺动脉分叉处和沿左右两支肺动脉分支长轴的 SSFP；③双斜技术获得肺动脉主支和分支真正的短轴图像，在

此基础上获取相位对比速度图；④ Gd 增强 MRA 择机获得肺动脉的最大对比度。在先前因肺动脉狭窄而置入支架的患者中，CTA 是更好的解剖学评估方法。然而，支架的存在并不排除 MRI 检查，但它可能在某些序列上引起敏感性伪影，特别是 SSFP。

在肺动脉瓣缺如综合征患者中，对肺动脉和气道的最佳评估检查是 CTA 或 MRI。MRI 和 CTA 均可提供有关动脉瘤样扩张的肺动脉，以及其与气管支气管树的关系的完整信息。CTA 可以对气道进行更好的评估（图 40-21）。肺动脉瓣缺如综合征的术前信息获取类似于法洛四联症，但更多的焦点是肺动脉扩张引起的潜在气道阻塞。术后评估应注意诊断残留的房间隔或室间隔缺损、右心室流出道狭窄或瓣膜反流、残存肺动脉扩张和气道压缩。显示扩张的肺动脉与气管支气管树关系的三维重建对于手术计划特别重要。

（四）体静脉和肺静脉畸形

MRI 和 CTA 均可用于评估体静脉和肺静脉的

通畅度、走行和连接情况。获取三维数据集后可以对解剖结构进行多平面重建，这对于识别肺静脉或体静脉的异常非常有帮助。在导管室手术或装置植入术前，扫描体静脉的走行和连接可能会有帮助。异常肺静脉的可视化有助于手术计划的制订（图 40-22），CTA 或 MRI 可用于术后评估板障或管道的通畅性（图 40-23）。CTA 需要静脉注入对比剂，以评估体静脉和肺静脉的通畅性和连接。MRI 常首先在轴位获得 SSFP 或 HASTE 成像，以了解相关解剖结构，然后用静脉注射钆行 MRA 检查。可以使用常规 MRA 或 TRICKS（造影动力学的时间分辨成像）。除非还需要评估心内结构，否则不需要心电门控。

（五）法洛四联症

法洛四联症通常是应用超声心动图诊断，在婴儿期进行完全修复，包括解除右心室流出道梗阻和关闭室间隔缺损。过去，手术的重点是完全解除右心室流出道梗阻，通常采用跨瓣环补片。随之而来

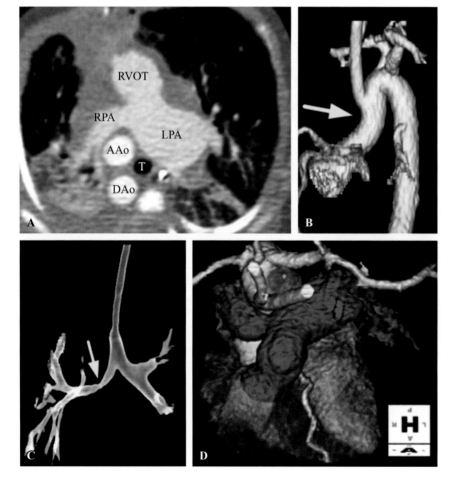

◀ 图 40-21　法洛四联症合并肺动脉瓣缺如综合征的 CT 诊断

A. 肺动脉分叉水平轴位图像。LeCompte 操作后，左肺动脉（LPA）呈动脉瘤状，右肺动脉（RPA）位于升主动脉（AAo）前方。B. LeCompte 操作后肺动脉指向 AAo 前缘凹陷的箭。C. 气管支气管树三维重建示右主支气管狭窄（箭）。D. 三维重建显示肺动脉分叉（蓝色）位于主动脉前，主动脉弓位于气管右侧（绿色），左锁骨下动脉位于气管后方。图像平面方向由右下角的立方体指定。DAo. 降主动脉；RVOT. 右心室流出道；T. 气管

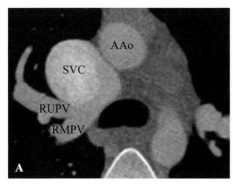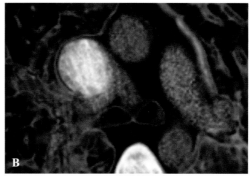

▲ 图 40-22　肺静脉异位引流

A. CT 血管造影轴位图像；B. 用 10mm 厚度进行 3D 重建的相应图像。AAo. 升主动脉；RMPV. 右中肺静脉；RUPV. 右上肺静脉；SVC. 上腔静脉

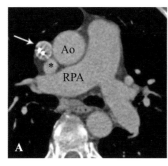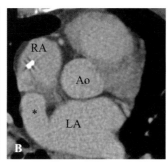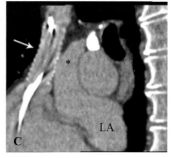

▲ 图 40-23　Warden 手术后的 CT 血管造影

A. 肺动脉分叉水平轴位图像。箭指向上腔静脉（SVC）管道。* 表示接受右上肺静脉血液的原生上腔静脉残端。Ao. 主动脉；RPA. 右肺动脉。B. 心房水平轴位图像。* 标记右心房（RA）内板障，引导血液从 SVC 残端和右上肺静脉（RUPV）通过静脉窦型房间隔缺损进入左心房（LA）。C. 矢状面图像。* 标记 SVC 残端。箭指向 SVC 导管

的慢性肺动脉瓣反流导致右心室容量超负荷，继而导致右心室功能不全。心脏 MRI 已成为评估右心室容积的有力工具，有助于确定肺动脉瓣置换术的最佳时机。多项研究表明，一旦右心室容积（以 BSA 指数化）大于 150～170ml/m²，即使行 PVR，右心室容积也不能恢复正常。MRI 为测量右心室容积和功能提供了一种准确和重复性好的方法。典型的检查包括在轴位和心脏短轴平面上采集 SSFP 电影图像，以测量心室容积和射血分数。RVOT 专用 SSFP 成像可以更好地显示动脉瘤样扩张。相位对比成像可以用来量化肺动脉反流的量或测量每条分支肺动脉的血流。肺动脉的磁共振血管成像对评估肺动脉分支狭窄或动脉瘤样扩张有用（图 40-24）。TOF 常可见右位主动脉弓，MRA 可显示主动脉弓异常。术前采用专用序列来观察冠状动脉起源非常重要，因为左前降支异常起源于右冠状动脉并穿过右心室流出道是 TOF 患者最常见的冠状动脉异常。虽

然 MRI 通常用于 TOF 修复患者的监测，但 CTA 可以提供类似的信息，包括右心室容量和功能、肺动脉解剖和冠状动脉解剖。由于对辐射暴露的担忧，CTA 是一种不太受欢迎的监测工具，但随着辐射剂量更低的新扫描序列的开发，CTA 成为无法接受 MRI 扫描患者的替代方案。CTA 可能是 TOF 合并肺动脉闭锁患者的首选方法，它有助于确定多条主肺动脉侧支。

（六）完全性大动脉转位

完全性大动脉转位通常在出生后不久被诊断出来，通常是应用 TTE，手术修复是在生命早期进行的。MRI 和 CTA 检查没有对这些患者的术前管理起到显著作用。经手术姑息的 TGA 患者的后续问题取决于最初的手术。

最早的生理矫正手术是心房转位术（Mustard 或 Senning）。包括应用板障将体静脉回流引导入形

态左心室，然后泵入肺动脉（图 40-25），以及应用板障将肺静脉回流引导入形态右心室，然后泵入主动脉。这种生理学方法有几个重要的远期后遗症，其中最重要的是右心室作为体循环心室。右心室扩张和衰竭在这些患者中很常见，MRI 提供了准确量化右心室大小和功能的机会。板障梗阻是另一种常见的并发症，很难通过经胸超声心动图显示出来。MRI 和 CTA 都能很好地显示这些板障并评估狭窄程度。也可以识别较大的板障漏，但可能检测不到较小的漏。

目前 TGA 的手术方式是解剖学矫正的大动脉调转术。ASO 最常见的并发症包括瓣膜上或分支肺动脉狭窄（图 40-26）。较少见的并发症包括新主动脉根部扩张、新主动脉瓣反流或重新植入的冠状动

脉狭窄。MRI 或 CTA 都可以用来评估这些并发症，CTA 则可能更适合于评估冠状动脉。

另一种不太常见的手术方式是 Rastelli 手术，当存在较大的主动脉下室间隔缺损和肺动脉狭窄时，就会进行这种手术。采用补片引导左心室流出道通过室间隔缺损进入主动脉，缝合肺动脉瓣，并放置一条从右心室到肺动脉的管道。术后管道梗阻常见，MRI 或 CTA 可以评估这一点。磁共振相位对比成像也可以用来评估通过管道的梗阻或反流的严重程度。

（七）先天性矫正性大动脉转位

先天性矫正性大动脉转位（congenitally corrected transposition of the great arteries，CCTGA）是一种心房 - 心室和心室 - 大血管均连接不一致导致的

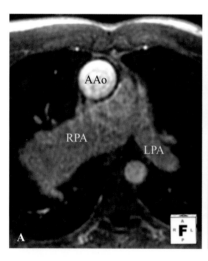
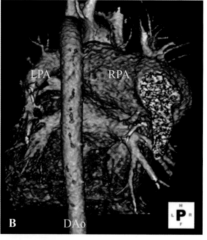

◀ 图 40-24　法洛四联症。磁共振血管造影显示右肺动脉（**RPA**）动脉瘤样扩张。左肺动脉（**LPA**）的起始部受到 **RPA** 的压迫

A. 肺动脉分叉水平轴位图像；B. 容积再现三维重建。图像平面方向由右下角的立方体指定。AAo. 升主动脉；DAo. 降主动脉

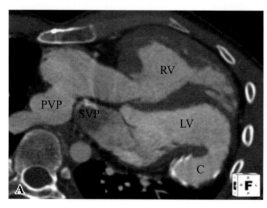
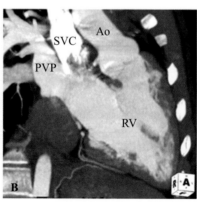
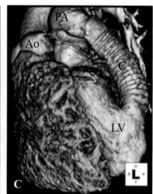

▲ 图 40-25　完全性大动脉转位 Mustard 手术和左心室至肺动脉管道植入术后。心电（ECG）门控 CT 血管造影显示肺静脉通路（PVP）引流至体循环右心室（RV）。体静脉通路（SVP）流入左心室（LV），通过管道（C）将血液泵到肺动脉（PA）

A. 轴位图像显示 2 个静脉补片和导管的起点。B. 斜冠状面上的最大强度投影，显示体循环 RV 的流入和流出情况。因对比剂浓稠，上腔静脉（SVC）呈明显高密度。C. 容积再现三维重建，显示左心室至肺动脉的导管。图像平面方向由右下角的立方体指定。Ao. 主动脉

低氧血液流入肺动脉、高氧血液流入主动脉，但通过"错误"的心室，即形态上的右心室支持体循环（图 40-27）。合并畸形常见，包括右位心、内脏反位、室间隔缺损、房间隔缺损、肺动脉或肺动脉下狭窄，以及体循环房室瓣（形态学三尖瓣）的"Ebstein 样"异常。三尖瓣反流和体循环心功能不全很普通。如果相关病变不存在，患者可能要到晚年才来就诊，并且经常被误诊。MRI 是辅助诊断的有用手段，为超声诊断困难的患者提供了完整的形态学评估的机会。在轴位平面获得的 SSFP 图像可以帮助识别心腔，并提供更准确地评估体循环心室功能的能力，而 TTE 由于评估右心室大小和功能的不足，可能很难做到这一点。

（八）内脏异位综合征

内脏异位综合征患者未能产生左右"不对称"，这对理解心脏节段解剖学是一个巨大的挑战。对这些患者的解剖学评估超出了心脏和胸部的范围。诊断的挑战性在于腹部和胸部脏器缺乏正常的空间方位，这是该类患者详细解剖学评估的一部分。

对于婴儿来说，经胸超声心动图通常足以显示

心脏复杂的节段性解剖结构。然而，术后，尤其是成人内脏异位综合征患者必须通过 CTA 或 MRI 进行评估，这些检查揭示的信息在任何手术计划中都可能是无价的（图 40-28）。这些评估对确定异常的体静脉、肺静脉和肝静脉连接特别有用，包括是否存在右、左或双侧上腔静脉，下腔静脉中断经奇静脉回流，奇静脉系统的走行和引流，肝静脉直接入心房，肺静脉与体静脉的异常连接，以及同侧肺静脉。经胸超声心动图对心房形态的评估具有挑战性。通过 CTA 和 MRI 成像可以很容易地显示心耳，并有助于确定心房的位置，心耳并置也可以确诊。MRI 能更好地评估房室瓣膜、心室形态、心房与心室间隔缺损和心室 - 动脉连接的心内情况；然而，CTA 也可以提供有价值的信息，而且扫描时间短得多。术后评估主要与其他接受单心室姑息治疗的患者相同。

心外解剖评估包括肺和支气管、肝、脾、胃和肠的形态学评估。CTA 成像可以更好地评估气管和支气管的形态；然而，隆突处 MRI 的 HASTE 序列单层扫描即可清楚地显示支气管分布。同样，肝脏的位置和其叶的解剖结构也可以清晰显示。无脾或

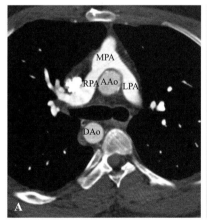

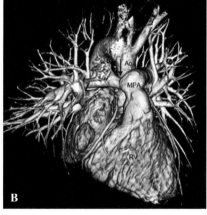

◀ 图 40-26　动脉调换手术（ASO）和 LeCompte 操作术后 CT 血管造影
A. 肺动脉分叉水平轴位图像，分叉位于升主动脉（AAo）前方；B. 容积再现三维重建。箭指向右肺动脉（RPA）狭窄。Ao. 主动脉；DAo. 降主动脉；LPA. 左肺动脉；MPA. 主肺动脉；RPA. 右肺动脉

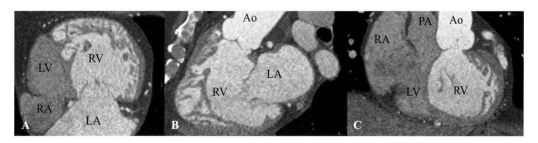

▲ 图 40-27　先天性矫正性大血管转位。心电门控 CT 血管造影
A. 轴位图像；B. 矢状位图像；C. 冠状位图像。Ao. 主动脉；LA. 左心房；LV. 左心室；PA. 肺动脉；RA. 右心房；RV. 右心室

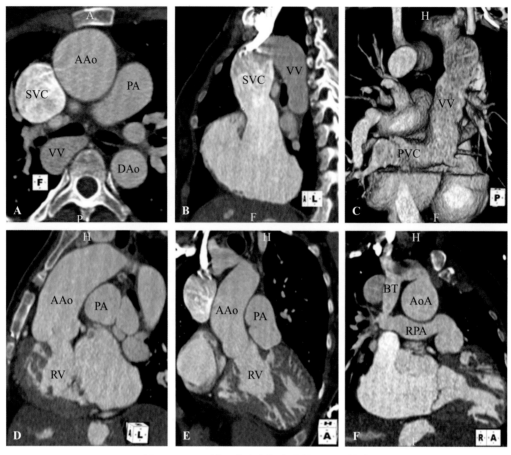

▲ 图 40-28　1 例无脾综合征患者的 CT 血管造影

A. 轴位平面。升主动脉（AAo）位于肺动脉（PA）的右前方。右支气管后方可见垂直静脉（VV）。降主动脉（DAo）在左侧。B. 斜矢状位。VV 上升，然后引流到上腔静脉（SVC）。C. 三维重建的后方视角，显示肺静脉汇合（PVC）和 VV。D. 斜矢状位。AAo 起源于右心室（RV）前方。E. 右心室双出口伴大动脉错位和严重的肺动脉下狭窄。F. 经典的 Blalock-Taussig（BT）分流术，右锁骨下动脉与右肺动脉（RPA）直接吻合。图像平面方向由右下角的立方体指定。AoA. 主动脉弓

多脾可通过任一种影像学检查确定。

（九）单心室

修复单心室病变的方法是分阶段手术重建（根据解剖学和生理学的不同，分 2～3 个阶段），最终以 Fontan 手术收尾。了解各种形式的功能性单心室，它们相关的畸形和生理 / 功能后遗症，以及各种外科重建技术，从而对于这些复杂的患者进行最佳的内外科治疗。

MRI 通常用于年轻患者的成像，除非有禁忌证。就像所有的 MRI 病例一样，检查必须根据解剖和手术重建的阶段对患者进行个性化的检查。在外科重建的所有阶段，重要的是评估以下各项。

- 体静脉和肺静脉结构异常。
- 心内体静脉和肺静脉通路。
- 心内外分流部位。
- 心室功能，包括节段性室壁运动异常、射血分数、舒张末期容积和质量、每搏输出量、心脏指数和房室瓣膜反流分数。
- 心室流出道梗阻，特别是有球室孔的患者。
- 肺动脉解剖，包括肺动脉狭窄、发育不良和中断。
- 主动脉弓解剖，尤其是主动脉 - 肺动脉吻合术后排除主动脉弓梗阻的患者。
- 体肺侧支（通常采用 TRICKS 或常规 MRA）。
- 速率图评估心脏指数、Q_p/Q_s、两肺的相对流量、半月瓣和房室瓣的反流分数，并评估心室流出道梗阻。

对于左心发育不良综合征患者，Ⅰ期姑息治疗包括体肺分流的 Norwood 手术或混合手术。在经典

的 Norwood 手术中，从主肺动脉创建新的主动脉，并重建主动脉弓。通常采用改良的 Blalock-Taussig 分流术建立肺血流，并切除房间隔。Sano 改良包括使用从右心室到肺动脉的无瓣管道而不是 BT 分流术来建立肺血流。这种混合方法包括支架植入 PDA，外科手术紧缩肺动脉分支以限制肺血流，以及实施基于导管的房间隔造口术。患者在第一阶段姑息后的影像学检查应集中在新的主动脉和弓部的显像上，以排除梗阻，并确保肺血流的来源充足。仔细评估分支肺动脉是否有狭窄。肺动脉的主动脉后部分和 Sano 管道的吻合口是常见的狭窄区域。磁共振相位对比成像可对新主动脉瓣和房室瓣反流进行定量评价。同样，肺和全身血流量可以通过相位对比成像进行量化。

第二阶段姑息包括建立双向腔肺（Glenn）吻合术。上腔静脉以端 – 侧的方式与右肺动脉相连（图 40-29）。这一阶段的影像学评估重点是双向 Glenn 的通畅性，评估远端肺动脉和主动脉弓。这可以通过 MRI 或 CTA 来完成。SSFP 序列可用于评估连接的通畅性，以及评估心室大小和功能。MRA 或 CTA 均可用于评估 Glenn 吻合口和肺动脉，图像采集时机非常重要，因为上腔静脉与右肺动脉直接相连。

最后阶段是 Fontan 手术，它涉及将下腔静脉血液引导到肺动脉，这样所有的体静脉回流都被引导到肺动脉。有许多解剖学上的可能性，包括：①经典的房肺连接，即右心耳与肺动脉相连；②心房内管道（侧隧道）；③心外连接（图 40-30 和图 40-31）。

当对任何有 Fontan 循环的患者进行成像时，重要的是要对整个体静脉通路（Fontan 回路）进行成像，以确定是否存在梗阻或血栓。对远端肺动脉的评估也很重要，因为这将对充盈压和心输出量产生重大影响。需要注意的是，肺动脉的完全显影需要在上肢和下肢同时注射对比剂，因为单独注射上肢会导致下腔静脉的非增强血液混合，这可能会因肺动脉内对比剂混合不完全而导致肺栓塞的错误诊断。定量评估 Fontan 术后的心室功能也很重要，包括延迟增强以评估心肌纤维化。肝功能不全继发肝硬化是公认的 Fontan 循环患者的并发症。MRI 提供了对肝脏进行成像的能力，以寻找肝硬化和肝细胞癌的证据。磁共振弹性成像（magnetic resonance elastography，MRE）提供了对这些患者肝脏硬度的无创性评估。这类影像的临床应用尚未确定，但可能为肝硬化发生前的早期干预提供希望。

（十）心肌炎

CTA 和 MRI 对心肌病的评估作用是不断发展的。在儿童中，从这些影像学的角度来看，主要的心肌疾病包括肥厚型心肌病、心肌致密化不全心肌病和致心律失常性右心室发育不良（arrhythmogenic right ventricular dysplasia，ARVD）。对这些疾病的评估包括对心脏结构和功能的评估，最好的检查方法是 MRI。心脏 CTA 确实具有评估心脏结构和功能的能力，但其缺点是电离辐射和应用碘化对比剂，以及缺乏组织定征。

在肥厚型心肌病的情况下，MRI 使用 SSFP 序列提供出色的结构和功能成像（图 40-32）。这种方

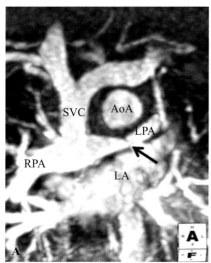

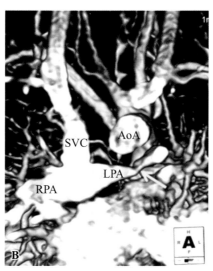

◀ 图 40-29　左心发育不良综合征行双向腔静脉肺动脉吻合术后

MRI 血管造影。从正面看冠状位的最大强度投影图像（A）和从背面看的 3D 重建（B）。吻合口通畅。主动脉后方的肺动脉有明显狭窄（黑箭和黄箭）。图像平面方向由右下角的立方体指定。AoA. 主动脉弓；LA. 左心房；LPA. 左肺动脉；RPA. 右肺动脉；SVC. 上腔静脉

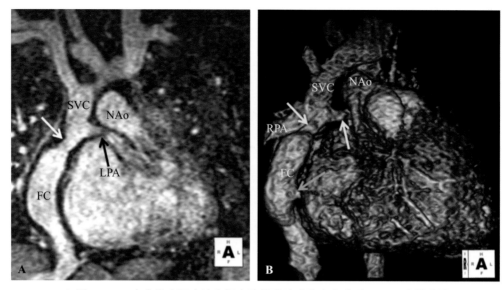

▲ 图 40-30　左心发育不良综合征全腔静脉肺动脉吻合术后，MRI 血管造影

A. 冠状面图像显示 Fontan 管道（FC）的吻合部位。FC 的上端吻合口狭窄（白箭）。肺动脉的主动脉后部分（左肺动脉，LPA）明显狭窄（黑箭）。在这个平面上看不到右肺动脉。B. 相应视图中的容积再现 3D 重建。可见新建主动脉（NAo）的 2 个根部。NAo 根部扩张，原主动脉根部严重发育不良。图中可见右肺动脉（RPA）。黄箭指向狭窄部位。FC 和右心房之间的开窗是通畅的（蓝箭）。图像平面方向由右下角的立方体指定。SVC. 上腔静脉

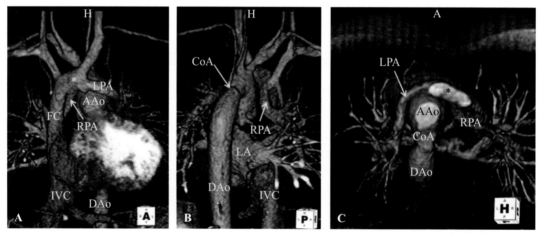

▲ 图 40-31　Fontan 手术的一种变种。左心发育不良综合征患者 CT 血管成像的容积再现三维重建

A. 前视图。心外 Fontan 管道（FC）从下腔静脉（IVC）延伸至无名静脉（＊）。左肺动脉（LPA）和右肺动脉（RPA）通过人工材料与无名静脉相连。LPA 走行在新建主动脉前部（AAo）。B. 后视图。RPA 内侧连接到管道，并在管道后面走行。可观察到轻度的主动脉缩窄（CoA）。C. 从头部俯瞰。图像平面方向由右下角的立方体指定。DAo. 降主动脉；IVC. 下腔静脉；LA. 左心房

法可以准确地确定心室肥厚的位置和程度、心肌质量，以及识别异常的心肌增厚。异常的心肌增厚可能是肥厚型心肌病心肌功能障碍的一个指标。心脏 MRI 在这种病变中的主要优势之一在于能够显示完整的心脏结构，而不像超声心动图会受到特定声窗和心室尖端缩短的限制。在 SSFP 序列电影图像上，流出道梗阻引起质子失相位而显示为信号空白，表示流出道存在高速射流。使用相同的序列，可以很好地显示二尖瓣，也可以确定二尖瓣收缩期前向运动的存在，这是动力性左心室流出道梗阻的特征。在心尖肥厚型心肌病表型中，MRI 也可能更适合于评估心尖囊和血栓的存在。静脉注射钆对比剂后的灌注异常和异常心肌延迟强化也可用于评估组织特征。后者可能是纤维化或坏死引起的心肌结构异常

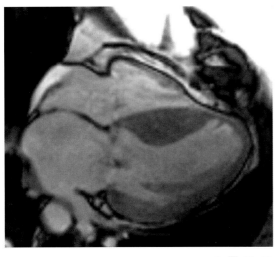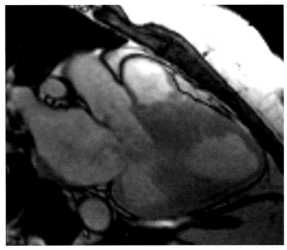

▲ 图 40-32　肥厚型心肌病

MRI 显示四腔心和五腔心（长轴）取向的稳态自由进动序列（SSFP）。不对称的室间隔增厚符合肥厚型心肌病的诊断。在电影序列上，左心室流出道的低信号（质子失相位）与静息状态下的动态左心室流出道梗阻一致

的标志。心肌致密化不全的心脏 MRI 评估与肥厚型心肌病相似，强调对过度小梁化区域和左心室功能不全区域的描绘。

ARVD 是一种遗传性心肌病，其影像学特征与右心室心肌纤维脂肪替代、右心室扩张和功能障碍有关。在至少 15% 的病例中，左心室也可能受累。利用心脏磁共振中的 SSFP 序列，可以识别右心室功能、微血管瘤的形成和局灶性运动障碍。CMR 也是独一无二的适合评估右心室流出道的检查，在这种疾病中，右心室流出道也可能扩张和功能障碍。黑血成像可以用来评估脂肪浸润。静脉注射钆对比剂后异常心肌延迟增强的评估也适于这类患者，因为超增强的存在与快速性心律失常的发生相关。与其他心肌病相比，CTA 在 ARVD 患者的评估中可能有更突出的作用，因为它是唯一适合于显示右心室心肌脂肪替代的方法。同样，优越的空间分辨率和获得电影图像的能力使 CTA 能够显示右心室微动脉瘤及右心室扩张和功能障碍。特别是在已经接受植入性装置的患者中，仍能进行 CTA 扫描，也是其在这一类患者中的优势。

心肌炎是一种炎症性心肌疾病，有多种病因。在遇到出现症状、心电图改变和心脏生物标志物升高的年轻人时，临床诊断存在困难。影像学评估的目标是区分缺血性和非缺血性疾病。CMR 在区分缺血性心脏病和非缺血性病因的心肌功能障碍方面非常有用。几种不同的 MRI 序列已经用于评估可疑

心肌炎患者，重点是延迟增强成像和 T_2 加权序列，以评估心肌水肿。这些序列的组合可能会在临床评估中产生增量效益。鉴别点在于心肌延迟强化的模式。在缺血性心肌病的情况下，延迟强化区域通常是与梗阻血管供应区一致的心内膜下或心室壁全层（透壁心梗）。相反，在心肌炎的情况下，延迟强化区域更可能是心肌中层或心外膜区域（图 40-33）。心脏 CTA 对可疑心肌炎的评价作用有限，其主要优势在于显示冠状动脉。需要强调的是，目前没有一种非侵入性成像方法可以提供病因学诊断，不应该以此来驳斥组织诊断的必要性；后者应该基于临床理由来确定。

（十一）冠状动脉异常

明确识别冠状动脉系统的异常对于治疗已知的先天性心脏病患者及出现疑为缺血性病因所致症状的年轻患者都很重要。在年龄较大的儿童和青少年中，冠状动脉异常通常是由于其他原因进行经胸超声心动图检查偶然发现。冠状动脉异常包括起源异常、走行异常、终止异常或兼而有之（图 40-34）。它们的甄别很重要，有两个关键原因。第一，某些冠状动脉异常被认为是心脏性猝死的高危因素，在这种情况下，可能需要外科手术干预。事实上，冠状动脉异常是美国年轻运动员心源性猝死的第二大常见原因。其次，冠状动脉异常可能合并其他先天性心脏缺陷，在这种情况下，其识别对于进一步手术治疗原发性先天性缺陷是不可或缺的。

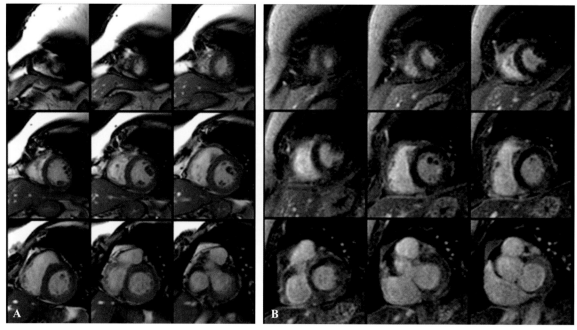

▲ 图 40-33　急性心肌炎。稳态自由进动序列心脏短轴成像

A. 注射钆对比剂前的短轴图像，显示左心室侧壁非特异性、不均匀强化；B. 注射钆对比剂 15min 后的短轴图像显示左心室侧壁有相应的局灶性心外膜下强化区域，这是心肌炎的特征

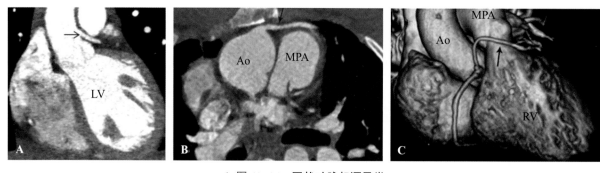

▲ 图 40-34　冠状动脉起源异常

A. 斜冠状面，显示左冠状动脉主干在窦管交界处上方起始（箭）；B 和 C. 左前降支（LAD）异常起源于右冠状动脉（箭），前行至右心室流出道（RVOT）。在法洛四联症患者中，由于右心室流出道切开可能导致左前降支横断，认识到这种异常是很重要的。Ao. 主动脉；LV. 左心室；MPA. 主肺动脉；RV. 右心室

传统上，冠状动脉异常是通过超声心动图和透视技术来识别的。随着 CTA 和 MRI 的发展，冠状动脉的评估变得快速、可靠。使用心电门控进行的心脏 CTA 非常详细地显示了冠状动脉的起源、是否存在壁内走行，冠状动脉与其他心脏和非心脏结构的关系，走行过程中的异常（如心肌桥），以及终止异常（包括与心腔或大血管间的瘘管）。同样，心脏 CTA 的主要缺点是电离辐射暴露。是否需要碘对比剂取决于需要解决的临床问题，如果临床上只需要确定起源和近端走行，那么可能只需要进行简单的冠状动脉钙化研究。这最大限度地减少了辐射剂量，并允许在不使用对比剂的情况下进行研究。然而，如果怀疑心肌桥或与其他血管结构存在瘘管连通，或者如果需要确定冠状动脉系统的精确关系，碘化对比剂就成为检查的必要组成部分。心脏 MRI 对冠状动脉的评估也是有用的，特别是在识别血管的起源和近端走行方面。心脏 MRI 检查时间长，目前对整个冠状动脉解剖结构进行可靠成像的能力有限，人们希望随着该领域的技术和科研进步，成像时间和质量将不断改善。

（十二）Ebstein 畸形

Ebstein 畸形又称三尖瓣下移畸形，与宫内三尖

瓣结构正常分叶层过程的紊乱有关，一般应用超声心动图检查和随访。心脏 CTA 和 MRI 在 Ebstein 畸形患者的评估中都显示出越来越多的作用。目前心脏 MRI 评估 Ebstein 畸形的主要适应证是右心室容积的定量分析（图 40-35）。这包括测量舒张末期和收缩末期容积，以及右心室每搏输出量和射血分数。这种病变的心脏 MRI 评估相对简单，在大多数情况下，不需要静脉注射钆对比剂就可以完成。大部分心脏 MRI 检查可以使用 SSFP 序列进行，该序列提供心脏功能的电影图像。传统上，右心室容积是在身体轴面上描记的。之所以这样做，是因为设置这样一个成像平面很简单，从而减少了观察者间显著可变性的机会。此外，在轴面上识别三尖瓣环比在心脏短轴平面上更可靠，在短轴平面上，三尖瓣环在追踪的层面内外偏移可能会导致测量中的重

大误差。除了右心室的容积评估外，MRI 显著优于超声心动图的地方，就是没有成像窗口的限制。在任何想要的成像平面上成像心脏结构的能力使检查人员能够评估整个右心室，这一优势有助于提高我们目前对右心室结构和功能的理解。在并发先天性心脏病的患者中，检查时可以实施额外的测量；例如，在相关 ASD 的患者中进行相位对比成像以得出 Q_p/Q_s，以量化分流分数。

虽然心脏 CTA 目前不是三尖瓣 Ebstein 畸形患者的主要成像手段，但可以应用于那些需要评估右心室功能但有心脏植入装置的患者。在这种情况下，静脉碘化对比剂的心电门控 CTA 可以如上所述测量右心室容积。其次，由于 Ebstein 畸形的患者可能出现在不同的年龄，在手术干预前可以使用心脏 CTA 对冠状动脉进行无创性的评估。

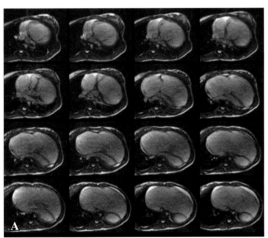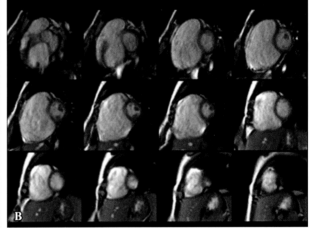

▲ 图 40-35　Ebstein 畸形

在 Ebstein 畸形患者中使用轴向（A）和短轴（B）成像平面的稳态自由进动序列。还要注意在短轴成像平面中识别环形平面的挑战，这可能导致容积定量的误差

参考文献

[1] Anderson LJ, Holden S, Davis B, et al. Cardiovascular T2–star (T2*) magnetic resonance for the early diagnosis of myocardial iron overload. *Eur Heart J.* 2001;22:2171–2179.

[2] Attenhofer Jost CH, Edmister WD, Julsrud PR, et al. Prospective comparison of echocardiography versus cardiac magnetic resonance imaging in patients with Ebstein's anomaly. *Int J Cardiovasc Imag.* 2012;28(5):1147–1159.

[3] Bank ER. Magnetic resonance of congenital cardiovascular disease. An update. *Radiol Clin.* 1993;31:553–572.

[4] Beerbaum P, Korperich H, Barth P, et al. Non-invasive quantification of left-to-right shunt in pediatric patients. Phase-contrast

cine magnetic resonance imaging compared with invasive oxymetry. *Circulation.* 2001;10:2476–2482.

[5] Buechel ER, Dave HH, Kellenberger CJ, et al. Remodelling of the right ventricle after early pulmonary valve replacement in children with repaired tetralogy of Fallot: assessment by cardiovascular magnetic resonance. *Eur Heart J.* 2005;26(24):2721–2727.

[6] Didier D, Ratib O, Beghetti M, et al. Morphologic and functional evaluation of congenital heart disease by magnetic resonance imaging. *J Magn Reson Imag.* 1999;10:639–655.

[7] Fletcher BD, Jacobsteink MD, Nelson AD, et al. Gated magnetic resonance imaging of congenital cardiac malformations. *Radiology.*

1984;150:137–140.

[8] Fogel MA. Cardiac magnetic resonance of single ventricles. *J Cardiovasc Magn Reson*. 2006;8:661–670.

[9] Fogel MA, Gupta KB, Weinberg PW, et al. Regional wall motion and strain analysis across stages of Fontan recon-struction by magnetic resonance tagging. *Am J Physiol*. 1995;269:H1132–H1152.

[10] Fogel MA, Ramaciotti C, Hubbard AM, et al. Magnetic resonance and echocardiographic imaging of pulmonary artery size throughout stages of Fontan reconstruction. *Circulation*. 1994;90:2927–2936.

[11] Fogel MA, Weinberg PM, Hubbard A, et al. Diastolic bio-mechanics in normal infants utilizing MRI tissue tagging. *Circulation*. 2000;102:218–224.

[12] Frahm J, Merboldt KD, Bruhn H, et al. 0.3 Second FLASH MRI of the human heart. *Magn Reson Med*. 1990;13:150–157.

[13] Gaca AM, Jaggers JJ, Dudley LT, Bisset GS III. Repair of congenital heart disease: a primer-part 1. *Radiology*. 2008;247(3):617–631.

[14] Gaca AM, Jaggers JJ, Dudley LT, Bisset GS III. Repair of congenital heart disease: a primer-part 2. *Radiology*. 2008;248(1):44–60.

[15] Harris M, Johnson T, Weinberg P, et al. Delayed enhancement cardiovascular magnetic resonance identifies fibrous tissue in children after congenital heart surgery. *J Thorac Cardiovasc Surg*. 2007;133:676–681.

[16] Ho V, Prince M. Thoracic MR aortography: imaging techniques and strategies. *Radiographics*. 1998;18:287–309.

[17] Ho VB, Reddy GP. *Cardiovascular Imaging*. St Louis, MO: Elsevier Saunders; 2011.

[18] Julsrud PR, Breen JF, Felmlee JP, Warnes CA, Connolly HM, Schaff HV. Coarctation of the aorta: collateral flow assessment with phase-contrast MR angiography. *AJR Am J Roentgenol*. 1997;169(6):1735–1742.

[19] Julsrud PR, Ehman RL. The "broken ring" sign in magnetic resonance imaging of partial anomalous pulmonary venous connection to the superior vena cava. *Mayo Clin Proc*. 1985;60(12):874–879.

[20] Kiaffas MG, Powell AJ, Geva T. Magnetic resonance imaging evaluation of cardiac tumor characteristics in infants and children. *Am J Cardiol*. 2002;89:1229–1233.

[21] Lee VS, Resnick D, Bundy JM, et al. MR evaluation in one breath hold with real-time true FAST imaging with steady-state precision. *Radiology*. 2002;222:835–842.

[22] Long FR, Wheller JJ, Eichhorn JG. Cardiac computed tomography in children with congenital heart disease. In: Allen HD, Driscoll DJ, Shaddy RE, et al, eds. *Moss and Adams Heart Disease in Infants, Children and Adolescents*. 17th ed. Philadelphia, PA: Lippincott Williams & Wilkins; 2008:200–207.

[23] Malaisrie SC, Carr J, Mikati I, et al. Cardiac magnetic resonance imaging is more diagnostic than 2–dimensional echocar-diography in determining the presence of bicuspid aortic valve. *J Thorac Cardiovasc Surg*. 2012;144(2):370–376.

[24] Martin ET, Coman JA, Shellock FG, et al. Magnetic resonance imaging and cardiac pacemaker safety at 1.5–Tesla. *J Am Coll Cardiol*. 2004;43:1315–1324.

[25] McKenna WJ, Thiene G, Nava A, et al. Diagnosis of arrhythmo-genic right ventricular dysplasia/cardiomyopathy. Task force of the Working Group Myocardial and Pericardial Disease of the European Society of Cardiology and of the Scientific Council on Cardiomyopathies of the International Society and Federation of Cardiology. *Br Heart J*. 1994;71:215–218.

[26] Prakash A, Powell AJ, Krishnamurthy R, et al. Magnetic resonance imaging evaluation of myocardial perfusion and viability in congenital and acquired pediatric heart disease. *Am J Cardiol*. 2004;93:657–661.

[27] Rebergen SA, Ottenkamp J, van der Wall EE, et al. Postoperative pulmonary flow dynamics after Fontan surgery: assessment with nuclear magnetic resonance velocity mapping. *J Am Coll Cardiol*. 1993;21:123–131.

[28] Taylor AM, Dymarkowski S, Hamaekers P, et al. MR coronary angiography and late-enhancement myocardial MR in children who underwent arterial switch surgery for transposition of great arteries. *Radiology*. 2005;234:542–547.

[29] van Son J, Julsrud P, Hagler D, et al. Imaging strategies for vas-cular rings. *Ann Thorac Surg*. 1994;57:604–610.

[30] Vesely TM, Julsrud PR, Brown JJ, Hagler DJ. MR imaging of partial anomalous pulmonary venous connections. *J Comput Assist Tomogr*. 1991;15(5):752–756.

[31] Cohen MS, Eidem BW, Cetta F, et al. Multimodality imaging guidelines of patients with transposition of the great arter-ies: a report from the American Society of Echocardiography developed in collaboration with the Society for Cardiovascular Magnetic Resonance and the Society of Cardiovascular Computed Tomography. *J Am Soc Echocardiogr*. 2016 Jul;29(7):571–621.

[32] Valente AM, Cook S, Festa P, et al. Multimodality imaging guidelines for patients with repaired tetralogy of fallot: a report from the American Society of Echocardiography: developed in collaboration with the Society for Cardiovascular Magnetic Resonance and the Society for Pediatric Radiology. *J Am Soc Echocardiogr*. 2014;27(2):111–141.

[33] Goldstein SA, Evangelista A, Abbara S, et al. Multimodality imaging of diseases of the thoracic aorta in adults: from the American Society of Echocardiography and the European Association of Cardiovascular Imaging: endorsed by the Society of Cardiovascular Computed Tomography and Society for Cardiovascular Magnetic Resonance. *J Am Soc Echocardiogr*. 2015;28(2):119–182.

[34] Klein AL, Abbara S, Agler DA, et al. American Society of Echocardiography Clinical Recommendations for Multimodality Cardiovascular Imaging of Patients with Pericardial Disease: endorsed by the Society for Cardiovascular Magnetic Resonance and Society of Cardiovascular Computed Tomography. *J Am Soc Echocardiogr*. 2013;26:965–1012.

第41章 经姑息/根治术后成人完全性大动脉转位

Adults With *d*-Transposition After Surgical Palliation/Repair

Frank Cetta　Jason H. Anderson　Benjamin W. Eidem **著**

朱　虹　沈中华 **译**

概述

目前，完全性大动脉转位（*d*-TGA）婴儿常在出生首周接受大动脉调转手术，早年接受动脉调转的患儿多数已年满 20 多岁。该手术的成功，避免右心室成为承担体循环的心室（泵心室）。但在 1985 年前，类似患者大多采用其他手术，终身需依赖右心室作为体循环泵。在评估长期效果时，超声心动图医师有必要了解这些技术之间的细微差别。本章旨在评估因 *d*-TGA 接受过心房调转术（Mustard 或 Senning 手术）的成人患者，并解决动脉调转术的长期问题。同时探讨 Rastelli 和 Nikaidoh 手术后问题（适用于 *d*-TGA 合并室间隔缺损和左心室流出道梗阻的患者）。

一、历史追溯

手术治疗 *d*-TGA 的发展过程对于处理致命性先天畸形方面可以说是意义显著，体现了人类的聪明才智。以前，大多数 *d*-TGA 患者会在婴儿期死亡（除非伴有房间隔缺损或室间隔缺损）。即便偶尔幸存，也常有严重运动受限和艾森曼格综合征相似的病症。最早记载的 *d*-TGA 手术是 Blalock 和 Hanlon 于 1950 年创建的房间隔切除术。那时候心肺机还没有在临床使用，这项巧妙的手术要在跳动的心脏上完成。由于婴儿酸中毒及身体状况不好，手术死亡率很高。但是 Blalock-Hanlon 房间隔切除术却可以使患儿存活时间超过婴儿期。1956 年，Baffes 描

述了一种 *d*-TGA 的部分矫治术，"Baffes" 手术将下腔静脉连接到左心房，并将右肺静脉连接到右心房。随后，Senning（1959）报道，通过使用右心房和房间隔组织构建板障，使体静脉和肺静脉回流改道，从而达到体、肺静脉回流完全分离。1964年，在一份病例报道中，Mustard 描述了使用合成材料进行类似手术，可使肺循环和体循环完全分离。但这两种"心房调转"手术后，右心室仍作为承担体循环的心室。虽然手术结果相同，但在美国 Mustard 手术比 Senning 手术更受欢迎。1959—1975年，Senning 和 Mustard 手术是室间隔完整的 *d*-TGA 患者"生理矫正"的主要方法。

1975 年，Jatene 及其同事重新提出了 *d*-TGA 解剖纠治的概念，并描述了许多成功的动脉调转术病例。20 世纪 80 年代初以来，动脉调转术一直是具有完整室间隔或伴 VSD 但无肺动脉瓣狭窄的 *d*-TGA 患者的首选手术。Senning 和 Mustard 手术现已很少使用，仅用于不适合动脉调转术、Rastelli 或 Nikaidoh 手术的患者。实际上，20 世纪 70 年代末 80 年代初的 Senning 和 Mustard 手术死亡率要低于 Jatene 动脉调转手术。但目前，Jatene 手术的死亡率已降至 3% 以下，远期效果优于心房调转术。

由于 Senning 或 Mustard 手术固有的长期并发症，促使人们寻找改进的方法。右心室衰竭和严重心律失常是心房调转术的严重并发症，一旦出现，患者可能仅可接受心脏移植或晚期动脉调转术。心房调转术后转为动脉调转术，通常需要环扎肺动脉

以锻炼左心室（使左心室收缩压＞右心室收缩压的 70%），除非由于肺静脉板障狭窄和（或）板障渗漏，或左心室流出道梗阻引起的慢性压力和容量负荷，左心室已经"锻炼"好。成人患者的肺动脉环扎和动脉调转手术，两者死亡率都高，其长期效果知之甚少。因此，除非某些罕见病例报道中描述的特别情况，晚期动脉调转术在成年患者中普遍被放弃。

二、心房调转术后的成年患者

接受心房调转手术的 d-TGA 的者在进入成年期会遇到特有的问题。总体而言，大约 80% 的人在 20 岁时仍存活且表现良好。并发症有上腔静脉或下腔静脉梗阻（15%）、肺静脉梗阻（5%）、心律失常（＞70%）和右心室（泵心室）衰竭。成年期的问题包括房性心律失常（＞70%）、体静脉和肺静脉板障梗阻、右心室功能衰竭。Mustard 手术后体静脉板障梗阻更常见（上腔静脉比下腔静脉更常见），Senning 手术后肺静脉板障梗阻更常见。这些问题通常可以在心导管室通过植入血管内支架或杂交手术/血管内支架植入进行处理。右心室的体循环功能评估具有挑战性，测量误差大，几何假设可重复性差。从历史上看，临床医师常依赖于目测评估右心室收缩功能，而不是射血分数的严格量化。本章稍后将讨论更准确定量评估泵心室 – 右心室功能的新技术。

心房调转术后，体静脉和肺静脉通路并非所有部分都能在 1 个声窗中观察到。在 Mustard 或 Senning 手术后，常用标准的剑突下、胸骨旁、心尖和胸骨上窝声窗去评估这些通路。然而，患者绝大多数已成年，剑突下声窗的作用可能有限。右心室收缩功能的目测评估应该在尽可能多的可用窗口中进行。因为右心室是全身泵，胸骨旁长轴和短轴图像通常会显示平坦的室间隔和 D 形左心室（图 41-1）。这些患者的三尖瓣反流频谱多普勒信号代表泵心室压力，而不是表示肺动脉压力。在心尖切面中，可以评估肺静脉通路。该通路由上腔静脉体静脉板障分成接收肺静脉的后房和包含三尖瓣入口的"右心房"前房。术语"肺静脉心房"用于描述心房调转手术后的一个或两个这样的心腔。在心房调转过程中，肺静脉与解剖左心房的解剖连接不会受到干扰。来自肺静脉的血流向前和横行穿过上

腔静脉板障进入三尖瓣。体静脉板障行程及其与肺静脉血流关系复杂，因此需要我们多个声窗全面评估患者。

心尖四腔心切面可很好地评估右心室扩张和三尖瓣反流（图 41-1D 至 F）。此外，该窗口还可评估肺静脉和体静脉板障。如果扫描开始时稍向后倾斜，则容易看到大多数患者的肺静脉通路（图 41-2）。从肺静脉板障前倾（返回真正的四腔心视图），见到二尖瓣瓣叶，可评估体静脉板障的下腔静脉部分（图 41-1D 至 F 和图 41-3）。心尖四腔心图像是从上方到心尖的后平面，当观察到二尖瓣时，下腔静脉板障可见。相反，如果探头顺时针旋转并稍向前倾斜显示左心室流出道切面，则可见上腔静脉板障。上腔静脉板障最好通过探头内倾的胸骨旁长轴切面来评估（图 41-1B 和图 41-4）。上腔静脉板障后面的肺静脉通路部分也可在该成像平面中进行评估。如果存在上腔静脉板障梗阻，胸骨上窝或高位右胸骨旁切面可能有助于获得压力阶差。

超声心动图在评估心房调转手术后患者体静脉和肺静脉板障梗阻中扮演重要角色。可以从心尖四腔心切面检测到肺静脉通路梗阻（图 41-5）。图 41-6 显示一名成人通过放置血管内支架成功解决了下腔静脉板障梗阻。下腔静脉板障支架在心尖四腔心切面中清晰可见（图 41-6A 和 B）。相反，采用介入技术解除肺静脉板障梗阻非常具有挑战性，需要经房间隔或逆行主动脉入路进入肺静脉通路的梗阻区域。通常，由于输送鞘的路线曲折，在该区域放置支架非常困难。使用微创手术杂交技术给患者带来了希望（图 41-7）。心房调转术后体静脉和肺静脉通路的计算机断层扫描血管造影成像可以在评估板障梗阻时提供重要信息（图 41-8）。

心房调转术后会出现残余心房水平分流，分流量通常很小。肺和体静脉通路的彩色多普勒评估可以证实这些分流。然而，由于在患者中不存在真正的房间隔，经胸超声心动图不容易发现残留的分流，尤其分流比较小的情况下。静脉注射生理盐水对比剂可以增强分流的显示。一些板障漏可以用经导管封堵或覆膜支架闭合。心房调转术后患者可能发生动态左心室（肺循环心室）流出道梗阻。心房调转术后的梗阻通常是由于瓣膜下纤维肌肉阻塞或肺动脉瓣狭窄。形态学左心室先天为高压泵设计，

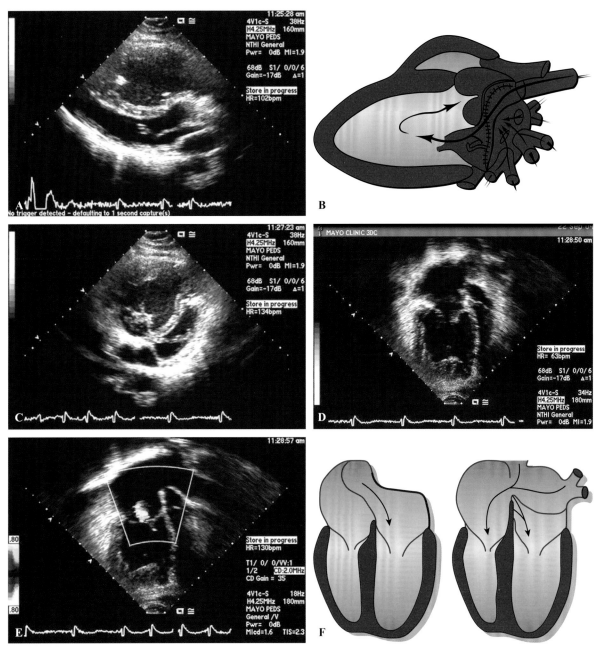

▲ 图 41-1 **Mustard 术后的成人患者**

A. 胸骨旁长轴切面显示由于体循环右心室（RV）扩张导致室间隔向左移位。B. 胸骨旁长轴视图说明从上腔静脉（SVC）到左心室（LV）和肺动脉（PA）的上腔静脉血流（粗箭）。C. 同一患者的胸骨旁短轴切面显示 D 形左心室，这是因为右心室体循环收缩压高引起室间隔变平。D. 心尖四腔心切面显示 Mustard 术后患者右心室扩张。E. 接受 Mustard 治疗的患者出现轻度三尖瓣反流。随着 RV 收缩功能衰竭和扩张的进展，进行性三尖瓣反流可能成为一个问题。F. 说明 Mustard 或 Senning 术后肺静脉（右）和体静脉（左）通路的图示

通常可以耐受左心室流出道梗阻，而不会产生显著后果。通常从心尖切面上顺时针旋转到流出道切面时可以评估左心室流出道上的任何压力阶差。小部分晚期（1 岁后）行心房调转术或合并 VSD 的患者可能在成年期患有肺血管阻塞性疾病。在这些患者中，二尖瓣反流信号可用于评估肺心室收缩压。如果左心室收缩压升高，则需要确认是否存在左心室流出道或肺静脉通路阻塞。

三、泵心室右心室的功能评估

正常右心室和左心室的解剖结构和生理需求都存在显著差异。右心室腔室几何形状复杂，具有

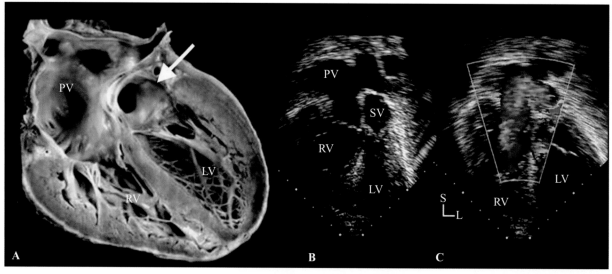

▲ 图 41-2　心房调转后的肺静脉（PV）通路

A. 心房调转术后的病理标本剖面显示肺静脉通路，体静脉板障的一小部分（箭）显示在二尖瓣上方。B. 心尖四腔心切面显示相似的解剖结构。C. 彩色多普勒显示从肺静脉到右心房的层流。LV. 左心室；RV. 右心室；SV. 体静脉板障

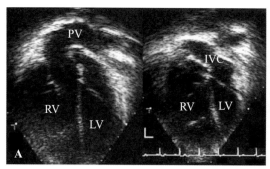
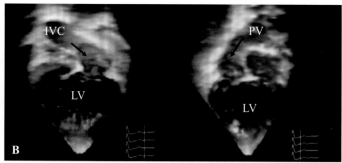

▲ 图 41-3　心房调转后的体静脉通路

A. 从肺静脉（PV）通路（左）向前倾斜到标准心尖四腔心切面，可以充分评估体静脉板障的下腔静脉（IVC）部分（右）。在四腔心切面不容易看到体静脉板障的上腔静脉（SVC）部分，顺时针旋转并向前倾斜进入左心室流出道切面，SVC 板障部分可见。B. 心尖四腔心切面的三维图像显示 PV（右）和 IVC 板障（左）。右心房（#）和左心房（*）的相对位置有标注。IVC. 下腔静脉；LV. 左心室；RV. 右心室

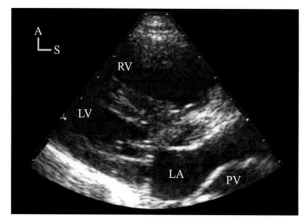

▲ 图 41-4　上腔静脉板障成像图

胸骨旁长轴切面显示体静脉板障进入左心房（LA）时的上腔静脉（*）部分。在该图像中还显示了部分肺静脉通路（PV）。LV. 左心室；RV. 右心室；PV. 肺静脉板障

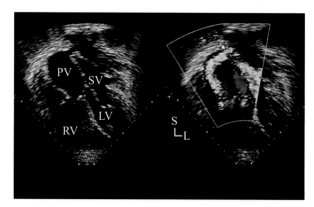

▲ 图 41-5　肺静脉（PV）板障梗阻

Senning 手术后患者的心尖四腔心切面二维和彩色多普勒评估，伴有明显的 PV 通路梗阻（箭）。近端体静脉（SV）板障也可见

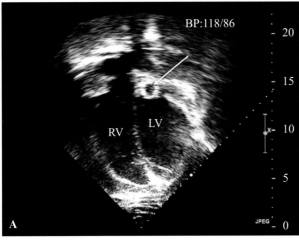

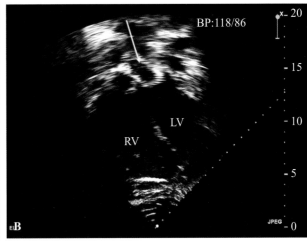

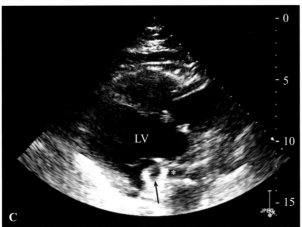

▲ 图 41-6　**Mustard 后下腔静脉（IVC）板障梗阻的支架放置**

A. 心尖四腔心图像向后倾斜显示 IVC 板障中的支架（箭）。该图像显示了近端支架的短轴视图。B. 标准心尖四腔心图像向前倾斜，支架明显变长（箭）。LV. 左心室；RV. 右心室。C. 同一患者的胸骨旁长轴图像显示 IVC 支架（箭）伸入体静脉心房。上腔静脉板障（＊）的一部分也在此图像中可见

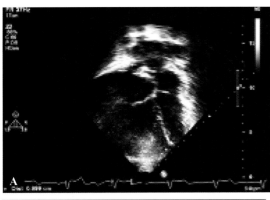

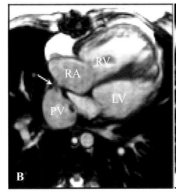

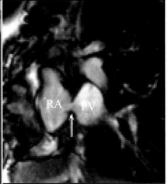

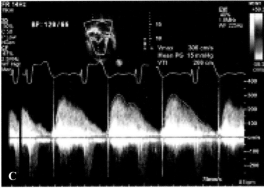

▲ 图 41-7　**Senning 术后肺静脉通路梗阻**

A. 心尖四腔心切面向后倾斜探头时的二维图像：梗阻部位清楚可见，测量值＜ 1cm。LV. 左心室；RV. 右心室。B. 同一患者的磁共振图像显示肺静脉（PV）通路部分和形态右心房（RA）之间的梗阻（箭）。C. 在与 A 相同的切面中用连续波多普勒测量的跨 PV 通路梗阻的平均压差（15mmHg）

流入道（窦）和流出道（圆锥或漏斗部）。右心室收缩模式有利于纵向缩短而不是径向缩短。尽管在正常循环中右心室和左心室心输出量相等，但因为心室泵送至不同的血管床，右心室生理是独一无二的。因此，心室具有不同的压力容量关系，右心室外部工作负荷约为左心室的 25%（图 41-9）。

心室负荷条件的慢性改变对泵心室右心室心功能产生不利影响。虽然许多超声心动图方法可用于定量评估左心室收缩和舒张功能，但评估右心室功能方法有限（表 41-1 和表 41-2）。事实上，临床中对右心室收缩功能进行超声心动图评估的最常用方法是定性的目测法。虽然三维超声心动图和心脏磁共振成像提供了可靠的右心室容积和射血分数的定量测量，但这些方式也不是现成的。但是在成人先天性心脏病和经胸声窗受限的患者中，它们确实比二维超声心动图和多普勒方法有明显的优势。

由于泵心室右心室的复杂几何结构，传统的右心室功能测量受到限制（如面积变化分数和射血分数），因此增加多普勒测量对于评估整体和纵向功

能非常有用。心肌做功指数包含右心室功能的收缩和舒张成分，已被证明是连续随访时有价值的临床参数。同样，三尖瓣瓣环收缩期位移和组织多普勒成像对于研究先天性心脏病患者的右心室纵向功能很有价值。特别是，等容加速度可能是临床上有用的右心室收缩功能测量，它相对独立于负荷条件。多普勒测量受角度依赖性的影响及心脏活动和束缚等限制。

通过应变和应变率成像对局部心肌功能及心肌旋转和扭转进行超声心动图评估可能有助于评估泵心室右心室。先天性矫正型大动脉转位患者的临床研究表明，少数收缩功能基本正常患者的右心室整体应变和应变率降低（图 41-10）。一项对 Senning 手术后无症状 d-TGA 患者的研究表明，右心室力学和功能发生了明显变化。有趣的是，泵心室右心室的变形模式与正常左心室更接近，而不是正常右心室，即从纵向缩短到圆周缩短（图 41-11）。此外，泵右心室几乎完全没有旋转和整体扭转（图 41-12）。虽然泵右心室的一些变化似乎"适应"了心室负荷

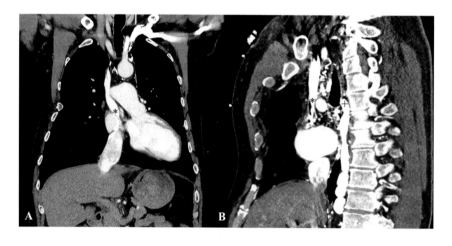

◀ 图 41-8　Mustard 手术后上腔静脉板障梗阻

冠状位（A）和矢状位（B）CT 血管造影图像显示上腔静脉（SVC）板障（*）闭塞。存在静脉侧支循环，SVC 通过扩张的奇静脉（+）流向下腔静脉减压

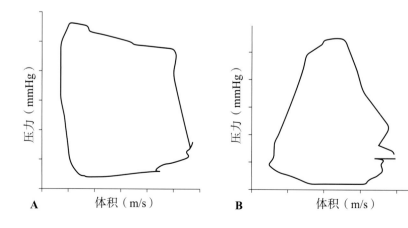

◀ 图 41-9　正常左右心室的压力容积关系

A. 注意左心室是一种"方波"泵，其充盈和射血模式与右心室明显不同。右心室（RV）射血发生在心室压力升高的早期，并在达到 RV 峰值压力后继续。B. 左心室功与 RV 功的相对比例是通过测量这些压力 - 容积关系中的面积来计算的（引自 *Redington AN. Right ventricular function. Cardiol Clin. 2002;20:341-349.*）

表 41-1　评估左心室功能的超声心动图方法

左心室收缩功能
- LV 缩短分数和射血分数
- 圆周纤维缩短率
- 应力 – 速度指数
- 左心室 d*P*/d*t*

左心室舒张功能
- 二尖瓣血流多普勒
- 肺静脉血流多普勒
- 彩色多普勒血流传播速度
- 组织多普勒成像（TDI）

左心室总功能
- 心肌功能指数（MPI）

左心室纵向功能
- 组织多普勒

左心室局部功能
- 应变和应变率成像
- 心肌旋转和扭转

表 41-2　评估右心室功能的超声心动图方法

右心室收缩功能
- 右心室面积变化率和射血分数
- 三维成像
- 右心室 d*P*/d*t*

右心室舒张功能
- 三尖瓣血流多普勒
- 肝静脉血流多普勒
- 右心室流出道多普勒
- 组织多普勒成像（TDI）

右心室总功能
- 心肌功能指数（MPI）

右心室纵向功能
- 组织多普勒
- 三尖瓣环收缩期位移（TAPSE）

右心室局部功能
- 应变和应变率成像
- 心肌旋转和扭转

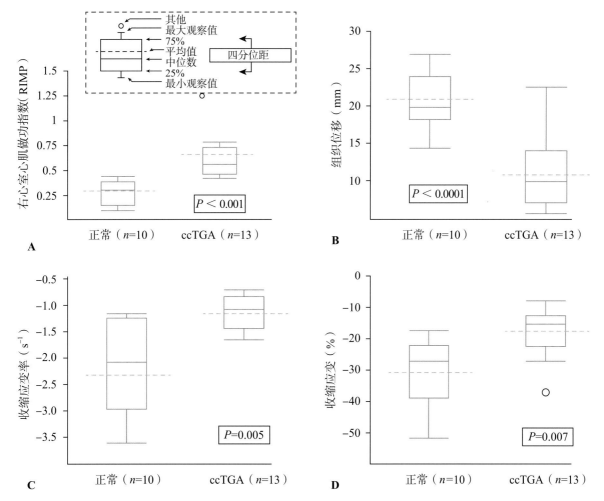

▲ 图 41-10　承担体循环右心室（RV）的表现

请注意，与对照受试者相比，先天性矫正型大动脉转位（ccTGA）患者的收缩应变和应变率降低。此外，增加的 RV 心肌做功指数和减少的组织多普勒位移与该队列中的 RV 功能受损一致（引自 *Bos JM, Hagler DJ, Silvilairat S, et al. Right ventricular function in asymptomatic individuals with a systemic right ventricle. J Am Soc Echocardiogr. 2006;19:1033-1037.*）

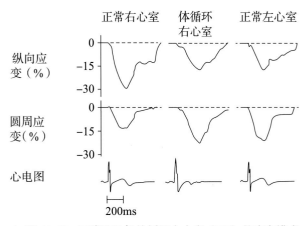

▲ 图 41–11　正常和承担体循环右心室（RV）的应变模式

请注意承担体循环 RV 中应变模式的显著变化，与正常右心室的应变模式相比，更类似于正常左心室（引自 *Pettersen E, Helle-Valle T, Edvardsen T, et al. Contraction pattern of the systemic right ventricle. J Am Coll Cardiol. 2007;49:2450-2456.*）

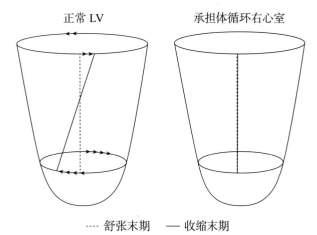

▲ 图 41–12　体循环右心室（RV）的心室旋转

正常的左心室（LV）具有顺时针基底旋转和逆时针心尖旋转，导致心室扭转。注意体循环 RV 中没有基底和心尖旋转，导致该队列中没有心室扭转（引自 *Pettersen E, Helle-Valle T, Edvardsen T, et al. Contraction pattern of the systemic right ventricle. J Am Coll Cardiol. 2007;49:2450-2456.*）

的缓慢变化，但是缺乏心肌旋转和扭转，加上收缩应变和应变率的降低，都表明这些心室存在心肌功能障碍。使用超声心动图模式及 CMR 进行的功能评估对于进一步理解泵右心室患者的心室力学非常有帮助。

四、动脉调转术后的远期问题

在 20 世纪 80 年代中期，动脉调转术成为 d-TGA 新生儿的"治疗标准"。在 80 年代，手术死亡率高达约 25%，1985—2000 年，手术死亡率逐渐下降，

之后有所改善，但仍令人担忧。Brown 及同事报道一大型单中心动脉调转术手术，死亡率仍为 1%～2%。

做过动脉调转术的新生儿现在已经 20 多岁了。这些患者中的绝大多数过着正常积极的生活。左心室功能一般良好，心律失常罕见。这与进行心房调转手术的患者不同，后者的泵心室右心室仍然是一个渐进的问题。婴儿期行动脉调转术的成年人生活方式问题包括运动参与、某些人需要终身预防心内膜炎，以及对妊娠的担忧。迄今为止，指导这些问题的决策数据很少。在当前时代，神经发育结果变得非常重要。多项研究表明，尽管许多先天性心脏病患者在新生儿期做的心脏手术颇为成功，但在成年后都会面临认知困难。法国的一项研究指出，与产后诊断的婴儿相比，d-TGA 的产前诊断可改善神经认知结果。

Reybrouck 及其同事比较了接受动脉调转术的患者、接受心房调转手术的患者和对照组的正常人。他们指出，正常对照组和动脉调转术后患者的有氧运动功能和肺气体交换效率大致相等。这两个组的表现都超过了接受过心房调转手术的患者。在规模最大的一次随访研究中，Losay 及其同事评估了动脉调转术后的 1095 名患者，发现动脉调转术后 15 年，晚期死亡率较低；术后 5 年无死亡病例；再次手术主要是由于肺动脉瓣问题和肺动脉分支狭窄（图 41–13）；主动脉瓣关闭不全和冠状动脉梗阻罕见。该组的 15 年生存率为 88%，82% 的人无须再干预。但是，该研究中 9% 的患者在术后 15 年至少有中度新主动脉瓣关闭不全。在 15 年的随访期间，96% 的患者左心室收缩功能和窦性心律正常。

2006 年，另一项法国多中心研究评估了 1156 名动脉调转术后的出院患者，术后 15 年，30% 的患者出现主动脉瓣关闭不全。然而，只有 1.4% 的患者因主动脉瓣反流需要再次手术。该研究发现以下因素会增加动脉调转术后严重主动脉瓣关闭不全的风险。

- 室间隔缺损。
- 动脉调转术手术时的年龄较大。
- 先前的肺动脉环扎带。
- 肺动脉 / 主动脉大小不匹配。
- 需要大"纽扣"重建的冠状动脉异常。

对于那些在动脉调转术后需要再次手术进行新

主动脉瓣干预或新主动脉根部置换术的患者，手术的技术方面并不简单。患者的大动脉方向仍然是平行的，而不是交叉的，这给外科医师带来了技术挑战。此外，患者大多数都进行了 LeCompte 术式，肺动脉位于新主动脉根部前方（图 41–14 至图 41–17）。因此，首先需要将肺动脉游离，以便外科医师进入新主动脉根部，然后在主动脉根部置换后重新连接。

动脉调转术后发生新主动脉根部扩张的危险因素与新主动脉瓣关闭不全的危险因素相似，即合并 VSD、既往肺动脉环扎带、年龄较大、在动脉调转操作时需要大纽扣的冠状动脉异常。动脉调转术后

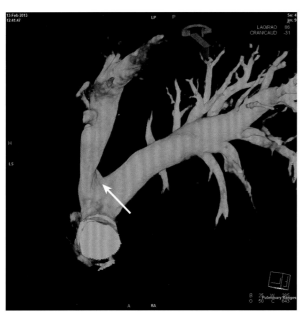

▲ 图 41–13　动脉调转手术和 LeCompte 操作后肺动脉的 Dyne-CT 图像

左肺动脉近端有类似"扭曲"的狭窄（箭），在前/后和直侧位图像上没有发现。该患者已成功植入支架并缓解了压力阶差（图片由 *Dr Nathan Taggart*，*Mayo Clinic* 提供）

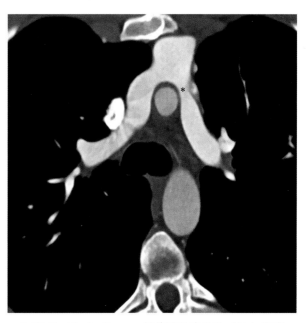

▲ 图 41–15　LeCompte 操作肺动脉分支（PA）狭窄

CT 血管造影的轴位图像显示 PA 多级分支变窄，最重要的狭窄位于左肺动脉近端（*）。近端 PA 的拉伸是 LeCompte 操作的常见问题

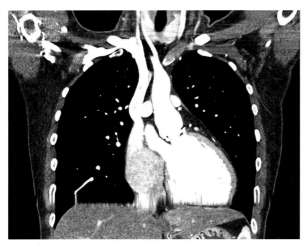

▲ 图 41–14　LeCompte 操作后肺动脉分支狭窄的 CT 成像

冠状位 CT 血管造影显示 LeCompte 动脉调转后，肺动脉分支横跨升主动脉

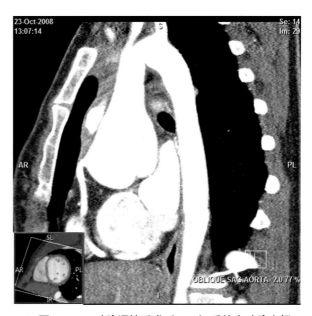

▲ 图 41–16　动脉调转手术（ASO）后的大动脉走行

从斜矢状位投影可以看出扩张的新主动脉根部和垂直走行的主动脉，与 *d*- 转位中大动脉的平行方向一致。AR. 前/右；IR. 下/右；PL. 后/左；SL. 上/左

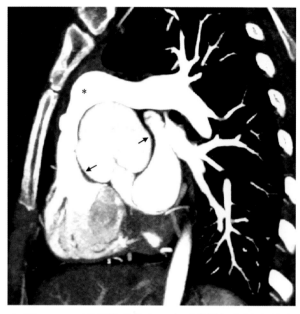

▲ 图 41–17 动脉调转手术（ASO）后的新主动脉根部扩张

CT 血管造影矢状位，来自图 41-16 中描述的同一患者，显示新主动脉根部扩张（箭）。在 LeCompte 操作后，主肺动脉（*）位于新主动脉根部的前方，行新主动脉根部置换时，外科医师需将主肺动脉横断随后再修复

长期随访的北美最大规模评估是基于多伦多和波士顿两个地区（n=335 名患者）。研究表明，在术后10 年，半数患者出现新主动脉根部扩张。但是，只有 7% 出现中度或更严重的主动脉瓣反流，5% 的人在动脉调转术后 10 年需要进行根部或瓣膜手术。

ACC/AHA 成人先天性心脏病管理指南（2018版）将以下内容列为大动脉调转后再次干预的问题。

• 右心室流出道梗阻：峰值压差＞ 64mmHg，最大瞬时速度＞ 4.0m/s，平均压差＞ 35mmHg。右心室收缩压＞ 70% 体循环压患者，以及由于严重肺动脉瓣关闭不全导致右心室扩张和功能障碍的患者。

• 冠状动脉狭窄伴心肌缺血：这些可能适用于介入或外科手术。

• 伴有新主动脉根部扩张的严重新主动脉瓣关闭不全：指南没有推荐新主动脉根部尺寸的特定阈值需行预防性手术干预；相反，新主动脉关闭不全的进展是临床相关因素。

做过动脉调转术的儿童成年后，使用经胸二维超声心动图进行成像可能会变得更具挑战性。可以替代的是利用 CMR、CTA 和 Dyne-CT（图 41-13）成像技术，评估冠状动脉通畅和肺动脉分支狭窄等

影响这些患者的干预时机。

人们很容易将动脉调转术称为"治愈方法"。但事实并非如此，患者需终身监测早期冠状动脉疾病、新主动脉瓣关闭不全和新主动脉根部扩张等情况。多数患者做过动脉调转术后，生活方式不受限制，没有运动或活动限制，也不需要持续进行心内膜炎预防。建议定期使用负荷超声或核素平板运动试验来评估早期冠状动脉疾病。即使是无症状者，也应该在成年时或在高中参加竞技性运动时至少进行一次主动脉根部和冠状动脉的 CTA 确保冠状动脉通畅。当患者有症状或有值得关注的负荷试验影像结果担心缺血时，可以对冠状动脉进行连续监测成像。一般来说，大多数动脉调转术后的女性都适合妊娠。但在考虑妊娠之前，应在专门治疗成人先天性心脏病患者的中心进行彻底评估。肺动脉分支狭窄主要通过球囊血管成形术和支架置入继续管理。剩下的就是新主动脉瓣超过 20 年的耐用性问题，这也进一步说明了终身监测的必要性。

五、针对 d-TGA、VSD 和左心室流出道梗阻的 Rastelli 和 Nikaidoh 手术

d-TGA、VSD 和左心室流出道梗阻患者通常由 Rastelli 或 Nikaidoh 手术得到缓解。在 Rastelli 手术中，经 VSD 将血流引导至前方主动脉瓣。原肺动脉瓣缝合，带瓣移植物重建右心室到肺动脉的连接。Nikaidoh 手术包括锥形间隔的分离、肺动脉瓣的切除、主动脉根部的后移和冠状动脉的易位。2016 年，Nikaidoh 对该手术方式及其未来方向做了很好的综述。

Rastelli 和 Nikaidoh 手术的晚期并发症包括 VSD 残漏、主动脉下梗阻（主要出现在 Rastelli 手术后）、需要多次再干预的右心室 - 肺动脉连接管道功能障碍、冠状动脉狭窄（仅限于 Nikaidoh 手术）。VSD 残漏很常见，因为室缺补片缝在右心室小梁上，残留的室缺常呈壁内走行。壁内 VSD 大多数很小，但与术后即刻并发症和死亡率的增加有关。左心室流出道梗阻可由心肌增生、板障开口处 VSD 变窄、房室瓣腱索组织异常或纤维组织形成等因素引起。Kreutzer 等报道，在 Rastelli 手术后 15 年的随访中，无须因左心室流出道梗阻而再次手术的比例为 84%。Hörer 等报道了更高的左心室流出

道再手术率（15 年随访时为 93%）。1 岁前接受第一次手术干预的时间较晚，可能左心室流出道梗阻是需要再手术间隔较短的危险因素。这些患者不可避免会出现右心室 – 肺动脉连接管道功能障碍的，平均 7～8 年的时间需要进行首次更换。

超声心动图非常适合评估壁内 VSD 和左心室流出道梗阻。大多数血流动力学显著的残余 VSD 可被术中经食管超声心动图发现，从而术中迅速纠正。纠正残余 VSD 的指征为 $Q_p/Q_s > 1.5$，收缩期肺动脉压力 > 50mmHg，左心室扩张、右心室功能下降或右心室流出道瞬时峰值压差 > 50mmHg。多普勒评估通常足以确定左心室流出道梗阻的严重程度和位置。右心室流出道梗阻可能存在于多个平面，因此难以完全量化。通过三尖瓣反流速度或残余缺损处流速和室间隔的位置对右心室收缩压进行多普勒量化评估，可以深入了解管道阻塞的严重程度。经食管超声心动图和心内超声心动图在管道衰败时经导

管肺动脉瓣植入手术中起辅助引导作用。与动脉调转术一样，使用 CMR 或 CTA 进行多平面评估可以定位狭窄和术前解剖重建。速度编码的 CMR 有利于评估最大流速和管道反流的严重性，但个别计算假设可能会导致错误量化。

Nikaidoh 手术包含冠状动脉移位。由于主动脉左侧移位，可能出现右冠状动脉狭窄。类似于动脉调转术术后监测，CMR 和心脏 CTA 为 Nikaidoh 手术后患者的冠状动脉解剖提供清晰成像。当前处于介入瓣膜置换的时代，CMR 或 CTA 可将移位再植的冠状动脉定位到右心室 – 肺动脉管道附近，对于预测和避免手术过程中的冠状动脉压迫意义重大。

致谢

感谢 Naser Ammash 博士提供心房转位手术插图。感谢 David Driscol 博士在其杰出的职业生涯中对本章的贡献和指导。

参 考 文 献

[1] Konstantinov IE, Alexi-Meskishvili VV, Williams WG, Freedom RM, Van Praagh R. Atrial switch operation: past, present, and future. *Ann Thorac Surg*. 2004;77:2250–2258.

[2] Baffes TJ. A new method for surgical correction of transposition of the aorta and pulmonary artery. *Surg Gynecol Obstet*. 1956;102:227–233.

[3] Blalock A, Hanlon C. The surgical treatment of complete transposition of the aorta and the pulmonary artery. *Surg Gynecol Obstet*. 1950;90:1–15.

[4] Bos JM, Hagler DJ, Silvilairat S, et al. Right ventricular function in asymptomatic individuals with a systemic right ventricle. *J Am Soc Echocardiogr*. 2006;19:1033–1037.

[5] Brown JW, Park HJ, Turrentine MW. Arterial switch operation: factors impacting survival in the current era. *Ann Thorac Surg*. 2001;71:1978–1984.

[6] Ebenroth ES, Hurwitz RA. Long-term functional outcome of patients following the Mustard procedure. *Congenit Heart Dis*. 2007;2:235–241.

[7] Jatene A, Fontes V, Paulista P, et al. Successful anatomic correction of transposition of the great vessels: a preliminary report. *Araq Bras Cardiol*. 1975;28:461–464.

[8] Losay J, Touchot A, Capderou A, et al. Aortic valve regurgitation after arterial switch operation for transposition of the great arteries. *J Am Coll Cardiol*. 2006;47:2057–2062.

[9] Losay J, Touchot A, Serraf A, et al. Late outcome after arterial switch operation for transposition of the great arteries. *Circulation*. 2001;104(suppl 1):I121–I126.

[10] Mustard WT. Successful two-stage correction of transposition of the great vessels. *Surgery*. 1964;55:469–472.

[11] Pettersen E, Helle-Valle T, Edvardsen T, et al. Contraction pattern of the systemic right ventricle shift from longitudinal to circumferential shortening and absent global ventricular torsion. *J Am Coll Cardiol*. 2007;49:2450–2456.

[12] Redington AN. Right ventricular function. *Cardiol Clin*. 2002;20:341–349.

[13] Senning A. Surgical correction of transposition of the great vessels. *Surgery*. 1959;45:966–980.

[14] Stout KK, Daniels CJ, Aboulhosn JA, et al. 2018 AHA/ACC guideline for the management of adults with congenital heart disease: a report of the American College of Cardiology/American Heart Association Task Force on Clinical Practice Guidelines. *J Am Coll Cardiol*. 2019;73(12):1494–1563.

[15] Anderson JH, Cetta F. Imaging the adult with transposition of the great arteries. *Curr Opin Cardiol*. 2017;32:482–489.

[16] Nikhaido H. Nikhaido procedure: a perspective. *Eur J Cardio Thorac Surg*. 2016;50:1001–1005.

[17] Cohen MS, Eidem BW, Cetta F, et al. Multimodality imaging guidelines of patients with transposition of the great arteries: a report from the American Society of Echocardiography developed in collaboration with the Society for Cardiovascular Magnetic Resonance and the Society of Cardiovascular Computed Tomography ASE Guidelines. *J Am Soc Echocardiogr*. 2016;29:571–621.

[18] Cetta F, Bonilla JJ, Lichtenberg RC, Stasior C, Troman JE, DeLeon SF. Anatomic correction of dextrotransposition of the great arteries in a 36-year-old patient. *Mayo Clin Proc*. 1997;72:245–247.

[19] Poterucha JT, Taggart NW, Johnson JN, et al. Intravascular and hybrid intraoperative stent placement for baffle obstruction in transposition of the great arteries after atrial switch. *Catheter Cardiovasc Interv*. 2017;89:306–314.

[20] Patel JK, Glatz AC, Ghosh RM, et al. Intramural ventricular septal defect is a distinct clinical entity associated with postoperative morbidity in children after repair of conotruncal anomalies. *Circulation*. 2015;132:1387–1394.

[21] Kreutzer C, De Vive J, Oppido G, et al. Twenty-five-year experience with Rastelli repair for transposition of the great arteries. *J*

Thorac Cardiovasc Surg. 2000;120:211–223.

[22] Horer J, Schreiber C, Dworak E, et al. Long-term results after the Rastelli repair for transposition of the great arteries. *Ann Thorac Surg.* 2007;83:2169–2175.

[23] Brown JW, Ruzmetov M, Huynh D, Rodefeld MD, Turrentine MW, Fiore AC. Rastelli operation for transposition of the great arteries with ventricular septal defect and pulmonary stenosis. *Ann Thorac Surg.* 2011;91:188–193: discussion 93–94.

[24] Patel JK, Glatz AC, Ghosh RM, et al. Accuracy of transesoph- ageal echocardiography in the identification of postoperative intramural ventricular septal defects. *J Thorac Cardiovasc Surg.* 2016;152:688–695.

[25] Holmqvist C, Oskarsson G, Stahlberg F, Thilen U, Bjorkhem G, Laurin S. Functional evaluation of extracardiac ventricu- lopulmonary conduits and the right ventricle with magnetic resonance imaging and velocity mapping. *Am J Cardiol.* 1999;83:926–932.

第 42 章　法洛四联症合并肺动脉瓣反流
Tetralogy of Fallot With Pulmonary Regurgitation

Yuli Y. Kim　Anne Marie Valente　著

俞霏　译

概述

法洛四联症（tetralogy of Fallot，TOF）的预后非常理想，但手术 20 年后，死亡率增加 3 倍，在手术后期，至少 15% 的患者会出现显著的心脏功能异常，因此术后的定期影像学随访监测十分重要。虽然手术早期效果理想，但术后各种各样的残余血流动力学异常会诱发晚期并发症。通常 TOF 矫治术时肺动脉瓣功能不再保留，导致肺动脉瓣反流（pulmonary regurgitation，PR）。早期的手术经验倾向于较大范围的右心室流出道肌肉切除和相应大小的补片成型，以解除右心室流出道梗阻（right ventricular outflow tract，RVOT）；肺动脉瓣口血流"自由"往返，形成大量 PR 被认为是不可避免的、也是可以接受的折衷结果。虽然患者可以耐受慢性 PR 很多年，甚至十几年也不出现临床症状，但进行性的右心室扩大和功能障碍会再继发三尖瓣反流、症状性心律失常、左心室功能障碍、晚期心源性猝死。还有一些原因也会导致 TOF 术后的 PR，包括：①残余的肺动脉瓣异常；②肺动脉瓣环大小；③外周肺动脉的狭窄；④肺血管阻力增加；⑤右心室舒张功能障碍，以及随之继发的心血管、肺部疾病，如左心室舒张功能不全、睡眠呼吸暂停、慢性肺疾病等。认识了慢性严重 PR 引起右心室扩大和功能障碍相关的不良晚期结局以后，人们开始关注如何掌握肺动脉瓣置换术（pulmonary valve replacement，PVR）最佳时机的问题。PVR 是成人先天性心脏病治疗中最常见的干预手段之一，其中约一半是针对 TOF 术后 PR 的治疗。而 PVR 术后定期随访同样重要，右心室的大小和功能在术后可能会恢复，但数年后人工生物瓣衰败，右心功能可能再次衰退。因此，术后终身定期随访十分重要。

TOF 患者外科手术后心脏影像学评估方法的选择取决于每种检查方法的优势和局限，以及不同医疗机构的医疗资源和技术经验。全面评估通常需要结合多种影像技术，以获得所有需要的信息。超声心动图在长期随访中扮演了重要角色，此外也需要心电图、胸部 X 线、心肺功能实验、心脏磁共振成像（cardiac magnetic resonance，CMR）、心脏计算机断层扫描（computed to mography，CT）、同位素肺灌注成像和心导管检查等。本章将着重介绍超声心动图对 TOF 术后患者 PR 的评估，但术后的综合解剖学评估和残留血流动力学问题还需要其他影像技术提供补充信息，故本章也将介绍 CMR 和 CT 在评估中的作用。

患者所接受的具体外科手术方案对术后评估有重要的参考价值，因为具体术式决定了术后随访时的观察重点。这通常需要多模态影像综合评估来完成。表 42-1 小结了 TOF 术后患者的心脏影像评估要点。

一、肺动脉瓣反流的病因学和严重程度评估

TOF 矫治术后继发 PR 通常由肺动脉瓣切开术或跨肺动脉瓣环补片所致。此外，肺动脉瓣切开 / 扩张术也会导致不同程度的肺动脉瓣功能异常（残余狭窄或反流）。二叶式肺动脉瓣是最常见的先天性肺动脉瓣结构异常，发病率占肺动脉瓣异常的

50%，其次为肺动脉瓣发育不良。还有 2% 的 TOF 患者会合并肺动脉瓣缺如，伴有严重的肺动脉瓣关闭不全，以及肺动脉显著扩张，这可能导致支气管压迫。

相差 CMR 是评估 TOF 患者术后 PR 严重程度的金标准（图 42-1）。PR 反流分数的计算方法是反流容积除以主肺动脉前向血流容积。我们的影像实验室将 PR 反流分数 > 40% 定义为重度。但 PR 反流分数不一定能准确地反映右心室容量负荷过重的程度，而 PR 反流容积可能是反映了血流动力学负荷的更佳参数。

超声心动图使用多种成像技术来评估 PR 程度，这些测量大多在胸骨旁 RVOT 长轴和短轴切面完成。有时候还可以从非标准的四腔心切面（此时探头位置更偏内侧）或剑突下切面（将探头前翘，使声束角度更好地指向 RVOT 和肺动脉瓣）（图 42-2）来显示 RVOT，用彩色多普勒和频谱多普勒检测都可以看到 PR 的异常表现；表 42-2 总结了 PR 严重程度评估的超声诊断指标。彩色多普勒超声可以作定性评估，也是区分轻度 PR 和重度 PR 的最佳方法。TOF 术后 PR 并不少见，尤其是在肺动脉瓣切开术后，这些患者将出现"不受限"的 PR，彩色多普勒可以观察到跨肺动脉瓣环的前向和反向血流均畅通无阻。这种严重的 PR 通常伴主肺动脉甚至左右肺动脉分支的明显搏动，因为肺动脉内舒张压降低，脉压差增大。舒张期彩色多普勒所示的反流束大小可用于严重程度评估（图 42-3）。左、右肺动脉里出现短暂的反向血流是一种正常现象，它出现在收缩晚期或舒张早期，原因和肺动脉、肺动脉分支的解剖特征及变异有关。这种正常的少量的肺动脉内反向血流维持时间非常短，影响范围小，和反流到右心室内的 PR 并不相连续。反之，肺动脉分支内的反向血流持续时间如果超过舒张期一半以上，并且延续到了右心室内，则提示重度 PR（图 42-3B）。但是"不受限"的或"敞开"的 PR 可以导致肺动脉和右心室之间的压力在舒张期迅速达到平衡，使 PR 变为流速较低的层流，在彩色多普勒模式下辨识难度增加。

彩色多普勒所示的 RVOT 内 PR 面积是一个评估严重程度的指标。PR 束宽和瓣环内径的比值是

表 42-1　法洛四联症患者手术纠治后的心脏影像学评估要点

1. 肺动脉瓣反流：是否存在、严重程度
2. 残余的右心室流出道梗阻，产生机制，严重程度，是否合并右心室流出道瘤样扩张
3. 右心室的大小和功能（包括收缩和舒张功能）
4. 右心房大小
5. 三尖瓣反流：有无反流、反流机制和严重程度
6. 右心室收缩压（多普勒技术估算）
7. 残余的房水平分流或室间隔缺损
8. 左心室的大小和功能
9. 主动脉根部和升主动脉内径
10. 主动脉瓣反流（有无反流、严重程度）
11. 冠状动脉的起源和近心段走行

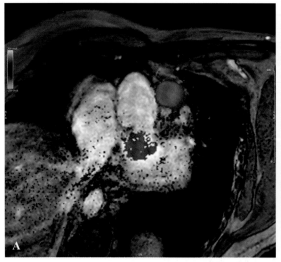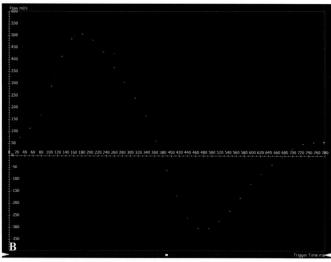

▲ 图 42-1　相差心脏磁共振成像评估肺动脉瓣反流容积和反流分数

A. 相差成像显示主肺动脉内的前向血流（蓝色）；B. 流量曲线，横坐标上方的曲线下面积代表前向血流量，横坐标下方的曲线下面积代表反向血流量。图示肺动脉瓣反流为重度，反流分数为 46%

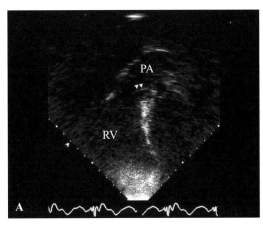 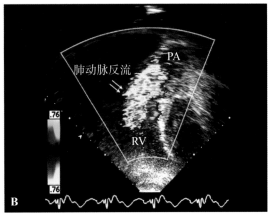

▲ 图 42-2　肋下切面显示右心室流出道

二维（A）和彩色（B）多普勒图像显示该患者无右心室流出道梗阻，但有重度肺动脉瓣反流。PA. 肺动脉；RV. 右心室

表 42-2　肺动脉瓣反流严重程度分级的超声心动图参数

	轻 度	中 度	重 度
彩色多普勒反流束宽	小束，起源处窄，长度＜ 10mm	中等	大束，起源处宽，持续时间可以很短
舒张期彩色血流反流起源处	主肺动脉	肺动脉分叉	肺动脉左右支远端
肺动脉瓣反流束宽 / 瓣环内径	≤ 1/3	1/3 ～ 2/3	≥ 2/3
舒张 – 收缩期时间流速积分比值（DSTVI）	≤ 0.5	0.5 ～ 0.7	≥ 0.7
压力半降时间（PHT）			＜ 100ms
减速时间（DT）			＜ 260ms
肺动脉瓣反流指数			＜ 0.77

一个简便的、可重复性很好的参数，可以在胸骨旁大动脉短轴切面测量，计算方法是用舒张早期的 PR 束宽除以肺动脉瓣环内径；该参数和 CMR 所测 PR 反流程度的相关性方面，不同文献的报道不尽相同，大体来说，PR 束宽 / 瓣环径比值＞ 50% 和 CMR 所测 PR 反流分数＞ 40% 具有相关性。还有一种划分是，PR 束宽 / 瓣环径比值≤ 1/3 为轻度，1/3～2/3 为中度，≥ 2/3 为重度。

另外还可以用脉冲多普勒（pulsed-wave Doppler，PW）和连续波多普勒（continuous-Wave Doppler，CW）频谱来评估 PR。肺动脉瓣口血流频谱会显示正常的收缩期前向血流和舒张期反流（图 42-4）。重度以下 PR 时，若无肺动脉高压则 PR 为全舒张期反流（图 42-4A）。相反在重度 PR 中，PW 或 CW 频谱会看到舒张期的反流信号提前终止（图 42-4B），

舒张期的反流频谱信号很快达峰，然后迅速下降，因为肺动脉和右心室内的压差迅速被平衡。但这不是重度 PR 的特有现象，在中度 PR 合并右心室舒张末压增高时也会出现，此时舒张期右心室和肺动脉内的压力也会迅速达到平衡。

PR 的 CW 频谱还可进一步用于定量分析。Li 等建议测量 PR 持续时间与全舒张期时间比值（PR 指数）（图 42-5A），他们研究了连续 53 名 TOF 术后的患者，发现 PR 指数与 CMR 得到的 PR 反流分数相关性较高（$r = -0.82$，$P ＜ 0.01$）。与 CMR 所测 PR 反流分数＞ 24% 相比，PR 指数＜ 0.77 的诊断敏感性为 100%，特异性 85%，诊断准确性 95%。然而这个结论在后续研究中并没有得到很好的验证，人们发现 PR 持续时间还和右心室顺应性及心率有关。

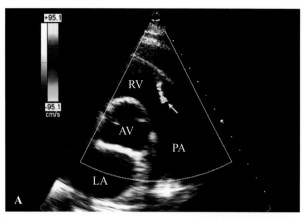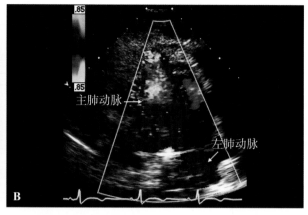

▲ 图 42-3 胸骨旁短轴切面显示右心室流出道内的舒张期血流

红色血流束代表轻度（A）和重度（B）肺动脉瓣反流。注意两者反流束宽度和延伸范围的差别，图 A 显示反流束局限在右心室流出道内，而图 B 中的反流束起源可追溯到肺动脉分支。箭所示为舒张期肺动脉瓣反流。AV. 主动脉瓣；LA. 左心房；PA. 肺动脉；RV. 右心室

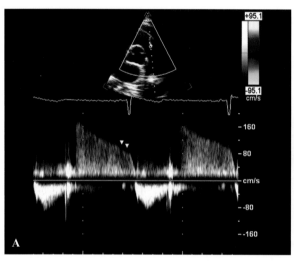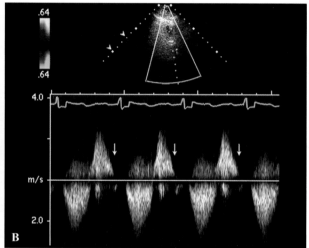

▲ 图 42-4 肺动脉瓣口连续波多普勒频谱

A. 轻度肺动脉瓣反流，其收缩期前向血流正常，反流信号存在于整个舒张期，舒张末的反流速度较低，提示正常肺动脉舒张压；B. 重度肺动脉瓣反流，其舒张期频谱迅速达峰，之后迅速下降，肺动脉和右心室内的压力迅速平衡，舒张期反流信号提前终止，频谱降至基线。箭头所示为舒张末期的肺动脉瓣反流速度

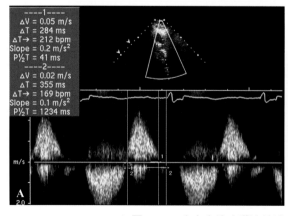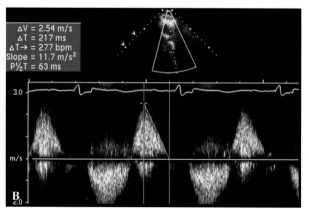

▲ 图 42-5 右心室流出道连续波多普勒（CW）频谱评估肺动脉瓣反流

A. 肺动脉瓣反流指数的测量：反流信号持续时间与全舒张期时长的比值；B. 压力半降时间的测量

基于 CW 反流信号频谱测量压力半降时间（pressure half-time，PHT）也可用于 PR 程度评估（图 42-5B）。在 RVOT 通畅且右心室舒张功能正常的前提下，PHT 和 PR 反流分数呈负相关。Silversides 等进行了一项前瞻性研究，发现 34 名 TOF 术后的患者中，CMR 测得 PR 反流分数小于 20% 者的 PHT 为（181±75）ms，反流分数＞40% 者 PHT 为（102±29）ms。后续若干研究也证明，PHT ＜ 100ms 对于诊断明显 PR（定义为 PR 反流分数≥ 20%）具有较高的敏感性和特异性。

近期的研究也将 PW 技术用于评估 PR。用主肺动脉内舒张期反流频谱的时间流速积分除以收缩期前向血流的时间流速积分，可以得到舒张 - 收缩期时间流速积分比值（diastolic to systolic time velocity integral ratio，DSTVI），DSTVI 取界值 0.49、0.72 分别和 CMR 所测 PR 反流分数为 20%、40% 有较好的对应关系，尽管后续研究显示其可重复性有些许差异。

其他用于评估 PR 严重程度的超声心动图技术还包括：①通过二维和彩色多普勒技术［如近端等速表面积（proximal isovelocity surface area，PISA）法和连续方程法］测量反流容积、反流分数和有效反流口面积；②流颈宽度测量。然而，与评估其他瓣膜反流相比，这些技术在 PR 评估中的应用较少，尚无足够的研究依据。而且这些技术都存在显著的局限性。例如连续方程法需要计算肺动脉瓣环位置的前向血流每搏输出量，以及主动脉瓣或三尖瓣水平的前向血流每搏输出量，通过两者的差值来计算 PR 分数；而肺动脉瓣环径线的测量常常误差很大，尤其在 TOF 术后；此外，三尖瓣反流和（或）肺动脉狭窄也会影响这些测量的准确性。尽管 PISA 法被认为是评估二尖瓣反流和主动脉瓣反流容积的最佳方法，但在 PR 中并未得到广泛应用，PR 的近端等速面大多数情况下并不符合半球面的假设，因其反流流率和压力阶差较低。

超声心动图新技术（如血流向量成像）在初步研究中也显示了良好的应用前景。当前在临床实践中，倾向于全面分析多个超声参数的结果来综合评估 PR。研究显示，诊断重度 PR 阳性预测值较高的方法是 PHT 结合肺动脉分支内舒张期见到反向血流，或 PHT 结合 PR 反流束宽 / 瓣环径比值。

二、右心室流出道

和识别肺动脉瓣上狭窄、肺动脉分支狭窄一样，识别右心室流出道功能异常十分重要。RVOT 室壁瘤表现为 RVOT 和主肺动脉前方或外侧的无回声区，其瘤壁菲薄伴收缩功能异常。TOF 术后残余 RVOT 梗阻者亦不少见，需注意和肺动脉瓣狭窄的鉴别。测量肺动脉瓣环内径对于手术和经导管的肺动脉瓣置换十分重要，需要进行多切面测量。CMR 和 CT 在 RVOT 显像方面有一定价值，也可用于测量 RVOT 的径线（图 42-6）。心脏 CT 还能提供心脏介入医师所关心的管道钙化问题。再次行胸骨正中切开术前，如外科 PVR，CT 可以显示右心室前壁和（或）升主动脉与胸骨后缘之间距离相近甚至紧贴，这些信息对术者制订具体的手术操作计划十分重要，以避免二次手术胸骨切开时损伤右心室前壁和（或）升主动脉。

肺动脉分支狭窄的原因可能是早先因分流造成的肺动脉扭曲，或跨瓣环补片过长影响肺动脉分支，或继发于远端肺动脉发育不良。肺动脉分支狭窄导致的下游梗阻可加重 PR。RVOT 过长会造成左肺动脉扭曲，跨瓣环补片有时还会造成左肺动脉旋位。超声心动图对于肺动脉分支的显示经常不够理

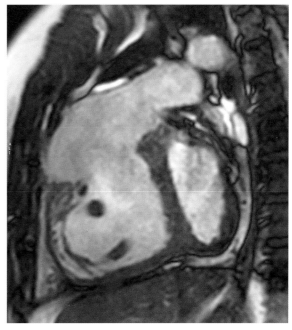

▲ 图 42-6　心脏磁共振平衡稳态自由进动图像所示的右心室流出道

一位法洛四联症矫治术后患者存在显著的右心室扩张

想，尤其在成人，而 CMR 和 CT 对这些结构的显示十分有效。同位素灌注显像或相差 CMR 还可进行血流功能成像，有助于明确到各肺叶的相对分流情况。

如果发现了梗阻位置，可以用 PW 或 CW 进一步评估梗阻程度。PW 用于测量梗阻近端的较低流速（V_1），而 CW 用于测量梗阻位置加速的血流速度（V_2）。梗阻两端的压力阶差可以用简化的伯努利方程作计算，等于 $4(V_2 - V_1)$ [2]。然而这些测量都有可能不太准确，因为声窗往往达不到最佳，或患者存在多个水平的梗阻、长管型梗阻，或肺动脉解剖变异。另外，通过 CW 测定的 TR 速度进行伯努利方程运算可得到右心室收缩压。而室间隔变平、右心室壁肥厚等也是间接提示右心室压力明显增高的征象。此时建议右心导管检查直接测压，并予心腔 / 血管造影，以评估梗阻位置和严重程度，明确肺动脉压力。

TOF 术后的肺动脉高压可能来源于早先体 – 肺循环分流（如 Blalock-Taussig 分流）所致的肺动脉高压残余，或继发于显著的、有血流动力学效应的心腔内残余分流。有时肺动脉高压还可能来自获得性的心血管疾病或肺部疾病，如肺栓塞、肺气肿、睡眠呼吸暂停、高血压或左心衰。肺动脉高压可以加重 PR。

三、右心室大小与收缩功能

TOF 术后患者无创评估的一个重要方面是右心室的大小和功能。和左心室相比，右心室几何形态更复杂，它由流入道、体部或窦部、流出道或漏斗部构成，短轴观呈新月形，心尖切面观近似三角形。右心室室壁较薄，心腔内粗大的肌小梁很多，故心内膜面边界的辨认有一定困难。另外右心室流出道是一个肌性的伸展的管道，终止于肺动脉瓣，不含有肺动脉瓣环。这些形态学特征均符合右心室特殊的血流动力学角色，但也给超声评估带来了难度。右心室在整个心脏中最靠前，正好位于胸骨后方，有时超声显像比较困难。肉眼估测对右心室大小和收缩功能的定性判断在临床中广为应用，但指南强调了定量评估的重要性。然而这些已出版的正常值来自一般人群，不适用于先天性心脏病患者。表 42-3 小结了上述右心参数的诊断阈值和在 TOF 中的应用。

TOF 患者的右心室功能本就存在异常，其右心室壁显著肥厚、心肌纤维化也会在术后持续存在。一些术前、术后因素还会使右心室扩张和功能异常继续进展，如显著 TR、残余的房水平或室水平分流、残余 RVOT 梗阻、肺动脉高压及机械不同步等。患者术后的右心大小和功能受到术前发绀程度、发绀持续时间和压力负荷情况的影响，同时也受手术因素本身的影响，如右心室切开、冠状动脉损伤、心肌保护不充分所致心肌损伤、RVOT 跨瓣环补片等。这些都会影响右心室对慢性 PR 容量负荷过重的适应性。

PR 造成的右心室重构是不规则的，其特点是右心室心尖部扩张，以及基底部横断面观扩张呈矩形（而不再是新月形）。在重构早期，右心室容积增大，射血分数（ejection fraction，EF）也会增加。但之后因长期的容量超负荷，右心室功能受损，EF 值会降低。右心室心肌功能进行性恶化，最终造成每搏输出量下降，右心室舒张末和收缩末容积均增加。不同以往，现今的手术会设法尽量保留正常的肺动脉瓣功能，避免或减轻"不受限"PR 的情形，以减少对右心室功能的损害。现今的手术技术包括右心房和肺动脉联合切口，这样即便需要做 RVOT 扩大成型或跨肺动脉瓣补片，也可以使右心室切口的范围缩到很小。该术式不损伤肺动脉瓣，避免大量 PR，代价是残余的 RVOT 梗阻，其短期和中期预后在不同的研究报道中有所差异，而远期效果尚未知晓。

CMR 被公认为 TOF 术后评估右心室大小和功能的影像"金标准"。用超声心动图进行右心室的半定量评估也很有效，尤其是长期随访中。除标准切面以外，聚焦于右心室的心尖四腔心切面也很重要，此时探头更偏中间，以显示整个右心室窦部。二维径线测量包括四腔心切面上右心室窦部的基底段左右径、中间段左右径，以及胸骨旁长轴或短轴切面 RVOT 内径，这些测值可用于和正常参考值作比较（表 42-3）。有关这些超声径线和 CMR 右心室容积测值一致性的研究还很少，现有证据显示超声径线测量的准确性最多只有中度。

右心室舒张末期面积是检测右心室扩张的有效参数。方法是在四腔心切面于舒张末期描绘右心

表 42-3　右心室大小和功能参数在正常成人心脏和法洛四联症患者中的应用

右心大小和功能的测量	异常临界值（非 TOF）	在 TOF 中的应用
右心室基底段内径	＞ 4.1cm	
右心室中段内径	＞ 3.5cm	
RVOT 近端 PLAX 内径	＞ 3.0cm	
RVOT 近端 PSAX 内径	＞ 3.5cm	
RVOT 远端 PSAX 内径	＞ 2.7cm	
右心室壁厚度	＞ 5mm	
右心室舒张末期面积	＞ 12.6cm²/m²（男） ＞ 11.5cm²/m²（女）	TOF 术后右心室舒张末期面积≥ 20cm²/m² 与 CMR 右心室舒张末期容积≥ 170ml/m² 相关
右心室面积变化率（FAC，%）	＜ 35%	TOF 成人患者中 FAC ＜ 30% 伴 RVOT 缩短分数＜ 25% 与 CMR 测得的 RVEF ＜ 35% 相关
TAPSE	＜ 1.7cm	TOF 中 TAPSE 和 RVEF 相关性很弱
脉冲组织多普勒 S' 峰速度	＜ 9.5cm/s	可能不准确。在漏斗部 EF 值≥ 30% 的患者中，与 RVEF 相关性较好
彩色组织多普勒法 S' 峰速度	＜ 6.0cm/s	TOF 患者中，有关该值和 RVEF 相关性的研究资料很少
脉冲波多普勒 MPI	＞ 0.43	研究报道所示右心室 MPI 在 TOF 中的准确性结果不一，应用价值有限
组织多普勒 MPI	＞ 0.54	同上
右心室游离壁整体纵向应变	＞ –20%	有关 TOF 术后患者的研究资料有限
三维超声右心室射血分数（RVEF）	＜ 45%	与 CMR 相比，三维超声心动图在右心室更大时会低估右心室容积和功能

CMR. 心脏磁共振；MPI. 心肌做功指数；PLAX. 胸骨旁长轴切面；PSAX. 胸骨旁短轴切面；TOF. 法洛四联症；RVOT. 右心室流出道；RVEF. 右心室射血分数；TAPSE. 三尖瓣环平面收缩期位移

改编自 Portnoy SG, Rudski LG. Echocardiographic evaluation of the right ventricle: a 2014 perspective. *Curr Cardiol Rep.* 2015;17:21.

室心内膜边界，得到面积，然后进行体表面积标化。超声测得右心室舒张末面积指数≥ 20cm²/m² 和 CMR 测得右心室舒张末容积≥ 170ml/m² 相对应。用同样方法在收缩末期再次描记，还可以计算面积变化率（fractional area change，FAC），这一步可以同样用心尖四腔心切面来描记，也可以在胸骨旁短轴切面心室中段水平进行描记；FAC 也是评估右心室功能的一个指标。

$$\frac{右心室舒张末面积 - 右心室收缩末面积}{右心室舒张末面积} \times 100\%$$

FAC ＜ 35% 提示右心室收缩功能不全。然而这个参数所评估的其实是右心室体部变化，在 TOF 患者中，它和 CMR 右心室 EF 值仅为中度相关。原因可能是 FAC 对右心室容积的反应并不全面，它的测量切面并未包含 RVOT 部分，而 RVOT 占右心室

容积的 25%～30%。

二维超声对右心室功能评估的挑战主要来自右心室的几何构型，以及 TOF 患者右心室窦部和 RVOT 的功能变化程度不一致。三维超声心动图是可用于右心室容积、功能评估的一种可靠方法，其前提是声窗条件好，图像分辨力足够，这在右心室增大、RVOT 瘤样扩张时较难达到。研究表明，用三维超声测量 TOF 患者的右心室容积与 CMR 结果有很好的相关性，但超声往往在右心室扩大的患者中低估右心室容积和功能。一种新的三维超声成像技术叫作基于二维的三维重建，它利用一种磁定位装置，以二维图像为基础进行三维重建，使右心室容积测定结果更准确、更稳定，但这种方法比较费时，并且需要特殊的硬件设备和软件支持。超声造影能更好地显示心内膜界线，在造影模式下采集聚焦于右心室的三维容积图像，再用新型软件进行分

析，或许能实现右心室容积的准确测定。

基于右心室的几何构型限制，更多的非几何多普勒参数也被广泛应用于 TOF 的右心室收缩、舒张功能评估。

纵向运动是一个评估右心室收缩功能的指标，它反映了右心室壁肌纤维纵向排列的特点。三尖瓣环平面收缩期位移（tricuspid annular plane systolic excursion，TAPSE）在心尖四腔心切面测量，采用 M 型获得三尖瓣环平面在收缩末期到舒张末期之间的位移，其正常值≥ 1.7cm。TAPSE 测量方法简单，但有角度和容量依赖性，也不能反应右心室壁的节段性运动异常（例如 RVOT 扩张、功能减低时，右心室窦部的收缩力仍为正常）。这一点可能是 TOF 患者中 TAPSE 和 CMR 的右心室功能测值相关性较差的原因。

评估右心室纵向运动还可以用脉冲组织或彩色组织多普勒三尖瓣环收缩期运动速度（S'）。测量采用三尖瓣环侧壁位置，将取样容积置于靠近三尖瓣前叶附着点的侧壁瓣环处，反映右心室壁在收缩期和舒张期的纵向运动。S' 受容量负荷影响小，与正常对照组相比，TOF 术后患者 S' 较低；但在合并显著 RVOT 功能减低的患者中，S' 测值和 CMR 右心室 EF 值的相关性仍然较差。

另一个多普勒参数是右心室心肌做功指数（myocardial performance index，MPI），这个参数包含了右心室收缩和舒张功能两方面，能够反应右心室的整体功能。测量方法是用右心室等容收缩期、等容舒张期时间之和除以右心室射血时间。Schwerzmann 等研究了 57 位 TOF 术后合并大量 PR 的成人患者，发现右心室 MPI ≥ 0.40 和 CMR 右心室 EF 值 < 35% 相关，诊断敏感性和特异性分别为 81% 和 85%，而右心室 MPI < 0.25 则与 CMR 右心室 EF ≥ 50% 相关，其诊断敏感性、特异性分别为 70% 和 89%。MPI 也是容量依赖型参数，因此在 TOF 中的应用也比较有限。

还有一个非容量依赖型的多普勒参数，操作简便，可重复性高，能够评估右心室收缩功能，叫作等容收缩期心肌加速度（isovolumic acceleration time，IVA），测量方法是用等容收缩期的心肌运动速度除以其达峰时间。Frigiola 等报道，IVA 在 TOF 术后患者中和 PR 程度相关性好，可以早期发现亚临床的右心室功能不全，对于治疗决策，即掌握 PVR 手术干预的时机有帮助。然而在 TOF 术后的人群中，IVA 和 CMR 所测的右心室 EF 也没有很好的相关性。IVA 和年龄有关，在 10—20 岁时最高，也和心率、声束角度有关。

组织多普勒或斑点追踪法测量右心室壁应变和应变率也是节段性右心室功能定量评估的方法。和 TAPSE 或 S' 不同，斑点追踪法测量右心室整体应变值没有角度依赖性。TOF 术后患者的右心室游离壁和室间隔的形变能力都是减低的，尤其是合并明显 PR 者。右心室收缩期纵向应变（无论是整体应变还是游离壁应变）和 CMR 右心室 EF 值的相关性在文献报道中结论不一；但似乎随时间进展，右心室应变值有减低趋势，尽管 CMR 右心室 EF 值可能仍在正常范围，这提示应变参数可以反映很细微的右心室功能改变。PVR 术后右心室纵向收缩期峰值应变和应变率的恢复情况在现有的研究报道中也各不一致，但这两个都是和 TOF 术后右心室功能相关的参数，对指导 PVR 的干预时机有潜在价值。因为缺乏专用分析软件（最近几年逐渐多见）和正常参考值，右心室应变领域进展较慢。和前面几个参数相似，应变值也会受到年龄和心率的影响。

在无法进行 CMR 检查时，可以考虑采用超声心动图进行右心室功能的半定量评估作为替代手段。但是右心室解剖结构的复杂性、不同部位功能改变的不对称性，限制了部分超声参数的准确性。临床上面对个体化的患者时，需要综合应用多种超声技术来进行右心室大小和功能的完整分析。当存在 CMR 检查禁忌时，可以采用门控的心脏 CT 来完成右心室的定量评估。

四、右心室舒张功能不全

右心室舒张功能不全在 TOF 矫治术后尤为普遍，这可能是由于右心室压力和容积过重导致的右心室肥厚和代偿性改变。有一种舒张功能不全模式表现为"右心室限制性血流动力学"，此时可以看到舒张晚期于心房收缩后，从 RVOT 到主肺动脉方向出现前向血流信号（图 42-7）。原因是右心室舒张末压升高，之后和肺动脉内压力迅速平衡，僵硬的右心室此时相当于一个被动的管道，因此出现了舒张末期的前向血流。值得注意的是正常人也可能

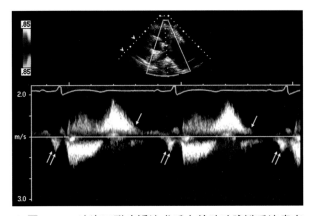

▲ 图 42-7 法洛四联症矫治术后合并肺动脉瓣反流患者的右心室舒张功能评估

限制性充盈模式导致心房收缩期在肺动脉内出现前向血流（双箭），这在整个呼吸周期中，以及连续五个心动周期中都能看到

在吸气相出现短暂的从右心室向主肺动脉的舒张晚期前向血流，因此连续五个心动周期都观察到这个现象才能提示右心室限制性舒张功能异常。检测方法是将 PW 取样容积置于紧邻肺动脉瓣环的远端。很多研究用舒张晚期前向血流现象代表右心室舒张功能不全，但关于它在临床评估和预后中的参考价值，以及和运动耐量、右心室大小和功能的相关性方面，各研究结果并不一致。一个可能的理论解释是，右心室舒张期压力增高会限制 PR、限制右心室扩张，从而提高运动耐量。这在右心室容量较小时才会存在，一旦右心室扩张超过了一定阈值，这种保护性限制性血流动力学就会消失。

右心室结构正常时，应用跨三尖瓣血流频谱和三尖瓣环组织多普勒频谱来评估右心室舒张功能，将其分为正常舒张功能，1 级（松弛功能障碍：E/A < 0.8）、2 级（假性正常化：E/A 0.8～2.1 且 E/e' > 6）和 3 级（限制性充盈：E/A > 2.1 且减速时间 < 120ms）舒张功能不全。然而研究表明在 TOF 术后人群中，这些参数和右心室舒张末压的相关性较差。这可能和 PR 有关，右心室舒张末压不但取决于右心室心肌的内在功能状态，还取决于右心室舒张末容量负荷。

肝静脉血流频谱也能帮助识别右心室舒张功能不全。其特征性改变是舒张期前向血流加快，以及吸气时血流的变化更明显。其他超声观察指标还有右心房径线和容积、下腔静脉和三尖瓣反流速度随呼吸运动的变化，但这些指标都缺乏特异性。

五、右心房大小与功能

右心房大小的定量评估很有临床意义，TOF 术后右心房增大往往和持续的房性心律失常相关。二维超声心动图测量右心房时使用心尖四腔心切面，从三尖瓣瓣环中点到右心房后壁测量可以得到较大径，再取其垂直方向测量为较小径。正常成人右心房增大的界值是右心房面积 > 18cm^2。CMR 可以测定右心房容积，用 Whitlock 等提出的面积 - 长度法进行计算：0.848 ×（面积$_{四腔心}$）^{2}/ 长度$_{四腔心}$。一些小样本研究显示，TOF 术后患者较正常人右心房增大，右心房排空减低，伴右心房壁应变减低。

六、三尖瓣反流

三尖瓣反流（tricuspid valve regurgitation，TR）在 TOF 术后并不少见，显著 TR 在 TOF 术后成人的发生概率高达 1/3。显著 TR 会加重右心室扩张和功能不全，因此 TR 的影像学评估，包括反流程度和反流机制的评估是这些患者无创综合评估的重要方面。三维超声心动图可以提供从右心房面或右心室面的三尖瓣正面观，十分有用。TR 产生的原因包括：①右心室容量负荷增加导致三尖瓣环扩张；②经右心房手术入路时牵引不当造成三尖瓣损伤；③室间隔缺损补片植入或后续的器械植入导致三尖瓣叶或腱索损伤；④原发性三尖瓣结构异常。评估 TR 程度需要结合多个超声切面的观察。反流束流颈宽度 > 0.7cm 是诊断重度 TR 最可靠的指标之一。

七、心腔内残余分流

为排除残余的室间隔缺损（ventricular septal defect，VSD）分流，需进行彩色多普勒超声检查，有时还需要借助心脏声学造影。VSD 的残余分流可以出现在沿补片方向的任何位点，以补片上缘为多见，该处邻近房室结，缝线时为避免传导系统损伤，针脚间距较大。所有的残余 VSD 都应该用频谱多普勒测量分流流速，高流速则提示右心室压力较低。完整的影像学评估还需包括房间隔缺损或卵圆孔未闭的检查，这些可以在经食管超声心动图上清楚地被显示。房水平分流对于拟行 PVR 手术的患者尤其重要，体外循环插管时需警惕空气栓塞的风险，如未发现或未处理房水平分流，可能使气体栓子从右心房到达左心房，甚至导致神经系统损伤。

八、对左心系统的考虑

尽管 TOF 的胚胎发育异常并不直接累及左心室，这些患者术后也经常发生不同程度的左心室收缩和舒张功能异常，包括应变和扭转参数异常。重要的是，左心室收缩功能异常和应变参数异常是心源性猝死的强力预测因子，而 TOF 术后的成人患者中约 20% 存在左心室收缩功能异常。左右心室共享的肌纤维、室间隔和心包因素促成了心室间的相互依赖。左心室功能异常部分归咎于右心室容量负荷过重所导致的室间隔运动异常，以及左心室形态和机械活动异常，这种不利的心室间相互作用即反 Bernheim 效应。研究提示很多因素与 TOF 术后左心室收缩功能异常相关，包括：①术前发绀持续时间；②先前施行的体 – 肺动脉分流术导致左心室容量负荷过重；③术中体外循环期间心肌保护不足；④体外循环持续时间；⑤室间隔补片修补；⑥心肌纤维化；⑦主动脉根部扩张继发主动脉瓣反流（aortic valve regurgitation，AR）。如果没有室间隔活动异常，左心室收缩功能可以用常规 M 型或二维超声心动图技术（Simpson 法）进行测量，或新近的二维和三维应变分析技术来评估。

TOF 术后另一个常见表现是主动脉根部扩张。人们认为这和患者主动脉根部的内在特性异常有关，以及长期容量负荷增加有关。事实上，TOF 矫治术后患者主动脉根部内径超过 4cm 者约占 25%，而超过 5cm 者仅占 2.3%。AR 可能继发于主动脉根部扩张，也可能是因为术中置入 VSD 补片时直接损伤了主动脉瓣。主动脉根部的解剖评估需要仔细进行一系列的参数测定，但不同检查技术和不同影像实验室的操作习惯存在着一些测量方案和参数解读上的差异。例如，美国超声心动图学会在胸主动脉疾病成像的指南中，推荐主动脉根部径线在舒张末期测量，取"前缘到前缘"距离；但 ASE 颁布的儿童先天性心脏病指南中，主动脉根部的测量却推荐在收缩中晚期进行，取"内缘到内缘"的距离。

辨明冠状动脉走行对于 TOF 术后的患者也很重要，尤其是在 RVOT 干预操作前，因为 TOF 有

5%～7% 的概率会合并左冠状动脉异常穿过 RVOT。心电和呼吸门控的磁共振血管成像对显示冠状动脉起源和近端走行具有足够的空间分辨力。门控心脏 CT 也能很好地显示冠状动脉起源、走行和内径。

九、心脏影像学评估对后续干预决策的影响

较新的经导管人工肺动脉瓣植入技术在 TOF 术后 PR 的治疗中大有前景。目前绝大部分经导管肺动脉瓣植入于既有的右心室 – 肺动脉管道之内，或是功能异常的人工生物瓣内；而新一代瓣膜可以植入在自体 RVOT 内。最近的报道指出，三维超声心动图能提供比二维超声更多的 RVOT 解剖细节。横断面成像（CMR 或 CT）对于明确 RVOT 构型和决定经皮植入的人工瓣型号有重要作用。PVR 已被证明能够减小右心室容积，从而推测可以改善症状。只要是在有经验的医疗中心开展 PVR，其手术相关风险很低。而当前成人先天性心脏病治疗指南中 PVR 术的指征推荐是有症状的中度或以上 PR（Ⅰ级，LOE B-NR）。对于无症状患者推荐行 PVR 的证据级别较低，并且要求符合以下指标中的两项或以上：①轻至中度的右心室 / 左心室功能异常；②右心室严重扩张（舒张末期容积 ≥ 160ml/m^2，收缩末期容积 ≥ 80ml/m^2 或 RVEDV ≥ 2×LVEDV）；③ RVOT 梗阻致右心室收缩压升高至体循环收缩压的 2/3 或以上；④运动耐量进行性下降。

PVR 术后也需要继续定期系列随访，对人工瓣功能和右心室大小、功能变化进行影像学评估。无论生物瓣还是机械瓣，超声心动图是评估人工肺动脉瓣功能的理想影像技术。人工肺动脉瓣几乎总是直接位于胸骨后方，很容易在经胸超声心动图上显示，有时还能被触诊到。超声的常规观察项目包括瓣叶活动情况、最大和平均跨瓣压差、是否存在人工瓣反流和反流程度等。此外根据最新指南，TOF 矫治术后再行 PVR 者还需要每 3 年接受一次 CMR 检查，以进行右心室大小和功能的定量评估。

结论

TOF 矫治术后的心脏影像学评估需要综合应用

多模态影像技术，以监测血流动力学变化和相应的解剖学改变。PR 是其常见的并发症，会导致右心室进行性扩张和功能减退，从而引起运动耐量持续

下降、心力衰竭、快速性心律失常和晚期心源性猝死。心脏影像学评估在 PVR 干预时机决策中具有至关重要的作用。

参考文献

[1] Abd El Rahman MY, Abdul-Khaliq H, Vogel M, et al. Value of the new Doppler-derived myocardial performance index for the evaluation of right and left ventricular function following repair of tetralogy of Fallot. *Pediatr Cardiol*. 2002;23(5):502–507.

[2] Aboulhosn JA, Lluri G, Gurvitz MZ, et al. Left and right ventricular diastolic function in adults with surgically repaired tetralogy of Fallot: a multi-institutional study. *Can J Cardiol*. 2013;29(7):866–872.

[3] Alghamdi MH, Grosse-Wortmann L, Ahmad N, Mertens L, Friedberg MK. Can simple echocardiographic measures reduce the number of cardiac magnetic resonance imaging studies to diagnose right ventricular enlargement in congenital heart disease? *J Am Soc Echocardiogr*. 2012;25(5):518–523.

[4] Almeida-Morais L, Pereira-da-Silva T, Branco L, et al. The value of right ventricular longitudinal strain in the evaluation of adult patients with repaired tetralogy of Fallot: a new tool for a contemporary challenge. *Cardiol Young*. 2017;27(3):498–506.

[5] Bansal N, Gupta P, Joshi A, Zerin JM, Aggarwal S. Utility of Doppler echocardiography to estimate the severity of pulmonary valve regurgitation fraction in patients with repaired tetralogy of Fallot. *Pediatr Cardiol*. 2019;40(2):404–411.

[6] Bernard Y, Morel M, Descotes-Genon V, Jehl J, Meneveau N, Schiele F. Value of speckle tracking for the assessment of right ventricular function in patients operated on for tetralogy of Fallot. Comparison with magnetic resonance imaging. *Echocardiography*. 2014;31(4):474–482.

[7] Beurskens NEG, Gorter TM, Pieper PG, et al. Diagnostic value of Doppler echocardiography for identifying hemo-dynamic significant pulmonary valve regurgitation in tetralogy of Fallot: comparison with cardiac MRI. *Int J Cardiovasc Imaging*. 2017;33(11):1723–1730.

[8] Bhat M, Goldmuntz E, Fogel MA, Rychik J, Mercer-Rosa L. Longitudinal validation of the diastolic to systolic time-velocity integral ratio as a Doppler-derived measure of pulmonary regurgitation in patients with repaired tetralogy of Fallot. *Pediatr Cardiol*. 2017;38(2):240–246.

[9] Bonnemains L, Stos B, Vaugrenard T, Marie PY, Odille F, Boudjemline Y. Echocardiographic right ventricle longitudinal contraction indices cannot predict ejection fraction in post-operative Fallot children. *Eur Heart J Cardiovasc Imaging*. 2012;13(3):235–242.

[10] Bussadori C, Di Salvo G, Pluchinotta FR, et al. Evaluation of right ventricular function in adults with congenital heart defects. *Echocardiography*. 2015;32(suppl 1):S38–S52.

[11] Crean AM, Maredia N, Ballard G, et al. 3D Echo systematically underestimates right ventricular volumes compared to cardiovascular magnetic resonance in adult congenital heart disease patients with moderate or severe RV dilatation. *J Cardiovasc Magn Reson*. 2011;13:78.

[12] D'Andrea A, Caso P, Sarubbi B, et al. Right ventricular myo-cardial dysfunction in adult patients late after repair of tetralogy of Fallot. *Int J Cardiol*. 2004;94(2–3):213–220.

[13] D'Anna C, Caputi A, Natali B, et al. Improving the role of echocardiography in studying the right ventricle of repaired tetralogy of Fallot patients: comparison with cardiac magnetic resonance. *Int J Cardiovasc Imaging*. 2018;34(3):399–406.

[14] Davlouros PA, Kilner PJ, Hornung TS, et al. Right ventricular function in adults with repaired tetralogy of Fallot assessed with cardiovascular magnetic resonance imaging: detrimental role of right ventricular outflow aneurysms or akinesia and adverse right-to-left ventricular interaction. *J Am Coll Cardiol*. 2002;40(11):2044–2052.

[15] Dellas C, Kammerer L, Gravenhorst V, Lotz J, Paul T, Steinmetz M. Quantification of pulmonary regurgitation and prediction of pulmonary valve replacement by echocardiography in patients with congenital heart defects in comparison to cardiac magnetic resonance imaging. *Int J Cardiovasc Imaging*. 2018;34(4):607–613.

[16] Diller GP, Kempny A, Liodakis E, et al. Left ventricular longitudinal function predicts life-threatening ventricular arrhythmia and death in adults with repaired tetralogy of Fallot. *Circulation*. 2012;125(20):2440–2446.

[17] DiLorenzo M, Hwang WT, Goldmuntz E, Ky B, Mercer-Rosa L. Diastolic dysfunction in tetralogy of Fallot: comparison of echocardiography with catheterization. *Echocardiography*. 2018;35(10):1641–1648.

[18] Dragulescu A, Friedberg MK, Grosse-Wortmann L, Redington A, Mertens L. Effect of chronic right ventricular volume over-load on ventricular interaction in patients after tetralogy of Fallot repair. *J Am Soc Echocardiogr*. 2014;27(8):896–902.

[19] Dragulescu A, Grosse-Wortmann L, Fackoury C, et al. Echo-cardiographic assessment of right ventricular volumes after surgical repair of tetralogy of Fallot: clinical validation of a new echocardiographic method. *J Am Soc Echocardiogr*. 2011;24(11):1191–1198.

[20] Eidem BW, Tei C, O'Leary PW, Cetta F, Seward JB. Nongeometric quantitative assessment of right and left ventricular function: myocardial performance index in normal children and patients with Ebstein anomaly. *J Am Soc Echocardiogr*. 1998;11(9):849–856.

[21] Fernandes FP, Manlhiot C, Roche SL, et al. Impaired left ventricular myocardial mechanics and their relation to pulmonary regurgitation, right ventricular enlargement and exercise capacity in asymptomatic children after repair of tetralogy of Fallot. *J Am Soc Echocardiogr*. 2012;25(5):494–503.

[22] Friedberg MK, Fernandes FP, Roche SL, et al. Relation of right ventricular mechanics to exercise tolerance in children after tetralogy of Fallot repair. *Am Heart J*. 2013;165(4):551–557.

[23] Frigiola A, Hughes M, Turner M, et al. Physiological and phenotypic characteristics of late survivors of tetralogy of Fallot repair who are free from pulmonary valve replacement. *Circulation*. 2013;128(17):1861–1868.

[24] Frigiola A, Redington AN, Cullen S, Vogel M. Pulmonary regurgitation is an important determinant of right ventricular contractile dysfunction in patients with surgically repaired tetralogy of Fallot. *Circulation*. 2004;110(11 suppl 1):II153–II157.

[25] Gatzoulis MA, Balaji S, Webber SA, et al. Risk factors for arrhythmia and sudden cardiac death late after repair of tetralogy of Fallot: a multicentre study. *Lancet*. 2000;356(9234):975–981.

[26] Gatzoulis MA, Clark AL, Cullen S, Newman CG, Redington AN. Right ventricular diastolic function 15 to 35 years after repair of tetralogy of Fallot. Restrictive physiology predicts superior exercise performance. *Circulation*. 1995;91(6):1775–1781.

[27] Genovese D, Mor-Avi V, Palermo C, et al. Comparison between four-chamber and right ventricular-focused views for the quantitative evaluation of right ventricular size and function. *J Am Soc Echocardiogr*. 2019;32(4):484–494.

[28] Geva T. Repaired tetralogy of Fallot: the roles of cardiovascular magnetic resonance in evaluating pathophysiology and for pulmonary valve replacement decision support. *J Cardiovasc Magn Reson*. 2011;13:9.

[29] Geva T, Mulder B, Gauvreau K, et al. Preoperative predictors of death and sustained ventricular tachycardia After pulmonary valve replacement in patients with repaired tetralogy of Fallot enrolled in the INDICATOR cohort. *Circulation*. 2018;138(19):2106–2115.

[30] Geva T, Sandweiss BM, Gauvreau K, Lock JE, Powell AJ. Factors associated with impaired clinical status in long-term survivors of tetralogy of Fallot repair evaluated by magnetic resonance imaging. *J Am Coll Cardiol*. 2004;43(6):1068–1074.

[31] Ghai A, Silversides C, Harris L, Webb GD, Siu SC, Therrien J. Left ventricular dysfunction is a risk factor for sudden cardiac death in adults late after repair of tetralogy of Fallot. *J Am Coll Cardiol*. 2002;40(9):1675–1680.

[32] Greutmann M, Tobler D, Biaggi P, et al. Echocardiography for assessment of right ventricular volumes revisited: a cardiac magnetic resonance comparison study in adults with repaired tetralogy of Fallot. *J Am Soc Echocardiogr*. 2010;23(9):905–911.

[33] Greutmann M, Tobler D, Biaggi P, et al. Echocardiography for assessment of regional and global right ventricular systolic function in adults with repaired tetralogy of Fallot. *Int J Cardiol*. 2012;157(1):53–58.

[34] Grewal J, Majdalany D, Syed I, Pellikka P, Warnes CA. Three-dimensional echocardiographic assessment of right ventricular volume and function in adult patients with congenital heart disease: comparison with magnetic resonance imaging. *J Am Soc Echocardiogr*. 2010;23(2):127–133.

[35] Gursu HA, Varan B, Sade E, Erdogan I, Ozkan M. Analysis of right ventricle function with strain imaging before and after pulmonary valve replacement. *Cardiol J*. 2016;23(2):195–201.

[36] Hallbergson A, Gauvreau K, Powell AJ, Geva T. Right ventricular remodeling after pulmonary valve replacement: early gains, late losses. *Ann Thorac Surg*. 2015;99(2):660–666.

[37] Hayabuchi Y, Sakata M, Ohnishi T, Inoue M, Kagami S. Ratio of early diastolic tricuspid inflow to tricuspid lateral annulus velocity reflects pulmonary regurgitation severity but not right ventricular diastolic function in children with repaired tetralogy of Fallot. *Pediatr Cardiol*. 2013;34(5):1112–1117.

[38] Hickey EJ, Veldtman G, Bradley TJ, et al. Late risk of outcomes for adults with repaired tetralogy of Fallot from an inception cohort spanning four decades. *Eur J Cardiothorac Surg*. 2009;35(1):156–164; discussion 164.

[39] Hofferberth SC, Nathan M, Marx GR, et al. Valve-sparing repair with intraoperative balloon dilation in Tetralogy of Fallot: midterm results and therapeutic implications. *J Thorac Cardiovasc Surg*. 2018;155(3):1163–1173.e1164.

[40] Iriart X, Montaudon M, Lafitte S, et al. Right ventricle three-dimensional echography in corrected tetralogy of Fallot: accuracy and variability. *Eur J Echocardiogr*. 2009;10(6):784–792.

[41] Kempny A, Diller GP, Orwat S, et al. Right ventricular-left ventricular interaction in adults with Tetralogy of Fallot: a combined cardiac magnetic resonance and echocardiographic speckle tracking study. *Int J Cardiol*. 2012;154(3):259–264.

[42] Khoo NS, Young A, Occleshaw C, Cowan B, Zeng IS, Gentles TL. Assessments of right ventricular volume and function using three-dimensional echocardiography in older children and adults with congenital heart disease: comparison with cardiac magnetic resonance imaging. *J Am Soc Echocardiogr*. 2009;22(11):1279–1288.

[43] Koca B, Oztunc F, Eroglu AG, Gokalp S, Dursun M, Yilmaz R. Evaluation of right ventricular function in patients with tetralogy of Fallot using the myocardial perfor-mance index and isovolumic acceleration: a comparison with cardiac magnetic resonance imaging. *Cardiol Young*. 2014;24(3):422–429.

[44] Koestenberger M, Nagel B, Avian A, et al. Systolic right ventricular function in children and young adults with pulmonary artery hypertension secondary to congenital heart disease and tetralogy of Fallot: tricuspid annular plane systolic excursion (TAPSE)

[45] Koestenberger M, Nagel B, Ravekes W, et al. Tricuspid annular peak systolic velocity (S') in children and young adults with pulmonary artery hypertension secondary to congenital heart diseases, and in those with repaired tetralogy of Fallot: echocardiography and MRI data. *J Am Soc Echocardiogr*. 2012;25(10):1041–1049.

[46] Koestenberger M, Nagel B, Ravekes W, et al. Tricuspid annular plane systolic excursion and right ventricular ejection fraction in pediatric and adolescent patients with tetralogy of Fallot, patients with atrial septal defect, and age-matched normal subjects. *Clin Res Cardiol*. 2011;100(1):67–75.

[47] Kutty S, Valente AM, White MT, et al. Usefulness of pulmonary arterial end-diastolic forward flow late after tetralogy of Fallot repair to predict a "restrictive" right ventricle. *Am J Cardiol*. 2018;121(11):1380–1386.

[48] Kutty S, Zhou J, Gauvreau K, Trincado C, Powell AJ, Geva T. Regional dysfunction of the right ventricular outflow tract reduces the accuracy of Doppler tissue imaging assessment of global right ventricular systolic function in patients with repaired tetralogy of Fallot. *J Am Soc Echocardiogr*. 2011;24(6):637–643.

[49] Lai WW, Gauvreau K, Rivera ES, Saleeb S, Powell AJ, Geva T. Accuracy of guideline recommendations for two-dimensional quantification of the right ventricle by echocardiography. *Int J Cardiovasc Imaging*. 2008;24(7):691–698.

[50] Lancellotti P, Tribouilloy C, Hagendorff A, et al. European Association of Echocardiography recommendations for the assessment of valvular regurgitation. Part 1: aortic and pulmonary regurgitation (native valve disease). *Eur J Echocardiogr*. 2010;11(3):223–244.

[51] Lang RM, Badano LP, Mor-Avi V, et al. Recommendations for cardiac chamber quantification by echocardiography in adults: an update from the American Society of Echocardiography and the European Association of Cardiovascular Imaging. *J Am Soc Echocardiogr*. 2015;28(1):1–39.e14.

[52] Lee W, Yoo SJ, Roche SL, et al. Determinants and functional impact of restrictive physiology after repair of tetralogy of Fallot: new insights from magnetic resonance imaging. *Int J Cardiol*. 2013;167(4):1347–1353.

[53] Leonardi B, Taylor AM, Mansi T, et al. Computational model-ling of the right ventricle in repaired tetralogy of Fallot: can it provide insight into patient treatment? *Eur Heart J Cardiovasc Imaging*. 2013;14(4):381–386.

[54] Li SN, Wong SJ, Cheung YF. Novel area strain based on three-dimensional wall motion analysis for assessment of global left ventricular performance after repair of tetralogy of Fallot. *J Am Soc Echocardiogr*. 2011;24(8):819–825.

[55] Li W, Davlouros PA, Kilner PJ, et al. Doppler-echocardiographic assessment of pulmonary regurgitation in adults with repaired tetralogy of Fallot: comparison with cardiovascular magnetic resonance imaging. *Am Heart J*. 2004;147(1):165–172.

[56] Lopez L, Colan SD, Frommelt PC, et al. Recommendations for quantification methods during the performance of a pediatric echocardiogram: a report from the pediatric measurements writing group of the American Society of Echocardiography Pediatric and Congenital Heart Disease Council. *J Am Soc Echocardiogr*. 2010;23(5):465–495; quiz 576–467.

[57] Lozano-Balseiro M, Garcia-Vieites M, Martinez-Bendayan I, et al. Valve-sparing tetralogy of Fallot repair with intraoperative dilation of the pulmonary valve. Mid-term results. *Semin Thorac Cardiovasc Surg*. 2019;31(4):828–834.

[58] Mahle WT, Parks WJ, Fyfe DA, Sallee D. Tricuspid regurgitation in patients with repaired tetralogy of Fallot and its relation to right ventricular dilatation. *Am J Cardiol*. 2003;92(5):643–645.

[59] McElhinney DB, Parry AJ, Reddy VM, Hanley FL, Stanger P. Left pulmonary artery kinking caused by outflow tract dilatation after transannular patch repair of tetralogy of Fallot. *Ann Thorac Surg*. 1998;65(4):1120–1126.

[60] Medvedofsky D, Addetia K, Patel AR, et al. Novel Approach

to three-dimensional echocardiographic quantification of right ventricular volumes and function from focused views. *J Am Soc Echocardiogr*. 2015;28(10):1222–1231.

[61] Medvedofsky D, Mor-Avi V, Kruse E, et al. Quantification of right ventricular size and function from contrast-enhanced three-dimensional echocardiographic images. *J Am Soc Echocardiogr*. 2017;30(12):1193–1202.

[62] Menting ME, Eindhoven JA, van den Bosch AE, et al. Abnormal left ventricular rotation and twist in adult patients with corrected tetralogy of Fallot. *Eur Heart J Cardiovasc Imaging*. 2014;15(5):566–574.

[63] Menting ME, van den Bosch AE, McGhie JS, et al. Assessment of ventricular function in adults with repaired tetralogy of Fallot using myocardial deformation imaging. *Eur Heart J Cardiovasc Imaging*. 2015;16(12):1347–1357.

[64] Mercer-Rosa L, Parnell A, Forfia PR, Yang W, Goldmuntz E, Kawut SM. Tricuspid annular plane systolic excursion in the assessment of right ventricular function in children and adolescents after repair of tetralogy of Fallot. *J Am Soc Echocardiogr*. 2013;26(11):1322–1329.

[65] Mercer-Rosa L, Yang W, Kutty S, Rychik J, Fogel M, Goldmuntz E. Quantifying pulmonary regurgitation and right ventricular function in surgically repaired tetralogy of Fallot: a comparative analysis of echocardiography and magnetic resonance imaging. *Circ Cardiovasc Imaging*. 2012;5(5):637–643.

[66] Mongeon FP, Gurvitz MZ, Broberg CS, et al. Aortic root dilatation in adults with surgically repaired tetralogy of Fallot: a multicenter cross-sectional study. *Circulation*. 2013;127(2):172–179.

[67] Morcos P, Vick GW III, Sahn DJ, Jerosch-Herold M, Shurman A, Sheehan FH. Correlation of right ventricular ejection fraction and tricuspid annular plane systolic excursion in tetralogy of Fallot by magnetic resonance imaging. *Int J Cardiovasc Imaging*. 2009;25(3):263–270.

[68] Mori Y, Murakami T, Inoue N, Kaneko S, Nakashima Y, Koide M. Is the presence of end-diastolic forward flow specific for restrictive right ventricular physiology in repaired tetralogy of Fallot? *Int J Cardiol*. 2017;240:187–193.

[69] Niwa K, Siu SC, Webb GD, Gatzoulis MA. Progressive aortic root dilatation in adults late after repair of tetralogy of Fallot. *Circulation*. 2002;106(11):1374–1378.

[70] Orwat S, Diller GP, Kempny A, et al. Myocardial deformation parameters predict outcome in patients with repaired tetralogy of Fallot. *Heart*. 2016;102(3):209–215.

[71] Puchalski MD, Askovich B, Sower CT, Williams RV, Minich LL, Tani LY. Pulmonary regurgitation: determining severity by echocardiography and magnetic resonance imaging. *Congenit Heart Dis*. 2008;3(3):168–175.

[72] Redington AN. Determinants and assessment of pulmonary regurgitation in tetralogy of Fallot: practice and pitfalls. *Cardiol Clin*. 2006;24(4):631–639.

[73] Renella P, Aboulhosn J, Lohan DG, et al. Two-dimensional and Doppler echocardiography reliably predict severe pulmonary regurgitation as quantified by cardiac magnetic resonance. *J Am Soc Echocardiogr*. 2010;23(8):880–886.

[74] Rudski LG, Lai WW, Afilalo J, et al. Guidelines for the echocardiographic assessment of the right heart in adults: a report from the American Society of Echocardiography endorsed by the European Association of Echocardiography, a registered branch of the European Society of Cardiology, and the Canadian Society of Echocardiography. *J Am Soc Echocardiogr*. 2010;23(7):685–713; quiz 786–688.

[75] Sabate Rotes A, Bonnichsen CR, Reece CL, et al. Long-term follow-up in repaired tetralogy of Fallot: can deformation imaging help identify optimal timing of pulmonary valve replacement? *J Am Soc Echocardiogr*. 2014;27(12):1305–1310.

[76] Samyn MM, Kwon EN, Gorentz JS, et al. Restrictive versus nonrestrictive physiology following repair of tetralogy of Fallot: is there a difference? *J Am Soc Echocardiogr*. 2013;26(7):746–755.

[77] Scherptong RW, Mollema SA, Blom NA, et al. Right ventricular peak systolic longitudinal strain is a sensitive marker for right ventricular deterioration in adult patients with tetralogy of Fallot. *Int J Cardiovasc Imaging*. 2009;25(7):669–676.

[78] Schwerzmann M, Samman AM, Salehian O, et al. Comparison of echocardiographic and cardiac magnetic resonance imaging for assessing right ventricular function in adults with repaired tetralogy of Fallot. *Am J Cardiol*. 2007;99(11):1593–1597.

[79] Selly JB, Iriart X, Roubertie F, et al. Multivariable assessment of the right ventricle by echocardiography in patients with repaired tetralogy of Fallot undergoing pulmonary valve replacement: a comparative study with magnetic resonance imaging. *Arch Cardiovasc Dis*. 2015;108(1):5–15.

[80] Sen DG, Najjar M, Yimaz B, et al. Aiming to preserve pulmonary valve function in tetralogy of Fallot repair: comparing a new approach to traditional management. *Pediatr Cardiol*. 2016;37(5):818–825.

[81] Senthilnathan S, Dragulescu A, Mertens L. Pulmonary regurgitation after tetralogy of Fallot repair: a diagnostic and ther-apeutic challenge. *J Cardiovasc Echogr*. 2013;23(1):1–9.

[82] Sheehan FH, Ge S, Vick GW III, et al. Three-dimensional shape analysis of right ventricular remodeling in repaired tetralogy of Fallot. *Am J Cardiol*. 2008;101(1):107–113.

[83] Shimada YJ, Shiota M, Siegel RJ, Shiota T. Accuracy of right ventricular volumes and function determined by three-dimensional echocardiography in comparison with magnetic resonance imaging: a meta-analysis study. *J Am Soc Echocardiogr*. 2010;23(9):943–953.

[84] Shimazaki Y, Blackstone EH, Kirklin JW. The natural history of isolated congenital pulmonary valve incompetence: surgical implications. *Thorac Cardiovasc Surg*. 1984;32(4):257–259.

[85] Silversides CK, Veldtman GR, Crossin J, et al. Pressure half-time predicts hemodynamically significant pulmonary regurgitation in adult patients with repaired tetralogy of Fallot. *J Am Soc Echocardiogr*. 2003;16(10):1057–1062.

[86] Simpson J, Lopez L, Acar P, et al. Three-dimensional echocardiography in congenital heart disease: an expert consensus document from the European Association of Cardiovascular Imaging and the American Society of Echocardiography. *J Am Soc Echocardiogr*. 2017;30(1):1–27.

[87] Smith CA, McCracken C, Thomas AS, et al. Long-term outcomes of tetralogy of Fallot: a study from the Pediatric Cardiac Care Consortium. *JAMA Cardiol*. 2019;4(1):34–41.

[88] Spiewak M, Biernacka EK, Malek LA, et al. Quantitative assessment of pulmonary regurgitation in patients with and without right ventricular tract obstruction. *Eur J Radiol*. 2011;80(2):e164–168.

[89] Srivastava S, Salem Y, Chatterjee S, et al. Echocardiographic myocardial deformation evaluation of right ventricular function in comparison with CMRI in repaired tetralogy of Fallot: a cross-sectional and longitudinal validation study. *Echocardiography*. 2013;30(2):196–202.

[90] Stout KK, Daniels CJ, Aboulhosn JA, et al. 2018 AHA/ACC guideline for the management of adults with congenital heart disease: a report of the American College of Cardiology/American Heart Association Task Force on clinical practice Guidelines. *Circulation*. 2019;139(14):e698–e800.

[91] Takayasu H, Takahashi K, Takigiku K, et al. Left ventricular torsion and strain in patients with repaired tetralogy of Fallot assessed by speckle tracking imaging. *Echocardiography*. 2011;28(7):720–729.

[92] To AH, Li VW, Ng MY, Cheung YF. Quantification of pulmonary regurgitation by vector flow mapping in congenital heart patients after repair of right ventricular outflow obstruction: a preliminary study. *J Am Soc Echocardiogr*. 2017;30(10):984–991.

[93] Tobler D, Crean AM, Redington AN, et al. The left heart after pulmonary valve replacement in adults late after tetralogy of Fallot repair. *Int J Cardiol*. 2012;160(3):165–170.

[94] Toro KD, Soriano BD, Buddhe S. Right ventricular global longitudinal strain in repaired tetralogy of Fallot. *Echocardiography*. 2016;33(10):1557–1562.

[95] Valente AM, Cook S, Festa P, et al. Multimodality imaging guidelines for patients with repaired tetralogy of Fallot: a report from the American Society of Echocardiography: developed

in collaboration with the Society for Cardiovascular Magnetic Resonance and the Society for Pediatric Radiology. *J Am Soc Echocardiogr*. 2014;27(2):111–141.

[96] Valente AM, Gauvreau K, Assenza GE, et al. Contemporary predictors of death and sustained ventricular tachycardia in patients with repaired tetralogy of Fallot enrolled in the INDICATOR cohort. *Heart*. 2014;100(3):247–253.

[97] Valente AM, Geva T. How to image repaired tetralogy of Fallot. *Circ Cardiovasc Imaging*. 2017;10(5).

[98] Van Berendoncks A, Van Grootel R, McGhie J, et al. Echocardiographic parameters of severe pulmonary regur-gitation after surgical repair of tetralogy of Fallot. *Congenit Heart Dis*. 2019;14 (4):628–637.

[99] van der Zwaan HB, Helbing WA, McGhie JS, et al. Clinical value of real-time three-dimensional echocardiography for right ventricular quantification in congenital heart disease: validation with cardiac magnetic resonance imaging. *J Am Soc Echocardiogr*. 2010;23(2):134–140.

[100] Wald RM, Redington AN, Pereira A, et al. Refining the assess-ment of pulmonary regurgitation in adults after tetralogy of Fallot repair: should we be measuring regurgitant fraction or regurgitant volume? *Eur Heart J*. 2009;30(3):356–361.

[101] Weidemann F, Eyskens B, Mertens L, et al. Quantification of regional right and left ventricular function by ultrasonic strain rate and strain indexes after surgical repair of tetralogy of Fallot. *Am J Cardiol*. 2002;90(2):133–138.

[102] Yim D, Mertens L, Morgan CT, Friedberg MK, Grosse-Wortmann L, Dragulescu A. Impact of surgical pulmonary valve replacement on ventricular mechanics in children with repaired tetralogy of Fallot. *Int J Cardiovasc Imaging*. 2017;33(5):711–720.

第 43 章　功能性单心室 Fontan 手术的超声心动图评估

Echocardiographic Evaluation of the Functionally Univentricular Heart After Fontan "Operation"

Sabrina D. Phillips　Patrick W. O'Leary　著

朱善良　译

概述

应用任何一种检查方法来评估功能性单心室循环患者都具有挑战性。与这些畸形相关的解剖学、生理学和外科手术是复杂多样的。功能性单心室的常规外科姑息治疗通常专注于 Fontan 手术的完成。然而，Fontan 循环可以通过几种不同的外科技术来完成。因此，在评估 Fontan 术后患者时会遇到一些困惑，这是因为在建立体静脉 - 肺动脉连接时采用了不同路径。因此，如果要真正了解 Fontan 手术后患者的血液循环，就需要有一个系统的方法。本章将讨论 Fontan 循环的解剖学、独特的生理学，以及对这些患者进行超声心动图评估的方法，该方法不仅可以全面阐明 Fontan 循环，也能提高发现晚期并发症的可能性。最后，将回顾一些阐明这种循环的生理学和并发症的病例研究。

一、Fontan 手术的解剖和生理

理解 Fontan 循环患者的第一步是就是要意识到这是一个外科姑息手术，而不是"修复"。Fontan 手术可减轻心室负荷，消除或减轻功能性单心室心脏患者低血氧饱和度状态。这些目标可以通过多种不同的外科技术来实现，而受益于 Fontan 手术的患者则有许多不同的心脏畸形。因此，Fontan 更像是一个外科"观念"，而非一种具体的操作技术。这一观念可以概括如下：Fontan "手术"包括任何一

个产生如下效果的联合手术，即能将回心室的体静脉血转流、消除体静脉和肺静脉混合的血液循环，并为功能性单心室生理的患者建立起一个"串联"循环。Fontan 建立后，肺静脉血流仍然进入患者唯一的功能性心室。建立体静脉转流的路径有多种，并由此界定了 Fontan 循环。不管这些连接是如何构建的，上、下腔静脉都会绕过心室，在没有心室收缩泵的助力下流经肺部。

首次应用 Fontan 手术时，右心房被用作体静脉血流的通路，在右心耳和肺动脉之间建立一个吻合口，作为一个心房到肺动脉的流出通道。这种类型的连接被称为"心房 - 肺动脉"Fontan，如图 43-1 和图 43-2 所示。这种方法对三尖瓣闭锁患者和其他具有二尖瓣的患者效果良好。然而，这种方法很难应用于二尖瓣闭锁、发育不全或严重二尖瓣功能障碍的心脏。虽然心房 - 肺动脉连接已被新的技术取代，但仍有许多患者存在这些连接。因此，我们不仅需要了解如何识别它们，也要知道此连接的独特并发症。这些并发症包括心房扩大和心律失常，扩大的右心房压迫肺静脉，以及扩张的心房内血栓形成。心房血栓、扩张的心房内血流缓慢（伴自发性回声显影）、与"左"心连通的盲袋（如结扎的原肺动脉根部）及残余的右向左分流都可能会增加栓塞事件的风险。

随着时间的变迁，更少的右心房被包含在体静脉通路中，使得三尖瓣能助力于体循环。心房侧隧

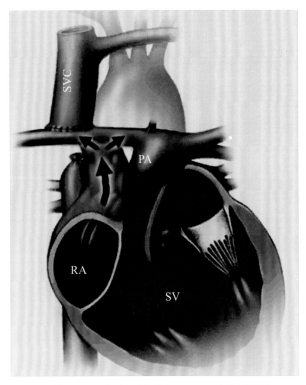

▲ 图 43-1　心房 - 肺动脉 Fontan 连接示意图

图示的基础解剖结构为功能性单心室，伴三尖瓣闭锁和肺动脉狭窄。在这个病例，上腔静脉（SVC）直接与右肺动脉双向连接（双向 Glenn 吻合）。通过关闭房间隔缺损及右心耳 - 肺动脉（PA）连接（黑箭），原本的右心房（RA）已被转换为下腔静脉血流的一个管道。早期的心房 - 肺动脉 Fontan 连接通常不涉及上图所示的单独的上腔静脉连接。两条腔静脉仍保持与右心房相连，经心房 - 肺动脉吻合输送所有的体静脉回心血流。至少部分静脉通路使用原有的右心房是心房 - 肺动脉 Fontan 的标志。此类连接术后，因 Fontan 循环所致的静脉、右心房压力升高会引起右心房显著扩大。SV. 功能性单心室

道或心房内管道允许肺静脉回心血流通过任何一个房室瓣到达心室，将 Fontan 的应用范围扩展到共同房室瓣和二尖瓣异常的患者。近来，Fontan 术中所涉及的体静脉转流手术已完全绕过心房。这是通过上腔静脉直接与肺动脉相吻合手术（双向 Glenn 连接）联合心内或心外管道来实现的。用这些非带瓣管道连接肝上段下腔静脉和肺动脉（图 43-3）。包括心外管道的 Fontan 循环已被称为"心外 Fontan"（图 43-4 和图 43-5）。

　　自 20 世纪 90 年代初以来，许多 Fontan 手术已包含有外科"开窗"。开窗本质上是一种有目的的预留的小型残余房间隔缺损（图 43-3 和图 43-6）。心房板障开窗的大小通常在 3～5mm，允许一个小型、连续的右向左心房水平分流，其代价是轻微的体循环

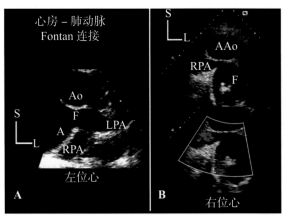

▲ 图 43-2　胸骨旁水平切面超声心动图显示心房 - 肺动脉 Fontan 连接的断层解剖

A. 在检查心房正位的左位心患者时的留图。通过外科手术切开心耳并连接到肺动脉汇合处，形成 Fontan 连接（F）。这些连接位于升主动脉后方，就在心脏基底部上方。B. 在检查心房反位的右位心患者时留图。因此，其解剖结构是左图的镜像。这些图像是从右侧胸骨旁获得。横切面扫查首先显示扩张的原右心房。然后，切面逐渐向上移动达半月瓣水平以上，即可显示 Fontan 连接（F）和左、右肺动脉汇合（RPA 和 LPA）。不管外科医师是如何建立连接的，超声心动图通过同样的渐进扫查（从心房开始，向肺动脉移动）应可以显示 Fontan 吻合。A. 心房；Ao. 主动脉；AAo. 升主动脉；L. 左；S. 上

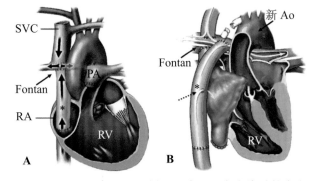

▲ 图 43-3　两种 Fontan 循环示意图，完全绕过整个心脏，使上下腔静脉分流至肺动脉

A. 此图显示使用无瓣管道完成 Fontan 通路。此处，心房内管道的底部与下腔静脉 - 心房连接处相连。管道的上端通过原右心房顶部的切开 / 吻合连接到肺动脉汇合处。虽然心房壁被用来完成连接，但原心房腔并未真正参与到静脉通路中。上腔静脉（SVC）与右肺动脉有独立的双向吻合。B. 曾行 Norwood 重建术的左心发育不良综合征患者，实施的心外开窗 Fontan 手术的解剖。本例中，在下腔静脉 - 右心房连接处截断，将膈上段下腔静脉直接与无瓣管道吻合（*）。然后在管道上端和肺动脉汇合处之间建立连接。在管道和原心房侧壁之间建立一个 4mm 的开窗（虚黑箭）。准许一个小的残余右向左分流，以提供持续、额外的心室充盈（前负荷），可舒缓 Fontan 循环过渡期。如前所述，Fontan 完成前已进行了两次手术。在新生儿 Norwood 手术时重建了主动脉，扩大主动脉弓，并将发育不良的原升主动脉与原肺动脉根部融合，形成"新主动脉"。在中间的二期手术中将上腔静脉与右肺动脉双向连接。Ao. 主动脉；PA. 肺动脉；RA. 原右心房；RV. 右心室

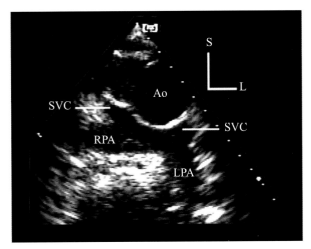

▲ 图 43-4　左锁骨下高位胸骨旁水平切面超声心动图图像

图像显示双侧双向上腔静脉（SVC）与肺动脉的连接。这些吻合常被称为双向 Glenn 连接或分流。这种类型的连接可以作为 Fontan 循环的一部分，将上腔静脉血流从心脏转流到肺动脉。这些连接通常在最终 Fontan 完成之前建立，意图减少极低年龄患者的心室容量超负荷，否则这些患者将无法忍受建立完整的 Fontan。对于更大一些的患者，如果这些连接尚未建立，则可以在 Fontan 完成时建立。Ao. 升主动脉；L. 左；LPA. 左肺动脉；RPA. 右肺动脉；S. 上

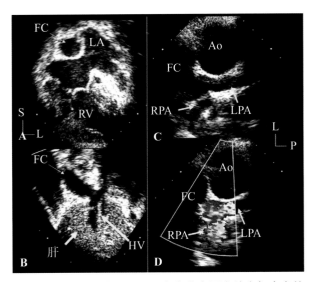

▲ 图 43-5　超声心动图显示左心发育不全综合征患者的心外 Fontan 手术

A. 心尖部取图，显示原左心房（LA）和右心房（未标记）如何作为一个组合的肺静脉回流腔，而心外 Fontan 管道（FC）作为患者的新右心房。B. Fontan 管道下端连接于下腔静脉 - 肝静脉汇合（HV）处。C. 冠状切面显示 Fontan 管道上端连接于肺动脉汇合处。该切面从左腋窝前线扫查，声束朝向患者右侧。Fontan 连接和肺动脉正好位于重建的升主动脉之外。无静脉通路或肺动脉狭窄的证据。D. 彩色多普勒检查显示为层流，这与下腔静脉 - Fontan 管道 - 肺动脉连接全程畅通相一致。Ao. 主动脉；L. 左；LPA. 左肺动脉；P. 后部；RPA. 右肺动脉；S. 上

血氧饱和度降低。开窗分流的方向总是从右向左。这是因为右侧的循环没有心室。因此，右心房 / 肺动脉压力必须大于功能性左心房 / 肺静脉压力，否则就无力驱动肺血流。通过心房开窗允许残余分流的目的是为体循环心室提供相对连续的前负荷来源。在建立 Fontan 循环之前，由于体静脉和肺静脉均回流到功能性单心室，故普遍存在前负荷增加。在 Fontan 建立时，所有的体静脉都转流到肺动脉，因此额外的回心充盈血量就突然减少了。通过开窗向心室提供的额外容量可舒缓 Fontan 循环过渡期，即使在最初的术后调整期，也可保持稍高的心输出量储备。已经证明开窗术可以缩短术后即刻的胸腔引流时间。开窗的缺点是患者仍会发绀，因此，与非开窗相比，发生栓塞并发症的风险稍有增加。

从超声心动图检查者的角度来看，开窗也能让我们深入了解患者的肺血流动力学。通过连续波多普勒超声心动图可以很容易地测量跨窗平均压力阶差（图 43-6）。开窗"分流"源于功能性右心房（Fontan 通路），（在没有狭窄的情况下）Fontan 通路中的压力等于肺动脉压力。开窗血流直接进入功能性左心房。在没有肺静脉狭窄的情况下，功能性左心房的压力将等于肺静脉压力。因此，跨窗平均压力阶差将反映"跨肺压力阶差"。该压力阶差主要取决于患者的肺血管阻力，这是 Fontan 循环患者预后的关键决定因素。Fontan 循环运行良好时，平均跨窗（跨肺）压力阶差为 5～8mmHg。较低的数值可能表示其优于 Fontan 生理的平均水平，或可能是人为降低右心房压脱水的表现。压力阶差越高，总的跨肺血流阻力就越高。压力阶差超过 8mmHg 或者较患者的历史基线有增加需要解释原因时，则需进行较平常更全面的评估。

Fontan 手术的生理学具有独特性，主要是因为改向的静脉回流不能受益于心室泵。前向血流通过肺部依赖于几方面的联合作用："先前的"体循环心室收缩的残余动能、胸内负压（由呼吸肌产生）、低肺动脉压力和阻力（涉及大小血管），以及心房和心室的主动舒张。Fontan 患者多普勒超声心动图所记录的肺动脉血流模式反映了其中一些影响（图 43-7 和图 43-8）。呼吸对血流的影响表现为吸气时多普勒信号显著增强。自发吸气时产生的胸内负压也会将血液向前吸入肺部。相反，呼气或机械

通气时出现的胸腔内正压会减少前向血流。主动的心室舒张期松弛也有助于增加进入肺部的前向血流。当房室瓣开放时，通过肺动脉的前向血流增加（图 43-7 和图 43-8）。心室顺应性降低、心室舒张压升高会减弱这种血流，降低总体心输出量，尤其是活动时增加输出量的能力（心脏储备）降低。左心房机械活动也影响 Fontan 循环中的肺动脉血流量。心房松弛会抽吸肺静脉血流，从而增加整体前向血流。相反，心房收缩通常会在一定程度上降低前向血流信号。如果心室具有良好的舒张顺应性，则心房收缩引起的肺静脉压增加会被与心房节律同步（如正常窦性节律和双腔起搏）的心室充盈和输出的增加所抵消。然而，当心室顺应性降低伴有舒张压升高或心房收缩与心室舒张不同步时（如交界

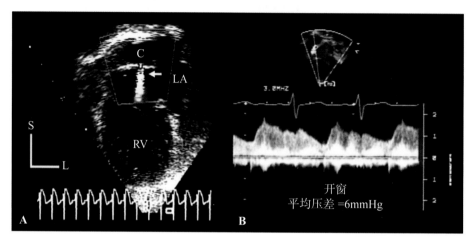

▲ 图 43-6　超声心动图显示一名无脾综合征患者完成 Fontan 手术后的心房开窗
A. 心房内管道（C）将下腔静脉转流至肺动脉。彩色多普勒显示从管道至肺静脉心房（LA）的连续、混叠射流（白箭）。B. 连续波多普勒检查显示了这种血流模式。在心动周期的每个阶段，血流速度都随着呼吸而变化。管道与肺静脉左心房之间的平均压差为 6mmHg，这是 Fontan 完成后相对正常的跨肺压力阶差。L. 左；RV. 右心室；S. 上

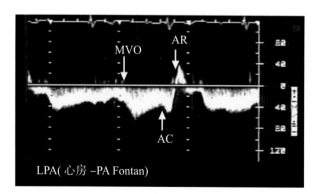

▲ 图 43-7　三尖瓣闭锁心房 - 肺动脉 Fontan 连接患者，于左肺动脉（LPA）获得脉冲波多普勒记录

频谱显示了这种"Fontan"连接的 3 个重要时相。当体循环房室瓣打开（MVO）时，前向血流（基线下）因主动的心室舒张期松弛而增加。由于原右心房腔仍保留在体循环静脉通路中，心房收缩也会增加前向流速（AC）。然而，当心房松弛（AR）时，血流实际上从肺动脉返回心房（信号现在显示在基线上方）。这种类型的 Fontan 连接可见到这样的来回血流，并因此导致心房扩大。较长的记录还能显示出呼吸对这些血流的影响，如胸腔内负压（由自发吸气引起），将增加 Fontan 循环中的前向流量和速度。相反，正压呼气会减弱前向血流。AC. 心房收缩；AR. 心房舒张；MVO. 二尖瓣开放；PA. 肺动脉

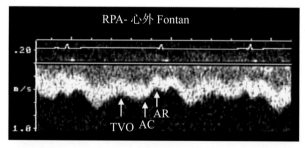

▲ 图 43-8　左心发育不良综合征患者心外 Fontan 连接，右肺动脉内脉冲波多普勒记录

这个频谱也显示了相位性血流，但与图 43-7 中所见的血流模式相比有重要差别。心室舒张和房室瓣开放都可以增加这两种 Fontan 的血流。这段记录中，这一点可以由舒张早期（TVO）前向血流增加反映出来。在心外 Fontan 通路中没有心房组织，因此没有图 43-7 中所见的来来回回血流信号。但是左心房的活动仍然可以影响肺动脉的血流模式。当左心房（肺静脉回流的）收缩时，肺静脉压轻微升高，这可以减少一些肺动脉前向血流。在心外 Fontan 中，左心房舒张可以抽吸肺静脉血流入心房，从而促进血流前行。虽然心外 Fontan 中肺动脉血流具有相位性，但正常的血流速度应该很少降至接近零。而心房 - 肺动脉 Fontan 连接中所见的血流模式则不同，即便逆向血流也是常见的（图 43-7）。胸腔内压的改变对这些血流的影响与心房 - 肺动脉 Fontan 连接中所描述的一样（图 43-7）。RPA. 右肺动脉；TVO. 三尖瓣开放

性心律或心脏传导阻滞），将抑制前向血流并减少心输出量。在非同步心律时，心房收缩会显著增加肺静脉压和血流逆转，并减少前向血流（图 43-9）。

在心房 - 肺动脉 Fontan 连接中，原右心房的收缩和舒张也会改变肺动脉血流模式。但与左心房不同，右心房的机械活动在 Fontan 循环中效率不高，实际上也改变不了心输出量。右心房收缩所造成的任何前向血流增加都会被伴随的心房松弛期产生的逆向血流（从肺动脉返回右心房）所抵消（图 43-7）。右心房收缩仅有的影响就是在这些患者的 Fontan 连接中产生"来来回回"的血流，这会导致此类连接常见的进行性心房扩大。

刚才所描述的肺血流决定因素提供了一些因素

的线索，这些因素能识别是 Fontan 成功患者，还是会有一些难以耐受的并发症。心室功能（收缩和舒张）和肺血管阻力可能是与任何 Fontan 循环成功和（或）失败相关的最关键变量。表 43-1 概述了这些因素及其他因素，这些因素共同创造了有利的 Fontan 循环。如果存在多个不利因素，患者可能在 Fontan 术后经历艰难，更可能出现严重并发症。

表 43-1　与成功 Fontan 循环相关的超声心动图参数

- 心室收缩功能：正常或接近正常
- 心室舒张功能：低充盈压、高的室壁顺应性
- 肺动脉压力和阻力：对血流低阻力
  - 无 Fontan 连接和肺动脉狭窄
  - 肺动脉大小：大一点更好
- 无明显的房室瓣、半月瓣反流，轻度以下
- 体循环流入道、流出道无梗阻
  - 无房室瓣或肺静脉狭窄
  - 无心室流出道梗阻（瓣下或瓣狭窄）
  - 无主动脉缩窄
  - 无高血压
- 窦性心律或房室同步
  - 可以耐受其他心律，但效率低

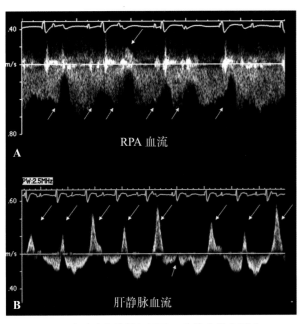

RPA 血流

肝静脉血流

▲ 图 43-9　脉冲波多普勒记录显示心律失常也影响 Fontan 循环内的血流

这些信号来自心外 Fontan 术后患者的右肺动脉（A）和肝静脉（B）。这些血流模式不正常，主要是因为存在心律失常。心电图显示完全性心脏传导阻滞伴交界性逸搏心律。在这种情况下，心房收缩比心室更频繁。在这种节律中心房收缩是不同步的，这将导致肺静脉压显著升高（Cannon A 波）。这些压力的增加不仅反映在肺动脉血流信号中，而且还一路逆向传播到肝静脉（即使体静脉通路中没有"心房"）。黄箭显示心房收缩引起的前向流速降低（A）。在这段记录中有一次心房收缩发生得如此之早（白箭所示），以至于竟然导致了肺动脉内的逆向血流。这种现象在记录肝静脉血流时更为明显（B）。几乎在每一个心动周期都可以看到伴有大量逆向血流的 Cannon A 波（白箭）。这段记录中有一个心动周期，相对于心室收缩来说，用黄箭标记的心房收缩发生在"正确"的时间。在这个心动周期中，心房收缩后前向速度略有下降，但未见逆向血流

二、评估 Fontan 术后患者的影像学策略

与其他复杂先天性心脏病患者相比，大多数 Fontan 患者在术后随访时年龄较大。这是因为姑息手术是分期进行的。既往 Fontan 完成的年龄更大，这也造成了随访患者年龄偏大。因此，这些患者的影像学检查加倍困难。检查者不仅要面对手术和原基础先天性心脏病的复杂性，还要面对与年龄增长和多次手术相关的图像质量下降。但经胸超声心动图仍然是诊断性心脏成像的主要手段。该技术使用方便，可重复，应用广泛。经食管超声心动图、磁共振成像、计算机断层扫描和血管造影在获取该类患者的心脏结构和功能信息方面都起着关键作用，但都是次要的。当经胸超声心动图提供的信息不足以满足能临床需要时，应使用这些补充影像手段。当患者出现哪怕很小的临床病情恶化时，最需要增加这些备选影像技术来评估患者。

知晓患者的临床状态也有助于选择影像学手段。例如，当患者渐进疲劳，就必须评估有无心室收缩或舒张功能恶化及心律失常。近期发生脑卒中或短暂性脑缺血事件的患者必须详细寻找栓子的来

源。在检查这些患者时，必须努力获取详细、高质量的图像。不幸的是，我们知道在 Fontan 手术后，患者的透声窗常常具有挑战性。当经胸超声心动图不能提供足够的细节时，经食管超声心动图通常有助于显示相关区域的解剖。经食管超声心动图特别适合评估心脏后部的结构，如心房（排除血栓形成）、Fontan 连接（排除梗阻）和房室瓣。假如患者没有电子起搏器，磁共振成像能有助于识别静脉或动脉异常，并定量评价心室功能。心导管检查及造影在评估 Fontan 手术后患者的血流动力学状态方面仍然发挥着重要作用。经心导管获得的血流动力学数据仍然是确定精确压力的金标准，用于与患者的历史基线和肺血管阻力进行比较。

我们将在本章的剩余部分重点介绍经胸超声心动图评估，并在适当的情况下用更具有创性的影像检查的例子作补充讨论。

三、图像采集与 Fontan 重建的解剖

在评估 Fontan 患者的所有手段中，外科口述是最重要的。要进行充分的检查，就必须准确地知道 Fontan 循环是如何建立的。早期的心房 - 肺动脉连接通常使用右心耳作为体静脉血流通路的终末部分（图 43-1 和图 43-2）。原位关闭房间隔，也关闭从右心房到心室的任何房 - 室连接。同样，如果存在肺动脉，则结扎和（或）分断。心房 - 肺动脉 Fontan 虽然实现了体 - 肺静脉血流分离，但在体静脉通路中留下了一个大而可扩张的心腔（右心房）。进行性右心房增大、房内血栓和持续性房性心律失常一直困扰着 Fontan 术后患者。心内血栓可通过经胸超声心动图发现（图 43-10）。但经食管检查在检测这些并发症更为有效（图 43-11），尤其是年长的 Fontan 患者，其经胸图像质量常常是差的。

由于这些问题，最近的手术连接已经改良，变得更加精简。目前最常用的建立 Fontan 循环的方法是将双向上腔静脉 - 肺动脉吻合与心外管道相结合，在下腔静脉和肺动脉之间建立连接。图 43-3 至图 43-5 显示了这类连接，即心外 Fontan。心外 Fontan 不仅可以消除右心房的扩张，原心房和两个房室瓣也可以在体循环中得到使用。这种方法简化了肺静脉异常连接和房室瓣异常患者的 Fontan 循环建立。

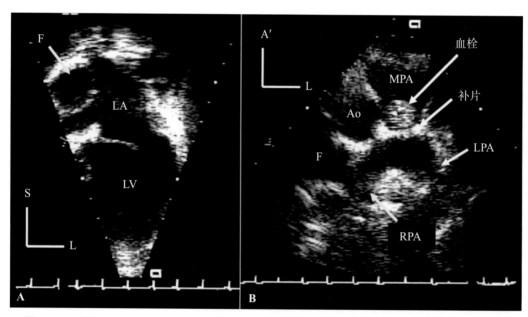

▲ 图 43-10 这些图像来自一个三尖瓣闭锁、大动脉关系正常、限制性室间隔缺损，曾行侧隧道 Fontan 连接的患者

A. 从心尖部观察到预期的解剖。沿原心房右侧缘可见 Fontan 通路（F）。B. 左侧高位胸骨旁水平切面图像。它显示在患者原主肺动脉（MPA）的盲袋内有一个相对较大、机化的血栓。在完成 Fontan 时已用补片"关闭"了主肺动脉。由于室间隔缺损允许部分血流到达肺动脉残端，因此形成了一个血流受限的区域。Fontan 管道与肺动脉汇合处的连接宽畅。当这些"盲袋"（在本例中为主肺动脉）内有血栓形成时，会产生体循环栓塞的风险，因为它们保留着与主动脉循环的连接。在本例中，患者进行了抗凝治疗，血栓消失，无并发症。A′. 前部；Ao. 主动脉；F.Fontan 通路 / 连接；L. 左；LA. 左心房；LPA. 左肺动脉；LV. 左心室；RPA. 右肺动脉；S. 上

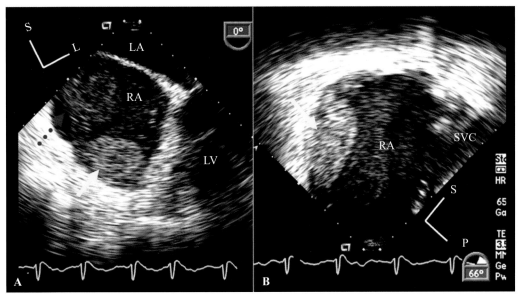

▲ 图 43-11　这是术中经食管超声心动图获得的图像

患者的心房 - 肺动脉连接狭窄，导致右心房显著扩大。经胸超声心动图显示心房腔内自发性声学显影，但未显示 Fontan 连接或机化血栓的证据。A. 这张图像是从食管远端"四腔心"方向获得的。右心房外侧壁有一大的附壁血栓（黄箭）。心房内也有明显的自发性声学显影（红虚箭）。B. 同一区域的矢状位图像显示血栓的范围（黄箭）和上腔静脉（SVC）- 右心房连接部。L. 左；LA. 左心房；LV. 左心室；P. 后部；RA. 右心房；S. 上

这两种类型的 Fontan 通路并不等于是唯一可能的 Fontan 连接。外科手术方式的这种异质性使得外科口述很有价值。手术报告也让检查者在研究结束时确信：Fontan 的所有环节都已得到评估。

与所有研究一样，我们倾向于从剑突下声窗开始对 Fontan 患者进行检查。通过对肝脏、肝静脉和下腔静脉的评估可以洞察到体静脉压（扩张的静脉表明压力升高）。自发性声学显影与血流缓慢和（或）心输出量减少有关。在此声窗，检查者向上调整扫查角度跨过膈肌，就可获得心脏的剑突下冠状面图像。在这个位置上，可以看到体静脉通路、心房，通常还有主心室。虽然从该探头位置常常难以观察到肺动脉连接，但通常可以清楚地看到通路的最下段：下腔静脉、心外管道和（或）心房的下半部分。冠状面和矢状面都应进行扫查。检查应着眼于查明心腔扩大，定量分析室壁运动，寻找潜在血栓和心房内分流，并确定下腔静脉通路至肺动脉的位置。在这个探头位置，多普勒超声心动图通常仅限于检查肝静脉和心房开窗彩色血流图及血流模式。

然后移动探头到胸骨旁区域。大部分 Fontan 重建能从前胸壁声窗显示。心房 - 肺动脉和心外管道连接通常可以从胸骨旁声窗检查。这种连接最方便的图像通常是在水平（短轴）切面获取（图 43-2、图 43-4、图 43-5 和图 43-10）。然而，观察 Fontan 重建的最佳切面可能并不总是在通常的左侧胸骨旁。检查者应先将探头在整个胸部探查，然后聚焦于左、右侧胸骨旁及左侧腋前线（图 43-12）。重新改变患者的体位通常可以改善透声质量。当患者左侧卧位时，来自左胸的图像通常是最佳的。右侧卧位有助于右侧胸骨旁成像。有时，直接让患者仰卧位可以获得最佳的成像声窗。

除了获取常规心内结构（专注于瓣膜、心房和心室）图像外，还应获得下腔静脉通路至 Fontan 吻合口的系列图像。追踪该路径最方便的方法是使用一系列水平方向（短轴）切面扫查，探头从肋下缘逐渐移动到胸部更高的位置。当观察到肺动脉汇合处时，检查者可以确信下端 Fontan 连接的位置就略低于该水平。无论是怎样观察到连接，它通常就位于升主动脉的后方、稍右侧。如果沿着连接处以上的血流，可追踪到肺动脉分叉处。彩色血流多普勒不仅有助于追踪腔静脉血流到 Fontan，而且有助于确定 Fontan 通路与肺动脉分支之间的过渡部位。由于 Fontan 循环中的静脉和肺动脉流速相对较低，因此建议将奈奎斯特极限降低至 60cm/s 或更低。

用于确定 Fontan 下部通路的扫查可以继续向上进行，以检测来自上腔静脉的任何连接，这些连接可能是患者外科姑息治疗的一部分。一旦在水平切面中确定了下部通路、肺动脉和上部通路，扫查切面可以转换为更偏向矢状面的切面，以显示这些连接和通路的长轴。记录静脉通路中下腔静脉、心房中部、肺动脉和上腔静脉各水平段的直径，有助于确定是否存在任何明显的梗阻。缝合线和任何开窗的彩色血流和频谱多普勒检查有助于确定任何梗阻，并评估跨肺阻力。

非标准的声窗可以极大地提高检查效率。"下部"Fontan 连接（心房 – 肺动脉 Fontan 或心外管道）通常可以通过改良的左腋前窗显示。将探头置于靠近腋窝的胸大肌外侧可获得该图像。"向后"往中线方向调节声平面，该成像切面近乎平行于右肺动脉长轴（图 43–12）。

然后注意力转移到心尖窗口。在这个方向上通常看不清楚 Fontan 连接和静脉通路的长轴。在心尖部可以获取 Fontan 管道（心外或心内）和侧隧道的一些短轴图像。彩色多普勒很容易从该声窗检测到来自 Fontan 径路或原右心房的残余右向左分流。任何心房水平的右向左分流病变也应使用连续波多普勒检查，以确定该血流的平均压力阶差。该压力阶差将反映从 Fontan 通路到肺静脉的压力下降或跨肺压力阶差。该数值为了解肺动脉床内血流阻力提供了重要信息。

最后，将探头移到高位胸骨旁和胸骨上窝声窗。身体上部体静脉（上腔静脉、颈静脉和无名静脉）和主动脉弓的评估如其他部分所述。

四、心室功能的评估

心室功能是 Fontan 手术持续成功最重要的变量。体循环心室必须保持正常（或接近正常）收缩力和低的舒张充盈压。功能性单心室的几何形状复杂，难以使用单一的评估方法。在左心室形态为主的心脏中，计算射血分数、周径缩短率和室壁应力的标准方法仍可在临床上使用。当心室形态更加复杂时，必须借助于其他评估方法。重要的是要记住的一点，任何使用的方法都必须具有可重复性，无论是检查者之间，还是随着时间的推移。在这些情况下，我们使用了不依赖于心室几何形状的方法。在多个平面（通常是胸骨旁短轴和心尖"四腔心"观）测定面积变化分数有助于记录室壁运动（图 43–13）。右、左心室的 FAC 正常值均大于 40%。心肌做功指数和多普勒超声测定的收缩期心室压力变化率（dP/dt）也可以提供心室功能信息。随着时间的推移，在阐述同一患者的变化趋势时，所有这些"非标准"参数都会有更多的价值。

FAC＝（舒张末面积 – 收缩末面积）/（舒张末面积）

图 43–13 所示心室舒张末和收缩末面积分别为 15.7cm^2 和 9.7cm^2。差值为 6cm^2，因此 FAC 等于 6 除以 15.7（心尖"四腔心"FAC＝38%）。

有关评估心室舒张充盈压所用方法的详细讨论见第 3 章中关于心室舒张功能评估的部分。脉冲波多普勒技术已在单心室生理患者中得到验证。组织多普勒和心肌应变成像有可能提供更多的见解，但需要在该组患者中进行验证。在 Fontan 患者中，肺静脉内心房反向血流持续时间和房室瓣舒张减速时间是最有用的舒张功能参数。心房血流反向流入肺静脉的持续时间较心房前向流入心室的持续时间显著延长（＞ 28ms）已被证明是充盈压升高的可靠标志，即使在 Fontan 循环中也是如此。减速时间的缩

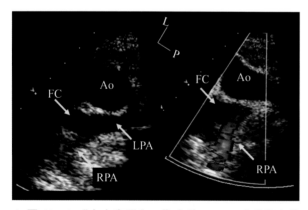

▲ 图 43–12 "左心室双入口"心外 Fontan 术后患者的 Fontan 连接（FC）和肺动脉汇合的非标准切面超声心动图图像

如文中所述，探头沿左腋前线定位，正好位于胸大肌群的外侧。图像显示 FC 和两支肺动脉就在主动脉（Ao）另一侧。这是来自左胸侧壁的冠状切面，右肺动脉（RPA）位于远场。由于 RPA 血流平行于此探头位置的声平面，多普勒探查能获得质量极好的信号（层流，蓝色血流信号），但是矢状面的血管壁空间分辨率就不太理想。相比之下，左侧二维图像可以清楚地看到左肺动脉（LPA），但是多普勒血流很难显示，因为血管的长轴垂直于成像平面。L. 左；P. 后

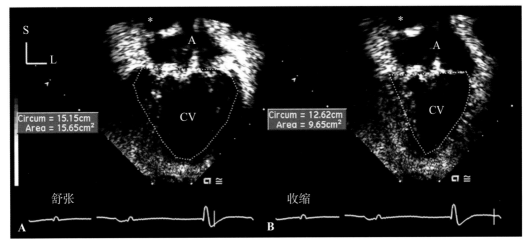

▲ 图 43-13　共同心室 Fontan 手术后从心尖获取舒张（A）和收缩（B）图像

可在共同心房（A）的右后"角落"附近看到心外管道的一部分（*）。混合或右心室形态的心室不符合标准几何协定。在这些病例，可以通过简单地比较心室腔舒张和收缩的面积而获得心室功能指数。一旦描记好了这些面积，如图所示，可以通过将两个面积之间的差值除以舒张面积来计算二维收缩面积变化分数（见公式）。该测量类似于 M 型测定的线性收缩缩短分数。与缩短分数和射血分数类似，该参数将受到前负荷和后负荷变化的影响，这是一种简单、可重复的测量方法，与收缩功能相关，即使在几何形态复杂的心室中也是如此。可从 1 个或多个平面来测量，正常值通常大于 40%

短与 Fontan 建立后长时间胸腔引流相关，并有增加蛋白质丢失性肠病患者死亡率的风险。我们的印象是，这些参数的逐渐变化为即将发生的严重心室功能障碍发出了早期预警。因此，应定期对这些患者进行全面的舒张充盈功能评估，并连续随访。

五、静脉和动脉通路的梗阻

Fontan 生理学患者对来自任何水平的梗阻的耐受性都不如双心室循环患者。主动脉瓣下狭窄、缩窄、肺动脉扭曲是 Fontan 手术后最常见的梗阻问题。对心室流出道和主动脉弓梗阻评估所采用的技术与相关章中关于"双心室"心脏此类异常所描述的相同。然而，检查者需要认识到，即使是轻微的狭窄也会对 Fontan 患者产生显著的不良影响。主动脉下和动脉梗阻，即使是较低的压力阶差（15～25mmHg）也会对 Fontan 患者的心脏功能和输出量储备产生负面影响。

评估 Fontan 患者的肺动脉狭窄需要采用不同于双心室循环患者的方法。由于没有肺动脉心室泵，肺血管床中的血流是非脉冲的。因此，Fontan 通路和肺动脉的狭窄会呈现更类似于静脉梗阻的血流动力学。因此，往往会让人误以为多普勒血流压力阶差是低的。因此，肺动脉检查的重点应是仔细确定通向 Fontan 连接的通路的径线、连接本身的径线及

中央肺动脉的径线（图 43-14）。任何血管直径的突然减小都应视为潜在的狭窄。应特别注意那些通路狭窄、其下游又再扩张的区域。这些区域应联合使用连续波和脉冲波多普勒进行检查。狭窄近端或远处的血流变异度降低提示阻塞（图 43-15）。如果通过狭窄节段的速度增加，应计算平均压力阶差（在多个心动周期内测量）（图 43-13）。平均压力阶差大于 3mmHg 应视为显著的，至少需要进行额外的评估和可能的干预。

六、与心房扩大有关的问题

直接的心房 - 肺动脉 Fontan 连接可能会产生心房内或心外管道中都很少见的并发症。留在体静脉循环中的原心房组织承受着高于正常的扩张压力。此外，由于 Fontan 通路中没有瓣膜，心房收缩和舒张将对心房扩大产生额外的刺激。结果，这些心房通常会渐进性扩张。这些扩张的腔室可以压缩附近的血管结构。肺静脉最容易受到这种压迫，因为它们的扩张压力低于 Fontan 回路内的压力（图 43-16）。Fontan 生理学患者对肺静脉压迫 / 梗阻的耐受性较差。受压肺静脉所在的肺段血流排出会减少。这肯定会降低患者增加心输出量的能力，严重情况下甚至可能降低静息心输出量。

心房 - 肺动脉连接患者中所见的心房扩张造

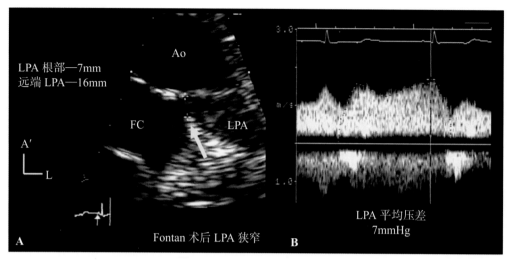

▲ 图 43-14　心房 - 肺动脉 Fontan 术后肺动脉分支狭窄

A. 超声心动图图像和多普勒信号显示孤立但严重的近端左肺动脉（LPA）狭窄（黄箭）。狭窄段较短，但肺动脉直径小于下游直径的 50%。B. 连续波多普勒检查血流经过狭窄段产生的信号。相对于 Fontan 患者通常所看到的情况，此流速是升高的。但最大流速仅达到 1.7m/s。多个心动周期和呼吸周期的压差均值为 7mmHg。请注意，尽管血流稍有时相性，但在心房舒张期间，速度曲线从未逆转。事实上，它甚至从未接近基线，这是一个心房 - 肺动脉连接患者身上的预期所见。Fontan 患者的肺循环中没有心室、管腔狭窄及与此相关的压力阶差显著限制了患者增加心输出量的能力，并引起右心房逐渐扩大。在放置左肺动脉支架并更改 Fontan 连接为心外管道后，患者运动能力有所提高。A′. 前部；Ao. 主动脉；FC.Fontan 连接；L. 左

成一些血流缓慢的区域。因此，这些心房容易形成附壁血栓（图 43-10 和图 43-11）。这些血栓很少阻塞，但可导致栓塞性疾病。最后，人们认为扩张的心房组织会增加产生异常、折返性快速心律失常的风险，特别是心房扑动。通过仔细分析心房壁运动或心房对静脉或肺动脉血流模式的影响，超声心动图可以检测这些异常的心房节律（图 43-9 和图 43-17）。

七、Fontan 循环失败的超声心动图线索

许多超声心动图检查结果可以提供心血管功能恶化的线索（表 43-2）。这些异常大多可以通过标准超声心动图技术检测到。有一些变化按一定的渐变率发生，因此有必要长时间持续跟踪这些参数，特别是腔室大小和收缩功能指数。当出现这些功能失调的检查结果时，即使当初的问题在标准检查中并不明显，也应促使进一步检查。

需要进行一些额外的简单扫查来记录是否有腹水和积液。Fontan 患者的下腔静脉比双心室循环患者的下腔静脉更加显眼。这是因为体静脉与肺动脉的直接连接就会伴随着预期的体静脉或"右心房"压力增加。然而，当心输出量或心室功能下降时，

全身静脉压将进一步升高。因此，在心功能恶化和右心房压力逐渐升高的患者中，下腔静脉将趋向于逐渐扩大。因此，所有 Fontan 患者的术后评估应包括下腔静脉直径的连续评估。该评估可以简单地包括呼气期直径的测量，当二维图像合乎要求时，可用以排除血栓和自显影。获取这些图像最方便的方法是将探头位置放在剑突下中央或更外侧的肝脏上，以获取下腔静脉的矢状切面观。

超声心动图对心律的评估通常仅限于产前。然而，Fontan 术后患者的心电图可能难以解释。因此，当有心房正常活动的证据时，超声心动图检查人员应当报告。通常可以通过仔细分析静脉多普勒血流频谱来检测异常快速或不同步的心房收缩。当患者处于心房扑动或交界性心律时，肺静脉和动脉的正向血流信号中将出现数量和比率增加的心房"凹陷"，或者更为极端的是出现血流信号真正反转（图 43-17）。异常血流模式（心房活动）很容易与同步心电图上的 QRS 波群相关联，用以确定心脏节律。或者，如果房壁运动明显，心耳的 M 型描记可以提供相同类信息。

在某些情况下，肺动脉和肝静脉血流信号也可以提供心房收缩的证据。当患者的原右心房与腔静

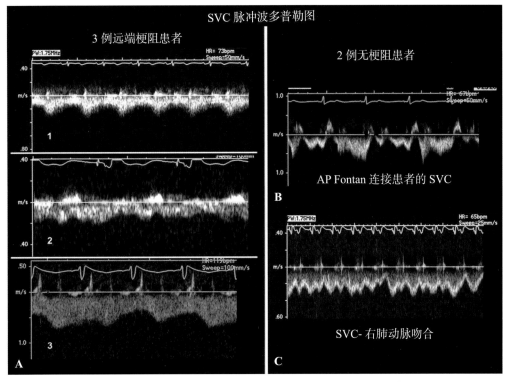

▲ 图 43-15 下游 Fontan 梗阻时上腔静脉血流模式的改变

确定 Fontan 径路是否狭窄的最佳方法是直接观察相关血管。但是，Fontan 术后的图像质量通常是不理想的。分析静脉多普勒血流模式可以提供相关线索，据此来了解通往肺循环的下游静脉连接的状态。A. 从 3 名不同患者的上腔静脉（SVC）中部获得三个脉冲波多普勒信号。所有 3 例患者的循环中都有明显的下游狭窄。上部的信号（1）来自 SVC 几乎完全闭塞的患者。血流模式中几乎没有相位性变化。心室舒张时血流确有增加，但从未回到基线水平。甚至缺乏呼吸性变异，这在静脉循环中是极端异常的。中间（2）和底部（3）信号来自梗阻较轻的患者。在心室舒张期间，存在一些呼吸变异和前向血流增加。但是，与顶部信号（1）类似，血流速度从未回到基线，这表明 SVC 中的压力始终大于其流入的腔室或血管。图像右侧的 2 个信号说明了正常的血流。SVC 的压力在无梗阻的情况下与下游压力相等，因此产生的信号会显示为相位性、低流速，甚至在心房收缩后出现血流逆转。B. 信号来自一位心房 - 肺动脉 Fontan 连接且 SVC 宽畅的患者。患者在记录过程中处于交界性心律，因此在 QRS 波群后可以看到房性逆向血流。尽管如此，心房活动还是显现出对 SVC 上部血流模式的影响，证实了心血管系统中这两个点之间是宽畅的。C. 信号来自于双向 SVC- 右肺动脉吻合的患者。未见血流逆转，但是存在呼吸变异和适当的前向血流增减，不仅出现在心室舒张期，也出现在左心房收缩和舒张时期。心房活动在腔静脉血流模式中的影响再次证实了本例连接的通畅。AP. 心房 - 肺动脉；BDCPA. 双向腔 - 肺吻合术

脉保持相通信（如心房 - 肺动脉连接），可以在肝静脉中看到心房逆转血流，并可用此协助确定心脏节律，方法与肺静脉中所描述的相同（图 43-7）。在房室不同步的节律中，如完全性心脏传导阻滞或交界性节律，即使在心外导管患者中也可以看到由左心房收缩引起的肝静脉内的 "cannon" 心房逆转血流信号（图 43-9）。

与所有患者一样，Fontan 手术后需要对患者进行瓣膜功能的全面检查。这些评估已经在本书的其他部分进行了介绍，这里不再重复对所用方法的详细讨论。

八、Fontan 循环患者示例

病例 1

该病例的图像来自一名 3 岁三尖瓣闭锁患儿，心外、开窗 Fontan 循环建立后不久后。患者已出院，病情正在稳步好转。图 43-18 心尖四腔心观包含心外导管（红箭）、肺静脉心房（原右心房和左心房）、二尖瓣和左心室。右上图中的混叠彩色血流信号（黄箭）和下图中的连续波多普勒信号是由通过开窗的血流产生的。两个多普勒信号都证实了右向左分流。多普勒频谱显示 "Fontan 左心房" 或平均跨肺压力阶差为 7mmHg。左心房收缩后，右向

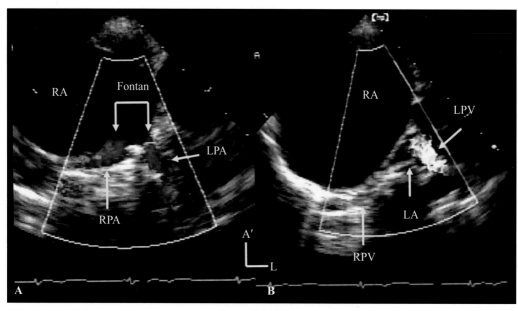

▲ 图 43-16 继发于右心房扩大的肺静脉受压

图像显示一位有既往手术史非常复杂的患者出现巨大扩张的右心房（RA）。原发病变是"左心室双入口"。他的外科病史包括肺动脉重建，主动脉下切除，几次姑息性分流，最后完成房－肺 Fontan 手术。正如所料，他的心室舒张顺应性差，并导致多种并发症。这次检查时，患者的 RA 直径大于 7cm。A. 水平切面图像显示 Fontan 连接宽畅，两支肺动脉中都可以看到正常的血流。B. 扩张的右心房与左心房（LA）的关系。左心房明显小于右心房。彩色多普勒检测到左下肺静脉（LPV）的花彩血流，连续波多普勒显示左肺静脉和 LA 之间的平均压差为 5mmHg。右肺静脉（RPV）的管腔难以辨认，多普勒血流也无法检测到。这种压迫严重限制了可以通过肺部的心输出量。正如所料，该患者有低心排量和大量钠潴留的症状，伴有大量腹水和反复的胸腔积液。尽管试图对 Fontan 通道进行手术修正，但患者不幸死亡。A′. 前部；L. 左

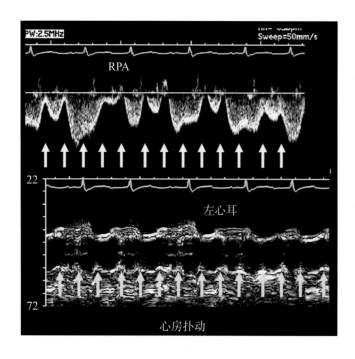

心房扑动

▲ 图 43-17 应用超声心动图检测房性心律失常

在 Fontan 患者的标准心电图上，心房电活动通常难以显示。此图中的图像取自一名左心发育不全综合征患者的检查，该患者在接受了心房－肺动脉 Fontan 手术后，发生了心房扑动伴 3∶1 的房室传导。虽然心电图没有显示可识别的 P 波，但 M 型扫查（底部）显示每个心动周期都有多次的左心耳收缩（黄箭）。同样脉冲波多普勒信号（顶部）显示多次前向血流的降低（白箭），这无法用心动周期来解释。当 Fontan 患者出现窄 QRS 波群的心动过速，或心率相对恒定而无可见 P 波或 PR 间期延长时，必须怀疑心房扑动。仔细分析静脉和肺动脉的血流模式或心房壁的 M 型扫查可以澄清这些病例心律的起源。LA. 左心房；RPA. 右肺动脉

左分流的速度降低（白箭），但和预期一样，Fontan 术后患者的开窗血流仍是连续的。图 43-19 记录了心外管道和肺动脉之间吻合是通畅的。图 43-20 证实了先前存在的右上腔静脉－右肺动脉双向连接（星号）是通畅的，显示了上腔静脉的正常相位性血流模式（下方是脉冲波多普勒频谱）。Fontan 管道与下腔静脉之间的连接在这些图像中也可看到（红箭）。

表 43-2　Fontan 循环功能障碍的超声心动图线索

- 下腔静脉进行性扩张
- 自发性声学显影
- 心室腔径线增大
- 进行性心房扩大
- 出现腹腔积液或胸腔积液
- 新出现的快速房性心律失常

病例 2

这些图像来自一名 7 岁左心发育不良综合征患儿的检查。他有新生儿期 Norwood 手术史，7 月龄时进行双向右上腔静脉 – 右肺动脉吻合，3 岁时完成 Fontan 手术。图 43-21 显示了心尖四腔心解剖结构。与病例 1 中的患者不同，肺静脉血流必须经过原左心房、并穿过切除的房间隔到达右心房和三尖瓣。开窗已自发关闭，无心内残余分流。检测到少量三尖瓣反流。肺静脉和三尖瓣脉冲波多普勒记录与低充盈压一致。心室功能正常，心尖 FAC 值为42%。与 Norwood 手术相关的动脉重建如图 43-22 所示。必须确认这些连接的通畅性，因为任何残余梗阻都会产生不必要的后负荷，可能会损害心室功能。外管道与肺动脉汇合处之间的连接如图 43-23 所示。尽管肺动脉分支有点小（Norwood 重建术后常见），但连接并不受限。下图中的脉冲波多普勒信号显示右肺动脉内血流模式正常。呼吸和"左"心房、心室活动都引起了适当的血流频谱变化。

病例 3

这些图像来自一位 56 岁女性三尖瓣闭锁伴大动脉关系正常的患者。在她 5 岁的时候做了一个右侧 Blalock-Taussig 分流术。39 岁时，做了心房 – 肺动脉 Fontan 手术。她的既往病史也引人注目，在Fontan 术前发生过 3 次心内膜炎和多次快速房性心律失常发作，现在已长期服用胺碘酮控制。她的房

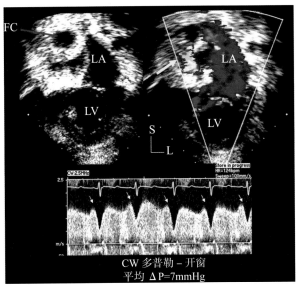

▲ 图 43-18　病例 1

来自三尖瓣闭锁患儿，开窗心外 Fontan 完成后，心尖四腔心观和经心房开窗形成的连续波多普勒血流信号。CW. 连续波；FC. Fontan 管道；L. 左；LA. 左心房；LV. 左心室；S. 上；ΔP. 压力阶差

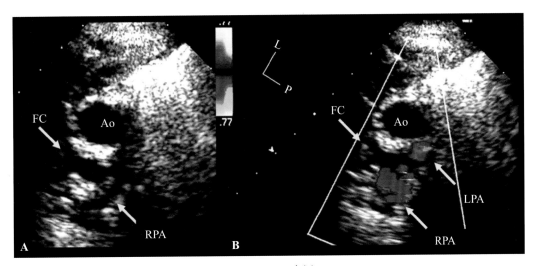

▲ 图 43-19　病例 1

左侧腋下获取的 Fontan 连接的冠状切面。二维扫描（A）和彩色多普勒（B）显示 Fontan 连接（FC）或肺动脉没有狭窄。Ao 主动脉；L. 左；LPA. 左肺动脉；P. 后部；RPA. 右肺动脉

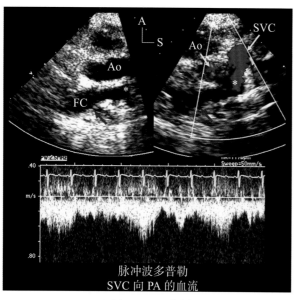

▲ 图 43-20 病例 1

上图：上腔静脉（SVC）和 Fontan 管道（FC）长轴（矢状）图像。先前存在的上腔静脉 - 右肺动脉吻合已标记（*）。FC 与下腔静脉连接部用（红箭）标记。体静脉转流路径未发现任何狭窄。来自上腔静脉的多普勒彩色血流图和脉冲波多普勒信号正常（右侧和底部）。注意多普勒信号中与心脏活动和呼吸周期相关的时相性变化。A. 前部；Ao. 主动脉；S. 上

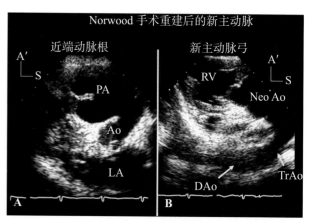

▲ 图 43-22 病例 2

Norwood 手术中涉及的复杂的动脉重建。Fontan 手术前后对这些患者的检查必须确认胸主动脉全程没有梗阻。A. 矢状切面图像显示临近心脏基底部的近端动脉根部。原肺动脉（PA）和发育不良的升主动脉通过手术合并成了一个功能性的"新主动脉"根部。B. 左侧高位胸骨旁探头斜置。图中显示了原肺动脉瓣、新升主动脉（Neo Ao）、主动脉弓横部（TrAo）和降主动脉（DAo）上部。在本例中，动脉重建宽畅，原肺动脉瓣无反流迹象。原肺动脉与原发育不良的主动脉间的连接部狭窄会损害冠状动脉血流，而主动脉弓重建中的残余狭窄（缩窄）会对体循环右心室（RV）造成难以承受的压力负荷。A′. 前部；Ao. 主动脉；LA. 左心房；S. 上

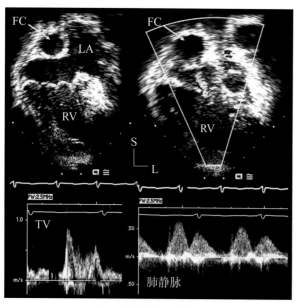

▲ 图 43-21 病例 2

二尖瓣闭锁患者、新生儿期行 Norwood 手术，最终完成开窗心外 Fontan 手术。心尖"四腔心"观，在三尖瓣瓣尖、右下肺静脉内分别记录脉冲波多普勒血流信号。在本次检查前 2 年，开窗自动关闭。彩色血流检测三尖瓣仅显示轻度反流（右上）。三尖瓣和肺静脉的脉冲波多普勒信号显示舒张充盈正常。心房收缩时有明显的前向血流进入心室，P 波后肺静脉内无逆向血流。这些检查所见与低心室充盈压一致，这是 Fontan 循环患者良好生理学的一个关键构成要素。FC. Fontan 管道；L. 左；LA. 左心房；P. 肺；RV. 右心室；S. 上；TV. 三尖瓣

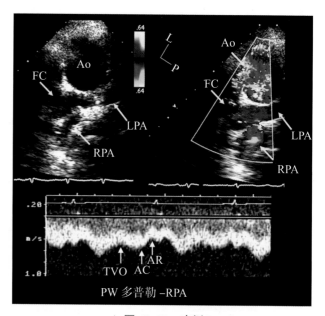

▲ 图 43-23 病例 2

二维和彩色血流图像显示 Fontan 连接（FC）宽畅，近端左和右肺动脉（RPA 和 LPA）血流正常。如前所述，脉冲波（PW）多普勒频谱显示右肺动脉内血流的正常相位性活动。AC. 心房收缩；Ao. 主动脉；AR. 心房舒张；FC. Fontan 连接；L. 左；LPA. 左肺动脉；P. 后部；RPA. 右肺动脉；TVO. 三尖瓣开放

性心律失常大约开始于 Fontan 术后 12 年。这次检查是因为渐进性疲劳和呼吸急促。她的超声心动图显示下腔静脉扩张，内有中等程度的自发性声学显影。图 43-24 包括心尖四腔心观。她的右心房明显增大，左心房和心室中等程度增大，心室射血分数为 55%。图 43-24 的右图显示，她的心房 – 肺动脉 Fontan 连接宽畅，近端肺动脉无扭曲。右肺动脉和肝静脉的脉冲波多普勒检查显示，因心房收缩和舒张，血流出现时相性变化，进一步证实了 Fontan 连接是通畅的（图 43-25）。对二尖瓣流入道的多普勒检查（图 43-26）显示，心房性前向血流持续时间受限（黄箭），存在病理性舒张中期 L 波（图 43-26A，白箭）。肺静脉血流模式（图 43-26B）显示短暂的舒张早期增强（二尖瓣开放后），心房收缩后出现显著且延时的血流逆转（图 43-26B，黄箭）。注意，检查期间她的心率只有每分钟 45 次。运动试验显示心率反应迟钝，最高每分钟只有 85 次。在心室顺应性降低的情况下，这种程度的心动过缓难以耐受，因为这些患者想要增加心输出量，提高心率是少数方法之一。既然没有手术或导管干预能改变她的生理，

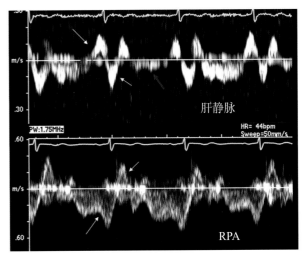

▲ 图 43-25　病例 3

脉冲波多普勒频谱。肝静脉和右肺动脉（RPA）信号均显示了与心房收缩和舒张相关的相位性血流（箭），这是 Fontan 连接通畅时我们所预期的。然而，在呼吸周期的呼气阶段，前向血流减少的程度比通常更显著（红箭），表明体静脉压升高

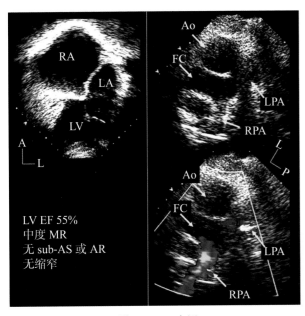

▲ 图 43-24　病例 3

超声心动图显示 56 岁患者的心尖"四腔心"解剖结构，以及心房 – 肺动脉 Fontan 连接和肺动脉汇合。右心房（RA）极度扩张。Fontan 通道宽畅。其他有关的发现在正文中总结。A. 前部；Ao. 主动脉；AR. 主动脉瓣反流；FC. Fontan 连接；L. 左；LA. 左心房；LPA. 左肺动脉；LV. 左心室；LV EF. 左心室射血分数；MR. 二尖瓣反流；RPA. 右肺动脉；sub-AS. 主动脉瓣下狭窄

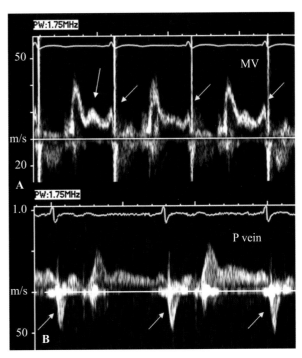

▲ 图 43-26　病例 3

脉冲波多普勒记录显示该患者的主要血流动力学问题。A. 二尖瓣（MV）流入多普勒信号。舒张中期减速时间相对正常（185ms），但有明显的舒张中期 L 波（白箭），表明左心室舒张明显异常 / 延迟。跨二尖瓣心房充盈波（黄箭）缩短，几乎与 ECG 上的 S 波同时结束。B. 右下肺静脉（P vein）。显示极低速舒张期前向血流和显著延长的心房逆向血流（黄箭）。静脉逆向血流远远超过 S 波。事实上，逆向血流持续时间比心房前向血流持续时间长 60ms。这些发现与舒张期心室顺应性降低、心室舒张末期和平均左心房压显著升高相一致。还应注意到患者的心率非常缓慢（45 次 / 分）。面对如此严重的心室舒张功能障碍，这种类型的心动过缓可能难以耐受

就对她的用药方案进行调整。她停止服用 β 受体拮抗药，并减少胺碘酮剂量，以增加心率。加强了她的利尿药治疗。这些措施使她的症状略有改善，但不幸的是，她的活动仍然因窦房结和严重舒张功能障碍而受到限制。植入心脏起搏器可作为目前改善她用力时心率反应的一种办法。

病例 4

这些经食管图像是在检查一名 31 岁患有三尖瓣和肺动脉瓣闭锁的男子时获取的。他主诉渐进性的疲劳和运动不耐受。在这次检查前 24 年，他曾经做了一次心房 – 肺动脉 Fontan 连接手术。在完成 Fontan 手术之前，他接受了 Waterston 分流术。因此，他的肺动脉汇合处明显扭曲。他的 Fontan 连接包括直接的右心房 – 右肺动脉吻合术，从右心房到左肺动脉放置 22mm 无瓣膜管道，以绕过获得性的肺动脉汇合狭窄。经胸超声心动图二尖瓣远端四腔心切面的 2 幅图像显示心室功能良好（图 43–27）。这个部位的扫查证实了满意的收缩功能和轻微的二尖瓣中央反流。图 43–28 显示右心房 – 右肺动脉连接非常小，直径仅为 12mm。在远端吻合处显示混叠的彩色血流信号（图 43–28B）。连续波多普勒显示血流变异度降低，连接处的平均压力阶差（4mmHg）升高（图 43–28C）。无法识别 22mm 管道。但在左肺动脉区域检测到血流，就在升主动脉后方和侧面（图 43–29）。随后心导管检查发现左肺动脉狭窄，但仍与右肺动脉连接，远端内径正常。右心房至左肺动脉管道实际上是未闭的，但管腔极度窄（图 43–30）。这个病例强有力地表明，在

评估 Fontan 循环衰竭患者时需要使用多种影像手段。建议对患者的 Fontan 连接进行修正。术中在肺动脉汇合处放置支架，扩大左右肺动脉之间的连接。Fontan 连接随后被修改为心房内管道、扩大的心房 – 右肺动脉连接和小的心房开窗。图 43–31 中的图像取自本次修改期间进行的术后经食管超声心动图。左图显示支架扩大了左肺动脉，右图显示 Fontan 连接和左肺动脉近端彩色血流多普勒模式的相应改善。

结论

理解和评估 Fontan 循环患者不仅需要彻底理解外科解剖，还需要理解这些患者独特的心血管生理学。不幸的是，这些患者的透声窗往往具有挑战性。当经胸超声心动图不能提供足够的细节时，应

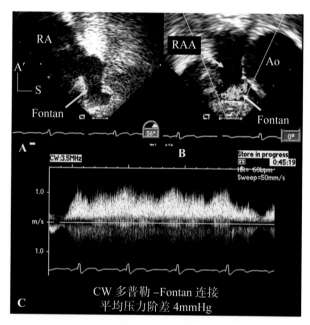

▲ 图 43–28 病例 4

矢状面图像（A）显示扩张的右心房与肺动脉汇合处的连接。在此切面上，肺动脉未完全显示，但右心耳"Fontan"连接清晰可见（RAA）。对于这位 31 岁的男性来说，这条通道的直径为 1.0cm×1.5cm，非常小。彩色流量信号（B）显示的混叠与该部位的流速增高相一致。正如预期的那样，连续波（CW）多普勒信号（C）显示异常的血流模式。频谱两端的速度降低是由平移运动引起的，不能反映真实的血流信号。当多普勒波束充分对准（扫查的中心）时，流速升高，不能反映该心房 – 肺动脉 Fontan 连接所预期见到的心房收缩和舒张模式。右心房至肺动脉的平均多普勒压力阶差为 4mmHg。这似乎是一个"低"值，但在 Fontan 循环这一不利的情形下，它已是一个重要的梗阻。A'. 前部；Ao. 主动脉；CW. 连续波；S. 上

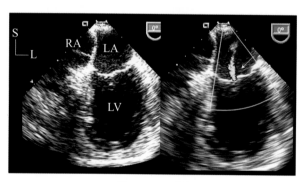

▲ 图 43–27 病例 4

三尖瓣和肺动脉瓣闭锁患者行经食管超声心动图检查时，于食管远端获取的"四腔心"观。房间隔补片似乎能充分分隔右心房（RA）和左心房（LA）。所有的心腔都有些扩大，彩色多普勒显示轻度二尖瓣反流（右，白箭）。L. 左；LV. 左心室；S. 上

使用替代成像手段，如经食管超声心动图、计算机断层扫描或心脏磁共振成像。本章介绍的系统超声心动图检查方法不仅可以完整描绘心血管解剖结构，还可以描述与 Fontan 循环相关的生理学。这些

概念也可用于分析通过替代检查手段获得的图像。使用这些技术进行的一系列纵向随访研究应能增加早期发现 Fontan 手术晚期并发症的可能性，有望改善结果。

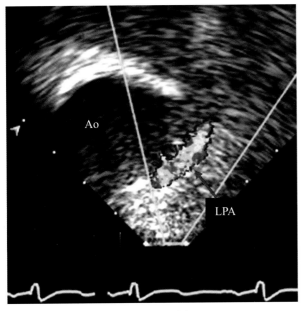

▲ 图 43-29　病例 4

升主动脉（Ao）正后方获取的水平面图像。彩色血流信号勾勒出左肺动脉（LPA）近端管腔的整个直径和长度。该血管直径仅为 5mm，显然太小，无法为成年男性提供足够的血流量。混叠的血流模式表明，这种狭窄 / 发育不全导致跨肺血流的额外梗阻（不在图 43-28 所示的 Fontan 梗阻范围之内）

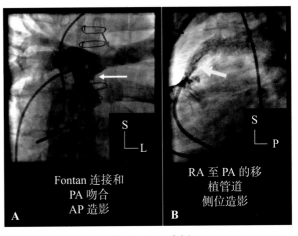

▲ 图 43-30　病例 4

A. 在 Fontan 吻合口近端注射对比剂后显示的前后位（AP）投照血管造影图像（水平白箭）。Fontan 连接确实狭窄，如经食管超声心动图所示（图 43-28）。肺动脉分支在 Fontan 连接的左右两侧分叉。右肺动脉正常。左肺动脉狭窄，如图 43-29 所示，也可以在这里看到（红箭）。然而，现在很清楚，左肺动脉远端明显变大，解除这些狭窄可能会改善经肺血流。B. 在外加的 22mm 右心房 – 肺动脉移植管道中注射对比剂的侧位血管造影图。任何超声心动图检查都无法检测到这种连接，并被认为已经阻塞。这些造影显示这个管道还是有些开放的（黄箭），但明显变窄，直径只有 5～6mm。L. 左；P. 后；PA. 肺动脉；S. 上

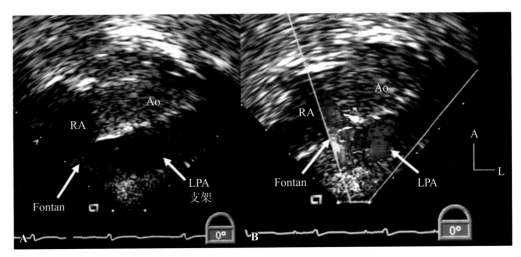

▲ 图 43-31　病例 4

该患者 Fontan 连接修正手术后进行的经食管超声心动图检查。体外循环开始后，在左肺动脉狭窄处放置血管内支架，并扩张至直径 15mm。放置一条心房内管道，将扩张的心房腔从 Fontan 循环中剔除，并将两条腔静脉流引导至扩大的 Fontan 连接。A. 右心房内管道（RA）的上部与肺动脉汇合处之间的交通大多了。主动脉（Ao）后方的左肺动脉（LPA）狭窄已完全消除。B. 彩色血流多普勒显示这些区域已无混叠迹象。A. 前部；L. 左

参考文献

[1] Bartz PJ, Driscoll DJ, Dearani JA, et al. Early and late results of the modified Fontan operation for heterotaxy syndrome: 30 years of experience in 142 patients. *J Am Coll Cardiol*. 2006;48: 2301–2305.

[2] Cetta F, Feldt RH, O'Leary PW, et al. Improved early morbidity and mortality after Fontan operation: the Mayo Clinic experience, 1987 to 1992. *J Am Coll Cardiol*. 1996;28:480–486.

[3] Choussat A, Fontan F, Besse P, et al. Selection criteria for Fontan procedure. In: Anderson FH, Shinebourne EA, eds. *Pediatric Cardiology*. White Plains, NY: Churchill Livingstone; 1978:559–566.

[4] Cook AC, Anderson RH. The functionally univentricular cir-culation: anatomic substrates as related to function. *Cardiol Young*. 2005;15:7–16.

[5] Earing MG, Cetta F, Driscoll DJ, et al. Long-term results of the Fontan operation for double-inlet left ventricle. *Am J Cardiol*. 2005;96:291–298.

[6] Fontan F, Baudet E. Surgical repair of tricuspid atresia. *Thorax*. 1971;26:240–248.

[7] Fyfe DA, Kline CH, Sade RM, et al. Transesophageal echocar-diography detects thrombus formation not identified by trans-thoracic echocardiography after the Fontan operation. *J Am Coll Cardiol*. 1991;18:1733–1737.

[8] Hagler DJ, Seward JB, Tajik AJ, et al. Functional assessment of the Fontan operation: combined M-mode, two-dimensional and Doppler echocardiographic studies. *J Am Coll Cardiol*. 1984;4:756–764.

[9] Harrison DA, Liu P, Walters JE, et al. Cardiopulmonary func-tion in adult patients late after Fontan repair. *J Am Coll Cardiol*. 1995;26:1016–1021.

[10] Huhta JC, Hagler DJ, Seward JB, et al. Two-dimensional echocardiographic assessment of dextrocardia: a segmental approach. *J Am Cardiol*. 1982;50:1351–1360.

[11] Madan N, Robinson BW, Jacobs ML. Thrombosis in the proximal pulmonary artery stump in a Fontan patient. *Heart*. 2002;88:396.

[12] McGoon DC, Danielson GK, Ritter DG, et al. Correction of the univentricular heart having two atrioventricular valves. *J Thorac Cardiovasc Surg*. 1977;74:218–226.

[13] Milanesi O, Stellin G, Colan SD, et al. Systolic and diastolic per-formance late after the Fontan procedure for a single ventricle and comparison of those undergoing operation at <12 months of age and at >12 months of age. *Am J Cardiol*. 2002;89:276–280.

[14] Olivier M, O'Leary PW, Pankratz VS, et al. Serial Doppler assessment of diastolic function before and after the Fontan operation. *J Am Soc Echocardiogr*. 2003;16:1136–1143.

[15] Rosenthal DN, Friedman AH, Kleinman CS, et al. Thromboembolic complications after Fontan operations. *Circulation*. 1995;92(suppl.):II287–II293.

[16] Silvilairat S, Cabalka AK, Cetta F, et al. Protein-losing enterop-athy after the Fontan operation: associations and predictors of clinical outcome. *Congenit Heart Dis*. 2008;3:262–268.

[17] Sluysmans T, Sanders SP, van der Velde M, et al. Natural history and patterns of recovery of contractile function in single left ventricle after Fontan operation. *Circulation*. 1992;86:1753–1761.

[18] Van Praagh R, Vlad P. Dextrocardia, mesocardia and levocardia: the segmental approach to diagnosis in congenital heart disease. In: Keith JD, Rowe RD, Vlad P, eds. *Heart Disease in Infancy and Childhood*. 3rd ed. New York, NY: Macmillan; 1978:638–695.

第 44 章　艾森曼格综合征
Eisenmenger Syndrome

William R. Miranda　著

葛伟东　译

概述

Victor Eisenmenger 于 1897 年报道了 1 例年轻的患有巨大室间隔缺损患者的临床资料及尸检结果，但直到 60 多年后 Paul Wood 发表的开创性著作才正式描述了目前称为艾森曼格综合征（Eisenmenger syndrome，ES）的临床疾病。ES 患者具有较大的体 - 肺循环通路、肺动脉病变及持续性发绀，有典型的临床表现和实验室特征，如血液系统改变、血栓形成等。ES 不应与合并原发性肺动脉高压的先天性心脏病患者混淆，不管是否已行修复手术或未行修复手术，如非限制性室间隔缺损延迟手术修复后或小的房间隔缺损同时存在原发性肺动脉高压患者。

一、病理生理学

有几种不同类型解剖缺陷的先天性心脏疾病可导致 ES 的发生。根据病理生理学特点、心脏结构改变情况、血流动力学变化及预后，可将这些疾病分为三尖瓣前和三尖瓣后病变（表 44-1）。

三尖瓣前病变与早期右心室容量负荷超载有关。与普遍认为的心房或肺静脉水平左向右分流取决于右心房和左心房之间存在的压力梯度相反，事实上存在较大的房间隔缺损时两心房压往往是相同的，净分流实际上反应的是左右心室顺应性的差异。三尖瓣前病变分流患者，随着年龄增加左心室顺应性降低，左至右分流程度增加，导致右心容量负荷加重，出现明显的右心室和右心房增大，并伴有相应的左心室充盈不足。尽管左心室顺应性可能

需要数年时间才能显著降低，但存在较大的房间隔缺损的情况下，也会发展为较大的左向右分流。肺动脉病变会逐渐发生，三尖瓣前病变进展至 ES 往往晚于三尖瓣后病变患者。应该注意的是部分专家对房间隔缺损患者发展至 ES 与原发性肺动脉高压并发房间隔缺损（该型疾病预后较差）的诊断仍存在争议。

除了左向右分流和肺血流量增加外，三尖瓣后病变还会很快导致右心室压力负荷过重，因此，肺动脉压持续升高与预期出生后肺血管阻力进行性下降相反。三尖瓣后病变的患者将保留胎儿心脏的形态学特征，以应对显著增加的右心室壁应力，即右心室肥厚和室间隔的居中位置（图 44-1 和图 44-2）。与那些在高龄时期发生显著肺动脉高压的患者相比，这些早期的适应性变化有助于这类患者能有较好的长期预后。

表 44-1　与艾森曼格综合征相关的三尖瓣前和三尖瓣后病变

三尖瓣前病变
- 房间隔缺损（继发孔型、原孔型、静脉窦型和冠状静脉窦型）
- 共同心房
- 部分性肺静脉异位引流
- 完全性肺静脉异位引流

三尖瓣后病变
- 主肺动脉窗
- 完全性房室通道
- 动脉导管未闭
- 室间隔缺损
- 单心室
- 共同动脉干

ES 的风险不仅取决于病变位于三尖瓣前或瓣后，而且与缺损的大小有关。在未修复的室间隔缺损患者中，小于 1.5cm 的室间隔缺损患者进展为 ES 的风险小于 5%，而大缺损（＞ 1.5cm）患者进展为 ES 的风险约为 50%。相比之下，只有 10% 的房间隔缺损患者会发展为 ES，而未经手术治疗的共同动脉干患者容易发展为 ES。

有证据表明在 ES 患者中，一系列事件最终导致左向右分流的逆转，并导致发绀和红细胞增多。最初，体 – 肺循环连通导致左 – 右分流和肺血流量增加，会发生不可逆的肺血管损伤，肺血管阻力明显增加，肺动脉压力严重升高（图 44-3）。动脉

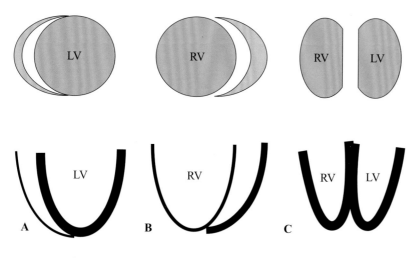

◀ 图 44-1　艾森曼格综合征的左右心室结构

A. 正常；B. 三尖瓣前缺损伴容量过载，无肺动脉高压；C. 三尖瓣后缺陷，压力和容量均过载。上排图分别描述了右心室、左心室肥厚增加的程度。LV. 左心室；RV. 右心室

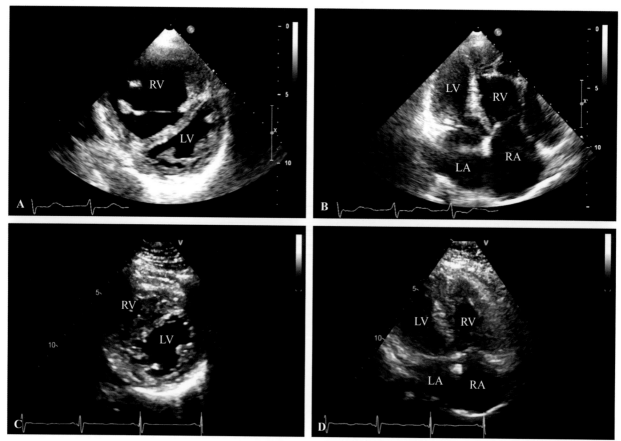

▲ 图 44-2　三尖瓣前和三尖瓣后艾森曼格综合征病例

艾森曼格综合征患者在大房间隔缺损时胸骨旁短轴和心尖四腔心切面观（A 和 B）显示右心室明显增大，室间隔向左心室偏移，充盈不足。相比之下，类似的切面显示，由于较大的室间隔缺损而导致的艾森曼格综合征患者的室间隔处于居中位置（C 和 D）。LA. 左心房；LV. 左心室；RA. 右心房；RV. 右心室

微血管水平出现几种异常，包括向心性肥厚、内膜增生、纤维化和血栓形成。1958 年，Heath 和 Edwards 发表的具有里程碑意义的论文中将这些改变进行了客观的阐释，描述了肺动脉高压患者肺血管组织病理学异常的 6 个阶段。

二、临床特征

（一）体格检查

ES 患者一般表现为中心性发绀和杵状指，通常对称地影响上肢和下肢。但存在巨大动脉导管未闭的 ES 患者是个例外，因为分流发生在左锁骨下动脉远端，患者常表现为明显的下肢发绀和杵状趾。

通常颈静脉压正常，表现为较大的 a 波，如出现明显三尖瓣反流，可为较大的 v 波。胸骨旁扪及抬举样搏动，可闻及响亮的第二心音（P_2）。与没有

ES 的三尖瓣后病变不同的是，继发于体 – 肺循环分流的患者于收缩期可听到来自扩张肺动脉的"咔嗒样"杂音。肺动脉和三尖瓣反流的杂音可能随着患者年龄的增长而发展。

（二）血液学异常

由于存在发绀，ES 患者会出现代偿性红细胞增多症，这是对动脉氧含量减少的适应性反应。特殊情况下可行放血疗法，例如出现高黏血症或非心脏手术患者存在血红蛋白、红细胞比容显著升高。

ES 患者常存在血小板减少、血小板功能异常、凝血因子 / 凝血级联反应异常，可导致出血风险增加。ES 综合征最严重的出血并发症是支气管动脉或肺动脉分支破裂所致的咯血，因为它在这一人群中通常是致命的。鉴于存在凝血功能异常，需要抗凝

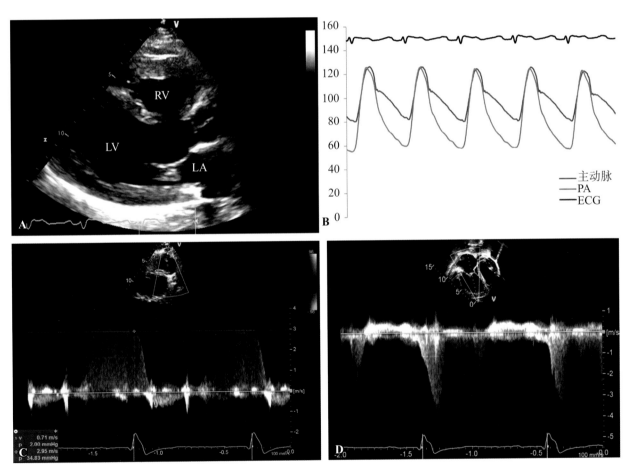

▲ 图 44-3　艾森曼格综合征的有创性和无创性血流动力学表现

A 和 B. 显示伴有未修复的大型室间隔缺损（A）的成人肺动脉和主动脉同步压力图和全身性肺动脉压力图（B）。C. 显示了另一名艾森曼格综合征患者的肺动脉舒张末期连续波多普勒速度显著升高。这与肺动脉压力严重升高（估计肺动脉舒张末期压 45mmHg）相一致，如果使用微弱的三尖瓣反流多普勒信号（D）来估计肺动脉压力，这可能没有得到充分重视。ECG. 心电图；LA. 左心房；LV. 左心室；PA. 肺动脉；RV. 右心室

治疗时也应特别谨慎。

ES 血栓形成风险也会增加，特别是血红蛋白水平明显升高（＞ 20g/dl）或缺铁性贫血 / 小细胞性贫血患者。血栓形成事件可累及动脉（包括反常栓子）及静脉系统。ES 患者常见肺动脉血栓形成，多见于动脉瘤及扩张的近端分支。据文献报道，ES 肺动脉血栓形成的发生率高达 20%，多见于老年患者、双心室功能低下及肺动脉较宽的患者。值得注意的是，这些血栓经常在计算机断层成像中偶然发现，没有要求需要行常规抗凝治疗。

（三）其他相关情况

发绀患者（ES 患者）其他常见的伴随异常包括高尿酸血症（血清尿酸水平随发绀程度而升高）、色素性胆结石（继发于红细胞周转率升高和相关的未结合胆红素水平升高）和骨科问题（脊柱侧弯、肥大性骨关节病）。ES 患者由于心内分流增加了发生脑脓肿的风险；如果患者出现伴或不伴发热新的神经系统症状，即应怀疑发生了这种情况。

三、超声心动图检查结果

尽管目前大多数超声心动图室对就诊的 ES 患者都能做出明确诊断，但应注意不要忽视因其他原因导致的严重肺动脉高压患者的诊断。我们的做法是对所有患有双心室循环及重新诊断为肺动脉高压的患者进行振荡生理盐水注射，以避免漏诊体 – 肺循环分流疾病，正确的诊断将影响治疗和预后。

振荡生理盐水注射对存在肺动脉高压和体 – 肺循环分流的患者是安全的。分流位于心房或心室水平的患者中，外周静脉注射振荡盐水会立即在分流水平出现盐水。需要强调的是，在继发于孤立的动脉导管未闭或主动脉肺窗的 ES 患者中，气泡不会出现在左心室，而是出现在降主动脉（图 44-4）。

应对室间隔行全面检查，特别是唐氏综合征患者，因为流入道室间隔缺损可能不容易发现。同样，房间隔也应从胸骨旁短轴、心尖及肋下等多个声窗检查，当怀疑有静脉窦型房间隔缺损时，这一点至关重要，因为这种类型的缺损通常在肋下四腔心切面中观察不到。虽然经胸超声心动图是评估 ES 患者的主要检查方式，但在必要时也应考虑计算机断层扫描或磁共振成像，特别是存在不常见疾病，

或经胸超声检查不能很好显示的肺静脉异位引流、动脉导管未闭或主肺动脉窗等疾病时。

三尖瓣后病变患者通常表现为右心室明显肥厚，室间隔位置居中，如图 44-3 所示。存在严重肺动脉高压，或伴体循环压力升高，彩色多普勒检查显示缺损处分流为双向层流，连续波多普勒显示低速频谱。三尖瓣前病变的患者通常右心室肥厚较轻，右心室明显增大伴室间隔膨向左心室侧，左心室腔小，与三尖瓣后病变类似，彩色多普勒显示缺损处分流为层流血，双向流动。血流动力学评估肺动脉压力包括连续波多普勒测量三尖瓣反流峰值速度及肺动脉反流舒张末期速度（图 44-3 和图 44-4）。

如下文所述，超声心动图评估右心室收缩功能对于 ES 患者至关重要。这种评估不应局限于定性分析，定量测量不仅能证明右心功能异常，而且还可以增加该类患者的预后信息。

（一）右心室功能评估

Astrologers 等对 23 例 ES 患者进行右心室收缩功能定量评估，并与肺动脉高压患者（WHO Ⅰ级）、对照组进行比较。作者应用二维应变评估右心室的长轴切面功能，采用 M 型超声心动图于肋下切面评估右心室的短轴功能。报道显示 ES 和肺动脉高压患者右心室长轴功能相似，低于对照组，但 ES 患者的短轴功能优于肺动脉高压患者，与正常个体相当；三尖瓣环收缩期位移和右心室面积变化低于对照组，但与肺动脉高压患者相似。研究小组认为，尽管 ES 患者右心室长轴功能降低，但仍保留右心室短轴功能。

与 TAPSE 评估相似，斑点追踪分析发现 ES 患者右心室纵向收缩功能异常。与对照组相比，ES 患者右心室游离壁纵向应变降低（−16.3% ± 7.3%）。同样，ES 患者右心室游离壁横向应变（26.1% ± 17.1%）低于对照组，但明显高于其他类型的肺动脉高压患者。三尖瓣前、瓣后病变患者比较，右心室游离壁纵向应变值相似。作者的结论是，ES 患者的心脏重构与其他原因引起的肺动脉高压不同，并认为 ES 患者表现出的模式为右心室横向应变增加，而正常右心室收缩以纵向应变为主。

（二）超声心动图预后标志

采用超声心动图预测 ES 患者预后规模最大的研

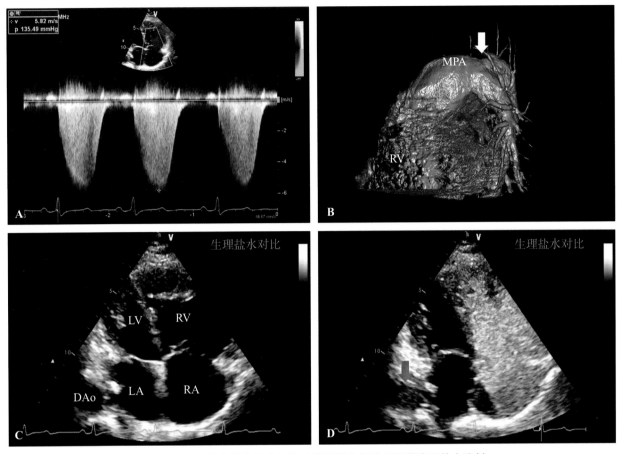

▲ 图 44-4　艾森曼格综合征及动脉导管未闭患者振荡生理盐水注射

A 和 B. 显示艾森曼格尔综合征成人患者三尖瓣反流速度峰值（A），右心室收缩压显著升高，动脉导管未修复（B，白箭；CT）；C 和 D. 振荡生理盐水注射显示心房或心室水平无右向左分流，但降主动脉可见气泡（红箭）。DAo. 降主动脉；LA. 左心房；LV. 左心室；MPA. 肺动脉主干；RA. 右心房；RV. 右心室

究中，Moceri 等评估了 181 例患者（84% 存在三尖瓣后缺陷），并报道了 TAPSE、三尖瓣环峰值收缩速度（s′）、心肌功能指数（总等容时间和收缩 – 舒张持续时间比）和中心静脉压升高（右心房面积、右心房压和右心房 – 左心房比）是生存率的预测因素。这些变量不受肺血管调节药治疗的明显影响。作者还强调，TAPSE ＜ 15mm 的患者在 3 年的死亡率大于 30%。他们提出了基于以下超声心动图变量预测ES 结局的评分标准（每个变量 1 分）：TAPSE ＜ 15mm，右心室有效收缩 – 舒张持续时间≥ 1.5，右心房面积≥ 25cm²，右心房 – 左心房面积比≥ 1.5。

TAPSE 在 ES 患者中的预后价值也有报道。在一项由 58 名 ES 患者组成的队列研究中，TAPSE 值与死亡、心脏移植或因心肺原因住院的复合终点独立相关，三尖瓣前病变和三尖瓣后病变的 TAPSE值无差异。有趣的是，作者还报道了 TAPSE 值与肺动脉血栓形成的相关性。

除了 TAPSE 外，用斑点追踪超声心动图分析右心室功能已被证明可以预测 ES 患者的生存期。在 83 例 ES 患者的队列中，右心室游离壁横向应变与死亡或需要心脏移植独立相关，数值小于 22%可确定为不良结局高危个体。基于这些结果，研究小组建议将斑点追踪成像技术纳入 ES 患者的评估。

最近，一项大型多中心研究调查了一些临床、解剖和实验室变量中的 ES 死亡预测因素，包括TAPSE 和是否存在心包积液。虽然在单变量分析中，TAPSE 与生存率相关，但在调整了其他变量后，这种关联不再存在。与伴有肺动脉高压的非先天性心脏病患者的报道相似，心包积液与死亡独立相关（HR=2.4；95%CI 1.6～3.5）。

在一项包括 55 例 ES 患者的研究中评估了心包

积液的预后意义。9 例患者（16%）出现心包积液，随访期间不需要进行心包穿刺术。有或无心包积液的患者之间的生存率没有差异。

左心室功能不全与 ES 患者的生存率降低有关。根据基础疾病进行分类时，左心室射血分数无差异。左心室射血分数小于 50% 与死亡独立相关（HR=2.3；95%CI 1.1~4.9）。使用心脏磁共振数据也进行了类似观察，左心室射血分数小于 50% 的个体比射血分数≥ 50% 的患者生存率明显降低。

四、肺血管调节药治疗的生存率及效果

Paul Wood 研究的 127 名 ES 患者队列中，三尖瓣后缺损患者死亡时的平均年龄为 33 岁，房间隔缺损患者死亡时的平均年龄为 36 岁。有篇综述系统报道了未接受肺血管调节药治疗的 ES 患者 10 年生存率为 60%~70%，与 20 世纪 70 年代、80 年代或 90 年代的患者比较，没有观察到任何预后差异。

尽管医疗技术取得了进展，但 ES 仍与生存率显著下降相关。最近，一项包括 1098 例患者的多中心研究报道了当代 ES 患者的预后。该队列的平均年龄为 34.4 岁，大多数患者有三尖瓣后分流；36.9% 接受磷酸二酯酶抑制药、内皮素受体拮抗药或前列腺素治疗。平均随访时间 3.1 年，有 278 例死亡（25.3%）。三尖瓣前和瓣后病变患者的 5 年生存率分别为 55.6% 和 76.6%。5 个不同的参数与死亡独立相关：年龄、三尖瓣前病变、休息时的氧饱和度、存在窦性心律和有心包积液。

肺动脉高压的药物治疗

有几项研究评估了肺血管调节药治疗对 ES 患者的影响。尽管大多数研究表明这些药物对运动能力有积极影响，但数据主要来自小型研究。此外，支持使用联合疗法的证据更加有限。值得注意的是，在上述大型多中心研究中，单变量分析肺动脉高压的治疗与生存率的提高相关（HR=0.75；95%CI 0.59~0.95），但在多变量分析中不再存在相关性。

与安慰剂相比，在 54 例心功能Ⅲ级、存在大的室间隔或房间隔缺损 ES 患者中，波生坦治疗 16 周与改善 6min 步行距离、肺血管阻力和平均肺动脉压力降低相关。随后的一项研究报道纳入初始分析的一组患者的长期治疗效果（24 个月），其中也报道了那些接受波生坦治疗的患者心功能及步行能力持续改善。相比之下，226 例给予马西替坦治疗 16 周的 ES 患者与安慰剂相比，心功能和步行能力改善无相关性，但与 NP-BNP 和肺血管阻力指数的降低相关。

磷酸二酯酶 -5 抑制药的益处已在 ES 患者的小型研究中被报道。在一项包括 28 名 ES 患者的试验中发现，与安慰剂相比，接受他达拉非治疗的患者 6min 步行距离和心功能等级均有所改善。一项评估西地那非治疗 ES 疗效的研究也报道了类似的发现。小型回顾性研究也报道了接受前列环素类似物（依前列醇、曲前列醇和伊洛前列素）的 ES 患者心功能和步行能力的改善。

目前，ACC/AHA 成人先天性心脏病疾病指南支持 ES 患者使用肺血管调节药治疗。鉴于护理工作的复杂性，这些患者应该在具有 ES 患者多学科专业知识的中心进行管理。

参考文献

[1] Arnott C, Cordina R, Celermajer DS. The echocardio-graphic characteristics and prognostic significance of pericardial effusions in Eisenmenger syndrome. *Heart Lung Circ.* 2018;27:394–396.

[2] Broberg CS, Ujita M, Prasad S, et al. Pulmonary arterial thrombosis in Eisenmenger syndrome is associated with biventricular dysfunction and decreased pulmonary flow velocity. *J Am Coll Cardiol.* 2007;50:634–642.

[3] Cha KS, Cho KI, Seo JS, et al. Effects of inhaled iloprost on exercise capacity, quality of life, and cardiac function in patients with pulmonary arterial hypertension secondary to congenital heart disease

(the Eisenmenger syndrome) (from the EIGER Study). *Am J Cardiol.* 2013;112:1834–1839.

[4] Chau EM, Fan KY, Chow WH. Effects of chronic sildenafil in patients with Eisenmenger syndrome versus idiopathic pulmonary arterial hypertension. *Int J Cardiol.* 2007;120:301–305.

[5] Diller GP, Kempny A, Inuzuka R, et al. Survival prospects of treatment naive patients with Eisenmenger: a systematic review of the literature and report of own experience. *Heart.* 2014;100: 1366–1372.

[6] Eisenmenger V. Die angeborenen defecte der kammer-scheidewand

des herzens. *Zeitschrifft für Klinische Medizin*. 1897;32(suppl):1–28.

[7] Gatzoulis MA, Landzberg M, Beghetti M, et al. Evaluation of macitentan in patients with Eisenmenger syndrome. *Circulation*. 2019;139:51–63.

[8] Heath D, Edwards JE. The pathology of hypertensive pulmonary vascular disease; a description of six grades of structural changes in the pulmonary arteries with special reference to congenital cardiac septal defects. *Circulation*. 1958;18:533–547.

[9] Iversen K, Jensen AS, Jensen TV, Vejlstrup NG, Sondergaard L. Combination therapy with bosentan and sildenafil in Eisenmenger syndrome: a randomized, placebo-controlled, double-blinded trial. *Eur Heart J*. 2010;31:1124–1131.

[10] Jensen AS, Broberg CS, Rydman R, et al. Impaired right, left, or biventricular function and resting oxygen saturation are associated with mortality in Eisenmenger syndrome: a clinical and cardiovascular magnetic resonance study. *Circ Cardiovasc Imaging*. 2015;8:e003596.

[11] Kalogeropoulos AP, Border WL, Georgiopoulou VV, et al. Right ventricular function in adult patients with Eisenmenger physiology: insights from quantitative echocardiography. *Echocardiography*. 2010;27:937–945.

[12] Kempny A, Hjortshoj CS, Gu H, et al. Predictors of death in contemporary adult patients with Eisenmenger syndrome: a multicenter study. *Circulation*. 2017;135:1432–1440.

[13] Moceri P, Bouvier P, Baudouy D, et al. Cardiac remodelling amongst adults with various aetiologies of pulmonary arterial hypertension including Eisenmenger syndrome-implications on survival and the role of right ventricular transverse strain. *Eur Heart J Cardiovasc Imaging*. 2017;18:1262–1270.

[14] Moceri P, Dimopoulos K, Liodakis E, et al. Echocardiographic predictors of outcome in Eisenmenger syndrome. *Circulation*. 2012;126:1461–1468.

[15] Mukhopadhyay S, Nathani S, Yusuf J, Shrimal D, Tyagi S. Clinical efficacy of phosphodiesterase-5 inhibitor tadalafil in Eisenmenger syndrome – a randomized, placebo-controlled, double-blind crossover study. *Congenit Heart Dis*. 2011;6: 424–431.

[16] Niwa K, Perloff JK, Kaplan S, Child JS, Miner PD. Eisenmenger syndrome in adults: ventricular septal defect, truncus arteriosus, univentricular heart. *J Am Coll Cardiol*. 1999;34:223–232.

[17] Salehian O, Schwerzmann M, Rambihar S, et al. Left ventricular dysfunction and mortality in adult patients with Eisenmenger syndrome. *Congenit Heart Dis*. 2007;2:156–164.

[18] Silversides CK, Granton JT, Konen E, Hart MA, Webb GD, Therrien J. Pulmonary thrombosis in adults with Eisenmenger syndrome. *J Am Coll Cardiol*. 2003;42:1982–1987.

[19] Stout KK, Daniels CJ, Aboulhosn JA, et al. 2018 AHA/ACC guideline for the management of adults with congenital heart disease: a report of the American College of Cardiology/American Heart Association Task Force on Clinical Practice Guidelines. *J Am Coll Cardiol*. 2019;73:e81–e192.

[20] Sun YJ, Yang T, Zeng WJ, et al. Impact of sildenafil on survival of patients with Eisenmenger syndrome. *J Clin Pharmacol*. 2013;53:611–618.

[21] Territo MC, Rosove MH. Cyanotic congenital heart disease: hematologic management. *J Am Coll Cardiol*. 1991;18:320–322.

[22] Van De Bruaene A, De Meester P, Voigt JU, et al. Right ventric-ular function in patients with Eisenmenger syndrome. *Am J Cardiol*. 2012;109:1206–1211.

[23] Vongpatanasin W, Brickner ME, Hillis LD, Lange RA. The Eisenmenger syndrome in adults. *Ann Intern Med*. 1998;128: 745–755.

[24] Wood P. The Eisenmenger syndrome or pulmonary hypertension with reversed central shunt. I. *Br Med J*. 1958;2:701–709.

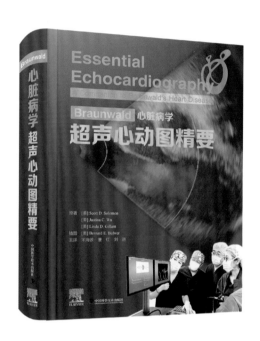

原著 [美] Scott D. Solomon

[美] Justina C. Wu

[美] Linda D. Gillam

主译 宋海波 唐 红 刘 进

定价 398.00元

　　本书引进自 Elsevier 出版社，是一部系统学习超声心动图基础理论和基本知识的经典教材。全书共十一篇 49 章，系统介绍了超声心动图原理、目标导向的心脏结构、功能评估的基本方法，归纳了常见心肌、瓣膜、大血管疾病超声心动图基本知识，还重点阐释了超声心动图与急诊、麻醉重症、心脏内 / 外科及放射影像等学科的横向联系，总结了超声心动图的最新进展，如掌上超声、多模式检查和多学科协作等。书中有关慢性系统性疾病合并心脏损害、心脏占位、成人先天性心脏病等方面的专科诊疗内容，以及书末附录中的超声心动图定量指标的参考值、常用超声心动图的基本概念与公式，对非心脏内科专业的临床医生补充相关知识颇有帮助。本书内容实用，图表丰富，讲解细致，既可作为超声医生的案头工具书，又可为临床心脏外科医生提供指导。

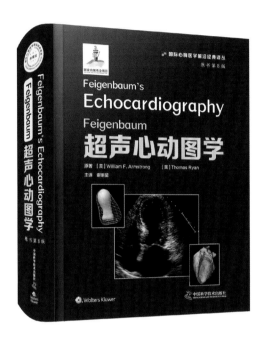

原著 [美] William F. Armstrong

　　　[美] Thomas Ryan

主译　谢明星

定价　598.00元

　　本书引进自世界知名的 Wolters Kluwer 出版社，是一部全面的、系统的超声心动图学经典著作，由超声心动图学专业的权威专家 William F. Armstrong 教授和 Thomas Ryan 教授联合国际众多专业学者倾力打造。本书为全新第 8 版，全面介绍了超声心动图学领域的新发展、新技术和新应用，重点描述了日益拓展的相关临床应用，系统阐述了超声新方法的作用与价值，还特别强调了其他成像方法与超声心动图之间的互相补充作用，以期临床医生管理患者时，能利用好超声心动图发挥的关键作用。本书编排简洁，内容权威，可为广大从事超声心动图学研究及实践的临床医生提供有益参考。

相 关 图 书 推 荐

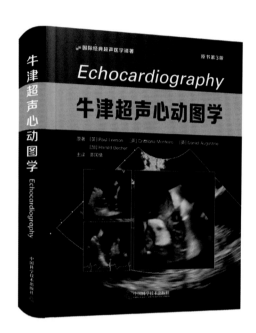

原著　[英] Paul Leeson

　　　[英] Cristiana Monteiro

　　　[英] Daniel Augustine

　　　[加] Harald Becher

主译　黄国倩

定价　298.00元

　　　本书引进自牛津大学出版社，是经典的牛津大学心脏病学系列图书之一，秉承了该系列图书全面性、易读性和实用性的特色，内容覆盖了心脏超声相关领域的各个方面。书中详细介绍了经胸超声心动图、经食管超声心动图、心脏超声造影及心脏介入超声诊疗的方法技术、影像诊断与鉴别，以及相关解剖学及病理学等知识，并附有 400 余张典型病例的珍贵超声图像，图文并茂。本书兼具较高的学术价值和临床价值，适合超声科、心内科的医师、医学生及其他相关专业医务工作者参考阅读。

出版社官方微店